# 临床外科诊治精要

（上）

李光新 等 ◎ 主编

吉林科学技术出版社

图书在版编目（CIP）数据

临床外科诊治精要/ 李光新，吕守田，王新会主编
. -- 长春 :吉林科学技术出版社，2016.9
ISBN 978-7-5578-1197-6

Ⅰ．①临… Ⅱ．①李…②吕…③王…Ⅲ．①外科—
疾病—诊疗Ⅳ .①R6

中国版本图书馆CIP数据核字(2016) 第205058号

临床外科诊治精要

LINCHUANG WAIKE ZHENZHI JINGYAO

主　　编　李光新　　吕守田　　王新会
出 版 人　李　梁
责任编辑　许晶刚　　陈绘新
封面设计　长春创意广告图文制作有限责任公司
制　　版　长春创意广告图文制作有限责任公司
开　　本　787mm×1092mm　1/16
字　　数　842千字
印　　张　34
版　　次　2016年9月第1版
印　　次　2017年6月第1版第2次印刷

出　　版　吉林科学技术出版社
发　　行　吉林科学技术出版社
地　　址　长春市人民大街4646号
邮　　编　130021
发行部电话/传真　0431-85635177　85651759　85651628
　　　　　　　　　　　85652585　85635176
储运部电话　0431-86059116
编辑部电话　0431-86037565
网　　址　www.jlstp.net
印　　刷　虎彩印艺股份有限公司

书　　号　ISBN 978-7-5578-1197-6
定　　价　135.00元
如有印装质量问题　可寄出版社调换
因本书作者较多，联系未果，如作者看到此声明，请尽快来电或来函与编辑
部联系，以便商洽相应稿酬支付事宜。
版权所有　翻印必究　举报电话：0431-86037565

# 编委会

李光新，山东省千佛山医院普外中心，血管外科副主任、主任医师、医学博士、硕士研究生导师；中华医学会血管与组织工程专业委员会委员、中国微循环学会血管疾病专业委员会委员、山东医学会普外专业委员会、疝与腹壁外科学组副组长、山东省医师协会血管外科医师分会常委、山东省普通外科专业质量控制中心秘书；《中华疝和腹壁外科杂志》及《中国现代手术学杂志》特约编委。

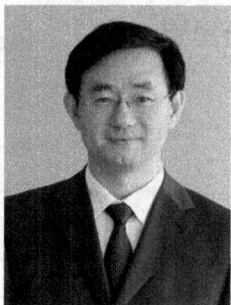

1989年毕业于山东医科大学，一直从事外科临床工作，具有丰富的临床经验、娴熟的手术操作技术和血管腔内介入治疗技巧。2004—2005年，赴加拿大多伦多大学附属圣·迈克尔（St. Michael）医院血管外科研修，2010年获山东大学医学院医学博士学位。在国内外学术杂志上发表学术论文40余篇，SCI收录5篇，主编和参编学术专著8部；获山东科技创新成果奖二等奖1项，山东医学科技奖成果推广应用奖三等奖1项；在研课题3项。

技术专长：下肢动脉硬化闭塞症、血栓闭塞性脉管炎、下肢动脉栓塞和血栓形成的诊断和治疗；各种类型下肢静脉曲张的微创旋切、激光闭合手术及传统手术治疗；腹主动脉瘤、主动脉夹层动脉瘤的外科手术和腔内治疗；颈动脉、锁骨下动脉、肾动脉、肠系膜动脉狭窄等疾病的腔内介入治疗；下肢深静脉血栓形成及肺动脉栓塞的诊断和治疗；门静脉高压症和布—加综合征的诊断和治疗；各种类型的腹股沟疝的传统及现代手术治疗。

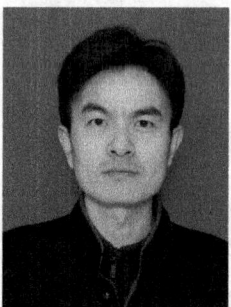

吕守田，男，1980年生人，就职于东营市人民医院，主治医师，2004年毕业于泰山医学院，毕业后从事普外科及血管外科专业，熟练掌握血管外科常见病、多发病的诊治，擅长下肢静脉功能不全、下肢深静脉血栓形成、下肢动脉硬化闭塞症、腹主动脉瘤及外周动脉瘤等疾病的诊治。

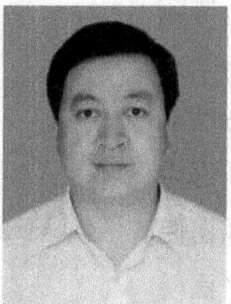

王新会，男，1974年生，副主任医师，1996年毕业于新疆医科大学临床医学系，从事泌尿外科工作20年。中华医学会会员，新疆医学会及兵团医学会泌尿外科分会委员，新疆医学会、兵团医学会及乌鲁木齐医学会医疗事故鉴定专家库成员。主要擅长前列腺疾病、泌尿系结石、泌尿系肿瘤的诊断及微创治疗，尤其在前列腺炎、男性不育、男性性功能障碍的诊治方面具有丰富的临床经验。科研项目《经尿道汽化十电切治疗前列腺增生症》荣获兵团科技进步二等奖，《"PVP"前列腺治疗系统临床应用研究》荣获兵团科技进步三等奖，在国家级核心及省级以上医学期刊发表论文十五篇，作为主编出版专著一部。

# 前　言

外科是主要研究通过外科手术方法帮助患者解除病原，获得健康的学科。外科医生需要了解疾病的病因病理、临床表现、诊断、分期、治疗，更重要的是掌握外科手术的适应证与禁忌证、术前评估、手术技巧及方法，以及术后并发症的防治。医学科技发展，帮助我们进一步了解疾病，更多更新的手术治疗方法、技巧、设备等伴随而来，逐渐应用于临床治疗中。鉴于临床外科的飞速发展，本编委会特编写此书，为广大外科一线临床医务人员提供借鉴与帮助。

本书共分为十一章，内容涉及临床各系统常见的外科疾病的诊治，包括：神经外科疾病、胃肠外科疾病、肝胆外科疾病、肛肠外科疾病、中医肛肠疾病、血管外科疾病、泌尿及男性生殖系统疾病、泌尿系统疾病护理、骨外科疾病、耳鼻喉外科疾病以及烧伤整形外科疾病。以上各科常见的外科疾病均于书中进行详细介绍，包括疾病的生理病理、病因、发病机制、临床表现、辅助检查方法、诊断标准、鉴别诊断方法、手术适应证与禁忌证、手术治疗的方法与技巧、手术并发症的防治、预后以及并发症的处理与预防等。内容重点放在介绍疾病的诊断方法与手术治疗方法和技巧上，旨在强调本书的临床实用价值，为临床外科医务人员提供参考，起到共同提高临床外科疾病治疗效果的目的。

为了进一步提高外科医务人员的临床诊疗水平，本编委会人员在多年外科临床治疗经验基础上，参考诸多书籍资料，认真编写了此书，望谨以此书为广大医务人员提供微薄帮助。

本书在编写过程中，借鉴了诸多外科相关临床书籍与资料文献，在此表示衷心的感谢。由于本编委会人员均身负外科临床治疗工作，故编写时间仓促，难免有错误及不足之处，恳请广大读者见谅，并给予批评指正，以更好地总结经验，以起到共同进步、提高外科医务人员诊疗水平的目的。

《临床外科诊治精要》编委会

2016 年 9 月

# 目 录

# 第一章　神经外科疾病

## 第一节　自发性蛛网膜下腔出血

中枢神经系统血管破裂，血液流入蛛网膜下腔，称为蛛网膜下腔出血（subarachnoid hemorrhage，SAH）。可分为自发性蛛网膜下腔出血和外伤性蛛网膜下腔出血。此处主要介绍自发性蛛网膜下腔出血。国际多中心研究表明，蛛网膜下腔出血的人群发病率为 6/10 万～10/10 万。我国六大城市神经流行病调查显示，蛛网膜下腔出血的人群发病率为 4/10 万，患病率为 31/10 万。

### 一、病因

1. 颅内动脉瘤　为最常见原因，占 70%～85%。
2. 脑血管畸形和脊髓血管畸形　如脑动静脉畸形（AVM）、硬脑膜动静脉瘘（DAVF）、脊髓 AVM 等。
3. 高血压。
4. 烟雾病（合并动脉瘤）。
5. 自身免疫性动脉炎。
6. 血液病　如血友病，原发性血小板减少性紫癜，再生障碍性贫血等。
7. 颅内肿瘤　破坏血管可致蛛网膜下腔出血。
8. 其他原因　如抗凝治疗，维生素 C 缺乏，尿毒症等。

### 二、诊断

（一）临床表现

1. 可发生于任何年龄　脑动静脉畸形多发生于青少年，颅内动脉瘤多发生于 40～60 岁的中年人，动脉硬化出血多发生于老年人。
2. 头痛　突发剧烈头痛为最常见的症状。对于突发剧烈头痛，患者的描述为从未有过的头痛，或"一生中难以忍受的剧烈头痛"，性质为不定位的胀痛或钝痛。
3. 恶心、呕吐　为常见症状，系颅内压增高所致。占发病患者的 20%～50%，表示出血量较多，呕吐可以是喷射性，与进食无关。
4. 意识障碍　多数患者出现意识障碍，一般较轻。再出血或继发血管痉挛时，意识障碍可加重。意识障碍的程度与出血量有关，临床常用 Glasgow 评分来分级昏迷程度。
5. 脑膜刺激征　为蛛网膜下腔出血的典型体征，主要表现为颈项强直和 Kernig 征（凯尔尼格征）阳性。
6. 神经功能障碍　如脑神经麻痹、肢体瘫痪等，可反映动脉瘤的部位。如动眼神经麻痹为后交通动脉瘤典型的临床表现。
7. 其他并发症　脑血管痉挛和脑积水是蛛网膜下腔出血常见的并发症，也是 SAH 致残、致死的主要原因。

（二）辅助检查

1.CT扫描　为首选检查（图1-1）。根据出血部位不同可见大脑纵裂池、外侧裂池、基底池和大脑表面沟回等处高密度影。增强扫描可以发现部分动脉瘤和动静脉畸形。部分患者CT扫描为阴性。

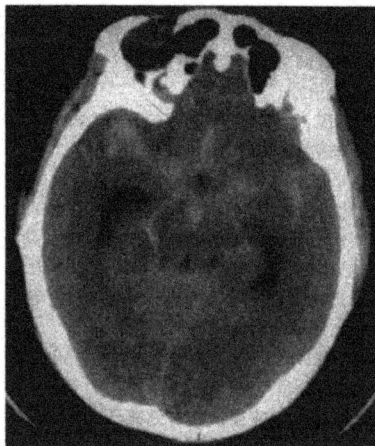

图1-1　CT显示前纵裂池、鞍上池，外侧裂池、环池广泛蛛网膜下腔出血

2.脑脊液检查　CT扫描阴性或没有CT技术设备时，可考虑腰穿检查脑脊液，但其属于有创检查，且有诱发动脉瘤再次破裂或诱发脑疝的风险，操作前应权衡利弊，并征得家属同意方可进行。血性脑脊液是本病的重要特征，还可出现蛋白含量增高，颅内压增高等现象。

3.脑血管造影（DSA）和脊髓血管造影　是诊断蛛网膜下腔出血原因的主要手段。可以发现动脉瘤、动静脉畸形、硬脑膜动静脉瘘（DAVF）和脊髓动静脉畸形等血管性疾病。可以显示动脉瘤的部位、数目、形态以及有无血管痉挛等。对蛛网膜下腔出血患者，应行全脑血管造影，不要漏查任何一条血管，以排除多发性动脉瘤的可能。部分患者因血管痉挛和动脉瘤腔血栓导致造影阴性，应在4～6周后复查，必要时需行全脊髓血管造影。如仍为阴性，需考虑其他原因致蛛网膜下腔出血。

4.计算机体层扫描血管造影（CTA）　主要通过螺旋CT进行扫描，然后经过计算机后处理重建形成脑血管的立体影像。具有快速、无创、便捷的特点。

5.磁共振血管造影（MRA）　是另外一种无创的检查手段，但对于急性期出血诊断价值有限。

6.经颅多普勒检查（TCD）　可监测有无血管痉挛。

## 三、治疗

（一）外科治疗

除病情危重或合并其他严重疾病者，都应首先行脑血管造影，以查明蛛网膜下腔出血的原因，针对疾病病因进行相应的外科处理。病因治疗可以使后续的保守治疗如3H[hypervolemia（高血容量），hypertension（高血压），hemodilution（血液稀释）]治疗、腰穿取CSF、脑室-腹腔（V-P）分流术不再有投鼠忌器之虞。

1.颅内动脉瘤　可行手术夹闭或血管内介入治疗（栓塞）。

2.脑动静脉畸形和脊髓血管病　可行血管内介入治疗（栓塞）或手术切除治疗。

3. 其他原因　如为肿瘤卒中引起,行相应的手术治疗。

（二）保守治疗

1. 防止再出血　仅对不具备相应检查条件的医院进行,有条件尽早转院行病因治疗。未经病因处理的蛛网膜下腔出血患者,易于首次出血后 4 周内发生再出血,特别是 1～2 周之间。再出血后病死率可高达 41%～46%。应卧床、镇静、避免情绪激动、保持呼吸道通畅、防止误吸和咳嗽、预防癫痫发作和保持二便通畅,避免用力排便增加腹压。

2. 对症处理　维持生命体征稳定,注意水、电解质平衡。

（三）并发症处理

1. 防治血管痉挛　主要措施有钙离子拮抗剂的应用、3H 疗法、血管内治疗（球囊扩张术、超选择动脉内注入罂粟碱等）、手术清除血凝块等。

2. 脑积水　在病因去除后,可行腰大池持续引流释放血性脑脊液减少脑积水的发生率。对于有临床症状的脑积水患者,可以行 V－P 分流术。

### 四、预后

动脉瘤首次出血住院患者死亡率为 10%～15%,再次出血死亡率为 41%～46%。由于有些患者未能到达医院已经死亡,故有人估计首次出血死亡率达 40%,再次出血死亡率可达 60%。

影响预后的有关因素包括是否伴有严重的血管痉挛、是否发生脑积水、出血后意识状态、伴有其他内科疾病与否、年龄、血压、出血量以及动脉瘤的大小、位置等。

（马骏）

# 第二节　脑血管痉挛

脑血管痉挛（cerebral vasospasm,CVS）,为脑底大动脉的一支或多支由于动脉壁平滑肌的收缩或血管损伤引起其管腔形态学变化,从而在血管造影时表现为管腔狭窄。严重者可造成脑缺血和脑梗死,引起迟发性神经功能障碍（DIND）。

### 一、临床表现

脑血管痉挛的临床表现最初可能是隐匿的。也许在造影上显示明显的血管痉挛,临床上并不能发现有神经功能的受损表现,在一些严重的血管痉挛患者,主要表现为迟发性缺血性神经功能障碍,如头痛加重,颈项强直加重,意识障碍加重,神经系统症状恶化如偏瘫、失语及低热等表现。根据受累血管的不同表现为不同的临床症状。①大脑前动脉综合征:感觉系统症状较明显,如额叶释放症状,活动少,甚至可发展到缄默症及排尿、排便失禁等。②大脑中动脉综合征:偏瘫或单瘫,失语（或非优势半球的运用不能症）。③椎基底动脉系统受累时意识障碍较常见。

### 二、辅助检查

1. DSA、CTA、MRA　DSA 是脑血管痉挛诊断的"金标准",造影可见痉挛血管比正常管径细。但要区别动脉硬化所致的狭窄,前者主要为可逆性,集中于出血部位。CTA 及 MRA

# 第三节　脑动脉瘤

脑动脉瘤(cerebral aneurysms)是指颅内动脉管壁上的异常膨出部分,好发于组成脑底动脉环(Willis 动脉环)的大动脉分支或分叉部,由于这些动脉都位于脑底的脑池中,所以动脉瘤破裂出血后常表现为蛛网膜下腔出血(SAH)脑动脉瘤的病因尚未完全明了,目前多认为与先天性缺陷、动脉粥样硬化、高血压、感染和外伤有关。

## 一、病理分型

根据动脉瘤的性质可将其分为四类:

1.囊状动脉瘤　为神经外科处理的主要部分,直径大小一般在 1cm 以内,若直径＞2.5cm,则称之为巨大动脉瘤。动脉瘤在未破裂之前是圆形或椭圆形的袋状膨出,其体部称为瘤囊,其远侧最突出部称为瘤顶,与载瘤动脉相连的狭窄处称为瘤颈或基底部,顶与颈部之间的部称为瘤体或腰部(图 1-3)。

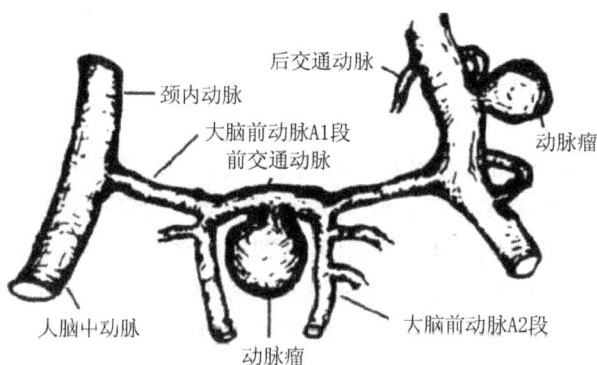

图 1-3　常见脑动脉瘤模式图

2.假性动脉瘤　多为外伤引起,与真性动脉瘤的区别在于缺少具有动脉血管的三层结构。

3.夹层动脉瘤　是由于血液进入动脉壁形成血肿或动脉壁内自发性血肿,使血管壁间剥离,导致动脉管腔狭窄或血管破裂。

4.感染性动脉瘤　主要是由于全身其他部位感染,主要是心内膜炎,形成菌栓进入颅内血管造成血管壁破坏,导致动脉瘤形成。

## 二、检查与诊断

由于脑动脉瘤直径大多在 1.5cm 以内,因此,只有当动脉瘤破裂出血或动脉瘤过度膨出形成占位效应时,才会引起症状和体征。动脉瘤破裂出血时的主要表现为:

1.突然发作的剧烈头痛、呕吐、意识不清,甚至抽搐。

2.脑膜刺激征。

3.局灶性神经功能缺失,根据出血动脉瘤部位不同,可出现如偏瘫、失语和动眼神经麻痹等症状和体征。

### 三、诊断标准

1.临床特征　①发病急骤；②常伴剧烈头痛、呕吐；③一般意识清楚或有意识障碍,可伴有精神症状；④多有脑膜刺激征,少数可伴有脑神经受损及轻偏瘫等局灶体征,如动眼神经麻痹等,此可应高度怀疑有动脉瘤存在的可能。

2.腰椎穿刺　脑脊液呈血性是诊断蛛网膜下腔出血的最直接证据。

3.首选 CT 或 MRI 检查　CT 和 MRI 在诊断破裂出血的动脉瘤存一定的帮助,可以明确蛛网膜下腔出血及出血后的继发改变,如脑水肿；CTA 和 MRA 则可明确动脉瘤的部位和大小,重建后还可判断动脉瘤的二维或三维情况。

4.全脑血管造影　可帮助明确病因,是检查脑动脉瘤最重要的方法。其优点在于:①发现脑动脉瘤；②显示动脉瘤的颈部及动脉瘤体部的朝向；③显示动脉瘤与邻近血管的关系,了解邻近血管有无变异；④了解其他脑血管上有无动脉瘤；⑤判定有无血管痉挛情况；⑥三维成像。

### 四、治疗

脑动脉瘤的治疗分手术和非手术治疗两大类,但目的只有一个:处理出血引起的原发性和继发性损伤,并预防再次破裂出血。不过,脑动脉瘤的最佳治疗应基于患者的状况、脑动脉瘤的解剖以及手术医生的能力。目前,对于大多数破裂的脑动脉瘤来说,手术夹闭其颈部可以说是最佳治疗。

为了指导治疗及判定预后,可根据下列动脉瘤的分级采取相应的治疗措施。目前分级方法较多,如表1-1。

表1-1　Hunt-Hess 分级(1974)

| 0级 | 未破裂动脉瘤 |
| --- | --- |
| Ⅰ级 | 无症状,或有轻度头痛和颈项强直 |
| Ⅰa级 | 无急性脑膜或脑反应,但有固定的神经系统缺失症状 |
| Ⅱ级 | 中至重度头痛,颈项强直,仅有脑神经缺失症状 |
| Ⅲa级 | 嗜睡、错乱或有轻度局灶性神经功能障碍 |
| Ⅳ级 | 昏迷、中或重度偏瘫,早期可有去大脑强直和自主神经功能紊乱 |
| Ⅴ级 | 深昏迷,去脑强直,垂危 |

凡伴有全身性疾病(高血压、糖尿病、重度动脉硬化、慢性肺部疾病)以及脑血管造影有严重动脉痉挛者增加一级。

(一)非手术治疗

指手术以外的一切治疗方法。目的在于支持患者度过急性出血期,防止再出血,改善颅内、外病情,有利于手术治疗。一般适用于:①动脉瘤破裂出血的急性期,级别在Ⅲ级以上者。②年老体弱或有严重器质性疾病而不能耐受手术者。③不愿接受和没有条件进行手术治疗者。

1.保守治疗　绝对卧床,辅以镇静、对症治疗和支持疗法。

2.低血压疗法　适当控制血压,以降低脑动脉压和灌注压,从而降低动脉瘤腔内压。但有增加动脉痉挛和脑积水的可能。

3.抗纤溶疗法　以延缓堵塞于动脉瘤破裂口血块的溶解时间。

4.钙通道阻滞药的应用。

（二）手术治疗

手术为动脉瘤的根本治疗方法,分间接和直接手术两种。

1.间接手术　为姑息性治疗方法,主要指用手术方法阻断(结扎或夹闭)颈动脉(颈总动脉或颈内动脉),但治疗前需行 Matas 试验,以防术后出现脑缺血。

2.直接手术　一般认为,0～Ⅲ级患者应及早行 DSA,明确动脉瘤后早期甚至超早期手术,但对Ⅲ级以上者,多认为以先行保守治疗为主,但也有学者认为该级患者较适合行弹簧圈介入治疗。手术常用方法有:①动脉瘤颈夹闭术:充分显露外侧裂,而不是强行牵拉脑组织,必要时可行脑室外引流术。暴露外侧裂后进一步顺藤摸瓜依次显露颈内动脉、颈内动脉分叉部、大脑前或大脑中动脉等分支结构。术中显露动脉瘤时,先显露相对安全处,再向瘤体方向分离,必要时临时阻断颈内动脉,时间越短,术后并发症越少。手术野要清晰,解剖层次要清楚,如果术中出现动脉瘤破裂出血,则不要慌张、乱夹或盲目电凝,而应用事先准备的 2 把吸引器显露破口,行动脉瘤颈夹闭。若一次未到位,可再调整。术中临时阻断血管越多,术中破裂出血处理越容易,当然,临时夹过多也可能影响术野操作。②动脉瘤壁加固术。③介入技术治疗动脉瘤。④动脉瘤孤立术等。

有关动脉瘤的手术时机,仍有争论。所谓"早期手术"为 SAH 后48～96 小时以内,而"晚期手术"则指 SAH 以后 10～14 天。通常早期手术的理由在于:①由于再出血多在 SAH 之后,所以早期手术可以减少再出血的危险。②由于血管痉挛多出现在 SAH 后 6～8 天(极少在 SAH 前 3 天),早期手术后有利于进行 3H 治疗,而无动脉瘤破裂的危险。③早期手术有利于冲洗与血管接触的潜在性致血管痉挛物质。④尽管手术死亡率稍高,但总的说来,死亡率是低的。而主张晚期手术的理由为:①SAH 后立即出现的严重炎性和脑水肿状况,此时必须过度牵拉脑组织,同时炎性和水肿脑组织牵拉时极易损伤。②来不及溶解的血凝块影响手术。③早期手术术中破裂的风险高。④早期机械性损伤血管后,血管痉挛发生率可能较高。

3.有利于早期手术的因素

(1)患者全身状况好。

(2)患者神经系统状况好(Hunt－Hess 分级＜Ⅲ级)。

(3)大量蛛网膜下腔积血增加继发血管痉挛的可能性和严重性。如果夹闭了动脉瘤则容易治疗血管痉挛。

(4)考虑到处理与夹闭动脉瘤合并的状况,如血压不稳定,顽固性癫痫等。

(5)SAH 所致的大血凝块产生的占位效应。

(6)早期多发再出血。

(7)考虑有再出血征象,如出现后交通支动脉瘤所致动眼神经麻痹,而复查血管造影提示动脉瘤增大。

4.有利于晚期手术的因素

(1)患者全身状况差。

(2)患者神经系统状况差(Hunt－Hess 分级＞Ⅳ级),当然这一点也存争议,有人考虑到再出血的危险性和死亡率,尽管分级差的患者,也要早期手术治疗。

(3)由于动脉瘤大或显露困难部位的动脉瘤不易夹闭时,如基底分叉或中央性基底动脉瘤、巨大动脉瘤等。

（4）CT 提示明显脑水肿。

随着高清晰显微镜的应用和熟练的手术技巧，使绝大多数早期手术的困难均能得到有效的处理，极大地降低了手术死亡率。迄今为止，总的趋势是越来越倾向于早期诊断，早期手术，但应在充分准备的情况下施行手术。

5.动脉瘤手术的常规技术 动脉瘤手术的目的在于预防动脉瘤破裂或进一步增大，同时要保护正常的血管，减少脑组织和神经的损伤。这主要通过夹闭动脉瘤瘤颈，将动脉瘤与血循环隔离来达到。过近夹闭动脉瘤，可能出现载瘤动脉的阻塞；过远夹闭动脉瘤，则导致所谓"瘤颈残余"（尽管仅 1~2mm），此残余以后可进一步扩张，几年后会再次破裂，这在年轻人尤其可能发展。

6.动脉瘤手术中的辅助技术

（1）系统降血压

1）通常在达到或分离夹闭动脉瘤时。

2）减少动脉瘤的充盈程度，以利夹闭，尤其在动脉粥样硬化的颈部。

3）降低透壁压力，减少术中破裂的机会。

4）有引起其他器官和脑缺氧损伤的危险，因而有些手术者不用此法。

（2）"局部"低血压：应用临时动脉瘤夹，阻断载瘤动脉（注意小的穿支不能耐受）。

1）配合应用抗缺血脑保护剂。

2）可能的话，升高系统血压增加侧支血流。

3）某些病例临时阻断血流时，近端 ICA 可以耐受 1 小时或更长，而 MCA 穿支段以及基底动脉末端仅能耐受几分钟。

4）存在缺血的危险，主要是由于血管内血栓形成，取出夹子后栓子脱落。

（3）联合深低温应用时，需采用体外循环。

7.术中动脉瘤破裂 术中动脉瘤破裂文献报道约 40%，而在麻醉诱导或打开硬脑膜时破裂则预后极差。术中破裂的预防，结合一般手术技术列述如下。

（1）预防由于疼痛所致儿茶酚胺释放增加所引起的高血压。

1）固定头钉和切皮时要适当加深麻醉。避免动脉瘤未解剖成熟时破裂。

2）上述步骤时，尚可加局麻药。

（2）透壁压降至最小：在打开硬膜前，减低平均动脉压（MAP）于基线以下。

（3）分离过程中，最小牵拉脑组织，从而减低对动脉瘤的剪切力。

1）Willis 环动脉瘤时，尽可能切除蝶骨嵴。

2）降低脑容积，如脱水、脑脊液引流。

（4）减少动脉瘤底或颈部大的撕裂。

1）显露动脉瘤和清除动脉瘤周围血凝块时尽可能用锐性分离。

2）如果可能，试行夹闭前，尽量完全游离和看到动脉瘤。

3）夹闭时采用减少瘤体牵拉的方向。

8.术中动脉瘤破裂的详细过程 动脉瘤破裂可发生于手术的下述三个环节中任何一个阶段。

（1）初期破裂（分离前）

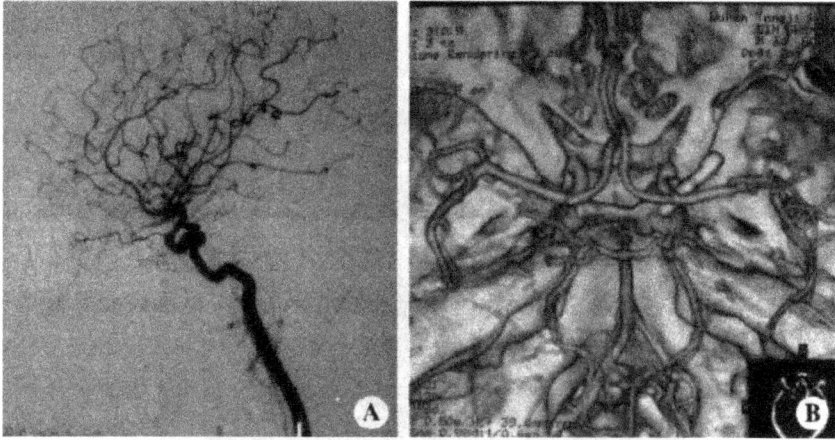

图 1-7　右侧后交通动脉瘤夹闭手术前后影像
A. 术前；B. 术后

（3）关于大脑中动脉动脉瘤（图 1-8）：由于常合并脑内血肿，应尽早或急诊手术夹闭动脉瘤并清除血肿，夹闭时尽量与 $M_2$ 分支方向平行，避免分叉部狭窄或瘤颈残留，同时要避开穿支血管。术中可配合电生理仪监测皮质功能。

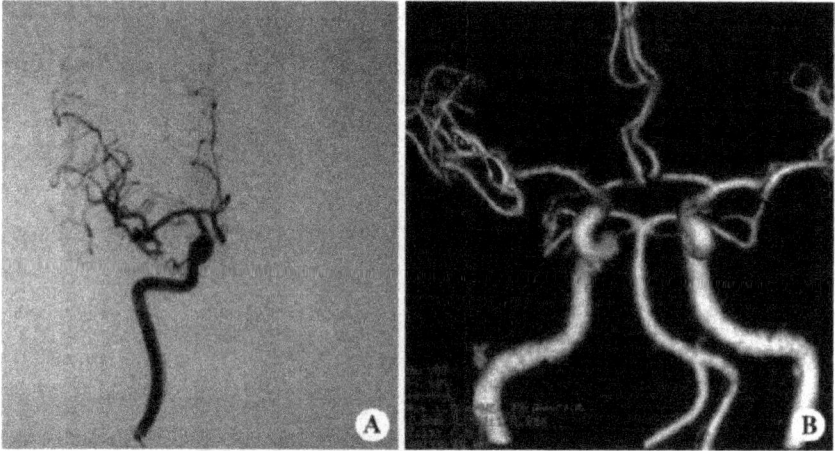

图 1-8　大脑中动脉动脉瘤手术前后造影
A. 术前；B. 术后

（4）关于基底动脉顶端动脉瘤：条件具备者多以介入栓塞治疗为主，不适合者根据习惯可采用翼点或颞下入路（图 1-9）。

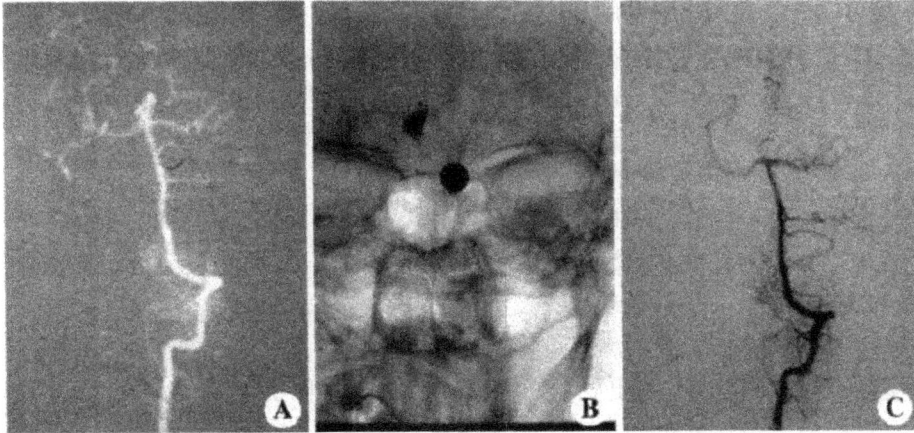

图1—9　基底动脉顶端动脉瘤介入栓塞术前术后影像

A.术前显示动脉瘤；B.栓塞术后弹簧圈形态；C.显示载瘤血管通畅，动脉瘤未显影

（5）多发动脉瘤（MIA）：占SAH的15％～33％，根据术前CT和DSA评价破裂动脉瘤，条件许可时可一次夹闭多个，困难时则优先夹闭破裂动脉瘤。

（6）未破裂动脉瘤：对其自然病史研究中，有报道称未破裂动脉瘤的破裂风险因素包括女性，高龄，大于5mm，后交通部位及出现症状的未破裂动脉瘤，年破裂率约为1.4％。目前关于是否、何时及如何治疗（手术或介入）未破裂动脉瘤仍然存在较大争议，需要权衡动脉瘤的位置，大小，自然破裂风险以及外科手术带来的死残率，还应根据每例患者具体情况权衡利弊进行综合评估，充分考虑其风险效益比率。

（7）创伤性动脉瘤：尽管有报道可自行吸收，但仍然建议选择治疗，可采用方式有包裹、夹闭和介入栓塞等。

（8）动脉瘤夹闭后，可行显微镜下荧光造影评价供血血管通畅情况，也可行术中Doppler判断或术中DSA直接造影。

（9）关于SAH行脑室积液外引流：在不能进行急诊手术而有脑室积血的患者，进行脑室外引流是有益的（因篇幅有限本处不予讨论）。

（10）术后注意观察有无血管痉挛现象发生；部分患者在康复期还可能出现意识变差，要及时行CT检查，了解有无脑积水，必要时尚需行脑室—腹腔分流术，分流管选择以中低压泵为主。

10.疗效标准与预后　颅内直接手术后6个月。

（1）优：无症状，完全恢复原来工作。

（2）良：有轻度神经功能缺失，但可恢复原来工作。

（3）可：有中度神经功能缺失，不能恢复原来工作，但能生活自理

（4）劣：有重度神经功能缺失，不能生活自理，需他人照料。

（5）死亡。

11.随诊　定期随诊，复查CTA或DSA。

（三）颅内巨大动脉瘤的显微外科治疗

颅内巨大动脉瘤是指最大直径＞2.5cm的动脉瘤，是颅内复杂动脉瘤的一种，占所有颅内动脉瘤的3％～5％，其好发部位是颈内动脉—眼动脉、颈内动脉—后交通动脉、颈内动脉海

绵窦段、大脑中动脉主干、基底动脉和前交通动脉等处。颅内巨大动脉瘤有以下临床特点：①常以占位效应为首发症状，而较少以蛛网膜下腔出血为首发症状，出血少的原因可能是瘤内形成血栓，加固了瘤壁，使之不易破裂；②瘤腔内常有血栓形成，血栓易脱落而造成远隔部位缺血；③颅内巨大动脉瘤因常有血栓形成，脑血管造影有可能显示不出动脉瘤的真实形态，甚至不显影而出现假阴性，尤其是在伴有脑血管痉挛的情况下。巨大动脉瘤的成因尚不十分清楚。研究认为瘤内血栓的形成和增长是巨大动脉瘤形成的主要原因。

1. 检查与诊断　颅骨平片可显示动脉瘤内的环形钙化影，岩骨段颈内动脉动脉瘤及海绵窦近段颈内动脉动脉瘤可分别出现岩锥及视神经管外侧嵴的骨质破坏，床突周围段动脉瘤可出现前、后床突的骨质吸收，突入鞍内可导致蝶鞍扩大。

CT 检查可明确蛛网膜下腔出血，合并的脑内血肿，脑积水及周围水肿。CT 检查还可以显示巨大动脉瘤有无血栓的不同表现。①无血栓动脉瘤：平扫为稍高密度，均一圆形强化；②部分血栓化动脉瘤：平扫密度不均一，可伴有环形钙化或瘤内钙化灶，一般情况瘤周无低密度或水肿，但有时因占位效应可出现明显的水肿；③完全血栓化动脉瘤：因血栓形成的时间不同而表现不同。近期血栓呈高密度。陈旧性血栓呈低密度，周围无水肿，可与脑肿瘤相鉴别。CT 三维重建（CTA）对了解血管解剖及其与颅底结构的关系非常有价值。

血管造影（DSA）对动脉瘤的明确诊断有重要意义（图 1－10A），它可以完整了解动脉瘤的形状、部位、大小、与周围血管的关系，血管造影还可以了解动脉瘤颈的宽窄与载瘤动脉的关系以及各血管之间的侧支循环情况，对选择手术方案有重要指导意义，DSA 血管三维重建可立体显示动脉瘤、载瘤动脉、邻近血管分支及其之间的相互关系。

MRI 检查的优点在于其可对动脉瘤所在部位以及与周围结构的关系提供重要信息，在MRI 成像上，动脉瘤内腔呈低信号流空现象，而瘤内血栓一般呈高信号，但因血栓形成时间的长短不同而存在差异（图 1－10B）。

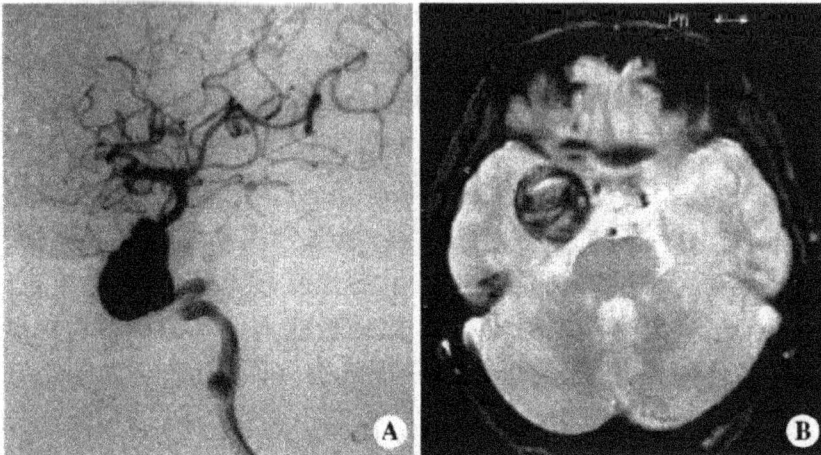

图 1－10　MRI 显示右侧颞叶巨大占位，可见明显流空信号（A）；DSA 造影示颈内动脉海绵窦段－床突段巨大动脉瘤（B）

2. 手术治疗　巨大动脉瘤往往以颅内占位效应、脑出血或脑缺血为临床特点，因此手术目的在于解除动脉瘤对周围重要结构的压迫、防止再出血并保持足够的脑供血。对于无症状性巨大动脉瘤，其自然史及预后情况尚缺乏足够的了解。巨大动脉瘤的手术难度较普通动脉瘤明显增加，手术效果亦不及普通动脉瘤；另外巨大动脉瘤如不手术一旦出现症状，危害要远大于普通动脉瘤。因此,对于这类患者是否采取手术治疗应基于患者身体状况、手术条件、动脉瘤的部位及类型及术者的经验等权衡利弊,并综合考虑。

巨大动脉瘤的外科治疗方法包括直接动脉瘤夹闭手术,单纯结扎载瘤动脉近端,颅内外血管搭桥并载瘤动脉结扎或动脉瘤孤立术等。动脉瘤直接手术包括动脉瘤夹闭、切除及载瘤动脉塑形等方法,是迄今为止外科治疗中最确定的方法。巨大动脉瘤间接手术包括单纯结扎载瘤动脉近端或颅内外血管吻合加结扎术,若患者系高龄且一般状况很差而无法耐受直接手术,可考虑施行载瘤动脉近端结扎,如一侧颈动脉或椎动脉,但之前必须行全脑血管造影并对侧支循环及代偿情况做充分的调查,了解是否能够耐受正常血管的阻断,不致发生严重的脑梗死。

3.巨大动脉瘤手术治疗策略 巨大动脉瘤的手术与普通动脉瘤不同,需要更充分的显露和更大的手术空间,显露过程中以广泛分离脑底池和尽早显露载瘤动脉和动脉瘤颈为原则,不必勉强分离动脉瘤体和瘤顶,尤其是曾经破裂出血的部位,动脉瘤显露后,结合影像学检查,对解剖结构要有准确的认识,如果动脉瘤内尤其瘤颈部含有血栓或硬化斑块,可能无法夹闭或动脉瘤夹滑动,勉强夹闭会造成载瘤动脉狭窄或闭塞,因此必要时需要切开动脉瘤去除血栓后重新塑形后夹闭。

(1)载瘤动脉临时阻断:载瘤动脉临时阻断技术对于处理大型或巨大型动脉瘤以及其他复杂动脉瘤必不可少,它越来越多地被神经血管外科医生所采用。其主要用于:①巨大动脉瘤切开或穿刺前;②在动脉瘤周围进行解剖时,为防止不可控制的破裂出血,可将载瘤动脉临时阻断;③有些动脉瘤无法夹闭,需行颅内外动脉搭桥或直接吻合者。载瘤动脉临时阻断的方法主要有颈部分离颈内动脉临时阻断和颅内段载瘤动脉临时阻断,前者多用于颈内动脉-眼动脉段、颈内动脉-海绵窦段等无法在颅内进行临时阻断的巨大动脉瘤,此法需先作颈部切口,游离出颈内动脉;后者常用于大脑中动脉、前交通动脉、颈内动脉-后交通动脉等处的巨大动脉瘤。

(2)动脉瘤瘤内减压:为了显露瘤颈,了解动脉瘤与载瘤动脉、分支血管及周围重要结构的关系,必须缩小动脉瘤的体积对于薄壁无血栓的动脉瘤,载瘤动脉阻断后可直接穿刺瘤体抽吸,或穿刺载瘤动脉逆行抽吸,可使动脉瘤塌陷,然后分离瘤颈周围的正常血管,特别是细小的穿通支,暴露充分后实施夹闭。对于瘤内有血栓形成或粥样硬化斑块的巨大动脉瘤,单纯抽吸不能使其塌陷,需切开清除血栓或斑块后重新塑形夹闭。

(3)动脉瘤塑形(图1-11):有些宽颈、形状不规则巨大动脉瘤,运用跨血管异形动脉瘤夹组合夹闭可达到隔离动脉瘤的目的,同时保持载瘤动脉及分支的通畅。对于瘤颈很宽的动脉瘤,一个动脉瘤夹难以完全夹闭瘤颈,可采用多个跨血管异形动脉瘤夹平行于载瘤动脉夹闭动脉瘤,在相邻动脉瘤夹叶片之间需有部分重叠以防止夹闭不全;有些巨大动脉瘤,尤其有穿支动脉自瘤壁发出者,此时应根据具体情况灵活处理,必要时可利用跨血管异形动脉瘤夹垂直于载瘤动脉加固夹闭动脉瘤并一避开穿支动脉。另外有些半梭形动脉瘤,载瘤动脉已成为动脉瘤的一部分,此时可运用跨血管异形动脉瘤夹重新塑造载瘤动脉,重塑血管应与动脉主干方向相一致,以保证血流通畅。

4.介入放射治疗栓塞术　主要适应证为位于脑深部或功能区的病变或存在较大的动静脉瘘,不能手术直接切除者。特殊病例先栓塞以缩小畸形血管团,再二期手术切除或立体定向放射治疗。

5.放射治疗　包括 γ 刀等立体定向放射治疗方法,主要适用于直径小于 3cm,部位深在不适合手术和介入治疗的患者,或用于术后 AVM 残余的辅助治疗。

总之,AVM 的治疗方案需要根据患者的情况采取个体化的治疗方案。手术为治疗 AVM 的根本方法,目的在于消除或减少 AVM 再出血的机会,减轻"盗血"现象。对于单一治疗方案难以完全治愈者,可采用上述多种方法的联合治疗。

### 四、疗效标准与预后

1.治愈　畸形血管切除,病灶消失。

2.好转　供血动脉结扎、栓塞、电凝后,畸形血管部分或大部分消失;颅内压正常或增高,神经症状减轻或好转。

3.功能区大面积 AVM 治疗效果仍不理想。

### 五、海绵窦区海绵状血管瘤

海绵窦区海绵状血管瘤是一种良性病变,占整个颅内血管畸形的 0.4%～2.0%。女性发病多于男性,发病高峰为 40～50 岁。其起源于海绵窦区的硬脑膜,大体上呈边界清楚的血管团块,切面呈海绵状。镜下观察见由大量排列紧密,高度扩张的血管腔构成,血管腔壁薄,其间未见平滑肌及弹力纤维,异常血管间为疏松结缔组织,血管见无脑组织成分。

(一)临床表现

海绵窦区海绵状血管瘤起病缓慢和隐蔽,病变为单发,体积大,肿瘤直径常在 5cm 以上,头痛是最常见的表现,后期可有慢性高颅压症状。随着肿瘤的生长,多出现为占位症状,所有经海绵窦和眶上裂的脑神经均受累及,包括第Ⅲ、Ⅳ、Ⅴ、Ⅵ脑神经麻痹,其中以第Ⅵ脑神经麻痹多见。肿瘤可压迫视神经引起视力下降,压边三叉神经半月节引起患侧面部麻木。后期可引起垂体激素分泌的紊乱。少见有癫痫,出血表现。

(二)诊断

CT 表现为哑铃状外侧大、内侧小的高、等、稍低密度肿块影,边缘清晰与正常组织界限清楚。增强扫描后多呈均一强化,无瘤周水肿,不易于脑膜瘤,神经鞘瘤进行区分。

MRI 扫描,多数情况表现巨大鞍旁肿块,肿瘤位于海绵窦一侧,边界清楚,海绵窦外侧部分较大,鞍内部分较小,形状如"葫芦状"。因为窦内血液流动缓慢,肿瘤内未见血管流空影,$T_1WI$ 低信号,$T_2WI$ 和质子加权上均匀显著高信号,增强后肿瘤均匀强化,高信号,脑膜尾征不明显。部分层面出现包绕颈内动脉的表现。

DSA 检查,动脉期很难显示明显的供血动脉和引流静脉,在造影晚期静脉像有密集的静脉池和局部病灶染色是海绵窦区海绵状血管瘤的两大特征。

(三)治疗

由于本病起病隐蔽就诊时病灶常较大,故多为外科手术切除治疗。手术入路以改良翼点硬膜外入路为首选。术中需注意以下要点:手术显露一定要充分(多需下颞弓);尽量整块切除;善于控制术中出血。术后脑神经损伤是其主要的并发症。

γ刀对海绵窦区海绵状血管瘤有一定的治疗效果。有报道称部分切除后接受放疗,对缩小血管瘤,减少畸形血管有益,可作为术后残余或复发的有效治疗。术前放疗可使瘤内血管床明显狭窄及结缔组织增多,中央凝固性坏死,瘤内血管血栓形成,有助于减少术中出血。但γ刀治疗的主要并发症包括脑水肿,视神经损伤及癫痫等,对于γ刀治疗的长期疗效还有待于进一步观察。

（马骏）

# 第五节　硬脑膜动静脉瘘

硬脑膜动静脉瘘(dural arterio－venous fistula,DAVF)是发生在硬脑膜及其附属结构上的异常动静脉短路。又名硬脑膜动静脉畸形(dural arterio－venous malformation,DAVM)。

## 一、分类

1.按瘘口部位分类　按瘘口部位划分为横窦－乙状窦区、海绵窦区、天幕区、上矢状窦区、窦汇区、前颅窦底区、岩上窦区、枕骨大孔区。部位分类不能提示相关临床症状和病变的血管结构。

2.按病变范围分类　Djindjian等根据病变范围将DAVF分为两大型。①单纯DAVF病变范围局限于硬脑膜;②混合性硬脑膜动静脉瘘,包括头皮、颅骨、硬脑膜复合动静脉瘘。病变范围广泛、瘘口大、症状重、治疗复杂。

3.按引流静脉类型　1972年Houser等首先提出DAVF临床症状与静脉引流方式密切相关。1977年Djindjian等根据引流静脉类型系统把DAVF分为4型,Ⅰ型:静脉引流到硬脑膜静脉窦或硬脑膜静脉,该型症状最轻,主要为杂音,很少引起颅内高压及神经系统症状,静脉窦通畅;Ⅱ型:引流到硬脑膜静脉窦并逆向充盈皮质静脉,可引起颅内高压;Ⅲ型:仅引流入皮质静脉或蛛网膜下腔静脉,使其扩张,甚至动脉瘤样改变,是蛛网膜下腔出血的主要原因;Ⅳ型:硬脑膜动静脉瘘伴有硬脑膜下静脉湖,病情较严重,常有占位效应。

1982年Woimam等报道DAVF伴脊髓表面静脉引流特殊类型,可引起上行性脊髓病。1995年Cognard等对Djindjian分类加以补充与完善。分为5型,Ⅰ型:静脉引流入静脉窦,血液为顺流;Ⅱ型:静脉引流入静脉窦,如血流有逆流为Ⅱa型,血液逆流至软脑膜静脉为Ⅱb型,二者同时存在为Ⅱ(a+b)型;Ⅲ型:静脉直接引流入软脑膜静脉,无静脉扩张;Ⅳ型:静脉直接引流入软膜脑静脉,伴有静脉流样扩张;Ⅴ型:从颅内病变引流入脊髓的髓周静脉。

同期Burden等认为CognardⅢ、Ⅳ型同为软脑膜静脉引流,在治疗方法上是相同的,而Ⅴ型脊髓表面引流静脉与软脑膜静脉起源相同。Borden把CognardⅢ、Ⅳ、Ⅴ型归的为一型提出一个相对简单的分类。

Ⅰ型　静脉直接向硬脑膜静脉和硬脑膜窦引流;

Ⅱ型　静脉引流入硬脑膜窦后伴有软脑膜静脉引流;

Ⅲ型　直接引流到软脑膜静脉。

这两种分类(Borden分型和Cognard分型)能评估临床风险,提供治疗依据,有着广泛性和实用性。目前为大多数临床工作者使用。

## 二、临床表现

DAVF 为颅内动静脉血管畸形一种类型，占其中 10％～15％。本病可发病于任何年龄，好发年龄 40～60 岁，儿童占 1％～3％。DAVF 可发生在颅内任何部位，常为单病灶，多病灶者少见，约占 3％～4％。好发于横窦－乙状窦区，其次为海绵窦区，随后为天幕区、上矢状窦、前颅窝底、岩上窦、窦汇、直窦、枕骨大孔区。

不同部位的 DAVF 有不同的临床表现，主要有出血症状、脑缺血症状、颅内压增高症状以及耳鸣、视力减退等症状。如海绵窦区 DAVF 常表现为眼部症状，岩骨区 DAVF 多表现为耳鸣症状。有学者认为 DAVF 前次出血后数小时至数天可发生再出血，再次出血发生率 20％～35％。出血间隔越短、预后越差。对有出血倾向患者应积极治疗，有出血史的患者应尽早处理。

## 三、治疗

DAVF 治疗是由患者的临床症状、病变部位及其自然史来决定的。对于某些部位（前颅窝底、天幕区）和特征性的血管影像改变（伴软脑膜静脉引流）提示颅内出血风险高，应尽早治疗。DAVF 的治疗原则是永久完全地闭塞动静脉瘘口，否则只能暂时缓解症状，将会诱导更复杂、更危险、更难治的 DAVF 出现，治疗方法包括血管内栓塞（动脉途径和静脉途径）、开颅手术和放射治疗，图 1－13 示 1 例颈内动脉脑膜支及颈外动脉脑膜支供血的海绵窦区 DAVF，经静脉途径栓塞后瘘口完全不显影（图 1－14）。

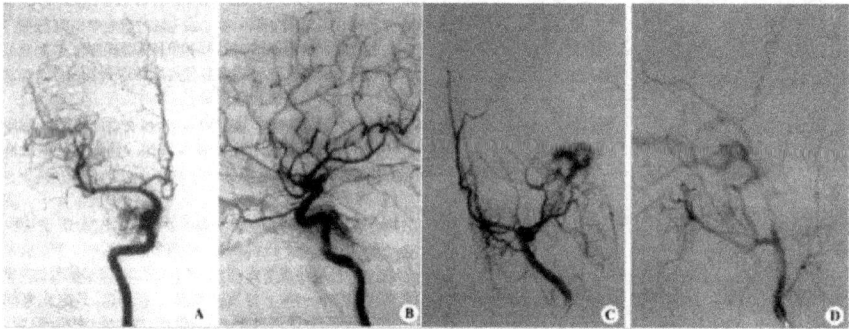

图 1－13　栓塞术前显示颈内动脉眼动脉脑膜支及颈外动脉脑膜支供血的海绵窦区 DAVF

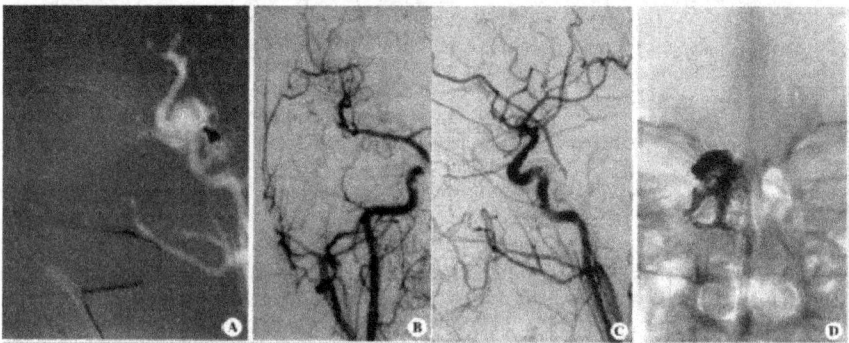

图 1－14　经眼静脉途径采用弹簧圈和胶进行填塞，术后 DSA 影像证实瘘口完全不显影

### 四、疗效标准与预后

1.治愈　异常动静脉引流消失,瘘口消失。
2.好转　异常动静脉引流流量降低;颅内压正常或增高,神经症状减轻或好转,出血风险降低。

（艾克拜尔·哈里克）

# 第六节　颈内动脉海绵窦瘘

海绵窦是一对位于蝶鞍两旁的较大静脉腔隙,任何原因造成的该窦内颈内动脉主干或其分支破裂所致动脉血液流入海绵窦,则称为颈内动脉海绵窦瘘(carotid－cavernous fistula, CCF)。分外伤性、自发性及医源性三种。随着颈内动脉的破裂,动脉血液直接进入海绵窦,导致窦内压力增高,使得动脉血直接反流进入静脉,从而导致与海绵窦相通的各静脉的怒张,临床上也出现相应的症状和体征。

### 一、诊断

CCF 临床表现较多,但根本取决于瘘口的大小、静脉引流的方向,如向眼静脉引流则以眼部症状为主,向颅内引流则表现为脑部症状,主要表现如下:

1.颅内杂音和震颤　为大多数患者就诊的原因,常描述为与动脉搏动一致的连续样隆隆性杂音,压迫患侧颈内动脉可使杂音明显减弱或消失。

2.搏动性突眼　患者就诊的主要原因之一,常诉眼球向前突出并有与脉搏一致的眼球搏动。

3.头痛　早期可出现头痛。

4.视力和眼球运动障碍　主要为视神经水肿和脑神经受损所致。

5.颅内出血及鼻出血　怒张静脉破裂致颅内出血,后果常较严重;蝶窦壁骨折可致鼻出血。

### 二、诊断标准

1.外伤病史。
2.搏动性突眼及颅内杂音。
3.CTA、MRA 或 DSA 证实。

### 三、治疗

CCF 自愈的可能性极小,所以治疗以手术为主。目前血管内介入治疗是 CCF 的首选治疗方法。治疗原则为阻塞瘘口或减少瘘口的血流,同时尽量不阻断供血动脉。常用方法有:

（一）闭塞瘘口保持颈内动脉通畅

1.经血管内应用可脱落球囊栓塞瘘口。此方法简单方便,价格较低,但具有复发,球囊早泄,移位等问题。具体方法为:应用 Seldinger 技术经股动脉置放导管鞘,在 DSA 监视下利用末端带有可脱球囊的微导管,通过导引导管将可脱球囊经颈内动脉破口送至海绵窦,用等渗

大,病情不稳,经保守治疗效果不佳,且年龄较轻的患者,或者防止严重继发性损害发生。

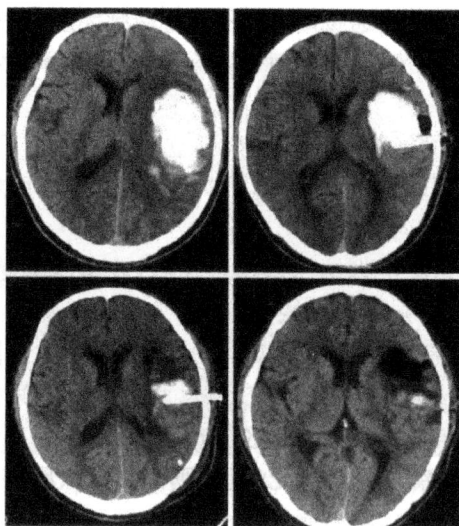

图1-17 高血压脑出血,给予局部钻孔穿刺血肿引流术,手术前后影像学

2.对于年轻患者无高血压病史者,表现为非高血压常见部位的血肿,尤其是外侧裂附近区域血肿,应联想到可能为血管畸形或动脉瘤破裂出血,术中应有充分准备,可能发现来自大脑中动脉系统的动脉瘤或者供血的AVM。但这类患者多因病情恶化时才进行急诊手术,术后死亡率高,效果较差。

3.其他器官并发症的治疗。例如,同时合并的应激性溃疡所致大出血、波动性血压和肺部感染等均是治疗过程中容易出现的严重问题。

### 三、疗效标准与预后

按GOS评分判定。因高血压脑出血患者年龄往往较大,病程长,多合并其他系统疾病,加之手术创伤和各种并发症,总体致残率高。

### 四、随诊

定期复查。对于不明原因的脑出血,不排除肿瘤早期引起出血,应定期复查MRI或CT。

（艾克拜尔·哈里克）

# 第八节 小脑出血

## 一、诊断

1.突然发病,头痛以后枕部为主,呕吐频繁伴眩晕、共济失调,常无偏瘫。

2.出血多在小脑半球的一侧,少数起病更急,很快就可能昏迷及呼吸停止。早期出现梗阻性脑积水。

3.CT为首选检查,可迅速明确出血部位和范围,血肿量。

4.必要时,可行MRI和（或）DSA明确出血原因。

## 二、治疗

1. 因小脑血肿易影响呼吸和循环中枢,一旦明确有占位效应,应积极手术清除血肿。但由于后颅窝解剖的特殊性,手术应以减压为主,对可疑血管性病变以二期手术为佳。

2. 病情稳定后,再行病因治疗。

## 三、疗效标准与预后

同动脉瘤和脑血管畸形。其预后与术前意识状态,脑干功能受损程度,手术是否早期有效缓解高颅压直接相关。

(艾克拜尔·哈里克)

# 第九节 烟雾病

烟雾病(Moyamoya disease)又称"脑底异常血管网症",是一种病因不明的慢性进展性脑血管闭塞性病变,1957 年首先由 Takeuchi 和 Shimisu 首次提出,其特征表现是床突以上颈内动脉及大脑前动脉、大脑中动脉近端自发性、进展性闭塞,并在颅底出现大量网状新生的侧支代偿血管,因这些异常血管在血管造影上形似"烟雾状",Suzuki 与 Takaku 于 1967 年将该病命名为 Moyamoya 病。

## 一、诊断

烟雾病患者在成人主要表现为脑出血症状,包括脑内出血、脑室内出血和蛛网膜下腔出血三种类型,可有头痛、昏迷、偏瘫及感觉障碍。在青少年和儿童患者,多以短暂性脑缺血发作和缺血性脑卒中为主要表现,出血相对较少见。缺血主要表现为可逆性神经功能障碍、感觉异常、癫痫发作或急性偏瘫、头痛、不自主舞蹈样运动等。

头部 CT 检查平扫仅能显示脑缺血、脑出血及局限性改变,成人常表现为脑室内出血或脑实质及蛛网膜下腔出血;儿童患者多表现为脑实质内多发的缺血梗死灶,以双侧基底核区、额叶及顶叶多见,常伴不同程度的脑萎缩。

MRI 及 MRA 检查能显示颈内动脉、大脑前动脉、大脑中动脉的狭窄及闭塞及烟雾血管的特征,还能显示烟雾病患者颅内出血或缺血性病变。

DSA 检查是诊断烟雾病的金标准,它可清楚地显示双侧颈内动脉虹吸段以上不同程度的狭窄,而且可以显示颈外血管系统与椎基底动脉系统的代偿,以及颅底密集、不规则的烟雾状血管网的形成。

## 二、诊断标准

根据患者的临床症状特征和影像学标准,可明确诊断。1997 年日本厚生省 Moyamoya 病研究委员会提出的影像学诊断标准:①颈内动脉末端及大脑中动脉和大脑前动脉起始段的狭窄或闭塞;②颅底动脉充盈相可见闭塞处附近异常血管网的形成;③双侧受累。全部满足上述三个条件并排除系统性疾病后诊断即可成立。

### 三、治疗

Moyamoya 病的治疗可分为内科保守治疗和手术治疗。保守治疗主要包括皮质激素、阿司匹林、血管扩张剂及抗凝药物等,药物治疗至今尚无确切疗效。手术治疗的目的主要是提供有效的血管重建防止脑缺血,进而降低脑出血的风险,包括直接搭桥、间接搭桥和联合旁路移植手术三类。

1. 直接搭桥　是指颅外血管与大脑皮质脑血管直接的直接吻合手术(图 1-18),供血动脉最常见为颞浅动脉(STA),也有选择脑膜中动脉(MMA)及枕动脉(OA),受体动脉为大脑中动脉(MCA)。最常见的术式为 STA-MCA 吻合术。直接血管重建对局部脑血流灌注起到立竿见影的改善,对缺血性 Moyamoya 病具有不容置疑的效果,图 1-19 显示术中荧光造影显示搭桥血管通畅。但由于儿童 STA 和 MCA 分支均较细,所以直接吻合多见于成人,儿童少见。对于直接旁路移植手术能否有效的降低再出血的风险,目前尚存在争议。Kawaguchi 等比较直接血管吻合术、间接血管吻合术及保守治疗对再次发作(包括出血或缺血)的预防作用发现,直接搭桥能明显降低再出血概率。

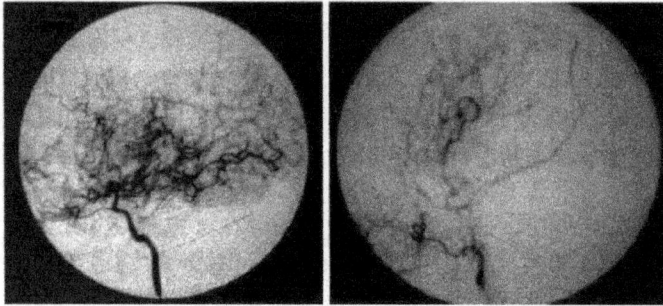

图 1-18　示术前颈内动脉造影提示 Moyamoya 血管形成,术后颈外动脉造影提示颞浅动脉与大脑中动脉吻合通畅

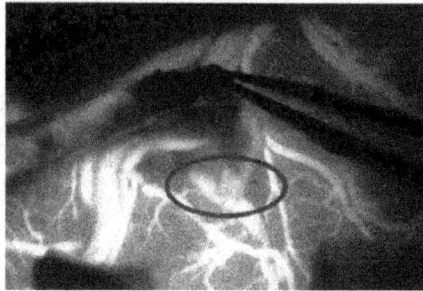

图 1-19　术中显微镜下荧光造影提示吻合口通畅。框选所示为吻合口位置

2. 间接搭桥　包括由颈外动脉系统(ECA)供血的脑-颞肌贴敷术(EMS),脑-硬膜-动脉贴敷术(EDAS)和脑-硬膜-动脉-颞肌贴敷术(EDAMS)等。与直接搭桥相比,间接旁路移植手术具有安全与操作简单的优点,手术时间短、麻醉风险低,且能够更好的作用于大脑前动脉及大脑后动脉灌注区。缺点是有时不能形成足够的侧支循环,并可能出现仅仅在手术区域附近的脑组织的循环代谢得到改善的情况。虽可显著减少脑室周围的烟雾血管,但对再次出血的预防作用不明显。

3. 联合搭桥　是指直接与间接旁路移植手术或几种不同的间接旁路移植手术合用。一些学者提出将直接和间接旁路移植手术合用,努力利用二者的优点。一种具有代表性的术式是将 STA－MCA 旁路移植手术与间接旁路移植手术如 EDAS 合用。

### 四、疗效与预后

对于儿童患者,直接旁路移植手术能明显减少短暂性缺血发作(TIA),可改善可逆性神经功能障碍。血管造影显示在缺血区能建立良好的侧支循环,还可以颅底 Moyamoya 血管减少,PET 和 SPECT 显示缺血区灌注增加、代谢改善。但对于年龄偏小的儿童,由于颞浅动脉管径过小,有时只能施以间接旁路移植手术,也可取得良好效果,但常较直接旁路移植手术疗效差。若适当合用两种或两种以上的间接旁路移植手术可提高疗效。成年患者可分为缺血型和出血型,30 岁以下的缺血型患者,直接或间接旁路移植手术皆有一定的效果,但不如儿童患者明显。30 岁尤其是 40 岁以上的患者间接旁路移植手术效果不明显,应当尽量选择直接旁路移植手术。保守治疗的再出血率约为 28.3％,而手术治疗(包括直接搭桥和间接搭桥)的再出血率约为 19.1％。华中科技大学同济医学院附属同济医院神经外科观察到直接旁路移植手术能促使新生血管形成并减少 Moyamoya 血管,术后患者的脑血流和神经症状均得到改善;同时 Moyamoya 血管的减少也使脑出血的再发生率明显下降。

(李经纶)

## 第十节　缺血性脑血管疾病

颈内动脉起始部、大脑中动脉和椎基底动脉系统为好发部位,其主要原因为动脉粥样硬化,高血压、糖尿病起着关键作用。

### 一、临床表现和分型

阻塞性脑血管疾病主要有三种类型:

1. 短暂性脑缺血发作(transient ischemic attack,TIA)　指局限性神经功能缺失,持续时间≤24 小时,约 70％的患者≤10 分钟。

2. 可逆性缺血性神经功能障碍(reversible ischemic neurologic deficit,RIND)　局限性神经功能缺失持续时间多 24 小时,但不超过 1 周。

3. 完全性脑卒中(completed shock,CS)　又称脑血管意外(cerebrovascular accident,CVA),持久性(不可逆性)神经功能缺失,由于相应脑部或脑干供血不足所致。

颈内动脉是阻塞性脑血管疾病最好发的部位,当眼动脉的分支视网膜中心动脉供血不足时,可出现同侧短暂的单眼失明;大脑中动脉缺血则出现对侧运动或感觉障碍,累及优势半球时可出现语言缺失。椎动脉系统缺血表现为眩晕、耳鸣、听力障碍及步态不稳等。

临床上颈内动脉完全性卒中可根据血管狭窄或闭塞水平不同而分为轻、中、重型,其处理方法也不同,如颈内动脉、大脑中动脉和末梢分支三种部位的缺血有不同的治疗方案。

### 二、诊断

1. 上述典型临床表现。

2. CT 或 MRI 在急性发作后早期可提示缺血改变。MRI 更有优势。磁共振弥散加权成

3.颅外—颅内动脉吻合术。

4.对于急性"恶性"大脑中动脉脑梗死和严重出血性脑梗死可采用去大骨瓣（直径＞15cm)减压术。

（李经纶）

# 第十一节　头皮损伤

头皮损伤的类型多种多样,大概可分为两大类:闭合性和开放性,开放性又可分为头皮裂伤、撕脱伤等。

## 一、头皮血肿

头皮血肿大多是因为钝力造成头皮内细小血管出血形成的,按血肿部位的不同可以将其分为以下3种:

1.皮下血肿　由于皮下层和帽状腱膜层都连接得很紧,使得出血收到一定的限制,所以此类出血体积小,比较局限,血肿中央有波动感,四周组织由于水中而变得厚,接触时有凹陷感。

2.帽状腱膜下血肿　由该层内小动脉或导血管破裂引起。帽状腱膜下层疏松,血肿易于扩展甚至蔓延至整个帽状腱膜下层,含血量可多达数百毫升。

3.骨膜下血肿　多见于钝器损伤时因颅骨发生变形或骨折所致。由于骨膜在颅缝处附着牢固,故血肿范围常不超过颅缝。

有时3种血肿可以同时并存。

治疗:一般较小的头皮血肿,无须特殊处理,经过1～2周多能自行吸收。较大的血肿常需穿刺抽除同时局部压迫包扎,经一次或几次治疗可愈。穿刺治疗无效,血肿不消或继续增大时,可切开清除血肿并止血。

## 二、头皮裂伤

头皮裂伤多由锐器或钝器致伤。裂口大小,深度不一,创缘整齐或不整齐,有时伴有皮肤挫伤或缺损,由于头皮血管丰富,血管破裂后不易自行闭合,即使伤口小出血也较严重,甚至因此发生休克。

急救时可加压包扎止血。尽早清创,除去伤口内异物、止血,术中注意有无颅骨骨折及脑膜损伤之后缝合伤口。对有头皮组织缺损者行皮下松解术或转移皮瓣等方法修复。对伤后2～3d以上的伤口,也宜清创,部分缝合,并加引流。

## 三、头皮撕脱伤

多因头皮受到强烈的牵扯所致,如发辫卷入转动的机器中,使头皮部分或整块白帽状腱膜下层或骨膜下撕脱,损伤重,出血多,易发生休克。

急救时,用无菌敷料覆盖创面,加压包扎止血,同时将撕脱的头皮用无菌纱布包好备用,争取在12h内清创缝合。头皮整块撕脱者,可行小血管吻合,头皮再植,或将撕脱的头皮作成全厚或中厚皮片再植。小块撕脱可转移头皮。大面积的头皮,颅骨与脑膜缺损者可用带血管的大网膜覆盖创面,待肉芽组织生长后植皮。伤口感染或植皮失败者按一般感染创面处理。以后可在颅骨裸露区,每隔 1cm 做深达板障的钻孔或将颅骨外板凿除,待肉芽组织生长后植皮。

（王宾）

# 第十二节 颅骨损伤

颅骨损伤根据颅骨骨折发生部位的不同可以分为颅盖骨折和颅底骨折两大类。

## 一、颅盖骨折

按骨折形式分为：

1.线性骨折 可单发或多发,后者可能是多处分散的几条骨折线,或为一处的多发骨折线交错形成粉碎骨折。头颅 X 线摄片可以确诊。

2.凹陷骨折 骨折全层或仅为内板向颅腔凹陷,临床表现和影响视其部位范围与深度不同,轻者仅为局部压迫,重者损伤局部的脑膜、血管和脑组织,并进而引起颅内血肿。有些凹陷骨折可以触知,但确诊常有赖于 X 线摄片检查。

治疗:原则是手术复位。手术指征:①骨折片陷入颅腔的深度在 1cm 以上;②大面积的骨折片陷入颅腔,因骨性压迫或并发出血等引起颅内压增高者;③因骨折片压迫脑组织,引起神经系统体征或癫痫者。

颅盖骨折容易发生在颅骨的突起部位,骨折处常有头皮肿胀及压痛,骨膜下血肿及进展很快的帽状骨膜下血肿常提示颅盖骨折的存在。一般经头颅 X 线片可确诊,分别如下:

1.闭合性骨折 有闭合性线状骨折而患者无神经系统症状的不需要特殊的处理。有骨折线通过硬膜血管沟或静脉窦时,应警惕颅内血肿。骨折线通过副鼻窦时应给抗炎药物。

2.凹陷骨折 骨折片陷入颅脑不超过 1cm,神经系统没有症状,或婴幼儿一般凹陷骨折,可不做手术。手术适应证为:

(1)骨折片陷入颅腔 1cm 以上者。

(2)大面积骨折片陷入颅腔,使颅腔缩小并引起颅内压增高者。

(3)因为骨折片压迫脑组织引起神经系统体征或癫痫者。

(4)整形及解除心理负担,特别是对于前额广泛凹入有明显畸形者。

(5)涉及上矢状窦、横窦、乙状窦的凹陷骨折如未引起神经体征或颅内压增高,可考虑不做手术,反之则需手术。手术时应高度重视,以免发生难以制止的大出血。

## 二、颅底骨折

1.颅前窝骨折 常累及额骨眶板和筛骨,引起的出血经前鼻孔流出,或流进眶内,眶周皮下及球结合膜下形成瘀血斑,称之"熊猫"眼征。骨折处脑膜破裂时,脑脊液可经额窦或筛窦由前鼻孔流出,成为脑脊液鼻漏,空气也可经此逆行进入颅腔内形成颅内积气。筛板及视神经管骨折可引起嗅神经和视神经损伤。

2.颅中窝骨折 常累及颞骨岩部,脑膜和骨膜均破裂时,脑脊液经中耳由鼓膜裂孔流出形成脑脊液耳漏;如鼓膜完好,脑脊液则经咽鼓管流往鼻咽部,常合并第Ⅶ或Ⅷ颅神经损伤。

如骨折累及蝶骨和颞骨内侧可伤及脑垂体和第Ⅱ、Ⅲ、Ⅳ，Ⅴ及Ⅵ颅神经。如果伤及颈内动脉海绵窦段可形成颈内动脉海绵窦瘘而出现搏动性突眼，颈内动脉如在破裂孔或在颈内动脉管处破裂，则可发生致命性鼻出血或耳出血。

3. 颅后窝骨折　骨折累及颞骨岩部后外侧时，多在伤后 2～3d 出现乳突部皮下瘀血（Battle 征）。

治疗：

（1）对脑脊液漏禁堵塞，从耳、鼻流出的血性脑脊液应该及时消毒擦除，局部经常消毒。

（2）不要打喷嚏、咳嗽，禁止腰穿，以免引起颅内感染或者积气。

（3）服用抗炎药物防止感染。

（4）脑脊液漏一般多在 1 周内自行愈合，如 1 个月以上不愈合，可考虑开颅修补硬脑膜瘘孔。

（5）对颅神经损伤可给予神经营养及血管扩张药，也可给予中药、针灸、理疗等，6 个月以上仍不恢复者可考虑手术治疗。

（王宾）

# 第十三节　脑震荡

脑震荡为头部着力后在临床上观察到有短暂性脑功能障碍。一些学者曾认为仅是脑的生理功能一时性紊乱，在组织学上无器质性改变。但近年来通过临床和实验研究发现，暴力直接作用于头部使脑在颅腔内运动，可以造成冲击部位、对冲部位、延髓及上部颈髓的组织学改变。动物试验观察到除意识丧失数分钟外，呼吸可暂停约 1min，以后出现呼吸减慢和不规律，心律也减慢，数分钟或十几分钟后呼吸和心率逐渐恢复正常。伤后瞬间脑血流增加，但数分钟后脑血流显著减少（约为正常的一半），半小时后脑血流可恢复正常。颅内压在着力后的瞬间也可立即升高，数分钟恢复正常。脑的大体标本看不到明显的变化，光镜仅见到轻度变化，如毛细血管充血、神经元胞体肿大及脑水肿变化。电镜可见到着力部位的脑皮质、延髓和上部颈髓神经元的线粒体明显肿胀，轴突也肿胀，白质处有细胞外水肿等改变，提示血脑屏障的通透性增加。这些改变在冲击后半小时内可出现，1h 后最明显，多在 24h 内自然消失。

## 一、临床表现

1. 短暂性脑干症状　伤后意识障碍、面色苍白、四肢松软、呼吸浅且不规律、血压低、脉搏弱等。上述症状多在数分钟或十几分钟后逐渐消失或恢复正常，意识障碍大多不超过半小时。

2. 逆行性遗忘（近事遗忘）　患者清醒后不能回忆受伤经过，对受伤前不久的事也不能记忆，但对往事仍能良好的记叙。提示近记忆中枢—海马回受损。

3. 其他症状　有头痛、头昏、乏力、恶心、呕吐. 畏光、耳鸣、失眠、心悸、烦躁、怕吵闹、思维和记忆力减退等。一般持续数日，数周后症状多可消失，有的患者症状持续数月或数年，即称为脑震荡后退症或脑外伤后综合征。

4. 神经系统检查无阳性体征发现。

### 二、辅助检查

1. 颅骨 X 线无骨折发现。

2. 腰椎穿刺　颅内压正常,脑脊液天色、透明,常规和生化检查正常。

3. 脑电图检查　多数患者正常,有的患者可出现两例大脑半球弥漫性电位降低或完全消失,继后又出现慢波。

4. 头颅 CT 无异常发现。

5. SPECT　日本学者用 SPECT 对 20 例脑震荡患者进行追踪观察,发现其中 14 例显示枕叶和小脑为主的颅底动脉和大脑后动脉区供血不足。

### 三、诊断依据

1. 有确切头部外伤史(直接或间接损伤)。

2. 伤后立即发生一过性意识障碍,时间在 30min 内,清醒后常有"逆行性健忘"。

3. 可有头痛、头昏、头晕、恶心呕吐、耳鸣,无力等症状,生命体征正常。

4. 神经系统检查无阳性体征,腰椎穿刺检查颅内压多为正常,脑脊液成分正常。

### 四、治疗

1. 伤后短时间内可在急诊室观察,密切注意意识、瞳孔、肢体运动和生命体征的变化。对于回家观察的患者,要嘱其家属日夜密切注意患者头痛、恶心、呕吐和意识障碍,如症状恶化应即来院检查。

2. 急性期应卧床休息,减少脑力活动,给清淡饮食。

3. 对症治疗西药脑复康、谷维素、利眠宁等,中药三七片、脑展宁、脑伤散等,可以减轻症状,促进恢复。

4. 对于症状消失较慢及心理负担较重者应多做病情解释工作,配合心理治疗、体育及气功疗法,防止脑外伤后综合征。若症状恶化应及时检查,以免耽误病情。

（王宾）

# 第十四节　脑挫裂伤

脑挫裂伤是指头部外伤后,脑组织产生不同程度和不同范围的挫伤和(或)裂伤,并继发脑水肿、坏死和出血。挫裂伤可发生在着力点下方的大脑皮层,也可发生在着力点对侧的大脑皮层,即所谓"对冲性损伤",如枕部受力后出现额部的脑组织损伤。

### 一、损伤机制和病理

暴力作用于头部,冲击点处颅骨变形或骨折,脑在颅腔内直线或旋转运动,造成脑的冲击点伤、对冲伤及脑深部结构损伤,形成脑挫伤和脑裂伤。由于脑挫伤和脑裂伤常同时存在,故称为脑挫裂伤。脑挫裂伤每发生在脑表面的皮质,呈点片状出血,如脑皮质和软脑膜仍保持完整,即为瞪挫伤,如脑实质破损、断裂、软脑膜撕裂,即为脑裂伤。

脑挫裂伤灶周围常伴有局限性脑水肿,包括细胞毒性水肿和血管源性水肿。此外常伴有弥漫性脑肿胀,以小儿和青年头部外伤中多见,重型颅脑损伤较中型颅脑损伤发生率高,短者在伤后 20~30min 即出现,一股多在伤后 24h 内发生。两侧大脑半球广泛肿胀,脑血管扩张、充血,脑血流量增加、脑体积增大、脑室和脑池缩小。成年患者发生率低,多为一侧大脑半球肿胀,患侧脑室系统受压变小,脑中线结构向对侧移位,其发病机制尚未明确。脑肿胀轻者经治疗后恢复良好,脑肿胀严重者治疗多难奏效,常迅速产生脑疝而死亡,一部分患者恢复缓慢,且遇有脑功能障碍。

## 二、临床表现

1.意识障碍　脑挫裂伤患者一般意识障碍的时间较长,短者半小时、数小时或数日、长者数周、数月。有的为持续性昏迷或植物生存,甚至昏迷数年直到死亡。

2.生命体征变化　常较明显,体温多在 38℃ 左右,脉搏和呼吸增快,血压正常或偏高。如出现休克时应注意检查胸腹脏器伤或肢体骨盆骨折等。

3.患者清醒后有头痛、头昏、恶心、呕吐、记忆力减退、定向力障碍及智力减退等。

4.神经系统体征　局灶性体征有偏瘫、失语、偏侧感觉障碍、同向偏盲和局灶性癫痫等。昏迷患者脑干反射消失时,提示病情严重。弛缓状态见于血氧减少、高二氧化碳血症和低位脑干损伤等,预后较差。

5.脑膜刺激症状　外伤性蛛网膜腔出血、红细胞破坏后形成脑色质,引起化学性刺激致头痛加重、颈强直、克氏征阳性等。

## 三、辅助检查

1.头颅 X 线片　多数患者可发现颅骨骨折,可根据骨折的部位注意脑膜血管和其他颅内结构的损伤以及所引起的各种并发症。

2.腰椎穿刺　脑脊液呈血性,颅内压正常或轻度增高。若颅内压明显增高时应警惕伴发颅内血肿。

3.CT 扫描　脑挫裂伤区可见点片状高密度区或高低密度混杂区,这些改变在伤后检查即可发现。脑水肿区一般出现较晚,为一界限较轻的低密度区。弥漫性脑肿胀多见于两侧大脑半球,有时可出现于一侧半球。由于脑血管扩张充血,全脑的密度较正常高。一侧大脑半球肿胀除该侧密度增高外,还可见到患侧侧脑室缩小、中线结构向对侧移位的征象。

4.MRI　脑挫裂伤的 MRI 表现变化较大,常随脑水肿、出血和液化程度而异,分别形成 $T_1$ 加权和 $T_2$ 加权图像上的低信号和高信号。

5.SPECT　经 SPECT 发现的挫伤或缺血引起的脑损伤区,CT 或 MRI 常不能发现,脑挫裂伤的患者进行 SPECT 检查有助于诊断和判断预后。

## 四、鉴别诊断

脑挫裂伤往往需要与颅内血肿进行鉴别,主要有:

1.意识障碍过程　颅内血肿患者多表现有中间清醒期或中间好转期;而脑控裂伤患者常发生持续昏迷,并在观察过程中意识情况多逐渐向稳定或好转。

2.颅内压增高症状　颅内血肿患者多表现较重的头痛、呕吐,并有血压升高、脉搏缓慢有力和呼吸缓慢等,而脑挫裂伤患者这些症状多不显著。

3.中枢性面瘫、偏瘫及失语等局灶症状　颅内血肿患者是在伤后观察过程中逐渐出现，而脑挫裂伤患者伤后即出现这些症状。

4.CT扫描　临床征象难以鉴别时应行凹扫描，无CT设备可行血管造影或钻孔探查。

## 五、治疗

1.轻症脑挫裂伤患者通过急性期观察后，治疗与脑震荡相同。

2.重症脑挫裂伤患者应达到加强监护病室(ICU)进行观察和治疗，在专科医生、护士和麻醉师的密切合作及多项功能监测仪的监视下，可以及早发现病情变化，并能在发生不可逆脑损伤前进行治疗，可以降低残死率。若无ICU可以进行专科护理。

3.休克患者除积极进行抗休克治疗外应详细检查胸腹腔有无脏器损伤和内出血，避免延误合并伤的治疗。

4.对昏迷患者应注意维持呼吸道畅通，来院时呼吸困难者立即行气管插管，必要时连接人工呼吸器进行辅助呼吸，对缺氧和二氧化碳蓄积患者应行过度换气和给氧。对呼吸道分泌物增多、呼吸困难、影响气体交换者应早行气管切开。

5.脑挫裂伤伴有脑水肿的患者应适当限制液体入量，如将甘露醇与呋塞米联合应用可使颅内压降低更为有效。激素可以增强患者对创伤的适应能力，对减轻脑水肿有帮助。

巴比妥疗法：用于经脱水和激素治疗仍不能有效地控制脑水肿的发展、病情危重的患者，硫喷妥钠开始用量为 $5\sim10mg/(kg\cdot h)$、静脉滴注，连续用4h，再以维持且 $1.5\sim2mg/(kg\cdot h)$，病情稳定数日或1周停药。

6.弥漫性脑肿胀患者，经CT扫描确诊后可立即给以激素和进行巴比妥疗法，以收缩血管、减少脑血流量，可获得较好纳疗效。

7.弛缓状态患者伤情多较严重，应针对病因进行治疗，如为血氧过少或高二氧化碳血症时，行过度换气和加压给氧，以改善缺氧和二氧化碳蓄积。对于一般药物难以控制的颅内压增高，在排除颅内血肿后可行巴比妥疗法。

8.颅内压增高的患者　应针对其病因和增高水平进行处理。首先应经CT扫描排除颅内血肿，然后根据颅内压增高水平进行治疗。如颅内压为 $2.0\sim2.67kPa(15\sim20mmHg)$ 时，仅一般脱水治疗，当颅内压在 $2.67\sim5.33kPa(20\sim40mmHg)$ 时，需加强脱水治疗，当颅内压在 $5.33\sim8.0kPa(40\sim60mmHg)$ 时，则为严重颅内压增高，脑处于缺血状态，如不能进行有效地控制使颅内压下降，将造成脑的不可逆损害。当脱水和激素治疗无效时，采用巴比妥疗法或开颅减压。如颅内压达到 $8.00kPa(60mmHg)$ 以上时，患者已处于濒危或中枢衰竭阶段，虽可进行强力脱水和巴比妥疗法或行开颅减压，但患者预后不良。

9.外伤性蛛网膜下隙出血患者　在伤后数日内脑刺激症状明显者，可反复进行腰椎穿刺，排除血性脑脊液。对减轻头痛、改善脑脊液循环和促进脑脊液吸收有帮助，尼莫地平可以预防和治疗蛛网膜下隙出血后脑血管痉挛引起的缺血性神经损伤。

10.脑损伤灶清除术　对于经检查已排除颅内血肿而脑挫裂伤局部脑组织坏死伴有脑水肿及颅内压增高的患者，经各种药物治疗无效、症状进行性加重者，应考虑手术消除坏死的脑组织、清除小的凝血块，然后根据脑水肿情况进行颞肌下减压或去骨瓣减压，术后加强综合疗法。

（马骏）

## 第十五节　脑干损伤

暴力作用于头部造成的原发性脑干损伤约占颅脑损伤的 25%,在重型颅脑损伤户占 10%,脑干内除有颅神经核、体感觉和运动传导束通过外,还有网状结构和呼吸、循环等生命中枢存在,故其残死率很高,有关资料报告其死亡率在 60%～80%。以往认为单纯的脑干损伤很少孤立存在,多为广泛性脑损的组成部分。随着 CT 与 MRI 的应用,不少学者报告单纯的脑损伤可以存在,并有一个相对良好的病程。有的学者根据脑干伤的 MRI 影像学改变,结合病理学形态将原发性脑干损伤分为 4 类:①弥漫性轴突损伤;②原发性多发斑点状出血;③桥脑延髓裂;④直接浅表撕裂或挫伤。前两类常伴有脑白质弥漫性轴突损伤或出血性损害,后两类可不伴有脑白质和脑肌体的伤。

继发性脑干损伤常因颅内血肿、脑水肿所致的天幕裂孔痛而压迫脑干,并使脑干血管受到牵拉而致脑干缺血和出血。脑干伤的临床表现较典型,但不少患者因合并大脑半球损伤,患者意识不清,难以做出精确的节段定位。如果在原发脑干损伤的基础上又增加了继发性脑干损伤,给诊断和治疗造成很大困难,若处理有迟延,将导致脑干的缺血性坏死,后果极为严重。

### 一、损伤机制和病理

1.暴力直接作用

(1)头部直接受冲击后,脑在颅腔内运动,脑干与小脑幕游离缘、斜坡和枕骨大孔缘相撞击而致伤。一般统计,枕部着力时原性脑于损伤的发生率较高,前额部、顶部和颞部着力时发生率低。脑干损伤的部位以中脑被盖部为多见,其次是桥脑和延髓盖部,桥脑基底部、桥臂和大脑较少见。

(2)着力时颅内压突然增高,向压力较低的椎管分散时较大压力集中在脑干而致伤,或则脑室内脑室外液瞬间移向导水管和四脑室致脑干遭受冲击。

(3)经斜坡、蝶骨或枕骨大孔处的颜底骨折直接损伤脑干。

2.间接暴力引起

(1)臀部或两足着地的坠落伤,外力借脊柱传达到枕骨大孔,围绕枕骨大孔的骨折造成的延髓损伤。

(2)暴力冲撞腰背部,头部先过伸而后又过屈的挥鞭样运动,导致延髓和脊髓交界处的损伤。

### 二、临床表现

1.意识障碍　原发性脑干损伤的患者。伤后立即昏迷,昏迷为持续性,时间较长,很少出现中间清醒期或中间好转期,如出现应考虑到合并颅内血肿等原因。脑干损伤意识障碍的恢复比较缓,但意识恢复后常有智力迟钝和精神症状。如网状结构受损严重时,患者可呈植物生存状态。

2.瞳孔和眼球运动变化　中脑受损伤时,初期两侧瞳孔常不等大,伤侧瞳孔放大,对光反射消失,眼球向下外倾斜。桥脑损伤时,可出现双瞳极度缩小,两侧眼球内斜、同向偏斜或两侧眼球分离等征象。

3.去脑强直　是中脑损伤的表现,损伤居于红核和前庭核之间,红核是抑制伸肌收缩的中枢,前庭核平面有伸肌收缩中枢,故去脑强直表示伸肌收缩中枢失去控制。

4.交叉性瘫痪　为脑干一侧损伤的表现,中脑一侧损伤时出现同侧动眼神经瘫和对侧上下肢瘫;桥脑一侧损伤时出现同侧外展神经、颜神经瘫和对侧上下肢瘫。

5.生命体征变化　①呼吸功能紊乱:常在伤后立即出现呼吸节律的变化,当中脑下端及桥脑上端的呼吸调节中枢受损时,出现呼吸节律紊乱,如陈—施氏呼吸,当桥脑中下部的长叹中枢受损时,可出现抽泣样呼吸;当延髓的吸气和呼气中枢受损时,则呼吸停止。在继发性脑干损伤的初期,如小脑幕切迹疝形成时也出现呼吸节律紊乱,即陈—施氏呼吸。在脑瘤的晚期,脑干下移或小脑扁桃体疝使延髓受压时,呼吸即将停止。②心血管功能紊乱:当延髓损伤严重时,表现为呼吸和心跳迅速停止、患者死亡。较重的脑干损伤,呼吸不规则往往需要较长时间才逐渐好转。继发脑干损害的初期,可出现心律慢和血压升高的改变,在小脑幕切迹疝的晚期,可因扁桃体疝而呼吸停止,此时血压也迅速下降,需要用升压药维持血压,而心跳仍可维持数日,最后心力衰竭。③体温变化:脑干损伤后可出现高热,这多由于交感神经功能受损、出汗功能障碍,影响体热的放散所致,当脑干功能衰竭时体温则降至正常以下。

### 三、内脏症状

1.消化道出血　为脑干损伤或病变的二指肠黏膜糜烂或溃疡所致。
2.顽固性呃逆。

### 四、辅助检查

1.腰椎穿刺　脑脊液多呈血性,压力多正常或轻度增高,当压力明显增高时,应考虑到颅内血肿或脑的其他部位损伤。

2.X线检查　颅骨骨折发生串率高,可根据骨折部位推测脑干损伤情况。

3.CT扫描　对诊断原发性脑干损伤有价值。应在伤后数小时内进行检查,可显示脑干有点片状高密度区,脑干肿大、环池受压或闭塞,而侧脑室和侧裂多属正常。继发性脑干损害可见一侧脑室受压移位和变形,脑干也受压扭曲向对侧移位。

4.MRI　是诊断脑干损伤较理想的检查方法,MRI大致能反映病理改变,尤其对脑干弥漫性的轴突损伤。用自旋回被序列,$T_2$加权图像优于$T_1$加权图像。脑干弥漫性轴突损伤在$T_2$加权图像上呈椭圆形或条状高信号,常见于脑干背外侧,在$T_1$加权图像上呈现为低信号。MRI对其他几类脑干损伤的诊断也很有价值,小灶出血的信号变化与伤后时间有关,伤后4d以上,$T_1$加权图像常能显示高信号的出血灶。继发性脑干损伤的MRI表现可分为直接征象和间接征象,常见的直接征象有脑干中央出血,出血可多可少,常位于中脑和桥脑上部腹侧和中线旁。间接征象有幕上血肿伴中线结构移位、严重的弥漫性脑肿胀、天幕裂孔疝、唯一基底动脉分布区脑栓塞和脑干上部受压等。

5.诱发电位　可以确定有无脑干损伤和损伤的部位。中脑损伤时听觉诱发电位完整,而皮层体感电位消失,桥脑损伤时,听觉诱发电位波峰不完整,皮层体感电位也消失。

### 五、诊断依据

1.头部外伤后昏迷,时间较长,程度较深。

2.瞳孔大小不等、多变、极度缩小或扩大,可有眼球位置常。

3.一侧或两侧锥体束征,交叉性麻痹或去脑强直发作。

4.带有呼吸,循环障碍自主神经功能损害症状。

5.原发性脑干伤,颅内压可正常或轻度增高,脑脊液正常。

6.常有中枢性高热。

## 六、治疗

1.抢救时机　原发性脑干损伤救治的关键时机在伤后 6h 之内,有关报道救治在伤后 6h 内患者存活率为 54.3%,超过 6h 为 27.9%。对一例瞳孔散大者必须在 3h 内进行有效治疗,双侧瞳孔散大者必须在 1h 时内给予有效治疗,否则脑干损伤将不可逆。

2.救治原则

(1)原发性脑于损伤危及生命,其颅内外合并伤及并发症造成继发性脑干损伤,使救治更加固难。在救治原发脑干损伤的同时要积极处治合并伤及并发症,防止继发性脑干损伤的发生。

(2)救治措施是综合性的,包括急救药物、急诊手术及其他抢救治疗,针对不同类型患者要有所侧重,既要从整体出发,又要抓住主要环节,对危及生命的损伤要优先处理,迅速阻断恶性循环,争取在脑干损伤不可逆前使患者有所好转。

3.主要措施

(1)早期遏制和减轻脑干水肿对救治原发脑干损伤至关重要。治疗脑子水肿的药物和方法很多,有的学者主张采用"一小三大"的用药原则,即小剂量的甘露醇,大剂量的激素、呋塞米及胞二磷胆碱。除药物的剂量及配伍外,决定药物治疗成功与否最重要的因素是开始投药时间。国外学者实验研究,在伤后 1h 之内给药效果较好,并指出急性中枢神经系统损伤的病埋变化很快,伤后 6h 神经元轴突即发生变化,有水肿、缺血及普遍性组织结构改变。

(2)气管切开是挽救原发脑干损伤的重要措施,若患者昏迷超过 6h,出现呼吸困难、呼吸道分泌物增多,应行气管切开,其重要性已熟知,关键在于早期切开更有利,在伤后 12h 内为宜。对持续昏迷的患者在病情允许的情况下尽早下胃管,其益处有三:①胃肠减压;②预防和治疗应激性溃疡;③补充营养、维持水电解质平衡。

(3)原发脑干损伤合并颅内血肿和(或)脑挫裂伤,应在积极救治原发脑干损伤的同时,迅速清除颅内血肿和(或)行内外减压手术,争取在继发性脑干损伤前解除脑受压。紧急情况下,可在急诊室或床边钻孔引流,对脑疝患者可先行脑室引流,以缓解高颅压。对直径大于 2cm 的脑干血肿可考虑手术清除。

(4)原发性脑于损伤合并身体其他部位损伤,应在救治脑干损伤的同时,优先处理危及生命的并发症,如血气胸、肝脾破裂、胃穿孔等。若又合并颅内血肿,两种手术可同时进行。

(5)积极防治颅内外并发症,如颅内感染、肺炎、胃肠道出血、泌尿系感染、褥疮等。

(艾克拜尔·哈里克)

# 第十六节　颅内血肿与脑出血

颅内出血是颅脑损伤中常见的继发性病变,可以发生在硬脑膜外、硬脑膜下、蛛网膜下隙、脑实质内及脑室内。有的聚积成为较大的血肿，形成一种局限性占位病变，大多可经手术清除，有的可自行分解而被吸收（如蛛网膜下隙出血），有的仅为散在的斑点状（如脑实质内的斑点状出血）。可不引起特殊症状，如果发生在脑干内部，虽小也可致命。

目前，国内对外伤性颅内血肿的分类方法很多，比较统一的分类方法有2种：接血肿症状出现的时间分类：①急性血肿：伤后3d出现症状者；②亚急性血肿：伤后3d～3周出现症状者；③慢性血肿：伤后3周以上出现症状者。1978年我国第二次神经科学会中，确定受伤后3d内出现血肿症状者列为特急性颅内血肿。

按血肿在颅腔内部位分为：①硬脑膜外血肿：血肿位于颅骨内板与硬脑膜之间；②硬脑膜下血肿：血肿位于硬脑膜下与蛛网膜之间的硬脑膜下腔内；③脑内血肿：血肿位于脑膜下腔内；④脑室内出血：出血在脑室系统内；⑤后颅窝血肿：血肿位于后颅窝；⑥多发性血肿：不同部位多发的同一类型血肿或不同类型的血肿。

此外，伤后首次CT扫描未发现血肿，当病情变化时再次CT检查发现了血肿，称为迟发性颅内血肿。有的患者伤后病情稳定，无明显症状，经CT扫描发现了颅内血肿，称隐匿性颅内血肿。

## 一、硬脑膜外血肿

硬脑膜外血肿是出血积聚于硬脑膜外腔内，其发生率在闭合性颅脑损伤中占20％～30％，在颅内血肿中占25％～30％，仅次于硬脑膜下血肿。婴幼儿硬脑膜外血肿较成人少，主要由于该年龄颅骨血管沟较浅，骨折时不易损伤脑膜中动脉的原因。

（一）硬脑膜外血肿的出血来源

1. 脑膜中动脉损伤引起出血者最多见　当骨折线通过翼点时，因此处常有骨管形成，一旦骨管骨折，较骨沟骨折更容易损伤脑膜中动脉主干，形成颞部大血肿。骨折损伤脑膜中动脉前支也较多见，血肿于额部或额顶部。骨折损伤脑膜中动脉后支者较少见。

2. 矢状窦损伤出血　骨折线经过矢状中线损伤上矢状窦时，可形成矢状窦旁血肿或跨过矢状窦的跨性血肿。

3. 板障静脉出血　颅骨凹陷骨折时板障血管出血，形成局部血肿。

4. 脑膜前动脉损伤出血　偶见于前额部着力，骨折损伤筛前动脉及其分支脑膜前动脉，可产生额极或额底部硬脑膜外血肿。

5. 横窦损伤出血　见于枕部着力引起的线形骨折，血肿多位于后颅硬脑膜外，也可产生枕极和后颅窝硬膜外的骑跨性血肿。

（二）临床表现

除有颅内血肿的一般表现外，硬脑膜外血肿的症状特点为：

1. 在意识障碍方面，由于原发脑损伤多较轻，伤后原发性昏迷的时间较短，出现中间清醒或中间好转较多，伤后持续昏迷者少见。如为直径较大的脑膜中动脉主干或其前支出血，病情进展迅速，中间清醒期短，继发性昏迷出现较早。脑膜前动脉、脑膜中静脉、板障静脉及静脉窦损伤时，出血较为缓慢，中间清醒期较长，继发性昏迷出现较晚。

2. 颅内压增高症状出现于中间清醒期，在继发性昏迷前常有躁动不安，亚急性或慢性血肿患者的眼底检查多显示视乳头水肿。

3. 局灶症状　由于血肿位于运动区和其邻近部位较多，故中枢性面瘫、轻偏瘫、运动性失相似,但损伤的血管较小,且多为静脉出血。原发脑损伤较轻,伤后昏迷时间短,伤者主诉头痛,有时恶心、呕吐,经过 3～4d 后,上述症状加重,眼底检查可见视乳头水肿,局灶症状有轻偏瘫和失语。颅骨干片、脑超声和脑血管造影的所见与急性硬膜下血肿相似。普通 CT 扫描显示脑表面的月牙形等密度区,如判断困难,需注意观察有无脑室系统移位和变形,也可应用对比形增强后看到血肿内缘的弧线形高密度或等密度增强带。在 MRI 检查中,由于亚急性硬膜下血肿的去氧血红蛋白变成高铁血红蛋白,并有溶血,则造成 $T_1$ 缩短和 $T_2$ 延长,所以在 $T_1$ 和 $T_2$ 加权图像上均为高信号强度。手术与其他治疗方法与急性硬膜下血肿相似,由于脑损伤较好。手术效果比急性血肿良好,保守治疗的成功率也比较高。

(三)慢性硬膜下血肿

为伤后 3 周以上出现血肿症状者,临床并不少见,约占硬膜下血肿的 25%。以前,大多认为由于血块溶解,囊内液体渗透压较高,脑脊液通过包膜被吸收到囊肿内,这种说法已被否认。目前,大多认为在包膜的外层有新生而粗大的毛细血管,有血浆由管壁渗出或毛细血管破裂出血到囊腔内,使血肿体积不断增大,晚期出现局灶症状和颅内压增高。

1. 临床表现 有轻微头部外伤史或外伤已不记忆。在伤后较长时间内无症状,或仅有头痛、头昏等症状。常于伤后 2～3 个月逐渐出现恶心、呕吐、复视、视物模糊、一侧肢体无力等表现,其临床表现可归纳为以下几种类型:

(1)颅内压增高症状,如头痛、恶心、复视、视乳头水肿等,有时误诊为颅内肿瘤。

(2)智力精神症状为主,如记忆力减退、理解力差、智力迟钝、精神失常,有时误诊为神经官能症或精神症。

(3)局部性症状为主,如轻偏瘫、失语、同向偏盲、局灶性癫痫,易误诊为癫痫或颅内肿瘤。

(4)婴幼儿前囟膨隆、头颅增大,易误诊为先天性脑积水。

2. 检查方法

(1)颅骨平片:可显示脑回压迹、蝶鞍扩大和骨质吸收,局部颅板变薄,甚至外突。幼儿可有前囟扩大、颅缝分离和头颅增大等。

(2)CT 扫描:慢性硬膜下血肿的形态和密度随年龄而异,一般在早期(小于 1 个月),血肿呈过渡性的高低混合密度,高密度部分系新鲜出血,呈点状或片状。部分病例高密度部分在下方,低密度部分在上方,其间可见液面,中期(1～2 个月)血肿呈双凸形的低密度,病变发展到后期(2 个月以上),血肿呈新月形的低密度影。

(3)MRI:早期慢性硬膜下血肿的信号强度与亚急性者相仿,随着时间的推移,高铁血红蛋白继续氧化变性,变为血红素,其 $T_1$ 时间长于顺磁性的高铁血红蛋白,故其信号强度在 $T_1$ 加权图像上低于亚急性者,但因其蛋白含量仍高,故信号强度仍高于脑脊液的信号强度。在 $T_2$ 加权图像上,血肿为高信号区。

(4)前囟穿刺:婴幼儿患者可行前囟外侧角穿刺,以便证实诊断。

3. 鉴别和诊断

(1)外伤性硬膜下积液(外伤性便服下水肿):为外伤造成蛛网膜撕裂,脑脊液经蛛网膜的瓣状裂口进入硬脑膜下腔而不能反流。以致形成张力性水囊肿。临床表现与硬膜下血肿相似,慢性期积液多为无色透明液体,蛋白含量多稍高于正常脑脊液,但低于慢性硬膜下血肿。脑血管造影和 CT 扫描与慢性硬膜下血肿相似,很难区别,MRI 图像上其信号与脑脊液相近。

(2)脑蛛网膜囊肿:本病原因不明,可能与先天性脑颞叶发育不全有关,病变多位于中颅窝和外侧裂表面,临床表现与慢性硬膜下血肿相似,脑血管造影为脑底或脑表面无血管区,CT扫描也为低密度区,但其形状呈方形、椭圆形或不规则形。增强后CT扫描无强化现象。MRI检查,蛛网膜囊肿在$T_1$加权图像上表现为低信号,$T_2$加权图像上有高信号。

（3）本病常误诊为颅内肿瘤、神经官能症和先天性脑积水,临床较难区别,可通过脑室造影、脑血管造影、CT扫描和MRI等检查,获得正确诊断。

4.治疗方法

（1）手术疗法

1）前囟穿刺:适用于婴幼儿患者,在前囟两侧外侧反复穿刺多数患者可以治愈。

2）颅骨钻孔闭式引流:为近年来盛行的方法,在血肿较厚的顶骨结节处钻孔,引流并冲洗血肿,放一个引流管与脑表面平行,下方连接闭式引流瓶,引流48～72h。

3）骨瓣开颅血肿摘除:此法损伤较大,只限于:①血肿引流不能治愈者;②血肿内容为大量血凝块;③血肿壁厚,引流后脑不能膨起者。手术时应将血肿和囊壁一起摘除。

4）颅骨切除:上述方法仍不能使脑组织膨起复位和血肿难以治愈时,可将血肿表面的颅骨切除,使头皮与脑表面贴近,残腔可以闭合,术后半年至1年,再行颅骨成形手术。

（2）非手术疗法:本病为缓慢进行性颅内压增高病变,有人主张应用大量甘露醇脱水治疗可获痊愈。也有用中医中药治愈的报道,活血化瘀、益气安神的中药可以改善患者的临床症状,促进血肿吸收。用西医钻孔引流配合中医药治疗的方法能取得较好效。

## 三、脑内血肿

出血在脑实质内形成的占位性病变称作脑内血肿,其临床表现及预后取决于血肿发生的部位和体积,非功能区的少量出血,症状可很轻微,甚至难以察觉,出血量大或位于重要功能区时,可导致病迅速死亡,即使经抢救后幸存,往往也会遗留严重的功能缺损。

（一）病因和发病机制

1.高血压性脑出血　自发性脑内血肿当中,约90％由高血压性脑出血造成。高血压病是一种全身性疾病,脑血管的病理改变为动脉管壁玻璃样或纤维样变性,灶状出血或缺血坏死,从而使血管壁强度减弱,局部血管可发生扩张或形成动脉瘤样改变,当脑动脉压升高或波动显著时易发生破裂。

2.非高血压性脑出血

（1）自发性脑内血肿:出血的原因常见有畸形血管破裂和凝血机制障碍两类。

（2）外伤性脑内血肿:由脑挫裂伤累及脑深部的血管结构所致,由于脑挫裂伤多发生在脑的表面,出血易聚集在硬膜下,单纯脑内血肿发生率相对低。

（二）临床表现

1.发病方式　脑出血通常为突然发病,症状发展过程取决于血肿的大小和部位,常见有以下几种类型:

（1）突然感觉头痛或头晕,有或无肢体运动障碍,随即意识丧失。

（2）突然剧烈头痛,喷射呕吐,逐渐出现偏瘫、意识水平下降、瞳孔不等大乃至昏迷。

（3）突然发生肢体瘫、失语,伴不同程度的头痛或头晕,无明显意识障碍。

（4）突然偏瘫、失语,意识水平逐渐下降或迅速昏迷。

（5）仅有不同程度的头痛或头晕,伴随或不伴随呕吐。

2.不同部位血肿的症状和体征

(1)壳核出血:常因累及内囊而发生对侧肢体瘫痪及感觉障碍、同名性偏盲,如血肿位于优势半球尚可表现失语症。

(2)丘脑出血:常因侵犯丘脑底部和中脑而突出表现眼部症状,如双眼球内聚或不在同一水平,双侧瞳孔缩小或不等大,但存在对光反射,如血肿累及内囊则可出现偏瘫,影响视放射则有同名性视野缺损。

(3)脑叶出血:邻近中央区的脑叶出血可引起偏瘫或单瘫,如在优势半球尚可发生失语,此外尚可引起癫痫大发作或局灶性发作,枕顶颞皮层下出血影响视放射时,可出现病变对侧成象限性视野缺损。

(4)桥脑出血:发作后患者很快陷入深昏迷、四肢瘫痪、眼球固定、瞳孔极度偏小以及高热,病情的进展往往十分迅速,常在数小时内导致患者死亡。少数出血量少且局限于脑桥的一侧者,可无意识障碍,表现为交叉瘫痪,即血肿侧周围性颅神经麻痹和对侧肢体硬瘫或锥体束征。

(5)小脑出血:多发生在一侧小脑半球,少数病例起病急骤,发病后立即陷入深昏迷,并于短时间内停止呼吸,多数病例出血早期可无意识障碍,主诉枕部、枕顶部剧痛、频繁呕吐、眩晕复视。并可出现双眼向出血对侧"凝视"、眼球震颤以及出血侧肢体共济运动障碍。

(三)诊断与鉴别诊断

1.诊断　突然或急性发作,头痛、呕吐,或偏瘫、失语,有或无意识障碍,都应考虑脑出血的可能性;如有高血压病史或在接受抗凝治疗期间,对诊断有帮助,但最后明确诊断还需依赖影像学检查,特别是CT。

(1)脑血管造影:血肿压迫邻近血管移位和曲度改变,如丘脑底节区血肿可见豆纹动脉向内(外囊血肿)或向外(内囊血肿)移位,大脑内静脉向对侧(正位像)及后上(侧位像)移位,大脑脑叶血肿可见大脑前动脉向对侧移位,侧裂动脉向上向内(颞叶血肿)或向外向下(额叶和顶叶血肿)移位,小脑血肿可发现小脑上动脉近段抬高,小脑后下动脉蚓枝向一侧移位。

(2)CT扫描:新鲜脑内血肿或凝块显示为边界锐利的高密度病变,CT值可达60Hu以上,静脉注射造影剂后无增强现象,血肿周围可见低密度水肿带环绕,于2～3个月后,血肿区密度逐日下降、边缘也渐模糊,周围脑血肿低密度区则逐渐扩大,且低密度区外线可出现影像增强,从而形成脑内血肿特有的"牛眼"征象,此外CT扫描尚可发现脑室移位、变形等血肿占位征象。

2.鉴别诊断

(1)脑血栓:起病可为急性,但更常见为亚急性,以偏瘫、失语及其他神经系统功能缺损为主,通常无意识障碍,头痛相对轻微,很少发生呕吐,腰穿压力通常不高,更无血性脑脊液,脑血管造影可见动脉阻塞或重要分枝缺如;CT扫描脑缺血区显示为低密度病变,静脉注射造影剂后无增强现象,急性起病者24h内CT扫描可无阳性所见。

(2)原发性脑损伤:头部受暴力后立即出现意识障碍或局灶性神经系统体征,意识障碍可能自然恢复,局灶体征无逐渐加重趋势,腰穿脑脊液压力不高,脑血管造影无阳性所见,CT扫描可发现灶状高、低或混杂密度区,但无占位征象,也可能无阳性发现。

(四)治疗

1.治疗原则　血肿体积巨大,特别是继发脑疝者,应立即手术清除脑内血肿,必要时附加外减压手术,以助脑疝还纳或有利于脑干功能恢复。小的血肿,特别是位于重要结构,如桥脑和丘脑者,可采取保守疗法,主要是应用脱水药和止血剂,以及必要时行脑室引流。

2.手术疗法　适应证:

(1)继发脑疝早期。

(2)CT扫描显示血肿体积较大,如大脑半球＞30ml,小脑半球＞10ml者;

(3)具备立体定向手术技术条件者,深部的小血肿也可以采取手术。

3.非手术疗法

(1)抗脑水肿治疗脑出血急性期或围手术期,皆应采取药物降颅内压措施。

1)应用脱水药物20％甘露醇溶液250ml静脉滴注,每6～8h重复1次,同时应注意控制液体入量、补充钾盐;静脉输液量每日不超过2000ml;氯化钾溶液静脉点滴,每日3～6g。

2)应用肾上腺皮质激素类药物如地塞米松,每日20～40mg静脉滴注,或氢化可的松,每100～300mg静脉滴注。

3)其他如吸氧和头局部降温。

(2)病因和对症治疗

1)病因治疗:如高血压患者应用降血压药物,凝血机制障碍者应用止血药物等。

2)并发症治疗:昏迷患者易发生吸入性肺炎,肢体瘫痪者易发生褥疮,均应根据病情需要采取预防和治疗措施。

### 四、脑室内出血

颅脑损伤伴发脑室内出血并非少见,自CT扫描应用于临床诊断后,本病发现明显增多。一些作者统计,进行CT扫描的颅脑损伤患者中脑室内出血者占1.5％～5.7％。

(一)出血来源和分布

外伤性脑室内出血大多伴有广泛性脑挫裂伤,并常伴有各类型的颅内血肿,很少见到单纯的脑室内出血,也很少见于轻型颅脑损伤。其出血来源多由于:①脑室邻近的脑内血肿穿破脑室壁进入脑室内;②外伤时脑室瞬间的扩张造成室管膜下静脉断裂出血。

出血大多分布于第一侧侧室或两侧侧脑室,有时也进入第三或第四脑室,血块充满全部脑室系统者很少见。

(二)临床表现

患者伤后大多意识丧失、昏迷程度深、持续时间长。少数患者意识障碍较轻,可有疼痛反应或半昏迷。局灶症状多出现轻偏瘫,有的患者呈去脑强直或弛缓状态。瞳孔变化多样,两例缩小、一侧散大或两侧放大,对光反射减弱或稍失。

(三)检查

同颅内血肿,CT扫描是确诊的最好方法,可以了解出血的来源和其在脑室内的分布,以及判断颅内其他部位脑挫裂伤和颅内血肿的发生情况。腰穿及侧脑室穿刺可以作为辅助检查方法。

(四)治疗

侧脑室穿刺脑室持续引流是主要治疗方法,引出脑室内积存的血液,缓解脑脊液循环梗阻引起的颅内压增高。脑室内的陈旧性血液可用生理盐水反复冲洗,以清除血性脑脊液和小血凝块。待患者意识情况好转,而脑脊液循环仍不通畅,脑室引流拔除困难时,可进行分流手

3.CT 扫描　可以确定各种类型的多发性血肿。在诊断此类型血肿中有很大优越性。

4.MRI　优越性同 CT 扫描。而且能发现小血肿及较小的脑挫伤灶,但费用较高,也较费时间。

(四)治疗

在伤情紧急、检查条件受限的情况下,对疑诊颅内血肿患者进行探查手术时,必须结合着力部位和着力方式来考虑存在多发性血肿的可能性,增加颅骨钻孔,防止血肿遗漏,尤其是对侧硬脑膜下血肿的发生率较高,需要多处钻孔探查。

为了争取一次手术完成多发性颅内血肿的治疗,要求:①一侧枕部、前额部和颞部的减速伤,多发性血肿的可能性较大,应在血肿可能发生的一些部位做多处钻孔探查;②当一个血肿清除后颅内压仍很高,迅速向骨窗外膨出,应再进行钻孔,寻找其他部位的血肿;③手术时发现血肿量少,不能解释临床症状或 X 线所见时,也应探查其他部位可能存在的血肿;④血肿清除后患者一度好转,不久又出现另一侧症状,即应探查对侧,发现血肿予以清除。

总之,多发性血肿的诊断和处理比较复杂,死亡率很高,在没有 CT 检查条件时应周密分析伤情,减少多发性血肿的遗漏,提高本病的治疗水平。

(艾克拜尔·哈里克)

# 第十七节　开放性颅脑损伤

开放性颅脑损伤是指致伤物造成头皮、颅骨或者脑组织向外界开放的损伤,根据致伤物性质的不同,分火器伤与非火器伤两类。

## 一、火器性颅脑损伤

(一)火器性颅脑损伤的机理

飞行物造成的颅脑损伤可以分为枪弹致伤和弹片致伤两种伤情。

1.枪弹造成的颅脑损伤与枪弹作用头部时能量或杀伤力的大小有密切关系　枪弹的能量或杀伤力与其重量和速度平方成正比。因此,就枪弹的杀伤力大小而言,速度较重量更为重要。如手枪射出的枪弹,初速多在每秒 300m 左右,属于低速,故杀伤力较小,近距离才具有杀伤力,自动步枪和机枪射出的枪弹,初速均在 800m 以上,杀伤力很大。

根据实验观察,由于枪弹前端尖且圆滑,容易穿透头皮、颅骨和硬脑膜,并且能量衰减的不多,进入颅腔内,造成脑伤道瞬间膨胀的空腔,对周围脑组织产生压力波,以致出现一时性功能丧失,又称为休克波。手枪枪弹所造成的脑伤道膨胀空腔一般为枪弹直径的 3 倍左右,对周围脑结构损伤范围较小;而自动步枪枪弹造成的脑伤道膨胀空腔一般为枪弹直径的 10 倍,对周围脑组损伤的范围很大,其压力波常常作用到脑干,造成生命中枢的迅速衰竭,因此,高速枪弹击中头部,伤者多立即死亡,近来研究证明其远达效应还可使心脏瓣出血,以及影响肺、肾等脏器。枪弹能量穿透头部入口进入颅腔后被吸收的不多,除造成严重的脑损伤(常是致命性)外,其余能量仍穿透对侧颅壁而飞矢,故枪弹伤以贯通伤占大多数。高速枪弹伤存留在颅腔内的非贯通伤少见;仅当枪弹在射程的远段,速度已大为减慢时击中头部才有可能。故盲管枪伤和枪弹与头部呈切线性穿过的切线枪伤,伤员可有生存机会。

2.弹片造成的颅脑损伤与枪弹致伤有一定的不同　巨大的弹片(长径 3cm 以上)距爆炸

点较近时其能力常很大,击中头部时多造成脑的弥散性损伤,伤员多迅速死亡。由于弹片的形状很不规则,当其穿透头皮、颅骨和硬脑膜后,能量已衰减很多,弹片的不规则表面虽可造成伤道脑组织的挫灭伤,失活的脑组织较多,但多不造成脑膨胀空腔,对周围脑组织产生的压力波很小,进入颅腔后其残余的能量仅能使其停留于脑组织内,停留于一侧大脑半球者占多数,穿过中线停留到对侧大脑者约占 1/4。

(二)火器性颅脑损伤的分类

1.非穿透伤 占火器伤总数的 70%,其包括头皮软组织损伤、开放性颅骨骨折,但硬脑膜完整,少数也可合并脑挫伤或颅内血肿。

2.穿透性 非贯通伤、贯通伤、切线伤。

(三)病理

火器性颅脑损伤的病理,可分为急性期、早期和晚期三个阶段的不同病理变化过程。

1.急性期病理变化 多由致伤物直接造成,枪弹或弹片可造成各种长短和形式不同的脑伤道。高速枪弹击中头部时其动能很大,而且枪弹前端较光而圆滑,穿过颅板后能量衰减不多,仍有很大的动能以压力波形式作用于邻近脑组织,造成脑伤部的暂时性膨胀,形成空腔,压力波作用的范围可 10 倍于枪弹的直径,脑干常被累及,致呼吸和循环衰竭,伤员立即死亡。手枪的枪弹射出后击中目标时多为低速,进入颅腔内其压力波作用的范围约为枪弹直径的 3 倍左右,脑组织损伤范围远较高速枪弹为小,但近距离被击中或自杀者仍可致命。弹片击中头部时,由于其表面粗糙和形状不规则,穿过颅板后其动能被大量消耗,造成的脑伤道也不整齐,且其压力波很小,对周围脑组织损伤轻微,放伤后立即死亡者也少。此外,飞射物造成脑损伤和脑血管调节功能障碍,常迅速发生脑肿胀和相继发生的脑水肿,也常由于脑和脑膜血管损伤,造成硬脑膜外、硬脑膜下和脑内血肿,以及脑室内出血,其中以脑伤道内的脑内血肿多见。手术迟延,往往致命,火器性颅脑伤员急性期死亡率很高。

2.早期并发症期 早期系指伤后 3d～3 个月,此期间颅内感染性并发症比较常见,死亡率也很高,但如及早发现感染的原因,采取措施,包括清除感染灶,应用抗感染药物,许多伤员可以获救。

3.晚期并发症和后遗症期 晚期指伤后 3 个月到数年。此期间,多数伤员创伤均已愈合,早期感染性并发症已得到治疗和控制,脑伤道为神经胶质细胞和纤维细胞增生、修复。此期内以外伤性癫痫的发生率较高,致癫痫区多位于脑伤道或脑膜脑瘢痕附近,但形态学并无特征所见。此期间也可见晚期脑脓肿或偶见感染性肉芽肿。由于脑和脑膜等结构损伤,伤员常遗有头痛、头昏、智力减退、偏瘫、失语、偏盲等后遗症。

(四)临床表现

1.意识障碍 火器性颅脑穿透伤,局部虽有较重的脑损伤,有时可不出现昏迷,此点不可忽略,应予连续观察神志变化过程。如伤员在伤后出现中间清醒或好转期,或受伤当时无昏迷随后转入昏迷,或意识障碍呈进行性加重,都反映伤员存在急性脑受压征象,可能合并急性颅内血肿。长期昏迷,反映广泛性脑损伤或脑干伤、颅内感染、严重合并伤以及休克、缺氧等,皆可使脑部伤情趋向恶化。一部分伤员尚可出现精神障碍。

2.生命体征 重型颅脑损伤,伤后多数立即出现呼吸、脉搏、血压的变化。伤及脑干部位重要生命中枢者,可早期发生呼吸紧迫、缓慢或间歇性呼吸。脉搏转为徐缓或细速、脉率不整与血压下降等中枢性衰竭征象。伤后呼吸慢而深、脉搏慢而有力、血压升高的进行性变化是颅内压增高、脑受压和脑疝的危象。常提示有颅内血肿。开放伤引起的外出血、大量脑脊液流失,可引起休克、衰竭。应该注意查明有无胸腹伤、大的骨折等严重合并伤。

伤后出现中度发热多系蛛网膜下隙出血和创伤反应。下丘脑损伤可引起中枢性高热。还要考虑颅内感染、肺炎、泌尿系感染等因素。体温不升,说明周身反应能力低下,是预后不良之征。

3.伤员可有运动区脑挫裂伤、血肿、骨片刺激等,常引起癫痫,并因癫痫加重而瘫痪。脑膜刺激征也常出现。

4.颅内压增高　火器性颅脑损伤并发颅内血肿的机会较多,脑水肿与颅内感染都使颅内压增高,呼吸道通气不畅,经常使颅内压急剧增高,改善呼吸可使情况改善。

(五)处理

1.急救和后送　①保持呼吸道通畅,防止窒息,为此患者宜取侧俯卧位。②迅速包扎头部和其他部位伤口,减少出血,有脑膨出时,用敷料绕其周围,保持脑组织以免污染和增加损伤。③防止休克:对休克伤员,应查明原因及时急救处理。④紧急处理危及生命的颅内血肿。⑤应用抗生素,并常规注射破伤风抗毒素。

2.颅脑清创　颅脑火器伤不论是穿透伤或非穿透伤,原则上均应早期彻底清创。其目的是将污染的开放伤口经清创后变成清洁的闭合伤,从而减少脑脊液漏、脑膨出与颅内感染的机会,并减少脑疤痕形成与日后发生癫痫的机会。

按清创处理的时限分:早期、延期和晚期。

早期处理(伤后3d内),创伤尚无明显感染,一般按彻底清创的原则进行。

延期处理(伤后4~6d),创伤尚无明显感染者,仍适于彻底清创,已有明显感染者,应清理伤道并予引流。待感染局限后再行二期手术。

晚期处理(7d以上),创伤多已有明显感染或化脓,宜于扩大骨窗,清除碎骨片,引流伤道,以后再行二期处理。

(六)检查

1.神经系统检查　应常规进行,既要抓住重点,又不遗漏主要伤情。检查目的:确定脑损伤部位、范围及严重程度,还应定时复查,以便及早发现伤情变化,及时进行治疗。

2.创伤检查　检查头部射入口的大小,伤口有无活动性出血,有无液化的脑组织碎屑或脑脊液外溢。当在伤口内见到脑组织和脑脊液时,即可确定为颅脑穿透伤。如摄入口头皮伤很小,伤员也无明显的脑症状和体征,仍需行颅骨摄片,以排除颅脑穿透伤。以往颅脑战伤总结中,时常遇到将颅脑穿透伤误诊为头皮软组织伤,因而延误了早期脑清创。当伤员的头皮摄入口创伤很小,而症状却相当严重时,应考虑合并颅内血肿的可能性很大,当看到伤员头皮伤口有活动性出血时,可做缝扎止血以减少失血。在检查头皮伤口时,也不应以探针或镊子向伤口深部探寻,防止增加颅内感染和脑组织损伤。

3.合并伤检查　颅脑伤员除行头部创伤和神经系统检查外,还应全面检查伤员的其他部位有无损伤。当颅脑伤员有严重休克时,如排除了头皮伤口的大量失血,则应注意有无胸腹脏器合并伤,必要时行胸腔和腹腔穿刺,当怀疑某部位有骨折可能时,也应行X线摄片,防止合并损伤的遗留。

(七)辅助检查

1.腰椎穿刺　对颅脑穿透伤员检查中,在脑清创术未进行以前,最好不做腰椎穿刺,以避免穿刺造成的颅腔低压或负压,促使头皮污染物进入颅腔内,应等待脑清创术后,定期进行腰椎穿刺,以测定颅内压水平,排出血性脑脊液,了解有无颅内感染等情况。当伤员有明显颅内高压时,腰穿排出脑脊液应缓慢,收集 2ml 送检即可,避免因排液过快而导致脑疝发生,当脑脊液呈现混浊时,除检查细胞、蛋白、糖和氯化物外,还应进行细菌涂片和细菌培养。创伤恢复期伤员表现为颅内高压和脑脊液蛋白增高时,应进一步检查是否并发脑脓肿。

2.颅骨 X 线检查 凡头皮有伤口的火器伤伤员,不管其伤口多么小,都应进行颅骨摄片,以防止颅脑穿透伤漏诊,因而延误治疗。一般均应摄颅骨正位和侧位片两张。借此可以确定颅骨入口的大小和颅内异物的分布情况。有时从入口的洞形骨折处又有线形骨折向远处延伸,以枪弹造成的颅骨骨折这种情况比较多见,甚至产生爆裂骨折。一般枪弹造成的颅骨折大多为贯通性,其出口骨折多较入口骨折稍大,枪弹已飞出颅腔,脑内碎骨片大多见于距入口近的脑伤道内分散,出口骨折片部分存留在头皮下。一部分坠落枪弹或枪弹在射程的最后阶段击中头部时,枪弹的动能已大减,不能再穿出颅腔,即为非贯性伤,但较贯通伤少得多。弹片进入颅腔内停留在脑伤道的最远端,有时弹片与颅骨撞击后碎裂成数小块分散在脑内,碎骨片则多停留在脑伤道的近段靠近摄入口处。专科医生可根据颅骨正、侧位片的显示,确定碎骨片相金属异物的数目、大小相位置,进行幕上脑清创术。

枕部和颅后窝火器伤,摄颅骨正位片往往因眼眶与枕骨鳞部重叠而显示不清,此时,将正位片改为前后向头倾斜 35°的额枕位片,即可得到良好显示。眼眶部穿入伤,应摄后前向头倾斜 20°的顶眶位片,以显示眶壁的入口骨折。

3.脑血管造影 在颅脑火器伤中也很少用。诊断颅内血肿和脑脓肿已为 CT 检查所代替。金属异物造成的颈内动脉。海绵窦瘘和外伤性颅内动脉瘤等诊断。

4.脓肿或窦道造影 对于深部窦道性脑脓肿和久治不愈的慢性颅脑窦道,应用碘苯酯造影,以了解窦道的行程和形态,对根治手术有帮助。

5.CT 扫描 近年来总结的资料表明,CT 扫描对于了解火器性颅脑损伤脑伤道的位置、脑肿胀和脑水肿的范围等优于其他检查,CT 扫描也能清楚地显示颅内血肿和脑脓肿的位置、大小及颅内异物的位置。但对了解脑内分散碎骨片的准确数目、大小、形状和碎骨片之间的距离关系则不如颅骨平片检查。因此,做好彻底的脑清创手术,CT 扫描仍不能代替颅骨平片。

6.脑电图检查 用于创伤晚期并发外伤性癫痫伤员的检查,并可借助脑皮质电极描记切除脑内致癫痫灶。

(八)诊断

战时因伤员数量很多,检查要求简捷扼要,迅速明确颅脑伤性质和有无其他部位的合并伤。要强调头颅 X 线检查,这对了解伤道情况,确定颅内异物的性质、数目、位置,分析是否有头部多发伤很有必要,对指导演创手术的进行也有重要作用。

在野战条件下,腰椎穿刺检查尽可能不做。疑有颅内感染者则可进行腰穿与脑脊液检查,必要时可同时通过蛛网膜下隙注射抗生素作为治疗。

火器性颅脑损伤后期存在的并发症与后遗症可按具体情况选择诊断检查方法,包括脑超声检查、脑血管道影、颅脑扫描、气脑造影及脑电图检查等。

(九)手术治疗

1.手术顺序的安排 经头部创伤和神经系统检查,以及颅骨 X 线摄片后,根据伤员伤情

（二）临床表现

1. 濒死状态　除直接损伤脑干和丘脑下部外，多见于致伤物损伤颅内大血管，引起颅内急剧的大出血、颅内高压继发脑疝所致。伤员在伤后可有短时间的清醒，很快出现头痛、呕吐，进入昏迷状态，首先一侧瞳孔散大，不久两侧瞳孔均散大，出现病理呼吸，往往来不及救治而死亡。就地急速钻颅、扩大骨窗，排除积血，可有获救希望。

2. 意识障碍进行性加重　伤员在伤后仍能说话和行动，经过数小时或1～2d，意识状态逐渐恶化，呈嗜睡或半昏迷状态，并有头痛、呕吐、躁动、血压升高等颅内高压表现，应及早做CT扫描或脑血管造影，确定是否伴发颅内血肿。

3. 休克　伤员来到后，面色苍白、脉搏微弱，心率快、血压低或测不到，呈现严重休克表现，多见于头部创伤失血过多或其他部位合并伤所致，迅速查明原因，就地急救。

4. 病灶症状　由于头部受伤部位多在额部和顶部，故偏瘫和轻偏瘫比较常见，左侧半球言语区受损产生运动性失语，损伤视放射纤维和枕叶视皮质时出现同向性偏盲等。

5. 经眶穿透伤综合征　致伤物经眼眶穿入颅内，临床表现为眼睑和结膜淤血、肿胀，眶内出血可致眼球突出。由于眼球周围有较厚的脂肪组织包裹，致伤物可经眼球旁滑过，故一部分经眶穿透伤伤员的眼球可免于损伤，视力仍可完好。但大的或锐利的致伤物则容易损伤眼球，因而导致视力障碍。视神经和第3～5颅神经也常受到损伤，出现视力和眼球运动障碍，以及面部感觉障碍。此外，也常发生颈内动脉颅内段和海绵窦损伤，造成外伤性颈内动脉瘤或颈内动脉-海绵窦瘘。后者表现为搏动性眼球突出，眶部可听到持续性血管杂音等。

6. 颅内感染症状　致伤物穿入颅腔内，往往将头皮、头发、帽子和颅骨等碎片带入脑组织内，脑伤道内有失活的脑组织和血凝块，为细菌繁殖提供良好条件。如清创时间晚或清创不够彻底，遗有上述的有机异物，容易发生化脓性脑膜炎、脑炎或脑脓肿。此外，入口经过额窦或筛窦，伤后未处理，以及木质致伤物刺入脑内，颅骨摄片也难显示，长期遗留在脑内等均易发生颅内感染。临床表现为头痛、恶心、呕吐，体温升高，心率快，伤员颈部强直，克匿格征阳性，血象白细胞总数和多核白细胞增高，脑脊液混浊，糖和氯化物减少，细菌培养阳性等。应行颅骨X线平片、CT扫描和磁共振等检查，以查清感染的原因。

7. 癫痫　开放性颅脑损伤伤员在伤后早期和晚期均可出现各类型的癫痫发作，其发生率也较闭合性颅脑损伤高。早期出现的癫痫发作多由于脑创伤的局部刺激所致，应以药物控制为主，晚期发生的癫痫病因较多，应针对病因进行相应处理。

（三）检查

1. 创伤检查　为了了解头部开放伤的深度，应细致轻柔地检查伤口，头皮和颅骨的创伤均较表浅，颅骨多见凹陷，如致伤物深入颅腔内，或伤口处看到脑组织碎屑或脑脊液流出时，即可确定为脑的开放伤。伤口的活动性出血应予以制止，嵌入颅腔内的致伤物，应保留于原处不动，等待专科医生处理。

2. 腰椎穿刺　一般不靠此项检查做创伤性质的诊断，但手术后或创伤晚期疑有颅内感染，以及已证实为化脓性脑膜炎时，此项检查对进一步了解感染和加强治疗均有帮助。

3. 颅骨X线平片检查　应常规摄颅骨正位和侧位片，必要时拍切线位，CT扫描不能取代此检查。因颅骨平片可清楚地显示嵌入颅腔内金属致伤物的深度和方向，了解颅骨骨折的类型，如锐器造成的沟形骨折、长孔骨折和穿刺骨折，钝器造成的凹陷骨折、粉碎骨折和穿孔（洞形）骨折等。经眶穿透伤，摄瓦特氏位可了解眶壁的骨折位置，但进入颅腔内的木质致伤物,如木棍、树枝、竹筷等,颅骨平片则往往难以显示,此时 CT 扫描可有帮助。伴有气窦损伤时,颅腔内可看到气体。

4.脑血管造影 对颅内血肿的诊断已为 CT 扫描所代替,但无 CT 设备者仍可进行此项检查。经眶穿透伤有损伤颈内动脉颅内段和海绵窦的征象时,脑血管造影可以证实血管损伤性质,作为治疗的依据。

5.CT 扫描 对了解脑伤道的位置和范围,诊断颅内出血、血肿的分布相位置很有帮助。也可发现颅内存留的致伤物和颅骨碎片。但对脑内分散的碎骨片数目和形态则不如颅骨平片显示的确切。对颅内存留的木质致伤物,CT 常显示为低密度,可误诊为脑水肿带或脑内气体,因而可延误手术治疗,应注意鉴别。

(四)治疗

1.头部多处创伤 各伤口同时出血,失血量多,伤员每处于严重休克状态。急救时应在控制出血的同时进产输血补液。对多处伤口同时出血者,可用大弯针和丝线将伤口按出血多少的顺序——地行暂时性缝合,使活动性出血停止或减少,然后在休克被纠正后,剪开一个伤口缝线,进行一处彻底止血清创,直至全部伤口止血清创完毕。这样可以减少伤员因为失血过多所造成的危险。

2.特急性和急性颅内血肿 伤员急诊被送入医院时,已由伤后短暂的清醒进入深昏迷,双侧瞳孔散大和病理呼吸,多提示为特急性颅内出血脑受压和脑疝晚期,患者已处于垂危状态,救治困难,虽如此,仍可就地钻颅或由颅骨入口扩大骨窗,清除积血,以争取一线希望。对于一侧瞳孔散大的脑疝伤员,为了争取时间,尽快由颅骨入口扩大骨窗清除血肿,可获得较好的生存质量;对于仅表现为颅内高压的伤员,可以在 CT 扫描证实颅内血肿后再进行手术。

3.锐器伤 伤口边缘常很整齐,如伤员一般情况良好,无明显颅内高压和神经系阳性体征,经颅骨 X 线检查或 CT 扫描,仅见颅骨沟形骨折或穿刺骨折,未发现颅内有致伤物和颅骨碎片存留,可以不进行脑内清创,仅行头皮浅部清创,缝合帽状腱膜和皮肤两层即可。如颅骨平片发现脑内有碎骨片和致伤物存留时,应扩大骨窗,摘除脑内致伤物和全部碎骨片,清除失活胞组织和血凝块,做到彻底脑清创。

4.钝器伤 此类致伤物造成的头皮伤口创缘多不整齐,颅骨呈穿孔或洞形骨折,脑伤道内常分散许多颅骨碎片和被致伤物带入的头发、头皮和帽子碎片等有机异物,以及失活脑组织和凝血块等。早期清创应在伤后数小时内进行,头皮切口应包括创缘切除,从颅骨入口向外咬除骨质,根据脑伤道的深浅和异物分散范围,做成 3～5cm 直径骨窗,清除脑内所有碎骨片和其他有机异物,细致止血,完成早期彻底滑创。任何延迟清创日期或清创不彻底,脑内遗留碎骨片和其他有机异物等情况,均将增加颅内感染机会,使伤员遭遇不良的后果。

5.头部嵌入致伤物 如穿入颅腔内被颅骨卡住的刀片、树枝、竹筷等。急救时应严禁摇动或就地拔出,应迅速送往专科医院,由专科医生做好控制颅内大出血的准备,手术应在全麻下进行,以头皮伤口为中心,做一"S"形切口,绕颅骨穿孔周围做 4 个钻孔,再连成方形骨瓣,然后术者或助手将留置的致伤物连同骨瓣一并沿其纵轴方向缓慢拔出,当发现活动性出血时,立即剪开硬脑膜,牵开脑伤道,寻找出血处,沉着地进行止血,脑内碎骨片和其他有机异物存留时,应彻底摘除,清除失活脑组织和凝血块,反复以生理盐水冲洗伤道,然后逐层缝合。

6.经眼眶穿透伤 致伤物经眼眶进入颅腔内,由于眶内容与颅腔内容同时损伤,故应由眼科和神经外科医生共同处理。术前应分析哪些眶内和颅内重要结构可能受到损伤,如疑有颅内血管损伤时,应行脑血管造影,以确定颅内血管的损伤情况。如需从眼眶拔出刺入颅内的致伤物时,应严格沿其纵轴方向拔出,防止因晃动而加重眶内和颅内结构的损伤。如考虑到拔出致伤物后可能发生颅内出血时,应在拔出致伤物前,由神经外科医生做好前额部骨瓣开颅,一旦拔出致伤物后大出血时,即可迅速从颅内止血。对于查明并发外伤性颅内动脉瘤或颈内动脉海绵窦瘘者,应分别情况进行相应治疗。眶内与颅内所遗留的木质或金属的致伤物,如在创伤的晚期才被发现并决定行致伤物摘除时,还应注意检查其周围有无碎骨片和脑脓肿等,以便做到创伤根治。经眼眶刺入颅腔的致伤物,也有发生破伤风的报告,故此类伤员应在伤后注射破伤风抗血清以资预防。

7.经鼻、筛窦穿透伤　曾有致伤物经鼻、筛窦刺入颅腔额叶的病例报道,此类伤如能在伤后获得正确诊断,采用前额部骨瓣开颅,摘除脑内异物后,修补筛板处硬脑膜破口,常能获得治愈。

(李经纶)

# 第十八节　外伤性颈内动脉海绵窦瘘

颈内动脉由颅底经破裂孔入颅后,向前行经海绵窦,颅底损伤使该段颈内动脉壁穿破或伤及颈内动脉海绵窦段,动脉血由动脉壁的破裂口直接注入海绵窦内,形成颈动脉海绵窦瘘。见于闭合性颅脑伤颅底骨折累及海绵窦时,也偶见于火器伤与锐器伤直接伤及动脉或因骨折片所致。受损伤的动脉或当即破裂或延迟破裂,其症状可在伤后立即出现或在伤后数小时、数日之后才出现。

## 一、临床表现

临床表现与颈内动脉损伤形成的海绵窦动静脉瘘口大小有关,可分为局部症状与全脑症状。

1.局部症状　颈内动脉海绵窦瘘的局部症状是由于颈内动脉血液直接灌入海绵窦引起的。正常情况下,海绵窦接受眼静脉、蝶顶窦、鞍区小静脉的回流。当动脉血注入后,海绵窦内血压升高,必然影响到眼静脉和其他汇入海绵窦的静脉回流郁滞,其结果使该区域之静脉显著扩张、对周围组织产生压迫,眼眶内静脉同样出现扩张郁滞,挤压眼球,产生如下症状。

(1)搏动性突眼:病例眼球不仅显著突出,而且伴有与心搏节律一致的搏动。

(2)眼球、额眶、颞部听诊有收缩期吹风样血管杂音:患者自觉颅内有呼呼作响的血流回旋声,有的病例声响甚大呈轰鸣声,使患者不安、失眠。

(3)球结合膜血管怒张、水肿或有瘀斑:久之可能因暴露发生溃疡,额眶部甚至颞部也呈现相应的头皮静脉怒张与皮内毛细血管扩张。当压迫病侧颈总动脉时,眼球搏动立即停止,血管杂音也随之减弱或消失。但有时需同时压迫两侧的颈总动脉才能使杂音消失。这一现象说明对侧颈内动脉血流可能通过侧支循环参加到病变区域。

(4)常同时出现海绵窦与眶上裂综合征:表现为眼球运动神经麻痹,致眼球固定。三叉神经第一支受累出现前额部与眶上感觉和角膜感觉减退。有时进而累及视神经,出现视乳头水肿与出血,晚期发生视力下降。

2.脑缺血引起的全脑症状　颈内动脉海绵窦瘘时,动脉与海绵窦之间形成短路血液循环,影响瘘口远侧的大脑中动脉及大脑前动脉血流灌注减少,相应的分布区发生脑供血不足,长期的脑缺血引起脑的功能损害,有时颅内压可能增高。如海绵窦动静脉瘘较大、分流量大,尚可出现代偿性心脏扩大。

此外,如果颈动脉破裂与蝶窦相通可造成大量鼻出血。通常出现于伤后早期或几天以后。

## 二、诊断

根据颅脑伤病史及上述特有的眼征即可确定诊断。但通常尚要进一步检查,分别做病例与对侧颈动脉血管造影,显示病变并了解两侧脑血管之间的侧支循环情况。两侧大脑半球脑血流量的测定以及压迫病例颈内动脉情况下进行脑电图检查,观察是否出现异常,有助于了解脑的供血和机能状态,可作为能否采用颈动脉结扎治疗此症的重要参考依据。

## 三、治疗

(一)阻断通向海绵窦的主要动脉供血

1.结扎病侧颈总动脉或颈内动脉,此法因有侧支循环,所以仍然有动脉血流通向瘘口,效果欠佳,目前一般已少采用。

2.颈总动脉切开同时向颈内动脉上端填入肌片,或用导管肌栓法,用一小硅胶管,管端连一小肌片,由颈动脉切口向上送至海绵窦动脉瘘口处进行填塞,然后结扎颈总动脉。

3.孤立手术　结扎颈总动脉或颈内动脉,并于同侧开颅,结扎床突上段颈内动脉,称为孤立手术。海绵窦被隔离,颈内动脉海绵窦瘘已无动脉血来源,得以治愈。有时还需要一并结扎该侧之眼动脉,中断由眼动脉而来的血流。采取颈动脉结扎治疗时,一定要先做颈压迫试验,为避免结扎颈动脉后出现脑供血不足而加重脑损害甚至发生脑梗死以至死亡的危险,可辅做颅外—颅内动脉吻合术,如颞浅动脉—大脑中动脉吻合术,增加脑部血液供应。

(二)直接阻塞动脉通向海绵窦的动脉破裂口,并不阻塞颈内动脉

1.应用可脱离性带囊导管堵塞瘘口　在X线电视监测下,通过股动脉插管,将这种带囊导管送至瘘口,使管端的小囊确实填入瘘口内,使之阻断动静脉分流。如果手术处理确实,眼部杂音当即消失,患者也感到杂音停止。此时将导管自小囊脱离,抽出导管,手术告终。

2.肌片"放风筝"法　此法系切开颈总动脉,将一用细线拴住的小肌肉片置入动脉内,借生理盐水冲注与动脉血流带至瘘口处,使之堵塞,也能使颈内动脉血流继续保持通畅。但这种手术往往因遇到颈内动脉痉挛或因肌片大小难以恰当地只达到填塞瘘口而不致阻塞颈内动脉,因此不是经常能取得成功的。

新近应用弹簧栓栓塞法。该法自股动脉导管至颈内动脉海绵窦瘘口,自导管内向瘘口送入细小的弹簧栓子使发生栓塞,而保持颈内动脉通畅。

施行确定性手术治疗前,都应在短期内先试用间断压迫病侧颈动脉的方法,期望海绵窦动静脉瘘有自愈的机会。当瘘口较小时,这种自愈的机会约为10%。

上述手术后,眼球搏动与血管杂音可完全消失或显著好转。突眼与局部的静脉扩张有时很难完全恢复至正常,但出现的眼球运动神经损害与视力障碍可能治愈或部分恢复。

少数病例其搏动性突眼为两侧性,结扎一侧颈内动脉并不能根治。或因两侧脑血管之间的侧支循环不足,皆不宜立即一次进行一侧或两侧的颈动脉结扎。如无脑缺血症状出现,可

安全地将颈动脉结扎。两侧颈动脉夹闭法适用于两侧性病变,但必须左右两侧分期进行手术,手术间隔以 2～3 个月为宜。术中用脑电图监测,对了解两侧颈动脉之间侧支循环是否充分、能否承受结扎术有重要价值,但也不是绝对可靠的。1d 后仍出现脑缺血者必须引起警惕。

(李经纶)

# 第十九节　脑外伤后综合征

脑外伤后,不少患者可遗留某些神经方面或精神方面的障碍,统称为脑外伤后综合征,又称为脑外伤后遗症,脑震荡后遗症、脑外伤后神经症、脑外伤后神经衰弱或脑外伤后神经官能症。病名不同,说明对此症目前尚没有统一的认识与诊断标准。

多数的颅脑损伤后遗症是在颅脑器质性病变的病理基础上引起的,如蛛网膜下隙出血或炎症引起蛛网膜粘连、囊肿与脑积水,脑血管与神经根受累,脑皮质功能弱化与皮质下中枢调节功能失调,血脑屏障功能紊乱,脑膜脑瘢痕及脑退行性变等。此外尚有精神创伤等因素。

## 一、临床表现

1. 器质性脑损伤　不同程度的肢体瘫痪、失语、感觉障碍、颅神经障碍与精神症状和智能障碍,常是颅脑器质性损伤的直接后果,症状表现的程度也多与脑损伤的部位和程度相一致,其中一部分症状可能是各种并发症引起的。

2. 功能性症状表现　如头痛、头昏、无力、失眠、多梦、注意力不集中、记忆力减退以及心悸、多汗、耳鸣、怕光、性欲减退等神经衰弱与植物神经功能失调症状,或有病症性痉挛、麻木、失音、视力下降、听力下降、木僵或缄默状态等。患者的主诉往往多于阳性体征,有时虽查出一些轻微征象,也难以定位。其中一些伤员可能脑电图轻或中等度异常。上述两种情况也可以同时存在。

## 二、诊断

对脑外伤后综合征的患者,必须仔细了解损伤经过、症状出现时间、分析其原因,并有目的地进行腰椎穿刺脑脊液检查,脑超声波、脑电图检查、X 线平片、脑血管造影检查及 CT 脑扫描等,以明确有无上述种种颅脑伤的并发症。例如,临床上有将慢性硬脑膜下血肿患者长期当作一般的后遗症与精神病治疗的,及至颅骨平片发现病理性钙化或出现颅内压增高才引起警觉,这种有明确原因的宜按病理情况做出相应诊断,不宜统称后遗症。另一方面,还要注意患者有无周身其他慢性病,分析当前的症状究竟是由于颅脑伤还是其他疾病引起,以免延误对其他疾病的诊治。只有进行了各方面检查之后,而且颅脑伤后经系统治疗半年或一年以上仍存在上症状者,才适于诊为颅脑损伤后综合征。对那些伤后不久还处于恢复阶段的患者,宜诊为颅脑伤恢复期。

## 三、预防和治疗

关心体贴患者痛苦,耐心解释使其了解伤情,解除其对"后遗症"不能治愈的忧虑。各方面人员都要注意避免夸大伤情,造成患者对脑外伤的恐惧思想,也应避免其他不良刺激,增强患者康复的信心。特别重要的是针对存在的主要病情表现积极进行治疗,锻炼身体、增强体质也十分重要。理疗、新针、体疗、中西药物治疗对消除症状都有一定作用。颅脑伤急性期过后，若伤情稳定，即可让患者早期活动，过分强调长期卧床休息并不会给伤员恢复带来好处。气功、太极拳都行之有效。症状好转后，鼓励患者逐渐转入正常生活、学习与工作，这些都有利于康复。

（李经纶）

# 第二十节　垂体腺瘤

　　垂体腺瘤是属于内分泌系统的一种肿瘤，其发病率仅次于胶质瘤和脑膜瘤，位列颅内肿瘤的第 3 位。绝大多数的肿瘤发生在腺垂体，呈灰白色，多数肿瘤质地较软，与周围的正常组织分界明显；垂体大腺瘤常将正常垂体组织挤向一旁，使之萎缩。

## 一、诊断标准

　　1. 临床表现

　　（1）病史：症状与肿瘤类型及生长方向有关。无分泌功能的腺瘤，多向鞍上及鞍外发展，患者多有神经损伤症状；分泌性腺瘤早期可以出现相关内分泌症状。

　　（2）头痛：多数无分泌功能的腺瘤可有头痛的主诉，早期系肿瘤向上发展牵拉鞍隔所致，当肿瘤穿破鞍隔后症状减轻或消失。而 GH 型腺瘤则头痛症状明显而持久、部位不固定。

　　（3）视神经受压：肿瘤将鞍隔顶起或穿破鞍隔向鞍上生长可压迫视神交叉，产生视力及视野改变，如视力减退及双颞侧偏盲。

　　（4）内分泌功能紊乱：多数功能性垂体腺瘤分泌下列激素。

　　①泌乳素（PRL）：最常见的内分泌腺瘤，可导致女性患者停经－泌乳综合征（Forbes－Albright 综合征），男性患者阳痿及无生育功能，以及骨质疏松。

　　②促肾上腺皮质激素（ACTH）：又称促皮质激素，即 Cushing 病，ACTH 升高可导致如下病症。

　　内源性高皮质激素血症：由高皮质激素血症引起的一系列改变。为确定 Cushing 综合征的病因，可行地塞米松抑制实验。

　　Nelson's 综合征：Cushing 病行肾上腺切除的患者中有 10%～30% 出现色素沉积过多 [通过促黑色素激素（MSH）与 ACTH 之间交叉反应]。

　　③生长激素（GH）：分泌异常可导致成人肢端肥大，表现为手、足增大，脚后跟增厚、前额隆起、巨舌、高血压、软组织肿胀、周围神经卡压综合征、使人衰弱的头痛、出汗过多（尤其是手掌）及关节痛。25% 的肢端肥大患者出现甲状腺肿，但化验检查正常。儿童（在骨骺闭合前）GH 水平的升高可导致巨人症。

　　④极少垂体腺瘤可分泌促甲状腺素（TSH），导致甲状腺功能亢进。

　　2. 实验室检查

　　（1）血生化检查注意：是否伴发糖尿病等内分泌疾病。

　　（2）内分泌学检查：通常采用放射免疫法测定激素水平，包括催乳素（PRL）、生长激素（GH）、促肾上腺皮质激素（ACTH）、促甲状腺激素（TSH）、促卵泡素（FSH）、黄体生成素（LH）、促黑激素（MSH）、三碘甲腺原氨酸（$T_3$）、四碘甲腺原氨酸（$T_4$）、促甲状腺激素（TSH）。

垂体激素的分泌呈脉冲性释放,有昼夜节律的改变,因此单项基础值不可靠,应多次、多时间点抽血检查。对疑为 ACTH 腺瘤患者,常需检测血浆皮质醇、24 小时尿游离皮质醇(UFC),以及行地塞米松抑制试验及 ACTH 刺激试验。

3.辅助检查

(1)视力及视野的检查。

(2)影像学检查

①头部 X 线片或蝶鞍断层检查要求:有正侧位,了解蝶鞍大小、鞍背、鞍底等骨质破坏的情况。

②头部 CT:应行轴位及冠状位检查,薄层扫描更有意义。以了解额窦及蝶窦发育状态、蝶窦纵隔的位置及蝶鞍区骨质破坏的情况、肿瘤与蝶窦的关系、有无钙化等。

③头部 MRI:了解肿瘤与脑池、海绵窦、颈内动脉、第三脑室的关系;对微腺瘤的诊断更有意义。动态强化扫描对寻找微腺瘤更有意义。

④脑血管造影检查:主要用于除外鞍旁动脉瘤。

⑤视觉诱发电位(VEP)检查:协助判断视路的损害情况。

4.鉴别诊断

(1)颅咽管瘤:小儿多见,首发症状常为发育矮小、多饮多尿等内分泌异常表现,CT 扫描肿瘤多呈囊性,伴周边钙化,或较大的钙化斑为其特征。头部 MRI 检查可见垂体信号,蝶鞍扩大不明显,通常多向鞍上生长。

(2)脑膜瘤:成年人多见,内分泌学检查正常,CT 及 MRI 检查为均匀信号强度的病变,明显强化,可见脑膜尾征,囊性变少见,可见垂体信号。

(3)床突旁动脉瘤:无明显内分泌障碍。CT 及 MRI 检查可见正常垂体信号,鞍旁可有或无钙化,混杂信号强度。明确诊断需 DSA 检查。

(4)视神经胶质瘤:少儿多见,主要表现为明显视力下降,无内分泌异常表现,可合并神经纤维病变的表现。

(5)脊索瘤:好发于颅底中线部位的肿瘤,常有脑神经损害的表现,CT 及 MRI 检查示肿瘤位于斜坡可侵及蝶窦,但较少内鞍上生长,可见骨质破坏及垂体信号。

(6)表皮样囊肿:易于鉴别,通常在 CT 及 MRI 分别表现为低密度及低信号强度病变,边界锐利,沿脑沟及脑池生长。

(7)异位生殖细胞瘤:少儿多见,首发症状为多饮多尿,垂体激素水平正常或低下。

(8)空泡蝶鞍综合征:有时在临床表现上与垂体腺瘤无法鉴别。但 CT 及 MRI 检查可见同脑脊液样信号强度相同病变限于鞍内,无鞍上发展。

(9)拉克囊肿:系颅咽管的残留组织,多表现为囊性病变,内分泌异常表现少见。

(10)垂体脓肿:甚为少见,其特征为头部 CT 或 MRI 检查可见明显的环状强化影像。可有或无手术史、全身感染史。

5.临床分类

(1)按有无内分泌功能:①功能性腺瘤:包括 GH 型垂体腺瘤、PRL 型垂体腺瘤、ACTH 型垂体腺瘤、TSH 型垂体腺瘤。②非功能性腺瘤。

(2)按常规组织染色:①嗜酸性。②嗜碱性。③嫌色性。④混合性。

(3)按照肿瘤大小

①垂体微腺瘤:指肿瘤直径<1cm 的垂体腺瘤。

②垂体大腺瘤:肿瘤直径>1cm 的称为大腺瘤。

## 二、治疗原则

1. 手术治疗

(1)开颅手术入路及适应证

①经额入路:适于肿瘤大部位于鞍上,未侵及第三脑室前部。

②经纵裂入路:适于肿瘤大部位于第三脑室前部,充满鞍上池,未侵入第三脑室。

③经胼胝体入路:适于肿瘤侵入第三脑室及(或)侧脑室,脑积水明显。

④经侧脑室入路:适于肿瘤侵入侧脑室,室间孔明显梗阻。

⑤经翼点入路:适于肿瘤向鞍旁、颅中窝底生长,并向鞍后发展者。

(2)经蝶窦入路手术

①经口－鼻－蝶入路:适于肿瘤位于鞍内或虽向鞍上生长及向蝶鞍两侧发展者。

②经鼻－蝶窦入路:适于肿瘤位于鞍内及鞍上生长者。

③经筛－蝶窦入路:适于肿瘤位于鞍内,并向筛窦发展者。

(3)术后处理常规:经蝶窦入路术后,由于鼻咽部渗血渗液,为防止误吸,仍需保留气管内插管 2～3 小时,待患者完全清醒后,方可拔除气管内插管。术后当日应严密观察尿量,控制尿量在 250ml/h 以下。若尿量超过 8000～10000mJ/24h,尿比重低于 1.005,应肌内注射垂体后叶素,抗利尿作用可达 4～6 小时,也可口服醋酸去氨加压素片治疗。无论经额还是经蝶窦术后均应注意有无脑脊液鼻漏。出院前应复查内分泌激素水平,根据检查结果,继续激素的补充或替代治疗。出院时建议患者 3～6 个月后,门诊复查 MRI 和内分泌激素水平,长期随访。

2. 非手术治疗

(1)垂体泌乳素腺瘤:首选药物治疗,疗效不佳或不能耐受者可以手术治疗。

(2)垂体无功能微腺瘤:可以门诊随访,如肿瘤增大再行手术治疗。

(3)对于未婚未育者,应向家属及本人讲明,垂体腺瘤本身可以影响生育功能。

3. 药物治疗原则

(1)垂体腺瘤术后,垂体功能严重低下者,应口服激素。主要有泼尼松、甲状腺素片等以替代垂体功能的不足。服药时间的长短视垂体功能恢复情况而定。

(2)病史中或手术后有癫痫发作者,应口服抗癫痫药。如苯妥英钠、卡马西平、丙戊酸钠等,至少服药 3～6 个月以上。如无发作方可考虑药物减量,并于 1～2 年内完全停药。

(3)血内分泌检查高泌乳素者,可口服甲磺酸溴隐亭片。泌乳素腺瘤:建议采用药物治疗。常用药物为甲磺酸溴隐亭片。关于此药应注意以下几点。

①它是一种半合成麦角生物碱,与正常或肿瘤催乳激素受体结合,抑制催乳素(PRL)的合成和释放及其他过程,调节细胞生长。不论泌乳素是来源于腺瘤还是正常垂体(如因垂体柄作用),甲磺酸溴隐亭片均能降低其水平。

②约 75% 的大型腺瘤患者在服药 6～8 周内可使肿瘤缩小,但是只有在坚持服药的情况下对分泌泌乳素的肿瘤才起作用。

③甲磺酸溴隐亭片可使生育能力恢复,怀孕期间坚持服药先天畸形的发生率为 3.3%,自

然流产率为 11%，与正常情况下一致。停药可使催乳素瘤迅速长大，怀孕也可使肿瘤长大。

④副作用恶心、头痛、疲乏、体位性低血压伴头晕、寒冷导致的血管扩张、精神萎靡、梦魇、鼻腔阻塞、肿瘤卒中等。在治疗的最初数周内副作用最明显。

生长激素水平增高者，可使用生长抑素类药物，如醋酸奥曲肽注射液。

（马骏）

# 第二十一节　听神经瘤

听神经瘤起源于听神经的鞘膜，应称听神经鞘瘤，为良性肿瘤，大多发生于一侧。少数为双侧者，多为神经纤维瘤病的一个局部表现。绝大多数听神经鞘瘤发生于听神经的前庭支，起于耳蜗神经支者极少。该肿瘤多先在内听道区发生，然后向小脑脑桥角发展。肿瘤包裹膜完整，表面光滑，也可有结节状。肿瘤主体多在小脑脑桥角内，表面覆盖一层增厚的蛛网膜。显微镜下主要有两种细胞成分：Antoni A 和 Antoni B 型细胞，可以一种细胞类型为主或混合存在，细胞间质主要为纤细的网状纤维组成。随肿瘤向小脑桥脑角方向生长及瘤体增大，与之邻近的脑神经、脑干和小脑等结构可相继受到不同程度的影响。往往向前上方挤压面神经和三叉神经；向下可达颈静脉孔而累及舌咽、迷走和副神经；向内后发展则推挤压迫脑干、桥臂和小脑半球。

## 一、诊断标准

1. 临床表现

(1)病史：听神经瘤的病程较长，自发病到住院治疗时间平均期限为数月至 10 余年不等。

(2)症状：首发症状几乎均为听神经本身的症状，包括头昏、眩晕、单侧耳鸣和耳聋。耳鸣为高音调，似蝉鸣样，往往呈持续性，多同时伴发听力减退。

①耳蜗及前庭神经症状：头昏、眩晕、耳鸣和耳聋。

②头痛：枕和额部疼痛。

③小脑性共济运动失调、动作不协调。

④邻近脑神经损伤症状：患侧面部疼痛、面肌抽搐、面部感觉减退、周围性面瘫。

⑤颅内压增高：双侧视盘水肿、头痛加剧、呕吐和复视等。

⑥后组脑神经和小脑损伤症状：吞咽困难、进食发呛、眼球震颤、小脑语言、小脑危象和呼吸困难。

2. 辅助检查

(1)听力试验

①电测听检查：比较准确的听力检查方法（表 1-2）。蓝色为气导曲线，红色为骨导曲线。正常值为 20dB。听神经鞘瘤为高频听力丧失。

表1-2　听力分级

| 级别 | 描述 | 纯音测听(dB) | 语言分辨(%) |
| --- | --- | --- | --- |
| Ⅰ | 好-优 | 0~30 | 70~100 |
| Ⅱ | 有用 | 31~50 | 50~59 |
| Ⅲ | 无用 | 51~90 | 5~49 |
| Ⅳ | 差 | 91~最大 | 1~4 |
| Ⅴ | 无 | 测不到 | 0 |

②脑干听觉诱发电位(BAEP)：检查目前最客观的检查方法。听神经鞘瘤通常为Ⅰ～Ⅲ和Ⅰ～Ⅴ波峰潜伏期延长，或除Ⅰ波外余波消失。

(2)神经影像学检查

①头部 X 线片：可拍摄侧位片、汤氏位片或司氏位片。以了解内听道口及岩骨破坏情况，特别是内听道口扩大最具诊断意义。

②头部 CT 检查：要求有 CT 增强像，以避免遗漏小的肿瘤，并有岩骨的骨窗像，从中可了解内听道口、岩骨的破坏情况、肿瘤性状。

③头部 MRI 检查：可以清楚地显示肿瘤的性状(大小、边界、血运、侵及的范围、瘤周水肿)、与周围组织的关系，特别是了解与脑干和血管的关系，有无继发幕上脑积水。

3. 鉴别诊断　应与表皮样囊肿、脑膜瘤、三叉神经鞘瘤或其他脑神经鞘瘤，第四脑室肿瘤、小脑或脑干外侧肿瘤、转移瘤或其他恶性肿瘤，蛛网膜囊肿等相鉴别。

## 二、治疗原则

1. 常用的治疗方法

(1)临床观察：密切观察症状、听力(听力测定)，定期影像学检查了解肿瘤生长情况(每 6 个月 1 次 CT 或 MRI 检查，持续 2 年，如果稳定改为每年 1 次)。如症状加重或肿瘤生长>2mm/y，在一般情况良好时建议采取手术治疗，如患者一般情况差可行立体定向放射治疗。

(2)放射治疗(单独或作为外科手术的辅助性治疗)：包括外放射治疗和立体定向放射治疗。

(3)外科手术治疗。

2. 选择治疗方法

(1)应考虑以下因素选择不同的治疗方法

①患者的一般情况，如年龄、主要器官功能状态，以及是否合并其他系统疾病等。

②肿瘤大小和部位。

③肿瘤发展速度。

④是否存在有用听力，是否能保留有用听力。

⑤第Ⅶ、Ⅴ脑神经功能的保留。

⑥是否为神经纤维瘤病。

⑦各种干预性治疗方法的效果(包括远期副作用)。

⑧患者的要求和意见。

(2)一般选择原则

①随访观察仅限于无占位效应症状的老年患者。

②小型肿瘤(直径≤3cm)建议手术治疗。不能耐受手术者可观察或做γ刀治疗。

③大型肿瘤(直径>3cm)建议手术治疗。如果患者不能难受手术或术后复发建议放射治疗。

④选择放射治疗方式时,如果肿瘤直径≤3cm,适合立体定向放射治疗。

3.手术入路及适应证

(1)枕下乙状窦后入路,适于Ⅰ～Ⅳ型肿瘤切除。乳突后直切口适于Ⅱ型及部分Ⅲ型肿瘤的切除。

(2)经岩骨入路是以岩骨为中心,颅中窝、颅后窝的联合入路,适于向斜坡发展的肿瘤切除。

(3)经迷路入路适用于位于内听道的小肿瘤。

听神经鞘瘤显微手术全切的标准应该是肿瘤的全切除＋面听神经的解剖保留,小肿瘤还应争取听神经功能的保留。

4.术后处理

(1)给予脱水、激素治疗,注意有出现消化道出血的可能。

(2)患者术后神志未清醒,应行头部CT检查。

(3)术后面瘫、眼睑闭合不全者,应用眼罩将眼封闭,每日涂抗生素眼膏。如发现结膜炎,可缝合眼睑。

(4)术后3天内应严格禁食,3天后可试进流食。患者术后的第一次进食,应该由医生实施,从健侧口角试喂水,严密观察有无后组脑神经损伤的表现。因吞咽呛咳不能进食,术后3天起给予鼻饲,加强营养。

(5)随诊与复查听神经鞘瘤术后主要是观察面、听神经的功能,特别是对于术前有残存听力的患者,术后听力情况更为重要,了解有无纯音听力或语言听力。

(6)对未能全切除的肿瘤者,可行γ刀或X刀治疗。

(7)面瘫严重者,可于术后1年内行面神经功能重建手术,如面一舌下神经吻合术。面神经功能临床分级见表1-3。

表1-3 面神经功能临床分级(House&Brackmann)

| 级别 | 功能 | 表现 |
|---|---|---|
| 1 | 正常 | 面部各部位功能正常 |
| 2 | 轻度异常 | A.大体:仔细检查可见轻瘫,可有轻微联带运动<br>B.静止:双侧对称<br>C.运动:①前额:轻～中度运动;②眼:用力可完全闭合;③嘴:轻微不对称 |
| 3 | 中度异常 | A.大体:明显但无变形性不对称,可见但不严重的联带运动<br>B.运动:①前额:轻～中度运动;②眼:用力町完全闭合;③嘴:用力时轻微力弱 |
| 4 | 中～重度异常 | A.大体:明显力弱和(或)变形性不对称<br>B.运动:①前额:无;②眼:不完全闭合;③嘴:尽力仍不对称 |
| 5 | 重度异常 | A.大体:几乎感觉不到运动<br>B.静息时:不对称<br>C.运动:①前额:无;②眼:不完全闭合 |
| 6 | 完全瘫痪 | 无运动 |

(马骏)

# 第二十二节 颅咽管瘤

肿瘤来源于原始口腔外胚层形成的颅咽管残余上皮细胞,是常见的颅内先天肿瘤,各年龄均可发病,但以青少年多见。肿瘤多发于鞍上,可向下丘脑、鞍旁、第三脑室、额底、脚间前池发展。压迫视交叉、垂体,影响脑脊液循环。肿瘤多数为囊性或部分囊性,完全实质性者较少见。肿瘤囊壁由肿瘤结缔组织基质衍化而来,表面光滑。囊壁内面可见小点状钙化灶。囊内含有黄褐色或暗褐色囊液,并含有大量胆固醇结晶。显微镜下可见典型的造釉器样结构。

## 一、诊断标准

1. 临床表现

(1)发病年龄:5～10岁好发,是儿童最常见的鞍区肿瘤。

(2)下丘脑及垂体损伤症状:小儿较成人多见。肥胖、尿崩症、毛发稀少、皮肤细腻、面色苍白等。儿童体格发育迟缓,性器官发育不良。成人性功能低下,妇女停经、泌乳等。晚期可有嗜睡、乏力、体温调节障碍和精神症状。

(3)视力视野障碍:肿瘤位于鞍上,可压迫视神经、视交叉,甚至视束,早期即可有视力减退,多为缓慢加重,晚期可致失明。视野缺损差异较大,可有生理盲点扩大、象限性缺损、偏盲等。成人尚可见到双颞侧偏盲、原发性视神经萎缩;儿童常有视盘水肿,造成视力下降。

(4)颅内压增高症状:造成颅内压增高的主要原因是肿瘤向上生长侵入第三脑室,梗阻室间孔。颅高压在儿童除表现为头痛、呕吐外,还可出现头围增大、颅缝分离等。

(5)局灶症状:肿瘤向鞍旁发展可产生海绵窦综合征;向颅前窝发展,可有精神症状、记忆力减退、大小便不能自理、癫痫及失嗅等;向颅中窝发展,可产生颞叶损伤症状;少数病例,肿瘤向后发展,产生脑干及小脑症状。

2. 辅助检查

(1)头部 X 线:鞍上有钙化斑(儿童 90%,成人 40%)。同时在儿童还可见颅缝分离,脑回压迹增多等。

(2)头部 CT:鞍上占位病变,可为囊性或为实性。多有钙化灶且有特征性的环状钙化(蛋壳样)表现。

(3)头部 MRI:鞍上占位病变。肿瘤影像清晰,实体肿瘤表现为长 $T_1$ 和长 $T_2$;囊性表现取决于囊内成分,液化坏死和蛋白增高为稍长 $T_1$ 和长 $T_2$,液化胆固醇为短 $T_1$ 和长 $T_2$。

3. 实验室检查 血内分泌检查血 GH、$T_3$、$T_4$、LH、FSH、ACTH、PRL 等检测值常低下。

4. 鉴别诊断

(1)第三脑室前部胶质瘤:高颅压表现较典型,但无内分泌症状;无钙化;头部 MRI 有助诊断。

(2)生殖细胞瘤:尿崩症表现突出,但可伴有性早熟,肿瘤也无钙化。

(3)垂体腺瘤:垂体腺瘤儿童少见,一般无高颅压,无生长发育迟缓等表现,鞍区无钙化。

(4)该部位肿瘤还需与脑膜瘤、鞍旁动脉瘤等鉴别。

## 二、治疗原则

1.外科手术治疗

(1)全切除(根治性切除)。

(2)选择性次全切除:限制性手术后行放射治疗。

(3)囊肿穿刺(立体定向或内镜下):以改善视力,解除肿瘤压迫为主,同时可注入囊液容积半量的同位素,行瘤内或间质照射。仅适合于囊性或以囊性成分为主的肿瘤。

(4)分期手术

①全切手术前可先行瘤囊穿刺减压。

②实性肿瘤可先切除下部肿瘤,上部肿瘤可能下移至手术易于达到的部位。

③分期手术可为儿童患者赢得时间,后期行根治手术时下丘脑的耐受力增强。

2.放射治疗　外部分量放射治疗或立体定向放射治疗。外部分量放射治疗多作为手术的辅助治疗,如选择性次全切或囊穿刺。而立体定向反射外科由于是单次治疗,对肿瘤附近的下丘脑和视路可施加较大的不能接受的放射剂量而产生较大的副损伤。

3.选择治疗方法时可参考以下因素

(1)患者年龄,一般状况,肿瘤大小和范围,是否合并脑积水和下丘脑症状等。

(2)根治性手术可较好地控制肿瘤复发,但可能遗留较为严重的下丘脑功能障碍;限制性手术后肿瘤复发率较高,复发肿瘤行二次手术时,原有的神经功能障碍可能进一步加重,同时可给患者造成更多的心理和经济负担。

(3)成人下丘脑对损伤的耐受性较儿童强。

(4)放射治疗虽然也有助于控制肿瘤复发,但可影响大脑的发育,尤其是小儿。所以不主张对于年龄较小的患儿采用放射治疗,建议儿童颅咽管瘤尽可能根治性切除。放射治疗则越可能拖后越好。

(5)患者和家属的意见。

4.主要手术间隙(视交叉旁间隙)

第Ⅰ间隙:视交叉前间隙。

第Ⅱ间隙:视神经—颈内动脉间隙。

第Ⅲ间隙:颈内动脉—动眼神经间隙。

第Ⅳ间隙:终板。

第Ⅴ间隙:颈内动脉分叉后间隙。

5.手术入路及适应证

(1)经蝶窦入路:适用于鞍内颅咽管瘤。

(2)经额底入路:适用于鞍上—视交叉前—脑室外生长的肿瘤。

(3)翼点入路:最常用的手术入路,适用于主体位于鞍上的肿瘤。该入路要点是充分显露视交叉前间隙,视交叉—颈内动脉间隙和颈内动脉—动眼神经间隙,利用这3个间隙切除肿瘤。

(4)终板入路:打开终板,可显露并切除突入第三脑室(前部)的肿瘤。

(5)经胼胝体—穹窿间入路或侧脑室入路:适合于肿瘤主体位于第三脑室内的肿瘤,由胼胝体可进入一侧侧脑室,或分开两层透明隔进入第三脑室,可直接暴露肿瘤顶部。由于儿童对于切开胼胝体反应较小,所以此入路尤为适合。成人可因切开胼胝体而出现术后缄默状态。此入路对于视交叉下,视交叉旁和鞍内显露较差。

(6)颅眶颧入路:适用范围与翼点入路基本相似,但该入路对于脑牵拉小;其显露范围与翼点入路相比较,可增加颈内动脉—动眼神经间隙和颈内动脉分叉后间隙的显露,对视交叉下方和漏斗部的观察角度增大,切除肿瘤时减小了对视神经和视束的牵拉。

6.手术后影像学评估(表1—4)

表1—4　颅咽管瘤术后影像学评估

| 术后 CT 分级 | | 术后 MRI 分级 | |
| --- | --- | --- | --- |
| 1 级 | 正常 CT | 全切除 | 正常 MRI |
| 2 级 | 残留微小钙化斑 | | |
| 3 级 | 残留小钙化块 | 次全切除 | 小强化病变,无占位效应 |
| 4 级 | 小强化病变,无占位效应 | | |
| 5 级 | 显著强化病变,有占位效应 | 部分切除 | 显著强化病变,有占位效应 |

注:影像学复查时间:早期建议术后 3 天以内,否则建议术后 3 个月复查,防止术后在术区因炎性反应导致的强化表现干扰手术效果的评估

7.术后合并症及防治

(1)下丘脑损伤:主要表现为尿崩症(和电解质紊乱)、高热和意识障碍。

如出现体温失调,特别是高热,应行物理降温或低温对症治疗。

术后记录 24 小时出入量,注意尿色和尿比重;术后当天及以后 3～5 日内监测血电解质,出现异常时应每日至少复查 2 次,及时调整水盐摄入量。

常见的水钠平衡失调包括以下几种。

①高渗性脱水(高钠血症):细胞外液中钠/水的相对值增加,细胞内液浓缩;临床表现多数伴有渴觉功能异常、昏迷等,严重时可导致蛛网膜下腔出血(SAH)和脑内出血。治疗原则包括补液和减少水的丢失并重。

失水量估计法:<2%(150mmol/L);2%～4%(160mmol/L);4%～6%(>160mmol/L);计算法:[Na]浓度差×体重(kg)×4。

补液途径包括:胃肠道为主、输液为辅、速尿排钠、补充细胞外液。应保持血钠下降速度<0.05mmol/h。有条件应同时监测中心静脉压,结合尿量来指导补液量。

②尿崩症:若尿量超过 250ml/h,持续 1～2 小时,尿比重低于 1.005,可诊断尿崩症。

应注意补充丢失的液体,同时结合药物治疗。常用药物:醋酸去氨加压素片。

——长效制剂,30～45 分钟起效,可维持 4～8 小时。

——药效存在个体差异。

——小剂量开始,控制尿量<150ml/h。

——给药指征连续 2 小时尿量>200～250ml/h。

——过量引起少尿/尿闭(用速尿对抗)、水中毒。

——尿是排钠的重要途径。单纯依靠减少尿排出纠正高钠是错误的,应补水排钠并重。

③低渗性脱水/低钠血症:血钠浓度<136mmol/L。原因包括钠的丢失和(或)水的摄入过多。临床上可导致癫痫、精神障碍、脑水肿/颅压高等。

低钠血症出现时间不明患者可能已发展为症状轻微的慢性缺钠,应通过限制液体入量缓

慢治疗。出现急性低钠血症的患者,有发生脑疝的危险,应迅速治疗。

钠的补充及估算如下。

估计法(g/kg):(130～135)/0.5;(125～129)/0.75;<125/1;补钠的速度取决于低钠血症的急缓和症状的严重程度。

低钠血症纠正过慢可增加致残率和死亡率,但治疗速度过快则会伴发脑桥中心性脱髓鞘(CPM)。此为一种常见的桥脑内质病变,也可发生于大脑其他部位的白质,表现为隐匿性四肢软瘫、意识改变、脑神经异常及假性球麻痹。早期可表现为不同程度的意识障碍,43%的患者可有尿失禁,癫痫少见。

下述治疗方法 CPM 发生率降低。

——纠正低钠血症过程中避免出现正常血钠或高血钠,经常检查血钠水平。

——如果血钠在 17±1 小时以上超过 126mEq/L,停止补钠。

——24 小时内血钠升高幅度超过 10mEq/L,停止补钠。

——纠正速度不要超过 $(1.3±0.2)mEq/(L \cdot h)$。

——缓慢补充 3% 或 5% 氯化钠注射液。

——同时加用速尿,防止容量过多。

——检查 $K^+$ 丢失量,适当补充。

(2)脑积水:如术后出现继发脑积水,可行分流术。

(3)化学性脑膜炎:术中避免囊液流入脑室和蛛网膜下隙,如发生脑膜炎,可给激素治疗,多次腰椎穿刺充分引流炎性脑脊液。

(4)癫痫:手术当日不能口服时,应静脉或肌内注射抗癫痫药,手术后早期静脉持续泵入抗癫痫药物,如丙戊酸钠缓释片 $1mg/(kg \cdot h)$,能进食后替换为口服抗癫痫药,注意保持抗癫痫药物的有效血药浓度,同时注意皮疹、血细胞下降和肝功能损害等药物副作用。

(5)其他局部神经功能障碍:如偏瘫、失语等。高压氧治疗具有 定疗效。偏瘫患者应注意患肢的被动活动和锻炼,防止关节僵硬和肌肉萎缩;短期内不能下地的患者应给予预防深静脉血栓和肺栓塞的治疗,如注射用低分子肝素钙和弹力袜等。

(6)内分泌功能障碍:术后应常规复查垂体和下丘脑激素水平,并与术前相比较。对于内分泌功能障碍的患者,应尽可能给予相应的内分泌药物替代治疗。

急性继发性肾上腺皮质功能减退治疗注意事项如下。

①应及时补充糖皮质激素,如氢化可的松。

②给药方法:早期静脉滴注,并逐渐过渡到口服。

③减药:达到生理剂量后改为每日 1 次口服,每周减 2.5mg,2～4 周后减至 10mg/d;然后每 2～4 周测晨 8 时血清皮质醇浓度水平;晨 8 时血清皮质醇浓度>10μg/dl 时可停药,但同时需注意减药反应、应激状态、长期应用皮质醇 2 年内仍有出现肾上腺皮质功能不全的可能等。

④应用后可出现下丘脑—垂体—肾上腺轴(HPA 轴)抑制,类固醇应用 1 个月以上,HPA 轴恢复至少需要 1 年,所以不建议长期大剂量应用激素类药物。神经外科大多数情况下用 5～7 日糖皮质激素,在停药后一般不会出现肾上腺皮质功能不全;如果连续应用 2 周或以上,减药一般至少也需 2 周以上。

(7)残存肿瘤:手术未能全切肿瘤时术后可行放射治疗,对于控制肿瘤复发具有一定效果。但鉴于放射治疗的副作用,尤其对大脑发育的影响,不主张对儿童患者行放射治疗,尤其是学龄前儿童。

(马骏)

# 第二十三节　颅底肿瘤

颅底肿瘤起源于颅底和其相邻近结构,有些肿瘤由颅内向颅外或由颅外向颅内,通过颅底裂孔或破坏颅底骨质后,在颅内生长。因此部分瘤体位于颅内,而部分瘤体位于颅外。颅底肿瘤种类较多,临床上以前、中和后3个颅窝底范围划分。

## 一、诊断标准

1.临床表现

(1)颅前窝底肿瘤:起源于额骨的骨软骨瘤和成骨肉瘤、颅前窝底脑膜瘤,以及起源于鼻腔内的恶性肿瘤较为常见。早期可有嗅觉减退或丧失、颅内压增高症状(头痛、呕吐)、精神症状、癫痫发作,颅眶沟中的肿瘤可有眼球突出、复视和视力减退或失明等。

(2)颅中窝底及海绵窦区的肿瘤:颞下窝肿瘤多起源于颅中窝底脑膜瘤、三叉神经鞘瘤和血管纤维瘤,亦可有鼻咽癌侵入颅内等。常见症状是颜面部麻木或疼痛、咀嚼肌和颞肌萎缩,以及海绵窦闭塞的表现,如头晕头痛、复视、眼球运动障碍,亦可有癫痫发作等。

(3)颅后窝底及小脑桥脑角肿瘤:斜坡脑膜瘤和脊索瘤可出现一侧或双侧多发性第Ⅲ~Ⅷ对脑神经麻痹,脊索瘤往往在鼻咽部有肿物突出。颈静脉孔区肿瘤可出现第Ⅸ、Ⅹ、Ⅺ对脑神经麻痹。舌下神经瘤表现为一侧舌肌麻痹或萎缩。瘤体大者可出现头晕、共济失调等脑干症状。

(4)岩斜区肿瘤:主要以后组脑神经症状为主,常见为复视、面部麻木、眼球活动受限、饮食呛咳,其次是头痛、眩晕、半身无力或偏瘫、共济失调(醉汉步态)等。

2.辅助检查

(1)头部CT和MRI检查:明确肿瘤部位。

(2)血管显影检查:颅底肿瘤血供丰富或与颈内动脉等大动脉关联密切者,应行全脑数字减影血管造影(DSA)检查,亦可行心脏血管造影(CTA)检查,了解肿瘤主要供血动脉和引流静脉,注意肿瘤是否包裹了较大的血管。

(3)术前依据颅底肿瘤部位,行视力视野、电测听,以及脑干诱发电位检查。

## 二、治疗原则

1.手术适应证

(1)颅底各部位良性肿瘤。

(2)颅底部位局限性生长的恶性肿瘤,患者状况允许手术者。

(3)适用于上述(1)和(2)经γ刀或X刀治疗无效者。

(4)颅底肿瘤复发,患者一般情况允许再次手术者。

(5)颅底肿瘤有神经功能障碍并且进行性加重者。

(6)颅底肿瘤有颅内压增高者。

(7)颅底肿瘤合并脑积水者。

(8)无明显手术禁忌者。

2.手术前准备

(1)入院后及时向患者及家属讲清病情,使其对所患肿瘤有所认识,特别是对急症患者和病情严重者更应仔细交待,对可能发生的病情突变充分理解。手术前应向患者及家属如实交待。目前该种疾病的治疗方法和适合该患者的治疗方法,应着重强调手术危险性,以及术后可能出现的并发症。

(2)患者有合并症时应及时请有关科室会诊,使患者全身情况允许手术。

(3)特殊处理入院时合并脑积水、颅压高者应剃头,随时做脑室穿刺的准备;有吞咽进食困难者必要时置胃管鼻饲以改善营养;纠正电解质紊乱;呼吸困难者应准备好急救和气切设备;生活不能自理者应做好护理工作。

(4)对血运丰富的肿瘤还可行术前血管栓塞,以减少出血。

3.治疗方法 颅底肿瘤的手术方法因肿瘤的部位、大小、性质、与周围结构的关系及患者的具体情况而各不相同,应遵循下列基本原则。

(1)采用显微外科手术技术。

(2)选择最佳手术入路,取得良好的显露。

(3)充分保护脑组织、脑神经及颅底重要血管。

(4)在保存重要神经功能的前题下力争全切肿瘤,同时必须恢复和重建颅底的正常生理密闭性。

4.术后处理

(1)密切注意可能出现的并发症颅前窝底肿瘤可能出现嗅觉丧失,脑脊液鼻漏;海绵窦肿瘤可能出现动眼神经、外展神经等麻痹;小脑脑桥角及颈静脉孔区肿瘤可能出现三叉神经、面神经、听神经损害与吞咽困难、呛咳等后组脑神经症状。特别是斜坡和枕大孔区肿瘤术后可能出现呼吸功能障碍。对已出现的并发症,可采取对症治疗,如加强护埋,应用神经营养药物等。

(2)颅底肿瘤患者术毕,应等患者完全清醒后,有咳嗽反射时再拔除气管插管。若后组脑神经功能障碍明显,应积极行气管切开术。如呼吸不规律、潮气量不足时,应用呼吸机辅助呼吸。

(3)气管切开患者应在神志清醒、呼吸平稳、咳嗽反射明显,体温正常时方可试行堵管,试堵管 24 小时内无异常者方可拔管。无论是否气切,只要痰多较稠者应采取雾化吸入、翻身拍背/协助排痰等措施确保呼吸道通畅。

(4)术后患者常规禁食水 3 天,第一次进食、水应由主管医生试喂。3～7 天后吞咽功能仍无缓解者应置胃管给予鼻饲饮食。

(5)出院时向患者及家属交待出院注意事项,3 个月复查 MRI。

(6)对未能全切的肿瘤,术后应常规放射治疗或进行 γ 刀、X 刀治疗。

(艾克拜尔·哈里克)

# 第二十四节 脑干占位病变

脑干占位病变以脑干胶质瘤最为常见,其次为海绵状血管瘤、血管母细胞瘤等。本病好发于小儿及青少年。肿瘤部位以延髓和脑桥为多见,中脑次之。

## 一、诊断标准

1.临床表现

(1)脑神经核团损伤症状:往往在肿瘤早期出现,中脑肿瘤多见动眼神经和滑车神经核受损,出现复视和眼球偏斜等。桥脑肿瘤累及外展神经核、滑车神经核、面神经核和部分三叉神经核时,表现眼球外展运动障碍、面瘫和面部感觉减退。当病变累及前庭蜗神经时,出现听力减退、眼球震颤和眩晕。延髓肿瘤可累及后组脑神经核,出现声音嘶哑、吞咽困难和舌肌瘫痪。

(2)脑干长束损伤症状:肿瘤向脑干腹侧发展,常累及一侧锥体束,出现对侧肢体瘫痪。肿瘤向一侧发展则出现患侧脑神经核瘫和对侧锥体束损伤的交叉性瘫。当网状结构受累时,患者表现为昏迷。

2.辅助检查

(1)神经影像学检查:头部 CT 及 MRI 检查均表现为脑干本身肿大,血运丰富病变需做 DSA 检查。

(2)中脑和桥脑肿瘤:患者手术前后应做脑干诱发电位检查。

## 二、治疗原则

1.手术治疗

(1)手术适应证:凡病变局限、部位浅表的临床症状体征呈进行性加重者,皆为手术适应证,对于浸润性生长范围较广的肿瘤,则不宜行手术治疗。

(2)手术方法:依据肿瘤所在部位,采取适当手术入路。原则是选择距离病变最近、损伤最小、暴露最容易的入路。手法要轻柔、勿过分牵拉;操作仅限于病变区内。

(3)术后处理

①术后可能的并发症:中脑肿瘤患者可能出现昏迷,双睑下垂;桥脑肿瘤患者可能双侧外展神经和双侧面神经麻痹、偏瘫或四肢瘫;延髓肿瘤患者可能发生吞咽困难,呼吸障碍,需要做气管切开、鼻饲等。

②脑干肿瘤患者:术毕应等患者完全清醒后,有咳嗽反射时再拔除气管插管。若后组脑神经功能障碍明显,应积极行气管切开术。若呼吸不规律,潮气量不足应用呼吸机辅助呼吸。

③术后患者常规禁食水 3 天,第一次进食、水应由主管医生试喂。1 周后仍不能进食者应置胃管给予鼻饲饮食。

④出院时向患者及家属交待出院注意事项,嘱其 3 个月复查。

2.非手术治疗 适用于手术部分切除的病例,术后胶质瘤患者应及时辅助行放射治疗化疗、以延缓复发。

(艾克拜尔·哈里克)

## 第二十五节　颅内转移瘤

颅内转移瘤为身体其他部位恶性肿瘤经血液或其他途径转移至颅内所致,多见于肺癌、胃癌及乳腺癌等转移。本病可发生于颅内任何部位,以大脑中动脉分布区如额叶和顶叶常见,转移灶可为单发或多发,多位于额后、顶叶及枕叶的脑皮质及皮质下,呈灰褐色或灰白色,质地不一,较脆软。切面可呈颗粒状,有时瘤内发生坏死,形成假性囊肿,含有液化坏死组织。肿瘤境界清楚,周围脑组织水肿明显。显微镜下显示:肿瘤组织呈浸润性生长,转移瘤的组织形态与原发瘤相似,但假如原发瘤细胞分化较低,则转移瘤可与颅内原发的胶质瘤不易区分。

### 一、诊断标准

1.临床表现

(1)发病年龄与病史:患者多为中老年人,常有恶性肿瘤病史,但亦有病史不明者。一些患者神经系统症状可先于原发部位症状。病史较短,病情发展快。

(2)精神症状:患者常表现为精神异常,颅内压增高,运动感觉异常及癫痫。

(3)体格检查:需做全身各系统及神经系统查体。

2.辅助检查

(1)全身系统检查

①前列腺及甲状腺等部位检查。

②女性患者应行乳腺、妇科检查。

③腹部B超。

④胸部X线检查,根据情况选择骨扫描。

⑤胸、腹部CT扫描。

(2)头部影像学检查:颅内可显示多个或单个病灶,多为低密度或等密度,周边水肿明显,注药后呈不规则强化。

### 二、治疗原则

1.手术治疗病灶表浅、单发,患者全身状况良好者,宜手术摘除。

2.放射治疗和(或)化疗。

3.原发病灶明确者,根据具体情况可行手术、放射治疗和(或)化疗。

4.放射外科治疗无上述适应证但转移灶不超过4个,单病灶直径不超过3cm者虑做γ刀或X刀。

(艾克拜尔·哈里克)

## 第二十六节　中枢神经系统淋巴瘤

中枢神经系统淋巴瘤可继发于全身淋巴瘤,也可原发于中枢神经系统,称为原发中枢神经系统淋巴瘤(PCNSL),临床罕见,约占恶性淋巴瘤的0.2%～2%,占所有颅内原发肿瘤的

0.85%～2%。少数情况下可转移到中枢神经系统以外的其他部位。原发中枢神经系统淋巴瘤的发病率正在升高,部分是因为艾滋病和移植患者的增多。男女患病比例约为1.5：1。就诊时平均年龄52岁(免疫抑制的患者中年龄更小约34岁)。最常见的幕上部位为额叶、深部神经核团,脑室周围也常见;幕下以小脑半球最常见。

## 一、诊断标准

1.临床表现

(1)原发与继发中枢神经系统淋巴瘤的临床表现相似,症状缺乏典型性,可表现为脊髓硬脑膜外压迫或癌性脑膜炎(多发脑神经麻痹、癌性脑膜炎)。

(2)癫痫。

(3)颅内压增高。

(4)精神状态改变,智力减退。

(5)局部神经功能障碍:如偏身运动或感觉障碍、失语、视野缺损、多发脑神经麻痹(由于癌性脑膜炎)等。

(6)特征性的综合征(但不常见),包括葡萄膜炎(可与淋巴瘤伴发或早于淋巴瘤)和亚急性脑炎伴室管膜下侵润。

2.辅助检查

(1)影像学检查:主要进行头部CT和MRI检查。

①可见发生于1个或多个脑叶(白质或灰质),或深部中线结构(透明隔、基底节、胼胝体),为单发或多发卵圆形病灶。与此相反,全身淋巴瘤转移至中枢神经系统常位于软脑膜,而不是脑实质。

②瘤周水肿和占位效应随肿瘤大小和部位而各异。

③注射对比剂后90%以上肿瘤强化("握雪球"状);大多与室管膜或脑膜相连。

④与中央灰质或胼胝体均匀一致增强的病灶应怀疑为CNS淋巴瘤。

(2)脑脊液检查

①只有当病灶无明显占位效应时才可获取。

②一般均存在异常,但无特异性。最常见的异常包括蛋白升高、细胞计数升高等。

③只有10%的患者细胞学检查可见淋巴细胞。

(3)其他检查

①所有患者均应评价与淋巴瘤发生相关的各种因素,如病史、查体、实验室检查等。

②中枢神经系统淋巴瘤患者均应检查是否存在隐匿性全身淋巴瘤。

③所有患者可考虑行眼科学检查,包括双眼裂隙灯检查,以便发现可能存在的葡萄膜炎,协助诊断。

## 二、治疗原则

1.外科手术

(1)手术部分或全切除肿瘤进行减压并不能改变患者的预后。

(2)手术的主要作用是肿瘤活检,大多采用立体定向技术。

2.放射治疗 经活检证实病理学诊断过后,标准治疗是全脑放射治疗,使用的剂量通常低于原发脑肿瘤,每天给予 180~300cGy,总剂量约 4000~5000cGy。

3.化疗 非 AIDS 患者化疗加放射的生存期比单纯放射治疗效果好。脑室内(不是经腰椎穿刺鞘内)给予甲氨蝶呤(MTX)(每次 12mg,每周 2 次,共 6 次,加静脉给予甲酰四氢叶酸)可使生存期延长。同时应注意化疗的副作用。

(艾克拜尔·哈里克)

# 第二十七节　先天性脑积水

## 一、定义

先天性脑积水又称为婴儿脑积水,是指婴幼儿时期由于脑脊液循环受阻、吸收障碍或分泌过多使脑脊液大量积聚于脑室系统或蛛网膜下腔,导致脑室或蛛网膜下腔扩大,导致头颅增大、颅内压力过高和脑功能障碍。先天性脑积水主要由畸形引起,较大儿童和成人脑积水无头颅扩大表现。发生率为 3‰~5‰。

## 二、诊断依据

1.临床表现

(1)进行性头围扩大:出生后数周~12 个月有脑积水患儿表现为前囟扩大、颅缝增宽、头围增大。正常婴儿在最早 6 个月中头围增加每月约 1.2~1.3cm。在先天性脑积水的患儿则可为正常的 2~3 倍。

(2)头发稀少、额颞部头皮静脉怒张。晚期出现眶顶受压变薄和下移,使眼球受压下旋,以致上半部巩膜外翻,呈"日落征"。双眼上、下视时出现分离现象,并有凝视麻痹、眼震等。有时出现眼球运动障碍。

(3)可反复出现呕吐、视力障碍及眼内斜,进食困难,头下垂、四肢无力,或痉挛性瘫痪、智力发育障碍,甚至出现惊厥与嗜睡。视神经乳头水肿在先天性脑积水中不明显并且少见,但眼底检查可见视网膜静脉曲张。

(4)运动异常:主要为肢体痉挛性瘫,以下肢为主。轻者双足跟紧张,足下垂。严重时呈痉挛步态,亦称剪刀步态。

2.辅助检查

(1)头颅 X 线片:可见颅腔扩大、颅面比例失调、颅骨变薄、颅缝分离、前后囟扩大或延迟闭合,尚可见蝶鞍扩大、后床突吸收等颅内高压征。

(2)头颅 CT 检查:可直接显示各脑室扩大程度和皮质厚度,判断梗阻部位。若为中脑导水管狭窄引起者,仅见侧脑室和第三脑室扩大,而第四脑室正常。

(3)MRI 检查:除能显示脑积水外,还可准确显示各脑室和蛛网膜下腔各部位的形态、大小和存在的狭窄,有无先天畸形或肿瘤存在。

(4)放射性核素检查:脑池造影显示放射性显像剂清除缓慢,并可见其反流到扩大的脑室。目前已较少应用。

(5)透光试验:先天性脑积水的脑实质厚度小于1cm 者,表现为全头颅透光。

### 三、鉴别诊断

本病需要与硬膜下积液或血肿或积脓、佝偻病、脑穿通畸形和大脑发育不良鉴别。

### 四、治疗原则

1. 手术治疗

(1)手术方法：种类较多。目前有脑脊液循环通路重建手术、脑脊液分流手术、减少脑脊液分泌的手术。

(2)禁忌证：①颅内感染者。②近期曾行开颅手术或分流术，颅内有积气或血性脑脊液者。

(3)术后并发症及处理：①颅内感染明确时，最好取出分流装置，给予抗生素治疗。②分流装置障碍或分流管阻塞，酌情行分流矫正术或更换分流管。③颅内血肿多继发于颅内压过低，因此需选用合适压力的分流管。

2. 非手术治疗　目的在于减少脑脊液的分泌或增加机体水分的排出。一般常用脱水药物以及减少脑脊液分泌药物。

（王宾）

## 第二十八节　蛛网膜囊肿

蛛网膜囊肿是一种先天性囊腔，位于脑脊液池和主要脑裂中，其边界由蛛网膜构成。囊肿内充满了无色澄清的、几乎与脑脊液一致的液体。应用 CT 和 MRI 可诊断蛛网膜囊肿。治疗方案建立在解剖和临床表现的基础上。所有年龄组中的有症状患者确诊后均推荐手术治疗。

### 一、发病原因

胚胎学研究中，蛛网膜囊肿的产生原因可能有以下两种：

1. 蛛网膜下腔形成的早期，脑脊液流动发生改变，这可能导致正在发育的网状蛛网膜破裂，此时出现了内陷的小囊并有脑脊液流入此囊中，形成蛛网膜囊肿。

2. 在蛛网膜发育过程中，蛛网膜从硬膜上分离，此时可发生分裂从而形成蛛网膜囊肿。蛛网膜囊肿可能伴有大脑静脉和胼胝体的发育异常。

另外，创伤也可能是发病原因。婴儿期创伤可能导致未发育完全的脑池内的蛛网膜撕裂，从而使脑脊液流入并形成蛛网膜囊肿。

### 二、病理学

蛛网膜囊肿的囊壁与正常的蛛网膜相似，包含层状胶原束。膜上可能含有明显的静脉和毛细血管丛、室管膜或柱状上皮。极少见到炎症细胞或含铁血黄素沉着物。毗邻蛛网膜囊肿的大脑皮质基本上是正常的。大多数蛛网膜囊肿内是静态的液体，但也有一些可因以下原因增大并导致占位效应。

1. 囊肿内可能存在残余脉络膜丛、蛛网膜颗粒或硬膜下神经上皮，可活动性分泌脑脊液

（CSF）从而导致囊肿增大。

2.蛛网膜囊肿内液的蛋白浓度可高于正常 CSF，正常 CSF 可因此内流而使囊肿膨胀。MRI 上可观察到囊肿内液呈 $T_2$ 高信号。

3.蛛网膜囊肿可与蛛网膜下腔交通并形成单向活瓣，在 Valsalva 动作或短时颅内压升高期间 CSF 可进入囊内，从而导致囊肿增大。

### 三、临床表现及治疗原则

蛛网膜囊肿大约占颅内占位性病变的多数囊肿是偶然发现的。蛛网膜囊肿多在 20 岁前发现，近 3/4 的患者在儿童期出现症状。男女发病比例超过了 2∶1。大多数囊肿内的液体保持静止状态，但也有一些囊肿呈进行性增大，对相邻的神经结构产生占位效应。有极少数囊肿随着时间进程出现退化和消失。蛛网膜囊肿可能因创伤而发生破裂，导致硬膜下水囊瘤及颅内压升高，可合并急性或慢性创伤性硬膜下血肿。

蛛网膜囊肿可在蛛网膜下腔内的任何位置出现，与蛛网膜池密切相关。在成人和儿童中，近一半囊肿发生在大脑外侧裂，幕上囊肿的数量远远超过幕下囊肿。较少发生于大脑纵裂和斜坡区。鞍区蛛网膜囊肿儿童较成人更常见。

对于无症状或偶然发现的蛛网膜囊肿患者，应密切观察并规律随访影像学检查。若患者出现局灶神经体征或颅高压症状，应及时行外科治疗。对于儿童患者，若出现进行性头围增大及囊肿相关的癫痫发作，应考虑进行治疗。外科治疗的目标是减少蛛网膜囊肿对周围脑组织的占位效应。囊肿的外科治疗技术包括开颅囊壁切除术、立体定向抽吸术、囊肿腹腔分流术以及内镜下囊肿—蛛网膜下腔或脑室开窗术。上述每一种手术都各有明显的优势和缺陷。

囊肿—腹腔分流术（CP）的优点为操作相对简单、分流的致病率较低。常见并发症为：感染、过度引流、枕骨大孔疝、低颅压头痛综合征和分流失败。蛛网膜囊肿与脑皮质、血管结构可能紧密粘连，这可限制开颅囊肿切除术中囊壁的完全切除。随着内镜设备和外科技术的改进，蛛网膜囊肿在内镜下切除可能成为供选择的治疗。无论治疗方式，手术后囊肿总体复发率可达 25%。

### 四、影像学检查

1.头颅 X 线平片　大脑外侧裂的囊肿可使中颅窝膨胀或蝶骨移位上抬，导致毗邻的颅骨呈局部增大。大脑凸面和前颅窝的巨大囊肿常导致颅骨变薄。鞍上或四叠体池囊肿可导致脑积水，间接导致骨缝分离及鞍背、颅盖骨变薄。

2.头颅 CT　蛛网膜囊肿在 CT 上表现为边界平滑、充满囊液的占位。囊液密度与 CSF 几乎一样，增强 CT 显示囊壁不增强；骨窗像显示颅顶及颅底可出现骨性改变。蛛网膜下腔注射造影剂后行增强 CT 可显示孤立囊肿或囊肿与正常蛛网膜下腔有交通。

3.MRI　是蛛网膜囊肿的首选检查。$T_1$ 像能清晰显示囊肿位置及与皮质、血管的关系。囊液呈长 $T_1$ 短 $T_2$ 信号，与 CSF 相近。增强 MRI 扫描、FLAIR、$T_1$ 像和质子像可用以鉴别囊性肿瘤、皮样囊肿、室管膜瘤、表皮样囊肿以及脂肪瘤。MRI 还可以轻易显示所有的相关畸形，例如胼胝体发育不全或前脑无裂畸形。

### 五、常见蛛网膜囊肿

1.大脑外侧裂囊肿　近一半成人患者及约 1/3 儿童患者的蛛网膜囊肿位于大脑外侧裂。

囊肿的大小不等,巨大囊肿可压迫颞极和岛叶并使中线移向对侧。大脑外侧裂囊肿可在任何年龄出现症状,常见于儿童和青少年。男女患病的比例是 3∶1,左侧大脑半球受累比右侧更常见。最常见的症状是单侧头痛,以眶上或颞区的疼痛最典型。1/4 以上的患者可以出现各种类型的癫痫发作,包括局灶、复杂-局部或全面发作。造成蛛网膜囊肿患者癫痫发作的原因尚不明确,但可能与囊肿相邻的颞叶皮质受压、发育不良或软膜下胶质增生有关。蛛网膜囊肿患者很少出现发育延迟或学习困难。

幼儿巨大外侧裂囊肿可以导致巨颅症和骨缝分离。在很多患者中可见颅骨局部隆起,颅骨 X 线片显示颞骨鳞部变薄和蝶骨翼移位。CT 显示在外侧裂内颞尖处存在不被增强的 CSF 聚集。外侧裂囊肿分为 3 个亚型:

(1) Ⅰ型囊肿在颞尖处呈椭圆形,中颅窝无结构异常。这些囊肿可与蛛网膜下腔的 CSF 自由交通。

(2) Ⅱ型囊肿是巨大的四边形囊肿,对相邻的神经和骨性结构有一定的占位效应。

(3) Ⅲ型囊肿呈巨大圆形,造成岛盖和岛叶皮质严重受压,使侧脑室变形和中线偏移。这些囊肿不与蛛网膜下腔的 CSF 相交通。

MRI 影像中囊液均不强化,并与 CSF 的信号相似。MRA 和 MRV 可观察到大脑中动脉及皮质静脉的分支因囊肿的占位效应而变形、伸长。

根据患者临床症状及影像学分型决定治疗方案。典型的Ⅰ型囊肿一般无临床症状,无需外科手术治疗。建议保守治疗,每年定期行神经影像学随访检查;对于儿童患者,每 6 个月应行神经影像学随访检查,持续 18 个月。巨大且有症状的Ⅲ型囊肿的成人或儿童患者需外科手术治疗。Ⅱ型囊肿患者若出现严重的或与囊肿体积不相符的临床症状,也应行外科手术治疗。

外科治疗包括 CP 分流术、开颅囊肿切除术及神经内镜下囊肿开窗术。CP 分流术可在超声或导航辅助下置入分流管,导管侧孔有助于分流管的长期开放,并能促进囊肿不同分隔内的液体引流,推荐使用带低压瓣膜的分流管;在分流术后,移位的皮质和中线可迅速回位。在放置分流管时囊壁上的桥静脉可能损伤,导致囊肿内或蛛网膜下腔出血。其他并发症包括感染、囊肿复发和低颅压头痛。开颅手术可切除囊肿的侧壁并将囊液引流至基底池,可在导航辅助下定位开颅的范围。神经内镜下可行囊肿-脑池造瘘术,并用球囊导管扩张,在基底池放置脑室引流管。

2. 鞍上囊肿　最常见的鞍旁区囊肿发生在鞍上池内。近 50% 的病例是 5 岁以下的儿童,其中 1 岁以下的占大约 20%。最常见的症状包括脑积水、视力损害和内分泌功能障碍。鞍上巨大囊肿可压迫中脑使其抬高和后移,并可能出现局灶神经系统体征,包括步态共济失调和角弓反张。男女发病比例为 2∶1。

在婴儿期,囊肿向上迅速增大可抬高第三脑室且阻塞 Monro 孔(室间孔)及 CSF 循环,因此产生脑积水,可导致大头畸形和骨缝分离。眼科检查可发现视神经萎缩、视神经乳头水肿、单侧或双侧视力下降和视野变窄。内分泌功能障碍包括性早熟和身材矮小。内分泌检查提示生长激素和促肾上腺皮质激素缺乏,少数情况下可出现全垂体功能减退。

超声及 CT 可发现鞍上池囊性占位,伴第三脑室、蝶鞍受压 3 鞍上囊肿可伴脑积水和脑干移位。MRI 扫描可清晰显示囊肿与周围脑组织的关系,并可鉴别颅咽管瘤、皮样囊肿、表皮样囊肿和 Rathke 囊肿。

治疗方面,对没有脑积水的患者可以采用 CP 分流术。脑室－腹腔分流术(VP)可以控制脑积水,但约 40％的患者囊肿体积可继续增大。Y 形连接管可以连接囊肿和脑室,普通低压分流系统可引流每个腔内的液体。越来越多的鞍上囊肿使用内镜下神经外科治疗。鞍上囊肿合并脑积水可行神经内镜下脑室－囊肿造瘘术。

（王宾）

# 第二十九节　神经管肠源性囊肿

神经管肠源性囊肿,也称为肠源性囊肿、神经上皮细胞囊肿、内胚层囊肿或前肠囊肿,是发育过程中因内胚层罕见的变异畸形形成,主要发生在颅内或椎管内。颅内神经管肠源性囊肿常位于腹侧及轴线上,脊柱神经源性囊肿可伴随脊柱的发育畸形(半椎体、椎体缺如、椎体融合、蝶形椎、脊髓纵裂等)。下颈椎上胸椎的脊柱神经源性囊肿发病率较颅内高。

## 一、临床表现

神经管肠源性囊肿可在任何年龄段出现症状。该病无性别趋势。临床表现主要取决于病变位置及与周围组织的关系。成人患者病情发展隐匿、缓慢,儿童患者进展迅速。出现瘘管时,患者可反复出现脑膜炎症状。患者可能出现胸膜痛、肋肌痛等症状,但无明确定位体征。

## 二、影像学检查

MRI 是首选检查方法。神经管肠源性囊肿在 MRI 上表现为脑脊液信号,有时也表现为混杂信号。增强扫描囊肿不强化,部分囊肿壁可强化。囊肿可浸润周围组织。颅内神经管肠源性囊肿常位于后颅窝、中线四脑室腹侧或桥小脑脚。脊柱神经管肠源性囊肿可位于脊髓腹侧或背侧,极少出现在髓内。需与表皮样囊肿、皮样囊肿、蛛网膜囊肿、室管膜囊肿、胶质囊肿、Rathke 囊肿及其他囊性占位相鉴别。

## 三、治疗原则

主要治疗方式为手术治疗。手术目的是彻底切除肿瘤。但囊肿与周围组织明显粘连,手术常难以彻底切除。勉强切除囊肿壁可导致神经症状进一步加重。若无法完整切除囊肿壁,可行囊液吸出术、囊壁缝合造袋术、囊肿蛛网膜下腔分流术。术后可出现无菌性脑膜炎。即使肉眼完整切除囊肿,仍有复发可能。该病对放疗及化疗均不敏感。

（艾克拜尔·哈里克）

# 第三十节　寰枕部畸形

本病也称枕骨大孔区畸形,主要是指枕骨底部及第一、第二颈椎先天发育异常。此病包括多种多样的畸形,除骨骼为主的发育异常外还合并有神经系统和软组织发育的异常。其中有:扁平颅底、颅底陷入、寰枕融合、颈椎分节不全(Klippel－Feil 综合征)、寰枢椎脱位、小脑扁桃体下疝畸形(Arnold－Chiari 畸形)。

## 一、扁平颅底及颅底陷入

(一)定义

1.扁平颅底　蝶骨体长轴与枕骨斜坡构成的颅骨基底角变大。基底角是蝶鞍中心点和鼻根部及枕大孔前缘边线连线所构成的角度。基底角小无临床意义,该角超过 145°即为扁平颅底。

2.颅底陷入　也称颅底凹陷,是寰枕区畸形中最常见的类型,主要是以枕大孔为中心的颅底骨组织内翻,寰椎向内陷入,枢椎齿状突向前、向上突出进入枕大孔。颅底陷入常伴有其他畸形及小脑扁桃体下疝。

(二)诊断依据

1.临床表现

(1)扁平颅底:扁平颅底畸形单独存在时一般不出现临床症状。

(2)颅底陷入:由畸形程度来决定。多数为青壮年,在 18 岁以后才出现症状,病情进展缓慢,进行性加重。表现为:①头颈偏斜,面部不对称、颈短、后发际低和脊柱侧弯;②颈神经根刺激症状:颈项部疼痛,活动受限及强迫头位。部分患者出现上肢麻木、疼痛,肌萎缩及腱反射减弱等;③第Ⅸ～Ⅻ对脑神经受累时出现:声音嘶哑、吞咽困难、喝水发呛、舌肌萎缩;④严重者累及第Ⅴ、Ⅶ、Ⅷ对脑神经出现:面部感觉减弱、眩晕、听力下降等症状;⑤小脑症状:眼球震颤,步态蹒跚,Romberg 征阳性等;⑥椎动脉供血障碍:突然发作性眩晕、视力障碍、呕吐和假性球麻痹等;⑦晚期出现颅内压增高表现:头痛、呕吐、双侧视神经乳头水肿。

2.辅助检查

(1)头颈部 X 线检查:自硬腭后缘至枕骨大孔的后上缘做一连线,如枢椎齿状突起在此线3mm 以上,即可确诊为颅底凹陷。其中有七种测量方法:钱氏线、麦氏线、Bull 角、Fishgold线、Klous 高度指数、外耳孔高度指数。

(2)过去常用脊髓碘油造影、气脑造影及脑室造影来诊断,目前已很少施行,现基本被 CT和 MRI 代替。

(3)CT 扫描:可见脑室的大小、导水管是否通畅、第四脑室及枕大池的改变。

(4)MRI 检查:是目前最好的检查手段,在矢状位可以清楚地看到导水管、第四脑室和脑干的改变,小脑扁桃体下疝的程度和颈髓受压的情况,便于决定手术方式。

(三)鉴别诊断

1.脊髓空洞症　此病常与颅底陷入同时存在。临床表现主要是颈胸段有明显的痛温觉分离,手部肌肉萎缩和畸形,MRI 检查及颅颈部 X 线检查多可鉴别。

2.枕大孔区或上颈段脊髓肿瘤　可有颈部疼痛、活动受限或四肢上运动神经元性瘫痪。MRI 检查可鉴别。

3.原发性侧索硬化　主要是双侧锥体束受累,表现为上运动神经元性瘫痪,但无感觉障碍,颅颈部 X 线检查正常。

(四)治疗原则

1.扁平颅底单独存在、不出现临床症状,无需特殊处理。

2.颅底陷入若无明显神经系统症状、体征,也不需特殊治疗,但需防止颈部外伤,禁做颈部按摩及强制性颈部旋转活动,以免出现突然的延髓压迫、导致呼吸中枢衰竭。

3.有神经结构受压症状和(或)颅内压增高症状时需手术治疗,目的在于消除压迫和降低后颅窝压力。

4.手术在手术麻醉及安放患者体位时,应避免头部过伸,以免出现小脑扁桃体疝加重延髓损害而致呼吸停止或死亡。

## 二、寰枕融合

寰枕融合即寰椎枕化,是胚胎期枕骨和寰椎发育异常,使寰椎的一部分或全部与枕骨融合在一起。单纯寰枕融合,虽然枢椎齿状突位置也上升,但一般没有临床症状,无需特殊处理3如与颅底陷入等其他畸形同时存在,尤其是并发寰枢脱位出现延髓和脊髓症状时,需行检查及手术治疗。

## 三、颈椎分节不全(Klippel—Feil 综合征)

此病又称颈短畸形,临床可见颈椎数目比正常的七节少,又有颈椎不同程度的融合。表现为颈部短,活动受限,后发际低,头颈部倾斜。单纯颈椎分节不全可没有神经系统症状。如合并颈肋、脊椎裂、颅底陷入或其他枕大孔区畸形,可出现临床症状。一般无需特殊治疗。

## 四、寰枢椎脱位

(一)定义

枢椎齿状突发育不良和寰椎横韧带发育不全是先天性寰枢椎脱位的基础,若有轻度外伤、头颈部活动过度、反复多次损伤,即可发生脱位,使寰椎向前、枢椎向后脱位,形成该处椎管腔变窄。

(二)诊断依据

1.临床表现 脱位本身可引起颈项部疼痛,头部活动受限,枢椎棘突有压痛,可出现强迫性头位;脊髓受压时可出现上颈段脊髓压迫症状。多数患者是在较轻外伤后出现四肢麻木或疼痛,根据脊髓受压程度可出现四肢不同程度的瘫痪、在寰椎脱位时可使椎动脉迂曲,发生椎基底动脉供血不全的症状。

2.辅助检查颈部 正位张口 X 线检查:显示齿状突与寰椎两侧间距不对称;在侧位片上,寰椎前弓与枢椎齿状突间距成人超过 25mm,儿童超过 45mm,有时可见游离的齿状突。

(三)鉴别诊断

需与之鉴别的疾病:颈椎病、颈部肌肉劳损等,常可因缺乏典型表现使得临床诊断相当困难;故鉴别诊断应结合 X 线的异常表现进行全面分析。MRI 显示各个方向的断层,提供清晰的解剖图像,对颈椎病的诊断最为有利。

(四)治疗原则

1.对于无神经系统体征或轻微体征的轻度半脱位患者,可使用颌枕带行颈椎牵引。

2.对于先天性齿状突分离或齿状突发育不全患者应采用颅骨牵引。

3.对于脱位久及脊髓压迫症状严重者,经牵引不能复位或中枢神经系统症状改善不明显的患者,需行手术减压治疗。

### 五、小脑扁桃体下疝畸形(Amold－Chiari 畸形)

**(一)定义**

小脑扁桃体下疝畸形是指小脑扁桃体下疝到椎管内或伴延髓和第四脑室延长下移,从而引起一系列症状。主要临床表现有神经损害症状和颅内压增高症状。病情发展缓慢,多在青年期才出现神经损害症状。该病主要手术减压治疗,预后大多良好,但症状出现越早(如在婴幼儿期),预后越差。

临床上分三型:

(1)轻型:仅小脑扁桃体下疝到椎管内。

(2)重型:小脑扁桃体下疝到椎管内,并伴脑桥、延髓和第四脑室延长下移。

(3)最重型:在重型基础上伴有腰脊椎裂和脊膜膨出,并发梗阻性脑积水。

**(二)诊断依据**

1.临床表现

(1)声音嘶哑、吞咽困难、颈项部疼痛及活动受限。这是由于小脑扁桃体下疝致使脑神经和颈神经根受压所引起。

(2)延髓和脊髓上颈段受压迫可出现肢体运动障碍、偏瘫、四肢瘫、四肢感觉障碍,腱反射亢进,病理反射,大小便障碍。

(3)合并有脊髓空洞时可出现感觉分离(痛温觉消失,触觉正常)或双上肢肌肉萎缩。

(4)小脑受累出现共济失调,表现为走路不稳、眼球震颤。

(5)脑脊液循环受阻可出现脑积水,表现为头痛、呕吐,视神经乳头水肿等颅内压增高症状。

2.辅助检查　在头颈部矢状位 MRI 上,小脑扁桃体下缘超过枕骨大孔 5mm 以上即可确诊;同时显示有无延髓及第四脑室下疝,脑干的移位,有无脊髓空洞和脑积水等。

**(三)鉴别诊断**

该病可与颅内肿瘤或颈椎管内占位相鉴别,行头颈部 MRI 检查即可确诊。

**(四)治疗原则**

手术目的是解除枕大孔及颈椎对小脑、脑干、脊髓、第四脑室及其他神经组织的压迫。并发脑积水者,应作脑脊液分流术。

由小脑扁桃体下疝畸形引起的空洞,在枕大孔减压术后仍未改善者,可考虑行空洞分流手术。

(李经纶)

# 第三十一节　颅裂及脑膜脑膨出

## 一、定义

颅裂系先天性颅骨发育异常,表现为颅缝闭合不全,留有缺损、缺口。凡颅缝遗有缺损处均可发生。自缺损处有组织外溢称为显性颅裂,是较常见的先天畸形,反之为隐性颅裂。隐性颅裂因症状轻很少就医。

## 二、诊断依据

1. 临床表现

(1)局部症状:可见头颅某处囊性膨出包块,大小各异,包块表面软组织厚薄相差悬殊。薄者可透明甚至破溃,引起脑脊液漏,反复感染。厚者软组织丰满,触之软而有弹性,其基底部蒂状或广阔基底;有的可触及骨缺损边缘。触压包块时可有波动感,患儿哭闹时包块增大。透光试验可呈阳性(脑膜膨出)或阴性(脑膜脑膨出)。

(2)神经系统症状:轻者无明显症状。重者可出现:智力低下、抽搐、不同程度瘫痪,腱反射亢进,不恒定的病理反射。另外视发生部位不同,可出现该处脑神经受累表现。

(3)邻近器官的受压表现:膨出发生的部位不同,可有头形的不同改变。如发生在鼻根部出现颜面畸形、鼻根扁宽,眼距加大,眶腔变小,有时出现"三角眼"。

(4)隐性颅裂:仅在局部皮肤有藏毛窦,周围有色素沉着或毛细血管痣。

2. 辅助检查

(1)CT检查:可显示颅骨缺损及由此向外膨出具有与脑脊液相同密度的囊性肿物,可见脑室大小,移位变形等。

(2)MRI检查:可从横断面、冠状面、矢状面观察缺损的范围、大小、膨出物的性质及颅内其他结构改变和畸形表现。

## 三、鉴别诊断

1. 鼻咽部脑膜膨出应与该部位的肿瘤鉴别。

2. 眶内脑膜膨出应与眶内肿瘤鉴别。

3. 头皮及颅骨外生性肿物。

以上行头颅平片及CT、MRI检查即可鉴别。

## 四、治疗原则

1. 单纯隐性颅裂一般无需治疗,合并膨出者均需手术治疗。手术时间最好在出生后6～12个月为宜。目的是切除膨出囊,还纳膨出的组织等内容物,修补不同层次的裂孔。根据需要有的需二期手术以整形。

2. 若巨型脑膜脑膨出或脑膜脑室膨出,合并神经系统症状,智力低下,有明显脑积水者,因预后差,手术不能解决其畸形及智力低下问题,故无需手术治疗。

3. 若合并脑积水,可先治疗脑积水。

4. 预防感染、对症等治疗。

(李经纶)

# 第三十二节　狭颅症

## 一、定义

又称颅缝早闭,一条或多条颅缝的早期闭合,影响脑和颅骨的正常发育,出现各种头颅畸形、颅压高、大脑发育障碍和眼部症状，是先天性、常染色体隐性遗传疾病，男孩多见。

## 二、诊断依据

1. 临床表现

（1）头颅畸形

舟状头畸形：头颅前后径增大，横径缩短，一般为矢状缝早期闭合。

短头畸形：颅腔前后径缩短，横径代偿性增大，额骨后缩，多为冠状缝早期闭合所致。

颅内压增高：因颅缝早期骨化闭合，颅腔容积变小，不能适应脑组织生长发育的需要，颅腔越小，颅压高越明显。

尖头畸形：所有颅缝均早闭合，特别是冠状缝、矢状缝都受累，形成尖塔状头。

斜头畸形：一侧冠状缝过早闭合，对侧则按正常生长，甚至代偿性扩大，产生不对称头颅形态。

眼部症状：眼球突出视力下降，视神经萎缩，常见冠状缝早闭患者。

精神症状：脑发育受阻、受压，慢性颅内压增高均可产生精神障碍。

2. 辅助检查　头颅 X 线片可显示骨缝的闭合和邻近骨边缘的硬化，以及颅压增高现象：如指压痕等。颅脑 CT 和（或）MRI 有助于诊断。

## 三、鉴别诊断

主要与小头畸形和脑积水相鉴别。小头畸形头颅虽小，但形态正常，X 线片可显示无骨缝早期闭合。脑积水则头大，无颅缝闭合。

## 四、治疗原则

1. 主要是外科手术治疗，目的是给脑组织正常生长、发育的空间。另外可改善头颅畸形，减少头颅形状异常给患者心理上带来的痛苦。

2. 因小儿在 1 岁内大脑发育旺盛，因此手术越早越好。一般认为出生后 4～6 周可行急症手术，早期手术在 6～9 日。而 3 岁以后大脑生长旺盛已经结束，故晚期手术目的主要是整形。

3. 如术后又出现颅压高症状，X 线检查显示颅骨再次融合，可在术后 6 个月行二次手术。

（李经纶）

# 第三十三节　脊柱脊髓先天性疾病

## 一、隐性脊柱裂与脊髓栓系综合征

（一）定义

1. 胚胎早期椎弓发育障碍、椎管闭合不全称脊柱裂，若椎板裂隙不大，无椎管内容物通过缺损向椎管外膨出，称为隐性脊柱裂。

2. 由于各种先天和后天原因引起脊髓或圆锥受牵拉，产生一系列神经功能障碍和畸形的综合征，称为脊髓栓系综合征（tethered spinal cord syndrome，TSC）。由于圆锥常受到牵拉而发生异常低位，又称为低位脊髓。引起 TCS 的原因包括：脊髓脊膜膨出、脊椎裂、脊髓裂、藏毛窦、圆锥肿瘤、脊髓术后及脊髓与硬脊膜粘连等。

（二）诊断依据

1.临床表现　隐性脊柱裂的症状因受累节段的脊髓与脊神经损害引起，与是否合并脊髓栓系、受压和神经损害的程度相关。主要有以下几大类症状：疼痛、鞍区感觉障碍、下肢运动障碍、膀胱和直肠功能障碍、腰骶部皮肤异常等。

（1）轻症：下肢力弱，轻度肌萎缩，麻木、遗尿，有时腰痛或腿痛。多为一侧下肢受累。检查时有周围神经损害表现，如：肌张力低，下肢及会阴部浅、深感觉减退。

（2）中症：上述运动与感觉障碍加重，常见马蹄内翻足，有时尿失禁。

（3）重症：上述运动与感觉障碍进一步减退，甚至出现下肢瘫痪，感觉明显减退或消失，神经营养性差，下肢发凉、发绀及营养性溃疡。骶尾部也出现营养性溃疡，久之下肢失用发生挛缩，出现截瘫、尿失禁。

2.辅助检查

（1）X线脊柱平片：可显示椎板缺损，棘突缺如，有时尚为多处脊柱裂或同时合并椎体畸形、脊柱侧弯。

（2）CT和MRI检查：MRI检查对脊柱裂合并脊髓栓系的显示更准确、清晰。可看到脊髓末端位置很低，达到腰骶交界或骶管内，局部存在粘连。

（三）鉴别诊断

本病与腰椎间盘突出、腰肌劳损、肌痛、脊髓占位、椎管狭窄、表皮样瘤、皮样囊肿及畸胎瘤相鉴别。行MRI检查可明确诊断。

（四）治疗原则

脊柱裂合并脊髓栓系者，适于手术治疗。有症状的TCS有手术指征，无症状者是否应该手术有争议。手术应尽早进行，在不可逆神经功能丧失前手术。手术目的是松解栓系、去除引起栓系的原因、矫正畸形、保护神经功能。

## 二、脊膜膨出及脊膜脊髓膨出

（一）定义

先天性椎板闭合不全为脊柱裂。如果脊膜、脊髓、脊神经由脊柱裂即椎板缺损处膨出，单纯硬脊膜膨出，内含脑脊液，称为脊膜膨出；膨出的囊内有脊髓组织，称为脊膜脊髓膨出。

（二）诊断依据

1.临床表现

（1）局部包块：婴儿出生时，背部中线、颈、胸或腰骶部可见一囊性肿物，大小不等，呈圆形或椭圆形，多数基底较宽，大多表面皮肤正常。有感染及溃破者，表面呈肉芽状，已破溃则有脑脊液流出。

婴儿哭闹时包块增大，压迫包块则前囟门膨隆。单纯脊膜膨出，透光程度高，若内含脊髓和神经根者，有时可见包块内有阴影。若合并有脂肪瘤者，其外表为脂肪包块，其深面为脊膜膨出。

（2）神经损害症状：单纯脊膜膨出，可无神经系统症状。脊膜脊髓膨出，有脊髓末端发育畸形，形成脊髓空洞者，症状较严重。可出现不同程度的双下肢瘫痪及大小便失禁。腰骶部病变引起的严重神经损害症状要远多于颈、胸部病变。若合并有脊髓栓系，随年龄增长，脊髓栓系综合征也更加重。

（3）其他症状：少数脊膜膨出到胸、腹、盆腔内，出现包块及压迫内脏的症状。合并脑积水和其他畸形，出现相应症状。

2.辅助检查

（1）脊柱X线平片：显示脊柱裂改变，膨出囊伸向胸、腹腔者，椎间孔多见扩大。突入盆腔者骶管扩大。

（2）CT及MRI检查：可显示脊柱裂，脊髓、神经畸形以及局部粘连情况。

（三）鉴别诊断

本病需与颈、胸、腰骶后中线部位表皮肿物鉴别。行X线、CT及MRI检查多可鉴别。

（四）治疗原则

手术是主要的治疗手段，切除脊膜膨出囊和修补软组织缺损。尤其是单纯脊膜膨出效果良好。若膨出囊内有脊髓或神经，应予以游离分离，使之还纳于椎管内，绝不能盲目切除。合并有脑积水并出现颅压高症状时，宜先行分流术，二期再行脊膜膨出切除修补术。

向胸、腹、盆腔突出的膨出包块，常需行椎板切开及胸、腹、盆腔内联合手术。

### 三、脊髓空洞症

（一）定义

脊髓空洞症是一种缓慢进展的脊髓退行性病变，其病理特点是由多种因素影响形成管状空腔以及空洞周围的神经胶质增生。脊髓空洞常发生于颈段及上胸段的中央管附近，靠近一侧后角，形成管状空洞。分两种类型：一种为交通性脊髓空洞，即空洞与第四脑室蛛网膜下腔脑脊液相通，常合并小脑扁桃体下疝。反之为另一种，即非交通性脊髓空洞症。

（二）诊断依据

1.临床表现

（1）感觉症状：因空洞多发生于颈段及上胸段，故出现单侧或双侧上肢和上胸段的节段性感觉障碍，以分离性感觉障碍为特点，即痛、温觉减退或消失，触觉正常，深感觉存在。

（2）运动症状：颈胸段脊髓空洞影响前角，出现一侧或双侧上肢弛缓性不全瘫痪，表现为肌无力、肌张力低下，双手鱼际肌、骨间肌萎缩最为明显，严重者可呈爪形手畸形。而一侧或双侧下肢发生上运动神经元性部分瘫痪，肌张力亢进，病理反射阳性。晚期病例瘫痪加重。

（3）自主神经损害症状：若空洞累及脊髓侧角之交感神经脊髓中枢，则出现霍纳综合征。由于痛、温觉消失，易发生烫伤与损伤。晚期患者出现大小便障碍。

2.MRI扫描　显示脊髓空洞及其范围大小。

（三）鉴别诊断

需与脊髓内肿物、颈肋、麻风、寰枕畸形相鉴别。MRI检查可明确诊断。

（四）治疗原则

可采取手术治疗。手术治疗包括原发病的治疗和空洞的治疗。病因治疗包括颅颈交界处畸形的治疗、脑积水的治疗；空洞的治疗包括枕大孔减压术、颅后窝容积扩大术。

### 四、脊髓分裂症

（一）定义

脊髓分裂症是少见的脊髓畸形，分为两型：Ⅰ型称为双干脊髓；Ⅱ型称为脊髓纵裂畸形。

（二）诊断依据

1.双干脊髓指脊髓当中的几个阶段分裂为2支,每一支都被分开的硬脑膜腔所分隔,2个硬脑膜腔之间又被一个纵向骨障所隔开。

2.脊髓纵裂畸形指分裂的2个脊髓在1个硬脑膜腔中间。

3.辅助检查 MRI扫描显示脊髓分裂症,以及其间的骨嵴或骨刺。

（三）鉴别诊断

应与脊柱裂相鉴别,行MRI检查可明确诊断。

（四）治疗原则

双干脊髓以手术为主,手术目的是解除栓系,同时切除分裂脊髓之间的骨性或软骨中隔及其中的纤维带,重建单个硬脊膜腔。

## 五、颈肋

（一）定义

为先天性畸形肋骨,多由$C_6$、$C_7$发出,与第一肋相连,称为颈肋。

（二）诊断依据

1.临床表现

（1）神经型

1）手、肩钝痛是常见的首发症状,为间歇性。当上肢、肩向下牵引或手拿重物时,疼痛加重。第Ⅷ颈神经和第一胸神经支配的肌肉肌力减弱,如握、捏及细小力弱。晚期可见骨间肌、（小）鱼际肌肌肉萎缩,尺神经分布区为主的感觉障碍。

2）因交感神经受压出现血管舒缩功能障碍,如手下垂时皮肤变色,呈灰蓝色、出汗、水肿,上举后则消失,遇冷手指变苍白。有时出现颈交感神经麻痹综合征。

3）颈肋有时可触及,压迫该处可引起局部疼痛,并向手臂放射。

（2）血管型:较少见。可表现为间歇性上肢皮肤颜色改变或静脉怒张,严重者发生溃疡或坏疽,伴随疼痛或痛觉障碍。最重要的体征是锁骨上窝常能听到杂音,有时双侧均可听到,患侧声大。牵引上肢时上述症状加重。Adson试验（＋）,即前斜角肌试验:患者取坐位,臂自然下垂,头用力转向病侧并后伸,嘱其深吸气并屏气,病侧桡动脉搏动减弱或消失为阳性。

（3）神经血管型:指神经型与血管型混杂的病例。

2.辅助检查 颈椎X线检查可显示颈肋的大小、位置,但有时因异常纤维束压迫引起症状者,X线可无异常发现。

（三）鉴别诊断

1.肋锁综合征 肋锁试验为阳性,即当肩部受重压,使肩关节向后向下时,由于第一肋骨与锁骨间隙变小,桡动脉搏动变弱或消失,是鉴别本征的依据。

2.胸小肌综合征 是胸小肌与胸壁挤压神经束而引起的综合征。可依据超外展试验阳性（即肩外展、后伸,牵引胸小肌而出现桡动脉搏动消失）做出诊断。

3.椎间盘脱出症 多发生于壮年,发病较急,常有外伤史,经牵引后症状可缓解。必要时行X线或MRI检查可鉴别。

4.颈椎关节病 颈椎X线片显示椎间孔狭窄或椎体后缘有骨质增生。

5.腕管综合征 压迫腕管时,正中神经分布区出现感觉障碍。

（四）治疗原则

1.非手术治疗 按摩、理疗、止痛，肩胛肌锻炼，避免手提重物，减少患侧上肢过度外展活动，适当休息。颈牵引无效。

2.手术治疗 非手术治疗无效，疼痛剧烈者可考虑手术治疗。

手术适应证：①持续性剧烈疼痛者；②上肢或手的神经征或血管征进展者；③锁骨下动脉明显受压而引起手指苍白及青紫的短暂发作，甚至有栓塞现象出现者；④臂丛神经下束受压出现感觉障碍或手的小鱼际肌肉萎缩者。

3.手术方法 颈肋切除，第一肋骨切除。

（李经纶）

(4)出血、穿孔:发生出血、穿孔后都有其特殊的临床表现。

(5)体征:缓解期一般无阳性体征,活动期只有上腹部轻压痛,但应注意行肛查和检查魏尔啸淋巴结有无肿大以便与胃癌鉴别。

5.诊断　胃溃疡的诊断主要依靠病史症状、胃镜加活检、钡餐检查。另外胃酸测定、血清胃泌素测定、血清钙测定也有一定的诊断和鉴别诊断意义。近年来随着电子胃镜的应用,胃溃疡的诊断符合率极高。

(1)胃镜加活检:准确性和灵敏性都比较好,确诊率高。电子纤维胃镜可准确了解胃溃疡的大小、部位、有无出血、穿孔、活动期还是静止期,根据溃疡的病理形态可以大致了解良恶性,加上病理活检可以更清楚知道是良性还是恶性。同时胃镜还可结合幽门螺旋杆菌的检测,了解有无幽门螺旋杆菌的感染。胃镜可以进行某些治疗,如镜下局部止血。

(2)钡餐检查:钡餐检查简便易行、痛苦少。可以根据胃的大体形态了解胃的蠕动及是否革袋胃,同时根据龛影和黏膜的改变可以鉴别良性或恶性。良性溃疡龛影多位于胃壁以外,周围黏膜放射状集中。钡餐也可了解十二指肠及幽门有无变形、狭窄、梗阻。但钡餐有一定的假阴性。

(3)胃液分析和胃酸测定:胃液分析与胃酸测定对于胃十二指肠溃疡的诊断和治疗方式的选择都有帮助。基础胃酸分泌量(basal acid output,BAO)＞5mmol/h 可能为十二指肠溃疡,BAO＞7.5mmol/h 则应手术治疗。BAO＞20mmol/h,最大胃酸分泌量(MAO)＞60mmol/h,或 BAO/MAO＞0.6 者可能为胃泌素瘤,应进一步行胃泌素测定。还有些医院按胃酸分型选择迷走神经切断术治疗十二指肠溃疡,具体方法是:当 BAO＜15mmol/h,五肽胃泌素刺激胃酸最大分泌量(PMAO)＜40mmol/h 及胰岛素低血糖刺激胃最大分泌量(IMAO)大于或等于 PMAO,同时不伴幽门梗阻则行高选择性迷走神经切断术治疗十二指肠溃疡;当 BAO＞15mmol/h、PMAO＞40mmol/h、PMAO＞IMAO,同时伴幽门梗阻则行选择性迷走神经切断加胃窦切除术。术后随访表明,根据胃酸分泌类型选择迷走神经切断手术方式可以明显降低溃疡复发率,提高治疗效果。

(4)血清胃泌素及血清钙测定:血清胃泌素的测定可以帮助排除或诊断胃泌素瘤,血清胃泌素＞20pg/ml 时则考虑有胃泌素瘤可能,当胃泌素＞100pg/ml 时则可以肯定为胃泌素瘤。甲状旁腺功能亢进症患者易并发消化性溃疡,因此血清钙的测定亦有一定的帮助。

(5)大便隐血试验:合并出血的胃溃疡可为阳性,但大便隐血试验如持续为阳性则应考虑胃恶性病变。

6.鉴别诊断　胃溃疡的诊断必须与胃及胃外许多疾病相鉴别。

(1)功能性消化不良:有消化不良综合征,如反酸、嗳气、恶心、上腹饱胀不适,但胃镜和钡餐检查多无阳性发现,属功能性。

(2)慢性胃、十二指肠炎:有慢性无规律性上腹痛,胃镜可鉴别,多示慢性胃窦炎和十二指肠球炎但无溃疡。

(3)胃泌素瘤:亦称 Zollinger－Ellison 综合征,是胰腺 δ 细胞分泌大量胃泌素所致。诊断要点是:①BAO＞15mmol/h,BAO/MAO＞0.6。②X 线检查示非典型位置溃疡,特别是多发性溃疡。③难治性溃疡,易复发。④伴腹泻。⑤血清胃泌素增高＞200pg/ml(常＞500pg/ml)。

(4)胃溃疡恶变或胃癌:最重要的鉴别诊断方法是胃镜加活检和钡餐检查,胃镜检查时需做活检,明确良恶性。对于胃溃疡需行胃镜检查加活检连续追踪观察。

(5)胃黏膜脱垂症:间歇性上腹痛,制酸剂不能缓解,而改变体位如左侧卧位可能缓解。胃镜、钡餐可以鉴别。X 线钡餐检查可显示十二指肠球部有"香蕈状"或"降落伞状"缺损阴影。

另外并发大出血时还需与门脉高压症所致食管胃底静脉破裂出血相鉴别。并发穿孔时还应与各种常见急腹症相鉴别,如胰腺炎、阑尾炎、胆道疾患、肠梗阻等等。

7. 治疗　胃溃疡是一种慢性病,易复发,病程长,可并发出血、穿孔、幽门梗阻、恶变等并发症。无论内科治疗或选择外科治疗都应达到消除症状,促进溃疡愈合,预防复发和避免并发症的目的,否则治疗将达不到要求甚至失败。临床上随着各种 $H_2$ 受体阻滞剂和质子泵抑制剂的应用,大部分都可以经内科治疗而治愈。手术治疗在以前虽仅占 10%,但随着急诊手术(穿孔、出血)与恶变率的增加,胃溃疡的手术比例亦有所增加。

(1)内科治疗:由于医药学的发展,胃溃疡内科的治疗显得日益重要。

①饮食和生活规律的调节:包括停止吸烟、饮酒、嚼食槟榔等刺激性强的食物,饮食三餐有规律、有节制。对于生活工作学习紧张的患者,注意休息和劳逸结合甚至卧床休息都是必要的。

②药物治疗:根据胃溃疡的发病机制及药物作用特点分为:抗酸制剂、壁细胞各种受体阻断剂、黏膜保护剂及抗幽门螺旋杆菌抗生素四大类。

A. 抗酸制剂:主要有碳酸氢钠、氢氧化铝以及许多复方制剂如胃得乐、胃舒乐等,这类药物对于缓解症状有一定的疗效。

B. 各种受体阻断剂:a. $H_2$ 受体阻断剂:包括甲氰咪胍(西咪替丁)、呋喃硝胺(雷尼替丁)、法莫替丁(famotidine)等。后两者比甲氰咪呱的效果强 4～20 倍。此类药物是通过阻滞壁细胞 $H_2$ 受体减少胃酸分泌,同时乙酰胆碱受体及胃泌素受体也受到抑制。b. 质子泵抑制剂:这类药包括奥美拉唑(losec 洛赛克)20mg,每日 1 次或晚间睡前服用,是迄今为止所知抑制胃酸分泌的最强药物,几乎能完全抑制胃酸的分泌,4 周的治愈率可达 95% 以上。c. 胃泌素受体阻断剂:本类药物有丙谷胺(proglumide),具有竞争性抑制胃壁细胞胃泌素受体的作用,从而有利于胃酸分泌和溃疡愈合。

C. 黏膜保护剂:本类药物主要是通过增加黏膜厚度促进黏液及 $HCO_3^-$ ↑分泌,对胃十二指肠黏膜起保护作用,包括前列腺素及表面制剂。a. 前列腺素类。促进胃黏液分泌,抑制胃酸的分泌。6 周溃疡治愈率为 80%。它还能有效地预防应激性溃疡及出血。包括米索前列醇(misoprostil):200 次,4 次/d。恩列腺素(enprostil):35$\mu$g/次,4 次/d。阿巴前列素(arbaprostil):100$\mu$g/次,4 次/d。b. 表面制剂。包括以下药物,如硫糖铝(sucralfata):是硫酸化蔗糖的碱性铝盐,它在水中可释放出硫酸化蔗糖和氢氧化铝,分别具有抑制胃蛋白酶活性和中和胃酸的作用。它的分子在酸性环境中分解成具活性的带负电的颗粒,形成一种黏性糊状复合物,选择性地黏附到溃疡基底构成一层保护性屏障。此外它也有刺激 $HCO_3^-$ ↑和黏液分泌的作用。三钾二橼络合铋(商品名 De－Nol,得乐):是一种胶质枸橼酸铋盐,其作用机制与硫糖铝类似,同时本药是幽门弯曲弧菌的杀菌剂,因此本药临床应用很广。

D. 抗幽门螺杆菌类药:近来研究表明,胃炎和胃十二指溃疡与幽门螺旋杆菌(helicobacter pylori,HP)的感染有很大关系。有关资料显示,HP 感染发展为消化性溃疡的累积危险率为 15%～20%,成功清除 HP 后,胃炎及溃疡亦被治愈,随访 1 年以上,复发率从 80% 下降至

20%,常用药物如下:a. 铋剂。如三钾二橼络合泌、胶态果胶铋等。b. 四环素。也可用阿莫西林代替四环素,如儿童患者。c. 甲硝唑。国外主张三药联用,连续 2 周,HP 清除率可达 80%～90%。

此外对于胃溃疡的药物治疗还有如生长抑制素八肽(善得定,sandostatin),它的作用是普遍抑制消化系统消化液的分泌,对胃溃疡出血以及应激性溃疡出血均有一定疗效。此药还广泛应用于胰腺炎、胰瘘、肠瘘、门脉高压症等疾病的治疗。

(2)胃溃疡的外科治疗:随着医药事业的发展和药物在消化性溃疡治疗中的作用,消化性溃疡在治疗上有了很大变革。目前应用的抗溃疡药物可在 4 周内使 75%的溃疡愈合,8 周内使 85%～95%的溃疡愈合。药物治疗后复发率也在不断下降,而且大量临床资料显示择期手术在减少,急诊手术(尤其是因穿孔、大出血所致)比例在上升。但对于胃溃疡外科手术治疗较十二指肠溃疡手术治疗的适应证要适当放宽。理由如下:a. 药物治疗后仍有一部分患者约40%会复发,难以治愈。b. 胃溃疡较十二指肠溃疡更容易发生出血、穿孔,且较严重,高龄患者多,一旦发生以上并发症死亡率更高。c. 有 10%～20%的胃溃疡可合并十二指肠溃疡,内科药物治疗难治愈,多需手术治疗。d. 胃溃疡可发生癌变,发生癌变率为 1.5%～2.5%,且胃溃疡与早期胃癌有时难以鉴别,有相当部分资料显示术前诊断为良性溃疡,术后病检都报告为胃癌。Mountoford 报道 265 例良性溃疡,随访 3 年,竟有 14%最后被证实为恶性,显然包括原发性恶性溃疡在内。因此活检即使未发现癌细胞,如溃疡长期不愈,也应手术治疗。

①手术指征:胃溃疡的手术指征是较宽的,如 a. 严格内科治疗 8～12 周,效果不满意,溃疡不愈合;b. 内科治疗后溃疡愈合,但又复发者;c. 复合性胃十二指肠溃疡;d. 幽门前或幽门管溃疡;e. 高位胃小弯溃疡;并发出血、穿孔、癌变以及穿透性溃疡等;g. 不能排除癌变或恶性溃疡者;h. 年龄大于 45 岁者;i. 巨大溃疡,直径大于 2.5cm 者;j. 既往有大出血、穿孔病史者。

②术式选择:胃溃疡的术式选择,应该根据溃疡的部位和溃疡的性质来选定。应满足以下条件:a. 治愈溃疡的同时,尽可能切除溃疡病灶;b. 防止溃疡复发;c. 术后并发症少,能够提高患者的生活质量和劳动力得到保存;d. 防止癌肿遗漏;e. 所选手术尽量符合生理要求,同时手术本身应安全、简便易行。实际上到目前为止,还没有任何一种术式能够完全满足以上要求,因为胃溃疡不只是一个局部病变,而是一个全身性疾病,同时发病机制并未完全阐明。因此对于选用何种术式为最佳,存在着不少的争议。只有随着基础、临床及各种实验研究的不断发展才能使胃溃疡手术日趋完善与成熟。

目前治疗胃溃疡的各种手术概括起来可分为三大类:a. 各种胃大部切除术;b. 各种迷走神经切断术;c. 在前两类手术基础上的随着腔镜外科的发展而起来的各种腹腔镜手术,如腹腔镜下胃大部切除术、腹腔镜下迷走神经切断术、腹腔镜下胃穿孔修补术等。

③常用术式

A. 胃大部切除术:按其重建方式的不同又分为毕罗(Billroth)Ⅰ式、毕罗Ⅱ式和 Roux－Y 胃空肠吻合。

毕罗Ⅰ式:即胃大部切除后行胃十二指肠吻合,本术式理论上具有以下优点。ⓐ切除了溃疡及其周围胃炎区域;ⓑ切除了胃窦部,切掉了胃溃疡好发部位和胃泌素产生的部位;ⓒ比较符合生理,操作较毕罗Ⅱ式相对简单,术后并发症少。缺点是可能存在胃切除范围不够,吻合口腔的狭窄。当溃疡是巨大溃疡、高位溃疡、溃疡合并幽门梗阻、溃疡癌变或不能排除是恶性溃疡者均不能施行毕罗Ⅰ式而应改行毕罗Ⅱ式。

毕罗Ⅱ式：即再大部切除后行胃空肠吻合术，十二指肠残端缝合或旷置。毕罗Ⅱ式胃大部切除术能够切除足够大的范围而不致吻合口张力过大，吻合口的大小可根据情况选择。但手术操作比较复杂，术后并发症多。无论毕罗Ⅰ式或毕罗Ⅱ式胃大部切除术后总的手术死亡率为 0～4.5%，平均 3.1%。溃疡复发率，单纯胃溃疡可能更低，约 5%，平均 2%。

对于毕罗Ⅰ式或毕罗Ⅱ式或手术式式的选择，一般情况下，Ⅰ式胃溃疡如无幽门梗阻和排除了癌变以毕罗Ⅰ式首选。Ⅱ型和Ⅲ型胃溃疡、高位胃溃疡、巨大胃溃疡、Ⅰ式溃疡合并幽门梗阻十二指肠变形者应以毕罗Ⅱ式首选。但各家对毕罗Ⅰ式与毕罗Ⅱ式的选择仍有较多争论，钱礼等认为无论对十二指肠溃疡或胃溃疡，一般应以毕罗Ⅰ式为首选，毕罗Ⅱ式吻合因术后并发症太多和不符合生理要求而应尽量不做或少做。国内赞成此种观点的学者不少，但也有学者认为毕罗Ⅱ式应为首选，如陈道达等。笔者认为仍应按前述原则即据溃疡的部位和溃疡性质以及胃酸分泌情况来选择，不能单纯以某一术式来代替另一手术。中南大学湘雅第二医院近年来多以毕罗Ⅱ式为主，只有少数Ⅰ型胃溃疡病例行毕罗Ⅰ式手术。

Roux－Y 胃空肠吻合术：即胃大部切除后残胃与空肠的 Y 型吻合，此术式对于防止反流和小胃综合征有较好的效果，实际它应属于毕罗Ⅱ式的范畴，但有人认为胃空肠吻合口溃疡发生率较传统的毕罗Ⅰ式、毕罗Ⅱ式高。

B. 各型迷走神经切断术：对于迷走神经切断术在胃溃疡外科治疗中的应用存在争议。国内学者如郁宝铭认为，对于胃溃疡的外科手术当然以胃大部切除术为首选，不宜做任何形式的迷走神经切断术。但近来迷走神经切断术对胃溃疡的治疗在国外很多文献中取得了很好的疗效。迷走神经切断术治疗消化性溃疡的理论基础是减少了因迷走神经兴奋而引起的胃酸胃液的分泌，胃液分泌可降至 75%。目前国内外应用得比较多的包括：a. 高选择性迷走神经切断术（HSV）或称壁细胞迷走神经切断术（PGV）。b. 迷走神经干切断加胃窦切除术（TV＋A）。c. 选择性迷走神经切断术附加各种引流术（SV＋D）。另外高选择性迷走神经切断术又有很多改良手术如扩大壁细胞迷走神经切断术、Taylor 手术即胃小弯前壁浆肌层切开加迷走神经后干切断术，还有保留交感神经的高选择性迷走神经切断术。以上手术均有更低的术后复发率或手术操作更简便的特点。对于 HSV 在胃溃疡的治疗中的术后复发率，国外报道为 6%～8%，与十二指肠溃疡施行 HSV 相仿，经改进的手术复发率更低，如扩大壁细胞迷走神经切断术，国内有人报道为 2.3%。保留交感神经的壁细胞迷走神经切断术，Coelho 报道35 例，术后随访 14 年，溃疡复发率为 1.8%；HSV 相对胃大部切除术而言，有手术安全性高、术后并发症少的优点，但术后复发率较后者为高；TV＋A 较 HSV 而言有更低的术后复发率（0～1%），在美国应用较广，切除胃窦部约占胃体积全部的 40%。它较 HSV 手术稍显复杂，术后并发症增多，但仍较胃大部切除术安全，术后并发症要少。SV＋D 手术适应于消化性溃疡并幽门梗阻或穿孔的病例，但它较 HSV 和 TV＋A 术式无优势可言。无论何种形式的迷走神经切断术均应先确定溃疡无恶变或非恶性溃疡，否则为禁忌，此亦为有人反对胃溃疡施行迷走神经切断术的一个重要理由。

C. 各种腹腔镜手术：目前在消化性溃疡中的应用主要有腹腔镜下胃大部切除术、腹腔镜下高选性迷走神经切断术（主要是 Taylor 手术）、腹腔镜下胃十二指肠溃疡穿孔修补术三类。腹腔镜手术较传统手术具有创伤小、更安全、术后恢复快等优点，是将来普腹外科发展的一个十分有前途的方向和趋势。

### 二、胃溃疡的并发症

#### (一)胃溃疡急性穿孔

这是胃溃疡最常见而严重的并发症之一。因胃溃疡穿孔而住院治疗的病例占胃溃疡病住院治疗的 20%左右。十二指肠溃疡穿孔多于胃溃疡穿孔。溃疡穿孔患者大多在 30~60 岁之间，近来 60~80 岁年龄组发病率逐年增高，其中主要是胃溃疡穿孔。溃疡穿孔男多于女。已经报道的胃溃疡穿孔死亡率为 27%，近来随着医疗技术的提高可能有所下降。年龄越大死亡率越高，超过 80 岁死亡率可迅速上升；另外死亡率还与穿孔后手术治疗的时间长短有关，有报道如穿孔后 6h 后才行手术治疗则手术后死亡率可迅速增加。

1.病因和病理　穿孔的病因可能与情绪紧张、饱食、过于疲劳等因素有关。胃溃疡穿孔多发生于慢性溃疡的病理基础之上。溃疡活动期病变可逐渐加深，侵蚀胃壁，由黏膜至肌层，再至浆膜终至穿孔。穿孔多位于前壁，胃溃疡穿孔大都位于小弯前部或前上部。穿孔多为单发，偶可为多发穿孔。70%的穿孔直径小于 0.5cm，1.0cm 以上的穿孔占 5%~10%。

溃疡穿孔后，胃内容物溢入腹腔，高度酸性或碱性的内溶物可引起化学性腹膜炎，约 6h 后，可转变为细菌性腹膜炎。病原菌多为大肠埃希菌。后壁溃疡在侵蚀至浆膜层前，与邻近器官多已愈着，形成慢性穿透性溃疡，因而很少出现急性穿孔。

2.临床表现　急性胃溃疡穿孔病例 70%有溃疡病史，15%可完全无胃溃疡病史，有 15%病例在穿孔前数周可有短暂的上腹部不适。有胃溃疡病史者在穿孔前常有一般症状加重的病程，但少数病例可在正规内科治疗的进程中，甚至是平静休息或睡眠中发生。

主要症状是突发性上腹痛，非常剧烈，呈刀割样，很快扩散至全腹。有时消化液可沿右结肠旁沟向下流至右下腹，引起右下腹痛。患者常出现面色苍白、冷汗、肢体发冷、脉细等休克症状。患者往往非常清楚地记得这次剧痛突发的确切时间，伴恶心、呕吐。2~6h 后，腹腔内大量渗液将消化液稀释，腹痛可稍减轻。再往后，由于发展至细菌性腹膜炎期而症状逐渐加重。

体征：患者表情十分痛苦，强迫体位，呼吸表浅。全腹压痛、反跳痛，但以上腹部最明显。十分明显的腹肌紧张，即所谓"板状腹"。胃穿孔后，胃内空气可进入腹腔，站立或半卧位时，气体位于膈下，叩诊肝浊音界缩小或消失。即所谓"气腹征"。若腹腔内积液超过 500ml 以上时可叩出移动性浊音。听诊肠鸣音一开始即可消失，所谓"寂静腹"。此外还有体温升高、脉搏增快，病情严重者可发生脓毒症或感染性休克。实验室检查白细胞总数和中性粒细胞可明显增高。

腹腔穿刺或灌洗可得浑浊液体，特别是抽的胃内容物有食物残渣与胆汁时，可立即作出诊断。

X 线表现：可立位腹部平片检查，80%患者膈下可见半月形的游离气体影。穿孔大、渗液多的病例可发现腹腔内液平面、腹膜外脂肪线消失或模糊。

3.诊断及鉴别诊断　据病史、体格检查以及腹腔穿刺、X 线腹部立位平片，一般均可明确诊断。少数情况下需与下列疾病相鉴别。

(1)急性胰腺炎：有上腹剧痛，伴恶心呕吐，腹膜刺激征，但急性胰腺炎疼痛常为左上腹带状压痛，背部放射痛。当胃穿孔进入小网膜腔内时也有背部放射痛，需仔细鉴别。胰腺炎发病前常有高脂肪暴餐史，检查时无"气腹征"。实验室检查血、尿淀粉酶常升高。

（2）急性阑尾炎：胃十二指肠溃疡穿孔有时肠胃内容物可沿右结肠旁沟流至右下腹,引起右下腹痛,容易与阑尾炎相混淆。阑尾炎多以阵发性脐周绞痛开始,以后逐渐加重。腹膜炎体征以右下腹最明显,穿孔前常表现为右下腹固定压痛和反跳痛,穿孔后可有全腹压痛、反跳痛及肌紧张,但仍以右下腹和下腹部明显,而胃穿孔以上腹部体征最明显。阑尾炎无"气腹征",亦不伴休克症状,总之没有胃穿孔那么严重。腹腔穿刺和 X 线腹部立位平片可作参考。

（3）胃癌穿孔：少见。单从症状体征难以鉴别,但年长者胃病史短应考虑到此病的可能,术中快速送病理切片检查。另外尚应与坏死性胆囊穿孔等胆道疾病以及肠坏死、肠梗阻等疾病一一鉴别,可参考《急腹症》一书。

4. 治疗　分为手术和非手术治疗两种方法。

（1）非手术治疗：主要是通过胃肠减压减少漏出,加上抗生素控制感染,待溃疡穿孔自行闭合,腹腔渗液自行吸收。非手术治疗有较高的死亡率,尤其是当溃疡穿孔患者年龄大时,若因非手术治疗耽误太久的时间,再施行手术治疗将增加手术死亡率。非手术治疗后半数患者仍有溃疡症状,最终还需手术,且再穿孔率可高达 8.5%,此外有一定数量的误诊与漏诊。因此选择非手术治疗应掌握严格的适应证：①穿孔小,空腹穿孔,渗出量不多,症状轻。②患者年轻,病史不详,诊断不肯定,临床表现较轻。③患者不能耐受手术或无施行手术条件者。④穿孔时间已达 24～72h,临床表现不重或已有局限趋势,可能形成脓肿者。总之饱食后穿孔、顽固性溃疡穿孔以及伴有大出血、幽门梗阻、恶变者均不适用非手术治疗。

（2）手术治疗：目前国内大多应用穿孔修补术、胃大部分切除术。随着迷走神经切断术的开展,胃溃疡穿孔的手术治疗也有了新的变化,少数医院还开展了腹腔镜穿孔修补或粘补术。

①单纯穿孔修补术：过去 30 年对溃疡穿孔是行单纯穿孔修补术还是行治愈性手术存在分歧,焦点是行单纯穿孔修补术后有超过半数的患者溃疡复发,有 20%～40%的患者还需行治愈性手术。国外报道行单纯穿孔修补术后溃疡复发率可达 61%～80%,40%需再手术治疗;国内约 64.8%远期效果差,因此有人不主张行单纯修补术而应施行治愈性手术。但国内资料表明急诊行单纯穿孔修补术占相当高的比例,为 47.3%～78.38%;Jcan－Maric 等报道占 51.23%。这种现象的发生可能有以下几种原因：a. 胃溃疡的发病率较十二指肠溃疡发病的比例在上升,且年龄偏大,行治愈性胃大部切除术的死亡率高。b. 药物治疗的进展,外科医师对于消化性溃疡手术和术式选择趋于保守。上海医科大学附属中山医院报道,20 世纪 90年代单纯修补所占比例上升至 86.91%;湖南医科大学附属第二医院于 20 世纪 90 年代以后单纯修补所占比例亦上升至 90%以上。无论选择何种术式应掌握适应证。

单纯穿孔修补术适应证：a. 穿孔时间＞8h,腹腔内有明显的脓性渗出液,全身情况较差者。b. 急性溃疡,穿孔边缘柔软而无硬结,患者年轻,无慢性溃疡病史。c. 年龄＞65 岁,伴有其他慢性疾病者。

手术方法是术前置胃管、禁食、输液、抗感染等治疗,取正中切口。入腹后检查穿孔位置,吸净渗液,在穿孔周围取活检标本后,于穿孔处用细线间断缝合 3 针,打结前或在打结后覆盖网膜。冲洗腹腔,放置引流。

②胃大部切除术：胃穿孔后的胃大部切除术应尽量施行毕罗Ⅰ式手术,术后远期效果优于毕罗Ⅱ式手术。

胃大部切除术的适应证：a. 慢性胃十二指肠溃疡穿孔,穿孔时间＜8h,全身情况较好,可做包括溃疡灶的胃大部切除术。如高位巨大胃溃疡,应先冰冻切片排除胃癌。b. 十二指肠溃疡穿孔曾做缝合修补术后复发穿孔者。c.十二指肠溃疡穿孔,位于幽门环附近,缝合可能会狭窄者。d.穿孔合并出血或梗阻者。e.慢性溃疡药物治疗期穿孔者。

③胃穿孔修补术+胃迷走神经切断术:除以上两种手术方法以外,国内外还有人提出可行穿孔修补术后附加胃迷走神经切断术。李世拥等对60例穿孔患者行修补术加扩大壁细胞迷走神经切断术,术后随诊6年,溃疡复发率2.3%,仅1例复发穿孔(1.7%)。远期疗效良好。溃疡穿孔行HSV+穿孔修补术优点在于不切除胃体,手术死亡率低。1982年,Boey等报道350例,其中仅2例死亡。1982年,Boey等还将穿孔修补加高选性迷走神经切断术、单纯修补术、迷走神经干切断加引流术三者进行比较,随诊3年以上,发现溃疡复发率分别为3.8%、63.3%、11.8%。Jordan报道一组60例行HSV术加修补,其中无死亡者,术后后遗症极少,复发率约1.7%。

④腹腔镜下胃穿孔的处理:随着腹腔镜的应用,胃内也有少数单位开展了腹腔镜下溃疡穿孔修补术或粘补术。

(二)胃溃疡出血

胃十二指肠溃疡出血也是溃疡病常见并发症。小量出血往往没有临床症状,仅在大便隐血试验时发现;大出血是指出血量在500ml以上,主要表现为呕血、便血和不同程度的贫血。在溃疡病住院患者中,有大约10%者是因为大出血而住院。虽然出血在所有并发症中所占比例最大,但近来出血在消化性溃疡并发症中所占比例更有所上升。

1.病因和病理生理 溃疡大出血是因溃疡基底血管被侵蚀破坏所致,大多为动脉出血。大出血的溃疡一般位于胃小弯或十二指肠后壁,因此胃溃疡出血的来源常为胃左、右动脉的分支,或肝胃韧带内的血管;而十二指肠溃疡出血多来自胰十二指肠上动脉或胃十二指肠动脉附近的血管。溃疡大出血所致的病理生理改变与其出血量和出血速度有关。出血50~80ml往往可引起柏油样的大便,而不致引起其他显著症状;大量快速失血则引起低血容量性休克、贫血、缺氧、循环衰竭、死亡。大量血液在胃肠道内往往还引起血生化改变,如非蛋白激增高。

2.临床表现 胃十二指肠溃疡大出血主要症状为呕血、便血。多数只有便血而无呕血,有呕血者多说明出血量大或速度快。在呕血或便血后可同时表现为虚脱、无力、多汗甚至晕厥。体征决定于出血的速度和量,如400ml左右的出血,往往表现为循环系统代偿反应,如苍白、脉细、血压正常或稍上升;如失血量在800ml以上,则有休克征象,包括血压下降、脉细速、呼吸急促、出汗、四肢湿泛。腹部体征往往只有肠鸣音活跃。半数患者体温增高。

实验室检查血象可发现血红蛋白降低、红细胞数及红细胞比容均下降

3.诊断及鉴别诊断 有溃疡病史,发现有胃肠道大出血,首先应考虑为胃十二指肠溃疡出血。国内文献统计胃十二指溃疡出血占上消化道大出血的50%~75%;但还有10%~15%的溃疡大出血患者没有溃疡病史,诊断较困难,需作详细的鉴别诊断。常需与食管胃底静脉曲张破裂出血、胃炎出血、胃癌与胃平滑肌瘤、胃血管瘤出血、胆道出血等鉴别,还有少见的如Mallory Weiss综合征即食管贲门部位黏膜撕裂综合征也表现为剧烈呕吐后大出血。

胃镜在上消化道出血诊断中占有重要地位,胃溃疡出血的患者可行急诊胃镜明确出血的部位和性质,还可行镜下止血。不行胃镜检查盲目手术可能术中找不到出血点而陷入被动境地。另外选择性动脉血管造影和核素扫描对于确定上消化道出血的部位也有一定帮助。

4.治疗 溃疡大出血的治疗原则是止血、补充血容量,防止复发。绝大多数的溃疡大出

血患者,经内科治疗,出血可自行停止,有 5%～10% 的病例继续出血,如不及时手术止血,有可能因失血过多而死亡。也有作者认为首次出血后 30%～50% 有再出血的可能,故应积极手术治疗。

(1)内科治疗:应从以下几方面全面考虑即时处理。

①补充血容量:可输全血,同时补充晶体液。输血补液量的多少可以根据患者的全身情况,血压、脉搏、尿量、中心静脉压及血象来调节。中心静脉压<5cmH$_2$O(0.5kPa)、红细胞比容<40% 时可输血,若>15cmH$_2$O(1.5kPa)、红细胞比容>40% 时说明血容量已足够,则停止输血。

②维持循环系统功能:血管活性药物的应用和循环支持。

③纠正酸中毒:根据血气分析适当补碱,如二氧化碳结合力<18mmol/L、pH<7.35、HCO$_3$↑<24mmol/l,时可适当补碱。

④止血:内科止血的措施包括 a. 局部止血,胃管内注入去甲肾上腺素 4～8mg 加生理盐水 100ml,10～15min 后可重复一次;孟氏液用生理盐水配成 5% 浓度胃管内注入 30～50ml,1～2h 可重复使用;冰盐水 250ml 或冰盐水中加去甲肾上腺素胃管内注入;也可试用苏打水中溶解洛赛克从胃管内注入。b. 全身止血药,如立止血、善得定、洛赛克等。c. 内镜下止血,包括注入无水酒精、表面喷止血剂等。

(2)外科治疗:经内科治疗不能止血的患者,应行手术治疗。但临床上手术治疗的决定是十分困难的,因为此种患者往往因失血较多,全身情况差,手术风险大;反之如出血不能自行停止,手术时机延误,失血必然更多,全身情况将更差,手术风险更大。所以,如何能在患者全身情况较好时判断出血是否能自行停止,是决定手术时机的关键。

①手术适应证:在下列情况下应考虑紧急早期手术。a. 出血极快,短时间内失血很多,症状出现后不久即休克,多系大动脉出血,不易自行停止出血。b. 6～8h 内输入中等量血液 600～800ml,血压脉搏及全身情况不见好转,则很可能失血量多,或出血仍在继续而且相当迅速。如经输血后情况好转,输血停止或减慢后又迅速恶化,也证明出血仍在继续。c. 在近期内曾发生大出血,虽然经非手术治疗,出血已停止,但短期内又大进出血,出血多不易自止,即使暂时停止,复发可能性仍然很大,且再出血时患者耐受手术的能力更为降低。d. 在进行溃疡病内科治疗期内发生大出血,溃疡侵蚀性大,出血不易自行停止,非手术治疗的效果不满意。e. 年龄>60 岁,伴动脉硬化出血很难自行停止。有长久和屡次复发的溃疡史,出血前曾检查证实溃疡位于十二指肠后壁和胃小弯,则出血来自较大的动脉可能性大,溃疡基底瘢痕组织多,出血亦难自行停止。

临床上的经验是在出血 48h 内手术,死亡率<5%;超过 48h,死亡率显著上升。

术前应准备大量血供,补充血容量,保持通畅的静脉通路,纠正水电解质酸碱平衡。

②手术方式:手术目的首先是止血,兼顾溃疡病本身的治疗。国内仍多采用包括溃疡在内的胃大部切除术,如溃疡难以切除,则行旷置,在旷置的溃疡内需用不吸收缝线贯穿缝扎止血。溃疡旷置而不贯穿缝扎止血,则术后近期再发出血的可能性大。手术另一目的是防止复发出血。手术中首先是探查寻找出血部位,如有活动性出血,先止血或结扎相应的血管;然后再根据情况是否行胃大部切除术。如患者情况差,也可以切开胃腔,缝扎出血点并结扎相应动脉血供,尽早结束手术,术后再行择期手术。

对于十二指肠溃疡出血,有学者认为可行缝扎止血后加做扩大壁细胞迷走神经切断术,如李世拥等对 11 例病例实行了该手术,术后随访 11 年,无一例复发出血亦无手术死亡。因此有人认为胃迷走神经切断术加行缝扎止血或血管结扎术较胃大部切除术有更低的死亡率和再出血率。而对胃溃疡出血,首选术式仍以胃大部切除,毕罗Ⅰ式吻合为主。

(三)胃幽门梗阻

胃幽门梗阻是溃疡病的常见并发症之一,据统计占外科手术患者的 5%～30%,引起梗阻的原发病多为十二指肠溃疡,与胃溃疡之比为(3～7)∶1。死亡率为 7%～16%。

1.病理及病理生理　胃幽门梗阻分为 3 型:①幽门括约肌反射性痉挛,梗阻为间歇性;②幽门梗阻为水肿性,也表现为间歇性;③瘢痕性,为持续性,是绝对手术指征。在梗阻的初期,胃壁通过加强蠕动促进排空而代偿性胃壁增厚。久之,胃壁松弛,甚至胃扩张。胃幽门梗阻多因呕吐而导致脱水,电解质、酸碱失衡。开始主要丢失的是含酸(HCl)的体液,引起轻度脱水和低氯性碱中毒;随着体液继续丧失出现了代偿性的肾功能变化,表现为严重的脱水和低钠,此时,为了维持血容量,肾脏开始排氢排钾而保钠,出现代谢性碱中毒和酸性尿的矛盾现象,典型的低氯低钾性碱中毒,严重时还可表现为低钙性抽搐。

2.临床表现　幽门梗阻的临床表现主要是腹痛和呕吐。腹痛从溃疡性痛转变成广泛上腹不适,胀满感和阵发性胃收缩痛。呕吐常在午后或晚间发生,呕吐物常常量较大,为 1000～2000ml,为宿食,有腐臭味,一般不含胆汁。患者常呈消瘦、脱水、尿少、便秘等消耗性表现。体查时可见上腹部饱满、胃型、胃蠕动波等体征。

3.诊断及鉴别　诊断根据长时期溃疡病史和典型的胃潴留症状体征,即可诊断为溃疡所致的瘢痕性幽门梗阻。

X 线钡餐检查对于胃幽门梗阻具有很大的诊断价值,不但能证明幽门梗阻的存在,还可确定是否是机械性以及原发病变的性质。胃内钡剂正常情况下 4h 排空,6h 后只要有 1/4 钡剂存留,即证明有胃潴留,24h 后仍有存留表明为机械性梗阻。

临床上应与下列疾病鉴别。

(1)胃幽门部硬癌:病期较溃疡性梗阻短,X 线钡餐检查出现幽门部充盈缺损。胃镜加活检可明确诊断。

(2)成人幽门肥厚症:X 线钡餐发现幽门管细小而外形光滑,十二指肠球底部有凹形阴影。

(3)球部以下的梗阻,如十二指肠肿瘤、肠系膜上动脉压迫综合征、环状胰腺与胰头癌等。

(4)胃黏膜脱垂间歇性上腹痛,制酸剂不能缓解,改变体位如左侧卧位时可能缓解。X 线钡餐表现为十二指肠球部"降落伞状"缺损。

4.治疗　胃幽门瘢痕性梗阻是绝对手术适应证。

(1)术前准备:术前准备要充分,纠正水电解质酸碱失衡,改善营养状况,温热盐水洗胃 3d 以上。消除胃局部的炎症与水肿。

(2)手术方法:手术治疗胃溃疡幽门的梗阻仍以大部切除毕罗Ⅱ式手术为主;也可考虑行选择性迷走神经切断术加胃窦切除术(SV+A),毕罗Ⅰ式或毕罗Ⅱ式吻合。术后远期疗效优良,溃疡复发率低。对于十二指肠溃疡伴幽门梗阻,除以上手术以外还可选用扩大壁细胞迷走神经切断术加幽门扩张术或附加引流术。单纯胃空肠吻合是不宜采用的,复发率(吻合溃疡)高达 30%～50%。

(四)后壁穿透性溃疡

溃疡穿透是指溃疡深达浆膜层,因相邻组织的阻挡而在局部引起炎症和粘连,或溃疡穿入相邻组织形成包裹性穿孔。这多见于后壁十二指肠溃疡，胃溃疡发生穿透者少见。其中半数以上穿透至胰腺，其次为胃肝韧带。

1. 临床表现　最突出的表现为背痛。临床上顽固性十二指肠溃疡最常见的原因就是后壁十二指肠溃疡穿透胰腺。若如此，则原来溃疡病疼痛的节律性和周期发生改变。开始时患者诉背痛，通常在下段胸椎和腰椎中线偏右一点，经常类似胰腺的放射痛。开始这种背痛伴随前腹壁疼痛而出现，服用牛奶或抗酸剂后可缓解；后来随着穿透的更深发展，这种背痛可能变得更持久而超过先前的溃疡痛，此时进食或服用抗酸剂不能缓解。尽管这种穿透性溃疡往往累及胰腺，但是很少引起出血性胰腺炎。也可能引起血清淀粉酶升高和典型的疼痛，但急性胰腺炎的临床表现少有出现。如果疼痛虽表现为顽固性，而只有轻微的背痛，此时分辨是否有穿透性溃疡比较困难，此时临床医师往往容易忽略该病的诊断，最好的办法是一旦患者有进食不能缓解的顽固性痛，就应考虑到此并发症。

2. 诊断　有典型症状即背痛＋原来胃十二指肠溃疡病史则可以考虑该诊断。如症状不典型，则有赖于内镜检查。X线钡餐检查也很有帮助，如果十二指肠球部只有轻微的变形而无明显瘢痕形成的表现则不太考虑后壁穿透性溃疡；另一方面，明显的十二指肠球部变形而无确切溃疡后壁穿透的表现可能是胃后壁穿透的有利证据。另外血清淀粉酶的检测可能在某些情况下有些帮助。

3. 治疗　确诊后应先住院接受严格的内科治疗，如内科治疗无效，背痛仍存在则应手术治疗。手术效果一般较好。35％顽固性溃疡疼痛为穿透性溃疡引起，有的报道更高为58％。因此对于没有背痛而仅有顽固性疼痛的患者，内科治疗无效，也应手术治疗。

手术方式：①对于穿透性胃溃疡，如手术发生困难时可先行切断十二指肠，再将胃翻向左上方用剪刀或刀片逐步切开胃后壁与胰腺粘连。②若溃疡深入胰腺实质，则行胃外溃疡旷置的胃大部切除术。③对于高位胃后壁穿透溃疡则可行Madlener旷置术，即胃内溃疡旷置的胃远端大部切除术。④对于十二指肠后壁穿透溃疡，可行肠内溃疡旷置的胃大部切除术，这适用于无出血的病例，分为幽门下溃疡旷置术（Wangansteen法）与幽门上溃疡旷置术（Bancraft法）。另外肠外溃疡旷置的胃大部切除术对难以切除的十二指肠溃疡（Du）穿透伴急性出血的病例选择：十二指肠残端前壁覆盖溃疡法（Nissen手术），十二指肠残端后壁覆盖溃疡法（Graham手术；溃疡缝扎止血加Bancraft手术）适用于老年或病重不能耐受复杂手术者。

（五）胃溃疡恶性变

胃溃疡恶变率一般为2％～5％。

1. 病理　在慢性溃疡病理改变的基础上边缘部分有癌细胞存在或者病变的全部有癌细胞浸润，即可认为是胃溃疡恶变。

2. 诊断与鉴别　诊断慢性胃溃疡癌变的早期并无特异症状，难与良性溃疡鉴别。以下有助于鉴别。

（1）年龄：良性溃疡多见于青、中年，癌多见于老年，50～60岁发病率最高，但胃癌40岁以下者也占30％。

（2）症状：原有的典型溃疡症状消失，代之为无规律性或持续性并逐渐加重，药物治疗效果逐渐不佳。

（3）全身情况：如胃溃疡（Gu）无出血、梗阻等并发症，全身情况多良好，短期内如出现体重减轻、贫血、消瘦则应考虑恶变之可能。

（4）转移症状：腹部可能扪及多个肿块，锁骨上窝魏啸尔淋巴结肿大，肛门指诊道格拉斯窝可能扪及肿块。

（5）胃液分析：低酸或无酸。

（6）大便隐血试验：可能表现为持续性阳性。

（7）X线钡餐：钡餐显示占位病变，充盈缺损或胃壁内龛影或黏膜紊乱中断现象，伴指压征、半月征、胃壁僵硬、革袋胃。

（8）胃镜加活检：可明确诊断。

3.治疗　按胃癌治疗原则。采用胃癌根治术或全胃切除术。预后较原发性胃癌更好一些。

（李光新）

# 第二节　胃和十二指肠异物

胃和十二指肠内可能发现的异物是多种多样的，但基本上可以分为3类：①自食管吞入的异物；②在胃肠道内逐渐形成的毛粪石；③经由胃肠壁穿入腔内的异物。

## 一、吞入异物

胃肠道内的异物绝大多数是吞入的，它可能是无意的，也可能是有意的，前者大都发生在婴儿和儿童，因为不少儿童有将各种物件含在嘴里的习惯，偶一不慎，就可以吞入胃内；后者多数见于成人，有的是精神失常者，有的是企图自杀者，也有不慎吞入者。Chalk 及 Foucar（1928）曾报道有一位精神病患者经剖腹取出异物共达 2533 件之多，确实惊人。

吞入的异物种类繁多，不胜枚举，最常见者当为别针、缝针、发夹、钱币、纽扣、圆钉、螺丝钉、小玩具、假牙等。一般地说，凡能通过食管、贲门的异物，大都也可以通过整个胃肠道。但据统计约有 5% 的异物会在胃肠道的某个部分被嵌住，特别是幽门、十二指肠及回肠末端等处。笔者曾收治 1 例因不慎将金属汤匙吞入胃内的患者，因未能及时就诊，导致出现腹膜炎时才来医院，X线片发现异物在右上腹幽门部位，手术探查发现金属汤匙将幽门前壁割裂开一个近 3cm 裂口而引起腹膜炎。凡异物是长形、尖头或锐利者，肠道的某处有炎症或狭窄等变异时，异物即易在该处被嵌住。

1.症状　多数异物吞入胃肠道后既不发生症状，也能通过肛门自行排出。有许多异物即使较长时期存留在胃内也可不产生症状，但有时却可引起上腹部不适，特别是较敏感的患者知道有异物存留在胃内以后。偶尔异物可以引起阻塞症状如绞痛、呕吐等，也可以穿破胃肠道而发生腹膜炎，有的吞食缝针者可自行穿出胃肠壁，不发生腹膜炎。异物长期嵌顿在某部者，可以引起溃疡出血，尖锐的异物还可以直接刺破黏膜引起大量出血。

2.诊断　多数病例可以单纯根据病史获得诊断，孩子的家长常诉说孩子口里含弄的某物突然丢失，较大的儿童还能清楚地说出口中含着某物，因某种情况而使他把异物吞入胃中。吞入的异物如不发生阻塞或穿破等并发症，常无明确的体征可以作为诊断的依据，而最后的诊断常需通过X线检查方能确定，包括异物的大小形态、所在的部位、有无自行通过的可能及可能被嵌住的部位等。

3.治疗　必须根据患者吞入异物的性质和有无并发症而定，因多数异物均能自行排出，故对吞入的异物一般可以密切观察和采取保守疗法。Gross 曾报道过 337 例,其中有 323 例吞入的异物能自行排出。笔者收集胃、肠道内异物 45 例,8 例异物自行排出体外,其中 1 例吞食 27 枚 4～6cm 的各号缝针者,入院后在医院内观察期间,6d 内全部自行排出体外。在异物尚未排出前,应每天检查腹部,并辅以 X 线透视,观察异物在肠道内的移动情况及有无并发症的产生。每次大便应仔细检查,以明确异物是否已经排出。异物较为尖锐者,最好住院观察。特殊的饮食和泻剂非属必要。对已经吞入胃内的异物,特别是估计难以自行排出的异物,可采用纤维胃镜检查,并试用特制的钳子夹出异物,而一般小的、圆滑的异物,可不必用此方法。

较大的异物,特别是尖锐的异物有时需通过手术取出。手术指征:①异物在某一部位被嵌住达 1～2 周及以上,经 X 线反复检查无进展者;②异物已产生肠道的梗阻现象,或者将要发生或者已经发生穿破症状者;③较大、较长、较尖锐,或者分叉状的异物;④有胃肠道出血者;⑤吞入的异物已累积很多者。

术前应进行下列准备:①剖腹前应再行 X 线透视,以确定异物的位置有无移动;②插入胃管,抽出胃内容物;③有出血、穿孔及腹膜炎等并发症者,应了输血、补液及注射抗生素等术前准备。

手术切口应根据异物的位置而定,无论是在胃内或肠内的异物,均以直接切开胃肠壁将异物取出为佳,注意避免腹腔污染。数量多的异物(大都在胃内)摘出时应注意将异物取尽,最好在手术的同时进行 X 线检查。有出血、穿孔及腹膜炎等并发症者,除了取出异物以外,尚需对此并发症进行相应的治疗。

## 二、毛粪石

毛粪石,无论人、畜,均能在胃肠道内逐渐形成一种毛粪石,是由不同成分的毛发、植物纤维和某种矿物等组成。由头发构成的毛球较多见,约占文献报道的毛粪石病例的 55%,且 90% 是女性,特别是神经质的女孩常有咬嘴及咽下头发的习惯,最容易发生此病。毛球主要是由多量的长短不一的头发组成,同时尚可能混有羊毛、毛线和植物纤维等,由于其中含有各种食物的腐败性分解物,其颜色大都是暗绿色或黑色,且常有异常的恶臭。

植物球是由各种植物的皮、籽、叶、根和纤维等结团而成,约占毛粪石的 40%,其中最常见者是在食柿后形成,也有因食椰子、芹菜和南瓜等纤维而形成者。食生柿后最易形成植物球,是因为生柿中含大量的柿鞣酸,与胃酸作用即变成一种甚为黏稠的胶状物,就可以把植物的纤维和皮、籽等复合在一起,形成植物球。

结石是最罕见的一种,仅占毛粪石的 3%～5%。其中最奇特者是油漆工人因有吮吸漆水(一种虫胶之酒精液)之习惯,可以在胃中因松香或树脂的逐渐沉积而形成巨大的结石。某些药物如胃肠造影时服下的钡剂,溃疡病患者服下的碳酸镁或铋剂,也可能在胃内形成结石。

1. 症状　因毛粪石的性质、对胃刺激程度及有无并发症如溃疡、梗阻等症状而有不同,不少病例可以长期没有症状。典型的症状则表现为上腹部的肿块,伴有不同程度的疼痛、恶心、呕吐、食欲不振及消瘦等。一般饮食不振、上腹部压闷、消瘦和体重减轻等是缓慢发生的,以后再逐渐发生恶心呕吐、上腹疼痛等症状。腹痛可以是轻微的,也可以有剧烈的阵痛,有些患者可以有便秘或腹泻,口臭及舌苔厚腻等现象。

最主要的体征是在上腹部常可摸到一个大而硬的、表面光滑的、能自由活动的肿块。

X 线检查也常有典型的表现,可以看到胃内有一个巨大的充盈缺损,该充盈缺损有显著的移动性,而胃大、小弯的边缘仍齐整无缺。

2.诊断　只要能想到有毛粪石存在的可能性,大都可以做出正确诊断。

病史甚为重要,毛球的患者多为神经质的女孩,有喜吃毛发的习惯,植物球患者多有吃生柿或其他植物性食物的历史,结石患者则有吮吸漆水或吞食某种药物的历史。有典型的临床症状及X线表现者,特别是能摸到有活动性肿块或有特殊的钡剂充盈缺损者,诊断更可以确定。

毛粪石患者有时可以伴发有巨大的胃或十二指肠溃疡。有的因患者有显著的贫血消瘦及上腹部的肿块,故常怀疑是晚期胃癌。在胃液分析和大便检查时,能看到毛发的丝和植物性的纤维,则有助于诊断和鉴别诊断。

3.治疗　以胃切开术为主,虽然有些植物球偶尔在服用稀盐酸后能够溶化碎解,有些则在剧烈呕吐及按摩后可能消失,但这些疗法并不可靠,有时且属有害,不如手术疗法佳。

术前应该适当地洗胃,手术时应注意勿使胃内容物污染腹腔,特别是毛球患者,其胃内腐臭之物一旦污染腹腔,易致严重的腹膜炎。毛球有时也可以通过幽门伸至十二指肠内,在摘除时也应该注意将整个毛球完全摘除。植物球有时不止一个,手术时也应注意检查整个胃肠道,避免有所遗留。

毛粪石伴有胃与十二指肠溃疡者,一般将毛球摘出后溃疡即可自行痊愈。walk曾以文献收集了13例毛球患者,经单纯摘除后其伴发的溃疡均获痊愈。若溃疡并有出血、穿孔和狭窄等并发症者,则应做相应的处理。

### 三、穿入的异物

有时因外伤或溃疡等原因而使异物通过胃肠壁进入胃与十二指肠腔内,如枪伤或其他穿刺性外伤后,异物可以存留在胃肠道内;手术时偶然不慎,也可以有异物直接遗留在胃肠道内,或者是先遗留在腹腔内,以后再逐渐穿破肠壁进入胃肠道内。最多见者是胆囊与胃肠道粘连后,有胆石蚀破入胃与十二指肠,由于十二指肠与胆道十分接近,胆石破入十二指肠的机会尤多。Lapeyre Joyeux 及 Carabalona(1951)曾收集 404 例胆囊十二指肠瘘,1/4 是胆总管十二指肠瘘,1/7 为胆总管结肠瘘,其余则为胆道胃瘘或多发性瘘。多数病例的结石能自肠道自行排出,但 10% 左右的病例有阻塞现象,梗阻的部位可以在十二指肠或幽门,但多数是在回肠的末端。

穿入的异物的临床表现是随异物的性质、进入的方式以及有无溃疡、梗阻、穿孔及腹膜炎等并发症现象而异。X线检查是最主要的诊断方法。

治疗应以手术取出异物为主,如有并发症存在时应考虑同时缝补穿孔、切除或修补瘘管等。笔者曾遇到 2 例女性患者,均以不全性肠梗阻入院,入院后经保守治疗无效而剖腹探查时,在回肠末端发现肠内肿块,扪及可以活动,故切开肠壁取出。证实为胆石后,探查胆囊发现胆囊一空肠内瘘,而切除胆囊,修补空肠瘘口,痊愈后出院。

(李光新)

## 第三节　胃扭转

胃扭转,在国外是一种罕见的病症。自 Berti(1866)在尸解时发现此种病变以后,Berg

(1897)首先对此罕见病变行手术治疗,而 Gosing 和 Ballinger(1964)认为自 Berg 以后文献报道的病例仅仅 200 例,事实上当然不止此数,因不少慢性胃扭转多不需治疗。国内陈国熙曾报道 1 例(1956),钱礼报道 2 例,其中 1 例有横膈疝(I960),王一川等(1963)报道急慢性胃扭转 40 例,此种经验实为难得,何以该地病例特多,亦值得研究。

### 一、病因

本病可以发生在任何年龄,但一般文献报道以年老者为多,男女之发病率大致相当;唯王一川等报道 40 例,从 20～40 岁者占 70%,男女之比为 3：1。胃扭转最重要的原因是胃下垂,即胃的支持韧带有异常松弛,因为只有胃体特别长,其韧带特别松弛时才有可能发生扭转。Payy(1909)曾报道在 500 例的横膈疝中有 12 例胃扭转,Bockus 亦认为大多数的不完全扭转或慢性扭转,是与横膈膨出、葫芦形胃、胃溃疡或胃癌、胃周围炎症粘连、胃肝韧带或胃结肠韧带之撕裂、左膈神经截断等病理状态同时存在,故上述诸种病理都可以认为是胃扭转的诱因,而急性胃扩张、急性结肠气胀、暴饮暴食、剧烈呕吐胃的逆蠕动等,常是引起本病的直接因素。

### 二、病理

Singletcnf(1940),Weshell 和 Ellis(1971)主张将胃扭转作如下分类。

1. 扭转的种类 按照扭转轴心的不同,胃的扭转可以分为 2 种。

(1)系膜轴扭转:是最常见的一种。其扭转的方向大都是自右向左,随着纵轴(与贲门幽门线相垂直)旋转。结果移动度较大的幽门常向左向上,转到胃底部的前面;胃的前壁则自行折起而后壁则被扭向前。幽门管常因此发生梗阻,贲门也可以有梗阻,右侧的结肠也常被拉到扭转的左侧,形成一个急性弯曲而发生梗阻。更多的系膜轴扭转是慢性或完全性的。

(2)器官轴扭转:不常见。胃体是沿着贲门幽门线扭转,通常是胃的后壁从下向上翻转到前面,偶尔也可以相反地扭转。结肠、胰腺和脾脏等也常会发生移位。

2. 扭转的程度

(1)全部扭转:整个胃除了与横膈相贴的部分以外,都向前向上扭转,而胃的大弯位于肝脏与横膈之间,而胃的后壁则面向前。由于胃贲门部具有固定性,完全的胃扭转很少超过 180°。不超过 180°的扭转,有时可以没有贲门或幽门的梗阻现象,也可以不发生绞窄。

(2)部分扭转:仅胃的一部分发生扭转,通常是胃的幽门部。部分扭转偶尔可以扭转到 360°。

3. 扭转的性质

(1)急性扭转:有急腹症的临床表现。

(2)慢性扭转:症状持续反复发作,常伴有胃内病变,如胃溃疡等。

### 三、症状

急性胃扭转的临床表现与上腹部的其他急腹症,如溃疡病急性穿孔、急性胰腺炎或急性肠梗阻等颇为相似,与急性胃扩张亦需仔细鉴别。一般急性胃扭转均有骤发的上腹部疼痛,并向后背部放射;常伴有频繁的呕吐,但呕吐物中不含胆汁,上腹部常有显著的胀满,而下腹部则大都平坦。如扭转为急性完全性的,则除了腹痛和腹胀之外,往往恶心得很厉害,而呕吐反而呕不出,有时胃管也插不下。因胃部的血管分布异常丰富,由扭转而致胃血管栓塞和胃壁坏死者很少见;除非病程的末期,休克的症状也可像肠系膜血管栓塞那样显著。由于钡剂不能服下,故 X 线检查在急性期一般帮助不大,正确的诊断只有通过剖腹探查方能获得。

有部分胃扭转而无梗阻者,其症状大都较为轻微,颇似某种慢性病变,如溃疡病或慢性胆囊炎等,此时 X 线检查可能有益,因为引起胃扭转的病因大都能获得诊断,如葫芦形胃等;然而许多部分扭转的病例也与急性扭转一样,只有在手术时才能获得确诊。

### 四、治疗

急性胃扭转必须施行手术治疗,否则将导致死亡。

首先需要剖腹探查。在剖开腹腔时,最初看到的大都是在横结肠系膜后面的紧张的胃后壁。由于解剖关系的紊乱,外科医师常不能很容易认清其病变的情况,此时最好通过胃壁的穿刺将胃内大量的血液和气体抽尽,然后将胃壁予以缝合。在胃体复位以后,可以再根据情况做相应的处理,有其他并发症者(如肿瘤或横膈疝),可以予以切除或修补。未能找到特殊的病因病理者,可以考虑行胃固定术,将胃横结肠韧带和胃脾韧带较致密地缝合到前腹壁腹膜上,自脾下极起到胃幽门上,以防止扭转再次复发。如患者情况危急,不能耐受进一步手术者,也可行单纯的复位,或者仅行空肠造瘘术以维持患者的营养。

部分胃扭转,并有葫芦形胃等病变者,可以行胃部分切除,或者单做胃空肠吻合术。术后应持续进行胃肠减压以保持胃内空虚,补液、输血、吸氧及维生素 C 等补充也属必需。

(钱治宇)

# 第四节　胃憩室

胃憩室由于 X 线检查、尸体解剖及剖腹手术的日渐普及,胃肠道憩室病例的发现也日益增多,其已不算是外科或病理方面的罕见病变。Feldmann(1957)在 10923 例胃肠道的 X 线检查中,发现 328 例有各部位的憩室,其中食管占 2.8%,胃 0.9%,十二指肠 31.4%,空肠回肠 0.9%,其他的为结肠,故胃肠道各部分的憩室是以结肠为最多,十二指肠次之,食管再次之,而胃及空肠回肠最少。虽然胃与十二指肠的憩室有若干相同点,但各有其特点。

### 一、病因

胃憩室是一种比较罕见的病变,其发生率在钡餐造影病例中占 0.04%～0.40%。发病年龄 80% 是在 20～60 岁之间,但某些先天性病变可见于婴幼儿。患者以女性为多,女男之比为2:1。胃憩室依其病因可作如下分类。

1.真性憩室　憩室之壁含有胃壁的各层组织,另外并无任何器质性病变可以解释其病因,故这种憩室是属先天性的。Sinclair 曾为 1 例 4 个月的婴儿成功地手术治疗胃底部的憩室,这可以证明此种憩室是属先天性的。

2.获得性憩室　憩室壁也含有胃壁的各层组织,但有其他病变可解释憩室是后天性的。它可分为:①推式憩室是因胃内压力有局限性的增高而形成;②拖式憩室是因胃外的粘连牵拉而形成。

3.假性憩室　胃壁因某种病变而有肌层或黏膜下层的部分破损,致该处胃壁逐渐软弱而向外形成的憩室。

## 二、病理

先天性憩室是因胃壁的肌层有局限性的先天薄弱所致,因大弯和小弯的肌层组织在贲门部位较为薄弱,故先天性憩室以发生在贲门附近者为多(Keith),特别是在小弯后壁近食管裂孔处。

拖式憩室是因胃外有坚固的粘连牵引所致,多数是粘连到胆、胰腺、脾脏及结肠等处,可能是由上述器官先有病变而引起了胃的继发性变化。拖式憩室在机制上可能最为重要:由于外伤或其他暴力而致胃内压增加,黏膜及黏膜下层组织将自胃壁的某一薄弱点中突出,此种病变一经发生,以后因胃有经常而反复的胀满,憩室便逐渐增大。至于假性憩室,则是因胃壁的炎症、肿瘤和溃疡等病变而致胃壁的薄弱,再加有胃内压的增高形成。这些后天性憩室大都发生在胃的前壁、幽门部及后壁等处,但很少在大弯或小弯部位发生。

胃憩室大多是单个的,但也可以有两个或两个以上的憩室同时存在,大小 1cm。其入口一般都比较小,但有时也可以较大,能容纳一个手指,入口小者容易有食物潴留,进而发生其他并发症,如憩室炎、憩室周围炎、穿破、出血及恶变等。

## 三、诊断

不少胃憩室因没有症状可能未被发现,另有若干病例是因为其他原因行 X 线胃肠检查时偶然发现。憩室本身的症状不典型,大都因憩室不能排空而致食后上腹部不适和疼痛,有时有食欲不振,其次为呕吐,偶尔有出血。憩室患者有时并发胃与十二指肠溃疡,上述症状往往被认为是因溃疡病所致。

通过 X 线检查、胃镜检查或手术可以确诊,通常 X 线检查可为临床诊断提供线索,而胃镜检查则是确定诊断的可靠手段。然而 Codiner(1953)曾指出,位于胃前、后壁的憩室在患者直立位检查时极易被忽略,故检查时应使患者取各种不同的位置,如直立、平卧、头低位等,特别是左前斜位不可少。胃憩室与较大的胃溃疡有时鉴别困难,下列各点可资区别(表 2-1)。

表 2-1 胃溃疡与胃憩室的 X 线鉴别

| 项目 | 胃溃疡 | 胃憩室 |
|---|---|---|
| 部位 | 多在幽门窦及小弯处 | 多在贲门部 |
| 形态 | 1.溃疡壁的龛影形态一般不变<br>2.壁龛的底宽,边缘多不规则<br>3.壁龛中没有黏膜,其周围的黏膜也常有浸润等现象 | 1.憩室的形态在检查时可能稍有变动<br>2.蒂窄而顶宽,形如香蕈,轮廓整齐<br>3.憩室中可见有黏膜的形态,周围的黏膜多正常,无浸润现象 |
| 潴留 | 钡剂在壁龛中不会滞留很久 | 常见在憩室中有钡剂潴留 6～24h 之久,有时可见憩室中的液气平面 |
| 压痛 | 壁龛部位常有压痛 | 憩室部位不常有压痛 |

在诊断憩室患者时,尚应注意其究竟是一个单纯的憩室,还是有炎症,同时还应注意有无溃疡、肿瘤或胃炎等情况存在。在拖式憩室时,还应追查其他器官的原发病变性质。

## 四、治疗

单纯的憩室如无症状,也不伴有胃或其他脏器的病变者,可以不需治疗。

有轻度症状者可用内科疗法,如给易消化而少渣滓的溃疡饮食、碱性药物和解痉药以及体位引流等。

有下列情况者适用外科治疗:①症状剧烈,内科治疗不能奏效者;②有并发症,如穿孔、出血等症状者;③有胃壁的其他病变,如溃疡及癌肿,或者是幽门部的拖式憩室伴有其他器官的病变者;④目前虽无症状,但憩室的蒂小而底大,将来肯定会续发憩室炎者,应早行切除术。

外科治疗的方式应根据憩室的位置以及有无其他并发症而定。

1.贲门部憩室 左旁正中或经腹直肌切口。切开胃脾韧带并将胃底部向内侧翻转,即可暴露位于胃后壁的憩室,将憩室自周围的粘连中予以游离,直至其颈部已能清楚显露出,随即可以进行切除。其残端可先用"0"号铬制肠线行连续的内翻缝合,再用间断的丝线行浆肌层缝合予以加强。术后保持肠减压 2~3d 即可完全恢复。估计手术较困难的病例,也可以通过胸及经横膈的切口得到良好的暴露。

2.大弯部憩室 应将憩室连同周围的胃壁行"V"形切除,然后将胃壁予以双层缝合。

3.幽门部憩室 最好做胃的部分切除术,较之憩室的单纯切除疗效为佳。如做单纯切除时,应注意将胃壁内翻缝合,否则容易复发。

(钱治宇)

# 第五节 十二指肠先天性疾病

十二指肠畸形多见于新生儿,在胚胎发育过程中由于一些异常的原因引起,1900 年 Tandler 首先提出胚胎期肠管腔空化不全的理论。在胚胎第 5 周起,肠管内上皮细胞过度增殖而闭塞肠腔,在充实的上皮组织内出现许多空泡并不断扩大相互融合即为腔化期,使肠道再次贯通。如肠管重新空化发生障碍,即有可能在空泡之间形成一薄层隔膜或狭窄。在空化过程中十二指肠第二段最后贯通,故此段形成隔膜的机会也较多。也有人认为胚胎期肠管血液供应障碍致缺血、坏死、吸收、修复异常,也可形成十二指肠畸形。

病变多在十二指肠水平部,梗阻多数发生于壶腹部远端,少数在近端,把胚胎病理学特点与临床相结合,作如下分类:

1.十二指肠内畸形(肠内因性) ①十二指肠闭锁;②十二指肠狭窄;③十二指肠隔膜;④十二指肠重复畸形;⑤迷走胰腺;⑥先天性巨十二指肠。

2.十二指肠外畸形(肠外因性) ①十二指肠血管压迫综合征(肠系膜上动脉综合征);②环状胰腺;③十二指肠转位;④胆囊、十二指肠、结肠索带;⑤肠旋转不良。

3.其他 ①十二指肠前门静脉;②乏特壶腹位置异常。

## 一、先天性十二指肠闭锁与狭窄

十二指肠部位的闭锁或狭窄,发生率为出生婴儿的 1/10000~1/7000,其中 60% 为早产儿,闭锁和狭窄的比例为 3:2,占全部小肠畸形的 1/3~1/2,同时常伴发其他部位畸形,如十二指肠重复畸形、巨十二指肠、十二指肠前门静脉、肠旋转不良、环状胰腺、食管闭锁、心血管和泌尿系畸形以及由 Ladd 索带旋转不良引起的梗阻等。也有学者统计闭锁狭窄位于乳头以上者占 15%,两者引起十二指肠梗阻共占 33%。1969 年有人统计美国儿科学院 10 年内的 503 例十二指肠肠闭锁与狭窄,二者比例相当。现分别阐述如下。

（一）先天性十二指肠闭锁

先天性十二指肠闭锁（congenital duodenal atresia）约占肠闭锁病例的 1/3，60％伴有其他畸形（白痴占 20％）。

1.病因　由于胚胎发育阶段腔化不全所致。正常肠道发育过程分 3 个阶段：①管腔开通阶段，在胚胎初期小肠已形成一个贯通的肠管。②上皮细胞增殖阶段，胚胎 5～10 周时上皮细胞增生繁殖，使肠腔闭塞，形成暂时充实期。③再度腔化阶段，胚胎 11～12 周时完成，闭塞肠管内出现很多空泡，彼此相互融合，使管腔再度沟通。如果胚胎肠管在第 2 或第 3 个月中发育发生障碍，某段没有出现空泡，停留于实质期，或出现空泡但未彼此融合，或融合不全，将形成肠管的闭锁或狭窄。有人认为胎儿时期肠管血循环障碍，阻碍了小肠正常发育也可产生闭锁。如脐环收缩太快，胚胎 8 周前胃肠管为直管状，以后肠道发育快，而腹腔扩大慢，致使小肠变弯曲，腹腔容纳不下，突入脐囊内，10～12 周腹腔增大，突出的中肠做逆时针方向旋转，还纳入腹腔，还纳前脐环收缩，影响该段小肠血液循环，引起萎缩，发展成狭窄或闭锁；如小肠营养血管异常、有缺损或分支畸形或发生肠套叠均可致发育不良。

2.病理　先天性十二指肠闭锁可位于十二指肠的任何部位，但以胆总管、胰管、壶腹附近最多见，病变在十二指肠第二段，一般认为壶腹远端的病变较近端为多见。

十二指肠闭锁 70％病例伴有其他畸形，如先天愚型、先天性心脏病、食管闭锁、肛门闭锁、环状胰腺、肠旋转不良等。1/3 病例伴有明显黄疸，偶伴发胆道闭锁。多为早产儿。

常见闭锁有 4 种类型：

（1）十二指肠近端终于异常扩张的一盲袋，远端细小并与近端分离，肠管失去其连续性。

（2）十二指肠近远端均盲闭，两者之间有纤维索带相连接，此型最为罕见。

（3）十二指肠近远端连接，但不通，近端与远端直径差异甚大。

（4）十二指肠隔膜：系指十二指肠腔内有隔膜形成，此型最多见，占肠闭锁的 85％～90％。其肠管保持连续性，但在第二段或第三段某处肠腔内有一隔膜，有的隔膜如蹼状，可为单个隔膜，也可能为多发性隔膜，多数位于乏特乳头附近，引起不同程度的十二指肠梗阻。隔膜中央或在边缘上有一小孔，约探针粗细，食物通过困难。无孔的隔膜出生后可发生梗阻，孔大的隔膜可无症状或症状轻微。Krieg（1937）曾收集十二指肠先天性隔膜病例 21 例，对其中的 18 例作了隔膜孔的有无、大小与发病时间关系的统计，说明隔膜的孔愈大，出现的症状愈迟。有的儿童或成人期始出现症状。在解剖上虽是不完全性闭塞，但在功能方面，实际上相当于闭锁；有时隔膜为完全性，在解剖上也是闭锁，某些病例隔膜可以脱垂到第三段内。

继发性病变：十二指肠内梗阻，如同十二指肠外梗阻一样，梗阻近端十二指肠和胃发生扩张，可较正常直径粗几倍，其壁变得异常肥厚，蠕动力减退，这一点对选择手术方法有一定关系。梗阻远端的十二指肠萎瘪细小，在完全性闭锁病例其腔内没有气体，比筷子还细，其壁非常薄。

3.临床表现　新生儿十二指肠内梗阻的临床表现与十二指肠外梗阻并无多大差别，都是一种高位性梗阻，其主要症状为：

（1）呕吐是首要症状：一般在出生后几小时至 1～2d 内就开始呕吐，量多、有力，有时为喷射性，绝大多数带有胆汁。因为梗阻部位多在胆总管胰管壶腹之远端，约 20％病例呕吐物不含胆汁，也有少量病例呕吐物中含血。呕吐的次数及程度进行性加剧。

（2）排便异常：一般肠闭锁病儿应无胎粪排出，偶尔少数病例可有 1 或 2 次少量胎粪，或排出少量灰白色大便。此胎粪较正常干燥、量少,颜色较淡,排出时间较晚。

（3）腹胀:新生儿十二指肠梗阻腹胀并不显著,多数只在上腹中央略有膨胀,婴儿呕吐又使胃获得减压,因此有时完全没有腹胀。胃蠕动波为更少见的症状。并发肠穿孔者,腹胀更为明显,甚至腹壁静脉清晰可见。

（4）一般情况:早期一般情况良好,晚期病例多呈现消瘦、脱水、电解质紊乱,常继发吸入性肺炎。

4. 诊断　新生儿生后即有持续性呕吐,24～36h内尚无正常胎便排出,并有进行性腹胀,应怀疑有肠闭锁可能。如母亲在妊娠早期有妊娠并发症或患过病毒性感染,或有羊水过多史,同时并发其他先天畸形则可能性更大。可先做肛门指诊,或用1‰温盐水或1‰过氧化氢液灌肠,无大量胎便排出即可排除胎粪性便秘及先天性巨结肠。胎便检查无胎毛及角化上皮也有助于诊断,称 Farber 试验,说明胎粪内不含羊水内容物,胎儿期已产生肠闭锁。腹部 X 平片可证实十二指肠梗阻,可见左腹一个宽广的液平面,另一液平面在右侧,相当于扩张的十二指肠近端,即所谓的"双气泡征"。整个腹部其他地方无气体。

新生儿肠梗阻时钡餐应列为禁忌,因可引起致死性的钡液吸入性肺炎。偶尔,为与肠旋转不良相鉴别,常有血便,可考虑行钡剂灌肠 X 线摄片检查,以观察盲升结肠的位置。其他尚需与环状胰腺、胎粪性腹膜炎、先天性巨结肠,先天性索带压迫十二指肠引起肠梗阻等疾病相鉴别。

5. 治疗

（1）手术前准备:先天性十二指肠闭锁一经确诊应立即进行手术。在准备手术的同时积极纠正脱水、电解质及酸碱平衡紊乱,并给予维生素 K 和抗生素。

（2）麻醉:为防止呕吐和误吸,一般选用气管插管全麻。

（3）手术:采用右上腹旁正中切口或上腹部横切口,常见术式有下列几种。

1）十二指肠空肠吻合术:此术式为治疗十二指肠闭锁的传统手术,一般行结肠后顺蠕动吻合。但因为扩张的十二指肠近端常不能发生有效的蠕动,以致吻合口虽够大,在功能上却不起作用,故手术后病儿仍然呕吐不止。

2）十二指肠十二指肠吻合术:当闭锁的十二指肠近端和远端相当接近,或在广泛游离十二指肠后,近、远端之间的侧侧吻合无困难时采用此术。缺点是此术式广泛游离十二指肠对新生儿可能引起过大的打击。

3）胃空肠吻合术:当闭锁的十二指肠近端显著扩张和肥厚时,十二指肠张力缺乏,与之吻合往往功能不良,而选用胃空肠吻合则效果更佳。但此术式将来可能发生吻合口溃疡,同时留下一个无功能十二指肠盲袋的弊端。

4）双重吻合术:十二指肠空肠吻合和胃空肠吻合两个吻合口。其目的是为了解决无正常蠕动与扩张的十二指肠吻合后所造成的术后呕吐。不少报道十二指肠空肠吻合后长期呕吐再次剖腹探查者,未发现有吻合口梗阻经加做胃空肠吻合而治愈。

5）隔膜切除术:由于十二指肠闭锁以隔膜型最多见,因而此术式亦较常被采用,且疗效满意。术中应特别注意胆总管入口;另外应做十二指肠纵切口,环形切除隔膜后缝合黏膜,十二指肠切口横行缝合以避免隔膜切除处肠壁纤维化使扩张受限影响疗效。

6）巨十二指肠壁部分切除:十二指肠闭锁和狭窄使用以上手术方法效果不良,主要是留下一个扩张肥厚无张力的十二指肠近端盲袋,因而有人主张切除部分巨十二指肠壁,整形后,再做十二指肠十二指肠吻合术。据报道,此术式蠕动恢复快,疗效满意。

（4）手术注意点

1）开腹后,除认清十二指肠闭锁病变外,必须仔细探查有无其他先天性畸形,尤其肠旋转不良和环状胰腺同时存在。整个小肠应按顺序清理,注意有无多发闭锁或狭窄。

2）对各种术式其吻合口要求肠壁组织血供良好,操作仔细,对合整齐,采用单层或双层吻合均可。

3）在切口远侧空瘪的十二指肠后,先注入空气,然后注入盐水使之扩张,并插入导管探查到一定的深度,以免遗漏多发性隔膜。

4）为防止呕吐物吸入和方便对早产儿喂养及术后减压作用,对胃显著扩张的未成熟儿可附加胃造瘘术。

5）手术时所见的隔膜并不都是一层紧张的膜,有的菲薄而松弛,向远端脱垂,如同一个憩；有的正好在十二指肠壶腹部或壶腹部附近,故对有孔、菲薄的隔膜切开或切除,不必强求彻底,以免损伤乏特壶腹或胆总管。

（5）手术后的处理：术后应严格计算补液量及电解质含量,并随时根据生化测定结果调整。尽量采用静脉高营养以维持婴幼儿营养代谢需要。胃管持续减压要维持较久,待吸出液无胆汁为止。婴儿手术后多不能进奶,有时因捷径手术后扩张的十二指肠近端无蠕动和吻合口水肿,因此胃管拔出后随即呕吐,必须重插。耐心细致的护理,时常冲洗胃管使之通畅,防止呕吐物吸入。将患儿置于右侧卧位有利于十二指肠近端引流,但也要时常改变体位以防肺不张。总之,随着对十二指肠闭锁早期诊断和治疗水平的不断提高,存活率有所提高,但病死率仍为30%～65%,主要原因是因为伴发其他较严重畸形或体重较轻的早产儿。

（二）先天性十二指肠狭窄（Ladd 综合征）

先天性十二指肠狭窄（congenital duodenal stenosis）,又称十二指肠狭窄综合征、Ladd 综合征,是 Ladd 1932 年首先报道,与十二指肠肠闭锁相似,可能为常染色体隐性遗传所致,只是胚胎时期发育不正常的程度较轻,仅停留在狭窄阶段,故预后较好。发病率也较低。

1.病理　最常见的狭窄部位是十二指肠下段,肠腔狭窄程度不一,肠管并未失去其连贯性。在十二指肠肠腔内黏膜有一环状增生,肠腔阻塞较轻,但该处没有扩张功能,病程发展较慢,近端肠段日久形成巨大十二指肠。有些为隔膜型,中央有较大的孔隙；也有的病例十二指肠狭窄表现为在胆总管胰壶腹附近有一缩窄段。切片下可见狭窄带由黏膜及纤维性变黏膜下组织构成。近侧肠段扩张,但不引起缺血、坏死及穿孔。

2.临床表现　与十二指肠闭锁相比,十二指肠狭窄患者年龄相对较大,大多为几个月甚至几岁的儿童。症状发生亦较闭锁晚,并常呈间歇发作。如呕吐多发生在出生后 4d～1 个月,常在 10d 左右发生。每天只发生 1～2 次,也可数周数月不呕吐。因大多数位于十二指肠第三、第四部分,故呕吐物多含胆汁,很少含血液。大便次数和性质均可正常,当呕吐严重时可出现中或重度便秘。上腹胀轻重不等,重者可见胃蠕动波,有振水声。全身状况常表现为营养不良,脱水、消瘦或贫血等症状。

3.诊断及鉴别诊断　根据患儿自幼有间歇性呕吐病史及上腹膨胀、振水声等,结合 X 线钡餐摄片常可确诊。可见到狭窄的十二指肠段的同时,胃和十二指肠第一、二段均极度扩大,有时胃可下垂到髂嵴以下。十二指肠狭窄应与先天性肥厚性幽门狭窄、十二指肠闭锁鉴别,Mitchell(1972)归纳见表 2-2,以供参考。

十二指肠狭窄还应与环状胰腺、迷走腹膜带扭转、十二指肠扭结、移位或旋转的盲肠外部压迫、迷走的肠系膜上动脉或十二指肠前门静脉等因素所致部分梗阻鉴别。可凭借钡餐、钡灌肠及腹部 B 超等检查进行鉴别诊断,但往往明确局部狭窄定位比较容易而鉴别病因困难,常需术中明确诊断。

表 2—2　十二指肠狭窄的主要鉴别诊断

| 项目 | 先天性肥厚性幽门狭窄 | 十二指肠狭窄 | 十二指肠闭锁 |
| --- | --- | --- | --- |
| 呕吐发生的时间 | 出生后 2～4 周 | 常见出生后 24～48h | 出生后 24h 内 |
| 呕吐方式 | 喷射状,有间隙性 | 喷射状,有间隙性 | 喷射状,持续性 |
| 呕吐物中的胆汁 | 无 | 或许含有胆汁 | 或许含有胆汁 |
| 胃蠕动波 | 可见 | 可见 | 可见 |
| 腹部肿块 | 常可触及幽门肿块 | 无 | 无 |
| 直立位 X 线平片 | 小肠内有空气 | 小肠内的空气极少 | 小肠内无空气 |
| 胎粪 | 正常 | 极少或没有 | 极少或没有 |
| 大便 | 量少,次数稀 | 极少或没有 | 无大便 |

4. 治疗

诊断确定后即应进行手术。其术前准备及麻醉选择同十二指肠闭锁,术前尽量纠正贫血和脱水。

术式常采用空肠吻合、十二指肠空肠吻合或双重吻合术。手术疗效较先天性闭锁好。

## 二、十二指肠重复畸形

十二指肠重复畸形(duodenal duplication),是一种比较少见的先天性畸形。其重复畸形囊腔呈空腔球形,多数黏附于十二指肠后侧或内侧。文献上曾有许多名称:肠内囊肿、肠囊肿、肠憩室等,后经 Ladd 与 Gross 对本症详细描绘,命名一直沿用至今,统称消化道重复畸形,位于十二指肠即称十二指肠重复畸形。本症可以发现于任何年龄,多见于 1 岁以内,男婴略高于女婴。根据 Farber 总结儿童医院材料研究,后由 Gross 等外科手术治疗或尸体解剖总结 67 例中 60 多个畸形,十二指肠为 4 例,占 6%;小肠包括回盲部 32 例,占 47%。Daudet 收集 764 例消化道重复畸形,其中十二指肠有 54 例,占 7%;小肠包括回盲部 436 例,占 57.1%。日本石田统计十二指肠重复畸形仅占消化道重复畸形的 3%。

先天性消化道重复畸形病因有多种解释,但无满意结论,无突破性进展,一般认为有几种学说,Bremer 的空化不全学说;Thyng 与 Lewis 的憩室形外袋未退化学说;其他的如胚胎孪生学说:1953 年 Ravithch 认为直肠全结肠重复畸形,与双阴茎阴囊、双子宫阴道、双尿道一样,属胚胎孪生畸形引起;脊索与原肠分离障碍学说:1952 年 Veeneklass 认为胚胎第 3 周脊索形成时,内外胚层发生粘连,分离困难,肠管与神经管分离障碍,在肠管形成时发生憩室样突起,突起发展成各种形态的消化道重复畸形。

(一)病理

十二指肠重复畸形常位于十二指肠内例,外形为球形、卵圆形,多数呈囊肿型,因不与肠腔相通,临床上又称为肠原性囊肿。十二指肠重复畸形的肠壁与正常十二指肠壁组织学相似,多数呈囊肿型,其囊壁含有浆膜、平滑肌、黏膜。囊壁黏膜常有迷生的胃黏膜,同样可引起溃疡病、上消化道大出血、炎症穿孔。囊腔多数不交通,亦可由同一小肠血管供应,囊腔的远、近端均可与十二指肠交通,囊腔内无色黏液,有时出血变成紫黑色。一般临床病理上分为憩室型、囊肿型、管型等 3 型。

(二)临床表现

症状多发生于婴儿,于第一次哺乳时即有症状出现,但也有迟至 60 岁始被发现者。

1.上腹部肿块 一般可在上腹部触及一活动性肿块。有时在发生症状以前,肿块就被发现。大小程度不一,多为圆形,囊肿状。大者甚至可以充满肋缘至髂嵴之空隙。有文献报告十二指肠重复畸形可以发生癌变。

2.梗阻症状 由于囊肿型的畸形扩大,压迫十二指肠,可引起完全性或不完全性梗阻,偶尔有黄疸。

3.疼痛 该畸形内的黏膜分泌大量液体,腔内压力增加,可产生疼痛。

4.肠坏死 偶尔因压迫十二指肠,可引起出血和肠坏死。

5.溃疡出血、穿孔 往往是由于腔内有迷生的胃黏膜分泌大量胃酸和消化酶,侵蚀囊壁或十二指肠肠壁形成溃疡,便血多为柏油样,亦可造成消化道大出血。一旦穿孔,则并发严重的腹膜炎。

X 线钡餐检查,只能显示十二指肠梗阻,有时可以发现肿块阴影。

(三)诊断与鉴别诊断

十二指肠重复畸形,多数在婴儿时期发病,平日胃纳差、消瘦,偶有上腹部不适、呕吐。囊腔巨大可压迫十二指肠,造成不全性或完全性肠梗阻,呕吐物可有胆汁。X 线检查诊断有帮助,可了解解剖位置,十二指肠有扩大压迫痕迹变形改变及高位肠梗阻表现。核素$^{99m}$Tc 扫描对消化道出血有帮助,CT 检查亦可确诊。应与下列疾病鉴别。

1.胆总管扩张症 该病患者右上腹可扣及肿块,间歇性轻度黄疸、腹痛,钡餐检查十二指肠轮廓变大。胃向左前方移位,一般不引起十二指肠梗阻。十二指肠重复畸形巨大时,临床可扣及肿块,可直接压迫十二指肠引起高位十二指肠梗阻,恶心呕吐,伴胆汁。$^{99m}$Tc 扫描、CT 检查可区别诊断。

2.肠系膜囊肿 因囊壁无肌层,不与肠腔相通;而肠重复畸形有浆膜、肌层、黏膜,肠壁与正常十二指肠紧密相连,不易与肠管剥离,易损伤血管引起肠坏死。肠系膜囊肿之内容物系淋巴液,为无色透明液体,或呈淡黄色液体;十二指肠重复畸形的囊腔内为部分肠内容物,或为橙黄色、黑色,或有出血感染情况。

3.右肾肿块 输尿管肾盂交界处梗阻可引起肾盂积水。右肾母细胞瘤有时体积巨大,实质性,透光试验阴性;而肾盂积水为囊性,透光试验为阳性。超声波检查及 CT 检查可区别诊断。肾母细胞瘤临床有慢性消瘦面容,双合诊检查病侧腰部有肿块向后膨出。IVP 可区别。

4.肠套叠 婴儿期急性肠套叠可有 4 大症状:呕吐、阵发性哭闹、腹块、便血;而十二指肠重复畸形病程缓慢进行,偶有上消化道大出血、高位梗阻表现。钡剂或空气灌肠可区别诊断。

(四)治疗

明确为十二指肠重复畸形后,手术是主要治疗方法。手术应细致,注意肠管与重复畸形囊只有一个共同壁,稍有不慎,即可损伤十二指肠肠壁及血液供应。

十二指肠重复畸形解剖复杂,与胰头部、胆道系统、十二指肠密切相关,因为容易损伤胆总管、胰腺与重要血管,且手术难度大,故不宜做切除术。最好采用重复肠管囊壁与十二指肠吻合术又称为开窗手术,此系 Gardner—Hart 经典手术,即将重复畸形的囊肿前壁纵形切开,吸尽囊内液体,显露该囊肿与十二指肠间的间隔,并将其切开,剪除一部分成一开口的窗,窗缘用丝线连续毯边缝合止血,然后剪除多余的囊壁,将其缝合闭锁,使囊肿与十二指肠腔相通,通常无需放置腹腔引流。亦有囊腔与空肠吻合术。巨大型十二指肠重复畸形,一般病情严重,囊腔内有感染,紧急情况下可行袋形缝合手术外引流的办法,2个月后再考虑行根治性手术。

### 三、十二指肠迷走胰腺

十二指肠迷走胰腺(heterotopic pancreas of the duodenum)又称异位膜腺。凡在胰腺本身以外生长的、无血管与神经的联系、与正常胰腺不相连的零星胰腺组织,均称迷走胰腺。迷走胰腺产生的原因是在胚胎时期,在背侧和腹侧胰始基随着原肠上段旋转融合过程中,假若一个或几个始基保留在原肠内,由于原肠纵行生长而将胰始基带走。背侧与腹侧胰始基产生的胰腺组织将被带到胃肠道,多数发生于胃与空肠,其次为十二指肠,但也有学者认为多见于十二指肠,在显微镜下十二指肠壁内迷走胰腺的阳性率为13.7%。

迷走胰腺由 Jean-Schultz 于1927年首次报道。由于本病多无症状,临床不易被发现,尸体解剖发现占0.11%~0.21%。在上腹部手术探查中,平均约500例可发现1例,男性较多。迷走胰腺可发生在任何脏器,约50%分布在胃十二指肠,空肠占15%~20%,回肠占5%~10%,其他可见于肠系膜、大网膜、脾、胆囊、胆总管、结肠、间肠憩室、脐卵黄管内以及腹膜后间隙等。迷走胰腺常在消化管的黏膜下层,其次在肌层间或肌纤维间,最少见于浆膜表面。Hallendorf 等认为胃肠道先天性憩室内有15%~25%可发现迷走胰腺组织。其表面大多呈淡黄色或淡红色,单个分叶状结节,偶见多个,体积一般较小,直径在10mm以下,最大者可达40mm以上,外观与正常胰腺相似,但无包膜,不能剥离。迷走胰腺同样可以发生急性胰腺炎、慢性胰腺炎、囊肿、腺瘤及恶性肿瘤,甚至发生胰岛素瘤和胰腺癌。

临床分型:迷走胰腺临床表现较复杂,有人将其分为6型。

1. 梗阻型 由于迷走胰腺为一种肿瘤样病变,可引起所在器官的压迫或狭窄而出现梗阻症状,如位于胃窦部可引起幽门梗阻,位于十二指肠乳头可引起胆道梗阻。

2. 消化道出血型 Nelson 报道迷走胰腺引起消化道出血占8.57%,其原因系迷走胰腺周围胃肠道黏膜充血、溃烂,以至形成溃疡,或侵蚀胃肠道黏膜血管。

3. 溃疡型 位于幽门前区的迷走胰腺,由于分泌胰蛋白酶,消化黏膜而形成溃疡;或位于黏膜下的迷走胰腺压迫上层黏膜引起黏膜萎缩而形成溃疡。

4. 肿瘤型 由于迷走胰腺多位于黏膜下或肌层内,使局部隆起,在钡餐检查时易误认为肿瘤。

5. 憩室型 迷走胰腺常发生在憩室内。

6. 隐匿型 迷走胰腺是一种先天发育异常,往往到中青年时才出现症状,有的终生无症状,仅在尸解中发现有迷走胰腺。

由于迷走胰腺具有分泌作用,故可有囊肿、慢性间质炎、急性炎症和急性出血坏死等病理变化,有的还可引起胃肠道大出血,个别的可癌变。临床上较多见十二指肠迷走胰腺引起十二指肠狭窄,产生不同程度的梗阻。

由于上述病理变化的多样性,因此十二指肠迷走胰腺的临床症状不典型。有的与溃疡病症状相似,或引起十二指肠出血或梗阻,也可发生肿瘤;有的并无症状,于手术或尸体解剖时偶然发现。

X线钡餐检查可见十二指肠有圆形和卵圆形边缘锐利的充盈缺损,约有50%病例在充盈缺损的中心可见到小钡点,它相当于胰腺导管的开口部,具有诊断意义。需与十二指肠球部溃疡、十二指肠良性肿瘤等相鉴别。内镜检查及活体组织病检是诊断十二指肠迷走胰腺极其重要的手段。

对于有症状,且经X线钡餐检查与内镜检查确诊者,宜手术探查行局部切除,或者胃次全切除术,或者胃肠道转流术。对有恶性病变的病例,应行扩大切除或根治术。

## 四、先天性巨十二指肠

先天性巨十二指肠(congenital megaduodenum)亦称遗传性巨十二指肠,不同于继发性巨十二指肠,是由于炎症、肿瘤畸形等病变引起十二指肠梗阻,并致十二指肠扩张。先天性巨十二指肠是由于十二指肠肠壁奥厄巴赫(Auerbach)神经丛内副交感神经节细胞的缺如、减少、和(或)变性有关。经常合并有巨食管及巨结肠等病变。患者常有明显的家族史。

至1955年,Barnett和Wall仅收集到本病35例,近5年来国内外报道增多,但无详细的统计数据。Maingot认为先天性巨十二指肠并非罕见,但因认识不足,常被误诊为其他类型的十二指肠梗阻。Harkins和Nyhus(1962年)合编的《胃十二指肠外科》曾介绍2例应用十二指肠空肠吻合治疗先天性巨十二指肠不当而失败的经验,足引以为戒。

Troncon等(2000年)介绍了他们对巨十二指肠的研究,认为巨十二指肠症的患者早期胃内液体排空异常加快,这提示十二指肠容量的增加对胃十二指肠内液体的转流具有明显的影响。

先天性巨十二指肠临床表现基本上与继发性巨十二指肠一样,均具有十二指肠梗阻症状:右上腹饱满,偶发性呕吐,有时呕吐大量胃内容物与胆汁,间发性上腹部胀痛,呕吐后可能缓解,上腹部有时可扪及包块并有压痛,发育较迟缓等。X线钡餐征象:十二指肠扩张,失去张力,黏膜增厚,俯卧位时十二指肠扩张并不减轻。

手术所见,难与继发性巨十二指肠鉴别,只有在探查时未能发现引起继发性巨十二指肠的原发病灶时,就应该考虑有先天性巨十二指肠的可能,而最后的确诊有赖于病理组织活检。

1974年Sherman等介绍了矫正先天性巨十二指肠的手术方法:①在十二指肠前壁梭形切除一部分浆肌层,然后间断缝合十二指肠前壁创缘;②在十二指肠前壁做间断叠鳞状的内翻缝合(imbrication),其原理均是缩减十二指肠的直径,恢复十二指肠蠕动功能。国外许多学者对纠正先天性巨十二指肠畸形手术治疗作了研究,如Loire等(2000年)报道了6例典型巨十二指肠症患者采用部分十二指肠切除和十二指肠重建手术,术后均未发生并发症,随访平均6年(4～9年),所有患者术后功能恢复良好,平均体重增加10kg(7～15kg)。因此认为十二指肠部分切除并重建手术是治疗巨十二指肠症的安全和有效方法。

## 五、肠系膜上动脉综合征(Wilkie综合征)

肠系膜上动脉综合征(superior mesenteric artery syndrome,SMAS)又称Wilkie综合征、十二指肠血管压迫综合征(vascular compression of the duodenum)、石膏背心综合征、慢性间歇性肠系膜动脉性十二指肠闭塞征、肠系膜动脉性十二指肠梗阻、慢性十二指肠淤滞征等,均是指肠系膜上动脉及其分支压迫十二指肠水平部而引起间歇发作的十二指肠内容物通过障碍所致的一系列症状,以胃肠道造影十二指肠水平部有纵形压迫为其诊断特征。本综合征首先由 Wilkie(1921 年)和 Vou Rokifansky(1942 年)报道之后,国内外学者对本病才引起重视,陆续可见报道,但迄今尚无确切的发病率统计。本病并非罕见,如果不给予恰当治疗可导致营养不良,影响发育,且可能出现一些因十二指肠高压而引起的急性胃扩张、急性胰腺炎等并发症。

(一)解剖学基础

十二指肠是消化道最固定部分,其水平横向走行于第 3 腰椎和腹主动脉前方,若开始上升直至屈氏韧带(十二指肠悬韧带)为最高点,后又反转下降。它的前方为肠系膜根部内的肠系膜上动脉、静脉、神经束和淋巴结纵行跨过(图 2—1)。肠系膜上动脉在相当于第 1 腰椎水平、腹腔动脉下方约 1.25cm 处从腹主动脉发出,跨过左肾静脉和胰腺钩突,在胰腺颈部下缘穿出,越过十二指肠水平部。正常人肠系膜上动脉起始部与腹主动脉间有一定角度和距离,肠系膜上动脉综合征病例上述两动脉间夹角和距离均变小,因测量方法不同,数值各有差异。越靠近肠系膜上动脉起始部,两动脉间的距离越短,越易压迫十二指肠。

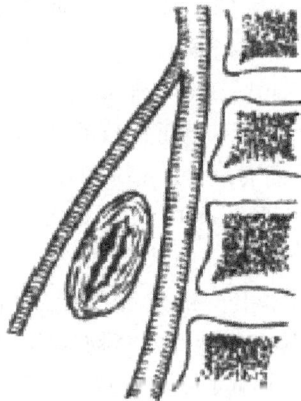

图 2—1 正常十二指肠与肠系膜上动脉、腹主动脉间的关系

正常情况下肠系膜内的脂肪垫使两动脉间的角度和距离保持恒定。若腹主动脉和肠系膜上动脉间夹角变小或分出位置过低,即可形成肠系膜上动脉对十二指肠的纵行压迫(图 2—2)。肠系膜上动脉由胰颈部下缘穿出后发出结肠中动脉,若十二指肠水平部位位置下移,则可能被结肠中动脉压迫。

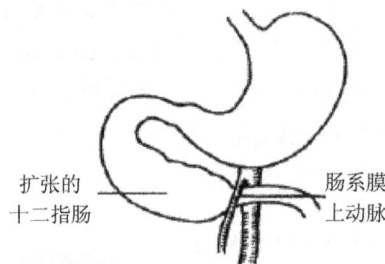

扩张的十二指肠　　肠系膜上动脉

图 2—2 肠系膜上动脉压迫综合征

(二)病因及发病机制

肠系膜上动脉综合征的发生是多种因素的综合,即在局部解剖因素的基础上加上后天性因素方可发病。

1.解剖方面因素

(1)肠系膜上动脉与腹主动脉间夹角小,肠系膜上动脉发出位置过低:此为最常见的解剖学因素,引起此改变的原因可有:①肠系膜根部脂肪丢失,如大面积烧伤等消耗性疾病或吸收不良所致。②脊柱过伸,如腰椎过度前突、脊柱侧弯、后突纠正术后躯干石膏固定于过伸位,均使腹主动脉随之移位,肠系膜上动脉与腹主动脉间夹角变小。因躯干石膏固定而引起者称石膏背心综合征。③长期卧床,此类患者多有慢性消耗性疾病,腹膜后脂肪减少,致脊柱两旁腹沟加深,仰卧位又增加肠管对肠系膜血管牵拉而发病。④肠系膜上动脉起始过低,致使十二指肠横段直接受压。

(2)十二指肠悬韧带过短或十二指肠升段过短:此两种因素均可使十二指肠横段上提,使十二指肠横部靠近肠系膜上动脉发出处被压,多见于青春发育期突然变瘦后发病者(图2-3)。

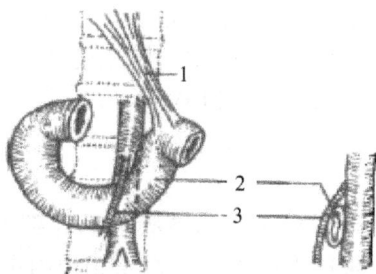

图2-3 屈氏韧带过短,十二指肠空肠曲上移
1.屈氏韧带;2.十二指肠;3.肠系膜上动脉

(3)十二指肠位置下移:腰椎生理前凸最显著部位是第4腰椎,若十二指肠下移,横部在第4腰椎前方跨过,则易为其前方之肠系膜上动脉的分支结肠中动脉所压迫。

2.非解剖因素 十二指肠周围炎症和粘连、发育营养不良消瘦等导致胃肠下垂,形成对肠系膜上动脉的牵拉等。在一些年轻女性患者中,动力性致病因素在发病中的作用也不容忽视,这些患者常合并有胃肠运动功能紊乱、神经性呕吐、习惯性便秘等动力性因素。另外,肠系膜根部脂肪减少、筋膜肥厚、硬皮病、十二指肠肌肉张力低下等均可致十二指肠横段受压或内容物通过缓慢而出现症状。

以上这些因素的存在可使原已存在的机械性梗阻加重,也往往是造成诊断困难和手术后效果不满意的原因之一。

(三)临床表现

肠系膜上动脉压迫综合征可发生在任何年龄,但临床病例多为15~50岁,以20~30岁为多发年龄。性别在发病上差别不大,男性年龄偏高,女性年龄偏低。根据其发病形式可分为急性型和慢性型,以后者多见。

1.急性型 多继发于脊柱过伸的躯干石膏固定和牵引后,起病突然,无前驱症状,上腹部疼痛较伴呕吐,吐后无明显缓解,上腹膨隆、压痛,有明显脱水和急性胃扩张症状。也有一部分表现为上腹剧痛、恶心呕吐、血尿淀粉酶升高的急性胰腺炎者。

2.慢性型 病程较长,起病缓慢,且有一部分人表现为间歇性反复发作的特点。主要症状为饮食后上腹胀痛,其中有一半以上患者出现呕吐,其呕吐类似幽门梗阻,少数患者胀痛较重,而自行呕吐,吐后症状可得缓解。呕吐出现的早晚、频率和梗阻的程度不一定成正比。呕吐物量大,仍能进食者,可能对营养和水、电解质影响较轻;但呕吐量大又影响进食者,常可在短期内出现消瘦、脱水和电解质紊乱。50%左右的患者食后采取俯卧位或膝胸位可使症状缓解,这些改变体位而能缓解症状者,可能系因餐后俯卧或侧卧减轻了胃肠下垂对肠系膜上动脉的牵拉,缓解了对十二指肠的压迫,有利于胃内容物通过,因而这些表现常作为本征的特征性症状。体格检查多无特殊发现,约有一半患者可查出胃内振水音,偶可见上腹蠕动波。此外,有人注意到在上腹部有一个不是从心尖区传来的收缩期杂音,俯卧位时杂音消失。

(四)诊断及鉴别诊断

除具有餐后呕吐、变换体位后症状缓解等特征表现外,主要确诊手段为 X 线上消化道钡剂造影,其次可借助腹主动脉造影、B 型超声检查等协助诊断。

1.胃肠钡剂造影　一般可见下列征象:①受阻的十二指肠球部、降部扩张,黏膜皱襞稀疏,伴有或不伴有胃扩张。②造影剂通过十二指肠水平部受阻时,脊柱中线处呈钡注中断现象,呈整齐的斜行切迹。通过受阻,其受压受阻的十二指肠的影像呈纵行刀切状,亦称"刀切征"。如切迹于脊柱中线偏右方,可能为结肠中动脉压迫所致。③造影剂在十二指肠球部、降部来回流动,甚至逆流入胃腔,即构成所谓钟摆样运动。④造影剂在降部、横部充盈半分钟后仍未进入空肠,或 4～6h 才完全通过十二指肠。⑤俯卧或左侧卧位,常见逆蠕动消失,造影剂迅速通过水平部达空肠。

需注意,正常人亦可出现造影剂在相当肠系膜上动脉部位处通过缓慢,但近段十二指肠无扩张,可作鉴别。十二指肠低张造影可除外十二指肠腔内占位性病变和肠外病灶压迫所致的梗阻。

2.腹主动脉造影　侧位像可测出肠系膜上动脉起始部与腹主动脉的角度,了解肠系膜上动脉和其分支走行情况。两动脉间夹角<20°则有诊断意义。腹主动脉造影同时行胃肠造影,可清楚显示十二指肠与肠系膜上动脉、腹主动脉之间关系和十二指肠受压情况。正常人十二指肠水平部两动脉间距离为 18mm,患者则仅 3.3mm,对确定是否肠系膜上动脉或某一分支压迫有重要意义。

3.B 型超声检查　空腹和饮水 600ml 后分别测量肠系膜上动脉与腹主动脉间夹角度数、十二指肠水平部在两动脉间的前后径、该处近侧或远侧十二指肠的内径和体位变换后的变化。患者在 B 型超声检测下可见十二指肠球部、降部充盈,肠腔明显扩张,水平部呈漏斗状或哑铃状,十二指肠有频繁逆蠕动,俯卧位或左侧卧位肠内容物可排空。两动脉间的十二指肠前后径<1.0cm,降部内径>3cm,两动脉间夹角<13°,则有诊断意义。

本综合征需与引起十二指肠梗阻的其他疾病鉴别。十二指肠本身病变如肿瘤、憩室、炎症、巨十二指肠,或十二指肠外病变如环状胰腺、粘连,或索带压迫,肝、胃、胰头、结肠和腹膜后肿瘤,均可因压迫十二指肠而引起梗阻症状,上述病变经仔细询问病史和辅助检查,多可鉴别,尤其是钡剂造影下以上病变很少出现"刀切征"可资鉴别;但十二指肠空肠内附近的肠系膜根部肿瘤、淋巴结和腹膜后肿瘤在胃肠钡剂造影中极易混淆,十二指肠镜亦难达到该部,鉴别较困难。

应特别注意与胃神经综合征引起的呕吐鉴别,前者由于反复呕吐,消瘦致肠系膜根部脂肪减少,肠系膜上动脉与腹主动脉间距离变窄,十二指肠受压,胃肠造影和 B 超检查亦可出现肠系膜上动脉压迫的特有征象,若单凭辅助检查确定诊断,并施行手术,术后虽然吻合口通畅,但症状不能缓解。应仔细询问病史,神经性呕吐的发病常与情绪、外界暗示有关,开始时往往于进食完毕即突然呕吐,呕吐不费力,量少,吐后仍可进食,患者多伴有失眠、健忘、注意力不集中、心悸、胸闷等表现,可作为鉴别诊断参考。

肠系膜上动脉综合征患者有 8.4%～31.8%伴有胃十二指肠溃疡,这些病例多为既往体质较好的男性,也有部分病例伴有胆石症、十二指肠炎、慢性胰腺炎等,诊断时应全面检查,以免顾此失彼。

(五)治疗

SMAS 虽为慢性部分梗阻,经大量非手术疗法(营养疗法、卧床休息、中药、针灸等)多可获得症状缓解,但也常因反复发作仍需手术治疗。

1.非手术疗法　非手术综合治疗在本病的治疗中占有重要地位,某些患者手术后也需施予恰当的非手术疗法,方能收到满意的疗效。

(1)尽量找到和去除诱发梗阻症状产生的原因,如因脊柱过伸位躯干石膏固定所致者应立即拆除石膏绷带。

(2)急性发作症状严重者或因十二指肠高而出现并发症者,需给予禁食、鼻胃管减压、输液,纠正水、电解质平衡等,待症状缓解后再做进一步检查和处理。

(3)有明营养障碍者,需在术前术后予以改善,必要时可采用静脉营养疗法。

(4)调节自主神经功能紊乱与止吐,可采用针灸和药物治疗。

(5)体位减压:食后取俯卧或侧卧位以利食物通过。

(6)中药的应用需根据辨证论治的原则,肝瘀气滞者宜舒肝理气,气虚血少者宜补气养血,湿热者宜清利湿热,瘀血者当活血化瘀。另外加降气止吐,通调大便等药物。

2.手术疗法　手术虽可使部分患者解除梗阻,获得良好疗效,但仍有一部分效果不理想,术后症状不能解除,因此手术决定必须谨慎。严格掌握手术适应证,术前行胃肠造影、胃十二指肠镜和心理学检查,证实诊断并除外其他病变,尤其是心理障碍,这样才能提高本病疗效。

(1)手术适应证

①男性患者,梗阻症状明显,有典型 X 线显示血管压迫征象者,特别是 45 岁以上的中老年人,宜采用手术疗法。

②出现十二指肠高压引起的并发症者,宜在并发症缓解后,择期行手术治疗。

③对症状反复发作,影响营养发育者,宜手术解除机械性梗阻,术后仍有症状者,再配合其他综合性非手术疗法。

④年轻女性患者,病史短,或并有其他神经官能症者;或虽然反复发作,但对营养发育影响不大,均宜先采用非手术综合治疗。

(2)术前准备

①症状严重,全身情况差的患者,术前应适当改善全身情况,纠正脱水与电解质紊乱,输血输液,必要时给予肠外营养支持治疗。

②术前置鼻胃管行胃肠减压或洗胃。

③其他准备同一般胃肠道手术。

(3)手术注意事项

手术中应详细探查,确定下述几点:①梗阻是否由于肠系膜上动脉压迫所致及压迫程度,为此要仔细探查肠系膜根部、十二指肠空肠曲附近的腹膜后,以除外肿瘤或肿大淋巴结压迫十二指肠。将胃管送入十二指肠,或于十二指肠近侧穿刺,助手用手指夹住胃幽门,注入 150

～300ml 空气,测量注气前后近段十二指肠直径的变化。正常人注气前、后十二指肠直径平均分别为 3.75cm 和 4.7cm;肠系膜上动脉综合征患者注气前平均为 6.7cm,注气后为 11.5cm。如注气后十二指肠直径增大超过 3cm,则肠系膜上动脉综合征的诊断可成立;亦有报道注入空气 200～400ml 后,近端十二指肠直径较注气前扩大 5.5cm 以上则可诊断。②是否合并胃十二指肠溃疡、胆石症或慢性胰腺炎。③十二指肠悬韧带是否过短。④十二指肠周围是否易于显露和操作。

(4)手术方法

笔者认为,手术治疗的目的在于彻底解除机械性梗阻因素以及解除患者的症状,故必须针对产生 SMAS 的病因进行处理,术前诊断明确,术中仔细探查,选择恰当的手术方法。

①屈氏韧带松解术(Treitz's ligament lysis):进腹后,将横结肠向上翻开,提起近端空肠,显露出位于横结肠根部的屈氏韧带,将该韧带及后腹膜横行切开,分离十二指肠空肠曲,使其向下移位 3～4cm 直至十二指肠横部不再受压,然后将后膜膜切口纵行缝合。这种手术的优点是创伤小,操作较简单、比较符合生理状态(图 2—4)。

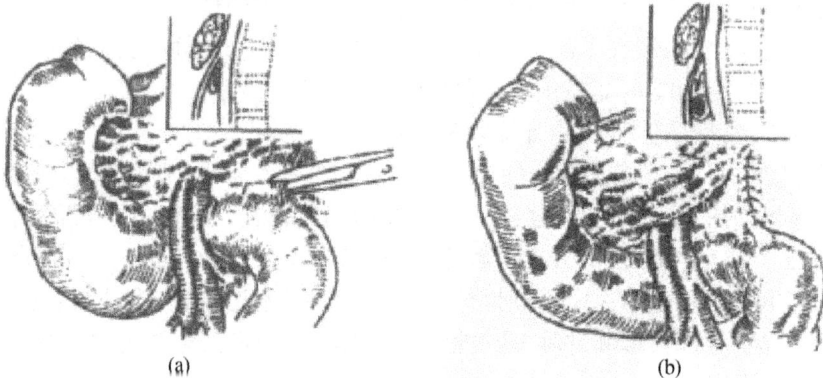

图 2—4　屈氏韧带松解术

②十二指肠空肠侧侧吻合术(duodenojejunostomy):进腹后将横结肠向上翻开显露横结肠系膜,于结肠中动脉右侧无血管区切开系膜,扩大的十二指肠第 3 部分即可以显露,将空肠上段上提与十二指肠第 3 部靠拢,距屈氏韧带 15cm 左右,行空肠与十二指肠侧侧吻合,吻合大小为 5cm 左右,吻合完成后将横结肠系膜切口边缘与十二指肠壁做固定缝合(图 2—5)。该术式 1908 年 Stavely 首先报道应用治疗 SMAS,目前仍为较常用的方法,方法简单,能较好地转流十二指肠内容物,消除症状。但该术式留有盲襻,未能从解剖上解除十二指肠的压迫,十二指肠仍出现逆蠕动,故术后 25% 左右的患者症状不能完全缓解。

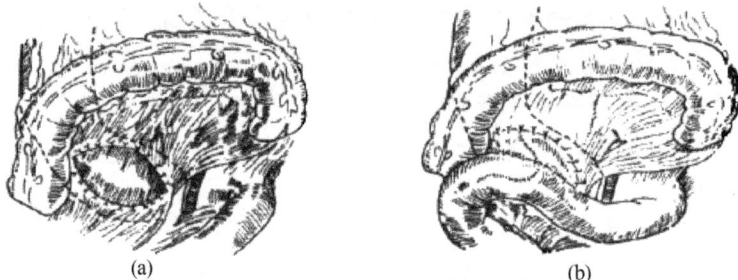

图 2—5　十二指肠空肠侧侧吻合术

③十二指肠空肠 Roux－en－Y 型吻合术（duodeuojejunal Roux－en－Y anastomosis）：显露十二指肠第 3 段的步骤同上，将空肠于距屈氏韧带 15cm 处横断，游离并延长空肠远端的肠系膜。将空肠远端上提与扩大的十二指肠第 3 段做端侧、或侧侧吻合，再将近端空肠与远端空肠做端侧吻合（图 2－6）。该术式，同样具有十二指肠空肠侧侧吻合术的优点，同时减少了盲端淤滞，但仍然不能解决上述术式的缺点。

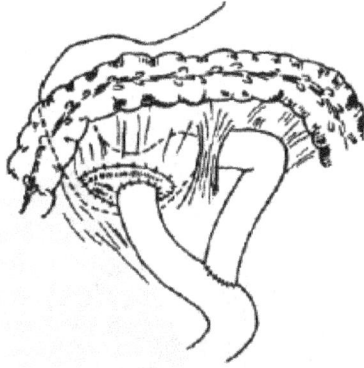

图 2－6　十二指肠空肠 Roux－en－Y 型吻合术

④胃空肠吻合术：不能有效解决十二指肠滞留，胆肝、胰液和十二指肠液及十二指肠逆蠕动进入胃后，再经吻合口排入空肠，因此术后仍常有腹胀、呕吐胆汁与吻合口溃疡等症状，目前已不被采用。

⑤十二指肠复位术：国外报道多用于儿童，与小儿外科医师对先天性肠旋转不全治疗经验较丰富，对此术式掌握较好有关。手术方法是游离右半结肠至横结肠，再游离十二指肠自降部直至升段的外侧腹膜，切断十二指肠悬韧带，将十二指肠、小肠在肠系膜上动脉后方移至右侧腹腔，将打肠、升结肠移至左侧腹腔（图 2－7），据报道症状缓解率达 89％。此术式游离肠管范围广，腹腔内创面大，术后易发生粘连性肠梗阻，且肠管位置处于非正常解剖位，在成人中以及在国内未被广泛采用。

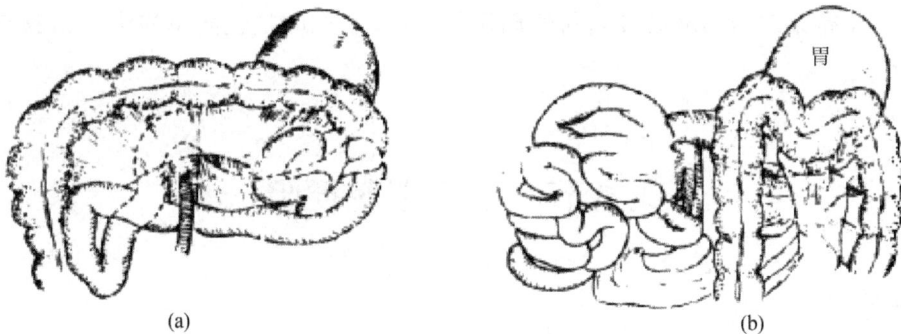

(a)　　　　　　　　　　　　　　　(b)

图 2－7　十二指肠复位术

⑥十二指肠血管前移术：可用于症状较轻、胃肠造影显示十二指肠扩张不重、无强烈频繁性逆蠕动、术中十二指肠内注气后近侧十二指肠直径在 7.5cm 以下者。

游离十二指肠水平和升部，在肠系膜上动脉侧方切断十二指肠，在动脉前方重新行十二指肠端端吻合术，本法的优点是从解剖上解除了血管对十二指肠的压迫，肠道的延续性无改变，不出现转流手术所引起的盲襻综合征等肠功能紊乱，亦不影响十二指肠蠕动功能。缺点是十二指肠水平部与胰腺关系密切,血管分支多,游离十二指肠时易损伤肠壁营养血管和胰腺,导致术后十二指肠瘘和胰瘘发生,十二指肠切断后再吻合的手术操作困难。因此,尽管手术设计合理,亦不宜作为首选式式或常规式式。

⑦十二指肠环引流术:适应于 a.病程长、呕吐频繁,变换体位症状不减轻,胃肠造影显示近侧十二指肠明显扩张,有强烈的逆蠕动,幽门开放,胃弛缓无力者;b.已行其他术式失败者。

切除胃窦部,在十二指肠悬韧带远侧 10~15cm 切断空肠,空肠远侧端于结肠后与十二指肠壶腹部行端端吻合,其远侧 10~15cm 与胃断端行端侧吻合,空肠近侧端与胃肠吻合口远侧 15~20cm 左右空肠行端侧吻合(图 2—8)。

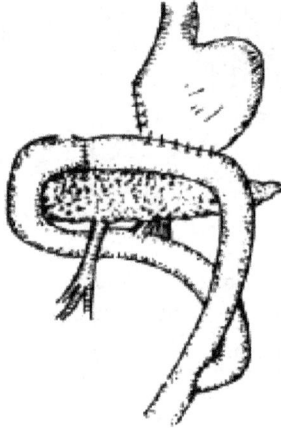

图 2—8 十二指肠环形引流术

本术式的优点是能解决其他术式难以解除的十二指肠顽固性逆蠕动所致的术后症状。缺点是创伤较大,需切除部分正常的胃,术后可能发生反流性胃炎。如适应证掌握不当,亦可造成十二指肠功能紊乱。因此选用本术式必须慎重,只有在其他术式失败后方可考虑。

肠系膜上动脉综合征的术式颇多,疗效均不完全令人满意,且手术中、术后可能出现严重的并发症。因此,应针对引起梗阻的解剖原因和病理变化,选择恰当术式。目前国内较普遍认为,除适宜于行十二指肠悬韧带切断的病例外,首选术式应是较简单的十二指肠空肠侧侧吻合术。

(李光新)

# 第六节　十二指肠梗阻

## 一、概论

十二指肠梗阻有良性梗阻、恶性梗阻之分,而良性梗阻中又分为急性与慢性,先天性与后天性。现本章只讨论慢性十二指肠梗阻,因慢性十二指肠梗阻是上消化道梗阻中较为特殊的类型。

慢性十二指肠梗阻是由于十二指肠本身或邻近脏器的病变,引起十二指肠持续性的或间歇性的排空障碍,并使十二指肠内容物间隙性停滞,形成十二指肠扩张、肠壁增厚。十二指肠梗阻是一组综合征,可由许多的病因所致,其病因见表 2—3,其中许多疾病在本篇的各个章节分别描述,故在此不再重复。

表2-3　十二指肠梗阻的原因

| | |
|---|---|
| 一、十二指肠本身的病变 | (11)肠系膜淋巴结肿大(癌症性或结核性肿大,均沿着 |
| 1.十二指肠溃疡引起的狭窄 | 肠系膜上血管分布而压迫十二指肠) |
| 2.十二指肠肿瘤(良性或恶性) | 三、腹膜和腹腔内韧带 |
| 3.十二指肠炎症、结核、梅毒 | 1.先天性腹膜带 |
| 4.十二指肠闭合性损伤(肠壁内血肿) | 2.特氏韧带过短或其他异常 |
| 5.十二指肠套叠 | 四、胚胎发育不良 |
| 6.十二指肠憩室 | 1.十二指肠狭窄 |
| 二、十二指肠外的病变 | 2.肠旋转不良 |
| 1.肠系膜上动脉压迫 | 3.活动和倒位的右位十二指肠 |
| 2.环状胰腺 | 4.巨十二指肠 |
| 3.粘连或索带的压迫 | 5.严重的十二指肠下垂(十二指肠与空肠交角变小) |
| 4.邻近脏器病变的影响 | 6.十二指肠空肠区的先天性囊肿 |
| (1)胃部的炎症性粘连 | 五、腹部手术后 |
| (2)胃肿痛 | 1.胃空肠吻合术后发生的粘连、溃疡或狭窄 |
| (3)胆囊的炎症性粘连 | 2.肠粘连 |
| (4)肝囊肿、肝肿瘤 | 六、其他 |
| (5)近端空肠的炎症、憩室、溃疡、肿瘤 | 1.蛔虫团阻塞十二指肠腔 |
| (6)胰腺炎性粘连、胰腺囊肿、胰头瘤 | 2.胆石 |
| (7)右肾肿瘤、右肾盂积水 | 3.异物 |
| (8)腹膜后肿瘤 | 4.胃肠神经官能症 |
| (9)腹主动脉瘤 | |
| (10)右半结肠肿瘤 | |

根据表2-3引起十二指肠梗阻的原因分析,外科临床上所见的,除极少数是功能性外,多数是肿瘤、压迫和(或)侵蚀、炎症粘连等机械性因素所致,有的因畸形等原因所致。

(一)临床表现

慢性十二指肠梗阻的临床表现是复杂的,与引起梗阻的病因有关,往往具有原发病灶的表现:有的与梗阻症状并存,有的甚至以原发病灶的表现为突出。

1.上腹部疼痛和(或)饱胀　多数发生在进食后或进食后不久,呈隐痛或胀痛性质。呕吐后疼痛减轻或消失,有时迫使患者诱发呕吐以求得缓解。

2.呕吐　进食后呕吐为十二指肠梗阻的主要特征之一,常为喷射状,呕吐量多,且含胆汁,伴有不同程度的腹痛。

3.具有周期性加重的特征　一般每隔数天或几个星期出现一次阵发性加剧的症状,表现为剧烈的腹痛与呕吐,如此反复发作。

4.无特殊的体征,仅可见上腹部胀满,有时可见胃型或肠型,可闻及振水音,肠鸣音基本正常。上腹部有压痛。让患者取俯卧位或胸膝位时,一些患者疼痛减轻或缓解。下腹部不胀。

(二)诊断

慢性十二指肠梗阻的病因十分复杂,诊断除了解病史与临床表现外,尚需结合年龄、性别以及体型等作具体分析。然后选择必要的检查:站立位X线腹部平片,碘油或气、钡双重胃肠造影,十二指肠引流液检查、纤维十二指肠镜、血管造影(DSA),以明确诊断。

(三)治疗

慢性十二指肠梗阻在病因诊断确定以前可先行内科治疗,须严密观察病情演变,在治疗过程中可能进一步明确诊断。

1.内科治疗　休息,高热量流质饮食,服用阿托品等解痉药物。配合体位疗法(胸膝位或抬高床脚)。慢性梗阻呈急性发作时须禁食、胃肠减压、输液等。

对于小儿,原则上应该禁食,但为观察呕吐性质,在排除食管闭锁后,可在密切注视下喂奶,喂奶后置右侧位,必要时可试用阿托品,或喂奶前用1‰碳酸氢钠洗胃(记录入量及吸出量),以排除幽门肥大的可能。脱水者应及时补液。

2.外科治疗　若已确定是机械性十二指肠梗阻,经保守治疗无效时,则需外科明确病因诊断,解除梗阻,行剖腹探查。

(1)术前准备:胃肠减压,积极纠正水、电解质紊乱,特别注意钾、钠、钙、镁等的补充。必要时输血,术前预防性应用抗生素,必要时应作肠道准备。

(2)麻醉:气管插管全麻,或硬膜外阻滞麻醉。

(3)手术时探查:一般取右上腹旁正中切口,或上腹横切口。腹腔探查可见十二指肠第一、二部明显扩大,若为完全性梗阻,胃也显著扩大。然后将结肠与大网膜一并向前上方提起,检查十二指肠第三、四部,如有肿块,应明确性质和了解是否能切除;如该处无明显异常,应检查十二指肠空肠交界的位置和小肠系膜根部是否压迫十二指肠第三部。有时可以发现这一段十二指肠被一条束带压住,由于该束带内可能有肠系膜上动脉通过,故切忌贸然切断。如怀疑为十二指肠壶腹部肿瘤或胰头肿瘤所引起的压迫,则需切开十二指肠侧腹膜,适当游离后进行触诊,必要时切开十二指肠前壁(或胃前壁)进行探查。总之,先探查十二指肠外,后十二指肠内;先探查十二指肠,后探查十二指肠的邻近脏器,尤其是十二指肠内侧。

为了便于查找病灶,掌握十二指肠不同部位的梗阻原因,可参照表2-4,基本上是有规律可循的。

表2-4　十二指肠不同部位的梗阻原因

| 十二指肠球部 |
| --- |
| 1.十二指肠溃疡性狭窄 |
| 2.十二指肠恶性肿瘤(少见) |
| 3.异物(胆石或其他) |
| 4.十二指肠外的粘连带压迫(先天性或后天性感染、手术后等) |
| 十二指肠降部 |
| 1.十二指肠闭锁或狭窄 |
| 2.十二指肠隔膜 |
| 3.十二指肠肿瘤(原发性或继发性) |
| 4.环状胰腺 |
| 5.肠旋转不良或先天性索带压迫 |
| 6.十二指肠局限性肠炎或者十二指肠结核 |
| 7.邻近脏器因病变肿大而压迫十二指肠 |
| 十二指肠横部 |
| 1.十二指肠隔膜 |
| 2.十二指肠肿瘤(原发性或继发性) |
| 3.肠系膜上动脉或结肠中动脉压迫(或该处肿大淋巴结压迫) |
| 4.邻近脏器因病变肿大而压迫十二指肠 |
| 十二指肠上行部 |
| 1.先天性特氏韧带过短或位置过高致十二指肠空肠曲成角 |
| 2.十二指肠肿瘤(原发性或继发性) |
| 3.邻近脏器因病变肿大而压迫十二指肠 |

（4）手术方式：根据不同的情况，采用相应的手术。原则上要求解除梗阻病因，恢复肠道通畅，避免手术并发症。倘梗阻病因解除有困难，则以恢复肠道的通畅（捷径手术）为首选。

## 二、十二指肠壁内血肿

因十二指肠壁内血肿（以下简称肠壁血肿）引起的十二指肠梗阻并非少见，绝大多数为小儿患者。发病原因较多 Janson 等（1975 年）收集文献上报道的 56 例发病原因，其中腹部闭合性损伤所致者占 70％之多。

（一）病因与病理

腹部挫伤是引起本病的主要原因，一般损伤较轻，这是因为十二指肠固定，靠近脊柱，从而构成它受挤压的条件，十二指肠壁内血管丰富，小血管容易破裂，血液聚积于壁间而形成血肿，突入到十二指肠腔内而引起梗阻。血肿可位于黏膜下、肌层内或浆膜下，其中位于浆膜下的血肿最常见。

佐野认为如有十二指肠先天性血管瘤、十二指肠溃疡，并有出血性素质或者给予抗凝剂治疗过程中遭到轻度外伤，都可以发生肠壁血肿；或者胰腺外伤后，十二指肠受到胰液的浸润，由于肠壁血管坏死而间接引起肠壁血肿。

幽门和十二指肠空肠曲使十二指肠呈闭锁状态，当腹部遭到外伤时，腹肌强烈收缩，使胃内容物突然经幽门排至十二指肠，十二指肠内压剧增，肠壁猛然扩张，使黏膜与肌层之间或浆膜与肌层之间的疏松结缔组织剥离，血管撕裂而发生血肿。

肠壁血肿常是较小的，但也有较大的占领整个十二指肠框，并能在上腹部扪及。血肿一般发生在十二指肠的第二或第三部，也可能位于十二指肠第三、第四部，甚至累及空肠上段。位于浆膜的血肿，常将肌层及黏膜层挤向对侧，造成十二指肠的狭窄性梗阻（完全性或不完全性）。常在受伤后 24～48h 出现症状。

外伤性十二指肠血肿多数发生于小儿，可能与小儿的腹壁较薄和柔软有关。据报道，男∶女为 4∶1。

（二）临床表现与诊断

主要症状：上腹部受伤后，发生暂时性、痉挛性腹痛，经过一到数天后，疼痛可以减轻或消失。相继出现胆汁性呕吐，偶尔可发生呕血和（或）便血。腹部除有压痛外，上腹部可能扪及肿块（小的腊肠状包块）。并发腹膜后巨大血肿者可出现低血压。如十二指肠完全性梗阻时，可能同时有严重的脱水与电解质紊乱。

腹部 X 线平片可见：①十二指肠梗阻的征象，即梗阻的近端十二指肠、胃扩张，有双气泡征或液平面；②腰大肌阴影消失。

对于不全梗阻，X 线钡餐或碘剂造影显示胃扩张潴留，造影剂通过十二指肠血肿处受阻，24h 后复查，造影剂（Ba 或碘剂）仍大部分停留于胃及十二指肠近端，CT、B 超亦可协助诊断。

由于腹部有包块及梗阻性呕吐，需注意与蛔虫性肠梗阻、肠套叠、胰腺肿块等鉴别。十二指肠血肿也可由非外伤因素所引起，如过敏性紫癜、血友病或者抗凝血治疗后以及原因不明的自发性出血等。如果病史中无外伤史，需注意有关内科情况的询问和必要的化验检查，以有助于鉴别诊断。

（三）治疗

对不全性十二指肠梗阻的病例，可先进行非手术治疗，因小的血肿可能自行吸收或穿破进入腹腔而解除梗阻。非手术治疗包括镇静、卧床休息、胃肠减压、静脉输液和止血剂等。如病情未见好转，或受伤后已发展为十二指肠完全性梗阻，则应施行剖腹手术，清除血肿。位于浆膜下的血肿(一般可看到浆膜下的暗蓝色肿块)，仅切开浆膜即可；血肿位于肌层或黏膜下，则需切开浆膜肌层，将血肿完全清除，出血点妥善结扎，再行缝合肠壁切口；血肿较大，或有黏膜损伤者，则宜施行血肿清除加瘠空肠吻合术。对于十二指肠壶腹以上的血肿，Janson 等推荐的方法是清除血肿后，切除该部分的十二指肠侧壁，切除后同时探查胆总管开口，以排除胆总管开口处的损伤，然后利用已切开的十二指肠与胃，行胃一十二指肠侧侧吻合(Jaboulay 或幽门成形术)，其优点是可以减少溃疡形成与十二指肠梗阻的复发。

术中需同时查明有无十二指肠穿孔、腹膜后血肿及其他脏器的损伤，并做相应处理。

### 三、邻近脏器病变所致十二指肠梗阻

(一)胃部炎症性粘连

胃部周围炎症致使周围组织粘连，粘连组织形成索带压迫或牵涉十二指肠，使十二指肠失去正常解剖位，从而使十二指肠腔狭窄变小或成角，引起十二指肠梗阻。

胃的化学性损伤，如误饮了强酸、强碱或其他腐蚀性化学物如汞、来苏等。固、液体沿胃小弯流至幽门，引起反射性幽门括约肌痉挛，使腐蚀液体停滞该处，故幽门区和胃小弯损伤常较胃其他部分严重，早期病理改变为各种不同程度的炎性反应，如充血、水肿、糜烂、溃疡形成，甚至黏膜脱落和穿孔。经过瘢痕愈合后，常产生幽门狭窄，与幽门周围炎性广泛粘连。胃十二指肠溃疡、外伤、肿瘤、结核等病变，均可引起上述的病理变化。

粘连组织的索带压迫或牵涉十二指肠梗阻时，则行索带松解。胃部的炎症所致幽门瘢痕性狭窄发生后形成梗阻，则切除瘢痕狭窄部分，将胃余下部分与十二指肠吻合，或仅行胃空肠吻合。

(二)胃肿瘤

胃部的较大息肉阻塞于幽门管或息肉样的胃窦黏膜滑入十二指肠。幽门区的腺瘤有较长的蒂，滑入幽门管和十二指肠内，也可以自行复位，临床表现为反复发作性幽门痉挛或幽门梗阻症状。若滑入后发生充血水肿而不能自行还纳，可进一步引起胃十二指肠套叠、坏死，乃至穿孔，临床上出现急性腹膜炎体征。

胃恶性淋巴瘤、胃癌，越过幽门，使十二指肠肠壁僵硬，肠腔缩窄，形成梗阻。特别是窦部可沿浆膜下层向十二指肠蔓延引起梗阻。肿块本身亦可直接压迫十二指肠致梗阻。

胃部肿瘤的诊断主要依靠 X 线钡餐和纤维胃镜检查。

胃的良性肿瘤在临床上不能完全排除恶性的可能，即使为良性也可能恶变，何况出现梗阻和出血等并发症，所以应积极给予外科治疗。术中冰冻切片检查，视病变性质及部位而决定术式或切除范围。故一旦胃肿瘤导致十二指肠梗阻时，应予根治性或姑息性切除。若无法切除应做捷径(短路)手术，以解除梗阻。

(三)胆囊炎性粘连

胆囊炎是由细菌感染与高度浓缩的胆汁或反流的胰液等化学刺激所引起的胆囊黏膜充血、水肿、胆囊内的渗出增加，胆囊肿大，张力较高。胆囊壁呈水肿、增厚、血管扩张，浆膜面上有纤维渗出，与附近的十二指肠发生纤维素粘连，形成扭曲或成角，但一般不引起疼痛和部分梗阻等症状，只有少数患者在大量进餐后或变换体位时可出现症状。对这种因粘连不产生症

状的患者,钡餐检查可出现幽门十二指肠区移位以及轮廓不规则、蠕动异常和胃排空延迟或排空障碍等征象。

胆囊性粘连经非手术治疗无效后,可行外科治疗,做胆囊切除,松解粘连使十二指肠复位术。

（四）巨大肝肿瘤压迫

肝脏的肿瘤分为良性肿瘤与恶性肿瘤,又可分为原发性与继发性两大类。原发性肿瘤以原发性肝癌最多见,继发性肝癌是全身各器官的癌或肉瘤转移至肝脏所致。肝肿瘤逐渐增大,压迫邻近脏器如胃、十二指肠、胆道等,亦可能引起十二指肠不全性或完全性梗阻症状,如上腹疼痛和饱胀、呕吐,进食后呕吐更剧烈,有时呈喷射状,量多。同时具有肝肿瘤的临床表现,可扪及肿块,质硬、光滑或结节状。并非所有的肝脏肿瘤均如此,应根据肿瘤所在肝脏的部位与性质而定。笔者曾遇到 17.75kg 的巨大肝脏海绵状血管瘤与 6kg 的肝平滑肌瘤对十二指肠均无明显压迫症状;但另 1 例,位于左肝内叶的 3kg 重的原发性肝癌,对十二指肠则产生了明显的压迫症状,切除肿瘤后,十二指肠的压迫症状则解除。

解除肝肿瘤压迫十二指肠所致梗阻时,应以手术为主。肿瘤侵犯肝的一叶或半肝,可行局部、肝叶或半肝切除。对于无法切除的肿瘤行肝动脉结扎或加肝动脉栓塞,使肝肿瘤缩小,减轻压迫,必要时可施行胃空肠吻合术。

（五）胰腺炎性粘连、胰腺囊肿、胰头癌

胰腺炎的发生与下列因素有关:①胰管内的反流或阻塞造成管内压增高;②胰腺外分泌旺盛;③胰腺血液供应不足。由于以上原因,除胰腺产生炎症外,周围组织也产生炎症反应。由于胰液及纤维素样渗出,产生炎性纤维素性粘连带压迫十二指肠或牵涉十二指肠成角造成梗阻。

胰腺囊肿有真性和假性两大类。巨大的假性囊肿,尤以胰头部的囊肿能压迫周围器官引起症状,如压迫十二指肠,使十二指肠腔狭窄,引起十二指肠梗阻,出现上腹不适、呕吐,食后尤甚。

胰头癌。由于十二指肠呈一个 C 形的弯曲,胰头位于弯曲之内,造成不同程度的变形或梗阻。胰头癌的肿块既可压迫十二指肠,又由于解剖关系密切,很容易浸润十二指肠,使十二指肠僵硬狭窄形成梗阻。

以上 3 种胰腺疾患,若造成十二指肠梗阻,均须进行手术治疗。胰腺炎性粘连应做松解术,胰腺囊肿应行内引流术。胰头癌可做根治性胰十二指肠切除,不能切除者,可行胃空肠吻合,解除梗阻。

（六）右肾肿瘤、右肾积水、腹膜后肿瘤

肾脏位于腹膜后,右侧肾门处紧靠十二指肠第三段。当右肾肿瘤逐渐长大,向外扩展,可突破肾的包膜而侵及肾周脂肪,继续发展,还能突破肾周围筋膜而侵及或压迫十二指肠形成梗阻。临床主要表现为肾肿瘤的 3 大症状:血尿、肿块、疼痛,此外,亦有十二指肠梗阻的症状,如上腹胀、呕吐,以进食后更重。

肾积水是由于尿从肾的排泄受到梗阻引起肾盂内压力增高而逐渐形成的。当右肾积水以及右,中,上腹膜后良、恶性肿瘤体积巨大时可向内压迫十二指肠引起梗阻。

右肾肿瘤、右肾积水以及腹膜后肿瘤的诊断与治疗,可分别根据临床表现做一些必要的检查,如 B 型超声波、X 线腹部平片、静脉肾盂造影、逆行性尿路造影、腹主动脉或肾动脉造影、CT、磁共振、肾周围充气造影等作出诊断。在治疗上应根据病因施行各种相应的手术,如根治性手术或放疗、化疗。

（七）右半结肠肿瘤

右半结肠肿瘤主要是各种类型的结肠癌。当癌瘤突破浆膜后,向邻近组织扩散或直接蔓延侵犯十二指肠,使十二指肠狭窄、僵硬、梗阻。手术切除是治疗的主要方法。根据具体情况,争取做右半结肠和浸润的十二指肠部分或全部切除;不能根治性切除者,则做姑息性切除或改道手术(回肠－横结肠吻合术及胃－空肠吻合术),以解除十二指肠、结肠的梗阻。

笔者近5年来遇到6例结肠肝曲癌与回盲部恶性肿瘤侵犯十二指肠的病例,其中3例已经出现十二指肠不全性梗阻,4例发现血便和(或)呕血。根据6例患者的不同情况,分别施行如下手术。5例施行右半结肠切除,再做 Kocher 切口,游离十二指肠,切除十二指肠局部浸润病灶后:2例行十二指肠局部修补与十二指肠冠部切开置管引流,1例行十二指肠局部修补＋空肠襻浆膜覆盖十二指肠修补处,2例行十二指肠病灶清除＋十二指肠－空肠Y形吻合。另外1例因肿块周围广泛浸润,术中在分离结肠肝曲肿块时,发现十二指肠降部大块浸润、破损,十二指肠无法修补,患者术中一般情况良好,故决定施行胰十二指肠切除＋右半结肠切除术。术后6例患者均恢复良好。

（李光新）

# 第三章　肝胆外科疾病

## 第一节　肝外伤

### 一、概述

肝脏是腹腔内最大的实质性器官,大部分位于右侧膈下,由于其占腹腔面积大,位置固定,质地较脆而柔软,因此是人体最易损伤的腹腔实质脏器之一。肝外伤在腹部损伤中占15%~20%,肝外伤后主要表现为肝实质及肝内血管损伤所引起的大出血、休克和肝内胆管伤所引起的胆汁性腹膜炎。难以控制的出血、其他脏器的伴随损伤及并发症是肝外伤的主要死亡原因。

肝外伤是腹部外伤中较常见且严重的损伤,仅次于脾外伤。战时肝外伤多为火器伤,平时则主要为交通事故、刺伤、摔伤、拳击、坠落、压砸、撞击、枪伤等。由于肝脏血供丰富,具有重要而复杂的生理功能,往往伤情复杂,病死率高。单纯性肝破裂死亡率约为9%,合并多个脏器损伤和复杂性肝破裂的死亡率可高达50%。

### 二、病因

1. 开放性肝外伤　由刀、剑刺伤及枪弹伤、弹片伤等所致,其中散弹猎枪所致较一般枪伤重。

2. 闭合性肝外伤　由钝性外力如打击、挤压、车祸、爆震伤、高处跌伤等原因使肝直接遭受到冲击或间接对冲所致,腹部并无伤口沟通。常合并肾、脾、胰及十二指肠的损伤。

### 三、病理

1. Moynihan 闭合性肝损伤

(1)肝包膜下血肿:肝实质表面破裂,包膜完整,多发生于肝右叶的前外侧。血液在包膜下积聚,形成大小不一的血肿。小的血肿,出血往往可自行停止,因其被膜完整,出血量受到限制,故临床上并无明显内出血征象而不易被发现;而大的血肿,可将包膜广泛掀起,在咳嗽等使腹内压突然升高时可发生真性破裂引起大出血。

(2)肝裂伤(真性破裂):最常见,肝实质及包膜均裂伤,血液和胆汁可流入腹腔,可引起腹膜刺激征。按程度可再分为肝实质挫裂伤、肝实质离断伤、肝实质毁损伤。

(3)中央型:深部实质裂伤,可伴或不伴包膜裂伤,是较严重的一类损伤。常常伴有肝动脉、门静脉、肝静脉或肝内胆管损伤造成出血、胆汁漏、继发感染。中央型肝破裂时,肝组织呈暗紫色,质硬,常可造成广泛的肝组织坏死,易发展为继发性肝脓肿。

2. Conca 分类

(1)单处裂伤。

(2)多处裂伤。

(3)星芒状裂伤。

（4）爆裂伤。

（5）包膜下血肿。

3.分级

（1）1989年,美国创伤外科协会（AAST）制订的肝外伤标准化分级（表3-1）。

表3-1 肝外伤标准化分级（AAST,1989）

| 分级 | | 损伤程度 |
|---|---|---|
| Ⅰ级 | 血肿 | 包膜下,不扩展,范围<10%肝表面 |
| | 裂伤 | 包膜裂伤,不出血,深度<1cm |
| Ⅱ级 | 血肿 | 包膜下,不扩展,范围占10%～15%肝表面;肝内,不扩展,直径<2cm |
| | 裂伤 | 深<3cm,长<10cm |
| Ⅲ级 | 血肿 | 包膜下,扩展性,>50%肝表面;包膜下血肿破裂伴急性出血;肝内血肿,直径>2cm |
| | 裂伤 | 深>3cm |
| Ⅳ级 | 血肿 | 肝中央破裂 |
| | 裂伤 | 实质伤,累及25%～75%肝叶 |
| Ⅴ级 | 裂伤 | 实质伤,>75%肝叶累及 |
| | 血管 | 近肝静脉伤（肝后腔静脉伤、主肝静脉伤） |
| Ⅵ级 | 血管 | 肝撕脱伤 |

其中Ⅳ、Ⅴ、Ⅵ级为严重肝外伤,以上分级如多发性损伤,则损伤程度增加Ⅰ级。

（2）吴孟超提出的分级（五级法）

1）Ⅰ级（轻度伤）:裂伤深<1cm,范围小,含小的包膜下血肿。

2）Ⅱ级（中度伤）:裂伤深1～3cm,范围局限,含周围性穿透伤。

3）Ⅲ级（重度伤）:裂伤深>3cm,范围广,含中央性穿透伤。

4）Ⅳ级（复杂伤）:肝叶离断、毁损,含巨大中央性血肿。

5）Ⅴ级（大血管伤）:肝门或肝内大血管或下腔静脉损伤。

4.评分 肝外伤伤情AIS评估标准:按目前国际通用的简略创伤评分法（abbreviated injury scoring,AIS）进行肝外伤伤情评估,凡总分超过11分者为严重复杂性损伤,病死率极高（表3-2）。

表3-2 AIS评估标准

| 损伤情况 | 程度 | 计分数 |
|---|---|---|
| 伤情不详 | | 2 |
| 挫伤 | 程度不详 | 2 |
| | 浅表小血肿 | 2 |
| | 深层大血肿 | 3 |
| 裂伤 | 程度不详 | 2 |
| | 浅表小裂伤 | 2 |
| | 血腹>1L | 3 |
| | 伴大血管、大肝管伤 | 3 |
| | 大裂伤 | 4 |
| | 伴肝组织缺损（撕脱、毁损、星芒状者） | 5 |

### 四、临床表现

1.症状 伤后患者一般诉右上腹疼痛,有时向右肩部放射,后转右下腹、全腹部疼痛,多伴有恶心、呕吐。

(1)肝脏浅表裂伤时出血和胆汁外渗都不多,能在短期内自行停止,临床表现较轻,腹痛范围较局限,一般仅有右上腹部疼痛。

(2)中央型肝挫伤或贯通伤,临床可有右上腹部持续而剧烈的腹痛,多伴恶心、呕吐,腹腔内出血量大者甚至出现低血压、休克等表现,患者常自觉口渴、烦躁不安或抑郁淡漠,且病情变化快。

(3)肝脏严重破碎或合并肝门大血管、下腔静脉破裂者,可短期内大出血死亡。

(4)肝包膜下血肿或深部血肿,主要表现为肝区胀痛,若血肿与胆道相通,可有胆道出血症状,可有呕血、黑便等上消化道出血的表现。巨大血肿长期存在可发生感染而形成继发性肝脓肿,出现如寒战、高热、肝区疼痛等肝脓肿的征象。当咳嗽等使腹腔内压力急剧升高时,血肿可破裂出现腹腔内大出血的征象。

(5)肝外伤往往合并其他脏器的损伤,比较多见的是肝脏的邻近器官,如和侧肾脏、十二指肠、胰腺、结肠肝区、肝外胆管等。也可合并全身其他器官的损伤如脑外伤、胸部创伤、四肢骨折等。

2.体征

(1)休克:肝外伤一般都有休克的体征,表现为面色苍白、血压不稳或血压下降、脉搏细速、大汗淋漓、四肢厥冷、尿量减少等。严重时,全身皮肤、黏膜明显发绀,四肢厥冷,脉搏摸不清,血压测不出,尿少甚至无尿。

(2)腹膜刺激征:腹腔内出血所致一般较轻,而肝脏损伤时肝内较大的胆管破裂或肝脏碎裂伤时所致大量胆汁外渗,表现为上腹部或全腹部有明显压痛、反跳痛及腹肌紧张,形成典型的"板状腹"征象。

(3)其他:肝区叩痛明显,有血肿形成时可触及肝肿大或上腹部肿块。开放性损伤在上腹部可见火器及刀刺伤的入口。闭合性损伤有时可见到表皮擦伤、腹壁软组织挫伤及腹壁淤血的局部征象。

### 五、辅助检查

1.实验室检查

(1)血常规:轻度肝外伤时常无明显变化,中至重度肝外伤时可有血红蛋白、红细胞计数和血细胞比容降低,白细胞可升高,特别是形成继发性肝脓肿时白细胞明显升高。

(2)肝功能:早期或轻度肝外伤时可无明显异常,中重度的肝外伤可表现为转氨酶随损伤程度相对应的升高。

2.影像学检查

(1)B超:首选,是一种迅速、简便、经济、无创、可多次重复检查、准确率高的检查手段,并且可以对患者进行床旁检查。能显示肝脏表层完整性的破坏、肝内血肿范围、肝裂伤度、大小、数目、腹腔内有无液体及其量。可帮助判断有无损伤及程度。对非手术治疗患者实行动态监测具有十分重要的意义。

(2)CT：对于闭合性肝外伤，是最有价值的诊断方法。对患者全身情况较好、病情允许搬动的患者，诊断有无肝外伤或肝外伤分级，甚至指导治疗均有帮助，可以确定肝脏是否损伤、损伤的类型及其程度、估计腹腔内的出血量，每以作为非手术及手术治疗的参考，准确性可达90%以上。但因CT检查较费时，而且离急诊室常有较远距离，如患者全身情况不稳定、失血量大、休克、病情危急，不宜搬动患者做此项检查，以免加重病情。

(3)ERCP：即经十二指肠镜逆行胰胆管造影，此法是将十二指肠镜送至十二指肠降段，经过十二指肠乳头插入导管，注入造影剂，以显示胆道和胰管的方法。此法可清晰地显示胆道和胰管，以排除胆道损伤。本项检查属于有创检查，一般情况下很少应用。

3.特殊检查

(1)诊断性腹腔穿刺和灌洗：最常用，是诊断腹腔内脏器损伤及出血的灵敏而可靠的方法。具有简单、快捷、安全、准确率高的优点，且可在局部麻醉下进行，适用于各种不同的场所，肝外伤时阳性率高达95%以上。取右下腹穿刺，如抽吸出血性液体，说明有外伤性破裂内出血，有时为提高检出的阳性率，可在腹部四个象限分别穿刺。另外，使用输液的套管针穿刺，留置套管并帮患者转动体位，也可增加穿刺诊断的阳性率。当抽出不凝固的血液时，诊断即可确定。但无器官特异性，且敏感性太高，不能提供有关脏器损伤的详情，对腹膜后脏器或膈肌损伤无法诊断。在诊断有困难时，可用腹膜腔灌洗。此法是在放置灌洗管后，向腹膜腔内注入1000ml的生理盐水，留置10分钟后，收集流出液做检查，若发现：①红细胞>100000个/ml；②白细胞>500个/ml；③淀粉酶升高；④有胆汁或细菌，便可以认为腹腔内有损伤的证据。腹腔灌洗法非常灵敏，它可以发现腹腔内的轻微损伤和少量出血。

(2)腹腔镜探查：近年来，随着腔镜技术的飞速发展，腹腔镜检查在腹部闭合性损伤诊断中的作用也日益体现出来，此法可以准确诊断、了解出血部位及腹腔内是否有活动性出血，且可对伤情较轻的裂伤进行处理，并清理、引流腹腔积血，避免不必要的剖腹手术，诊断价值明显高于腹腔穿刺和灌洗、CT扫描等方法。其适应证为单纯闭合性腹外伤尚无明显休克征象者，或开放性腹部损伤但腹部伤口较小者，或腹腔内穿刺抽出不凝血但患者一般情况稳定、不能确定是否需要剖腹探查者，或高度怀疑为肝脾损伤者。禁忌证：患者一般情况差，伴有严重的复合伤或开放性损伤，已有明显的休克征象需急救者。

## 六、诊断

开放性肝损伤比较容易作出诊断，闭合性肝损伤伴有严重的腹腔内出血者，诊断也比较容易。症状比较轻微或合并有严重复合外伤时，由于伤势重，病情复杂，往往不容易作出有无肝损伤的诊断。

需注意以下几点：

1.有明确的外伤病史，特别是有右侧胸腹部损伤，或体检发现有右侧胸腹壁软组织擦伤者。

2.在钝挫伤中，发现有右下胸部肋骨骨折者，肝损伤的可能性大。

3.腹部膨隆、压痛、反跳痛、肌紧张、肠鸣音减弱或消失、移动性浊音阳性、有明显的腹膜炎刺激症状者。

4.腹腔穿刺抽出不凝血者。

5.血压不稳定，或经过积极补液血压稳定后又再次下降者。

6. 血常规 提示白细胞计数增高,红细胞计数、血红蛋白进行性下降者。

7. B超检查 提示肝被膜下或肝实质内血肿、腹腔积血等。

8. X线 提示肝体积增大,右膈肌抬高。

9. 肝脏CT检查 提示肝形状改变,被膜下积液或肝内密度不均匀者。

10. 选择性肝动脉造影对确诊有重要意义,但对于危重患者不能采用,对于休克不明显者,全身情况较好以及创伤后并发症有一定帮助。

### 七、鉴别诊断

本病应注意与脾破裂、大血管破裂以及空腔脏器破裂等鉴别。另外,有肝硬化或肝癌的患者轻度外伤即可能引起肝破裂。

1. 脾破裂 多有左侧胸腹部的外伤史,临床表现与肝破裂较为相似,但当肝破裂合并有胆管损伤时可致胆汁性腹膜炎,腹痛一般较剧烈,呈全腹持续性疼痛,且腹部压痛、反跳痛及腹肌紧张的征象也较明显,而脾破裂腹痛及腹膜刺激征都较轻,腹部X线片示胃右移、横结肠下移、胃大弯有锯齿形压迹(脾胃韧带内血肿所致),提示为脾破裂。另外,通过B超或CT即可明确脾破裂的位置,可资鉴别。

2. 肝周腹水 肝包膜下血肿行CT检查时形成的新月形或半月形的低密度或等密度区,需与腹水围绕肝周围鉴别。通过外伤病史及密度测量不难鉴别。

3. 病理性肝破裂 常见于肝硬化或肝癌的患者,多为青壮年,有肝炎病史,轻微的打击即可造成肝破裂,伤后局部症状明显,肿块迅速增大,通过B超及CT等影像学检查或实验室检查可发现肝硬化或肝癌的特征性改变而不难鉴别。

4. 腹腔内空腔脏器破裂 如胃、十二指肠的破裂,由于胃酸、胆汁和胰液有很强的化学刺激性,伤后立即出现剧痛和腹膜刺激征,查体见肝浊音界消失,腹部X线摄片示膈下新月形阴影,胃管引流出血性液,且诊断性腹腔穿刺抽出食物残渣,可资鉴别。

5. 大血管破裂 较常见的为外伤后腹主动脉破裂出血,其出血量大,迅速出现休克征象,死亡率极高。

### 八、治疗

治疗主要分为非手术治疗和手术治疗。

(一)非手术治疗

临床资料显示,部分肝外伤患者可采用非手术方法治愈,这是因为人们对肝外伤的自然转归有了更深入的了解。随着现代医学的发展,现代医疗检查设备(B超、CT、MRI等)的应用,高质量的CT、B超等检查设备能较准确地判断肝损伤的部位及腹腔积血量,以及腹腔内其他脏器的损伤情况。临床医师经验不断丰富,综合处理的手段和监测能力不断加强,相当一部分肝外伤患者采用非手术治疗而痊愈,减少了患者的痛苦,节约了医疗费用,故在临床观察、B超及CT检查监测的基础上,近年来,同内外的许多文献有选择地应用非手术治疗闭合性肝外伤。

1. 非手术治疗指征

(1)单纯性肝裂伤,或肝内血肿,或伤情较轻,属Ⅰ~Ⅲ级肝损伤,无活动性出血,血肿不进行性扩大者。

(2)无腹腔内其他脏器损伤而需手术探查者。

(3)患者血流动力学稳定,无明显的腹膜炎体征。

(4)患者神志清楚,在观察中反复多次检查都合作者。

(5)腹腔积血<250～500ml,少量输血(<200ml)就能纠正血流动力学的改变。

(6)观察过程中CT扫描证实已好转或已稳定。

(7)具备重症监护的条性及高素质CT或B超专业人员,若病情发生变化能及时转手术治疗。

2.注意事项 由于肝外伤病情的复杂性,在非手术治疗期间,要严密动态观察病情变化。

(1)严密观察患者生命体征和腹部情况,观察是否合并腹腔内其他脏器损伤,防止漏诊消化道穿孔,必要时要做多次B超及CT检查以明确腹腔内积血、渗漏胆汁及肝脏的愈合情况。

(2)监测血流动力学的变化,检验包括血红蛋白、红细胞计数及血细胞比容等。

(3)用B超对肝损伤进行动态监测。

(4)做好术前准备,随时中转手术。如发现患者有腹痛进行性加重,持续的血流动力学不稳定,血压下降,腹胀、腹膜炎体征逐渐加重时,要及时行B超或CT检查,如果腹腔出血量持续增加,化验红细胞计数、血红蛋白含量及血细胞比容进行性下降,或发现合并其他脏器较严重的损伤,必须及时中转手术治疗。

3.治疗措施

(1)严密观察伤情变化及生命体征:入院48小时内每小时测1次血压和脉搏,而后改每2～4小时测1次。每1～2天测血红蛋白、血细胞比容、白细胞总数及分类。经常检查腹部体征,动作要轻柔。

(2)建立通畅的静脉通道,纠正水、电解质紊乱,酌情输血,有休克者积极抗休克治疗,应用止血药物,促凝、抗纤溶药物联用,必要时联用小血管收缩剂。

(3)禁食,静脉营养支持,必要时胃肠减压,以促进胃肠功能恢复,使腹腔内积血易于吸收。72小时后若伤情稳定,可开始进食。

(4)选择适当的抗生素预防感染,以胆汁可能存在的细菌为依据。

(5)绝对卧床休息2周以上;吸氧,适当的镇静、止痛。

(6)72小时内每日复查CT或床边B超,以后每5～7天复查1次,观察肝脏创伤愈合及腹腔积血吸收情况。

(7)出院后3个月内限制剧烈活动,半年内避免重体力劳动。

非手术治疗需要维持血流动力学的稳定。输血量与失血量有关,如输血不能使血流动力学稳定,应立刻手术。

如患者没有进行性加重的腹痛,血流动力学稳定,部分患者可行选择性动脉造影,查找出出血灶后栓塞出血部位的肝动脉分支,效果较好。

非手术治疗肝外伤的最大危险是延迟性出血。一般认为,肝外伤延迟性出血多发生在伤后2周内,且多与腹内压突然异常增加、剧烈活动或再次外伤有关,在非手术治疗期间应绝对卧床休息2周,避免腹内压增加,3个月内避免剧烈活动,半年内避免重体力劳动。如果发生延迟性出血,应立即中转手术治疗,不再适宜采取非手术治疗的方法。如出院后发生再出血,应立即收住院观察治疗。

如住院期间出现渐进性出血,但血流动力学稳定,可继续非手术治疗,如血流动力学不稳定或突发大出血,应迅速手术治疗。

选择非手术治疗时,要注意避免漏诊其他脏器的损伤,如肠破裂、胰腺裂伤、十二指肠损伤以及合并胸部联合伤等,否则可造成严重的后果,危及患者的生命。因此,选择非手术治疗要严格掌握适应证,不要盲目从一,要随时调整治疗方案。

(二)手术治疗

手术是治疗严重肝外伤最重要且有效的方法。

1. 适应证　当肝外伤患者有明显的腹腔内出血,血流动力学不够稳定,疑有腹腔内脏器合并伤,多量腹腔内积血、积液者,应在积极抗休克的同时行剖腹探查术。

2. 手术治疗原则　彻底清创,有效止血,阻止胆漏,清除坏死肝组织,通畅引流以及处理合并伤。

3. 手术探查

(1)切口:闭合性钝挫伤,明确受伤部位为右上腹或右胸部撞击,术前疑为肝破裂为主可做右腹部切口,可采用右肋缘下切口,切口宜大,暴露充分,便于手术操作;火器伤或车祸伤,术前不能排除多脏器伤,一般选用上腹正中切口,此类切口可根据术中需要向上、向下延伸,或可延伸至第七肋间成胸腹联合切口。

(2)止血:不能控制出血是肝外伤患者早期死亡的主要原因,据估计,在伤后24小时死亡的患者,60%～80%是死于出血,因此,肝外伤处理的根本问题就是出血和如何控制出血。

开腹后边抽吸腹腔内的积血边注意出血来源,凝血块较集中处往往为出血部位。明确出血部位后,可根据具体情况选用以下几种止血方法。

1)肝门阻断法:若见创面出血多,速度快,可用指压法阻断肝门,一般术者左手拇指、食指自小网膜孔分别压住肝蒂即可止血,但此法不能持久,且妨碍术者进行手术操作;再换用准备好的乳胶管自小网膜孔穿入,分开肝胃韧带后传出,以血管钳钳夹乳胶管可暂时阻断肝动脉、门静脉血流而达到止血的目的,此时,即可进行肝创面的清创,阻断肝血流以20分钟为限,以免造成肝脏的缺血性损伤,故每隔20分钟松开止血乳胶管一次。若行肝门阻断后仍有大量出血,从肝破裂处涌出,提示肝破裂可能累及肝静脉主干或下腔静脉,是肝外伤最危险、处理最困难的合并伤,其出血量大、迅速,且有并发空气栓塞的可能,死亡率高达80%。直接修补静脉破裂口因术野出血多,且显露不佳而十分困难,通常需将切口延至胸部以改善显露,并将一带有气囊的硅胶管经肾静脉下方、下腔静脉前壁小切口植入下腔静脉内,气囊插至膈肌上方时,即向气囊注水,同时在肾静脉上方用纱带缚住下腔静脉,以建立暂时性静脉血流内转流,这样可大大减少肝静脉破裂处的出血,且此时较易看清楚肝静脉或下腔静脉损伤范围,有利于肝静脉或下腔静脉裂口的修补。

2)纱布填塞法:适用于严重肝外伤、肝双叶广泛的碎裂伤,出血难以控制、广泛扩展的肝包膜下血肿、已有休克,在无大量输血条件,无肝切除技术,患者情况较差不能耐受较大手术时,可用此法暂时止血,待情况稳定后再做进一步的处理。此外,若肝门阻断法止血效果不佳,疑为肝静脉或下腔静脉损伤时,应迅速用纱布卷肝后填塞止血。创面以明胶海绵、淀粉海绵或止血纱垫压数块,纱布尾端经腹壁切口或另做腹壁戳孔引出,原切口缝合。手术后第3～5天起,每日抽出纱条一段,7～10天取完。此法有并发感染或在抽出纱条的最后部分时引起再次出血的可能,故非不得已,应避免采用。

3)局部止血法:结扎肝裂伤创缘内小动脉、门静脉分支,较大的分支血管双重结扎或结扎加缝扎；对于肝创面渗血可用微纤丝胶原、胶原片、海绵纤维蛋白、止血纱布等止血。

4）肝动静脉结扎术：适用于创伤局部结扎不能止血或术中止血效果不佳及手术止血后继发性出血者，尤其是星芒状、中央型破裂伤及深度断裂伤、肝广泛爆炸伤、广泛扩展的肝包膜下血肿者，可行肝动脉结扎术。一般只行结扎肝左动脉或肝右动脉的选择性肝动脉结扎术，因其止血效果与肝动脉结扎术相似，但对肝功能影响更小。在严重肝外伤中，由于肝静脉损伤致大出血，为争取时间，抢救患者的生命，在不宜也无法行肝静脉修补时，可采用肝静脉结扎术。动物实验证明，结扎猪的肝静脉（累及全肝的50％）可导致局部充血，4～6个月后组织检查与正常组织无明显区别，累及全肝75％的肝静脉结扎，可导致局部纤维化，但局部仍有功能，有保留的价值，因此，肝静脉的部分结扎不至于导致完全的肝功能丧失。随着科学实验的不断深入、临床经验的不断丰富，曾经视为禁忌证的肝静脉结扎术也逐步应用，并取得了良好的效果，成为抢救严重肝外伤大出血患者的重要手段。

（3）清创缝合术：对于裂口浅、创口整齐的肝损伤，常采用单纯缝合术。该术式简便、快捷，且能在短时间内控制出血、修复创面。大多数伤口可做间断缝合或褥式缝合。缝合的要点是经裂口底部缝合，不残留死腔，并常规放置引流。对于肝脏钝性或高速投射物伤、有肝组织粉碎、创缘不整齐、失活组织较多者，彻底的清创是手术的关键步骤。原则上应切除、清除已失活的肝组织碎片，修齐创缘，经创缘结扎、缝扎肝内断裂血管、胆管，清除血凝块，但应尽可能保留健康的肝组织，彻底止血。有生机的肝组织的判断标准是肝创面上有鲜血渗出，清创后的肝创面应达到无失活肝组织、无渗血、无胆漏。创面渗血可用止血纱布压敷或大网膜覆盖后，用1号丝线或肠线做间断"8"字缝合或交叉垂直褥式缝合，缝合时进针要深，不留残腔。

（4）清创性肝切除术：清创性肝切除术是指清除外伤造成的失去活力或脱落、损毁的肝组织碎块及部分肝叶、肝段，并直接于创面上止血。清创性肝切除术适用于复杂严重的肝外伤，如刀刺伤、高速枪弹伤、腹部钝挫伤的肝部分毁损、离断，火器伤、挤压伤以及星芒状破裂伤、多发碎裂伤等都有较大范围失活的肝组织或肝碎片相连，尤其是第Ⅷ段的星状破裂常合并有肝内血肿，或在同一肝平面上有两条平行的裂伤时，中间的肝组织无生机者。若肝脏的损毁或撕脱伤局限于肝脏一叶、一段、半肝时，或肝叶、肝段的肝动脉、门静脉、胆管完全断裂时，可行肝叶切除术。施行清创性肝切除术仍具有较高的死亡率。尽管如此，清创性肝切除对治疗严重肝外伤仍不失为一种有效措施。清创性肝切除的要点为清创性肝切除术与规则性肝切除术的区别，就在于前者常跨段、跨叶切除，即肝破到哪里就切到哪里，手术简单、止血可靠，正常肝组织破坏少。在清创切除时，应注意观察创面远侧残留肝脏的颜色，如呈暗紫色，则应及时将缺血部分切除。

（5）肝网片包裹术：肝脏碎裂严重而无法行修补的，采用合成网片行碎裂肝脏包裹术，即肝网片包裹术，此法能较好地达到肝修复的目的。对严重肝外伤的治疗取得了良好的效果。具体为用可吸收性聚乙二醇酸等人工合成的网织片，紧紧包裹受损伤的肝脏一叶和/或全肝达到压迫止血目的，为近年开展治疗严重肝外伤的新技术，尤其适用于大面积肝实质星芒状裂伤而各碎块未失活且与肝蒂相连者。其禁忌证为伴有主肝静脉或肝段腔静脉损伤而出血难以控制者。该方法操作较为简单，也克服了纱布填塞需再次手术的缺点。

（6）引流术：所有的肝外伤经外科处理后均放置腹腔内引流，以引流渗出的血液和胆汁，这是减少肝外伤后并发症的一项重要措施。一般在肝下间隙放置烟卷引流或双套管引流，术后持续吸引双套管,以免胆漏引起胆汁性腹膜炎。

(7)腹腔镜在肝外伤中的应用:腹腔镜是近年来兴起的一门微创技术,自1987年法国的Mouret首次将腹腔镜应用于临床以来,不断在世界各地兴起了腹腔镜的外科热潮。由于肝脏的解剖特点,使得腹腔镜技术在肝脏外科中的应用受到限制,无法施展其操作空间,故在肝脏外科中应用发展较慢。近年来,由于腹腔镜技术已广泛应用于临床,随着对肝脏外科领域的不断探索,也逐步应用于肝脏损伤。腹部闭合性外伤行腹腔镜检查可判断损伤的部位、损伤的程度以及指导具体的治疗,国外已成为常规检查手段。对轻型肝外伤可利用腹腔镜行修补术,可减少患者的创伤,有利于手术后恢复。运用腹腔镜行肝动脉结扎术,可配合应用医用生物胶涂撒于肝损伤创面,减少出血,并可做腹腔积血的清洗与引流等处理。我国腹腔镜技术在肝外伤中的应用尚处于初步探索阶段,有待进一步实践、总结经验,不断提高技术水平。

(8)肝移植:本法适于极严重肝损伤,特别是肝门撕脱、断裂而造成无法修复的致命性损伤时,采用肝移植挽救患者生命是一种唯一合理的手段。肝外伤行肝移植术多为急诊手术,往往在技术和肝源上存在问题。

(李光新)

## 第二节　细菌性肝脓肿

### 一、概述

细菌性肝脓肿(bacterial liver abscess)由化脓性细菌引起,故又称化脓性肝脓肿。肝脏有肝动脉和门静脉双重血供,而且其胆道系统与肠道相通,增加了感染的可能性。正常情况下,肝脏有丰富的血液供应及网状内皮系统的吞噬作用,可以杀灭入侵的细菌,不易形成肝脓肿。如若存在胆道系统疾病、全身感染或合并有糖尿病等情况,此时机体的抵抗力下降,易引起肝脓肿。常见的致病菌多为大肠杆菌、金黄色葡萄球菌、厌氧性链球菌、变形杆菌和产气杆菌等。

### 二、病因

1.胆道　为细菌性肝脓肿的最主要原因,占21.6%～51.5%。胆道系统的感染如胆囊炎、胆管炎、胆管结石、胆管狭窄、肿瘤、蛔虫等所致的急性梗阻性化脓性胆管炎,细菌沿着胆管逆行,导致肝脓肿的形成。此种途径引起的肝脓肿常为多发性,以肝左叶较为多见。

2.门静脉　腹腔内、胃肠道的感染如化脓性阑尾炎、盆腔炎、溃疡性结肠炎、胰腺脓肿、肠道肿瘤等均可引起门静脉属支的化脓性门静脉炎,脱落的脓毒栓子经门静脉侵入肝脏形成脓肿。由于抗生素的成用这种途径的感染已明显减少。

3.肝动脉　身体任何部位的化脓性疾病,如急性上呼吸道感染、皮肤痈、疖及骨髓炎、亚急性感染性心内膜炎等,菌栓通过肝动脉进入肝脏而导致肝脓肿的发生。

4.淋巴系统及邻近脏器的直接蔓延　邻近肝脏的组织器官化脓性炎症,如胃、十二指肠穿孔、膈下脓肿、化脓性胆囊炎等,病原菌可直接蔓延或通过淋巴系统进入肝脏形成脓肿。

5.开放性肝损伤　细菌从创口或随异物直接侵入肝脏而引起。

6.医源性感染　近年来开展的肝穿活检术、经皮肝囊肿穿刺抽液注药术、经十二指肠镜逆行胰胆管造影等,操作时有可能把病原菌带入肝脏内;肝脏肿瘤经射频、微波等治疗后,肿瘤坏死液化后继发感染可形成肝脓肿。

7. 来源不明者　称隐源性肝脓肿,可能与肝内已存在的隐匿病变有关,当机体抵抗力下降时,病原菌开始在肝内繁殖继而形成肝脓肿,以金黄色葡萄球菌多见。

### 三、病理及病理生理

细菌性肝脓肿的病理变化与细菌的种类、数量、感染途径、全身情况和治疗有密切关系。健康人的肝脏有网状内皮系统的吞噬作用,可以杀灭入侵的细菌,不易形成肝脓肿。当机体抵抗力下降时,细菌大繁殖发生炎症反应,形成脓肿,予以及时、适当的治疗后小脓肿可机化吸收。若治疗不及时或细菌毒力较强,小脓肿可融合成单个或多个较大脓肿。血源性感染(经门静脉、肝动脉感染)者常呈多发性脓肿,且多位于右肝或累及全肝;胆源性肝脓肿常与胆道相通,故脓肿分布常与胆管分布一致,开放性肝损伤所致的肝脓肿多属单发。细菌性肝脓肿常有肝脏肿大,肝包膜炎性改变,常与周围的膈肌、网膜等粘连。单个肝脓肿容积有时可以很大;多个肝脓肿的直径则可在数毫米或数厘米之间。显微镜下可见门静脉炎症,静脉壁有炎性细胞浸润,管腔内存在内细胞及细胞碎片,脓腔内含有坏死组织。当脓肿转为慢性时,周围肉芽组织增生纤维化,脓肿周围可形成一定厚度的纤维组织膜。由于肝脏血运丰富,肝脓肿释放的大量毒素被吸收后可出现严重的毒血症,如寒战、高热甚至中毒性休克等表现。

### 四、临床表现

肝脓肿通常继发于某种感染性先驱疾病,一般起病较急,但有少数发生于健康人的隐匿性肝脓肿起病比较缓慢,在数周后方才出现发热等症状。典型的肝脓肿临床症状表现为寒战、高热、右上腹疼痛、全身酸胀不适以及贫血、体重下降等,还有部分患者出现黄疸。但是大多数的患者不一定具备上述所有症状,尤其是已经应用了抗生素治疗的患者。

1. 症状

(1)寒战、高热:是最早、最常见的症状,发热常为弛张热,体温常可高达 39℃～40℃,伴大量出汗,脉率增快。

(2)肝区疼痛:炎症引起肝肿大,导致肝包膜紧张,肝区呈持续性钝痛,亦有表现为胀痛、灼痛、跳痛甚或绞痛者。疼痛剧烈者常提示单发性脓肿,脓肿早期可表现为持续钝痛,后期可表现为尖锐剧痛。如炎症刺激右膈,可出现右肩痛、背痛;随呼吸加重者常提示肝膈顶部脓肿;感染向胸膜、肺蔓延时可引起胸痛、咳嗽和呼吸困难,严重者可穿过膈肌导致脓胸。

(3)乏力、纳差、恶心、呕吐:由于大量细菌毒素被机体吸收和持续的消耗,常有乏力、纳差、恶心、呕吐等消化道症状。少数患者还出现腹泻、腹胀及难以忍受的呃逆等症状。

2. 体征

(1)肝肿大并有压痛或肝区叩痛:脓肿位于肝上部时,则有肝上界抬高,可有右侧胸腔积液或反应性右侧胸膜炎;脓肿位于右肝下部时,常可见右上腹饱满,甚至可见局限性隆起,常可触及肿大的肝脏和波动性肿块,有明显的触痛;脓肿位于或移行于肝表面时,其相应体表的局部皮肤可有红、肿、压痛和凹陷性水肿;脓肿位于左肝时,上述体征局限于剑突下。

(2)重症患者可出现腹水及脾肿大、贫血。胆道梗阻的患者常有黄疸,其他原因引起的细菌性肝脓肿一旦出现黄疸表示病情严重,预后不良。

3.并发症 细菌性肝脓肿如不及时有效的治疗,脓肿穿破邻近组织脏器可引起严重并发症。如破入腹腔形成急性腹膜炎;穿破膈下间隙形成膈下脓肿;穿破膈肌形成脓胸;左肝脓肿穿入心包形成心包积脓;如同时穿破支气管和胆道,则形成支气管胆瘘;如同时穿破门静脉和胆道,大量血液经胆道进入十二指肠,即胆道出血;少数可破入胃、大肠、下腔静脉等。

## 五、辅助检查

1.实验室检查

(1)血常规:大多数患者白细胞计数明显增高,达 $15×10^9/L$,中性粒在 0.90 以上,并可出现核左移或中毒颗粒。

(2)肝功能改变:碱性磷酸酶、转氨酶可轻中度升高,可有总胆红素升高、白蛋白降低,肝脏广泛损害时可出现腹水和黄疸。

2.影像学检查

(1)X 线检查:X 线平片可见肝影增大、肝内气液平面、右膈肌抬高、活动受限或胸腔积液、右下肺肺段不张等。

(2)B 超:是诊断肝脓肿最简单、经济、准确的方法,阳性率 96% 以上,应作为首选。可以测定脓肿的部位、大小、距体表的深度和脓肿的液化程度,并可以确定脓肿的穿刺点或手术引流进路。当肝实质有炎性浸润时,表现为大片边界不清的低回声区;脓肿形成后表现为液性暗区,其内有点、片或絮状回声(脓腔内坏死组织或脓性渗出物中的有形成分)。

(3)CT:肝脓肿的 CT 表现随病程发展而有所不同。在急性期或脓肿早期,肝组织以充血、水肿为主,临床表现较严重,而 CT 表现不典型,易误诊。此时,CT 平扫表现为肝肿大,肝实质内有边界不清的略低密度灶,大小不等,增强后常呈不均匀明显强化。脓腔内积气为肝脓肿的特征性表现,但出现率低,可能由于产气杆菌感染或化脓性肝内胆管扩张积气所致。随着病情的发展,肝内可出现一个或多个坏死液化区,形成单发或多发、单房或多房的脓腔。CT 表现为边界模糊不清的低密度灶,坏死液化区无强化而表现为蜂窝状或多房状改变,其腔内房隔厚薄、多少、强化程度与病程、坏死液化程度密切相关,病程越长,坏死液化越完全,房隔越薄且越稀少,甚至消失。边缘环状强化可以表现为单环、双环、三环,环状强化的机制是外环为细菌毒素所引起的正常肝组织的水肿带;中环为脓肿的壁层,密度均匀,为炎性肉芽组织,因含有丰富的新生血管,故注射造影剂后强化特别显著;内环为炎性坏死组织,但尚未液化,病灶的最内层为坏死液化组织,其密度为液性,不为造影剂所强化。

(4)其他检查:MRI 或肝动脉造影。

## 六、诊断

1.病史上常有肠道、胆道感染或其他化脓性感染疾病,大多数患者并存有糖尿病或免疫功能低下。

2.临床表现为肝区疼痛、寒战、高热、黄疸,肝脏肿大,且有触痛和叩击痛。

3.白细胞计数增高、核左移,总数在 $15×10^9/L$ 左右,中性在 90% 以上。肝功能检查:血清转氨酶、碱性磷酸酶升高。

4.B 超 提示肝脏单发或多发低回声或无回声肿块,脓肿壁表现为强回声,厚薄不等,脓肿周围显示低回声的水肿带,组成"环中环征",CT 平扫示肝实质圆形或类圆形低密度肿块,中央为脓腔,密度高于水而低于肝,增强扫描提示脓肿壁强化而脓肿腔无强化。MRI 提示在 $T_1WI$ 呈低信号,在 $T_2WI$ 呈高信号。

5.肝脏穿刺抽出黄白色脓性液体,涂片和培养发现细菌,即可明确诊断。

## 七、鉴别诊断

1.阿米巴肝脓肿　二者临床表现相似,但病因不同,故在治疗原则上有着本质的不同,因此二者鉴别诊断至关重要。阿米巴肝脓肿常有阿米巴痢疾史,起病比较缓慢,病程长,肝肿大显著,可有局限性隆起,脓腔大,多为单发,肝右叶常见,穿刺脓液呈巧克力色,无臭味,可找到阿米巴滋养体,如无混合感染,细菌培养多为阴性,粪便检查常可发现阿米巴包囊或滋养体,抗阿米巴治疗有效。一般来说,二者鉴别比较容易。

2.肝包虫病　多有牧区居住或与犬、羊等动物密切接触史,临床上表现为上腹部肿块、腹痛或压迫邻近器官的症状,肿块呈圆形,表面光滑,边界清楚,质韧有弹性,能随呼吸上下移动,叩之有震颤。包虫囊液皮内试验、补体结合试验、间接血凝法试验、B 超检查等可帮助诊断。肝包虫一般不难诊断,但当囊肿继发感染时易与肝脓肿混淆,上述检查结合病史及临床表现有助于鉴别。

3.右膈下脓肿　往往之前有胃、十二指肠溃疡穿孔及上腹部手术后感染等疾病史,全身中毒症状较细菌性肝脓肿轻,主要表现为胸痛,深吸气时疼痛加重。X 线片可见膈肌抬高,运动受限明显,膈下出现气液面,B 超可见膈下液性暗区。

4.原发性肝癌　肝癌患者多有慢件肝病病史,一般无明显寒战、发热表现,结合 B 超、CT、AFP 等检查可有助鉴别。当肝癌中心区液化坏死并继发感染时,可有寒战、高热,结合病史及上述辅助检查可鉴别。

5.胆道感染　细菌性肝脓肿常与胆结石、胆管炎同时存在,早期以胆道感染症状为主,然后可能以肝脓肿表现为主。早期 B 超检查可发现胆囊增人、囊壁增厚,胆囊内可见结石影、胆总管扩张等。

6.右下肺炎　主要表现为寒战、发热、咳嗽、右侧胸痛,肺部可闻及啰音,胸部 X 线检查有助于鉴别。

## 八、治疗

(一)非手术治疗

适用于局限性炎症,脓肿尚未形成或多发性小脓肿时。在治疗原发疾病的基础上给予大剂量有效抗生素和全身支持疗法。

1.早期选用大剂量有效抗菌药物　目前主张有计划地联合应用抗生素,如选用对需氧菌和厌氧菌均有效的抗生素(一般联用两种药物)。待细菌培养报告后,根据药物敏感试验结果进行调整。

2.全身性支持疗法　由于细菌性肝脓肿患者中毒症状较重,全身情况较差,应积极补液,纠正水、电解质紊乱,给予大量维生素 B、C、K,必要时,反复多次输入少量新鲜血液和血浆,纠正低蛋白血症,改善肝功能,增强机体抵抗力。

3.中药治疗　治疗原则:活血化瘀、泻火解毒、托里透脓。方药有黄连解毒汤和大柴胡汤加减(黄芩 15g、黄柏 10g、柴胡 20g、大黄 10g、枳实 15g、赤芍 10g、半夏 10g、败酱草 10g、蒲公英10g),确诊后开始服用,每日1剂,水煎,分2次服用,停用抗生素后继续服用至痊愈。一般用15~20天。

4.B超或CT引导下经皮穿刺抽脓置管引流术 近年来,随着超声、CT、MRI等影像技术的发展,穿刺或置管引流已成为首选的治疗方法。

(1)适应证:适用于单个较大脓肿,此法简便、创伤小,疗效也满意,尤其适用于年老体弱及危重患者。

(2)禁忌证:有严重出血倾向者、大量腹水者、伴有其他急诊剖腹指征者、脓肿未能完全液化者、肿瘤或血管瘤合并感染者、毒血症严重或合并DIC的多房性脓肿。

(3)方法:通常的做法是在B超或CT引导下,选取距皮肤最近、避开重要器官、易于穿刺的部位穿刺抽脓或置管引流,用敏感抗生素脓腔内注入或冲洗。疗效好坏的关键是是否抽吸和冲洗干净。目前比较一致的观点认为,对于直径<5cm的细菌性肝脓肿,多采用穿刺抽脓的方法;对于直径>5cm的细菌性肝脓肿,则采用穿刺抽脓后置管引流的方法。一般认为,患者持续发热且超声、CT明确有肝内液性占位病变者为最佳穿刺治疗时机;拔管以患者体温正常、临床症状消失及B超、CT检查脓腔基本消失为原则。穿刺针一般选择16~18G套管针穿刺,可取得满意的效果。引流管选择8~10F PTCD管就可达到通畅引流的目的。对直径>10cm的脓肿可采用经皮穿刺两点双管引流术,具体做法为:从不同部位向同一脓腔内置入两根引流管,一引流管术后接负压持续吸引,另一管专作灌洗用,接输液器,缓缓滴入冲洗液。具有引流、冲洗互不冲突,冲洗时也不至于因为脓腔压力过高而使脓液溢入腹腔、冲洗时间长等特点。

(二)手术切开引流

1.肝脓肿切开引流术的适应证 穿刺引流不畅,经积极保守治疗后脓肿无明显缩小,临床表现无明显改善或进行性加重者;伴有原发病变需要手术处理者,如胆源性肝脓肿;脓肿壁厚,保守治疗效果差的慢性肝脓肿;脓肿壁已穿破或者估计有破溃可能者。手术切开脓肿,处理原发病灶,双套管负压吸引,以彻底引流。

常用的手术方法有以下几种:

(1)经腹腔切开引流术:右肋缘下做斜切口(右肝脓肿)或经腹直肌切口(左肝脓肿),入腹后确定脓肿部位,用湿盐水纱布保护手术野周围,以免污染腹腔。用穿刺针抽得脓液后,沿针头方向用血管钳插入脓腔,排出脓液,再用手指伸进脓腔,轻轻分离腔内间隔组织,用生理盐水冲洗脓腔,洗净后放置双套管负压吸引。

(2)腹膜外脓肿切开引流术:对于肝右叶的前侧、左外叶、肝右叶膈顶部或后侧的细菌性肝脓肿,与腹壁已发生紧密粘连,也可采用腹膜外脓肿切开引流术。

做右肋缘下斜切口,在腹膜外间隙用手指推开肌层直达脓肿部位,用穿刺针抽得脓液后,沿针头方向用血管钳插入脓腔,排出脓液,再用手指伸进脓腔,轻轻分离腔内间隔组织,用生理盐水冲洗脓腔,洗净后放置双套管负压吸引。

(3)后侧脓肿切开引流术:适用于肝右叶膈顶部或后侧脓肿。

患者左侧卧位,沿右侧第12肋稍偏外侧做一切口,切除一段肋骨,在第一腰椎棘突水平的肋骨床做一横切口,显露膈肌,有时需要将膈肌切开到达肾后脂肪囊区,用手指沿肾后脂肪囊向上分离,显露肾上极与肝下面的腹膜后间隙直达脓肿将穿刺针沿手指方向刺入脓腔,抽得脓液后用长弯止血钳顺穿刺方向插入脓腔,排出脓液。用手指扩大引流口,吸净脓液,冲洗脓腔后,放置双套管负压吸引。

2.脓腔大网膜填塞术　脓腔大网膜填塞术尤其适用于位置较高,引流效果不佳者;位置较深,不便置管引流者;脓腔较大者,网膜填塞更有利于脓腔的愈合。

脓腔大网膜填塞术具有下列优点:易控制感染,脓液清除彻底。大网膜血运丰富,抗感染与吸收能力强,使脓液或渗液迅速清除;脓腔易于愈合,缩短了疗程。脓腔的愈合主要靠脓液排出及感染控制后腔壁塌陷、肝细胞再生、纤维组织埔生。大网膜填充脓腔并与肝组织粘连再血管化,促进了脓腔愈合,缩短了疗程,使治疗程序简化。

3.肝动脉或门静脉插管灌注抗生素　此法适用于位于第二肝门、肝实质深部、病灶呈蜂窝状的肝脓肿或脓肿未液化或多发时。取右肋缘下斜切口进腹,将内径 1.5mm 硅胶管向近端插入胃网膜右静脉深度 5～7cm,并与胃网膜右静脉适当固定,术后持续灌注抗生素(头孢类＋甲硝唑或氨苄西林＋庆大霉素＋甲硝唑)3～5 天。

4.腹腔镜直视下脓肿切开置管引流　经腹腔镜肝脓肿引流术由于创伤小、疗效好,故其适应证有扩大趋势。目前,适应证为脓肿较大,位置表浅,不易穿刺者;经保守治疗及穿刺引流后无好转者。对肝脓肿穿破入胸腔、腹腔、胆道,多发散在、位于深部的小脓肿及合并其他严重肝胆疾病者,则不宜施行腹腔镜。

5.肝叶切除术　适用于慢性厚壁脓肿、脓腔难以塌陷者;肝脓肿切开引流术后,留有死腔和窦道长期不愈、流脓不断者;肝内胆管结石合并肝左外叶内多发脓肿,致使肝组织严重破坏者,肝萎缩失去正常生理功能者;位于肝脏前缘的较大脓肿,随时有可能破溃入腹腔致感染扩散者;并发支气管胆瘘,难以修补者,应手术切除。

应注意多发性细菌性肝脓肿一般不适于手术治疗。

(陆小亮)

# 第三节　阿米巴肝脓肿

## 一、概述

阿米巴肝炎和阿米巴肝脓肿合称阿米巴肝病,阿米巴肝脓肿是肠阿米巴最常见的并发症,多见于温、热带地区,热带和亚热带国家特别常见。我国发病率较高的地方在南方,一般农村高于城市,其中男性发病率要高于女性,发病年龄在 30～40 岁。肠阿米巴病并发肝脓肿者占 1.8%～20%,最高可达 67%。

## 二、病因

溶组织阿米巴是人体唯一的致病型阿米巴,传播途径为消化道传染。但阿米巴包囊随被污染的食物或水进入肠道,经过碱性肠液消化,包囊破裂,囊内虫体经过二次分裂变成 8 个滋养体,在机体或肠道局部抵抗力下降时,阿米巴滋养体就可以经过肠壁的小静脉或淋巴管进入肝脏,少数存活的滋养体在门静脉内迅速繁殖阻塞门静脉分支,造成肝组织局部坏死,加之阿米巴滋养体不断分泌溶组织酶,使变形的肝组织进一步坏死形成肝脓肿。

### 三、病理生理

阿米巴肝脓肿并非真性脓肿,而是阿米巴滋养体溶组织酶等引起的肝组织液化性坏死。多发生于肝右叶,早期为小的病灶,以后逐渐发展成一个单一的大脓腔,内含咖啡色半液性状态的果酱样液化坏死组织。脓肿分三层,外层早期为炎性肝细胞以及纤维组织增生形成的纤维膜。中间为间质,内层为脓液。在镜下,在坏死与正常组织交界处,有较多的阿米巴滋养体以及少量单核细胞,炎症反应轻微。

### 四、临床表现

多数患者的临床表现类似细菌性肝脓肿,但阿米巴肝脓肿的患者症状较轻微,发展缓慢。主要的表现为发热、肝区疼痛和肝肿大。一般无特征性表现,通常为原因未明的持续发热,其特点为缓慢起病而无寒战,一般为中等度的弛张热,在肝脓肿后期,体温可正常或低热。较大的肝右叶脓肿可出现右上腹部隆起,肋间隙爆满,局部皮肤水肿与压痛,肋间隙增宽。肝脏弥漫性肿大,边缘变钝,触痛明显。

### 五、检查

1.血象检查　急性期白细胞总数中度增高,中性粒细胞80%左右,有继发感染时更高。病程较长时白细胞计数大多接近正常或减少,贫血较明显,血沉增快。

2.粪便检查　少数患者可查获溶组织阿米巴。

3.肝功能检查　碱性磷酸酶增高最常见,胆固醇和白蛋白大多降低,其他各项指标基本正常。

4.血清学检查　同阿米巴肠病,抗体阳性率可达90%以上。阴性者基本上可排除本病。

5.肝脏显影　超声波探查无创伤,准确方便,成为诊断肝脓肿的基本方法。脓肿所在部位显示与脓肿大小基本一致的液平段,并或作穿刺或手术引流定位,反复探查可观察脓腔的进展情况。B型超声显像敏感性高,但与其他液性病灶鉴别较困难,需作动态观察。

CT、肝动脉造影、放射性核素肝扫描、核磁共振均可显示肝内占位性病变,对阿米巴肝病和肝癌、肝囊肿鉴别有一定帮助,其中CT尤为方便可靠,有条件者可加选用。

6.X线检查　常见右侧膈肌抬高,运动受限,胸膜反应或积液,肺底有云雾状阴影等。左叶肝脓肿时胃肠道钡餐透视可见胃小弯受压或十二指肠移位,侧位片见右肋前内侧隆起致心膈角或前膈角消失。偶尔在平片上见肝区不规则透光液—气影,颇具特征性。

### 六、诊断

1.有慢性痢疾病史,大便中查到阿米巴包囊、滋养体或乙状结肠镜检查看到结肠黏膜有溃疡面,自溃疡面上找到阿米巴滋养体。

2.有长期不规则发热、肝区疼痛、肝肿大伴压痛和叩击痛者。

3.B超检查可见肝右叶不均质的液性暗区,和周围组织分界清楚,在超定位穿刺中抽得果酱样无臭脓液,即可明确诊断。

4.血清学检查阿米巴抗体,阳性率在90%以上,且在感染后多年仍然为阳性。

5.诊断性治疗对于不能确诊而有高度怀疑本病者,可使用抗阿米巴药物治疗,如治疗一周后临床症状改善,可确诊本病。

## 七、鉴别诊断

1.细菌性肝脓肿 细菌性肝脓肿起病急骤,临床症状明显,脓肿以多发为主,全身感染症状明显,鉴别要点如下表3—3。

表3—3 阿米巴性与细菌性肝脓肿鉴别要点

| | 阿米巴肝脓肿 | 细菌性肝脓肿 |
| --- | --- | --- |
| 病史 | 有阿米巴痢疾史 | 常继发与胆道感染或其他化脓性疾病 |
| 症状 | 起病比较缓慢,病程较长 | 起病急骤,全身中毒症状明显,有寒战、高热等感染症状 |
| 体征 | 肝肿大明显,可有局限性隆起 | 肝肿大不显著,多无局限性隆起 |
| 脓肿 | 较大,多数为单发性,位于肝右叶 | 较小,常为多发性 |
| 脓液 | 呈巧克力色,无臭,可找到阿米巴滋养体,若无混合感染,脓液细菌培养阴性 | 多为黄白色脓液,涂片和培养大都有细菌 |
| 血象 | 白细胞计数可增加 | 白细胞计数及中性粒细胞计数明显增加 |
| 血培养 | 若无混合感染,细菌培养阴性 | 细菌培养可阳性 |
| 粪便检查 | 部分患者可找到阿米巴滋养体或包囊 | 无特殊发现 |
| 诊断性治疗 | 抗阿米巴药物治疗后症状好转 | 抗阿米巴药物治疗无效 |

2.原发性肝癌 肝癌常有肝炎后肝硬化病史,肝脏质地硬,甲胎蛋白(AFP)高于正常,结合B超、CT等检查可资鉴别。

## 八、治疗

(一)内科治疗

1.抗阿米巴治疗 选用组织内杀阿米巴药为主,辅以肠内杀阿米巴药以根治。目前大多首选甲硝唑,剂量1.2g/d,疗程10~30天,治愈率90%以上。无并发症者服药后72小时内肝痛、发热等临床情况明显改善,体温于6~9天消退,肝肿大、压痛、白细胞增多等在治疗后2周左右恢复,脓腔吸收则迟至4个月左右。第二代硝基咪唑类药物的抗虫活力、药代动力学特点与甲硝唑相同,但半衰期长得脓肿疗效优于阿米巴肠病。东南亚地区采用短程(1~3天)治疗,并可取代甲硝唑。少数甲硝唑疗效不佳者可换用氯喹或依米丁,但应注意前者有较高的复发率,后者有较多心血管和胃肠道反应。治疗后期常规加用一疗程肠内抗阿米巴药,以根除复发之可能。

2.肝穿刺引流 早期选用有效药物治疗,不少肝脓肿已无穿刺的必要。对恰当的药物治疗5~7天、临床情况无明显改善,或肝局部隆起显著、压痛明显,有穿破危险者采用穿刺引流。穿刺最好于抗阿米巴药物治疗2~4天后进行。穿刺部位多选右前腋线第8或第9肋间,最好在超声波探查定位下进行。穿刺次数视病情需要而定,每次穿刺应尽量将脓液抽净,脓液量在200ml以上者常需在3~5天后重复抽吸。脓腔大者经抽吸可加速康复。近年出现的介入性治疗,经导针引导作持续闭合引流,可免去反复穿刺、继发性感染之缺点,有条件者采用。

3.抗生素治疗 有混合感染时,视细菌种类选用适当的抗生素全身应用。

(二)外科治疗

阿米巴肝脓肿需手术引流者一般<5%。其适应证为:①抗阿米巴药物治疗及穿刺引流

失败者；②脓肿位置特殊，贴近肝门、大血管或位置过深（＞8cm），穿刺易伤及邻近器官者；③脓肿穿破入腹腔或邻近内脏而引流不畅者；④脓肿中有继发细菌感染，药物治疗不能控制者；⑤多发性脓肿，使穿刺引流困难或失败者；⑥左叶肝脓肿易向心包穿破，穿刺易污染腹腔，也应考虑手术。

阿米巴肝脓肿的治愈标准尚不一致，一般以症状及体征消失为临床治愈，肝脓肿的充盈缺损大多在 6 个月内完全吸收，而 10％可持续至一年。少数病灶较大者可残留肝囊肿。血沉也可作为参考指标。

（钱治宇）

# 第四节　肝结核

## 一、概述

肝结核比较少见，此病多是继发于全身结核的一种并发疾病。近年来由于抗结核药物的不断发展，结核病的治愈率在不断提高，因此肝结核就更加少见。肝结核常缺乏特征性的临床症状和特异的检查手段，故临床诊断比较困难，往往发现于尸检或因结核瘤诊断为肝占位病变，于手术中发现。本病以青年为多，男女的发病率无明显差异。

## 二、病因

肺和肠道的结核杆菌可以经过肝动脉、门静脉和淋巴系统或者邻近的脏器结核病灶的直接侵犯到达肝脏。肝结核按发病的部位分为肝浆膜结核和肝实质结核两类。

1.肝动脉途径　全身粟粒性肺结核及活动性肺结核，结核菌可进入血液循环，通过肝动脉侵入肝脏而发病。

2.门静脉途径　肠道的结核病灶，结核菌可通过门静脉进入肝脏。

3.淋巴途径　腹腔淋巴丛感染结核后，结核菌可通过淋巴途径或直接侵犯到达肝脏而引起肝结核。

## 三、病理生理

进入肝脏的结核菌如果侵犯肝脏的包膜，肝包膜可呈现广泛的增殖性改变，肝脏的被膜出现肥厚并有粟粒样结节，类似于结核性腹膜炎的改变。肝实质的结核病变常见的有肝脏粟粒样结节，遍布全肝。粟粒样结节融合后形成单个或多个大结节。中心发生干酪样坏死。色黄，如奶酪。在干酪样变的过程中，有纤维膜形成，同时可能出现钙化，临床表现为结核瘤，结核瘤可长期不液化吸收，在一定条件下液化，并形成结核性脓肿，巨大的脓肿可以破溃入胸腔或腹腔，也可合并细菌感染。

## 四、分类

肝结核属于继发型结核，分为以下类型：

1.肝浆膜结核　即结核性肝浆膜炎，属结核性腹膜炎的一部分。肝包膜被结核菌侵犯，呈广泛肥厚性改变，形成所谓的"糖皮肝"或在肝包膜上发生粟粒样结核病灶。

2.肝实质结核　又分为肝粟粒性结核、肝结核瘤和肝内胆管结核。

## 五、临床表现

结核性肝脓肿的临床表现以结核中毒症状为主,表现为畏寒、午后低热,夜间盗汗、乏力、纳差等,和全身结核症状相似。并有肝区肿大,右上腹疼痛,肝区疼痛、肝脏质地变硬,表面布满结节。当肝内结核阻塞较大的胆管时,可出现黄疸,也有部分患者没有任何临床表现,仅在体检时发现。临床化验室检查结果常有血沉增快,血红蛋白降低,肝脏酶学检查异常,这些检查没有特异的临床意义,结核菌素试验对诊断有意义。B超、CT检查对肝脏病变的定位有价值,但对定性检查没有意义。

## 六、检查

1.实验室检查　贫血较为多见(80%),系轻至中度,白细胞多正常或降低。脾肿大者可呈全血减少。个别患者出现类白血病反应,血沉增快。结核菌素皮试阳性。约半数出现肝功能损害,清蛋白下降,球蛋白升高,A/G比值倒置,黄疸者碱性磷酸酶增高。约1/4病例丙氨酸转氨酶升高。此外还应进行血清腺苷脱氨酶水平测定。

2.其他辅助检查　有时X线胸片上可发现结核病灶,有的病例可见右侧横膈升高、运动减弱。腹部CT、B超显像、放射性核素扫描有助于发现肝内巨块型或脓肿型病灶。

## 七、诊断

1.本病无特异的症状及体征。

2.详细了解病史常发现既往有肝外结核病史,反复核实症状及体征。

3.寻找其他部位结核灶,体检发现身体其他部位有结核病灶。

4.青年患者不明显原因的发热、盗汗。

5.肝区痛,肝肿大有触痛。

6.同时伴有肺结核、肠结核、结核性腹膜炎者,应想到本病可能。

7.实验室检查可见红细胞沉降率快,肝功能轻度异常,结核菌素试验强阳性。

8.肝穿刺活检对诊断意义较大,阳性率可达45.16%。

9.超声波对较大肝结核有定位价值。

## 八、鉴别诊断

1.原发性肝癌　特别是肝实质粟粒性结核不易和弥漫性肝癌相鉴别,但原发性肝癌病情严重,病程发展快,甲胎蛋白阳性。

2.细菌性或阿米巴性肝脓肿　三种肝脓肿的性质仅依靠临床症状和影像学检查鉴别非常困难,最有效的鉴别手段是B超引导下肝脏诊断性穿刺,鉴别点主要有脓液的性质,细菌性肝脓肿的脓液色黄,黏稠,有臭味;阿米巴肝脓肿的脓液是咖啡色或巧克力色,黏稠,无臭味;结核性肝脓肿有干酪样坏死。细菌性肝脓肿培养有细菌生长,阿米巴性和结核性肝脓肿均无细菌生长。

3.肝囊肿继发感染　肝脏的囊性病变在继发感染之前往往都已有明确的诊断,继发感染后常有明显的化脓性炎症的临床表现,因此详细的询问既往史对诊断有重要意义。

## 九、治疗

1. 抗结核药物治疗 用药方案可参照肺结核,应适当延长疗程。肝结核患者有 ALT 升高等肝功能异常时,不仅不是抗结核治疗的禁忌证,反而是适应证,疗程中 ALT 可能有小的波动,但很快恢复正常。

2. 手术治疗 对结核性肝脓肿较大者,在有效抗结核药物治疗的同时,可考虑手术引流或行肝叶切除术。

(陆小亮)

# 第五节 原发性肝癌

## 一、概述

原发性肝癌(primary liver cancer,PLC)是由肝细胞或肝内胆管上皮细胞发生的恶性肿瘤。原发性肝癌是我国常见的恶性肿瘤之一,我国肝癌年死亡率占肿瘤死亡率的第二位,患者的中位年龄为 40~50 岁,男性多于女性。

原发性肝癌(简称肝癌)属于上皮性恶性肿瘤的一种。根据世界卫生组织(WHO)的组织学分类,肝脏上皮性恶性肿瘤分为以下几类:最多见的为肝细胞癌、胆管腺癌、胆管囊腺癌、肝细胞及肌管混合癌、肝胚细胞癌、未分化癌。其中肝细胞癌约占 90% 以上;胆管细胞癌不足 5%,多见于泰国以及我国香港特区、广东等肝吸虫较多的地区。在世界范围内,肝癌在恶性肿瘤中的发病位次,男性为第七位,女性为第九位。在我国肝癌是第三位常见的恶性肿瘤。全世界每年约有 26 万人死于肝癌。我国每年死于肝癌的人数约为 11 万,占世界肝癌死亡人数的 40% 左右。

## 二、病因

原发性肝癌的病因迄今尚未完全清楚,可能与以下因素有关:

1. 肝硬化 患肝癌的患者约 80% 合并有肝炎后肝硬化,而且多数患者为大结节性肝硬化,肝硬化发展成肝癌的过程大致为:肝细胞变性坏死后、间质结缔组织增生、纤维间隔形成,残留肝细胞结节状再生。在反复肝细胞损害和增生的过程中,增生的肝细胞可能发生间变或癌变,即肝组织破坏→增生→间变→癌变,损害越重,增生越明显,癌变的机会也越高。胆管细胞癌患者的肝硬化不明显,而且临床上也很少看见血吸虫、胆汁性或淤血性肝硬化患者合并肝癌。

2. 病毒性肝炎 乙型肝炎与肝癌的关系较为密切,HBsAg 阳性的患者,肝癌的发病率明显高于 HBsAg 阴性的患者。肝癌患者常有急性肝炎→慢性肝炎→肝硬化→肝癌的病史,提示肝炎和肝癌可能有因果关系。近年来研究表明,与肝癌有关的肝炎病毒有乙型、丙型和丁型三种。

3. 霉菌及其毒素 黄曲霉素、杂色曲霉素等都可引起肝癌,其中黄曲霉素最为重要,主要是黄曲霉素 $B_1$。研究发现肝癌相对高发地区粮食被黄曲霉素霉菌及其毒素污染的程度高于其他地区,采集肝癌高发区居民常用含黄曲霉素的玉米、花生等饲养动物诱发肝癌,诱发率最高达80%。

4.化学致癌物 亚硝胺是一类强烈的化学致癌物质,能在很多的动物中引起肝癌,我国某些肝癌高发地区发现水土中硝酸盐、亚硝酸盐含量较高,为合成亚硝胺提供了自然条件。这些化合物进入人体后,在一定条件下可与食物中普遍存在的二级胺在胃内合成致癌的亚硝胺化合物。现知主要引起肝癌的亚硝胺类在分子结构上是对称和环状的,如二乙基亚硝胺,从肝癌高发区的居民食物中已分离出二乙基亚硝胺。此外,偶氮类、碳氢类物质以及杀虫剂等,在动物实验中也能诱发肝癌。

5.寄生虫感染与肝癌的关系 华支睾吸虫感染并在胆管内寄居,能刺激胆管上皮增生,进而可发展为胆管上皮癌。

6.肝细胞不典型增生或结构不良肝细胞 认为是肝的一种癌前病变,常见于慢性活动性肝炎、肝硬变及肝癌标本内。其形态特点为肝细胞体积明显增大,核大深染,染色质分布不均,有时有双核,核膜厚而皱缩,核浆比例尚正常。这些细胞散在或成团分布,有时可波及整个增生结节。

### 三、病理及生理学

早期肝癌或小肝癌是指瘤体直径在3cm以下且不超过2个瘤结节的原发性肝癌,瘤结节多呈球形或分叶状,灰白色质较软,切面均匀一致,无出血、坏死,与周围组织界限常较清楚。晚期肝癌,肝体积明显增大,癌组织可局限于肝的一叶,也可弥散于全肝,并大多合并肝硬变。有时肝硬变再生结节与癌结节肉眼不易鉴别。根据肿瘤的大小将肝癌分为微小肝癌(直径≤2cm)、小肝癌(直径>2cm,≤5cm)、大肝癌(直径>5cm,≤10cm)和巨大肝癌(直径>10cm)。按生长方式分为浸润型、膨胀性、浸润膨胀混合型和弥漫型。肝细胞癌在发展过程中很容易侵犯门静脉分支,形成门静脉癌栓,因此容易发生肝内转移;也可以通过血液和淋巴途径转移到肺、骨、肾和肾上腺以及脑等,或直接侵犯结肠、胃或膈肌等邻近器官。癌细胞脱落植入腹腔,则发生腹膜转移及血性腹水,腹水中可找到癌细胞。

1982年,我国肝癌病理协作组在Eggel分类的基础上将肝癌分为:①块状型:肿瘤直径>5cm,其中>10cm者为巨块型。块状型又分为单块型、融合块型和多块型三个亚型。单块型指单个癌块边界清楚或不规则,包膜完整或不完整;融合块型指相邻癌肿融合成块,直径多>5cm,其周围肝组织常见散在的卫星结节;多块型为多个单块或融合块癌肿所形成;②结节型:癌结节通常<5cm,又可分为单结节、融合结节和多结节三个亚型。单结节者指单个癌结节,其边界清楚,有包膜,周边常见小卫星结节;融合结节指边界不规则,周围卫星结节散在。多结节者指癌结节分散于肝脏各处,边界清楚或不规则;③小癌型:单个癌结节≤3cm或相邻两个癌结节直径≤3cm者。通常小肝癌边界清楚,常有明显包膜;④弥漫型:癌结节小,呈弥漫性分布,与肝硬化结节易混淆。

### 四、分型、分期

(一)国际抗癌联盟1987年制订的原发性肝癌的TNM分期

国际抗癌联盟(UICC)1987年关于原发性肝癌的TNM分期如下:

1.原发肿瘤(T)

$T_x$:无法评价原发肿瘤。

$T_0$：无原发肿瘤的证据。

$T_1$：孤立肿瘤最大直径≤2cm，无血管浸润。

$T_2$：孤立肿瘤最大直径≤2cm，伴血管浸润；或多发肿瘤限于一叶，最大直径无一超过2cm，无血管浸润；或孤立肿瘤最大直径大于2cm无血管浸润。

$T_3$：孤立肿瘤最大直径大于2cm伴血管浸润；或多发肿瘤限于一叶，最大直径无一超过2cm伴血管浸润；或多发肿瘤限于一叶，最大直径任一超过2cm有或无血管浸润。

$T_4$：多发肿瘤超出一叶，或一个或几个肿瘤侵犯门静脉或肝静脉的主要分支。

2. 局部淋巴结（N）

$N_x$：无法评价局部淋巴结。

$N_0$：无局部淋巴结转移。

$N_1$：局部淋巴结转移。

3. 远处转移（M）

$M_x$：无法评价远处转移。

$M_0$：无远处转移。

$M_1$：远处转移。

4. 分期

Ⅰ期：$T_1 N_0 M_0$。

Ⅱ期：$T_2 N_0 M_0$。

Ⅲ期：$T_1 N_1 M_0$；$T_2 N_1 M_0$；$T_3 N_{0\sim1} M_0$。

ⅣA期：$T_4$ 任何 $NM_0$。

ⅣB期：任何 T，任何 N，$M_1$。

5. 组织病理学分级（G）

$G_x$：无法分级。

$G_1$：分化好。

$G_2$：中度分化。

$G_3$：分化差。

$G_4$：未分化。

（二）国际抗癌联盟（UICC）于1997年制订肝癌的 TNM 分期标准

UICC 的 TNM 分期于1997年第5版做了一些修改。T、N、M 分类主要依据体检、医学影像学和/或手术探查。

$T_1$：单个结节，直径≤2cm，无血管侵犯。

$T_2$：单个，直径≤2cm，侵犯血管；或多个，局限一叶，直径≤2cm，未侵犯血管；或单个，直径>2cm，未侵犯血管。

$T_3$：单个，直径>2cm，侵犯血管；或多个，局限一叶，直径≤2cm，侵犯血管；或多个，一叶内，直径>2cm，伴或不伴血管侵犯。

$T_4$：多个，超出一叶；或侵犯门静脉主要分支或肝静脉；或穿破内脏腹膜。

$N_1$：有局部淋巴结转移。

$M_1$：有远处转移。

进一步分为Ⅰ～Ⅳ期：

Ⅰ期：$T_1N_0M_0$。

Ⅱ期：$T_2N_0M_0$。

ⅢA期：$T_3N_0M_0$。

ⅢB期：$T_1N_1M_0$；$T_2N_1M_0$；$T_3N_1M_0$。

ⅣA期：$T_4$任何$NM_0$。

ⅣB期：任何$T$任何$NM_1$。

## 五、临床表现

1.症状　肝癌通常没有特异的临床症状，要区分症状来自肝癌抑或肝炎或肝硬化十分困难。亚临床肝癌由于无任何肝癌症状，有些患者因此怀疑肝癌的诊断，从而耽搁了仍有希望根治的时机。即使有症状，也常为合并的肝炎、肝硬化所引起。肝癌由小变大，可出现肝区痛、纳差、腹胀、乏力、消瘦、腹部包块、发热、黄疸等，但这些大多已属中晚期症状，肝癌结节破裂可出现急性腹痛（内出血）。

(1)肝区疼痛：肝区疼痛有时为肝癌的首发症状，可因肿瘤增大使肝包膜张力增加，或癌结节包膜下破裂，或肝癌结节破裂出血引起。分别表现为间歇性或持续性钝痛或刺痛、呼吸时加重的肝痛和急腹症。多数位于剑突下或右季肋部。如肿瘤在右肝叶的膈面，由于刺激膈肌，可出现右肩部或右肩背部放射性疼痛。

(2)消化道症状：包括纳差、腹胀、腹泻、恶心等。常见者为腹胀和纳差。纳差常因合并的肝功能损害、肿瘤压迫胃肠道、腹水而引起腹胀或肿瘤产生的毒素等所致。这些症状同样可在肝炎、肝硬化时出现，故没有特异性。腹泻常因门静脉高压肠道黏膜水肿所引起。门静脉癌栓可加重已有的门静脉高压，这种腹泻常难以缓解，而且次数多。此外，由于机体抵抗力下降、肝病等而容易并发肠道感染。

(3)乏力、消瘦：可由恶性肿瘤的代谢产物与进食少等引起，严重者可出现恶液质。

(4)上腹部包块：较有意义，左叶肝癌患者常诉剑突下有肿块，较大的右叶肝癌右上腹可有肿块。

(5)发热：可因肿瘤坏死、合并感染以及肿瘤代谢产物引起。如无感染证据者称癌性发热，与感染不同，多不伴寒战，通常为37.5℃～38℃，个别有高达39℃～40℃者。过去我国肝癌分为单纯型、硬化型和炎症型。炎症型肝癌即表现为不明原因发热，甚至为持续高热。此型肝癌预后甚差。

(6)黄疸：多为晚期表现，除肿瘤压迫肝胆管外，还可合并肝细胞性黄疸，亦可因胆管癌栓引起。

(7)出血倾向：由于有肝病背景，可出现牙龈出血或鼻出血。由于合并肝硬化门静脉高压，可出现上消化道出血，特别是食管静脉曲张破裂出血。出血少者表现为黑粪，量多者可表现为呕血。消化道大量出血也是肝癌患者死亡的一个重要原因。晚期肝癌也可并发弥散性血管内凝血。

(8)类癌综合征：是癌组织产生某些内分泌激素物质所引起，如低血糖症、红细胞增多症、类白血病反应、高钙血症及转移灶相关症状。

2.体征　肝癌患者临床上往往缺乏特异性体征。

(1)肝肿大伴结节和上腹肿块：如果扪到肝脏肿大或扪及结节，有时可伴有不同程度压痛,应考虑肝癌。

(2)腹水:腹水多为晚期肝癌的常见体征。腹水可由合并的肝硬化所引起,也可因肝癌合并门静脉主干癌栓所引起,呈进行性增加,可为血性。

(3)脾肿大:脾肿大多为肝硬化门静脉高压的表现,也可因门静脉癌栓所致或加重。脾肿大多伴白细胞和血小板减少,严重者可影响手术、放疗或化疗。

(4)黄疸:为晚期肝癌常见体征。肝癌所伴黄疸,通常不出现疼痛和炎性发热。一旦有黄疸,不论梗阻性抑或肝细胞性,不论肿瘤大小均列为晚期。

(5)其他:除上述表现外,还可见肝实质损害的表现,如肝掌、蜘蛛痣等,下肢水肿也较常见。

3.并发症　主要有肝性脑病、上消化道出血、癌肿破裂出血及继发感染。

## 六、辅助检查

1.肝癌的定性诊断　临床上目前主要依靠甲胎蛋白测定,并结合其他一些生化指标联合检测,以达到提高确诊率的目的。

(1)甲胎蛋白(AFP)测定:是目前诊断肝细胞癌特异性最高的方法之一。AFP 肝癌诊断标准是:①AFP≥400μg/L,排除活动性肝炎、生殖腺胚胎源性肿瘤及妊娠等;②AFP 由低浓度逐渐升高,持续不降;③AFP 在中等水平 200μg/L 持续 8 周。临床约有 30% 肝癌患者 AFP 阴性。如果同时检测 AFP 异质体,可使肝癌的阳性率明显提高。

(2)异常凝血酶原(DCP):1984 年,Liebman 发现肝癌患者血清可测得 DCP,临床研究发现,它是一个有用的 HCC(肝细胞癌)标记,尤其对 AFP 阴性者,但它与肿瘤大小有关。有报道其阳性肿瘤直径<2cm 为 3.0%,直径<3cm 者为 19.0%,直径 3~5cm 者为 55.6%,直径>5cm 者为 66.2%。由此可见,其对 HCC 早期诊断价值尚不够理想。

(3)γ-谷氨酰转肽酶同工酶Ⅱ(GGT-Ⅱ):国内外已有不少文献认为,GGT-Ⅱ对 HCC 诊断的阳性率为 25%~55%,有助于 AFP 阴性肝癌的诊断,但早期诊断价值未得到证实。

(4)岩藻糖苷酶(AFU):HCC 患者血清中 AFU 的活性明显高于继发性肝癌和良性肝病,HCC 患者的阳性率为 70%~80%,对小肝癌和 AFP 阴性的 HCC 有一定诊断价值。

2.肝癌的定位诊断　由于医学影像学的发展,许多影像学检查方法不仅能显示病灶的部位及大小,还能准确地做出定性诊断,故在肝癌诊断中的价值日益提高。

目前常用的检查方法有:

(1)超声检查:超声检查是肝癌诊断中最常用的影像学检查方法,可显示肿瘤的大小、形态、所在部位及血管内有无癌栓等,其诊断符合率可达 90%。近年新型超声造影剂已可通过周围静脉注入,可使肝癌组织内回声快速增强,并出现动脉型血流信号,可以进一步提高肝癌病灶的检出率及诊断的准确性。彩色多普勒超声或称彩色多普勒血流成像(DCFI)是近年发展起来的一种新技术,能很好地显示肝脏或肿瘤内的血流情况,若能与实时超声合用则更佳。以脉冲多普勒技术将肝脏或肿瘤的彩色血流信号以曲线形式表示,可区分动脉血流或静脉血流,并测定其阻力指数与搏动指数,亦有利于鉴别诊断。

(2)CT 检查:CT 检查在我国已逐步普及,成为肝癌定位诊断的主要方法之一。经肝动脉注射碘油 2~3 周后所做的碘油 CT 甚至能发现直径 0.5cm 的肝癌病灶。将造影剂注入肝动脉,当肝动脉成像时所做的 CT 扫描称为 CT 血管成像(CTA),能有效地发现肝内的小病灶。

经肝动脉注入造影剂后门静脉显影时所做的 CT 扫描称为经动脉 CT 门脉成像(CT anterio-portography,CTAP),由此甚至能发现直径仅 0.3cm 的小肝癌病灶。由于需经肝动脉插管注射碘油,故多结合肝动脉栓塞化疗等进行。近年由于多排螺旋 CT 的使用,使扫描的速度、密度及空间分辨率均明显提高,对检出直径小于 1cm 的微小肝癌大有帮助。尤其是利用多排螺旋 CT 做肝动脉门静脉双期增强扫描,效果更佳。

(3)磁共振成像(MRI)检查:MRI 检查由于无电离辐射、无须使用碘造影剂及可以三维成像,故在肝癌诊断方面的价值比 CT 检查稍胜一筹。近年高场强超快速 MRI 机问世,克服了肝扫描时呼吸运动产生伪影的干扰,加上顺磁质造影剂的运用,已使肝癌诊断水平明显提高。

(4)核素显像检查:$^{198}$Au(金)核素显像是肝癌影像学检查中应用最早的方法之一。但近年由于其他非核素影像检查技术的进步,核素显像在肝癌的诊断中已较少应用。近来发展的"阳性"扫描,即采用亲肝癌的核素或用核素标记的亲肝癌化合物所做的扫描可使肝癌凸现,而兼有定性诊断的价值。应用较为成功的有 $^{99m}$Tc-($\gamma$)DMSA 及 $^{99m}$Tc-PMT 扫描。若再采用单光子发射型计算机体层显像法(SPECT)扫描,则更利于检出小病灶。近年另一重要进展是正电子发射体层显像技术(PET)的应用,由于所用核素皆为 $^{11}$C、$^{15}$O、$^{13}$N、$^{18}$F 等,这些元素本身皆为人体组织的组成元素,故可应用这些核素标记人体或肿瘤组织生化代谢所必需的化合物,因此,PET 亦可显示肝癌组织的代谢情况,而且这些核素的半衰期极短,故可使用较大剂量以取得较好的显像结果。常用 $^{18}$F-FDG 显像剂作治疗后肝癌细胞存活情况的判断。

(5)肝动脉造影:为侵入性检查。一般只在结合经肝动脉栓塞化疗时使用。近年采用数字减影技术(DSA)使肝实质显示良好、对比分辨率提高、成像清晰,由于不受脊柱与肋骨遮掩,尤其利于左叶肝癌的显示。

(6)特殊检查:肝穿刺细胞学检查有确定诊断意义,在超声引导下进行,也可在电视腹腔镜或剖腹探查中应用。

## 七、诊断

肝癌早期一般没有明显的症状,出现症状的肝癌一般都是中、晚期而失去治疗时机,因此早期发现、早期诊断是治疗肝癌的有效手段。

参照世界各国标准结合肝功能情况,拟定了适合我国国情的"原发性肝癌的临床诊断与分期标准",2001 年 9 月在广州召开的第八届全国肝癌学术会议上正式通过。

诊断标准为:

1. AFP≥400μg/L,能排除妊娠、生殖系统胚胎源性肿瘤、活动性肝病及转移性肝癌,并能触及肿大、坚硬及有大结节状肿块的肝脏或影像学检查有肝癌特征的占位性病变者。

2. AFP<400μg/L,能排除妊娠、生殖系统胚胎源性肿瘤、活动性肝病及转移性肝癌,并有两种影像学检查有肝癌特征的占位性病变或有两种肝癌标志物[DCP、GGT-Ⅱ、AFU 及糖链抗原(CA19-9)等]阳性及一种影像学检查有肝癌特征的占位性病变者。

3. 有肝癌的临床表现并有肯定的肝外转移病灶(包括肉眼可见的血性腹水或在其中发现癌细胞),并能排除转移性肝癌者。

## 八、鉴别诊断

甲胎蛋白在肝癌临床的应用尽管已有 30 年,但由于 AFP 至今仍有较大定性诊断价值,故肝癌的鉴别诊断从实际出发可分为甲胎蛋白阳性与甲胎蛋白阴性两个方面加以叙述。

1. AFP阳性肝癌的鉴别诊断

(1)妊娠：妊娠期产生的AFP多在分娩后转为阴性。分娩后AFP仍上升者应考虑肝癌而做进一步检查。

(2)肝炎、肝硬化活动期：肝炎、肝硬化活动期亦可产生一定浓度AFP，但鉴别多数不难，即有明显肝功能障碍而无相应肝内占位性病变。

(3)消化道癌：尤其是胃癌、胰腺癌伴肝转移，有时出现低浓度AFP，这是由于来自胚胎消化道者均可能出现AFP阳性，但多无肝病背景。

2. AFP阴性肝癌的鉴别诊断　如医学影像学发现肝内占位性病变，而AFP阴性，准确的鉴别诊断并非易事，需鉴别的疾病主要有以下几种。

(1)肝血管瘤(hepatic hemangioma)：为原发性肝癌常见的鉴别对象，多数鉴别不难，但因误诊而耽误治疗者也不少见。肝功能异常少见，肿块虽大而GGT多不高；超声显像直径小于3cm者常示高回声光团，边界清楚而无声晕；直径大于3cm者常为低回声占位，无声晕，有时可见血管进入；CT增强后期见由周边开始向中央发展的，如水墨样增强。核素血池扫描呈过度填充为最特异的鉴别方法。

(2)转移性肝癌或其他恶性肿瘤：常有原发癌史，最为常见者为结直肠癌，胃癌、胰腺癌亦多见，肺癌、乳癌也不少。体检时癌结节多较硬而肝较软，各种显像常示肝内大小相仿、散在的多发占位，超声有时可见"牛眼征"，且多无肝硬化表现，彩色超声示肿瘤动脉血供常不如原发性肝癌多。

(3)肝腺瘤(hepatocellular adenoma)：女性多，常无肝病背景，常有口服避孕药史。各种定位诊断方法均难与肝癌区别，但如$^{99m}$Tc—PMT延迟扫描呈强阳性显像，则有较特异的诊断价值。

(4)其他：局灶性结节样增生(focal nodular hyperplasia, FNH)为增生的肝实质构成的良性病变；炎性假瘤(inflammatory pseudotumor)为类似肿瘤的炎性病变，对临床难以确诊者，主张手术探查；肝肉瘤(sarcoma)多无肝病背景，AFP阴性，其治疗原则与原发性肝癌相同；肝脂肪瘤较少见，多无肝病背景，超声显像酷似囊肿，但后方无增强；肝内液性占位性病变，主要包括肝囊肿、肝包虫和液化的肝脓肿，超声检查不难鉴别。

## 九、治疗

(一)治疗原则

亚临床肝癌治疗可给予中医中药、保肝治疗等。如发现肝癌显示，可手术或局部药物注射。

1. Ⅰa(肿瘤直径<3cm)　以手术切除为主，有严重肝硬化，可在B超引导下无水乙醇瘤内注射或射频消融术。术后应予中药或免疫药物、化疗药物。

2. Ⅰb、Ⅱa　以手术切除为首选。如肝功能异常，可先用中药或西药保肝治疗后，等肝功能恢复，再考虑手术。手术切除后，如切缘有残癌，应考虑术后的放射治疗或动脉内化疗；血管内有癌栓者，术后可用中药、免疫治疗，亦可考虑肝动脉内化疗、全身化疗。如术后切缘阴性、门静脉内未见癌栓者，术后采用中药或生物治疗法等以提高远期疗效。

3. Ⅱb　争取做根治性切除，如术前估计无法切除，亦可进行肝动脉栓塞化疗术(TAE)、局部放射治疗、生物治疗或中药治疗，等肿瘤缩小后再争取手术切除。对手术难度较大或不能手术、肝功能正常、肝硬化不严重者,均可采用放射治疗。放疗过程中,同时服用中药或瘤内注射无水乙醇,亦可进行 TAE。直径在 13cm 以上者,可考虑先行介入治疗,予动脉内注射化疗药物或栓塞,待肝癌缩小后再行放射治疗,并同时可用中药。由于介入治疗维持有效时间较短,远期疗效不高。在介入治疗后,如肝癌缩小,应结合手术切除或放射治疗,以提高远期疗效。如肝癌呈多发,亦可考虑放射治疗,或介入治疗结合放射治疗。肝癌病灶呈弥漫型,可考虑全身化学药物治疗。如雌激素受体阳性,亦可考虑用他莫昔芬治疗,或应用生物治疗及中药治疗。如肝癌病灶弥漫、肝硬化严重者,可以中医中药治疗为主,亦可采用生物治疗。

4. Ⅲa、Ⅲb  肝癌伴腹水者,可先予中药或西药利尿剂治疗。如腹水消退,根据肝内肿瘤情况,仍可按上法治疗。如为血性腹水,则不易消退;门静脉或肝静脉有癌栓者,予中、西药利尿不易见效。如肝癌结节破裂出血,予止血处理。肝癌伴黄疸者,如系肝门区有肿块压迫所致阻塞性黄疸,可采用局部放射治疗,或局部瘤内注射,或介入治疗,或内支架或外引流;如系非阻塞性黄疸,可予中药治疗、保肝治疗。肝癌有肺转移者,如肝癌原发灶已控制、单个肺转移灶,可考虑切除或局部放射治疗。如系多个转移灶或弥漫两肺者,可考虑放射治疗(全肺野照射),或化疗药物、生物治疗。如肝癌原发灶未治疗或治疗未见控制,转移灶为单个,或较为局限,亦可考虑放疗。如全肺弥漫转移者,则可采用生物治疗或化疗药物、中药治疗。晚期肝癌骨转移,如转移灶为单个或几个,可采用放射治疗。如骨转移广泛,可予化疗药物、生物治疗或放射性核素治疗,亦可予氯曲膦酸钠(骨膦)、帕米膦酸钠(阿可达)等治疗。对门静脉、肝静脉、下腔静脉有癌栓者,可试用肝动脉灌注化疗,一般不采用肝动脉栓塞,可用生物治疗或中药治疗。

(二)外科手术治疗

肝切除是目前治疗肝癌的首选方法,任何其他方法都无法达到与手术相当的效果,文献报道术后总体 5 年生存率多在 30%～40%,微小肝癌切除术后 5 年生存率可达 90% 左右,小肝癌为 75% 左右。

1. 切除术式及选择  肝切除术式的选择应根据患者全身情况、肝硬化程度及肿瘤大小、数目、部位和血管浸润状况而定,以提高切除率和生存率、降低手术死亡率。目前,对肝癌的手术适应证是(中华医学会肝外科组,2004):

(1)患者一般情况:①较好,无明显心、肺、肾等重要脏器器质性病变;②肝功正常,或仅有轻度损害,按肝功能分级属 A 级,或 B 级经短期保肝治疗可恢复至 A 级;③肝外无广泛转移性肿瘤。

(2)下述情况可行根治性肝切除:①单发微小肝癌;②单发小肝癌;③单发向肝外生长的大肝癌和巨大肝癌,表面较光滑,周围界限较清楚,受肿瘤破坏的肝组织小于 30%;④多发肿瘤,但肿瘤结节小于 3 个,且局限于肝的一段或一叶内。

(3)下述情况可行姑息性肝切除:①3～5 个多发肿瘤,局限于相邻 2～3 个肝段或半肝内,影像学显示无瘤肝组织明显代偿性增大,达全肝的 50% 以上;如肿瘤分散,可分别做局限性切除;②左半肝或右半肝的大肝癌或巨大肝癌,边界较清楚,第一、二肝门未受侵犯,影像学显示无瘤肝组织明显代偿性增大,达全肝的 50% 以上;③位于肝中央区(肝中叶,或Ⅳ、Ⅴ、Ⅵ、Ⅶ段)的大肝癌,无瘤肝组织明显代偿性增大,达全肝的 50% 以上;④Ⅰ或Ⅷ段的大肝癌或巨大肝癌;⑤肝门部有淋巴结转移者,如原发肿瘤可以切除,应行肿瘤切除,同时行肝门部淋巴结清扫;淋巴结难以清扫者,术后行放射治疗;⑥周围脏器(结肠、胃、膈肌、右侧肾上腺等)受侵犯,如原发肿瘤可以切除,应连同受侵脏器一并切除;远处脏器单发转移肿瘤(如单发肺转移),可同时行原发肝癌切除和转移瘤切除术。

(4)肝癌合并胆管癌栓、门静脉癌栓和/或腔静脉癌栓时,如癌栓形成时间不长,患者一般情况允许,原发肿瘤较局限,应积极手术。切除肿瘤,取出癌栓。

(5)伴有脾功能亢进和食管胃底静脉曲张者,切除肿瘤同时行脾切除及断流术。

(6)对不能切除的肝癌的外科治疗:可根据具体情况,术中采用肝动脉结扎,肝动脉化疗栓塞、射频、冷冻、激光、微波等治疗。

(7)根治性切除术后复发肝癌的再手术治疗:对根治性切除术后患者进行随访,监测 AFP水平及 B 超等影像学,早期发现复发,如一般情况好,肝功正常,病灶局限允许切除,可行二次手术甚至多次手术。

(8)肝癌破裂出血的患者,可行肝动脉结扎或动脉栓塞术,也可行射频或冷冻治疗,情况差者仅行填塞止血。如全身情况较好,病变局限,可行急诊肝叶切除术,对于出血量较少,生命体征平稳者,可行保守治疗。

需要指出,在临床工作中应当根据患者实际情况,采用个体化治疗,选择最佳治疗方案。

2.肝移植术　目前认为,肝移植如用以治疗小肝癌特别是伴有肝硬化者,疗效较好,优于根治性切除术。理想的病例选择是提高肝癌患者肝移植术后生存率的关键。目前主要参照以下标准:

(1)米兰标准(Milan Criteria):①单一结节直径≤5cm;②多结节直径≤3 个,每个直径≤3cm;③无大血管浸润及远处转移。

(2)UCSF 标准(UCSF Criteria):①单一癌灶直径≤6.5cm;②多癌灶直径≤3 个,每个直径≤4.5cm,累计癌灶≤8cm;③无大血管浸润及肝外转移。

(3)杭州标准:①肿瘤无大血管浸润及肝外转移;②所有肿瘤结节直径之和≤8cm;或所有肿瘤结节直径之和大于 8cm,但是满足术前 AFP 水平小于 400ng/ml,且组织分化级为高中分化。一般认为,肿瘤直径<5cm、单发结节、局部淋巴结无肿大、无血管受侵、肿瘤有假包膜、非侵袭性生长、病理分化程度好、组织切缘阴性、轻度或没有合并肝硬化、没有合并乙肝病毒感染等,这些患者肝移植后疗效较好。

3.二期切除

(1)患者选择:①右叶或肝门区单个大肝癌,包膜完整,因伴有肝硬化特别是小结节性肝硬化而不能切除者;②右叶大肝癌伴卫星结节,但仍局限于右肝者;③主瘤在右叶而左叶有 1～2 个小的可切除结节者。

(2)二期切除指征:肿瘤直径缩小至原先的 50％以上,对 AFP 阳性肝癌而言,肿瘤缩小应伴 AFP 显著下降。白/球蛋白比例恢复正常。综合治疗后不良反应消失,患者体重上升。各种影像学检查提示技术上有切除可能。

(三)肝动脉介入化疗栓塞

治疗前提:肝癌诊断应该以病理学诊断为标准,因此,需要取得细胞学或组织学诊断。如果因为解剖学因素难以取得病理证据,可以采用 2001 年 9 月中国抗癌协会肝癌专业委员会通过的"原发性肝癌的临床诊断标准"。

1.肝动脉化疗(HAI)适应证

(1)已失去手术机会。

（2）肝功能分级 Child C 或难以超选择性插管者。

（3）肝癌手术后复发或术后预防肝动脉灌注化疗。

2. HAI 禁忌证 对于全身情况衰竭、肝功能严重障碍、大量腹水、严重黄疸及严重骨髓抑制者应禁用。

3. 肝动脉栓塞（HAE）适应证

（1）肝肿瘤切除术前应用可使肿瘤缩小，有利于切除，同时能明确病灶数目，控制转移。

（2）不能手术切除的中晚期肝癌，无肝、肾功能严重障碍、无门静脉主干完全阻塞、肿瘤占据率＜70％。

（3）小肝癌。

（4）外科手术失败或切除术后复发者。

（5）控制疼痛、出血及动静脉瘘。

（6）肝癌切除术后的预防性肝动脉栓塞术。

4. HAE 禁忌证

（1）大量腹水或重度肝硬化，肝功能属 Child C 级。

（2）门静脉主干完全梗阻，侧支血管形成少者。

（3）感染，如肝脓肿。

（4）癌肿占全肝 70％ 以上者（若肝功能基本正常，可采用少量碘油分次栓塞）。

（5）严重骨髓抑制。

（6）全身已发生广泛转移者。

（7）全身情况衰竭者。

5. 肝动脉化疗栓塞术操作程序 采用 Seldinger 方法，经股动脉穿刺插管，导管置于肝总动脉造影，对比剂总量为 30～40ml，流量为 4～6ml/s。图像采集应包括动脉期、实质期及静脉期。若发现肝脏某区域血管稀少或缺乏，则需要探查其他血管（此时常需行选择性肠系膜上动脉造影），以发现异位起源的肝动脉或侧支供养血管。在仔细分析造影片表现，明确肿瘤的部位、大小、数目及供血动脉后，超选择插管至肝固有动脉或肝右、左动脉支给予灌注化疗。用生理盐水将化疗药物稀释至 150～200ml，缓慢注入靶血管。化疗药物灌注时间不应少于 15～20 分钟。然后注入碘油乳剂和/或明胶海绵栓塞。提倡用超液化乙碘油与化学药物充分混合成乳剂，经导管缓慢注入。碘油用量应根据肿瘤的大小、血供情况、肿瘤供血动脉的多寡灵活掌握，透视下依据肿瘤区碘油沉积是否浓密、瘤周是否已出现少许门静脉小分支影为界限，通常为 10～20ml，一般不超过 30ml。碘油如有反流或滞留在血管内，应停止注射。如有肝动脉—门静脉瘘和/或肝动脉—肝静脉瘘，可先用明胶海绵或不锈钢圈阻塞瘘口，再注入碘油，或将适量明胶海绵颗粒和/或少量无水乙醇与碘化油混合，然后缓慢注入。

6. 肝癌 TAE 治疗原则

（1）先用末梢类栓塞剂行周围性栓塞，再行中央性栓塞。

（2）碘油用量应充足，尤其是在首次栓塞时。

（3）不要将肝固有动脉完全闭塞，以便于再次 TAE，但肝动脉—门静脉瘘明显者例外。

（4）如有两支或两支以上动脉供应肝肿瘤，应将每支动脉逐一栓塞，以使肿瘤去血管化。

（5）肝动脉—门静脉瘘较小者，仍有碘油栓塞，但应慎重。

（6）尽量避免栓塞剂进入非靶器官。栓塞后再次肝动脉造影，了解肝动脉栓塞情况，满意后拔管。穿刺点压迫止血 10～15 分钟,局部加压包扎。介入术后穿刺侧肢体需制动,卧床 8～12 小时,观察生命体征、穿刺点有无出血和双下肢足背动脉搏动情况。

7.肝癌动脉用药原则

(1)铂类药:顺铂(DDP)、卡铂(CBP)、奥沙利铂(L－OHP)。

(2)抗生素类:丝裂霉素(MMC)、阿霉素(ADM)、表阿霉素(EPI－ADM)。

(3)中药类:康莱特、华蟾素、榄香烯、鸦胆子。

(4)基因类药:p53 基因治疗药物(今又生)。

(5)免疫制剂:干扰素(IFN)、白介素－2(IL－2)、肿瘤坏死因子(TNF)。

8.肝癌介入治疗注意事项

(1)栓塞时应始终在透视下监视,若碘油在血管内流动很慢,应暂停注入,缓慢推注肝素生理盐水冲洗,待血管内碘油消失后再注入碘油。若注入肝素生理盐水仍不能使碘油前行时,应将血管内碘油回抽入注射器内。切忌强行注射,以免误栓非靶部位。

(2)在注入碘油的过程中,患者可有不同程度肝区闷痛、上腹疼痛等症状,经导管注入 2%利多卡因溶液可以缓解,一般总量为 100～500mg。少数患者可出现心率变慢(<50 次/分)、胸闷,甚至血压下降,此时应停止操作,并及时给予患者吸氧,经静脉注入地塞米松 10mg、阿托品 0.5～1.0mg,持续静脉滴注多巴胺 60～100mg。待心率、血压恢复正常后,再酌情处理。

(3)对于高龄肝癌患者(>65 岁),或肝硬化较重患者,但不伴门静脉主干或大支癌栓、肝功能指标正常或轻度异常、无或少量腹水者,可超选择插管于肿瘤供养动脉,给予单纯化疗性栓塞[如 MMC 10mg,表柔比星(EADM)40～60mg,与超液化乙碘油 5～15ml 混悬成乳剂],然后再使用 2～3 条短明胶海绵栓塞。若伴有门静脉主干或大支癌栓,碘油乳剂和明胶海绵的使用均应慎重。

(4)寻找侧支血管进行肝癌的栓塞治疗。多次肝动脉栓塞后,肝癌的原有动脉血供减少或消失,必然会建立侧支循环。如临床上发现局部肝脏动脉血管缺乏、稀少或肿瘤内碘油沉积呈偏向性时应考虑有侧支循环形成可能,需探查其他血管。

9.肝癌的相关介入治疗方法

(1)肝段性栓塞疗法(segment embolization):采用微导管超选择至供养肿瘤的肝段动脉支,行肝段化疗性栓塞,可使肿瘤的栓塞更为彻底,肝功能不受损害或损害很轻,疗效明显提高,不良反应大大减低。肝段性栓塞的理论基础是正常肝动脉与门静脉之间存在着吻合支,如胆管周围动脉丛、门脉的营养血管、肝表部位的动、门脉直接交通,在正常情况下不太开放,当肝动脉压异常增高或门静脉高压时,这些吻合支可开放。另外,在肝癌患者中,肝动脉、门静脉瘘的发生率为 63.2%。肝段性栓塞时注入过量碘油乳剂,可同时栓塞肝肿瘤的动脉血供、微血管及瘤周的门静脉小分支,达到肝动脉、门静脉联合栓塞的目的,使肿瘤灶坏死更彻底。手术切除的标本显示主瘤及瘤周的微小病灶均完全坏死,因此,应推广应用肝段性栓塞疗法。

(2)暂时性阻断肝静脉,行肝动脉化疗栓塞术:由于肝静脉的暂时阻断,窦状隙内压力增高,致使肝动脉与门静脉间的吻合支开放,化疗药物进入门静脉分支,使肿瘤浸浴在高浓度化疗药物中达到双重化疗的目的。随后行碘油乳剂栓塞,则达到了肝动脉－门静脉联合栓塞目的,可明显提高疗效。行肝静脉阻断时,应注意球囊导管需放置在肿瘤所在叶、段的引流静脉,如肝右静脉、肝中静脉、肝左静脉。另外,阻断肝静脉的时间以 30～40 分钟为限。

(3)经肝动脉注入无水乙醇－碘油乳剂混合物及 TAE 后加用无水乙醇注射治疗肝癌：超选择插管至肝段动脉，经导管灌注无水乙醇与碘油乳剂的混合物，比例为 1∶2 或 1∶3。对于肝动脉化疗栓塞(TACE)后肝肿瘤内碘油沉积欠佳者，可在 1 周后 B 超导引下直接向瘤体内注射无水乙醇，以弥补 TACE 的不足。

(4)肝肿瘤缩小后二期切除。大肝癌经介入治疗后缩小，多数学者主张Ⅱ期外科手术切除，但应严格掌握手术适应证。有以下情况者不宜行Ⅱ期外科手术切除：肝动脉造影及 CT 片除显示主瘤灶之外，还有数个子结节且难以切除者；瘤体直径＞5cm，仅能做姑息性手术切除者；门静脉主干或大分支，或肝静脉大支内有癌栓者；已有肝外转移者；严重肝硬化者。

(5)肝肿瘤术后的预防性介入治疗：肝癌切除术后 40 天左右行首次肝动脉插管，若肝动脉造影未发现复发灶，先行化疗，再注入 5～6ml 碘油，2～3 周后行 CT 复查，以期达到早期发现和治疗小的复发灶。若无复发灶，则分别间隔 3 个月和 6 个月行第 2、3 次肝动脉预防性灌注化疗。

(6)胆管细胞性肝癌的连续动脉灌注化疗和/或放射治疗：原发性肝癌中大多系肝细胞性肝癌，仅少数为胆管细胞性肝癌。该类型肝癌属少血供，常用的肝动脉灌注化疗、栓塞效果不佳，选择肝动脉保留导管连续性灌注化疗，可提高疗效。常采用经皮穿刺左锁骨下动脉插管途径，保留导管在肝固有动脉内，导管尾端外接药盒，埋植在皮下，每天灌注化疗药物。配合放射治疗，可以提高疗效。

(7)肝癌合并梗阻性黄疸时的治疗：肝癌压迫、侵蚀、阻塞胆管所致梗阻性黄疸，可先行经皮穿刺肝脏胆管减压引流术(pcreutaneous transhepatie biliary drainage,PTBD)或置放胆管内支架于梗阻部位，使胆汁引流通畅，2 周后再行选择性动脉灌注化疗或栓塞。

(8)肝癌伴门静脉癌栓的治疗：若门静脉主干被瘤栓完全阻塞，肝动脉栓塞属相对禁忌证，需视肝门附近有无较丰富侧支循环、瘤体占肝脏体积百分比、肝功能状况及备无严重食管静脉曲张等酌定。若有较丰富侧支血管、肝功能 Child B 级以上者，可进行栓塞，但需用超液化乙碘油，用量一般不超过 10ml，否则易引起肝功能衰竭。对于门静脉主干癌栓完全阻塞，无侧支血管形成，肝动脉栓塞属绝对禁忌证。对于合并门静脉右支癌栓，处理原则同门静脉主干。对于仅合并左支癌栓、肝功能 Child B 级以上者，或合并门静脉 2 级分支癌栓，可进行常规栓塞。对于门静脉主干癌栓，在介入治疗 3 周后待肝功能及白细胞恢复正常时，可加用放射治疗。经皮穿肝门静脉插管或经皮穿脾门静脉插管灌注化疗。经皮穿肝或经皮穿脾途径行门静脉内支架置放术。

(9)肝癌伴下腔静脉栓的治疗处理：此类肝癌，视下腔静脉阻塞情况而定。若血管腔狭窄＜50％，则按常规化疗、栓塞。若狭窄＞50％，则应于狭窄部位置放金属内支架，保持下腔静脉的畅通，同时行肝动脉化疗栓塞术。

(10)肝癌伴肺转移的治疗：对于肝癌伴肺转移者，仍应把治疗重点放在肝脏，同时处理肺部转移灶。若肺部病灶数目≤3 个，多采用一次性支气管动脉或/和肺动脉灌注化疗，亦可用微导管超选择至支气管动脉 2～3 级分支，谨慎地用碘油乳剂栓塞；或采用局部外放射治疗。

(11)肝癌伴门静脉高压的介入治疗：肝癌由于肝硬化病变，或肿瘤所致肝动脉－门静脉瘘、门静脉癌栓堵塞，均可发生门静脉高压，甚至出现消化道大出血。处理方法：在介入治疗前 2 天及治疗后 3 天，每天皮下注射奥曲肽(善宁)200μg(100μg/次，每天 2 次)，以降低门静脉压力。如肝癌病灶不在穿刺道上，亦可酌情行经颈内静脉肝内门体分流术(TIPS)或经皮穿肝内门静脉(PTPE)以减轻门静脉压力,防止静脉曲张破裂出血。行脾动脉栓塞术也可减轻门静脉高压。肝癌并门静脉高压时,常伴有脾功能亢进,在 TAE 治疗的同时可行部分性脾动脉栓塞术,以缓解脾亢症状。

(12)用微导管超选择插管,保护患者肝功能。原发性肝癌多数是在肝炎后肝硬化基础上发生的肿瘤,其肝功能常有异常或处于临界值。介入治疗对肝肿瘤虽有较好疗效,但同时也不可避免地损伤了患者肝功能。采用微导管超选择插管技术可以成功地从靶血管支给予化疗和栓塞,既能有效地控制肿瘤,又保护了患者肝功能。对于肿瘤数目<3 个者,应使用微导管超选择性分别插入每个肿瘤周缘的供养动脉支;肿瘤数目>3 个者,需将微导管插入肝右或肝左动脉,并避开胆囊动脉。同时,还要寻找肿瘤的侧支供血动脉,予以处理。

(13)制订优化的"个体化"方案:根据每位患者肝肿瘤的类型和大小、有无门静脉癌栓、肝硬化程度、肝功能状况、年龄及全身情况,制订适合于个人的不同介入治疗方案。如对于高龄肝癌患者(≥65 岁)或肝硬化较重者,应超选择插管于肿瘤供养动脉,给予单纯性化疗栓塞;而对于 TAE 后随访时发现肝癌病灶内大部碘油沉积密实,仅小部分边缘碘油缺损,可在 B 超导引下直接注射无水乙醇或射频消融治疗。介入治疗的间隔时间依随访而定。通常介入治疗每次间隔 50 天至 3 个月,原则上是从患者上次介入术后恢复算起,至少 3 周以上。若影像学检查肝肿瘤病灶内碘油沉积浓密、肿瘤组织坏死且无新病灶或无新进展,则暂不行介入治疗。

(14)介入治疗间隔期综合治疗宜采用保肝、提高免疫力及中医扶正固本治疗。①中医中药:介入术后即可开始应用。原则为健脾理气、扶正固本、提高免疫力。禁用以毒攻毒、软坚散结、活血化瘀、清热解毒类药物;②提高免疫力措施:应用干扰素、胸腺肽、转移因子、白细胞介素-2、肿瘤坏死因子、香菇多糖、保尔佳等,可单独或选用 2～3 种药物联合使用。

(15)制订疗效观察、分析的指标和方案:临床观察和实验室检查,前者指症状和体征的变化,后者包括 AFP 水平、肝功能和血常规等。影像学检查主要了解肝肿瘤缩小和坏死程度及有无新病灶。B 超和彩色多普勒超声简单易行,可观察肿瘤缩小情况,了解肿瘤病灶的血流情况。CT 不但能显示肿瘤病变大小,而且能观察肿瘤内碘油沉积情况;磁共振成像(MRI)不仅能显示肿瘤的大小,还可以显示肿瘤组织坏死和存活情况。影像学随访检查常在 TACE 后 30～35 天进行。首次介入术后,通常行 CT 检查。若 CT 显示肿瘤缩小,肿瘤内碘油沉积密实,无新病灶,则间隔 1 个月后行彩色多普勒超声检查。若 B 超检查显示肿瘤继续缩小或情况同前,可再间隔 1 个月后行 MRI 检查,了解肿瘤组织坏死和存活情况。选用何种影像学检查,依检查目的和患者的经济情况而定。

(16)原发性肝癌 TACE 后的疗效评价:无论是 WHO 标准还是 RECIST 均不适用,通过 CT 观察碘油沉积判断疗效并未得到普遍认可。根据临床观察、实验室和影像学检查结果,综合考虑患者的进一步治疗方案。疗效判定指标分为临床治愈、明显好转、好转、暂时稳定、进展或恶化五种情况。①临床治愈:肿瘤病灶消失或缩小 75% 以上,瘤灶内碘油沉积密实,MRI 检查显示肿瘤组织完全坏死,DSA 无肿瘤血管和肿瘤染色,甲胎蛋白正常。患者生存期达 5 年以上;②明显好转:肿块缩小≥50% 以上,瘤灶内碘油沉积密实,充填面积≥肿块面积的 80%。MRI 检查显示肿瘤组织大部坏死,仅在肿瘤周缘有少许肿瘤血管和肿瘤染色。甲胎蛋白下降到术前的 70% 以下。患者生存期达 1 年以上;③好转:肿块缩小≥25% 但<50%,瘤灶内碘油非均匀性沉积,充填面积≤肿块面积的 50%。MRI 检查显示肿瘤组织部分存活、部分坏死,坏死区域占 30%～50%。甲胎蛋白下降到术前的 50% 以下。患者生存期达 6 个月以

上；④暂时稳定：肿块缩小＜25％，瘤灶内碘油沉积稀疏，充填面积在肿块面积的 30％。MRI检查显示肿瘤组织大部分存活，仅小部分坏死，坏死区域≥10％但＜30％。甲胎蛋白未下降或仅下降到术前的 30％以下；⑤进展或恶化：肿块增大，瘤灶内无碘油沉积或呈散在斑点状，充填面积在肿块面积的 10％。MRI 检查显示肿瘤组织大部分存活，肿瘤血管明显增多，肿瘤染色明显，可见新的肿瘤病灶。甲胎蛋白升高。

（四）肝癌放射治疗

1.适应证　下列情形的肝癌经放射治疗后，有可能达到癌灶控制并完全缓解（CR），甲胎蛋白降至正常，全身情况好转，有较长的生存期：全身情况良好，Kamofsky 评分 70 以上；肝内癌灶单个直径在 8cm 以下；或癌灶局限于一叶，总体积占肝脏体积 50％以下；无明显癌栓存在；肝功能分级 Child A。下列情形的肝癌经放射治疗后具有一定的姑息价值，包括肝内癌灶得到一定的控制，达到部分缓解（PR）、稳定（S）的情况；改善症状，如肝区疼痛、胀满等；门静脉内癌栓得到一定的控制；对远处转移的治疗为控制转移灶或改善症状；其他治疗后肝内残存或复发癌灶的姑息价值，可作为放射治疗的相对指征：肝内癌灶直径大于 8cm，或多个癌灶占肝脏总体积 50％以上；门静脉总干或其左、右分支有癌栓，针对癌栓做放射治疗；肝门区附近癌肿，伴有阻塞性黄疸存在，可试行肝门区放疗以缓解症状；不论原发灶有否控制，而存在肺、骨、淋巴结转移，或已有脊髓受压症状时，可采用放疗缓解症状；手术后或介入治疗后癌灶残存未控制或有肝内播散，一般情况好。

2.禁忌证

（1）全身情况差，出现恶液质。

（2）重度肝硬化，肝脏功能严重受损，白蛋白＜30g/L，PT、APTT 明显延长。

（3）炎症性肝癌，病情凶险，进展迅速，短期内可能死亡者。

（4）黄疸严重，并发肝昏迷、上消化道出血、肝肾综合征等。

（5）肿瘤巨大，伴有大量腹水和腹腔及远处转移者。

（6）伴有全身严重感染及其他严重疾病者。

3.适形放疗（eomformation therapy）技术　又称三维立体放射治疗（3－D therapy）。该技术使高剂量区（即治疗区）剂量分布的形状在立体方向上与肿瘤的实际形状一致。立体放射治疗作为一项照射技术受到极大的欢迎。它对肿瘤组织起到"手术刀"式的效果，最大限度地保护了肿瘤组织周围的正常组织和重要器官。该疗法已成为放射治疗肝癌的主流。

放射剂量和放射分割，局限野照射，2～3Gy/（每野·每次），肿瘤总量 2.5Gy 以上。照射野面积愈小，给予放射总量则可愈高，高者可达 60Gy。一般每周照射 5 天，每天照射一次。

（五）生物及免疫治疗

1.IL－2　生理盐水 250ml＋IL－220 万～60 万 U 每日静脉滴注；4 周为一疗程，休息 2～4 周后重复。

2.胸腺肽　生理盐水 250ml＋胸腺肽 40～200mg 每日静脉滴注；4 周为一疗程，休息 2～4 周后重复。

3.α－干扰素　100 万～300 万 U/肌内注射，隔日一次或每周两次；4 周为一疗程，休息 2～4 周后重复。

4.其他　常用的有卡介苗、小棒状杆菌、左旋咪唑、瘤苗、转移因子、免疫核糖核酸、淋巴因子激活的杀伤细胞等，疗效尚不确切。

（六）其他局部治疗

1.集束电极射频治疗。

2.冷冻治疗　采用液氮冷冻固化。

3.局部无水乙醇注射疗法　在 B 超引导下经皮穿刺注射无水乙醇,适用于肿瘤体积较小而又不能或不愿手术者。一般需重复数次。

4.瘤体内 p53 腺病毒注射液治疗。

（李光新）

# 第六节　胆囊结石

## 一、概述

胆囊结石病是指原发于胆囊内的结石所引起的各种胆囊病理改变。胆囊结石主要是胆固醇结石,其次为混合结石和黑结石。多年来对胆囊结石的研究多集中在胆石的成分方面,对胆石的形成机制仍缺乏清楚的了解。近年对胆石的病因和形成机制研究取得了一些进展,但距离防止结石形成和结石溶解的目标仍很远。

胆囊结石在我国胆石病中发病率最高,成年女性患者多见,男女之比约为 1:3。

## 二、病因及发病机制

（一）相关因素

病因研究和流行病学调查表明胆囊结石的发生与以下因素有关。

1.年龄　青少年少见,成年人胆石病发病率随年龄增长而增长,高发年龄为 50～59 岁。

2.性别　胆囊结石发病以女性为多,男女发病之比约为 1:2.57。

3.饮食　动物脂肪、蛋白质和精细碳水化合物摄入的增加,纤维素食物摄入的减少,均可使胆囊结石的发病率升高。1992 年 33 所医院普查统计,由于我国居民膳食结构的改变,胆囊结石的发病率从 10 年前的 52.8% 上升为 79.9%,胆固醇结石则从 50.64% 上升为 69%。

4.肥胖　研究表明,肥胖者胆汁酸池较小,胆囊胆汁胆固醇常呈过饱和状态,容易析出形成结石。有研究发现,体重/相同性别和身高的平均体重×100,高出 20% 以上的人群,其患胆囊结石病的危险性比高 10% 以下者增加近两倍。

5.经产次数　经产次数多者胆石症的发病率明显高于未经产妇女。

6.药物　关于药物与胆石形成的关系仍有争论。有文献报道,某些药物可促进胆石形成,如:噻嗪类利尿剂、雌激素、安妥明及口服避孕药等。但也有研究认为,口服避孕药对胆囊功能无影响,与胆石的形成无明显关系。

7.疾病　胆结石病与许多内科疾病有关,如镰状细胞贫血、地中海贫血、糖尿病及肝硬变等。解放军总医院顾倬云等对肝硬变与胆石症的关系进行了研究,发现肝硬变并发胆结石病比无肝硬变者高 1～4 倍,肝硬变者胆色素结石占 64.52%。

8.胆囊收缩功能异常　多数学者研究结果表明胆囊结石的形成与胆囊动力学障碍有关。胆囊收缩功能减退是结石形成的重要因素。Festi 发现胆囊结石患者在空腹状态下的体积和进食脂肪餐后的残余体积均较正常者为大,胆囊排空减慢,胆囊收缩功能下降。

此外,迷走神经切断术后患者,全胃肠外营养患者及老年人也存在胆囊收缩功能减退,易患胆囊结石。

(二)胆石形成机制

关键是生理情况下呈溶解状态的胆固醇和葡萄糖醛酸双酯胆红素不能在胆汁中保持溶解状态而析出沉淀形成结石。胆固醇结石形成机制有:

1.胆汁中胆固醇过饱和 胆固醇分子具有疏水性,只有与胆汁酸、卵磷脂共同形成微胶粒时,才能在胆汁中保持溶解状态。若胆固醇分子呈过饱和状态,超出了胆汁酸和卵磷脂的溶存能力,则易析出形成结石。

2.胆汁中促、抗成核因子在胆石形成中的作用 人们在研究中发现,人类肝胆汁的胆固醇饱和度要比胆囊胆汁高的多,而胆固醇结石极少在肝胆管内形成;40%~80%正常人的胆囊胆汁是胆固醇过饱和胆汁,却也未形成结石。近年研究发现胆汁中存在着促成核因子和抗成核因子,二者组成了调节胆固醇成核的动力体系。正常人胆汁这两种因子处于平衡状态,而胆固醇结石患者的胆汁,成核因子则处于优势。

(1)促成核因子:现已证实黏蛋白、糖蛋白、免疫球蛋白、胆红素、$Ca^{2+}$、小分子多肽等具有促进胆固醇结石形成的能力。

(2)抗成核因子:1984年,Holgbach发现由胆汁中蛋白介导的抑制成核效应,即正常人胆囊胆汁中存在小分子量蛋白质,可抑制模拟过饱和胆汁胆固醇单水结晶(CMC)形成。后来证实这类小分子量蛋白质是载脂蛋白 $A_1$、$A_2$,它们能延长模拟过饱和胆汁的成核时间。近年又先后发现58/63KD,16KD,74KD和28KD糖蛋白也有抗成核活性。但有关抗成核因子研究的文献报道较少。

### 三、临床表现

1.症状 胆囊结石的症状取决于结石的大小和部位以及有无梗阻、炎症和胆囊的功能。部分胆囊结石患者终身无任何症状,即"隐性结石",常在体检时经B超发现。有症状的胆囊结石常表现为中上腹或右上腹不适、厌油腻食物等消化不良症状,常误诊为"胃病"。胆囊结石也可于进食油腻饮食后或睡眠时体位改变,移位梗阻于胆囊管或胆囊壶腹部而引发胆绞痛。较大结石可持续压迫胆囊壶腹部或胆囊颈部,引发"Mirizzi综合征"。由于胆囊的收缩,较小的结石有可能通过胆囊管进入胆总管而诱发梗阻性黄疸,甚至胆源性胰腺炎。部分患者结石压迫和炎症可引起胆囊胆道瘘,甚至排入肠道引发肠梗阻。部分结石或可停留在胆管内成为继发性肝外胆管结石。结石亦可长期梗阻胆囊管不发生感染,而仅形成胆囊积液,积液呈无色透明,称为"白胆汁"。

2.体征 多数无阳性体征。胆囊结石在无感染时,一般无特殊体征或仅有右上腹轻度压痛。但当有急性感染时,可出现中上腹及右上腹压痛、肌紧张有时还可扪及肿大而压痛明显的胆囊,莫菲征常阳性。如同时伴有其他并发症时,可出现相应体征,如高热、寒战和黄疸等。

### 四、检查

1.B超 最可靠的检查方法。当发现胆囊液性暗区内有强回声信号伴声影,且随体位的改变,而在胆囊内移动时,诊断的准确率可高达96%以上。但超声诊断的正确率很大程度上取决于检查者的经验。诊断错误的常见原因有:①含有气体的十二指肠对胆囊的压迹可产生酷似结石的回声并伴有声影;②胆囊或附近淋巴结的钙化、胆囊内积气或稠厚胆汁、胆囊内的沉淀物等,可误认为结石;③胆囊颈部螺旋瓣和胆囊壁生理性折叠,其断面有时呈一强回声突起,甚至可伴有声影;胆囊萎缩,结缔组织增厚,也可产生结石假象;④若胆石很小或胆囊内充满结石或胆囊管内结石,可发生漏诊。

2.X线检查 在X线平片上,约20%的胆囊结石因含钙量高,可呈阳性影像。由于结石阳性率低,肝胆区的X线平片已不作为临床诊断要求。但X线平片可显示肿大的胆囊及炎性肿块的软组织影以及在气性胆囊炎时可见胆囊内及胆囊周围的气体影。此外,一些间接的X线征象,往往有助于急性胆囊炎的诊断:①胆囊下方小肠的扩张、充气等反射性肠淤积症;②胆囊区软组织阴影增大;③腹膜的刺激征象,如右侧的腹膜脂肪线模糊或消失、右侧膈肌抬高;④右侧胸膜反应性积液或右下肺叶盘状肺不张等。

3.其他检查 在十二指肠引流术中所取得的胆汁中发现胆砂或胆固醇结石,也有助于诊断。CT、MRI和MRCP等对诊断胆囊结石均有一定帮助,但价格昂贵,准确率不及B超,不宜作为首选检查手段。

## 五、诊断

胆囊结石病临床症状常小典型。有急性发作病史的胆囊结石,一般根据临床症状体征不难做出诊断,但若无急性发作史,诊断则主要依靠辅助检查。B超检查能正确诊断胆囊结石,诊断正确率可达95%。口服胆囊造影有时可显示胆囊内结石,也可观察胆囊收缩功能。

诊断要点如下:

1.反复发作急性胆囊炎、慢性胆囊炎、胆囊积液或胆绞痛,而皮肤黏膜无黄染或黄疸轻。

2.反复多年发作胆囊炎而无黄疸,此次发作伴有黄疸,应考虑胆囊结石伴继发性胆总管结石。

3.B超发现胆囊内有结石,胆囊肿大、积液,壁增厚或萎缩;口服胆囊造影证实胆囊内结石。B超诊断正确率可达95%以上。

## 六、鉴别诊断

胆囊结石病并发急性胆囊炎时应注意与以下疾病相鉴别。

1.胃、十二指肠溃疡穿孔 患者多有溃疡病史。腹痛发作突然并很快波及全腹。腹壁呈板状强直;腹腔内有游离气体。较小的十二指肠溃疡穿孔,或穿孔后很快为网膜所包围,形成一个局限的炎性病灶时,易与急性胆囊炎混淆。

2.肝脓肿 位于肝右前叶下方的脓肿,临床上表现有发热、腹痛、右上腹部肿块,可误诊为急性胆囊炎。

3.急性阑尾炎 高位急性阑尾炎的临床表现与急性胆囊炎相似,二者的鉴别在于详细的分析病史及症状。急性胆囊炎多有胆道疾患病史。

4.急性胰腺炎 急性胰腺炎常并发于急性胆囊炎及胆管炎,需及时加以识别,合理处理。急性胰腺炎呈持续性疼痛,范围较广泛并偏向腹部左侧,压痛范围也较广泛,血、尿淀粉酶一般均升高。

## 七、治疗

1.手术治疗 当患者高龄和严重心、肺功能不全以及体弱不能耐受胆囊切除术的情况下,可施行胆囊造瘘术治疗急性结石性胆囊炎,其余患者行胆囊切除术是主要的治疗方式。对于有症状的肌囊结石,需及时行胆囊切除术,并适当地处理胆囊外并发症。在90%左右的患者中可收到良好的远期效果。在一般情况下,胆囊切除术的难度并不大,但此手术有一定潜在的危险性,"容易的胆囊切除"和"无经验的外科医生"构成了一个危险组合。第一肝门处血管和肝外胆道常有各种不可预测的解剖学变异,过小的手术切口,常需强力牵引,改变了肝外胆管、血管的正常解剖关系,可能导致严重的后果。在有急性或慢性炎症改变时,局部的炎症、水肿、纤维性粘连、肿大的胆囊淋巴结、嵌顿于胆囊颈部的巨大结石、长期梗阻所致的胆囊管改变等解剖及病理上的因素均增加手术困难。因此术中要有良好的腹肌松弛和充分的手术野显露,以便能够从容不迫地处理意外情况。在合并肝硬化门静脉高压或门静脉栓塞的患者,胆囊切除术有时是非常危险的,胆囊及胆管周围常满布异常扩张的侧支循环血管,使手术无法进行或会发生大量难以控制的出血。

对于无症状的胆囊结石,一般不需立即行胆囊切除。下列情况宜采用手术治疗:

(1)胆囊结石逐渐增大至2cm以上。

(2)胆囊结石多发且直径小于0.5cm,部分小颗粒结石易滑入胆总管,引起胆管炎或胰腺炎。

(3)胆囊壁钙化或胆囊壁明显增厚。

(4)伴发胆管炎或胰腺炎。

(5)结石充满胆囊,胆囊已无功能。

(6)合并糖尿病及心、肺功能障碍患者。

部分学者认为,远离治疗中心和长期旅行的无症状的胆囊结石患者亦宜行胆囊切除术。

行胆囊切除术时,如发现如下情况,应同时行胆总管探查术:①术前高度怀疑或已证实存在胆总管结石,有梗阻性黄疸的临床表现或病史,反复发作胆绞痛、胆管炎;有胰腺炎病史;术中胆道造影证实有结石、胆道梗阻、胆管扩张;②术中扪及胆总管内有结石、蛔虫或肿块;发现有胰腺炎表现;③胆管穿刺抽出脓性、血性胆汁或泥沙样胆色素颗粒。

下列情况应行胆道造影,明确胆道状况,决定是否进一步手术方式:①发现胆总管扩张(直径1.2cm以上),管壁明显增厚;②胆囊结石小,可进入胆总管;③胆囊内见脓性、血性胆汁或泥沙样胆色素颗粒。

近年来,腹腔镜胆囊切除术已广泛开展,它的适应证在逐渐扩大,绝对禁忌证和相对禁忌证逐渐缩小,使一些原来不能进行的手术成为可能。尽管如此,也应该清楚地认识到,腹腔镜手术适应证的不断扩大并不代表腹腔镜手术无所不能,如在术中发现大出血、解剖不清、腹腔内严重粘连和高度怀疑恶性肿瘤者,应及时中转开腹。中转开腹并不表示腹腔镜手术医师的无能,而应视为明智的选择。

2.溶石治疗　1972年,首先应用鹅脱氧胆酸成功地使4例胆囊胆固醇结石融解消失,但此药有肝毒性,反应大,服药时间长,价格昂贵,而且停药后易复发,对于老年患者合并严重心血管疾病无法耐受手术者方可考虑应用。目前,溶石治疗的药物主要是鹅脱氧胆酸和熊去氧胆酸。

治疗适应证:①胆囊结石直径在2cm以下;②胆囊结石为含钙少的X线能透过的结石;③口服胆囊造影片上能证明胆囊有功能;④患者的肝脏功能正常;⑤无明显的慢性腹泻史。

治疗剂量为每日15mg/kg,疗程为6～24个月,溶解结石的有效率一般为30%～70%。

治疗期间每半年复查 1 次以了解结石溶解情况。

（钱治宇）

# 第七节　胆管结石

## 一、概述

肝胆管结石指肝管汇合部以上原发性胆管结石，多数合并有肝外胆管结石。亚洲国家的患者与美国的患者相比较存在着明显的种族差别。国外的肝内胆管结石发病率较低，在美国，该病见于：①与肝外胆管结石相关的肝内胆管结石；②多与胆管囊状扩张病相关；③由损伤性狭窄、肿瘤及特发性原因所致的肝段胆管扩张。在国内，肝内胆管结石的发病率较高，特别在福建、江西和山东等省，在陕西以陕南、汉中地区多见。发病原因复杂，与胆道感染、梗阻、寄生虫病、胆汁淤滞、代谢因素及胆道先天性异常等有关，亦可能与饮食中低蛋白、低脂肪饮食有关。

## 二、病理及分型

1.肝胆管结石的基本病理改变　是肝内胆管的炎症及结石梗阻，可见结石近段胆管扩张，管壁增厚，纤维组织增生，慢性炎性细胞浸润，胆管壁内平滑肌、弹力纤维、腺体减少，肉芽组织形成和溃疡修复等现象；与胆管伴行的血管常呈增生性血管炎，胆管周围纤维组织增生，形成纤维束伸入肝实质内。胆源性脓肿、胆管溃疡、肝胆管狭窄和肝实质萎缩以至于肝内胆管癌变。

2.肝内胆管结石多为胆色素性结石，分布无一定的规律，可广泛分布于两肝叶胆管各分支内，亦可局限于一处，一般以左肝外叶或右肝后叶多见，据《黄家驷外科学》将其分为以下类型：

（1）弥漫型：结石可自肝外胆管向上堆积，直至充满整个肝内胆管。

（2）散在型：少数的结石散布于肝胆管的某些分支内，特别常见于两个肝内胆管的汇合处之上，该处管腔较为膨大，结石可能存留于该部不易下降。

（3）区域型：常发生于有结石梗阻或肝胆管狭窄的基础上，引流该部肝组织的肝胆管均充满结石，因而结石分布的范围可呈肝叶或肝段或半肝的区域性分布。

（4）混合型：以上类型混合存在。

## 三、临床表现

1.症状　肝内胆管结石的临床表现很不典型。在病程间歇期，可无症状或表现为反复发作性发热、上腹轻度不适的肝内胆管炎的表现。肝胆管结石多同时合并肝外胆管结石，当存在肝外胆管结石时，临床表现与肝外胆管结石相似，典型症状是腹痛、寒战与高热及黄疸，即 Charcot 三联征（Charcot's Triad），多数患者表现为剑突下偏右绞痛，放射至右肩背部，可伴有恶心、呕吐等消化道症状，但亦有患者可完全无痛，仅感上腹闷胀不适。

单纯肝内胆管结石在无合并肝外胆管结石的患者，可有以下症状：①当一侧或一叶的肝内胆管结石造成半肝或段的肝内胆管梗阻，并继发感染发作时，可出现畏寒、发热等全身感染

— 163 —

症状,甚至可出现精神症状和休克等急性重症胆管炎的表现,但患者仍无明显的腹痛和黄疸;②结石限于半肝内者不伴有黄疸或一过性轻度黄疸。部分患者可合并胆源性肝脓肿、胆汁淤积性肝硬化,胆管脓肿可穿破至膈下,形成胆漏,或穿破至肺,形成肝胆管支气管瘘。对于病史较长,反复发作胆管炎以及消瘦、年龄在 50 岁以上患者,应怀疑合并胆管癌的可能。

2.体征　肝区叩痛明显,肝脏呈不对称肿大。伴肝外胆管结石者,急性发作期右上腹可有压痛、反跳痛和肌紧张。患者合并并发症时,出现相应的体征。

### 四、辅助检查

1.实验室检查　多伴有肝功能异常,如血清胆红素、GGT、LAP 等升高。急性发作期可有白细胞升高。

2.影像学检查

(1)B 超:为首选,可发现肝内结石的部位、数量及肝脏和胆管的病理改变。术中 B 超的最大用途是寻找胆管结石。术中 B 超对胆道结石诊断的敏感性约 93%、特异性约 99%、阳性预测率约 95%、阴性预测率约 99%、总的准确率约 98%。在肝内胆管结石方面,术中 B 超能帮助定位取石,使残石率下降,并能指导肝切除术和肝实质切开取石,提高肝内胆管结石的疗效。

(2)ERCP、MRCP:可显示结石的大小、数量、部位及是否合并有胆管狭窄。

(3)CT、MRI:对于并发胆汁淤积性肝硬化和癌变者有重要诊断价值。

### 五、诊断

1.长期的胆道疾病史。

2.反复发作的寒战、发热、黄疸的急性胆管炎症状。

3.典型的胆绞痛或持续性上腹胀痛。

4.患侧肝区及胸背部经常性的疼痛不适。

5.肝区压痛及叩击痛。

6.肝脏不对称性肿大并有压痛。

7.一侧肝管梗阻者,可以无黄疸或黄疸轻微。

8.全身营养不良、贫血、感染表现。

9.晚期出现肝脾肿大及门静脉高压。

这些症状可以单一或几个症状综合表现,应结合良好的影像学资料加以分析判断。

### 六、鉴别诊断

在鉴别诊断上,需要与肝内钙化灶、发生于肝内胆管囊肿如 Caroli 病继发性肝内结石鉴别;肝内胆管结石合并有肝胆管狭窄时需与肝胆管癌鉴别;肝内胆管结石的并发症如肝脓肿、肝萎缩等需与肝内占位性病变相鉴别等。

肝脏一侧或一叶的肝胆管结石在临床表现上有其一定的特征性表现。不论是否合并有肝外胆管结石,一侧或一叶肝胆管结石常同时有该侧肝管和肝叶胆管狭窄或梗阻。临床可以表现为急性梗阻性化脓性胆管炎或急性梗阻性化脓性肿胆管炎的症状。后者临床症状的严重程度取决于肝胆管梗阻的平面和其引流肝脏的范围,主要特点是可能没有黄疸或只有轻微的黄疸,故与肝脓肿难以鉴别。由于肝胆管结石的病程较长,该侧肝胆管呈现进行性扩张,肝实质呈进行性纤维化萎缩,对侧肝脏呈现代偿性增大,即临床常见的肝叶"增大－萎缩"复合征表现,对该现象的了解,结合临床无黄疸或黄疸较轻,体征触诊与 CT 影像所见肝脏不对称性肿大,则可以得到确诊。

## 七、治疗

目前,肝内胆管结石的治疗仍然是胆道外科中的困难问题,它的治疗目前宜采用以手术方法为主的综合治疗。

1.手术治疗　手术治疗仍是主要的有效治疗手段。手术原则是:取净结石、解除狭窄、去除病灶和通畅引流。若为区域性的肝内胆管结石,主要行肝段或肝叶的切除,以防癌变。由于肝胆管结石病理改变复杂,对每个具体病例的手术处理不可能有固定的模式。术前要设计种种预案,但最后还需依术中具体探查的结果来加以合理的选择。对于周围型肝内胆管结石,无明显临床症状,不需手术处理。

手术方式:

(1)高位胆管切开取石(术中用胆道镜取石或 Fogarty 导管取石)、"T"形管引流术。

(2)胆－肠吻合术:高位胆管切开取石术后,多需行肝管或肝(胆)总管空肠 Roux－en－Y 胆肠内引流术,它的主要因的在于扩大吻合口,利于残余结石和复发结石排除。其中尤其应强调:①任何形式的内引流术,在吻合口以上的 1~2 级大胆管内,不应存在梗阻因素;②吻合口要足够大,一般内径应在 2cm 以上;③胆－肠吻合以端侧吻合为好,对于行胆－肠吻合的肠襻残端,可建立皮下盲襻,利于日后检查和治疗。

(3)肝内结石局限于肝叶或肝段内,特别是伴有肝萎缩的,宜将病肝切除。全肝内胆管充满结石,无法取净,伴有肝功能损害且危及生命者,可施行肝移植术。

(4)肝胆管狭窄的处理:解除狭窄是肝胆管结石手术治疗的关键,外科手术主要解除一至二级肝管分支开口的狭窄,三级以上分支需行肝切除术或其他措施。据黄志强等处理肝胆管狭窄的治疗经验,可有以下情况及处理:①早期轻度狭窄,近端肝管轻度扩张,在结石清除后,一般以 T 管的短臂置入支撑,三个月后造影,情况改善时即予拔除;②肝门部胆管狭窄,应先将肝总管及左、右肝管狭窄切开,达狭窄部以上,取净结石,必要时,应将各肝管切开的相邻胆管成形,再行与空肠端侧吻合;③对左肝管的狭窄、结石并肝左外叶炎性病变处或纤维化萎缩,应将左外叶切除、左肝管狭窄切开,再完成胆总管、肝总管联合左肝管的大口侧侧胆－肠吻合术;④对左外叶二级肝管开口狭窄,可采用左外叶肝切除术,再完成左肝内胆管与空肠的端侧吻合并肝总管、胆总管空肠的端侧吻合;⑤右肝管前支开口的狭窄,可在移去胆囊后在胆囊床切开右前叶肝管,完成与肝总管、右肝管空肠的吻合;⑥肝门部胆管狭窄切开后,若患者的胆囊尚未切除,且病变不重,可利用一带血管的胆囊壁向肝门转移,与肝总管、右肝管、左肝管狭窄切开后的胆管壁成形,并在胆总管置一 T 管支撑;⑦左或右肝管狭窄段较长,且管壁增厚,行空肠吻合后甚易再发狭窄。此时,应做一侧或双侧"U"形管支撑,持续半年至一年,病变可望得以稳定,再行胆－肠吻合。

2.中西医结合治疗　肝内胆管结石的手术治疗很难彻底,手术后需要长期服用中西医利胆药物,以保证胆汁引流的通畅,对减少结石的复发有重要的作用;术后不少患者仍有不同程度的胆管梗阻和感染等,此时应抗感染和服用利胆药物,如有梗阻、感染较严重时,仍需要再次手术以解除梗阻、引流胆道和控制感染。

3.残余结石处理　肝内胆管结石常合并有肝外胆管结石,但有不少患者的结石只限于肝内胆管,术中若不加以充分探查,手术时容易将结石遗漏。通过术中胆管造影和术中B超探查,可帮助残余结石的定位和取出,减少胆管残留结石的发生率,还可应用术中胆道镜检查取出深在的肝内胆管结石。术后经T管造影发现胆管内残余结石,可待术后6～8周后经窦道胆道镜取石,如结石较大,可通过碎石等方法将残余结石裂碎后取出。其他治疗方法如药物溶石,疗效尚不肯定。

(钱治宇)

# 第八节　急性胆道感染

## 一、急性非结石性胆囊炎

### (一)概述

急性非结石性胆囊炎,其病理过程与一般急性结石性胆囊炎不同。当急性胆囊炎合并胆管结石、胆道感染、胆道寄生虫病时,胆囊内不含结石,胆囊的病理只是继发于胆道系统的改变、而非原发于胆囊,不包括在急性非结石性胆囊炎之内。继发于胆道系统肿瘤梗阻者也不应包括在内。急性非结石性胆囊炎之所以引起临床上的重视是因为其诊断不易、严重并发症率高、病死率高。当前,合并于手术后、外伤、烧伤急性胆囊炎的报道已较为普遍。从所报道的材料看来,急性非结石性胆囊炎好发于严重创伤和烧伤之后,创伤患者多半是年轻男性,故创伤后急性非结石性胆囊炎多发生在男性患者。

急性非结石性胆囊炎亦可以合并在一些危重患者,因而使病情复杂化,病死率高。合并于全身脓毒症感染、多器官功能障碍等情况下的危重患者,急性非结石性胆囊炎像应激性溃疡出血一样,被作为评定多器官衰竭的一个指标,反映消化道系统的功能衰竭。

### (二)病因

急性非结石性胆囊炎开始引起临床注意是由于1844年的一例个案报道:一女性患者施行股疝修补手术后死于胆囊坏疽,尸检发现胆囊及胆道内均无结石。之后,有关此类病例报道多发生在外伤、与胆道无关的手术之后、危重、老年患者中。近年来把急性非结石性胆囊炎作为多系统器官衰竭的一部分。此病在男性多见,平均年龄均在60岁以上。从美国麻省总医院报道的40例急性非结石性胆囊炎,36例无以往的胆囊疾病史;45%发生在手术或创伤之后;37%合并有严重的内科疾病。急性非结石性胆囊炎可合并于严重而复杂的手术之后,如发生在主动脉瘤手术之后,此时特别多发生于腹主动脉瘤破裂的手术之后,患者常有低血压和全身脏器低灌流。心脏手术、心脏移植术后亦可并发急性非结石性胆囊炎,如在一组收集31710例心脏手术中,急性胆囊炎并发率为0.12%,其中为非结石性者占42%,死亡率为45%;在进行换瓣手术的患者,此并发症率较高。因此,心血管手术时合并急性非结石性胆囊炎的原因可能与低血压、休克阶段的组织器官低灌流和换瓣手术左心室功能不全时内脏器官低灌流状态有关。急性非结石性胆囊炎亦可合并其他全身性疾病,如糖尿病、全身性感染、病毒性感染,儿童期的急性胆囊炎约70%是属非结石性的。

急性非结石性胆囊炎的发病机制尚未阐明,不过此等患者有感染、饥饿、失水、长期未进食和胆囊内浓缩、胆汁滞留的历史。近来对多器官衰竭病因的研究,提示此等患者均可能有过感染、组织低灌流的阶段,胆囊黏膜的能世代谢匮缺、炎症介质释放和胆囊中高浓度的胆汁酸的组织损害作用,可能是急性非结石性胆囊炎发病的基础。值得重视的是胆囊的低灌注与发生急性非结石性胆囊炎的关系,因此可将此症作为评定多器官功能衰竭时胃肠功能衰竭的一个指标。急性非结石性胆囊炎时的病理发现是胆囊黏膜坏死较为严重;胆囊黏膜缺血、胆囊内压升高、浓缩的胆囊内胆汁的作用,可能是导致急性非结石性胆囊炎的因素。肠源性内毒素的作用也正受到重视。

(三)临床表现

急性非结石性胆囊炎的症状有时不典型,故使临床诊断延迟。一般患者表现有右上腹痛,但有的老年患者开始时腹痛并不明显,或由于外伤、手术后疼痛、止痛剂使用等使疼痛感受到抑制;有时自开始时便有寒战、高热、菌血症。有的患者可能只表现为不明原因的发热。白细胞计数一般是升高的。约50％的患者可能有轻度黄疸。确诊急性非结石性胆囊炎依靠临床医生对此病的注意。当有明显的右上腹部疼痛和扪到肿大而有触痛的胆囊时,诊断比较容易。以下的一些诊断要点对临床有帮助。

1.年龄50岁以上,特别是老年男性患者,手术或创伤,或原有严重的内科病,发生右上腹痛。

2.B超显像的特点为　①胆囊内无结石;②胆囊膨胀;③胆囊壁增厚＞3mm;④胆囊周围液体存积;⑤用超声探头向胆囊加压引起疼痛。

3.胆道核素显像　Tc标记的亚胺二醋酸衍生物如TcHIDA,静脉内注射后,肝脏显影迅速,10～15分钟达到示踪剂摄取高峰,10～20分钟,肝内胆管显像,60分钟内大多数胆囊充盈完全。准确率达82％～97％。当有正常的肝脏显影和经胆管排至肠道内的影像,而胆囊持续不显示时,可诊断胆囊管阻塞。急性非结石性胆囊炎时,胆囊管阻塞,胆囊不显影。但是胆道核素显像在实际上使用时,由于患者的严重情况和设备的关系,仍然难于普遍使用,何况此项检查有时亦会出现假阳性结果:当患者有肝脏病,在全肠道外营养时,因胆囊内胆汁积存,含示踪剂的胆汁不能进入胆囊内,致使胆紫核素显像呈现假阳性结果。

4.CT　CT扫描对诊断急性非结石性胆囊炎准确率较高。诊断的依据基本与B型超声相同,不过,因检查时需要搬动患者,不利于创伤后和危重患者使用、不如实时超声检查时那样方便。CT诊断依据除包括超声的诊断标准外,胆囊壁增厚是较可靠的征象,当厚度＞3.5mm时,则诊断准确率大为增加。83％～100％的急性非结石性胆囊炎患者,以往无胆囊疾病史,对此病的诊断主要是依靠医生对此病的警觉性、体征及床旁实时超声检查。但由于受原发病、创伤等多种因素的影响,所以常因诊断不清而延误治疗。

(四)诊断与诊断标准

1.国内诊断标准　近年来,由于对急性非结石性胆囊炎提高了认识,引起了广大临床医师的重视,特别是在有下列情况时更应警惕:

(1)创伤和手术。

(2)应用麻醉性镇痛药。

(3)术后禁食,腹胀,恢复期延长。

(4)输血超过10个单位。

(5)呼吸末正压机械性通气(PEEP)。

(6)有感染病灶存在。

(7)长期静脉高营养。因此,凡创伤或手术后患者,如有右上腹痛和发热者,应考虑到有发生本病的可能。

2. Mirvis(1986)提出下列超声断层和 CT 诊断标准

(1)胆囊壁厚≥4mm。

(2)胆囊肿大,胆汁淤积。

(3)胆囊周围有液体或浆膜下水肿而无腹水。

(4)胆囊壁内有气体。

(五)治疗

因本病易坏疽穿孔,一经诊断,应及早手术治疗。可选用胆囊切除、或胆囊造口术,或PTGD 治疗。未能确诊或病情较轻者,应在严密观察下行积极的非手术治疗,一旦病情恶化,及时施行手术。

## 二、急性结石性胆囊炎

(一)概述

急性结石性胆囊炎是指由胆囊内结石梗阻所致的急性胆囊炎以便和非结石引起的急性胆囊炎区别。急性结石性胆囊炎是指胆囊炎是原发的,在我国,急性胆囊炎继发于胆道感染、原发性胆管结石、胆道蛔虫病者亦很常见,此时胆囊的改变只是胆道系统改变的一部分。

(二)病因

急性结石性胆囊炎由结石在胆囊颈和胆囊管处嵌顿阻塞所致,故属于胆囊梗阻性病变,有时亦称为急性梗阻性胆囊炎,胆囊管梗阻是本病的必备条件。胆囊管突然受阻后,囊内浓缩的胆汁对胆囊黏膜的刺激,可导致急性炎症改变。开始时,急性胆囊炎属于化学性炎症改变,此时胆囊内胆汁的细菌培养,可能无细菌生长,随后,发生细菌感染。如果胆囊结石原合并有细菌感染,则在开始时细菌感染便已明显。胆囊是一个"盲袋",胆囊管梗阻后,胆囊内炎性渗出、水肿、分泌增多而使胆囊内压力升高。细菌感染在急性胆囊炎的病理发展过程上起有重要作用,感染多是继发于胆囊管梗阻及胆汁滞留。若胆囊原有慢性感染,胆囊管梗阻后,感染的症状则出现较早且很突出。细菌种类多为肠道细菌,以大肠杆菌最常见,其他有链球菌、葡萄球菌、伤寒杆菌、粪链球菌、产气杆菌等,有时亦可以发生产气夹膜芽孢杆菌感染,使胆囊内积气。

(三)病理

急性胆囊炎的病理改变有时与临床上表现并不符合。急性胆囊炎一般可分为四种类型,但胆囊上的病理改变常不是均匀单一的,胆囊上不同部位的改变亦常不一致。

1.单纯性急性胆囊炎　多见于炎症的早期,胆囊呈充血、水肿、急性炎症细胞浸润,有时亦可以明显的组织水肿为主。

2.急性化脓性胆囊炎　乃是急性胆囊炎并发细菌感染及胆囊积脓,胆囊呈明显的急性炎症,有多量的中性多核白细胞浸润或伴有广泛的充血。

3.坏疽性胆囊炎　除表现为急性炎症改变外,主要由血循环障碍而致胆囊壁出血及组织坏死。

4.胆囊穿孔　常继发于胆囊坏疽的基础上。

显微镜下观察,急性胆囊炎早期,主要是胆囊壁组织明显水肿、充血、单核细胞浸润,继发细菌感染者,可有多量的中性多核白细胞浸润,片状出血亦比较常见。出血、坏死改变有时可能只局限于胆囊壁一个区域。胆囊壁一般同时有程度不同的慢性炎症改变,如纤维组织增生及慢性炎症细胞浸润,说明急性胆囊炎通常是在慢性炎症的基础上发作。

胆囊为一盲袋,胆囊管梗阻后,胆囊黏膜的分泌增加,吸收功能丧失,胆囊内压力增高,结果影响胆囊壁的血液及淋巴循环,在黏膜上形成溃疡及坏死区,渗出增加;亦可能因血循环障碍和囊内结石压迫,发生大片的坏疽。有动脉硬化的老年患者,更容易发生胆囊的微循环障碍、坏疽及穿孔。一般说来,急性胆囊炎穿孔不像急性阑尾炎穿孔那样常见,并且胆囊被网膜和周围脏器包围,所以穿孔后导致急性弥漫性腹膜炎者亦较少见。

(四)临床表现

1.症状 急性胆囊炎多见于中年以后的女性,经产妇较多,与胆囊结石病的高峰年龄相平行。患者多有胆道疾病的病史。多见于每年秋冬之交。起病前常有一些诱因,如饮食不当、饱食、脂餐、过劳、受寒、精神因素等。起病时多有胆绞痛。绞痛过后,有上腹痛持续加重,间有恶心、呕吐,但不如胆总管结石、胆道蛔虫时那样剧烈;一般有低度至中度发热。当发生化脓性胆囊炎时,可有寒战、高热,约有 1/3 的患者出现黄疸。当有胆囊周围炎及胆囊坏疽时,病情明显加重;腹痛增剧、范围扩大,呼吸活动及改变体位时均使腹痛加重,同时有全身感染症状。若有胆囊穿孔,则表现为有上腹及全腹性腹膜炎。然而,穿孔的发生有时与患者的全身或局部情况并不一定吻合,在少数情况下,经过治疗后,虽然全身及局部症状有所减轻,但由于胆囊壁坏死,仍可发生胆囊穿孔。

2.体征 腹部检查可发现右上腹饱满,呼吸运动受限,右上腹部触痛,腹肌紧张,有 1/3～1/2 的患者,在右上腹可扪到肿大的胆囊或由胆囊与大网膜粘连形成的炎性肿块。肿大的胆囊在肋缘下呈椭圆形,随呼吸上下移动,并有明显绞痛。

其他一些内科疾病如肾盂肾炎、右侧胸膜炎、肺炎等,亦可发生有上腹痛症状,若对临床表现注意分析,一般不难获得正确的诊断。

(五)治疗

1.治疗原则 对症状较轻微的急性结石性胆囊炎,可考虑先用非手术疗法控制炎症,待进一步查明病情后进行择期手术。对较重的急性化脓性或坏疽性结石性胆囊炎或胆囊穿孔,应及时进行手术治疗,但必须作好术前准备,包括纠正水电解质和酸碱平衡的失调,以及应用抗生素等。非手术疗法对大多数(80%～85%)早期急性结石性胆囊炎的患者有效。此法包括解痉镇痛,抗生素的应用,纠正水电解质和酸碱平衡失调,以及全身的支持疗法。在非手术疗法治疗期间,必须密切观察病情变化,如症状和体征有发展,应及时改为手术治疗。特别是老年人和糖尿病患者,病情变化较快,更应注意。据统计约 1/4 的急性结石性胆囊炎患者将发展成胆囊坏疽或穿孔。对于急性非结石性胆囊炎患者,由于病情发展较快,一般不采用非手术疗法,宜在作好术前准备后及时进行手术治疗。

有下列情况时,应经短时的对症治疗准备后,施行紧急手术:

(1)临床症状重,不易缓解,胆囊肿大,周围渗液,且张力较大有穿孔可能者。

(2)腹部压痛明显,腹肌强直,腹膜刺激症状明显,或在观察治疗过程中,腹部体征加重者。

(3)化脓性结石性胆囊炎有寒战、高热、白细胞明显升高者。

（4）一般急性结石性胆囊炎在非手术治疗下症状未能缓解或病情恶化者。

（5）老年患者，胆囊容易发生坏疽及穿孔，对症状较重者应及早手术。

2.手术治疗　手术方法有两种，一种为胆囊切除术，在急性期胆囊和周围组织水肿，解剖关系常不清楚，操作必须细心，以免误伤胆管和邻近重要组织。有条件时，应用术中胆管造影以发现胆管结石和可能存在的胆管畸形。另一种手术为胆囊造口术，主要应用于一共老年患者，一般情况较差或伴有严重的心肺疾病，估计不能耐受胆囊切除手术者，有时在急性期胆囊周围解剖不清而致手术操作困难者，也可先作胆囊造口术。胆囊造口手术可在局麻下进行，其目的是采用简单的方法引流胆囊炎症，使患者渡过危险期，待其情况稳定后，一般于胆囊造口术后 3 个月，再作胆囊切除以根治病灶。对胆囊炎并发急性胆管炎者，除作胆囊切除术外，还须同时作胆总管切开探查和"T"管引流。

3.非手术治疗　非手术疗法包括卧床休息、禁食、输液、纠正水和电解质紊乱，应用抗生素及维生素，必要时进行胃肠减压。腹痛时可给予解痉剂和镇痛剂，如阿托品、度冷丁等，同时应密切观察病情变化。

### 三、急性梗阻性化脓性胆管炎

（一）概述

急性梗阻性化脓性胆管炎（acute obstructive suppurative cholangitis，AOSC）亦称急性重症型胆管炎（acute cholangitis of severe type，ACST）。多继发于胆管结石、肿瘤、蛔虫或 Oddi 括约肌炎性水肿、痉挛引起的胆道阻塞。病情凶险，进展迅速，病死率高，是导致良性胆道疾患患者死亡的最主要原因，引起死亡的最常见原因是由于胆道感染所致的多系统器官功能不全，器官衰竭发生频率的顺序常为肝、肾、肺、胃肠道、心血管、凝血系统和中枢神经系统。

（二）病因

急性梗阻性化脓性胆管炎的基本病理改变是胆道梗阻和在胆道梗阻基础上发生的胆道感染。任何引起胆道梗阻的因素均可成为急性梗阻性化脓性胆管炎的发病原因，诱发急性梗阻性化脓性胆管炎的原因可因不同地区而异，主要病变和诱因是胆道蛔虫病、胆管结石和胆管狭窄。引起急性梗阻性化脓性胆管炎的细菌种类与一般胆道感染相同，主要为革兰阴性细菌，如大肠杆菌、变形杆菌和铜绿假单胞菌等，其中以大肠杆菌最多见，厌氧性细菌感染也较多见，厌氧菌中以类杆菌属多见。

（三）病理

胆道的梗阻及感染是急性梗阻性化脓性胆管炎的基本病理改变。胆管梗阻可发生在肝外胆管、左肝管或右肝管。梗阻早期，胆汁淤滞，胆总管扩张多不明显，因为化学刺激等因素胆管黏膜充血、水肿，随病变的进一步发展，胆道压力升高，可见胆总管显著扩张，但胆管扩张情况亦与病情无明显相关，肠道内细菌可逆行感染，胆道黏膜充血、水肿更加明显，黏膜面上常有溃疡；当胆管内压升高至 $20cmH_2O$ 时，即可发生胆血反流，大量内毒素及细菌经肝内毛细胆管破溃进入血循环，造成菌血症和败血症，引发严重的全身感染，急性梗阻性化脓性胆管炎的死亡原因多由此引发。肝脏受感染表面常充血、肿大，镜下见肝细胞肿胀、胞浆疏松不均，肝索紊乱，胆管壁及周围有炎性细胞浸润，可有大片的肝细胞坏死以及多发性肝脓肿。含游离胆红素颗粒的胆汁可经坏死的肝细胞而进入肝窦、肝静脉等，临床上引起程度不同的急性肝静脉阻塞综合征。这些病理改变一旦发生，即使手术解除了胆管高压，但在肝实质和胆管仍会留下损害。胆沙性血栓还可经下腔静脉进入肺循环,造成肺局部梗死。晚期患者可发生感染性休克、多脏器功能损害等一系列病理生理性变化。

（四）分型

临床上按 ACST 的病理类型,可分为:

1. 重症急性化脓性胆管炎型　指胆管的低位阻塞,引起肝内、外胆管广泛的化脓性炎症,表现有腹痛、寒战、高热和明显的黄疸,由于是全胆道的急性炎症,病情可以十分严重,进展十分凶险,甚至出现多种并发症。这种类型亦可见于继发性胆管结石的壶腹部嵌顿,而且由于结石突然由胆囊降至胆管,胆管突然高压,整个临床表现及过程往往比原发性胆管结石的梗阻更严重,也易并发急性胰腺炎。

2. 重症急性化脓性肝胆管炎型　指左、右肝管开口阻塞的以半肝范围为主的胆管炎,这同样也是嵌闭性炎症,又可不出现黄疸,亦不表现典型的绞痛发作,而以中毒性感染最为突出。

3. 复合性重症急性化脓性胆管炎　指同时有肝内、外大胆管的阻塞。

（五）分级

华西医科大学根据对 1635 例急性梗阻性化脓性胆管炎的分析,将病情分成四级:

一级:单纯 AOSC。

二级:感染性休克。

三级:肝脓肿。

四级:多器官衰竭。

病情分级可以有利于对情况的判断和在不同组别之间治疗效果的比较。

（六）临床表现

1. 病史　患者常有胆管结石、肿瘤、蛔虫或胆道手术病史。

2. 症状　起病急,进程快,急性梗阻性化脓性胆管炎患者多呈典型的 Charcot 三联征,常表现上腹痛,而腹痛的性质可因原有疾病不同而异,如胆总管结石、胆道蛔虫多为剧烈的绞痛,肝管狭窄、胆道肿瘤梗阻则可能为右上腹胀痛。患者常有寒战,继之出现体温变化,一般可达 39℃ 以上,有时每天可能有不止一次的寒战、高热。黄疸也是常见症状,但随病程的长短和胆道梗阻的部位不同而异,由一侧肝胆管阻塞引起的急性梗阻性化脓性肝胆管炎,可能不表现黄疸或黄疸较轻。病程长者,多有明显的黄疸。约半数患者于 Charcot 三联征后很快出现烦躁不安、意识障碍、昏睡及昏迷等神志改变,同时出现血压下降,有时血压可一度略呈升高,随后很快地下降,即 Reynolds 五联征,后期患者可并发肝脓肿、多器官功能衰竭,并出现相应症状、体征,严重者可出现中毒性休克,在发病后数小时内死亡。

3. 体征　多有程度不同的黄疸,约 20％ 的患者亦可无明显的黄疸。腹部检查右上腹有压痛和肌紧张,肝脏可肿大,若梗阻位于一侧的肝管,则肝脏常呈不均匀的肿大,肝区可有叩击痛,有时胆囊亦肿大。

（七）辅助检查

1. 实验室检查

（1）同一般胆道感染,内细胞计数常高于 $20×10^9$/L,其上升程度常与胆道感染的严重性成比例,白细胞发生核左移,可出现中毒颗粒。尿中常有蛋白及颗粒管型。肝功能常呈损害表现,血清胆红素、转氨酶、碱性磷酸酶值升高。

（2）血气分析有明显酸碱平衡紊乱表现，常发生严重的水、电解质紊乱。代谢性酸中毒及低血钾均较常见。血培养常有细菌生长。

2.影像学检查　B超最为实用，简单、无创，及时可见结果，检查时可见梗阻近段胆管扩张，并可了解梗阻部位性质等，必要时行 MRCP、ERCP 或 CT 检查。

（八）诊断

根据急性梗阻性化脓性胆管炎患者的临床表现可做出初步诊断，同时可做下列检查：

1.白细胞计数常显著增高，其上升程度常与胆道感染的严重性成比例。

2.部分患者血培养有细菌生长。

3.肝功能常呈损害。

4.尿中常有蛋白及颗粒管型。

5.代谢性酸中毒及低钾血症均较常见。

（九）鉴别诊断

本病需与急性胆囊炎、消化性溃疡穿孔、急性坏疽性阑尾炎、重症急性胰腺炎以及右侧胸膜炎、右下大叶肺炎等鉴别诊断。在这些疾病中，都难以具有重症急性胆管炎的基本特征，综合分析，不难得出正确的结论。

（十）治疗

急性梗阻性化脓性胆管炎是一紧急的病症，严重威胁患者生命，及时解除胆道梗阻是救治急性梗阻性化脓性胆管炎患者的关键。

1.非手术治疗　非手术治疗既是治疗手段，也是为手术治疗做准备。部分患者经上述紧急处理后，若病情趋于稳定，生命体征保持平稳，可于渡过急性期之后，再择期施行手术。但当有胆管梗阻、胆管内积脓时，非手术治疗多不能达到预期的效果，延长非手术治疗的时间，反而加重感染及休克对全身的不良影响，若经过紧急处理，病情未能稳定，则应积极地进行急症手术。非手术治疗应控制在 6 小时之内。

（1）疾病早期，在严密观察下可试行非手术治疗，包括：

1）监测生命体征，吸氧，降温，禁饮食，止痛、解痉。

2）补充血容量，改善组织灌注，预防急性肾功能不全等脏器功能障碍，必要时应用血管活性药物，常用药物多巴胺、多巴酚丁胺等。

3）依据血气分析等化验室检查纠正代谢性酸中毒及水、电解质平衡紊乱。

4）使用肾上腺皮质激素，抑制全身炎症反应。

5）抗感染：宜早期、足量应用广谱抗生素及对厌氧菌（特别是类杆菌属）有效的抗生素，如有可能，可依据细菌培养药敏试验选用敏感抗生素。近年来，随着强力有效的抗生素问世和普遍应用，急性梗阻性化脓性胆管炎患者死亡率明显下降，但不可盲目过分依赖抗生素而错过最佳的手术时机。

6）全身营养支持治疗，静脉内给予维生素 $K_1$。

（2）经内镜鼻胆管引流术（endoscopic nasobiliary drainage，ENBD）：通过十二指肠镜经十二指肠乳头于胆道内置入导管，如可跨越胆道梗阻平面，即可有效引流梗阻近段胆管内高压感染的胆汁，达到胆道减压目的，部分患者可避免急诊手术。鼻胆管引流术一般只适用于胆管下端的梗阻，在高位的胆管阻塞时，引流常难以达到目的，如经 ENBD 治疗，病情无改善，应及时改行手术治疗。

2. 手术治疗

(1)手术原则:积极做好术前准备,紧急手术、解除胆管梗阻、通畅引流。手术力求简单、有效,选择有利的时机施行才能达到目的,如果已出现严重的并发症,则单纯的引流胆道不能达到目的,治疗的策略上又需要做相应的改变。

(2)手术方式:通常采用胆总管切开减压、T 管引流。手术时必须注意解除引流口以上的胆管梗阻或狭窄,胆道引流管的一臂必须放置于最高梗阻平面的上方,手术才能达到目的,在梗阻远端的引流是无效的,病情不能得到缓解。如病情条件允许,还可切除炎症的胆囊,待患者渡过危险期后,再彻底解决胆管内的病变。禁忌手术中的造影、加压冲洗和反复搔刮,甚至对于胆总管下端结石引起的梗阻,如手术中患者情况不允许,不必强行取石,可待术后 6~8 周后,待患者病情稳定经胆道镜取石。多发性肝脓肿是本病严重而常见的并发症,应注意发现和及时处理。胆囊造瘘术因胆囊管细、迂曲,不能有效引流胆管,手术常常无效,应不予采用,所以强调对胆总管的直接减压、引流。

(栾坤业)

# 第九节　胆囊癌

## 一、概述

胆囊癌(carcinoma of gallbladder)是胆道最常见的恶性病变,50~70 岁女性多见,约 80% 的病例合并有胆囊结石。随着年龄增长,胆囊癌的发病率呈逐年上升趋势,据国内资料统计,占全部消化道肿瘤的第 5 位。在美国,胆囊癌占消化道肿瘤的 3%,而死亡率却居消化道肿瘤的第 2 位,尸检发现胆囊癌占所有恶性肿瘤的 5%。

## 二、病因及发病机制

胆囊癌的病因尚不清楚,临床观察胆囊癌常与胆囊良性疾患同时存在,一般认为,本病的发生可能与多种因素有关。

1. 胆囊结石　胆囊癌最常见是与胆囊结石共存。多数人认为,胆囊结石的慢性刺激是重要的致病因素。国内大宗资料报道 20%~82.6% 的胆囊癌合并有胆结石,国外报道则高达 54.3%~100%,癌肿的发生与结石的大小关系密切。

2. 胆管和胰管的汇合部畸形连接　胆囊癌的发生可能与患者的胆总管下端和主胰管的汇合连接处存在畸形有关,此畸形可致胰液进入胆管内,使胆汁内的胰液浓度提高,引起胆囊的慢性炎症,最后发生癌变。

3. 其他　胆汁淤积、胆固醇代谢失常、炎症性肠病、遗传因素、性激素、X 线照射、胆汁内的致癌因子、良性肿瘤恶变等。

## 三、病理及分型

胆囊癌的发生部位以胆囊颈部和胆囊体部多见。胆囊癌早期,胆囊外观多正常,可肿大或缩小,胆囊壁可明显增厚或厚薄不均、高低不平。胆囊癌的中晚期,呈孤立坚硬的肿块或体积甚大、充满结石或感染胆汁的肿块。由于胆囊腔内体积相对较小,当癌肿发展到一定程度后便较难辨别癌肿的原发部位。

大体病理形态分为 4 型:①肿块型:癌肿呈肿块状向胆囊腔内生长,此型的预后相对较好;②浸润型:最常见,癌肿在胆囊壁内呈浸润性生长,胆囊壁广泛增厚变硬,胆囊因癌性收缩而萎缩,预后差;③胶质型:组织内含大黏液而呈胶胨样改变;④混合型。

在组织学上,胆囊癌可分为以下几型:

1. 腺癌  超过 85% 的胆囊癌是腺癌,可分为硬化性腺癌、乳头状腺癌、管状腺癌和黏液腺癌,其中又以硬化性腺癌多见。

(1)硬化型胆囊腺癌:约占 60%。早期易误诊为慢性胆囊炎,多见于 60~80 岁的女性患者,大多合并有胆囊结石。

(2)乳头状胆囊腺癌:约占 20%。分化较好,转移较迟。

(3)黏液性腺癌:约占 10%,肿瘤松软呈胶胨状。

(4)管状腺癌:约占 10%。最近有人报道,大部分胆囊癌患者为非整倍体癌,小部分为整倍体癌。非整倍体癌大都是分化差腺癌,易穿透肌层,预后较差。

2. 未分化癌  分为间变型、多形性、梭形和肉瘤样四型。从形态学角度又可分为巨细胞型和梭形细胞型,其恶性程度高,预后差,约占 10%。

3. 腺鳞癌  少见,腺癌组织中含有较大量鳞状细胞。

4. 鳞癌  鳞癌占 2%~3%。鳞状上皮癌多为浸润型,常侵犯整个胆囊壁,为实体癌。

5. 神经内分泌癌  特点是超微结构下可见致密轴心的分泌颗粒。高度恶性,早期即发生转移,发现后短期内即可导致患者死亡。

6. 其他罕见类型  包括类癌、肉瘤、癌肉瘤、恶性组织细胞瘤、黑色素瘤、恶性淋巴瘤、透明细胞癌等。

## 四、分期

1. Nevin 分期

Ⅰ期:癌组织仅限于胆囊黏膜。

Ⅱ期:癌组织侵犯胆囊黏膜和肌层。

Ⅲ期:癌组织侵犯胆囊壁全层。

Ⅳ期:癌组织侵犯胆囊壁全层,并伴有淋巴结转移者。

Ⅴ期:癌组织直接侵犯肝脏或伴有肝脏转移或者有其他器官转移者。

2. TNM 分期

(1)T:原发肿瘤

$T_x$:原发肿瘤情况无法评估。

$T_{is}$:原位癌。

$T_1$:肿瘤侵及黏膜或黏膜肌层。

$T_2$:肿瘤侵及肌层周围结缔组织,但未突破浆膜或侵犯肝脏。

$T_3$:肿瘤突破浆膜层(腹膜脏层);或直接侵犯一个邻近脏器(浸润肝脏深度 <2cm)。

$T_4$:肿瘤浸润肝脏深度 >2cm 和/或侵及 2 个以上邻近脏器。

(2)N:区域淋巴结

$N_x$:区域淋巴结情况无法评估。

$N_0$：无区域淋巴结转移。

$N_1$：胆囊管、胆总管周围和/或肝门部淋巴结已有转移。

$N_2$：胰头旁、十二指肠旁、门静脉周围、腹腔动脉和/或肠系膜上动脉周围有淋巴结转移。

（3）M：远处转移

$M_x$：远处转移情况无法评估。

$M_0$：无远处转移。

$M_1$：已有远处转移。

## 五、临床表现

胆囊癌早期无特异性症状，在临床上不易引起重视；当出现明显的临床症状时，多已属晚期并有转移，预后较差。

胆囊癌主要临床表现为腹痛、上腹部肿块、黄疸三大主要症状，随着病情的发展，可出现消瘦、上消化道出血、贫血、腹水等症状。

腹痛是较常见的症状，特别是合并有胆囊结石者，往往以"胆石症"来解释；但是，当结石合并胆囊癌时，腹痛的性质常有所改变，由间歇性变为持续性。发生在胆囊颈部的癌可阻塞胆囊管，引起胆囊肿大、积液及腹痛，有时可引起急性胆囊炎，甚至发生胆囊穿孔。有不少患者术前以急性胆囊炎实施手术，待将胆囊切除剖开检查时，才发现胆囊癌。所以临床上强调不论因何诊断施行的胆囊切除术，须术中将胆囊标本剖开，以检查有无合并胆囊癌。若发现癌变，应扩大手术范围，施行根治性切除术。

右上腹肿块亦是胆囊癌的常见症状，肿块可能为肿大的胆囊，因肿瘤阻塞致胆囊积液和肿大；硬化型的胆囊癌则表现为胆囊区的不规则硬块，随着呼吸而上下移动；胆囊癌亦可因浸润邻近脏器而发生上腹部肿块，如向肝脏侵犯、转移引起的肝肿大，此时常诊断为肝脏的占位性病变；另外也可向横结肠侵犯及大网膜包裹形成上腹部肿块。当胆囊癌已形成上腹部肿块时，病程已进入晚期。

梗阻性黄疸是晚期胆囊癌常有的表现，特别是位于胆囊颈部者，可较早侵犯肝门部和胆管而致梗阻性黄疸，此时临床上可能诊断为上段胆管癌或肝门部胆管癌。

## 六、辅助检查

1. 实验室检查 胆囊癌早期无特殊改变，亦无特异性。晚期胆囊癌有血胆红素增高、ALP 增高，可有贫血。

2. 肿瘤标记物测定 至今尚未发现胆囊癌的特异性肿瘤标记物，因此，不能作为确定诊断的手段。血清和胆汁中癌胚抗原（CEA）及糖链抗原 19－9（CA19－9）测定均有一定阳性率，对早期诊断有一定的帮助；特别是 CA19－9 的阳性率可达 81.3%，但两者特异性较差。p53 基因突变在胆囊癌患者中占有很高的比例，对发现癌前病变和早期癌症有价值。临床上，PLG 与息肉型胆囊癌难以鉴别时，可通过 CEA 及 CA19－9 测定得到帮助。

3. 影像学检查

（1）超声检查：B 超检查是首选方法，现已公认超声检查是检出胆囊微小隆起性病变最简单、有效的方法，较 CT 为优，胆囊癌超声诊断类型有四型：Ⅰ 型为隆起型；Ⅱ 型为壁厚型；Ⅲ 型为混合型；Ⅳ 型为实块型。为了提高胆囊癌的早期诊断率，人们开始应用内镜超声检查方法。由于内镜超声采用高频探头,仅相隔十二指肠壁对胆囊进行扫描,使胆囊癌的检出率进一步提高,其超声图像主要表现为隆起样病变与局限性囊壁增厚,亦有两者混合型。但有时胆囊壁既不显示隆起,也无增厚,即所谓"无变化型",常隐匿着早期病例甚至晚期病例,十分难以判定,因此,对于可疑病例应多方面进行反复检查,综合分析判断。对于肿瘤浸润的程度,内镜超声、内镜多普勒超声,不仅能检出小于 5mm 的病变,并可分辨出胆囊壁的三层结构,对胆囊癌的分期诊断提供重要依据。

(2)CT 检查:对胆囊癌的形态、部位、大小和良、恶性的区别及肝脏和淋巴结转移方面有着良好的优势。胆囊癌的 CT 表现为肿块型、腔内型和厚壁型。螺旋 CT 检查可根据肿瘤被造影剂浓染的程度得出早期胆囊癌局限性增厚图像,尤其对合并结石及胆囊萎缩者,该方法对观察胆囊壁的早期改变方面明显优于超声检查方法。采用动态增强 CT 扫描方法可使胆囊癌检出率高达 91%,对胆囊壁的浸润程度检出率为 93%。

(3)血管造影:无早期诊断价值,胆囊癌后期可出现特征性的肿瘤血管影,稍早一些的表现是胆囊动脉僵直、伸展,但此时不能做胆囊癌的确定诊断。

(4)ERCP:有人报道,ERCP 对于胆囊显影的胆囊癌,诊断准确率可高达 70%～90%,但由于半数以上患者 ERCP 检查胆囊不显影,因此,在诊断胆囊癌方面 ERCP 有较大的局限性,但是,ERCP 可帮助了解胆管受侵犯的情况及其他的胆管病变,对进一步诊断和鉴别诊断有一定意义,且可通过 ERCP 采集胆汁做细胞学检查及肿瘤标志物检查,这也有助于定性诊断。

(5)其他影像学检查方法:正电子发射断层扫描(position emission tomography,PET)利用 $^{18}$F 脱氧葡萄糖($^{18}$PDG)。作为示踪剂进行术前诊断胆囊癌,PET—$^{18}$PDG 诊断胆囊癌诊断的灵敏度为 75%,特异度为 87.5%。近年来,彩色多普勒血流显像及血管造影检查方法也常用于诊断胆囊癌。彩色多普勒血流显像在胆囊肿块及胆囊壁内测到异常的高速动脉信号,从而帮助鉴别胆囊恶性肿瘤与良性肿块和胆囊癌的转移灶。但对于微小胆囊癌者,有时并不敏感,因此,在早期胆囊癌的诊断上亦不如超声图像及 CT 增强扫描。同时,内镜及介入检查方法有了不断的发展,采用胆道子母镜直接导入胆囊观察病变以及经皮经肝胆囊镜检查、经皮经肝胆囊双重造影法、B 超引导下穿刺造影及腹腔镜检查、磁共振胆道造影等方法已用于胆囊癌诊断。

4.细胞学检查方法

(1)直接活检:通过各种途径采取胆囊壁病变组织做病理切片,常用的途径有 3 种:①B 超引导下胆囊病变针穿活检;②经胆道镜取活检;③腹腔镜下取活检。

(2)采取胆囊内胆汁查脱落癌细胞:胆汁细胞学检查,采集胆汁有以下几种途径:①ERCP 下采集胆汁;②ETCG(内镜下经乳头导管插入胆囊)吸取胆汁;③B 超引导胆囊穿刺;④B 超引导细针穿刺细胞学检查;⑤胆道子母镜或经皮经肝胆道镜。

5.分子生物学诊断 目前,已观察到胆囊癌及癌前病变中有增殖细胞核抗原(PCNA)增高,DNA 含量增加,Ki67 抗原表达,Bcl—2 和 p16,p21,p53 等基因蛋白表达。这些有助于定量分析细胞异型性,在胆囊癌的早期诊断中有广阔的应用前景,但目前尚未进入临床应用阶段。通过内镜下经乳头导管插入胆囊(ETCG)的方法采集了胆囊胆汁,联合检测胆囊胆汁的细胞学及人端粒末端转移酶反转录酶(hTERT)mRNA 分析可增加术前胆囊癌诊断的准确性。血管内皮生长因子(VEGF)及胸腺苷磷酸化酶(thymidine phosphorylase,TP)与促进血管生长有关,胆囊癌患者术后 VEGF 及 TP 表达较高,说明预后较差。其他如癌基因 K—ras

和抑癌基因 p53 对胆囊癌的早期诊断也引人注目。

### 七、诊断

患者有明显的临床症状(上腹痛、上腹部包块、黄疸),诊断胆囊癌并不困难,但此时患者往往已是中、晚期,失去了手术治疗的机会。如何提高早期胆囊癌和亚临床期胆囊癌的术前诊断率,是彻底改善胆囊癌预后较差的关键。

目前,影像学检查是诊断胆囊癌的主要手段,其目的是获得病变的定位诊断、定性诊断和以浸润深度为主的分期诊断。

### 八、鉴别诊断

1. 胆囊壁厚型胆囊癌与慢性胆囊炎鉴别　胆囊炎所致胆囊壁增厚为均匀且腔内光整,而胆囊壁厚型胆囊癌壁呈不均匀增厚,且内壁高低不平或有结节样凸出,均匀增厚者少见,或胆囊壁普遍增厚的基础上有局灶性不规则增厚,常提示胆囊炎合并胆囊癌的可能性。增强扫描时胆囊炎和胆囊癌的囊壁常呈明显强化,鉴别主要依靠囊壁增厚的形态和是否有胆囊癌的间接征象。

2. 胆囊癌局部肝浸润与肝癌的鉴别　①胆囊癌强化明显,持续时间较肝癌长;②胆囊癌伴胆道扩张率高于肝癌;③软组织肿块内见到结石影是胆囊癌的特点;④胆囊窝内有明显肿块;⑤胆囊癌侵犯门静脉形成癌栓率低于肝癌。

3. 实块型胆囊癌与肝门处原发性肝癌的鉴别　B 超表现为胆囊窝处不规则形、低回声、不均质性肿块,无包膜,常可出现肝内小胆管重度扩张和左、右肝管及总肝管扩张等高位胆道梗阻征象。患者多以右上腹包块及渐进性黄疸就诊。原发性肝癌 B 超上多数有包膜,肿块周边可有低回声晕环,与周围肝组织,特别是胆囊间分界清楚,且常伴有原先存在的肝硬化相应声像图改变,如肝光点粗大、散布小结节、肝表面不平滑、门静脉系血管管径增宽、脾肿大等征象。胆囊可因肝癌挤压而移位、变形、肿大或缩小,囊壁亦可水肿、增厚。而实块型胆囊癌,往往不能探及形态大致正常的胆囊。若肿块内探及伴有声影的结石光团,实块型胆囊癌伴胆囊结石的诊断即可成立。

4. 胆囊癌与胆囊息肉、腺瘤、腺肌症的鉴别　胆囊壁局限性增厚,肿块广基底且形态不规则,而且腔内结节直径大于 1cm,首先考虑腺瘤恶变或胆囊癌的可能性,结节直径小于 1cm 且有蒂与囊壁相连的常为良性胆囊息肉。B 超检查时,胆囊腺肌瘤症的胆囊浆膜层均完整且与肝脏境界清楚,而胆囊癌常显示浆膜层带状同声中断或消失。

5. 胆囊结石和胆囊癌的鉴别　①老年女性胆囊结石;②慢性胆囊炎胆囊结石患者,定期 B 超检查时胆囊有变化者;③胆囊形态不规则或胆囊壁有不规则增厚者;④B 超发现胆囊团块声像不随体位变化而移动,且不伴声影者;⑤配合 CT、内镜超声、彩色多普勒及肿瘤标记物检测有阳性征象者。

### 九、治疗

(一)外科手术治疗

1. Ⅰ期胆囊癌　行胆囊切除术。根据 TNM 分期,Ⅰ期胆囊癌有两种情况:局限于黏膜层($T_{1a}$)或侵及黏膜肌层($T_{1b}$)。行单纯胆囊切除术的 5 年生存率 $T_{1a}$ 期为 99%～100%,$T_{1b}$

为 95％～100％。在临床工作中，Ⅰ期胆囊癌常于胆囊切除术后病理报告才明确诊断，是否需再次手术各家观点不一。对 $T_{1a}$ 期胆囊癌意见一致，行单纯胆囊切除术即可，不必行根治术。对 $T_{1b}$ 期胆囊癌的观点不一致：有主张胆囊切除＋区域淋巴结清扫术，大多数 $T_{1b}$ 期胆囊癌病变局限，无血管或神经周围转移，无淋巴转移，只要切缘未见肿瘤细胞，无须再手术。

胆囊癌细胞有腹腔种植的倾向，术中不慎弄破胆囊壁，胆汁外溢，有可能引起腹部创口或腹腔肿瘤细胞种植，肿瘤细胞种植不仅发生在进展期胆囊癌，早期胆囊癌也应注意。据报道，$T_{1a}$ 和 $T_{1b}$ 期胆囊癌术中胆囊破裂的患者分别因腹部切口和腹腔种植而死亡。

2. Ⅱ期、Ⅲ期及Ⅳa期胆囊癌　行（扩大）胆囊癌根治术。胆囊癌根治术是唯一可能治愈Ⅱ、Ⅲ期及Ⅳa期的治疗方法。病变尚局限于胆囊周围的邻近肝脏，淋巴结转移未超过第2站即认为是可根治的胆囊癌。Ⅱ期胆囊癌的标准手术是胆囊癌根治术或扩大胆囊癌根治术，手术范围包括整块切除胆囊及胆囊床周围约2cm的肝组织加 $N_1$～$N_2$ 淋巴结清扫术（即肝十二指肠韧带骨骼化治疗）；对Ⅲ期及部分Ⅳa肿瘤，只有行扩大根治才有可能长期生存。扩大胆囊癌根治术是在胆囊癌根治术基础上行肝Ⅳ、Ⅴ段切除及肝外胆管切除及胰－十二指肠切除等。

（1）肝切除：胆囊的静脉回流通常由直接交通静脉或伴随肝外胆管的小静脉注入Ⅳ、Ⅴ肝段，所以，Ⅳ、Ⅴ肝段是胆囊癌转移到肝脏的最常见位置。肿瘤未穿透胆囊壁全层时，肝楔形切除或Ⅳ、Ⅴ肝段切除已足够；当有肝门受侵犯时，扩大右肝叶切除才有可能根治。

（2）淋巴清扫：在 TNM 分期中，胆囊管、胆管及肝门部淋巴结是第1站淋巴结，胰头周围、十二指肠、门静脉周围、腹腔干肠系膜淋巴结为第2站淋巴结。根治性淋巴结清扫的范围包括第1、2站淋巴结，即从肝十二指肠韧带周围淋巴结（包括肝门部淋巴结）、肝总动脉、腹腔干淋巴结清扫到腹主动脉旁淋巴结。

$N_2$ 转移的病例（相当于 TNM 分期中Ⅳb期），无论手术切除范围多大，预后都很差。腹主动脉旁淋巴结被认为是区域终末淋巴结，行胆囊癌根治术之前应取腹主动脉旁淋巴结活检，有主动脉旁淋巴结转移的胆囊癌不适宜行扩大胆囊癌根治术。

（3）切除胆总管的问题：在根治术中，切除胆总管有利于清扫肝十二指肠韧带的淋巴脂肪组织，但是术后并发症多，所以，不主张对所有病例都切除胆总管。体型瘦小的患者，没有胆道手术史，且肿瘤位于胆囊底部，较易使肝十二指肠韧带骨骼化，不必切除胆总管。$T_2$ 期胆囊癌病变局限下胆囊底部和/或体部，可以保留肝外胆管。但是当胆囊癌侵犯胆囊浆膜下及浆膜外时，肝十二指肠韧带受累的机会相对较大，所以，应切除肝外胆管和相应的淋巴结。胆囊癌有沿胆管壁扩散的特性，对胆囊颈特别是胆囊管的癌肿，原则上应切除胆总管，行胆管－空肠吻合术。

3. Ⅳb期　姑息性治疗，下述情况不能行胆囊癌根治术：胆囊癌有肝转移、腹膜种植和/或主动脉旁淋巴结转移。无法切除的胆囊癌通常广泛累及肝外胆管，肝门淋巴结聚集成块状，可考虑行肝内胆管－空肠 Roux－en－Y 吻合术、姑息性外引流术（包括 U 管），以改善胆道梗阻的症状。术前 CT、MRI 等发现胆囊癌已不能根治时，可考虑在 ERCP 下放置内支架或 ENBD。

（二）化疗

因为目前还未发现对胆囊癌效果较好的化疗药，所以化疗的效果有限。最常用的药物是5－Fu 和丝裂霉素 C，不到 20％的患者有微效，化疗对患者生存率有轻微的改善。对于确认

"完全切除"的早期胆囊癌患者进行辅助化疗的作用尚无一致意见。对辅助化疗的途径和药物选择也未达成共识。

（三）放疗

对于无法手术切除的胆囊癌患者，内照射可减轻腹痛和胆道梗阻，由于大多数内放射源的限制，一些医院也采用术中放疗。放疗也可作为术后辅助治疗，内照射在生存率方面并无优势，同时，放疗加 5－Fu 化疗可能比单纯放疗效果好。

（钱治宇）

# 第十节　胆道出血及损伤

## 一、胆道出血

（一）概述

胆道出血是指由于损伤或其他原因，导致肝内或肝外的血管与胆管异常相通，使血液进入胆道系统而引起一系列临床表现。多由于严重胆管感染、手术后或肝胆外伤、胆石压迫以及肝胆系统的肿瘤和出血性疾病所致，又称血胆症。胆道出血占上消化道出血的 1.3%～1.5%，居上消化道出血的第 3 或 4 位，出血源主要在肝内，其次是胆囊、肝外胆管。

（二）病因及病理

胆道出血依据出血的部位分为肝内型、肝外型两类。由于肝内胆道解剖结构的特点，使肝内型胆道出血较肝外型常见。胆道出血的病因主要是肝实质和胆道系统的感染、损伤、肿瘤、血管病变及凝血障碍。欧美以胆道损伤为多见，而我国则以胆道感染最为突出。

1. 胆道感染　胆道蛔虫、胆道结石引起的急性梗阻性化脓性胆管炎是我国胆道出血的最主要原因。感染的主要致病菌是大肠杆菌。由于炎症，肝内胆道黏膜形成溃疡，直接侵蚀胆道及门静脉或肝动脉分支，也可因近侧胆道引流不畅而形成多发性、胆管源性小脓肿，进而侵及和腐蚀汇管区的血管。感染性门静脉炎性扩张或动脉瘤样改变，突入肝胆管而发生继发性大出血。文献上曾有过因出血坏死性胆囊炎引起胆道大出血的报道。

2. 胆道损伤　以下 5 种情况均可导致胆道出血：

（1）外伤：胸腹部钝性伤所致中心性的肝破裂，伴有胆道系统的损伤，较易发生胆道出血；深在的血肿或坏死组织继发感染，侵蚀血管和胆道常是创伤后迟发性出血的重要原因。

（2）医源性损伤：①肝脏或胆道手术，损伤的肝动脉可形成假性动脉瘤，还可侵蚀穿入胆道形成胆管动脉瘘；②经皮肝穿的活检、胆道造影（PTC）、胆道置管引流（PTCD），均可引起肝内血管的损伤；对门静脉高压症或肝血管瘤患者行上述检查或治疗时，术后发生胆道出血的危险性更大；③门静脉高压症患者，放置颈静脉内经肝门－体静脉分流（TIPS）。

（3）胆道感染：肝内胆管和血管并行于 Glisson 鞘内，在肝内越分越细，管壁也越来越薄，容易因感染性病变的影响而发生瘘，血液从而进入胆道。胆道感染而致出血的原因常为结石、细菌性肝脓肿、阿米巴肝脓肿等。

（4）肿瘤：肝脏恶性肿瘤及肝内、外胆管良、恶性肿瘤侵蚀周围血管，使其糜烂、坏死可致胆道出血。

（5）血管病变及凝血障碍性疾病：其中血管病变约占胆道出血的 10%，而比较少见的凝血机制障碍或长期使用抗凝药物的患者,可自发或轻微创伤诱发胆道出血。

(三)临床表现

1.病史　相关的胆道疾病或胆道手术、外伤史。

2.症状及体征　其临床表现与其他疾病引起的上消化道出血一样,因出血的速度及数量不同,其临床表现也不一样。周期性发作的胃肠道出血是胆道出血的常见临床特点。胆道出血的囊型临床症状为 Quincke 三联征:①上消化道出血,出现呕血或便血;②右上腹痛呈胆绞痛样;③梗阻性黄疸。其中上消化道出血约占90%,胆绞痛约占70%,黄疸约占60%。右上腹痛也可呈间歇性发作,腹痛缓解后,胆道出血停止,黄疸逐渐减退,这是由于凝血块堵塞胆道以及血凝块液化和胆道再通的结果,血块排出胆道或被胆汁中的消化酶溶解或出血又发生,如此循环,如不予控制,患者将死于出血性休克或严重感染。凝血块不予清除,将成为胆色素结石的核心。

胆道出血缓慢而量少的时候,一般临床上无明显症状,诊断较困难。胆道大出血时可发生失血性休克。

(四)辅助检查

1.实验室检查　红细胞、血红蛋白减少,并发感染时内细胞及中性粒细胞数增加,大便潜血阳性以及肝功能异常。

2.影像学检查

(1)B型超声:多数可在病灶处发现血肿形成及肝外胆管扩张。如在肝内有液平出现,对诊断有重要的价值,而且属于非创伤性诊断方法,可反复、动态进行,应为首选。

(2)CT、MRCP:多用于外伤性患者,明确损伤的脏器和严重程度,以供临床上判断外伤与胆道出血的关系。典型的影像学表现为:在胆管和胆总管内由于大量血凝物的存在,因此,往往会出现不规则的充盈缺损,与胆管壁分界清楚。经造影剂增强后胆管内可见明显增强现象,表明有胆道"漏血"现象。

(3)内镜检查:①十二指肠镜可发现血液从乳头部溢出或喷出;②术中、术后胆道镜可进行二级以上胆道出血定位的诊断及止血。此外,十二指肠镜检查尚可同时排除囊管、胃和十二指肠等部位所致的上消化道出血。

(4)选择性肝动脉造影或数字减影血管造影检查:可以准确发现胆道出血部位以及肝动脉变异情况,此外,选择性肝动脉造影还可以进行有效的止血。造影时胆道出血的直接表现为动脉期造影剂呈团状或柱状外溢,肝实质内出现片状造影剂等动脉—胆道瘘征象;间接表现为假性动脉瘤,呈囊状或圆形,显影早,消散晚。

3.剖腹探查　胆道探查是术中诊断胆道出血最有效的方法。通过剖腹探查来明确出血的部位。首先探查的是胃、十二指肠、肝、胰、脾,在排除以上引起上消化道出血的因素后,再探查胆道。探查的部位应靠肝门部,以便观察左右肝管的开口,同时吸净胆道的血液、血凝块及取出结石,观察胆道黏膜有无溃疡,肝外胆道有无与血管相通,再观察双侧肝管有无血液流出,有条件时可行术中胆道镜检查,以便进行及时诊断和治疗。对一些肝内出血原因难以确定的病例常采用气囊导管压迫法。即把带气囊的导管插入肝管,将气囊充气以填塞胆道,如导管口有血液不断流出则证实该侧胆道出血。同样的方法可检测另一侧肝管以辨别是单侧或是双侧肝内胆道出血。对少数胆道出血仍不能确定的病例,术后可用两根细塑料管分别从左、右肝管引出,进一步观察出血来源。

（五）诊断

1. 发热、寒战、黄疸，上腹绞痛后出现呕血、黑便或 T 管引流出鲜血，出血呈周期性。

2. 失血性休克一系列表现。

3. B 超、CT 等发现肝内有肿瘤，血肿液性暗区等。

4. 纤维内窥镜直示下见胆道出血。

5. 选择性肝动脉造影发现出血部位。

（六）鉴别诊断

一般对上消化道出血的患者，首先根据病史、体格检查及有关特殊检查，在排除胃、十二指肠疾病、门静脉高压症、胃黏膜急性损害等疾病的基础上，再考虑胆道出血的可能。本病需与其他疾病引起的上消化道出血鉴别。

1. 溃疡病出血 ①溃疡病史；②出血前常有溃疡症状加重，而出血后反而出现缓解表现；③胃镜检查可明确诊断。

2. 胃癌出血 ①部分有慢性胃溃疡病史；②通常有上腹隐痛、食欲不振、消瘦、贫血和粪便变黑等症状，常突发咖啡样呕吐，继以柏油样便；③除一般贫血、消瘦或恶病质表现外，有时可在上腹部触及肿块、锁骨上淋巴结肿大等；④胃镜检查可明确诊断。

3. 出血性胃炎 ①服用水杨酸盐、吲哚美辛、激素、酗酒等后呕血、黑便者；②胃镜检查可明确诊断。

4. 门脉高压症 ①常有乙肝、肝硬化病史；②多伴有腹壁静脉曲张、脾肿大、蜘蛛痣、肝掌；③CT、上消化道钡透检查可明确诊断。

（七）治疗

1. 非手术治疗 非手术治疗既可以作为治疗的手段，也可以作为术前准备，但前提是必须具备有良好的监护条件。否则，应积极行手术治疗或介入栓塞治疗。

（1）措施：①防治休克，补充血容量及维持水、电解质平衡，应用止血剂，常用卡巴克洛（安络血）10mg，4 次/日，静脉滴注或酚磺乙胺（止血敏）1.0g，3 次/日，肌内注射等；②抗感染；③静脉滴注生长抑素；④采用经 T 管缓慢注药。可用过氧化氢溶液（双氧水）15～30ml（等量等渗盐水稀释），或 18.3mmol/L（0.5%）普鲁卡因溶液 20～30ml 冲洗 T 管；或用肾上腺素 2～4mg 加等渗盐水 100～200ml 经 T 管滴入；或上述诸药联合应用。

（2）适应证

1）胆道出血缓慢、量少或出血量逐渐减少，出血间隔时间逐渐延长。

2）无高热、寒战、黄疸等重症胆管炎症状，无休克症状。

3）全身情况较差、无法耐受手术等均可先给予非手术治疗。

2 手术治疗 胆道出血手术治疗的目的除了控制出血，清除病灶，建立通畅的胆道内、外引流以外，更重要的是进行病因治疗。在非手术治疗及治疗无效或失败时才采用手术治疗。

（1）适应证：有以下情况应考虑手术：

1）反复发作的大出血，特别是出血周期越来越短者。

2）合并严重胆管感染必须手术引流者。

3）胆肠内引流后发生胆道大出血者。

4）原发疾病需要外科手术治疗者。

（2）手术方式

1)胆囊切除术:适用于胆道出血来自胆囊病变所引起者。

2)胆总管切开探查,"T"形管引流术:对于胆道出血合并有明显胆管内病灶者,如胆管结石、胆道严重感染者。对于因"T"形管压迫引起的胆管壁血管破裂大出血,可行胆总管切开,直接缝扎胆管壁血管,达到止血的目的,术中、术后还应该加强抗感染治疗。

3)肝部分切除:肝叶或肝段切除治疗肝内胆道出血,既可达到止血目的,又去除病灶,是一种彻底性治疗手术,但手术创伤大,对处于失血和感染状态的严重患者来说,危险性较大,死亡率相对较高。其手术适应证为:①可切除的肝癌;②肝血管瘤;③局限性肝内慢性炎症;④肝损伤时,肝组织破坏较广泛;⑤局限性的肝段及肝叶的肝内胆管结石;⑥已肯定出血来自肝的一侧,但未明确出血灶的性质。

4)肝固有动脉结扎:该方法适用于:①阻断肝动脉出血即停止者;②术中出血不能明确出血灶者;③肝内胆管大出血来自动脉胆管瘘者;④患者有肝胆系统原发灶,而一般情况差,不能耐受手术,但阻断肝动脉后出血停止者。肝动脉结扎方法较多,目前,普遍认为肝固有动脉结扎较理想,手术操作容易,靠近病灶,既可避免损伤胃十二指肠动脉形成的侧支循环,又比结扎肝左动脉或肝右动脉操作简单。此外,若出血部位明确,肝门解剖方便,而患者全身情况允许,也可行肝右或肝左动脉结扎,因肝右或肝左动脉结扎,既能达到止血目的,又对肝功能影响不大。

5)手术注意事项:①手术治疗应在出血期间进行,以便于确定出血部位和采取相应的有效措施;②如果由于术中出血已停止,造成定位诊断困难,应该分三步进行探查定位:是否胆道出血,肝内或肝外,肝内出血灶的部位;③对找不到出血源和不能确定出血部位,或术中出血已停止,给予术中反复冲洗胆道;术中造影、胆道镜及超声检查等寻找病灶。如仍无法确定,必须建立通畅胆道引流。

(3)并发症的处理:胆道出血的并发症主要是急性血液丢失,其次是大量血凝块将胆道完全阻塞,处理血凝块的方法有:

1)行内镜下括约肌切开术(EST):用Fogarty导管将血凝块取净,肝素溶液盥洗胆总管以解决梗阻。

2)放置鼻胆管引流(ENBD):进囊高脂餐的同时口服清热利胆药物。当Oddi括约肌功能良好时,进囊高脂餐可促进胆道排空,同时,清热利胆中药可利于胆汁的排泄,也可经ENBD导管滴注抗生素-肝素溶液冲洗胆道,防止胆管内凝血块、黏稠的胆汁及分泌的黏蛋白成为结石的核心。

3)当内镜处理血凝块不彻底或有一定困难时,需实施胆总管切开术。

3.选择性肝动脉栓塞  通过动脉造影发现动脉胆管瘘、动脉-门静脉瘘以及假性动脉瘤,即可确定活动性出血部位,随后采用可脱离球囊、微钢圈、氨基丙烯酸酶或可吸收明胶海绵等栓塞剂进行栓塞。选择性肝动脉栓塞的成功率为80%～100%,而其死亡率与并发症发生率均比外科手术低。

(1)选择性肝动脉栓塞适用于以下几种情况:①手术后胆道出血难以承受再次手术;②胆道出血经手术止血后再出血,肝动脉造影可以进一步了解有无解剖上的变异,肝动脉结扎是否有效,有无异常的侧支交通,并可选择性地将出血的血管栓塞;③患者的体质差,不能耐受手术;④医源性胆道出血,多用于经皮肝组织活检(PLB)、经皮肝穿胆道造影等检查后的胆道出血;⑤在行决定性手术前暂时的控制出血。

（2）不宜行选择性肝动脉栓塞治疗的情况：①不能达到超选择性插管者；②栓塞时导致广泛肝缺血者；③碘过敏者；④肝硬化门静脉高压者；⑤栓塞术后可导致肝功能不良者，应慎用；⑥合并肝脓肿者。

（3）与外科手术相比，选择性肝动脉栓塞有以下优点：①可同时了解出血部位和解剖情况；②方法简单、安全，无须麻醉及开腹手术，可免遭手术痛苦和危险，可为一般情况差而不能耐受剖脏手术的患者接受；③腹腔有炎症粘连者，手术并非易事，而行本方法无困难；④诊断和治疗可同时进行，且诊断明确，治疗及时；⑤可留置导管重复治疗；⑥严重的并发症如肝坏死、胆囊坏死等少见；⑦肝动脉侧支循环多，该方法止血更加可靠。

## 二、胆道损伤

（一）概述

胆道损伤大多数由手术引起，极小部分由外伤引起。外伤性胆道损伤很少单独发生，多伴有肝、十二指肠、胰腺和大血管损伤。医源性胆道损伤是指外科手术过程中造成的胆管损伤，是良性胆管狭窄最主要原因，多发生在胆囊切除及不适当的、粗暴的胆管探查时。

（二）病因

1. 病程因素

（1）手术解剖 Calot 三角区时关系不清，易造成胆道损伤。

（2）胆囊炎反复发作，使局部组织致密粘连、萎缩性胆囊炎、"瓷化胆囊"等。

（3）急性胆囊炎的炎症期，局部组织炎症水肿、疏松脆弱。

（4）胆囊颈或胆囊管结石嵌顿并与胆管粘连，即 Mirizzi 综合征。

2. 术者及手术条件方面的因素

（1）术者经验不足，对潜在危险因素重视不够，不熟悉局部解剖及其变异，缺乏应变能力。

（2）术者盲目自信或单纯追求速度及小切口；术中"想当然"，轻率判断解剖结构而贸然进行手术操作。

（3）术中显露不佳，参加人员配合不默契。

（4）手术操作不当，太过粗暴（胆道探子探穿胆总管下段）或过分牵拉胆囊管使胆总管和肝总管成角，三管关系不清，处理胆囊管时损伤胆管。

（5）术中出血，盲目钳夹、缝扎致胆道损伤。

（6）在 Calot 三角区过多地使用电刀分离组织或止血致胆道电灼伤。

（7）高位胆囊、肝内胆囊、萎缩性胆囊、肥胖患者等胆囊切除时难度较大，易致胆道损伤。

（三）分类

国内外文献就胆管损伤的分类迄今尚尤一个完整而系统的标准。目前，文献中提及较多的是 Bismuth 术后肝外胆管狭窄分类法，就胆道损伤，Bergman 的分类法较为全面。

1. Bergman 胆管损伤分型

（1）A 型：胆囊管或胆囊残端胆漏。

（2）B 型：胆总管损伤引起的瘘。

（3）C 型：孤立的胆管狭窄或胆漏。

（4）D 型：胆管完全性横断伤。

2. McMhon 胆管损伤分型　McMhon 针对腹腔镜胆囊切除术（LC）导致的胆管损伤提出

了分类标准：

（1）轻型胆管损伤：包括胆管撕裂范围小于胆管直径的 1/4 或者在胆囊管汇入胆总管处的撕裂伤。

（2）重型胆管损伤：指术后发生胆管狭窄，或有胆总管或肝总管的横断伤，或是胆总管的横断伤超过了胆总管直径的 1/4。

3. Bismuth 术后肝外胆管狭窄分型

（1）Ⅰ型：肝总管下段损伤，狭窄距离肝管分叉＞2cm。

（2）Ⅱ型：狭窄距离肝管分叉＜2cm。

（3）Ⅲ型：狭窄位于肝管分叉下方，左、右肝管汇合部完整，左、右肝管系统仍然相通。

（4）Ⅳ型：狭窄位于左、右肝管汇合部，左、右肝管不相通，或左、右肝管汇合部有狭窄，通常分叉的顶部和后壁胆管组织仍然保存。

（5）Ⅴ型：Ⅰ型、Ⅱ型或Ⅲ型＋右侧副肝管或迷走胆管狭窄。

（四）辅助检查

1. 实验室检查　肝功能检查中胆红素、转氨酶及碱性磷酸酶（ALP）升高。其中，碱性磷酸酶的敏感性最高，在胆管修复成功后碱性磷酸酶值在术后往往无法降至正常水平。此外，腹水中胆红素也会升高。

2. 影像学检查

（1）B 超检查：为无创性检查方法，对有胆管损伤引起黄疸的患者，能反映胆管损伤的程度、范围及有无继发性结石。B 超能检出腹水及膈下感染灶，并可在超声引导下穿刺腹水诊断。

（2）CT 检查：CT 是早期诊断的重要手段，可提供肝脏大小、形态或胆管扩张等情况，还对鉴别胆管炎或黄疸等其他病因也有帮助。

（3）超声内镜（EUS）检查：EUS 将高频探头附在内镜前端，能清楚显示胆道，区别胆管结石及占位，检出狭窄部位。

（4）经皮肝胆管造影术（PTC）检查：PTC 对胆管扩张患者的诊断成功率几乎达到 100%，能直接显示胆管狭窄部位、扩张程度和范围、胆管损伤胆汁渗出部位；对需要延迟手术的患者也可行 PTCD。但完全梗阻时 PTC 不一定能看到损伤以下部位肝管情况。

（5）内镜逆行胆胰管造影术（ERCP）检查：ERCP 检查可分析判断胆管损伤部位、肝内胆管系统扩张程度及肝胆管形态、胆管狭窄的程度等。

（6）磁共振胆胰管造影术（MRCP）检查：可明确胆道梗阻的部位、范围、程度及异常胰胆管的特征，准确率为 91.4%。目前认为，MRCP 这一无创性检查有望取代 ERCP。

（7）T 管或引流管造影检查：能了解损伤以上部位胆管情况，尤其是损伤引起胆瘘的情况。

（8）瘘管造影检查：通过胆汁外瘘的瘘管做 X 线造影检查，可了解损伤部位及近端胆管情况。

（五）诊断

1. 外伤性胆道损伤　常有右上腹持续性疼痛，表现为腹膜炎体征，常合并其他脏器损伤的临床表现（如失血性休克等）。开放性损伤患者可见伤口有胆汁渗出，剖腹探查可见局部有胆汁流出。

2.医源性胆道损伤

(1)术中发现胆道损伤:术中发现被损伤的胆道有胆汁流出。

(2)梗阻性黄疸:胆囊切除术后 24～48 小时,如患者出现黄疸,并呈进行性加重,即应考虑有胆管损伤的可能。胆管在术中被缝扎或结扎,术后很快表现为完全梗阻性黄疸;若切断或撕裂肝外胆管,可为不完全性梗阻;数月至数年后因引起的肌管纤维狭窄表现出日益频繁的间歇性梗阻性黄疸。

(3)胆瘘:术后胆汁可以自引流物或手术伤口流出,需要鉴别是来自胆囊床副肝管损伤还是胆总管肝管损伤。如来自胆囊床,胆汁量应逐渐减少,并自行闭合,一般 3～5 天即可愈合。

(4)胆汁性腹膜炎:如果胆汁外漏引流不畅引起局限性和弥漫性腹膜炎,患者会出现黄疸、腹痛、腹胀等症状,并可有全身中毒表现。

3.良性胆管狭窄

(1)复发性胆管炎:术后胆管狭窄的患者在手术数月或几年后的首发表现是偶发的胆管炎。发热、寒战、腹痛和黄疸见于大多数患者,并反复发作。

(2)狭窄胆管近端易形成结石。

(3)胆汁性肝硬化或门静脉高压症:在胆管狭窄和感染的基础上,胆管炎反复长期发作,将导致肝脏功能损害,有 20%～30% 的患者最终将发展为胆汁性肝硬化和门静脉高压症,产生腹水、囊管静脉曲张破裂出血等症状。

(六)治疗

无论是医源性胆道损伤还是外伤性胆道损伤,一定要及时发现、及时处理,处理及时与否直接影响其预后。

1.术中及时发现的胆道损伤

(1)胆管裂隙伤:处理这类损伤的方法大致有以下三种:①胆管旁引流:对于较小的胆管裂隙伤,可将双套引流管置于损伤的裂隙旁,术后持续负压吸引 3～4 天后改为自然重力引流,一般可望 2～3 周内创面自行愈合;②直接缝合法:可用于长 0.5 左右且位置靠近肝门不便放置 T 管的裂伤。操作时创缘一般不宜做修整,可用 7—0～5—0 无损伤针线间断缝合,黏膜对合应准确。在损伤下方另做切口置 T 管支撑,术后 3～6 个月拔除此管;③T 管引流法:可在胆管裂隙处直接放置相应口径的 T 管,必要时可人为延长裂隙长度后再放入 T 管。术后 14～21 天常规胆道造影后拔除 T 管。

(2)胆管壁缺损伤:由于此类患者胆管壁或多或少存有缺损,因此,若直接缝合创口,术后狭窄可能性大,尤其是缺损面积较大时切忌强行缝合。稳妥的处理方法应是采用自身组织修复缺损区。目前,临床上常用的有胃壁、空肠壁或圆韧带。有报道认为,采用胃壁修复是一种较为简便的办法,因为胃小弯前壁紧靠胆总管,操作时不需做任何复杂的游离,仅将胃壁的浆膜面缝合于胆管创缘上即可。此外,还有应用带血管蒂的胆囊瓣修补缺损胆总管并获成功的病例。上述方法胆管内均应放置 T 管支撑引流。

(3)胆管横断伤:长期以来,在处理胆管横断伤时,断端吻合术以其能维持胆道及肠道正常生理功能及解剖结构而常被作为首选方法。但由于生理状态下胆管管径很细,加之胆汁对创面的刺激作用、修复时的组织创伤及术后缝线残留等,均为后期吻合口纤维瘢痕形成及胆管狭窄提供了条件。因此,手术操作过程中应做到下列两点:①确保吻合口无张力,可适当游离两端胆管,但需注意保护胆管壁的血供,必要时可行后腹膜 Kocher 切口以游离胰头十二指肠,甚至游离肝周韧带后下拉肝脏使胆管两端尽量靠拢而无张力;②手术操作时应遵循显微外科原则,术者应做到仔细、准确,操作时可选用 4—0 可吸收缝线间断缝合,黏膜对合要准确。与断端吻合术比较而言,胆肠内引流是处理胆管横断伤相对稳妥的术式,但由于术中破坏了胆道生理功能及解剖结构,术后并发症多。这里值得注意的是,由于空肠的长度和游离度可以充分满足各种胆—肠吻合术的要求,吻合口一般不至于有张力,加之空肠血供较胆管更丰富,愈合能力强,对于胆管横断面对合不良或创缘缺损较长(如超过 1.5cm),或胆管游离不良等情况,应选择胆肠内引流,其中以胆管—空肠 Roux—en—Y 吻合为首选。

2.术后发现的胆道损伤

(1)胆管破损或横断伴胆汁性腹膜炎:若发现于术后 24 小时以内,手术探查局部解剖清晰,炎症局限且水肿较轻者,可考虑Ⅰ期手术。对于发现在 24 小时以后的胆道损伤,由于局部组织炎性水肿大多已很明显,此时不宜做任何决定性手术,否则会给患者带来更加严重的后果。针对这类患者,应采取及时有效的胆管内置管外引流及腹腔引流术,实现过渡性治疗,3～6 个月后再行Ⅱ期胆道重建手术。

(2)胆管完全结扎:胆管完全结扎者术中常难以发现,术后大多因出现完全性胆道梗阻症状及体征而得以发现。传统的处理方法是,尽可能延缓手术时机,旨在使近侧胆管扩张,以便于创建足够大的胆—肠吻合口。值得注意的是,梗阻时间越长,对肝脏功能损伤越严重,患者全身情况越差。针对这种情况,临床上常以 B 超动态测量近侧端胆管直径为准,在胆管内径达到 1.0cm,并维持 2 天后即可手术,这样既有利于操作,又不至于过分损伤肝脏功能。

(王鹏)

# 第十一节　先天性胆道疾病

## 一、先天性胆道闭锁

(一)概述

先天性胆道闭锁是胆道先天性发育障碍所致的胆道梗阻,是新生儿长时间梗阻性黄疸的主要原因之一。病变可累及整个胆道或仅为肝内或肝外的部分胆管,其中以肝外胆道闭锁多见,占 85% 左右。发病男女比例约为 1：1.5。

(二)病因

具体病因尚未完全了解,主要有以下两种学说:

1.先天性发育畸形学说　胚胎早期(为胚胎期 2～3 个月),原始胆管已形成,因上皮细胞过度增殖,胆总管和胆囊管的管腔一度消失,以后,随着腔内上皮细胞空泡化并相互融合重现胆道系统。若此时发育障碍,胆管无空泡化或空泡化不完全,则形成胆道全段或部分闭锁。本病与染色体异常有关,常合并下腔静脉缺如、门静脉异位、内脏易位等。

2.病毒感染学说　越来越多的学者认为,该病可能是病毒感染引起的获得性病变而不是先天性疾病。胎儿期或新生儿期病毒感染引起肝脏或胆道炎症胆管内皮细胞及胆管周围纤维组织增生,导致胆管纤维化、闭塞。出生后炎症可持续进行,闭塞程度及累及范围进一步加重。乙型肝炎病毒是主要致病病毒,母亲常为乙型肝炎病毒携带者,通过胎盘传给婴儿。

（三）病理

胆道先天性发育畸形大多为胆道闭锁，少数为狭窄改变。胆道梗阻性黄疸可致肝细胞损害，病变为胆汁性肝硬化，严重程度与胆道梗阻时间长短有关。肝脏体积增大 1～2 倍，暗绿色，质硬，表面呈结节样改变。镜下可见小胆管增生，管内有胆栓，管周有炎性细胞浸润，汇管区有纤维化，也可见到一些巨细胞性变。

（四）分型

Ⅰ型：胆总管闭锁。根据闭锁部位有：①单纯胆总管闭锁；②胆总管、胆囊闭锁；③胆总管远端闭锁。其肝内胆管及左、右肝管和肝总管基本正常，多可手术矫正，又称为可矫形，此型只占胆道闭锁的 10% 左右。

Ⅱ型：肝外胆管闭锁。包括：①肝外胆管闭锁、胆囊有腔；②肝外胆管及胆囊闭锁；③肝总管及左右肝管闭锁三种情况。此型占胆道闭锁的多数，过去被视为不可矫正型。现已证明，闭锁的肝外胆管呈纤维索状，由炎性瘢痕组织构成，位于门静脉与肝动脉前方，向上可至肝门，达到门静脉分叉的上方，相当于门静脉后壁水平，形成较大纤维组织硬块，其上方可见扩张的胆管，即所谓"胆汁湖"，是手术必须解剖的部位。另有部分病例在肝门处纤维组织中有细小胆管通过，切除这些纤维组织及肝门部表面肝组织，可使盲闭的小胆管开放，引出胆汁。

Ⅲ型：肝内胆管闭锁。肝内、外胆管全部闭锁或肝内及近侧肝外胆管闭锁。此型病例不多见，不能施行任何引流手术。

（五）临床表现

1.黄疸　梗阻性黄疸是本病最突出的表现。一般为生后 1～2 周出现，随时间推移逐渐加重。皮肤、巩膜由金黄色逐渐加重直至绿褐或暗绿色。尿的颜色随黄疸加重逐渐变为茶色。粪便呈淡黄色或浅米灰色，后期可变为陶土色粪便，晚期血中胆色素浓度高，可经过肠黏膜进入肠腔，粪便可略转黄。2～3 个月后可发生出血倾向及凝血功能障碍。

2.营养及发育不良　最初患儿情况良好，营养发育正常，表现与黄疸深度不符。随后营养及发育情况逐渐恶化，至 3～4 个月时出现营养不良、贫血、发育迟缓和反应迟钝等。

3.肝肿大　随着黄疸的逐渐加深，患儿的肝肿大明显，边缘清楚，质地较硬，至脐，晚期可达右臂窝。2～3 个月即可发展为胆汁性肝硬化及门静脉高压症。

4.晚期表现　胆汁性肝硬化、门静脉高压及皮肤、黏膜出血倾向和重度营养不良、腹壁及食管静脉曲张、脾肿大、肝昏迷，如不治疗在 1 岁内死亡。

（六）辅助检查

1.生物化学检查　血胆红素以直接胆红素升高为主，尿胆原及粪胆原为阴性。测定碱性磷酸酶，血清亮氨酸肽酶、血清 5'—核苷酸酶、血清谷丙转氨酶有一定参考价值，尤其在与新生儿肝炎鉴别时，上述酶活性明显增高。

2.影像学检查

（1）B 型超声波：可显示肝内外胆道情况。

（2）磁共振胆胰管成像（MRCP）：可显示肝内、外胆管及胆囊的情况。

（3）经皮经肝胆道造影（PTC）和/或内镜逆行胰胆管影（ERCP）：可了解肝内胆管结构，为手术方法提供依据。

3.腹腔镜或早期手术探查　术中行肝穿刺逆行胆管造影可靠性更高。

4.肝穿刺活检　对肝细胞性肝炎诊断价值较大。

（七）诊断

凡出生后 1～2 个月出现持续性黄疸,白陶土色大便,伴肝肿大者均应怀疑本病。下列各点有助于确诊:

1.黄疸超过 3～4 周仍呈进行性加重,对利胆药物治疗无效;对苯巴比妥和激素治疗试验无反应;血清胆红素呈持续上升。

2.十二指肠引流液内无胆汁。

3.B 超检查显示肝外胆管和胆囊发育不良或缺如。

4.$^{99m}$Tc—EHIDA 扫描肠内无核素显示。

诊断宜尽早确定,反复观察,拖延病程至 2 个月以上多失去手术治愈机会。

（八）鉴别诊断

1.新生儿肝炎　这两种疾病的鉴别最为困难。以往认为,胆道闭锁手术要在短期内实行,而新生儿肝炎则绝不能接受手术,因手术将加重病情和增加死亡率。近年来,通过大量的实验研究和临床调查,大多数学者已经倾向认为胆道闭锁与新生儿肝炎综合征可能是同一种病变的不同病理改变。临床实践已证实,对于新生儿肝炎,特别是对于占大多数的以胆汁淤积和梗阻性黄疸为临床表现的新生儿肝炎综合征,通过外科手段来进行胆道冲洗治疗,可取得较好的疗效,所以,对于胆道闭锁与新生儿肝炎的区分已显得不是那么重要。以下简单介绍两者的鉴别方法,仅为判断病情提供参考。

临床上的主要鉴别要点:①黄疸:肝炎一般较轻,黄疸程度有波动性改变,而胆道闭锁则为持续存在,进行性加重;②粪便:胆道闭锁较早出现白陶土色大便且持续时间较长。值得注意的是,在病程晚期白陶土样大便也可变淡黄,主要是因为肠液也含有大量胆红素所致。而新生儿肝炎可为间歇性出现的白色大便,可有黄色便;③体征:胆道闭锁者肝硬化、脾肿大多较肝炎者为重;④病程:胆道闭锁多于 1 岁内死亡,而新生儿肝炎可自愈或好转。当然,新生儿肝炎也有发展为完全性胆道闭锁者。

2.新生儿胆汁黏稠综合征　常见于严重脱水、新生儿溶血性疾病、新生儿肝炎、药物性(维生素 K、磺胺等)原因等。因本症小胆管内有大量淤滞的胆汁,所以与胆道闭锁极为相似,但经补液、抗炎等治疗可治愈。如不好转,应手术探查,证实本症后,可行胆囊造瘘、肝内外胆管冲洗。

3.先天性胆管扩张症　少数本病患儿可在新生儿期出现黄疸并持续存在,粪便可呈灰白色,尿色深黄,但黄疸与粪便的颜色有时可好转。部分患儿右上腹可触及囊性肿块,行 B 超检查可发现扩张的胆总管呈囊状,两者较易鉴别。

4.新生儿溶血症　新生儿溶血较严重时可出现黄疸,伴有肝、脾肿大。其特点是患儿的黄疸多呈亮黄色,即所谓的“阳黄”;而胆道闭锁则为暗黄色,即所谓的“阴黄”。血象中可见新生儿溶血症的周围血中有大量的破碎红细胞,其以间接胆红素升高为主,多较易鉴别。与胆道闭锁不同的是,本症患儿粪便颜色为黄色或深黄,但严重时胆红素在毛细胆管内滞积形成“胆汁淤积”的病例,可出现灰白色大便。

5.先天性肥厚性幽门狭窄　偶可发生黄疸,有专家认为,可能是频发呕吐引致脱水和营养不良,降低了肝脏内葡萄糖醛酰转移酶的水平,使间接胆红素不能有效地结合为直接肌红素而从肝脏清除,因而出现黄疸。其临床表现以不含胆汁的呕吐为主要特征,右上腹或中上腹部可触及橄榄样肿块,当手术矫治后黄疸多随即消失。

6.先天性梅毒　部分病例可见持续性黄疸存在,脾脏肿大。可根据梅毒的其他症状、父母病史、母亲和婴儿的康华反应、长骨的 X 线片病变表现等,多可获得诊断。

7.其他原因所致黄疸　先天性非溶血性黄疸、间接胆红素增高型(Gilbert 综合征)的重型、暂时性家族性高胆红素血症(Lucey－Driscoll 综合征)、生理性黄疸、窒息、颅内出血、低血糖症、头颅血肿或其他部分皮下血肿、早产、新生儿感染、败血症、半乳糖血症、甲状腺功能低下的克汀病等,均可于初生不久即出现黄疸、生理性黄疸过重或持续时间过长。以上疾病所致的黄疸因各有其临床或实验室特征,易于同胆道闭锁相鉴别。

（九）治疗

本病的治疗主要为通过手术重建胆道通路。手术时间最好在出生后 2 个月以内,超过此限多已发生不可逆的胆汁性肝硬化,远期预后不良。手术前准备十分重要,术前 3 日补充维生素 $K_1$、维生素 C 及维生素 A、D,并积极营养支持。

1.胆道重建

（1）尚有部分肝外胆道通畅、胆囊大小正常者,尽利用胆囊或肝外胆管与空肠行 Roux－en－Y 吻合。

（2）肝外胆管完全闭锁、肝内仍有胆管腔者,可采用 Kasai 术。手术要点在于充分解剖肝门三角,暴露残余的肝管。肝门三角系门静脉分叉前的原肝胆管所在处肝表面三角形成纤维组织块,手术中将该组织沿肝表面完全切除,恰好显露残余胆道,即可行肝门－空肠 Roux－Y 吻合。术后 1 周内应有胆汁引出。两周后仍无胆汁流出,则应再次做肝门探查,切除残余纤维组织及增生的肉芽组织。可以经 Y 襻肠管造瘘口,用胆道镜检查及切除肉芽组织。因新生儿和婴儿消化道多胀气,压力高,常引起反流和感染,造成反流性胆管炎,故吻合术中的防反流措施是保证手术后存活率的一项重要技术。

影响 Kasai 手术效果的因素有:①早期手术,胆汁引流后使肝脏功能得到恢复;②解剖肝门,切除肝门部纤维组织,寻找扩张胆管或找到细小有胆汁流出的胆管是手术成功的关键所在;③术中肝门处只能用压迫止血,禁止用电灼或缝扎止血,以免损伤小的胆管;④防治反流性胆管炎,对保证胆汁通畅引流,减少吻合口狭窄,防止门静脉高压症的发生和发展至关重要。

2.肝移植术　肝内外胆道完全闭锁和 Kasai 术后无效者,应行肝移植手术。小儿异体肝排斥较易控制,母亲或亲属供部分肝即可满足婴儿原位肝移植的需要。

## 二、先天性胆管扩张症

（一）概述

先天性胆管扩张症是一种伴有胆汁淤积的先天性胆道畸形,可发生于肝内、外胆管的任何部分,好发于胆总管,曾称之为先天性胆总管囊肿,可导致胆管梗阻、胆道感染、结石形成、淤胆性肝硬化和囊肿穿孔,甚至恶变。

本病好发于东方国家,尤以日本常见。女性多见,男女之比约为 1：(3～4)。幼儿期即可出现症状,约 80％病例在儿童期发病。

（二）病因

病因未完全明了。胆管壁先天性发育不良及胆管末端狭窄或闭锁是发生本病的基本因素,可能原因有:

1.先天性胰胆管连接异常　胰管、胆管、十二指肠正常解剖为胆总管与胰管相交夹角为锐角,胰胆管共同通道,胆总管压力高于胰胆管共同通道压力,不会发生胰液向胆管逆向流动。由于胚胎期发育异常,胰胆管汇合处距 Vater 壶腹 2cm 以上,胆总管以直角或接近直角与胰管相连,胰管内压力高于胆总管内压力,胰液反流进入胆总管,破坏管壁弹性纤维,使管壁失去张力,发生扩张。

2.先天性胆道发育不良　胚胎期,原始胆管增殖为索状,以后再空泡化贯通,如胆管上皮增殖发育不平衡或胚胎发育过程中胆道过度空泡化以及病毒感染等,可致胆管壁薄弱而发生囊性扩张。

3.遗传因素　有些学者认为与性染色体有关,但未得到证实。

(三)病理及分型

病理根据胆管扩张的位置和形态,可分为五种类型,据此选择不同的手术治疗。

Ⅰ型:囊性扩张。临床上最为常见,约占总数的 90%。呈梭形或球形,体积小者如核桃,大者积液可达数十至数百毫升。可累及胆总管的全部或部分,扩张部远端胆管严重狭窄,左、右肝管及肝内胆管正常。

Ⅱ型:憩室样扩张。胆总管侧壁扩张,外形如憩室,此型少见。

Ⅲ型:胆总管开口部囊状脱垂,位于胆总管末端十二指肠开口处,囊状扩张脱垂可进入十二指肠形成部分梗阻。

Ⅳ型:肝内、外胆管扩张。肝外和肝内胆管同时出现多发性、形态大小不一的囊状扩张。

Ⅴ型:肝内胆管扩张(Caroli 病)。肝内胆管呈节段性囊状或柱状扩张,是一种染色体隐性遗传所致的先天性疾病,对胆石病、胆管炎和肝脓肿有明显的易患趋势,常可并发先天性肝纤维化和髓质海绵肾。Caroli 病无典型临床表现,但癌变率高,可视为癌前病变。可分为 2型:Ⅰ型为单纯型,多伴有肝内胆管结石,表现为反复胆道感染;Ⅱ型为汇管区周围硬化型,以肝、脾肿大及门静脉高压、上消化道出血为特点。

先天性胆管扩张症的患者胆道多呈慢性梗阻改变,可反复发生胆管炎,随病程进展可发生不同程度的肝硬化。囊肿主要表现为囊壁内膜肥厚达 3~5mm,因淤胆继发感染,形成黏膜溃疡和囊内结石。囊壁长期慢性炎症可导致癌变。

(四)临床表现

典型临床表现为腹痛、腹部肿块和黄疸三联症状,称为胆总管囊肿三联征。就诊时多数仅出现其中一个或两个症状,少数同时出现三个症状。

1.腹痛　位于右上腹,疼痛性质及程度不一,多为阵发性,如伴感染,可呈持续性疼痛,也可为钝痛;如伴黄疸发生梗阻,可出现剧烈疼痛。

2.腹部肿块　于右上腹可触及肿块,边界清楚,表面光滑,囊性感,有一定弹性;肿块常可左右推动,但上下移动受限。并发感染时常有触痛。

3.黄疸　合并感染时可出现黄疸持续加深,体温上升达 38℃~39℃,黄疸加深时大便颜色变浅,尿色加深。

球形胆总管囊肿多为偶然发现无症状球形肿物,常见于 1 岁以内婴儿,偶有一过性黄疸及发热,系继发感染所致,同时出现腹痛者较少。梭形扩张类型多见于学龄前及学龄儿童,以腹痛及黄疸为主,梭形肿物较小,不易摸到,右上腹可有压痛。胆总管口囊状脱垂型表现以黄疸为主,肝内型肝脏体积可增大。病程晚期可出现胆汁性肝硬化及门静脉高压,少数病例囊肿破裂可引起胆汁性腹膜炎。

（五）辅助检查

1.生物化学检查 血、尿淀粉酶的测定在腹痛发作时应视为常规检查,有助于诊断,可提示本症有伴发胰腺炎的可能或提示有胰胆管异常合流,反流入胆管的高浓度胰淀粉酶经毛细胆管直接进入血液而致高胰淀粉酶血症。同时测定总胆红素、5'-核苷酸酶、碱性磷酸酶、转氨酶等值均升高,在缓解期恢复正常。在无症状病例,生物化学方面检验则正常。

2.B型超声显像 具有直视、追踪及动态观察等优点。如胆道梗阻而扩张时能正确地查出扩张的部位、程度和范围,其诊断正确率可达94%以上,应作为首选的检查诊断方法。

3.经皮肝穿刺胆道造影(PTC) 在肝内胆管扩张病例易于成功,可清晰地显示肝内胆管,明确有无胆管扩张和扩张的范围。应用于黄疸病例可鉴别其他原因所致的梗阻,由于现代非创伤性检查方法的发展,现已少用。

4.MRCP及CT 可较直观地反映出胆管扩张情况及是否合并癌变等情况。

5.经内镜逆行胰胆管造影(ERCP) 借助于十二指肠镜可经乳头开口插管将造影剂直接注入胆管和胰管内,查明胆管扩张的范围和梗阻部位,并能显示胰胆管共同通道的长度和异常情况。

在临床诊断时,一般首先进行超声检查和生化测定,如体格检查扪及腹块,则诊断即可确立。如体格检查未能扪及肿块,而超声检查疑似诊断,则可进行CT、MRCP和ERCP等检查。

（六）诊断

有典型的"三联征"及反复发作胆管炎者。"三联征"俱全者仅占20%～30%,多数患者仅有其中1～2个症状,故对怀疑本病者需借助其他检查方法确诊。绝大多数囊肿可被B超检查或放射性核素扫描检出,PTC、ERCP、胆管造影等检查对确诊有帮助。

（七）鉴别诊断

本病在婴儿期主要应与胆道闭锁和各种类型的肝炎相鉴别,依靠超声检查有助于诊断。小儿常见的腹膜后及腹腔内肿物,如肾积水、肾胚胎瘤、畸胎瘤、神经源性肿瘤、肝肿瘤、肠系膜及大网膜囊肿等,通过B型超声、钡餐检查和肾盂造影等多可鉴别。伴腹痛者注意与肠套叠、肠重复畸形、肠憩室、胆道蛔虫和胆囊炎鉴别。如合并结石形成时,易于同胆囊结石相混淆。

（八）治疗

治疗原则上应早期诊断,早期手术治疗。

1.囊肿造瘘外引流术 有利于控制感染,缓解症状,并可使囊肿得到一定程度的缩小,多用于抢救和严重感染的病例。

2.囊肿切除胆道重建术是根治本病的首选方法。切除囊肿后行近端肝总管空肠Roux-en-Y式吻合。大型囊肿全部切除,损伤及失血量均太大,因此,多采取分层切除法,即囊壁的游离部分全层切除,肝十二指肠韧带部分只剥除内膜层,肝总管口处留一喇叭口以便扩大吻合口,十二指肠入口尽量切除。胆道重建一般采用肝总管与空肠Roux-en-Y吻合。

北京儿童医院设计了短空肠弧Roux-Y楔形吻合加矩形瓣防反流手术,既解决空肠上提、血管选择困难,也改变了反流通道方向,加上矩形瓣的防反流作用;收到较好的效果。另设计短段空肠间置于肝总管和十二指肠之间加做矩形瓣防反流,解决了引流通道迂曲、冗长的问题,并获得较为满意的防反流效果。此外,再造的胆道引流至十二指肠降部符合自然解剖关系,但手术比 Roux－en－Y 多一个吻合。此手术间置空肠再造胆道的缩短,关键在于解决反流。矩形瓣的设计,是在再造胆道(间置的空肠)与十二指肠吻合处,将间置的空肠与十二指肠向近端方向并拢缝合 5cm,使两肠壁形成 5cm 长、肠半周宽的一矩形瓣。但缝合以前先将该段的空肠壁半周浆肌层切除,将裸露的黏膜部分与十二指肠前壁贴附缝成一个两面黏膜、中间一层浆肌层的矩形瓣。由于间置空肠侧只有黏膜失去弹性,并拢后肠腔被压瘪,胆汁通过的阻力增高,相当于正常胆道内压,即可防止正常蠕动食物反流。如因蠕动亢进或肠梗阻使十二指肠内压上升,则将进一步压瘪此毗邻的再造胆道,可阻止高压肠内容进入胆道。经动物试验已证明,用 5cm 矩形瓣,胆道内压及防反流压最符合临床要求。小于 2cm 或大于 10cm 则效果不良。临床患者在手术台上试验与术后钡餐随诊证明防反流满意。

3. 对于 Caroli 病,如病变局限,可行病变肝段(叶)切除术;如病变累及全肝或已并发肝硬化,可考虑施行肝移植手术,单纯引流手术对患者帮助不大。

4. 囊肿－十二指肠吻合可解除梗阻,但由于仍然保留了囊肿,仍可发生胰液及肠液反流,造成感染、结石等后期并发症。尤其是不能避免癌变,不推荐使用。

5. 肝内胆管囊性扩张病例,但病变局限在半肝范围之内,可行肝部分切除手术。

6. 手术的经验与有关问题讨论

(1)术前对胆管囊肿的部位、范围及病变特点必须有全面胆道疾病的了解,尤其是肝内病变的范围及特点、肝叶增生与萎缩的不对称变异,以及胰胆管汇合部的特点,依据现代影像诊断技术是不难做到的。搞清上述病变特点对手术方式的选择有十分重要的意义,如肝内胆管有扩张囊肿或合并结石感染时,在未能解决高位胆管狭窄和肝内胆管感染灶的情况下,行胆－肠吻合术往往会加重反复发作的胆管炎症状。

由于肝外胆管囊肿有许多合并肝内胆管囊肿,即Ⅳ型,有报道此类可高达 37％,是临床比较难处理的一种类型,在切除肝外囊肿的同时,如肝内囊肿合并有结石或反复发作性胆管炎,且局限于一侧肝叶时,最好同时切除病变肝叶。

(2)单纯肝外胆管的囊状扩张是胆总管囊状扩张症中最常见的一种类型,根据以往行囊肿空肠吻合术后再手术病例的经验,目前的观点越来越趋向行囊肿的切除术。尤其是成人的肝外胆管囊肿首次手术应力争行囊肿切除术。

(3)胆总管囊肿远端的处理,原则应尽量低位的切除,沿囊肿壁一直分离达胰腺组织内,需细致结扎囊壁周围的细小血管,但常常在宽大的囊肿壁内找不到狭窄的胆管出口,为避免损伤主胰管,可保留部分末端胆管壁,尽可能将残留胆管壁黏膜切除,缝合关闭残端时要严密并减少死腔并在此处放置外引流管,以免术后发生胰瘘。

(李光新)

# 第十二节　门静脉高压症

## 一、概述

门静脉高压症是指门静脉系统血流受阻和/或血流量增加、血液淤滞,导致门静脉及其属支血管内静水压升高($>2.45kPa$ 即$>25cmH_2O$),并出现脾脏肿大或伴有脾功能亢进、门腔侧支循环形成及腹水等临床表现。正常门静脉压力为 $1.27\sim2.35kPa$($13\sim24cmH_2O$),平均

1.76kPa(18cmH$_2$O)。

## 二、病因

门静脉高压症的发病原因迄今仍不完全清楚,门静脉血流受阻是发病的主要原因,但不是唯一的原因。我同门静脉高压症患者中 90%以上是由肝脏疾病引起,在这类疾病中肝硬化最为常见。先天性门静脉闭塞、门静脉纤维化、门静脉或脾静脉血栓或受压、动脉－门静脉瘘均可引起肝前型门静脉高压症。由缩窄性心包炎、Budd－chiari 综合征引起的门静脉高压症为肝后型门静脉高压症,它是由于肝静脉血液回流受阻所造成的。特发性门静脉高压症,实际上是指那些原因不明的患者,有人认为,由肝内门静脉硬化病引起,或是与胶体在狄氏间隙沉积及肝内门静脉小分支血栓形成有关;但也有人认为,此类患者属 Banti 综合征的范畴,其起因可能与脾脏病变有关。肝炎由于肝细胞破坏与水肿以及肝脏灭活血管活性物质能力的下降亦可造成门静脉高压症。门静脉高压症还可以继发于腹腔内感染如急性阑尾炎、腹膜炎、胆道感染;脾切除、分流术及胆道手术以后;高凝状态如髓外造血、口服避孕药、胶原病、游走性静脉炎等。胰腺炎等疾病还可引起区域性门静脉高压症。这些虽属少见的门静脉高压症,但其引起的门静脉高压症的并发症仍需要以外科手段来治疗。无论何种疾病引起的门静脉高压症,其根本的原因是由于门静脉血液回流障碍,20 世纪 30 年代,美国长老会医院学派的理论也是当前较为普遍的看法。他们根据肝硬化时肝内血管受到增生纤维和再生结节的压迫或肝外门静脉主干的梗阻引起门静脉血回流障碍而使门静脉压升高的现象,将脾肿大、门－体侧支循环形成引起的食管静脉曲张和腹水都归因于门静脉血流的阻滞,而否定了以前 Banti 提出的脾毒素理论。但随着近年来对门静脉高压症血流动力学广泛深入的研究,人们发现,肝硬变病理程度及脾脏大小与门静脉压力无明显关系。除此之外,国内外学者的大量研究工作证实,肝脏发生病变时,多种血管活性物质和激素在肝脏内的灭活减少,从而使这些递质在血中浓度发生改变,他们可以通过影响内脏血管的阻力和血流量来影响门静脉的压力。

## 三、临床表现

1.病史　常有慢性肝炎病史,尤以乙型肝炎最常见。门静脉高压症多见于 30～50 岁男子,病情发展缓慢。

2.症状

(1)脾肿大、脾功能亢进,一般于门静脉高压症时最早出现,大者可达脐部。早期脾脏质软且活动;晚期质地变硬,活动度减少。门静脉血流受阻或血流量增加均可引起脾脏充血性肿大,长期脾窦充血,可引起脾内纤维组织增生和脾髓细胞增生,血细胞的机械破坏增加。另外,脾脏内单核巨噬细胞增生也是引起脾肿大的原因。脾肿大越明显,脾功能亢进越明显,患者表现为全血细胞减少。

(2)上消化道出血,约占 25%,表现为出血量大且急。因肝功能损害使得凝血酶原合成发生障碍,又因脾功能亢进使血小板减少,以致出血不易自止。患者耐受出血能力较正常人差,约有 25%患者在第一次出血时因失血引起严重休克或肝组织严重缺氧导致急性肝衰竭而死亡。部分患者出血常复发,第一次出血 1～2 年,约有半数患者可再次出血。

(3)腹水:腹水是肝功能受损的重要标志,它也受门静脉压力增高的影响,患者出现腹水后,常伴有腹胀和食欲减退,少量腹水患者在排尿后可在膀胱区叩诊呈浊音,中度腹水患者可叩及移动性浊音,大量腹水患者可见蛙状腹。

3.体征 体检时触及脾脏,提示可能有门静脉高压,如有黄疸、腹水、前腹壁静脉曲张等体征,表示门静脉高压严重。如果能够触及质地较硬、边缘较钝而不规整的肝脏,肝硬化的诊断就能成立,但是有时硬化的肝脏难以触到,患者还可以出现慢性肝病的其他征象如蜘蛛痣、肝掌、睾丸萎缩、男性乳房发育等。

## 四、辅助检查

1.实验室检查

(1)血常规:脾功能亢进时,血细胞计数减少,以白细胞和血小板下降最为明显。出血、营养不良、溶血等均可引起贫血。

(2)粪常规:上消化道出血时出现柏油样便或隐血实验阳性。

(3)肝功检查:可反映在血浆白蛋白降低,球蛋白升高,白蛋白、球蛋白比例倒置。

许多凝血因子在肝脏合成,加上慢性肝病患者常有原发性纤维蛋白溶解,故常伴有凝血酶原时间延长,还应做肝炎病毒免疫学以及甲胎蛋白检查。

2.影像学检查

(1)B型超声和多普勒超声:提示肝脏萎缩、多发点状强回声、脾肿大、门静脉主干或脾静脉、肠系膜上静脉增宽,有时可探及腹水、门静脉内血栓及逆肝血流形成。

(2)CT扫描:对门静脉高压症及其病因学诊断具重要意义,肝内型的CT图像表现有肝脏体积缩小,可见肝裂增宽和肝门区扩大,肝表面高低不平,肝脏密度不均可见局灶性低密度灶,并可见脾脏明显增大,门静脉主干扩张,还会出现侧支血管扩张和扭曲,还可见到较大量腹腔积液,对肝外型门静脉高压也具有重要意义,可提示门静脉及属支血栓形成及闭塞情况。

(3)食管钡餐检查:在70%~80%的患者显示明显的静脉曲张。食管充盈时,食管黏膜呈虫蚀样改变,食管排空后,曲张静脉为蚯蚓样或串珠样充盈缺损影。

(4)门静脉造影检查:亦对诊断有帮助,但属非常规检查。在有需要及条件许可时进行此类检查。方法:术前在右侧第九或第十肋间隙和腋中线交叉处经皮穿刺肝脏,行门静脉造影,可以确定门静脉主干有无阻塞,也即是可确定肝内型或肝外型。由于病变肿大肝脏在穿刺后可发生出血,门静脉造影一般直接在术前进行。术中直接测定自由门静脉压是最可靠的诊断方法。如果压力超过30cmH$_2$O,则诊断肯定。方法是应用一根标有刻度的,长约60cm的细玻璃管,连接在暂用血管钳夹住的塑料管和穿刺针上,管内充满等渗盐水,测定时,针尖可刺入胃网膜右静脉或其较大分支内,但准确的是直接刺入门静脉内。必须注意的是,玻璃管的零度应相当于腰椎体前缘的平面。测压应在不给全身血管舒缩药物下进行,休克患者应在休克纠正后再测,重复测压时,患者动脉压的相差应不大。

3.其他检查

(1)胃镜检查:可见曲张的食道胃底静脉,门静脉高压症时门静脉血回流受阻,胃左、胃短静脉发生逆流,形成食管胃底静脉曲张,使门静脉血经胸、腹腔段食管静脉侧支流入奇静脉和半奇静脉。Spence在有食管静脉曲张的标本上,见到食管下段黏膜上皮内和上皮下充满血液的管道,其突向食管腔内的顶端只有一层鳞状上皮,极为菲薄,这种改变可能相当于内镜检查时所见到的樱红色斑点,表示即将有破裂出血的可能,有时可见胃黏膜糜烂或溃疡。任何发生在胃内的曲张静脉(可伴有或不伴有食管静脉曲张)理论上均可成为胃底静脉曲张。与食管静脉曲张诊断不同,胃底静脉曲张的诊断有时存在困难。内镜下对胃底静脉曲张的检查必须注入足够的气体使胃腔充分扩张,展开粗大的黏膜皱襞,并准确、细致地观察胃底部。尽管如此,仍有少数患者可能难以确定诊断。内镜超声的应用对胃底静脉曲张的诊断更加准确,有助于发现胃底静脉曲张,尤其是能准确区分粗大的黏膜皱襞和曲张血管,但操作较困难限制了其使用。目前,内镜检查仍然是胃底静脉曲张的主要诊断方法。

(2)管髓穿刺检查:排除其他血液性疾病。在门静脉高压症时常表现为增生性骨髓象。

## 五、诊断

1.病史 详询有无肝炎、血吸虫病、黄疸等病史,有无鼻出血、牙龈出血及上消化道出血史,有无长期饮酒、慢性腹泻、腹胀、下肢水肿等病史。

2.体征 注意有无黄疸、肝掌、蜘蛛痣及腹壁静脉曲张,脐周能否闻及静脉鸣。肝脾是否肿大,肿大程度及硬度,表面是否光滑,肿大之脾脏能否推动;有无腹水等。

3.实验室检查 血、尿、便常规,大便隐血试验,血小板计数,出、凝血时间,凝血酶原时间,血清总胆红素、结合胆红素、白蛋白、球蛋白、转氨酶及尿素氮,甲胎蛋白和酶谱,乙肝相关的抗原抗体,有条件的应作蛋白电泳、乳果糖廓清试验。怀疑血吸虫病者应作粪孵化试验或血清环卵试验。

4.B超检查 了解肝、脾大小和有无肝硬化、腹水及其严重程度。

5.彩超检查 了解脾静脉、门静脉、肾静脉直径及有无血栓形成,门静脉血流量及血流方向等。

6.纤维胃镜检查 可确定有无食管、胃底静脉曲张及其严重程度,以及有无出血危象。

7.X线检查 钡餐检查观察有无食管、胃底静脉曲张,静脉肾盂造影可了解双侧肾功能,必要时可作肝静脉、门静脉及下腔静脉造影。

## 六、鉴别诊断

1.胃十二指肠溃疡出血 约占一半,其中3/4是十二指肠溃疡。详细追问病史,全面体检和化验检查包括肝功能实验、血氨测定和磺溴酞钠实验等,都有助于鉴别。要注意的是肝、脾肿大不明显、没有腹水的患者,尤其在大出血后,门静脉系血量减少,脾脏可暂时缩小,甚至不能扪及。还需要指出,10%～15%肝硬化患者并发胃或十二指肠溃疡;必要时,可行X线钡餐检查、纤维胃镜检查等来迅速明确出血原因。对某些难于鉴别的患者,可试行三腔管压迫止血;如果不是食管胃底曲张静脉破裂出血,应是无效的。

2.出血性胃炎 又称应激性溃疡,约占5%。根据病史、临床表现及实验室检查等可资鉴别。

3.胃癌 占2%～4%。黑粪比呕血更常见。

4.胆道出血 各种原因导致血管与胆道相通,引起血液涌入胆道,再进入十二指肠。最常见的病因是肝外伤。

## 七、治疗

(一)非手术治疗

1.一般治疗

(1)休息:失代偿期肝硬化患者,有程度不等的劳动力丧失,多数患者难以胜任正常人从事的工作及生活,故以休息为主。一般情况良好的稳定期患者,可适当活动及轻微工作,但要注意劳逸结合,活动及工作以不感觉劳累为度,并密切观察症状及肝功能变化。如处于病变活动期,肝功能检查异常及有明显乏力及消化道症状者,则应休息及治疗。如果肝功能有异常或者有黄疸,或出现并发症,则应该卧床休息或住院治疗。

(2)营养及饮食:肝硬化患者由于病程较长,长期营养及热量摄入不足,肝功能损害导致白蛋白合成障碍及水、电解质平衡失调,加之多种原因引起的身体消耗,因而患者多处于营养缺乏及低血容量状态。肝脏病变不断加重,可引起继发感染、大出血和水、电解质平衡失调、肝性脑病及肝肾综合征,甚至危及生命,因而,合理饮食,保证足够的热量、营养及水、电解质平衡非常重要,可为患者赢得治疗时间,促进肝脏病变恢复及减少并发症的发生,以提高患者生活质量及延长其生存时间。对可以正常进食的患者,应调整饮食的质和量,以满足对营养的需求。其食物以高能量、高蛋白质、足量维生素、易消化为宜。蛋白质的来源应以优质蛋白为主,如鱼类和豆类蛋白等。对血氨已经升高而有肝性脑病的患者,应限制或禁食蛋白质。待病情好转后,在药物的辅助下,逐渐增加蛋白质的量。提倡食用富含支链氨基酸的高能量植物蛋白饮食。2000年,欧洲营养协会达成以下共识:①肝硬化患者处于高代谢状态,饮食中需要比正常人添加更多的蛋白质,才能维持其氮平衡;②大多数患者可以耐受正常甚至更高的蛋白质摄入,而不产生肝性脑病;③可对肝硬化患者的饮食习惯进行调整,在平常几餐的基础上,有必要晚上加餐;④对重症营养不良患者,应考虑补充氨基酸,以满足蛋白质合成的需求;⑤对少数不能耐受蛋白质从胃肠道摄入的患者,如肝性脑病者,可以考虑以支链氨基酸作为氮源。

2. 合并慢性活动性肝炎的治疗　慢性肝炎发病机制复杂,肝炎病毒活动复制及其引起机体异常免疫应答,是造成肝细胞变性坏死及肝纤维化发生的重要原因,因而,治疗应包括抗病毒治疗,应尽快抑制病毒复制,并清除病毒;免疫调节,大多数患者处于免疫功能低下甚至免疫耐受状态,以致不能清除病毒,应给予以免疫增强剂为主的免疫调节剂,保肝治疗,减轻肝细胞炎症坏死,促进肝细胞病变恢复;防治肝纤维化,防止肝硬化范围进一步扩大,保持肝细胞一定的代偿储备功能。其中,抓住良好时机给予抗病毒治疗,是阻断病情发展的关键步骤。同时要兼顾其他,采取以抗病毒联合调节免疫的综合治疗措施。

(1)抗病毒治疗:干扰素是国内外公认有一定疗效的抗 HBV 及 HCV 药物,它本身为正常人免疫活性细胞分泌的一种细胞因子,有抗病毒、调节免疫及抗肝纤维化作用。由于肝硬化患者肝储备及代偿能力低下,且因伴脾功能亢进而多有粒细胞及血小板下降,因而,抗病毒治疗不具备应用干扰素的必需条件,且应用后疗效亦差,故不选用干扰素,最好应用其他抗病毒药更安全、有效。

核苷类似物主要针对 DNA 病毒而用于抗 HBV 治疗,有直接抗病毒作用,一般不需要通过机体免疫反应或对机体免疫功能影响较小,因而,较少出现用药后对肝脏的免疫损伤,而无干扰素类药物造成的脑病一过性加重,且对血内细胞及血小板影响亦很小,故用于肝炎肝硬化患者抗 HBV 作用可能更安全,包括嘧啶类核苷类似物及嘌呤类核苷类似物。

嘧啶类核苷类似物:①单磷酸阿糖腺苷系通过抑制 DNA 聚合酶而阻断 HBV 复制;②拉米呋啶是第二代核苷类似物,使双脱氧核苷类似物 2'-3'-双氧脱-3 硫胞嘧啶核苷,口服后迅速吸收,通过干扰及抑制 HBV 复制中逆转录过程而有较强的抗 HBV 作用。临床上亦发现部分病例用药后有转氨酶一过性的增高。

嘌呤类核苷类似物：①利巴韦林：一种广谱的抗病毒药物，尤其对 RNA 病毒疗效较好，对 HBV 没有明显的作用。对丙型肝炎用药后可使肝功能及肝组织学好转，抗 HCV 效果较差，联合 IFN 治疗，可明显提高效果，而成为当前治疗内型肝炎的重要治疗方案；②泛昔洛韦：是最近一代鸟嘌呤核苷类似物，口服后迅速吸收并转换为有抗 HBV 活性的泛昔洛韦。其作用主要是抑制 DNA 多聚酶及干扰 HBV 逆转录过程。国外应用对慢性乙肝有效，亦可用于失代偿肝病患者。但抗 HBV 作用不如拉米呋啶，临床上尚未广泛应用。

（2）免疫调节剂：慢性肝炎的发病机制中重要的是肝炎病毒诱发机体的免疫应答，引起肝细胞的炎症坏死病变。主要是细胞免疫功能低下造成病毒持续存在及肝炎慢性化。抗病毒治疗可使 HBV 减少，病毒从体内清除要靠免疫功能调节及提高，因而在抗病毒药应用的同时，联合应用免疫调节剂主要是免疫刺激剂，可加强抗病毒的疗效及可望达到清除病毒的作用，亦可提高免疫功能，减少继发感染等并发症的发生及增强治疗效果，包括胸腺肽及其他免疫刺激剂等。

（3）保肝降酶药

1）复方甘草甜素：在 ALT 及胆红素增高时应用，具有抗病毒、抗炎症及抗过敏作用，可清除羟自由基和过氧化氢，而有明显的抗脂质过氧化作用。稳定肝细胞膜，修复病变的肝组织，改善肝功能，有降低转氨酶及消退黄疸的作用。

2）还原型谷胱甘肽：是一种在细胞质内合成的由谷氨酸、胱氨酸及甘氨酸组成的三肽。其主要作用：①保护肝细胞膜；②促进肝脏的合成及代谢作用；③增强肝脏解毒功能；④促进胆汁酸代谢。

3）硫普罗宁（凯西莱）：一种含游离疏基的甘氨酸衍生物，实验研究证实，通过抑制肝细胞线粒体氧化脂质的形成保护肝细胞膜，降低肝细胞及线粒体 ATP 酶的活性，提高肝细胞 ATP 含量而改善肝细胞结构、功能及促进肝细胞再生，并可参与肝细胞蛋白及糖代谢而维持肝细胞内谷胱甘肽含量，还可促进重金属及药物的解毒作用。临床治疗慢件肝炎显示出改善肝功能的作用，ALT、AST 及 ALB 均有一定改善。

（4）防止肝纤维化：目前，临床上应用的治疗药物主要有熊去氧胆酸、α—干扰素、磷脂酰胆碱等，这些药物都可以不同程度地改善肝纤维化的程度、抑制肝纤维化的形成。但是这些药物的作用和疗效还不很突出，远不能满足临床需要。中医药成分有明确抗肝纤维化的作用，在肝纤维化治疗中具有独特的优势。中医认为，慢性肝炎、肝硬化的临床征候错综复杂，但其基本病机是正衰邪盛，湿热未尽兼血瘀，肝郁脾肾气血虚、血瘀，表现在慢性肝炎、肝硬化的病理上就是肝纤维化形成。由此中医确立了"活血化瘀"、"通络养肝"的治疗理论。而许多中药诸如丹参、桃仁、虫草菌丝、汉防己等在临床和实验研究中已被证实具有较好的抗肝纤维化作用。

3. 腹水的治疗

（1）一般治疗：应针对上述各环节予以综合治疗，除加强恢复及保护肝、肾功能的治疗外，应针对水、钠潴留的排出，纠正低蛋白血症及胶体渗透压等治疗。

1）水、钠潴留的治疗：通过控制水、钠的入量及促进水、钠排出治疗水、钠潴留。①控制水、钠的入腹水患者摄入 1g 钠盐可潴留 200ml 水，水潴留是由钠潴留引起的，故控制钠的摄入更重要。应视患者腹水多少予以低盐或无盐饮食，每钠盐摄入量的限制分 3 个等级，严格限制为 500mg，稍宽为 1000mg 及宽限 1500mg，如能较好地控制钠盐，则液体员不必过分限制，但如有稀释性低钠血症，则需限制液体入量，一般为 1000ml/d 为宜；②促进水、钠排出：包括利尿及导泻。利尿药包括噻嗪类利尿药、保钾利尿药、髓襻利尿药、渗透性利尿药。联合用药可提高利尿效果及减少剂量和药物不良反应，同类利尿药联合使用多无协同作用，反而可增加不良作用，不同类利尿药如排钾与保钾利尿剂联合应用，或此二药联合应用髓襻利尿药，可明显增加利尿效果及减少不良反应。应用时可先静滴渗透性利尿药，提高肾血流量并抑制远端肾小管重吸收，可提高髓襻升支抑制剂及远端肾小管抑制剂的作用。利尿药应用不宜操之过急，剂量不宜过大，人体腹膜 24 小时吸收液体小于 900ml，而腹水量往往可 10 倍于此量，过强利尿作用非但不能消除腹水，反可使循环血容量徒然大量丢失，促进肝肾综合征的发生。无水肿的腹水患者，连续应用利尿药治疗，一周内体重减少不宜超过 2kg。长期连续应用利尿药，易引起水、电解质平衡失调，且可影响利尿效果，故最好间断用药，如用药 9 天停药 6 天，如此类推。

利尿药效果不显著而腹水难以消退者，可试用导泻法，使潴留的水分从肠道排出。可口服 25% 山梨醇或 20% 甘露醇液，每次 100ml，2～3 次/日，或用中药番泻叶或大黄煎剂等药物，但不宜长期应用。对全身情况差、病情严重或有出血、电解质紊乱等并发症者亦不宜应用。

2）纠正低蛋白血症及补充有效循环血容量：在应用利尿药的同时，静脉输入人血白蛋白、血浆及低分子右旋糖酐可提高血浆胶体渗透压及有效循环血容量，显著增强利尿效果及减少腹水量。视腹水量及蛋白减低的程度决定用量，白蛋白一般以 10～20g/d 为宜，输注不能操之过急，一次用量不宜过大，滴速要慢，以免引起肝静脉压急剧升高而诱发门静脉高压引起的食管胃底曲张静脉破裂大出血。另可与血浆交替应用，也可间断静脉输入低分子右旋糖酐。

促进清蛋白合成，静脉补充以支链氨基酸为主的复合氨基酸，有助于清蛋白合成及防治肝性脑病，丙酸睾酮亦有助于促进清蛋白的合成，但临床上不常用。

腹水回输可使腹水中的清蛋白再利用，同时有助于减少腹水、降低腹腔压力及改善肾循环，防止肝肾综合征。

（2）顽固性腹水的治疗

1）积极合理的利尿：一般利尿剂的治疗难以奏效，故主张利尿药、扩充血容量及血管扩张剂的联合应用。扩充血容量应用静脉输入白蛋白，血浆或低分子右旋糖酐，20% 甘露醇液静脉输入既可扩充血容量，又有较强的脱水利尿作用。在上述治疗同时或稍后，应用血管扩张剂如多巴胺或山莨菪碱（654-2），多巴胺注射后刺激多巴胺受体，引起肾血管扩张，改善肾小球及肾小管功能，肾血流量及钠排出量增加。多巴胺每次 20～40mg，以 0.2～0.3mg/min 速度静脉滴注，与利尿药合用效果更佳，呋塞米每次 60～80mg，每 2～3 天一次，肾功能不良者慎用甘露醇。同时要限制钠及液体量，液体入量 1500ml/d，钠入量 250mg/d。

2）前列腺素-1（PGE$_1$）：一种具有多种生物学活性的内源性物质，有显著的扩血管作用，抑制去甲肾上腺素而扩张血管，减少肾小管对钠离子的重吸收而利尿排钠，从而改善肾功能而防治肾功能衰竭。

3）腹腔穿刺排放腹水及腹水浓缩回输治疗：每次排放腹水 4000～6000ml，每日或隔日 1 次，同时静脉输入白蛋白 40g 及应用利尿剂。此法可造成体内清蛋内的丢失及水、电解质紊乱。在无菌操作下，腹水抽取后直接静脉回输，回输速度为 60～80 滴/分，同时应用利尿剂，亦可用腹水浓缩后静脉回输，其缺点是炎性或癌性腹水不能用。可适用的腹水回输后，由于内毒素及其他致热源可发生发冷、发热甚至低血压休克等严重毒副反应,故目前临床上很少使用。

4.食管、胃底静脉曲张破裂出血的非手术治疗

(1)初步急救处理:保持呼吸道通畅,循环监测;恢复血容量,保持血细胞比容在30%以上;放置鼻胃管和尿管;病情许可时,可采用侵入性血流动力学监测方法;应考虑输注新鲜血浆、冷沉淀、血小板等改善凝血功能;输注葡萄糖及维生素 B、K、C 等;对躁动患者可酌量应用镇静剂;对肝硬化患者,应注意防治肝性脑病;纠正电解质代谢紊乱;预防性使用抗生素。

(2)降低门静脉压力:主要应用内脏血管收缩剂,如选用垂体后叶素。可用硝酸甘油对抗垂体后叶素的不良反应,也可选用生长抑素;近几年研究表明,药物治疗门静脉高压及所致的上消化道出血,效果肯定,简便易行,且门静脉高压的药物治疗是长期的。

血管收缩剂包括:①血管加压素及其同类物:可使内脏小动脉收缩,门静脉血流减少,主要用于食管静脉曲张破裂出血的治疗。由于血管加压素对心脏血管不良反应大,故主张与硝酸甘油并用。其同类物三甘氨酸赖氨酸加压素(特利加压素)几乎无心脑血管不良反应,半衰期长,止血率高;②生长抑素及其同类物:生长抑素可抑制胰高血糖素、血管活性肽等血管扩张肽的产生和释放,收缩内脏血管,减少门静脉血流,同时抑制胃酸、促胃泌素等物质的分泌,创造有利的止血环境。其控制食管静脉曲张出血的有效率是 45%～90%,与血管加压素、三腔二囊管压迫、注射硬化剂治疗疗效相近,但不良反应少;③肾上腺素能受体阻滞剂:常用药有普萘洛尔、纳多洛尔,多用于预防静脉曲张患者的初发和再发出血,但不能降低死亡率。普萘洛尔使用宜从小剂量开始,根据病情调整。纳多洛尔不在肝脏代谢,不影响肾血流,较普萘洛尔不良反应小。

血管扩张剂包括:①硝酸酯类:有硝酸甘油、5—单硝酸及二硝酸异山梨醇酯。一般不单独用于急性静脉曲张出血的治疗。硝酸甘油与血管加压素联用,以减少不良反应,并可使其用量加大。硝酸酯类药物与普萘洛尔联用,可进一步降低门静脉压力,用于门静脉高压出血的初级及二级预防;②α肾上腺素能受体阻滞剂:使肝内小血管扩张,降低门静脉流出道及肝外侧支循环阻力。此类药物有酚妥拉明、哌唑嗪等,应用相对较少,多用于预防食管静脉曲张出血;③钙通道阻滞剂:可松弛血管平滑肌,降低肝内外静脉阻力,使门静脉压力下降,主要用于预防静脉曲张的初发及再发出血。目前应用的药物有硝苯地平、维拉帕米和汉防己甲素。

(3)气囊压迫:可选用双腔单囊、三腔双囊及四腔双囊管压迫止血。其第一次止血率约80%,再出血者止血率为 60%;此外,其可能导致气道填塞等并发症,应高度重视。气囊压迫的方法:操作前,用 50ml 注射器分别向胃气囊管和食气囊管充气,检查是否漏气,并测定充盈后两者气体的容量和气压。将三腔管的前端及气囊涂以液状石蜡,用注射器抽尽气囊内的气体。协助患者半卧位,清洁鼻腔,用地卡因喷雾器进行咽喉部喷雾,使其达到表面麻醉作用。将管经鼻腔慢慢插入,至咽部嘱患者做吞咽动作以通过三腔管。深度 60～65cm 时,用 20ml 注射器抽吸胃减压管,吸出胃内容物,表示管端确已入胃。用 50ml 注射器分别向胃囊管注气150～200ml,囊内压力 2.67～5.34kPa。以止血钳夹住胃囊管,随后改用管钳。缓慢向外牵拉三腔管遇有阻力时,表示胃气囊已压向胃底贲门部,用胶布将管固定于患者鼻孔外。再用50ml 注射器向食囊管注气 100～120ml,囊内压力 4.67～6kPa,即可压迫食管下段。用止血钳夹住食囊管,然后改用管夹。胃管囊和食管囊须分别标记。用绷带缚住三腔管,附以0.5kg 的砂袋,用滑车固定架牵引三腔管。冲洗胃减压管,然后连接于胃肠减压器,观察胃内

是否继续出血。出血停止 24 小时后,可放去食管囊内的气体,放松牵引,继续观察 24 小时,确无出血时再将胃气囊放气。拔管时将气囊内的余气抽净。嘱患者口服液状石蜡 20～30ml,再缓慢地拔出管子。注意事项:用前应该检查管和囊的质量。橡胶老化或气囊充盈后囊壁不均匀者不宜使用;防止三腔管被牵拉出来,必须先向胃气囊内充气,再向食管囊充气。其充气量太少达不到止血目的;充气量过多,食管易发生压迫性溃疡;为了避免食管与胃底发生压迫性溃疡,食管气囊每隔 12 小时放气 1 次同时将三腔管向内送入少许。若出血不止,30分钟后仍按上法充气压迫;观察气囊有无漏气,每隔 2～3 小时测食管气囊压力 1 次,胃气囊只要向外牵拉感到有阻力即可断定无漏气;气囊压迫期间,需密切观察脉搏、呼吸、血压、心律的变化。因食管气囊压力过高或胃气囊向外牵拉过大压迫心脏,可能出现频繁性早搏,此时应放出囊内气体,将管向胃内送入少许后再充气。胃气囊充气不足或牵引过大,会出现双囊向外滑脱,压迫咽喉,出现呼吸困难甚至窒息,应立即放气处理;三腔管用后,必须冲净、擦干,气囊内流少气体,管外涂滑石粉并置阴凉处保存,以防气囊粘连。

(4)经内镜注射硬化剂疗法或套扎:该疗法止血率 80%～90%,可重复应用。

(5)经股动脉插管脾动脉栓塞术:在有条件和一定经验的情况下可以考虑采用。

(6)经颈内静脉肝内门体分流术(TIPS):若硬化剂注射无效,又不能耐受手术,有条件时可考虑使用。诊断明确的门静脉高压症伴食管胃底静脉曲张出血患者除常规检查排除其他严重的内科疾病外,术前还需进一步评估肝脏功能,了解门静脉系统的解剖和排除肝脏占位性病变。检查常包括肝功能评估、超声多普勒、选择性肠系膜上动脉造影、MRI 等。术前治疗:晚期肝硬化合并食管静脉曲张出血患者术前常存在严重贫血、低蛋白血症和凝血功能障碍,应给予全血、血浆、白蛋白、维生素 K 以及营养支持,改善全身状况和肝脏功能,有严重腹水和胸腔积液者可适量抽放腹水和胸腔积液,急性大出血患者药物治疗无效时,立即采用三腔二囊管压迫止血,生命体征稳定后再行 TIPS 治疗,术前两小时常规应用抗生素以减少导管感染。方法:先进行门静脉及肝静脉造影,了解门静脉及肝静脉的情况,拟定穿刺标志;自右侧颈静脉穿刺放入合适的导管鞘至肝静脉出口,置入穿刺针到肝静脉分支,根据造影资料调整穿刺方向和角度;根据选好的方向和角度穿刺门静脉的主要分支,穿刺成功后放置导丝并测量门静脉压;对静脉曲张严重者用适当栓塞剂选择性栓塞胃冠状静脉;用球囊扩张穿刺道并置入支架;再进行造影及门脉压测定。

术后处理包括:①一般处理:术后 24 小时内密切观察生命体征和腹部情况,注意腹痛、腹胀等症状,及时发现腹腔内出血,观察心和肺功能,防止急性心功能衰竭和肺水肿,生命体征平稳时用呋塞米,促进造影剂的排泄,记 24 小时尿量,注意观察股动脉和颈内静脉穿刺点有无血肿和皮下淤斑,检测肝、肾功能及电解质、凝血酶原时间、血常规等;②预防肝性脑病和肝功能衰竭:限制蛋白摄入量,口服乳糖,静脉滴注支链氨基酸,应用降氨药物,保肝,应用血浆和白蛋白等;③抗凝剂的应用:采用微量泵 24 小时经门静脉留置导管输入肝素注射液,剂量为每日 4000～6000U,持续使用 2 周;④门静脉留置导管的管理:导管颈部入口处每周更换 3次敷料,碘伏局部消毒,同时检查局部有无红、肿和分泌物,将浸有碘伏液的明胶海绵盖于导管入口处,再覆盖无菌纱布,四周密封,每周 2 次行导管入口处细菌培养,一旦出现导管阻塞或疑有导管感染及时拔管;⑤直接门静脉造影;⑥纤维胃镜。

(二)手术治疗

手术治疗分为两类:一类是通过各种不同的分流手术,来降低门脉压力;另一类是阻断门

奇静脉间的反常血流,达到止血的目的。在断流术与分流术的选择方面目前国内尚有争议。手术方式包括:

1. 脾切除术　目前,尽管单纯脾切除已很少作为唯一术式应用于治疗门静脉高压症,但在下列情况仍可考虑采用此术式:门静脉高压症伴有重度脾肿大及脾功能亢进;无食管胃底静脉曲张;无上消化道出血史;门静脉压力$<2.94kPa(30cmH_2O)$;肝功能良好,术前1个月持续稳定在 Child B 级以上;其他重要脏器无损害或虽有损害,但并不严重。

术后并发症包括:

(1)大出血:近期出血包括腹腔内出血和上消化道出血,多发生在手术后24～48小时。

1)腹腔内大出血:在脾脏手术后12小时内,由手术后伤口疼痛或麻醉躁动,血压上升,某些小的血管原已栓塞,因血压升高后使血栓脱落等原因引起。当诊断明确后,应即刻再剖腹止血。

2)早期上消化道大出血:脾切除可减少门静脉血流的40%,若患者合并门静脉高压症,脾切除也破坏了许多门—体静脉间的侧支循环,使门静脉系统的血流更为集中地经过胃冠状静脉,流向胃底和食管下端,加重该区门静脉的淤血,使压力升高。术后如鼻胃管引流出大量新鲜血液或患者出现呕血及黑粪,并出现休克的早期表现,即可诊断为上消化道大出血。一般对术后早期上消化道大出血,如果诊断明确为曲张静脉所致,较合理的治疗方案是尽可能采取非手术治疗,如输入补液,应用垂体加压素、普萘洛尔等药物止血,三腔二囊管压迫止血和局部硬化剂注射治疗。

(2)感染:①腹腔感染;②肺部感染;③创口感染及裂开。

(3)血管栓塞性疾病:虽然并发症较少见,但一旦发生某些部位的血管栓塞,会造成严重后果。脾切除术后1～2周达到最高峰,一个月后开始下降。通常认为,当血小板升至$500\times10^9/L$,应适当应用血小板聚集抑制剂,每天使用1000～5000mg 阿司匹林肠溶片,注意因有出血的危险,不能与肝素联用,肾功能不全者只用1/3量。如果血小板升至$1000\times10^9/L$以上,首先肝素抗凝,然后用双香豆素,直至血小板下降至$500\times10^9/L$以下。肠系膜动脉栓塞的治疗应立即介入治疗溶栓或剖腹取栓,术后抗凝治疗。静脉血栓的形成多用抗凝治疗。脾切除应用药物预防血栓,初次给药最迟在术前2小时,根据患者凝血机制、血小板数量和体重决定用量,一般用肝素,皮下注射。

(4)胰瘘:脾切除术后胰瘘是术中结扎脾蒂时损伤胰腺所致。脾切除术后如同时出现左上腹肌紧张、左侧胸腔积液和肺不张、腹腔引流液为透明或稀薄浑浊液体,或膈下脓肿引流术后经久不愈,应怀疑有胰瘘。血淀粉酶和脂肪酶水平升高,或引流液淀粉酶升高有助于诊断。脾切除术后胰瘘多为自限性,在术后1周左右即无引流液流出,B超、CT检查或经引流管造影可显示胰瘘的引流是否充分、有无液体聚集,引流管内无引流液,造影证实无液体积聚放可拔管,引流不畅或过早拔管可能形成膈下脓肿。严重胰瘘可应用生长抑素,合并感染需治疗性应用抗生素,经久不愈的胰瘘以体外放射局部治疗或手术治疗。

(5)机械性肠梗阻:其原因是手术难度大,很易损伤肠管,即使分离了粘连仍可复发。采用胃肠减压管排出梗阻以上肠腔内淤滞的内容物,常可达到治疗目的,同时也是术前准备的一项重要措施,如观察24小时症状不缓解,应考虑手术探查。

(6)肝性脑病:很少见,这类患者,除非合并上消化道大量出血,否则先行内科治疗,改善肝功能,稳定后再行外科治疗。

2.贲门周围血管离断术

(1)适应证:适于门静脉高压症并发食管胃底静脉曲张、静脉破裂大出血的患者或无解剖条件做分流术时。

(2)禁忌证:肝功能 Child C 级,即有黄疸、腹水、凝血机制障碍和肝性脑病者;门静脉主干及脾静脉、肠系膜上静脉广泛血栓形成;合并严重的胃黏膜病变或异位静脉曲张;合并慢性活动性肝炎及其他肝病等;合并肝占位性病变,中晚期癌症者;再次手术患者上腹腔有广泛严重粘连;8 岁内儿童。

(3)术后并发症:腹腔内出血、上消化道出血、术后感染、门静脉血栓形成、肝功能衰竭、肝肾综合征、肝性脑病、术后腹水、消化性溃疡和胃黏膜病变;消化道瘘或狭窄。

3.门一体分流术　适于门静脉高压症有食管下端或胃底静脉曲张,有出血史;虽无出血史,但胃镜检查有红色征或术中测门静脉压>2.94kPa(30cmH$_2$O);出现顽固性腹水。门一体分流术又分为非选样性分流和选择性分流(包括限制性分流)两类;临床上应用门一体静脉分流术治疗门静脉高压症已有近半个世纪的历史,它对降低门静脉压力、防止食管胃底静脉曲张破裂出血有一定效果。但因手术操作较复杂,手术对门静脉血流动力学影响较大,并发症和死亡率均较高,所以必须严格掌握其手术适应证。

分流术可分为全分流和选择分流术两大类,全分流术指门静脉的主干或主支分流至腔静脉系统,包括脾肾分流术、门腔分流术、肠腔分流术、脾腔分流术等。此类手术常剥夺了入肝血流而引起肝性脑病和肝萎缩等严重并发症。选择性分流术指仅有选择性地将门静脉系统的脾胃区静脉分流至腔静脉系统,保存了入肝血流,达到既能防止出血,又减少损害肝功的目的。临床常使用的式式有远端脾肾分流术和冠腔分流术两种。

适应证:有明显门静脉高压,伴有广泛的食管和胃底静脉曲张,并有严重的或反复多次曲张静脉破裂大出血者,即可尽早争取行分流术治疗。手术时机甚为重要,急症出血时尽量避免分流手术,应经保守治疗使出血停止,一般情况好转,肝功为 B 级以上时再施行手术为宜。此外,年龄最好在 50 岁以下。预防性分流的意见分歧较多,适应证更应慎重。在行脾切除同时,利用脾静脉近端与左肾静脉前壁行端侧吻合术,使高压的门静脉血经吻合口流入低压的肾静脉,达到降压目的,同时也解决了脾功能亢进问题。但因吻合口较小,术后易发生狭窄和血栓形成,同时肝性脑病发生率亦较高,近年渐被选择性分流替代。

术前准备:改善肝功能,给予高热量、高蛋白、低脂肪、低盐饮食和丰富的维生素;加强身体抗病能力,如血浆蛋白过低,可多次少量输新鲜血或血浆;纠正凝血功能不全,肌内注射维生素 K$_1$、维生素 K$_3$、凝血酶原和止血剂;术前两日开始应用抗生素(新霉素、头孢菌素),防止肝内感染和坏死;术前应行双侧肾功能检查;有条件时术前做脾门血管造影,如疑有静脉血栓形成,即不能施行分流术;钠潴留对肝硬化患者不利,术前应限制钠的摄入,肝硬化患者对醛固酮的反应性增高,故术前可给予安体舒通。

(1)脾肾静脉分流术

1)手术步骤:仰卧位,左腰部垫高 30°;一般可采用左上腹斜切口,自左侧第 9 肋弓斜向内下方,止于脐上两横指处,尽量勿将切口延过中线,以免损伤已有一定分流作用的曲张的脐上腹壁静脉。如脾巨大、显露困难,则可采用左上腹直形切口,操作更为方便;切开腹腔,首先进行仔细检查(包括肝、脾、肾及脾静脉的情况),如有坏死后性肝硬化、肝极度萎缩,或脾静脉、门静脉有血栓形成等情况,则应放弃分流手术。如脾与膈肌紧密粘连,影响显露时,则可考虑开胸，便于分离膈面粘连，并妥善止血；在切除脾脏以前先测定门静脉压力；将脾脏在紧靠脾门处切除；分离脾静脉，由于有心耳钳的控制，脾静脉腔内呈无血状态，可以仔细地从胰尾组织中分离出脾静脉，并把从胰腺注入脾静脉的小分支——结扎、切断；分离左肾静脉；助手将钳夹脾静脉的止血夹端及胰尾残端用纱布保护，并拉向上方。另一助手用大深弯钩把结肠脾曲向下拉开，在肾门内侧扪到肾动脉搏动处稍下方，切开后腹膜，并推开脂肪组织，即可见到呈灰蓝色的肾静脉。分离出长 3～4cm、周径约 2/3 的一段静脉。将脾静脉移向左肾静脉，在肾静脉前壁上夹一心耳钳（或肺动脉钳），剪去一片相当于脾静脉口径的梭形管壁，用 4—0 proline 线在脾静脉和肾静脉切口前缘各缝一针牵引线拉开。先缝合吻合口后壁，自吻合口左侧向右侧做吻合口后壁连续外翻褥式缝合。缝针开始在肾静脉切口左角自外向内穿入，然后在脾静脉左角自内向外穿出，再从脾静脉自外向内穿入，经肾静脉自内向外穿出，拉紧缝线。用同样方法连续缝至右角，缝线的针距及边距各约 2mm。缝合前壁时，换另一无损伤针线先从左角脾静脉外面穿入，由肾静脉内面穿出，再从肾静脉缝回，形成"U"形缝合。打结后，将其短线头与后壁线头打结，长线头继续行前壁连续外翻褥式缝合。缝至前壁一半时，放松止血夹一次，将脾静脉内可能形成的血凝块冲出。继续完成前壁另一半缝合，并把线头与后壁右端线头打结。先放松肾静脉壁上的心耳钳，再放松脾静脉上的止血夹。若有少量针孔渗血，可用温盐水纱布压迫止血；如发现有较大的漏血孔，则需间断缝补 1～2 针即可止血。缝合完毕后，再次测定门静脉压力，以便与吻合前对照。仔细检查吻合口、胰尾残端及膈面有无渗血情况，放置有效的引流。

2）术后处理：脾肾静脉分流术后发热的原因大多由于左膈下积液和积血，以致发生膈下感染，故保持引流管通畅和持续负压吸引十分重要。如 1 周左右体温不降，应加大抗生素剂量，或加用广谱抗生素，必要时可并用激素或阿司匹林药物；肝内型门静脉高压症，尤其是肝硬化肝脏缩小很明显的患者，经手术和麻醉的创伤及分流后降低了肝脏的供血量，常可发生肝功能衰竭，应积极预防、治疗。在 2～3 日内，每日静脉滴注 25％葡萄糖液 1000ml。能进食后，给予大量糖类饮食和丰富的维生素，限制蛋白摄入，必要时静脉滴注能量合剂等。勿用有损肝功能的药物；分流术后肠道内的氨被吸收，一部分或全部不再通过肝的鸟氨酸循环分解为尿素，而直接进入周围循环血内，以致影响中枢神经代谢，发生神经系统症状。因此，术后需注意限制过量蛋白摄入。一旦出现症状，应给抗生素，抑制肠道细菌，以减少氨的产生，并给 γ—酪氨酸、谷氨酸、精氨酸等，同时，给硫酸镁、山梨醇口服以导泻。另外，还可灌肠或行透析。中草药（如安宫牛黄丸）对神经系统症状效果较好，可服用。肝性脑病的发生还与假性神经传导介质增多、芳香氨基酸增加而支链氨基酸减少有关，故治疗时应给予多巴胺等，同时输入含高比例支链氨基酸的氨基酸；肝硬化患者术后腹水常加剧，主要是由于肝功能变差、血浆蛋白减少、肾功能下降、钠潴留等多方面因素所致，故防治上应针对这几方面加以处理。

（2）选择性门体分流术：旨在保存门静脉的入肝血流，同时降低食管胃底曲张静脉的压力。术式包括远端脾肾分流（即 Warrentshunt）、并口（Inokuchi）冠状—腔静脉分流、选择性脾腔分流术。限制性门体分流的目的是充分降低门静脉压力，同时保证部分入肝血流。术式包括限制性门腔分流、门腔静脉"桥式"分流等。

远端脾肾静脉分流术：采用左上腹直形切口或横斜切口；入腹后，首先探查肝、脾、胰、胃、左肾情况，测量肝、脾大小，并做肝活体组织检查。然后插管入大网膜静脉并保留到术毕以测量门静脉压。如术前未行血管造影，术中可行脾门静脉造影，以了解脾静脉、胃冠状静脉、门静脉的走向和侧支情况;分离脾静脉;在胃大弯中点附近切开胃结肠韧带,剖入小网膜腔,在胰腺体部上缘分开后腹膜,分离出脾动脉,用丝线牵引,备出血时阻断或结扎。对脾脏过大妨碍手术操作或分离脾静脉时容易出血者,亦可先结扎脾动脉。脾静脉大都沿胰腺体部下缘走行,所以,一般在胰腺下缘从脾静脉汇入门静脉处向远端分离。先分离后面,再分离前面,仔细分离出4～5cm。应注意此段有4～6支来自胰腺的小静脉汇入,需仔细分出结扎后切断,不能钳夹以防出血。肠系膜下静脉可在汇入脾静脉处结扎切断。显露左肾静脉:在左肾门处分离腹膜后脂肪组织,显露一段3～4cm长的左肾静脉备吻合用。如左肾上腺静脉和左精索内静脉妨碍吻合时,可结扎、切断。在分离肾蒂脂肪组织时应进行缝扎,以防淋巴液外漏;脾肾静脉吻合:左肾静脉分离完毕后将脾静脉在汇入门静脉处切断,近端残留0.5cm左右,用细丝线连续缝合。脾静脉远端与左肾静脉行端侧吻合,后层连续外翻缝合,前层间断外翻缝合,可防止吻合口变窄。吻合用3-4～5-0丝线或尼龙线,吻合口径1.2～1.5cm为宜。脾静脉应呈45°～60°角入肾静脉,不要有张力和扭曲;将高压的门静脉肠系膜区和低压的胃脾区隔离是手术成败的关键。术中需分别将胃冠状静脉以及胃网膜左、右静脉和脐静脉以及血管造影显示的其他交通支仔细结扎、切断。有人主张保留肠系膜下静脉以利结肠静脉的隔离,使高压力的血流通过肠系膜下静脉逆流入脾静脉;测压、引流;手术完毕后分别测量肠系膜区的门静脉压和脾静脉压,缝合后腹膜。在吻合口附近置引流后闭合腹腔。

(3)其他分流术

1)限制性门腔静脉侧侧分流术:门腔静脉分流术是全分流术式,如能将侧侧吻合口限制在1.2cm以下,既可降压,保持吻合口不易栓塞,同时保持了一部分门静脉的入肝血流,防止发生肝性脑病。手术时先切除脾脏,随后将小肠推向下腹部,显露肝十二指肠韧带和小网膜孔,认清胆总管,剪开其后外侧腹膜,寻找并分离出此处的门静脉2/3周径、长4cm。再剪开十二指肠外侧后腹膜,向内下方分离,显出下腔静脉,分离1/2周径、长5cm一段供吻合。一般情况下,利用三翼血管侧壁钳,分别钳夹门静脉和下腔静脉侧壁,分别在两静脉前壁剪开一直径9mm的梭形孔。后壁以3-0无损线连续外翻缝合一般针距1.5mm左右,然后外翻缝合前壁,在两角加针加固。为避免吻合口术后扩大,可在吻合口套一直径1cm的塑料环,限制吻合口扩大。

2)肠腔静脉分流术:是将肠系膜上静脉与下腔静脉行吻合分流,以减轻门静脉高压,常用肠腔"H"形架桥术、肠腔侧侧吻合术等。"H"形架桥术系利用自体颈静脉或人造血管,将肠系膜上静脉和下腔静脉吻合起来,由于桥两端静脉压差较大,能使吻合口通畅而不易栓塞,减压效果较好,又能保持部分门静脉入肝血流,疗效较满意。但因术后易发生肝性脑病,手术有两个吻合口,操作繁杂,所以,渐被肠腔侧侧吻合术替代,这种手术不需架桥,操作简化,分流适中,术后脑病少。吻合口径以直径12mm最佳。

3)脾腔分流术:基本与脾肾静脉分流术相似,仅因下腔静脉较肾静脉壁厚、粗,易于显露,便于手术操作。此术术后再出血率、肝性脑病率较低。但当脾静脉过细或有炎变时,则难以进行此种手术。

4)选择性胃左静脉分流术(冠腔分流术):此种手术是利用粗大的胃左静脉与下腔静脉间架桥分流,同时切除脾脏,全部离断脾静脉的头向侧支血管和胃左右静脉间的交通支。此术具远端脾肾静脉分流术的优点。

(4)20上世纪90年代以来,随着对门静脉高压症血流动力学研究的不断深入,断流术加分流术(联合术式)治疗门静脉高压症受到我国学术界的重视。这一术式,虽然在理论上有其根据,效果也满意,但显然增加了手术时间和创伤。从循证医学的观点出发,随诊时间还太短,病例数样本少,并非随机对照,也还缺少前瞻性临床研究,因而对比性不强,仍需更多的实践和积累经验。

食管、胃底静脉曲张破裂出血时急诊手术的选择:食管、胃底静脉曲张破裂出血急诊手术死亡率较高,应争取止血后改善全身情况和肝功能以后再择期手术。非手术治疗不能止血或已经充分术前准备拟施行择期手术时发生的食管、胃底静脉曲张破裂出血,应采取急诊手术止血,手术方式应以贲门周围血管离断术为首选。

预防性手术:对有食管胃底静脉曲张但没有出血的患者,尤其是对没有食管胃底静脉曲张者,倾向不做预防性手术;但如存在重度曲张,特别是镜下见曲张静脉表面有"红色征",可酌情考虑行预防性手术,主要是行断流术。

4.肝移植术　已经成为外科治疗终末期肝病的有效方法,5 年存活率超过 80％。既替换了病肝,又使门静脉系统血流动力学恢复到正常。但由于肝源的原因,很难广泛开展。

(钱治宇)

# 第四章　肛肠外科疾病

## 第一节　肛门直肠周围脓肿

### 一、概述

肛门直肠周围软组织或其周围间隙发生急、慢性化脓性感染并形成的脓肿,称为肛门直肠周围脓肿(perianal abscess),通称肛周脓肿。本病多见于20～40岁的青壮年,男性多于女性,婴幼儿也时有发生。临床上多数发病急骤,疼痛剧烈,伴有恶寒发热,自行破溃或手术切开引流后大多数形成肛瘘。本病相当于中医学的肛门周围痈疽,简称"肛痈"。

### 二、病因病理

(一)病因

西医学认为本病的发生主要是局部感染,多是由肛窦炎和肛腺炎所引起。一般认为主要有以下因素:

1.全身性疾病　糖尿病、白血病、再障、营养不良等导致机体抗感染能力低下的疾病。

2.性激素因素　肛腺的发育和功能主要受人体性激素调节,新生儿和婴幼儿、青年男性体内的雄性激素水平较高容易发生肛腺感染。

3.免疫学因素　婴幼儿肛周脓肿的发病与肛管局部免疫功能不全有关。正常情况下,肛隐窝内潴留有肛腺分泌的黏液,当黏液绒毛机能不全或腹泻时使局部黏液被冲刷,局部防御力下降,肛隐窝的易感性增强,易导致发病。

4.外伤原因　如枪弹贯穿伤,刀等锐器直接刺伤肛门直肠,或直肠内异物,或干结的粪便等使肛门直肠损伤均可造成感染,并向四周组织扩散,从而形成肛周脓肿。

5.医源性因素　临床上属医源性引起的肛周脓肿也不少见。如内痔插枯痔钉或注射疗法,因操作不当或药剂不洁感染形成黏膜下或直肠周围间隙脓肿;乙状结肠镜检查,造成腹膜穿孔感染,引起直肠后间隙脓肿,局部麻醉感染而也可形成脓肿。

(二)病理

本病发生的机制目前较公认的是中央间隙感染学说。直肠、肛管周围脓肿的感染灶多来自肛腺,因肛窦开口向上,粪便易进入或损伤肛窦而致感染。感染通过腺体的管状分支沿肛腺导管穿过内括约肌侵入内、外括约肌之间,形成肌间隙脓肿,亦称为中央间隙脓肿,系始发病灶。随后脓肿沿中央腱的纤维隔向各处扩散,向下至皮下间隙形成皮下脓肿;向上经括约肌间隙形成括约肌间脓肿;脓肿也沿此间隙向上至骨盆直肠间隙引起骨盆直肠间隙脓肿;或沿联合纵肌纤维向上、下、外三处扩散到肛管直肠周围间隙,形成各种不同部位的脓肿;沿下行的联合纵肌间隙可引发低位括约肌间脓肿;向外括约肌皮下部及浅部蔓延或直接经肛管皮下部蔓延可形成肛周浅部脓肿,这是最常见的脓肿;也可形成肛管后间隙脓肿,或向一侧或两侧坐骨直肠窝扩散形成单侧或马蹄形双侧坐骨直肠窝脓肿;经联合纵肌间隙向上蔓延到直肠纵肌与环肌间,可形成高位肌间脓肿,或骨盆直肠肌间脓肿。此外,亦可经淋巴管途径向各间隙扩散形成脓肿。

当脓肿自行向黏膜、皮肤破溃,或经手术引流后,脓腔可缩小并形成肛瘘。也有极少数在炎症消散后愈合。

(三)分期

肛周脓肿的病理改变分为3期。

1.初期(炎性浸润期) 由于致病菌的作用,使局部组织的血流加快,血量增多而发生动脉性充血(即炎性充血)。随着炎症的发展,组织栓塞加剧,使小血管扩张,血管壁的紧张度降低,通透性增高,血流逐渐缓慢,小静脉由扩张转变为静脉性充血(即瘀血)。由于炎性充血和瘀血使局部毛细血管内压力增高,血管壁的通透性增高,使得血液中的血液成分渗出到组织而形成炎性水肿,故局部肿胀。

2.中期(化脓期) 炎性浸润期,白细胞向炎症病灶移动和集中,由于大量的白细胞的浸润并发生变性坏死,坏死组织被中性粒细胞水解液化形成脓液。

3.晚期(破溃期) 由于浸润的内细胞和组织发生坏死、溶解、液化,在局部形成了充满脓液的囊粒。小的脓肿可自行吸收而消散,大的脓肿由于脓液较多而不易吸收,可自行破溃或需要切开排脓,破溃后脓腔逐渐由增生的肉芽组织代替。

## 三、临床分型

1.病位分类法 根据脓肿发生的部位分为肛提肌以上脓肿(高位脓肿)和肛提肌以下脓肿(低位脓肿)两大类。

(1)肛提肌以上脓肿

1)骨盆直肠间隙脓肿:在骨盆直肠间隙内形成的脓肿。

2)直肠黏膜下脓肿:在直肠黏膜下形成的脓肿。

3)直肠后间隙脓肿:在直肠后间隙内形成的脓肿。

4)高位马蹄形脓肿:两侧骨盆间隙脓肿与直肠后间隙相通。

(2)肛提肌以下脓肿

1)坐骨直肠间隙脓肿:在坐骨直肠间隙内形成的脓肿。

2)肛周皮下脓肿:在肛周皮下形成的脓肿。

3)肛管后间隙脓肿:在肛管后间隙内形成的脓肿。

4)低位马蹄形脓肿:一侧坐骨直肠窝脓肿脓液经过肛门后间隙,蔓延到对侧坐骨直肠窝内。

2.急慢性分类法 根据脓肿的致病菌和性质分为急性化脓性脓肿和慢性化脓性脓肿两大类。

(1)急性化脓性脓肿:多为葡萄球菌、大肠杆菌等感染引起。

(2)慢性化脓性脓肿:多为结核杆菌感染引起。

3.Eisenhammer 分类法 根据肛隐窝与肛瘘的关系分为:①原发性急性隐窝性肌间瘘管性脓肿(简称瘘管性脓肿),与肛隐窝与肛瘘有关。②急性非隐窝性非瘘管性脓肿(简称瘘管性脓肿),与肛隐窝与肛瘘无关。

## 四、临床表现

(一)症状、体征

根据脓肿发生的部位深浅不同,其临床表现各异。

肛提肌以上间隙的脓肿位置深，腔隙大，表现为全身感染症状重、局部症状轻，一般肛门周围多无异常，但直肠指诊可发现在直肠壁外有压痛、隆起或质韧肿物，甚至有波动感；肛提肌以下间隙的脓肿部位浅而易见，局部红肿热痛明显，全身症状轻。

1. 低位肌间隙脓肿　低位肌间隙脓肿即肛门周围皮下脓肿，是最常见的脓肿，占肛周脓肿的 40%～45%。多由肛腺感染经外括约肌皮下部向外或直接向外扩散而成。此型脓肿距肛缘较近，常位于肛门周围皮下，一般不大。肛门局部红肿，发硬，明显触痛，持续性胀痛，排便及活动后疼痛加剧，成脓则为鸡啄样跳痛感，触之有应指波动感。全身症状不明显。发病早期使用抗生素，炎症偶可消退；未经治疗时可自行破溃形成低位肛瘘，也可自行向肛管或直肠内排脓，形成"内瘘"，有时可扩展到一侧或两侧坐骨直肠窝。

2. 坐骨直肠间隙脓肿　坐骨直肠间隙脓肿较为常见，占肛门直肠周围脓肿的 15%～25%。此类脓肿除有少数是原发性血行感染或外伤感染引起外，绝大多数属于腺源性感染。多半是肌间感染引发肛管后部间隙感染向单侧或双侧坐骨直肠窝扩散形成的脓肿，也可能是低位肌间脓肿沿联合纵肌纤维伸入外括约肌的纤维性间膈蔓延而形成。初起时患者有模糊的肛门或直肠疼痛坠胀感，但全身症状为明显，倦怠、食欲不振，发热恶寒。随着炎症的增剧，臀部大片红肿，明显触痛，排便时疼痛剧烈，有时伴有反射性排尿困难。

3. 肛管后间隙脓肿　肛管后间隙脓肿有深、浅两种。深部脓肿为肛管后深间隙感染化脓而成，浅部脓肿由肛管后浅间隙感染所致，位于肛尾韧带和皮肤之间。深部脓肿表现为肛门直肠后部钝痛和坠胀，排便时加剧。皮肤表面可出现肿胀，但因坚强的肛尾韧带间隔，故红肿不明显，肛门指诊时可触及肛管后上方饱满或成柔软包块，有时可触及波动。可在后侧方出现脓肿并可穿破皮肤形成肛瘘，也可向一侧或两侧坐骨直肠窝扩张形成后部弯曲瘘或马蹄形瘘。浅部脓肿表现为肛门尾骨间皮肤红肿和疼痛，患者不敢端坐，排便时疼痛，可以穿破皮肤形成表浅的后部直瘘，偶可向坐骨直肠窝蔓延。

4. 骨盆直肠间隙脓肿　骨盆直肠间隙脓肿是一种少见的类型，位于肛提肌以上，顶部为盆腔腹膜，位置深隐，感染常由直肠炎、直肠溃疡和直肠外伤所致，也可由肌间脓肿或坐骨直肠窝脓肿波及。发病缓慢，自觉直肠内有沉重坠胀感，有时排便不畅，排尿困难。肛门周围多无异常，直肠内指诊有灼热感，直肠壁饱满隆起，有压痛和波动感，局部穿刺可抽出脓液。此型脓肿可形成高位肌间非腺源性肛瘘，脓肿也可侵及直肠壁并最后向肠腔破溃而形成内瘘。

5. 直肠后脓肿　直肠后脓肿位于骶骨前方、直肠后方，上为盆腹膜，下为提肛肌。这类脓肿可向上穿入盆腔，向下穿入坐骨直肠窝内，常由肛窦和肛腺感染引起，括约肌间脓肿、直肠损伤、直肠狭窄、直肠炎、坐骨直肠窝脓肿、尾骶骨炎等也可引起。其临床表现为全身感染症状为主，如恶寒、发热、头痛、疲倦和食欲下降，但直肠内常有重坠感，骶尾部有酸痛感并可放射到臀部和两大腿股部后方。体检时可发现尾骨与肛门之间深部有显著压痛，直肠指诊后方肠壁处有隆起、压痛和波动感。

6. 直肠黏膜下脓肿　直肠黏膜下脓肿位于直肠黏膜和肌层间的结缔组织内，较少见，常由于肠腔内用药不当、痔核化脓或肛腺感染所致，一般较小，多位于直肠下部的后方或侧方。肛门外无症状，肛门内有坠胀感，排便、行走时疼痛加重。直肠指诊可扪及直肠壁上圆形隆起，有触痛和波动感，脓肿可向上下蔓延，常自行破溃，由肛窦或直肠黏膜穿入肠腔后形成内瘘。

7. 高位肌间脓肿　高位肌间脓肿位于括约肌间隙上部，直肠环肌和纵肌之间，肛提肌上方。该病发病隐匿,患者常在脓肿破溃后有分泌物自直肠内排出时才有感觉。其症状之一是自肛管内排出脓液,直肠内偶有钝痛。肛周外观无特殊,直肠指诊在肛管上端或直肠下端可扪及一表面光滑的圆形肿块,边缘整齐,稍硬,有压痛或波动感。若肿块破裂,则可扪及破裂的开口。肛门镜检查时有时可看到开口。若在周围加压,还可见脓液自开口处流出。

肛门镜检查一般可发现肛痈的肛内原发病灶,多在肛隐窝处,可见充血、肿胀或有脓液溢出。

(二)实验室检查

1.一般检查　根据白细胞总数及分类计数,可判断感染的程度。术中行脓液细菌培养和药敏实验,同时行厌氧菌培养,通过药敏实验可为治疗提供依据。

2.B超检查　B超检查对肛周脓肿的早期诊断有重要意义,且操作简单、使用方便、无痛苦。可以准确地判断脓肿位置及大小、分布,对微小脓肿也可发现。腔内B超检查对高位肌间脓肿的位置、体积可以准确查出。对复杂性的肛周化脓性疾病,直肠腔内超声检查有助于确定脓肿、瘘道与括约肌和肛提肌的解剖关系,偶尔还能识别内口。肛周脓肿多表现为肛管直肠周围软组织低回声或液暗区,为圆形或椭圆形,亦有不规则形者,边界模糊不清;低回声区有时可见血管,后壁回声增强。

3.X线检查　如高位脓肿定位不准确,可先穿刺抽脓,然后向脓腔内注入造影剂进行摄片,有助于了解脓肿的位置、深浅、大小、形状和扩散途径。

4.病理学检查　取脓腔壁进行病理学检查可明确病变性质,如疑有特异性感染或恶性肿瘤,有助于检查。

## 五、诊断与鉴别诊断

肛门直肠周围脓肿在诊断上应明确两点:一是脓肿与括约肌的关系;二是有无内口及内口至脓腔的通道。

(一)诊断要点

(1)男女老少均可发病,以青壮年居多。

(2)本病的临床特征一是肛门直肠处疼痛、坠胀,局部红肿热痛,或破溃流脓,或有脓自肛门流出;二是有与肛门局部症状相应的全身症状,如全身不适,恶寒、发热或寒热交作,食欲欠佳,大便秘结,小便短赤等,但一般单纯、低位脓肿局部症状较重。

(3)在肛缘周围出现局限性的红肿热痛的炎症病灶多半可以确认为肛门周围脓肿,但位置较高的肌间脓肿皮肤表面炎症不明显,常需结合肛门指诊,少数情况需要穿刺抽吸脓液。

(4)必要的辅助检查如直肠腔内B超可以帮助诊断。

(二)鉴别诊断

1.肛门周围皮肤感染　肛门周围毛囊炎和疖肿等皮肤感染范围局限,顶端有脓栓,容易识别。肛周皮下脓肿局部疼痛虽然明显,但与肛门直肠无关,与肛窦无病理联系,一般无坠胀感,对排便影响不大。臀部疖肿病灶多限于皮下,且一般距肛门较远,破溃后不形成肛瘘。肛旁皮脂腺囊肿感染也可见于肛旁红肿热痛,但追问病史一般在感染前局部即有肿物,呈圆形,表面光滑,肿块中央有堵塞的粗大毛孔形成的小黑点,本病肛内无原发内口,故肛内无压痛点,溃后也不形成肛瘘。

2.骶前囊肿和囊性畸胎瘤感染　成人骶前囊肿和隐匿性骶前囊肿感染也常误诊为肛管

后脓肿。详细询问病史一般能发现某些骶前肿物的迹象。较小的畸胎瘤症状与直肠后脓肿早期相似,但指诊直肠后肿块光滑、分叶,无明显压痛,有囊性感;X线检查时将直肠推向前方或一侧可见骶骨与直肠之间的组织增厚和肿瘤,内有不定型的散布不均的钙化阴影和尾骨移位。

3.肛周结核性脓肿　少数骶髂关节结核、耻骨坐骨支结核可以出现在肛周,一旦发生混合感染就容易与肛周脓肿混淆。结核性脓肿属"寒性脓肿",初现时没有明确的炎症,病程长,病史清楚,有全身症状、骨质变化,炎症与肛门直肠无病理联系。

4.肛门会阴部急性坏死性筋膜炎　该病为肛门或会阴部、阴囊部由于细菌感染而使肛门部周围组织大面积坏死,有形成瘘管者;该病病变范围广,发病急,常蔓延至皮下组织及筋膜,向前侵及阴囊部,但肛门内无内口。

5.化脓性汗腺脓肿　该病多在肛门与臀部皮下,脓肿较浅而病变范围广,病变区皮肤变硬,急性炎症与慢性瘘管并存,脓液黏稠,呈粉粥样,有臭味。肛管直肠内无内口。

6.克罗恩病　克罗恩病发生肛周脓肿占肛周脓肿的20%左右,肛门常有不典型的肛裂与瘘道。局部肿胀、发红,多自溃,但无明显疼痛及全身症状。

(三)中医诊断

肛痈。

# 六、治疗

(一)治疗原则

肛周脓肿的治疗在于早期切开引流,这是控制感染的关键。近年来又主张一次性切开术,但应掌握手术适应证。手术时应注意切口的部位、方向和长度等,并保持引流通畅。

(二)手术疗法

1.手术原则　脓成则应尽早切开引流,引流要通畅,不留死腔。对发生在肛提肌以下的低位脓肿如已找到可靠的内口,应争取一次性手术处理,以防形成肛瘘。对发生在肛提肌以上的脓肿,如尚未找到可靠的内口,宜先切开排脓,待形成肛瘘后再行二次手术。

2.常用手术方法

(1)低位脓肿单纯切开引流术

1)适应证:肛周皮下间隙脓肿,肛管浅间隙脓肿,坐骨直肠间隙脓肿,低位马蹄形脓肿。

2)禁忌证:血液病者,凝血障碍者。

3)术前准备:①器械:手术刀或手术剪1把,中弯钳2～4把,10ml注射器上7号针头1具。②药物与材料:1%普鲁卡因或利多卡因10～20ml,灭菌干棉球,无菌纱布块、胶布适量,引流油纱条1条。

4)麻醉:骶管麻醉或腰俞麻醉或长效局麻。

5)体位:取截石位或侧卧位。

6)手术步骤

①肛周常规消毒。麻醉生效后,于肛缘1.5cm以外脓肿波动处做放射状切口,即见脓液流出。修剪皮瓣使成梭形。

②以示指伸入脓腔,分离纤维隔,使引流通畅。清除脓腔内坏死组织,用过氧化氢溶液及生理盐水反复冲洗脓腔后,填引流纱条包扎。

7)术后处理:合理应用适宜抗生素,配合清热解毒、活血化瘀的中药坐浴。术后前几天,用祛腐生肌的纱条换药,以脱去坏死组织,当肉芽组织生新之际,改用生肌散纱条换药,促进肉芽组织的生长。

8)术中注意点:放射状切口只切至皮下层,勿深入肌层,以免切断括约肌。

(2)Ⅰ期切扩引流术

1)适应证:同低位脓肿单纯切开引流术。

2)禁忌证:直肠周围间隙脓肿未成者;伴有痢疾者;或腹泻患者;伴有恶性肿瘤者;伴有严重肺结核、高血压、糖尿病、心脑血管疾病、肝脏疾患、肾脏疾患或血液病的患者;临产期孕妇。

3)术前准备:同低位脓肿单纯切开引流术,加球头软探针及槽探针。

4)麻醉方法与手术体位:同低位脓肿单纯切开引流术。

5)手术步骤

①麻醉满意后,常规消毒铺巾。放射状切开皮瓣,方法同切开引流术。

②以球头探针自切口伸入,在示指于肛内引导下,查得内口位置并引出肛外。

③沿探针切开内、外口间皮肤及皮下组织。清除坏死腐烂组织,修剪皮瓣使引流通畅,结扎出血点,填引流纱条包扎。

6)术后处理:同低位脓肿单纯切开引流术。

7)术中注意点:探查内口时要认真仔细,不可求速或盲目制造假口,以免复发。

(3)直肠黏膜下间隙脓肿切开引流术

1)适应证:患者诉肛内剧痛,指诊触及齿线上直肠黏膜明显隆起,并有波动感者。

2)禁忌证:同低位脓肿Ⅰ期切扩引流术。

3)术前准备:同上,免备麻药,加备生理盐水适量。

4)麻醉方法与手术体位:不需麻醉。侧卧位。

5)手术步骤

①将肛镜轻轻纳入肛内,在黏膜突起处以针管穿刺抽吸见脓者,即脓肿部位(图11-5)。

②固定好肛门镜,拔出针头,改用手术刀纵向切开黏膜,放出脓液。用针管吸生理盐水冲洗脓腔。填痔疮栓及引流油纱条,退出肛镜,纱布敷盖肛门,包扎(图11-6)。

6)术后处理:同低位脓肿单纯切开引流术。

7)术中注意:①穿刺吸脓时针尖勿刺入过深。②切开黏膜引流时勿切得过深。③手术刀纵向切开脓肿黏膜要充分,不要遗留袋状窝致引流不畅。

(4)肛周脓肿切开挂线术

1)适应证:坐骨直肠窝脓肿,肌间脓肿,骨盆直肠间隙脓肿及脓腔通过肛管直肠环者。

2)禁忌证:同低位脓肿Ⅰ期切扩引流术。

3)术前准备:①器械:软质圆头探针1支、肛镜1个、注射器2副,手术刀1把,弯止血钳2把,4号、7号、10号丝线数根,橡皮筋1根。②药物与材料:络合碘棉球、酒精棉球、无菌纱布、胶布、九华膏、1%利多卡因或普鲁卡因,必要时亚甲蓝1支。③术前清洁灌肠,苯巴比妥0.1g于术前30分钟肌内注射。

4)麻醉:骶管阻滞麻醉或连续硬膜外麻醉。

5)体位:侧卧位或截石位。

6)手术步骤

①络合碘肛周常规消毒 3 遍,铺无菌孔巾,待麻醉生效肛门松弛后消毒肛内。

②在脓肿最高处做一放射状切口,止血钳分开脓腔放出脓液。

③一手示指伸入肛内引导,一手持探针从切口处轻轻探入,自内口穿出。切忌操作粗暴造成假内口。

④将探针头引出内口后折弯,拉出肛外。在探针尾部系一丝线,丝线下端拴一橡皮筋,然后将探针自肛内完全拉出,使橡皮筋经瘘管从内口引出,另一端留在外口外面。

⑤将内、外口之间表面皮肤及皮下组织切开,拉紧橡皮筋。

⑥紧贴挂线组织,用止血钳夹住橡皮筋,拉紧,于止血钳下方用粗丝线将拉紧的橡皮筋结扎两次,剪除多余部分。注意橡皮筋末端要留 1～2cm 以防滑脱。

⑦充分扩创外面切口,以利引流。

⑧九华膏纱条压迫创口,无菌纱布敷盖,酒精棉球皮肤脱碘后宽胶布固定。

7)术后处理:随橡皮筋松紧,适度紧线。余同低位脓肿单纯切开引流术。

8)术中注意点:①正确寻找内口是手术成败的关键。挂线前可先注射亚甲蓝染色,减少盲目乱探,造成人工假道形成的危险。②术后创口的处理与疗效密切相关。创口需底小口大,引流通畅,防止假性愈合。③对于高位脓肿,术中不仅要切开内、外口之间的皮肤,还须切开高位脓肿的低位部分,对高位部分挂线。④挂线力度不宜太紧,以 10 天左右脱落为宜。

## 七、疗效判断

1.痊愈 治疗后症状、体征消失,伤口完全愈合。

2.显效 症状、体征消失,伤口基本愈合。

3.有效 症状、体征改善,伤口愈合欠佳。

4.无效 症状、体征无改变,伤口不愈。

## 八、预防与调护

1.忌食辛辣、油炙煎炒、肥腻、酒等刺激性食物,防止便秘和腹泻。

2.注意肛门清洁卫生,锻炼身体,增强抗病能力。

3.积极预防和治疗痢疾、肠炎、肛裂、肛窦炎、肛腺炎、肛乳头炎、直肠炎、痔等肛门直肠疾病,防止感染形成脓肿。

4.肛门会阴部损伤应及时处理。

5.如肛门部位有坠胀、灼热刺痛、分泌物等症状,应早期治疗。

6.患病后应注意卧床休息,减少活动,积极配合治疗。

（张睿）

# 第二节　肛瘘

## 一、概述

肛管直肠因肛门周围间隙感染、损伤、异物等病理因素形成的与肛门周围皮肤相通的一种异常通道,称为肛管直肠瘘,常称为肛瘘(anal fistula,fistulamano)。其临床表现特点为肛门硬结、局部反复破溃流脓、疼痛、潮湿、瘙痒。肛瘘是一种常见的肛门直肠疾病,且复发率较高。可发生于不同性别、年龄,以 20～40 岁青壮年为主。婴幼儿发病者亦不少见。男性多于女性,男女比例为(5～6)∶1。

## 二、病因病理

（一）病因

肛瘘是肛门直肠周围脓肿的后遗疾患。肛周脓肿成脓后,经肛周皮肤或肛管直肠黏膜破溃;或切开排脓,脓液充分引流后,脓腔随之逐渐缩小,脓腔壁结缔组织增生,使脓腔缩窄,形成或弯或直的管道,即成肛瘘。肛瘘的病因学说大致归纳为以下几类:

1. 肛腺感染　肛腺感染是目前公认的形成肛瘘的最主要原因,95％以上的肛瘘皆由此引起。肛窦炎导致肛腺管开口充血水肿,肛腺内分泌物排出不畅,从而引起感染扩散。肛管后侧是肛腺相对集中及大便时冲击力最大的区域,故临床上肛管后侧肛腺感染最多见,约占60％～80％。

2. 肛门损伤、异物　手术、外伤、注射、灌肠、肛门镜检查等损伤肛管直肠,细菌侵入伤口引起感染。此类肛瘘的内口即是损伤处,与肛窦无关。

3. 特殊感染　结核、放线菌等引起肛门直肠感染。

4. 中央间隙感染　有学者认为细菌侵入肛周组织的门户不是肛窦,而是破损的肛管上皮;不是沿肛腺形成括约肌间脓肿,而是在中央间隙内最先形成中央脓肿,继而向四周蔓延形成肛瘘。但这一理论还有待临床实践证实。

5. 其他因素　糖尿病、白血病、再生障碍性贫血等全身疾病,多发性直肠息肉、直肠癌、克罗恩病、骶前囊肿、溃疡性结肠炎等局部疾病;骨源性感染、皮肤源性感染、血源性感染等;此外还有性激素、免疫因素等。

（二）病理

肛瘘一般是由内口、瘘管、外口三部分组成。内口多为原发性感染病灶,绝大多数位于肛管齿线处的肛窦部位;外口多是继发性,在肛门周围皮肤上,可为一个或多个;瘘管是指连接内外口之间的纤维性管道,可有一条或多条,但主瘘管常为一个。瘘管可以穿过内外括约肌和肛提肌向直肠、肛管间隙穿通。大多数肛瘘可触及或探及瘘管管道走向。

肛瘘久治不愈多与下列因素有关:

1. 内口存在　原发内口继续感染,直肠内的污染物不断从内口进入感染病灶,异物刺激脓腔,使炎症不易消退,分泌物不断从外口溢出,经久不愈。

2. 解剖因素　肛门括约肌纵横交错,肌肉的舒张、收缩可致瘘管管腔的塌陷闭合而引流不畅。

3. 引流不畅　皮肤外口暂时闭合及瘘管的行径迂曲,括约肌的收缩、痉挛、慢性炎症及反复感染致局部病灶管壁纤维化,管道狭窄,致引流不畅;直肠内压升高使肠液、细菌甚至粪便残渣注入内口,导致瘘管炎症复发,分泌物蔓延到其他间隙形成新的脓腔、支管和继发性外口。

## 三、临床分类

（一）根据国家中医药管理局行业标准及中华中医药学会肛肠分会诊断标准分类

1. 按病源　分化脓性肛瘘和结核性肛瘘。

2.按病变程度

(1)低位单纯性肛瘘:仅有 1 条管道,且在肛管直肠环以下。

(2)低位复杂性肛瘘:具有 2 条以上管道,位于肛管直肠环以下,具有 2 个以上外口或内口。

(3)高位单纯性肛瘘:只有 1 条管道,穿越肛管直肠环或位于其上。

(4)高位复杂性肛瘘:管道有 2 条以上,位于肛管直肠环以上,且有 2 个以上外口或内口。

此外,瘘管主管在肛提肌以下,呈环形或半环形的称为低位马蹄形肛瘘;瘘管主管在肛提肌以上,呈环形或半环形的称为高位马蹄形肛瘘。马蹄形肛瘘内口多在截石位 6 点(称后马蹄形)或 12 点(称前马蹄形)。

(二)Parks 分类法

根据瘘管与肛门括约肌的解剖关系分类。

1.括约肌间肛瘘 多为低位肛瘘,约占 70%。瘘管只穿过肛门内括约肌,位置较低。内口多位于齿线部位,外口常只有 1 个,距离肛门约 3～5cm。

2.经括约肌肛瘘 可以为低位或高位肛瘘,约占 25%。瘘管穿过肛门内、外括约肌,位置稍高。内口多在齿状线处,外口常不止 1 个。

3.括约肌上肛瘘 为高位肛瘘,少见,约占 5%。瘘管向上穿过肛提肌,达肛管直肠环以上水平,然后向下经过坐骨直肠窝穿透皮肤。内口多在齿状线处,外口距肛门较远。

4.括约肌外肛瘘 最少见,约占瘘管穿过肛提肌直接与直肠相通,这种肛瘘多非腺源性感染,而是由于克罗恩病、肠癌或外伤所致,因此在治疗时需要注意其原发病灶。

## 四、临床表现

(一)病史

有肛周感染、损伤等病史,病程长短不一,反复发作,以青壮年患者居多。

(二)症状

1.流脓 脓液的多少、性质与瘘管的长短、粗细、内口的大小等有关。一般初期流脓较多,质稠、味臭、色黄,随时间延长脓液减少,或时有时无,呈间歇性流脓。若忽然脓液增多,提示有急性感染或有新的管腔形成。单口内瘘脓液与血相混合,常由肛门流出。结核性肛瘘脓液多而清稀,色淡黄,呈米泔水样,可有干酪样坏死物。

2.疼痛 若瘘管引流通畅,一般不感疼痛,仅感觉肛门坠胀不适,行走时加重。若外口暂闭合,或引流不畅,脓液积聚,可出现局部胀痛或跳痛。若内口较大,粪便进入瘘管,则引起疼痛,尤其排便时疼痛加重。内盲瘘脓液不能引流时常出现直肠下部和肛门部灼热不适,排便时疼痛。黏膜下瘘常引起肛门坠胀疼痛,向腰骶部放射。

3.瘙痒 分泌物反复刺激,肛周皮肤潮湿、瘙痒,甚至引起肛门湿疹,出现皮肤丘疹后表皮脱落。长期不愈可致皮肤增厚呈苔藓样变。

4.排便不畅 一般肛瘘不影响排便。高位复杂性肛瘘或马蹄形肛瘘因慢性炎症刺激引起肛管直肠环纤维化,或瘘管围绕肛管形成半环状纤维条索,影响肛门括约肌收缩而出现排便不畅。

(三)体征

通常在肛门周围皮肤上有外口;在肛门直肠周围软组织中(间隙)因瘘管穿过而有肿块、

索状物或硬结;在齿线处可发现充血或肿胀的黏膜,或因炎症刺激变硬的肛窦,即内口。

1.视诊　观察肛瘘外口的数目、形态、位置和分泌物。

(1)外口的数目:一般仅有一个外口,考虑为单纯性肛瘘;有多个外口,则为复杂性肛瘘。最先穿破的外口为原发性外口,原发性外口常与主管道和内口相通。若两个外口左右分居,中间有索状物相连者,常为马蹄形肛瘘;若多个外口之间互不相通,或无条索相连,应考虑多发性肛瘘。

(2)外口形态:外口平坦,肉芽不高出皮肤,其瘘管多位置表浅。若外口肉芽高突,其瘘管一般较深,形成瘘管时间较长,多为肛窦感染引起的肛瘘。若外口宽大,形状不整齐,有潜行性空腔,皮肤色暗,多为结核性肛瘘。

(3)外口位置:肛门直肠周围间隙感染一般是沿肛门括约肌走行及淋巴回流方向扩散蔓延,故肛瘘外口位置与瘘管走行、内口位置之间有一定规律性。所罗门提出:经肛门两侧坐骨结节做一横线,如外口在横线之前,距肛门缘不超过 4cm,则其管道较直,内口多在对应位置的齿状线上;如外口距肛门缘超过 4cm 或外口在横线之后,则管道多弯曲向后,内口多位于后正中齿状线上。一般外口距肛门近者管道较浅,距肛门远则管道较深。必须指出的是本定律只适用下肛窦感染引起的肛窦,并且外口应为原发外口。

总结前人和我们的经验,外口与内口的分布规律一般如下:①一个外口在横线前,离肛门不超过 5cm,其内口多在横线前部齿线处与外口呈放射状相对应。超过 5cm 以上的多行走弯曲,内口在后正中线附近。②外口在肛门横线后半部,瘘管多半弯曲,内口常在肛门后正中齿状线附近。③左右两侧都有外口,均在横线前部,多数是左右两侧各有一个相应内口,呈两条放射状对应的瘘管。④横线前后两侧都有外口,多数是内口的。⑤几个外口都在横线前半部的内口,多只有 1 个在前半部,几个外口在后半部的内口只有 1 个在后正中处。但这只是一般的规律,临床所见常常是复杂多变的,要全面进行分析才能准确的定位。

2.触诊　肛瘘管道穿行于肛周各间隙软组织中或括约肌间,因慢性炎症刺激常会形成纤维化条索。故在肛周皮肤上常可触及索状物、肿块或硬结。

(1)肛外触诊:了解肛门外瘘管走向深浅。以示指从外口开始向肛缘检查,轻摸可触到明显索条状瘘管,说明瘘管较浅,重压才能感到索条状物或不甚明显,表示瘘管较深。如瘘管走向弯曲,内外口不在相对部位,是弯曲瘘;索条较直,内外口在相对部位,为直瘘。

(2)肛内触诊:辨别瘘管走向和深浅后,示指循其走向伸入肛门触摸内口,如在齿状线触到硬节或凹陷,应疑是内口。初步确定内口后,再从内口向直肠黏膜触摸,如直肠壁附近有分支瘘管应检查其长短和部位。肛内触诊还应检查括约肌松紧及其功能。

3.肛门镜检查　检查时在原发内门处一般见到有黏膜充血、水肿、瘢痕、凹陷或结节等,有时还可见脓液自内口溢出;挤压管道或从外口注入染色剂,可见脓液、染色剂自内口溢出。同时注意肛管直肠内有无瘢痕、炎症、出血点、分泌物、结节、溃疡、内痔及肥大乳头等。

4.探针检查　探针检查的目的是弄清瘘管走行方向及内口部位。先将探针从外口顺瘘管走向探入,另示指伸入肛内接触探针尖端,确定内口部位。如瘘管弯曲,可将探针弯曲成与瘘管相似弯度,有时能顺利探入内口。如管道弯曲度过大或有分支不易探通,可注入亚甲蓝溶液或龙胆紫溶液检查或在手术中边切开瘘管边检查内口。探针是检查和治疗肛瘘的一种重要工具,应备有粗细不同、软硬不等探针,以适应不同类型瘘管。使用探针时必须轻柔,避免强力,以防造成人为假道。

5.染色检查　在肛内放置一块清洁的纱布卷,然后将软色剂从外口缓慢注入瘘管,使瘘管壁和内口染色,显示瘘管的范围、走向、形态、数量和内口位置。临床上常用染色剂为2%亚甲蓝。

6.瘘管牵拉法　在麻醉情况下钳夹肛瘘外口向外牵拉,手指触摸肛管齿线位、有牵动感伴有内陷,即可断定内口的位置。同时还可观察到肛门皮肤的变形,确定瘘管的走行情况。

(四)全身症状

一般肛瘘多无明显的伴发症状。并发脓液潴留时可有恶寒、发热等症状复杂性肛瘘患者反复发作,长期流脓血,可出现身体消瘦、精神萎靡等。结核性肛瘘患者伴有其他部位活动性结核病灶,可出现两颊潮红、低热等症状。

(五)辅助检查

1.一般检查　对于拟手术治疗的患者,术前常规应做以下检查:血常规、尿常规、粪常规、肝肾功能、出凝血时间、心电图、胸片等。

2.特殊检查

(1)碘油造影:碘油造影可以显示瘘管走向、分支、空腔分布及内口位置,瘘管与直肠的关系及瘘管与周围脏器的关系。用硅胶管从外口缓慢将对比剂(造影剂)注入瘘管内,遇阻力稍后退,并在外口处做一金属环标记。由外口注入碘化油等对比剂,边注药边观察,满意时行X线正侧位摄片。

(2)病理学检查和细菌检查:对病情反复发作,久治不愈者,应对可疑病例取脓液做细菌学检查或术中取部分病变组织进行病理检查,以早期确定肛瘘有无癌变,是否结核性肛瘘等。

(3)直肠腔内超声:该法可测定肛瘘的范围、内口位置及管道、支管分布。在检测括约肌损伤程度及诊断克罗恩病引起的肛瘘等方面有显著的优势。

(4)螺旋CT:螺旋CT多用于复杂性肛瘘的临床辅助检查。螺旋CT高级图像处理软件可以直观、立体地从任意角度显示瘘管病变二维、三维形态图像,以及瘘管和周围组织的相互关系。

(5)MRI:可用于复杂性肛瘘的临床辅助检查。可以直观地显示瘘管病变走向及与周围组织的相互关系。

## 五、诊断与鉴别诊断

(一)诊断要点

1.有肛周脓肿病史或肛门部外伤病史,病灶有外口、瘘道、内口。

2.病情常反复发作,病程较长,最长者可达几十年。

3.主要症状有流脓、肛周潮湿、瘙痒、疼痛、排便不畅等。

4.局部肛门视诊可见肛周硬结,或破溃口,时有分泌物自破溃口流出;肛门外指诊可触及自外口向肛内走行的条索状物,肛内指诊可触及齿线上内口处硬结及凹陷;肛门镜检查可见内口处黏膜充血,或有分泌物自内口溢出。

(二)鉴别诊断

1.化脓性汗腺炎　一种皮肤及皮下组织的慢性炎症,多见于肥胖患者。最易被误诊为肛瘘的肛门皮肤病。化脓性汗腺炎的病变在皮肤及皮下组织,病变范围广泛,可有无数窦道开口,呈结节性或弥漫性,但窦道均浅,不与直肠相通,切开窦道后无脓腔和瘘管。

2.肛门周围毛囊炎和皮肤疖肿 该病初期局部红肿、疼痛,以后逐渐肿大,中央形成脓栓,脓出渐愈,病变浅表,不与肛门相通。

3.肛门会阴部急性坏死性筋膜炎 肛门及会阴部、阴囊部由于细菌感染而出现肛门部周围大面积坏死,有的可形成瘘管。此病变范围广,发病急,常蔓延至皮下组织及筋膜,向前侵犯阴囊部,肛内无内口。

4.骶髂骨坐尾骨病变 发病缓慢,无急性炎症,破溃后流清稀脓液,创口凹陷,久不收口;有纳差、低热、盗汗等症;瘘口距肛门较远,与直肠不相通;X线片可见骨质破坏或增生。

5.骶尾部畸胎瘤 该病是一种先天性疾病,因胚胎发育异常引起,多在青春期 20~30 岁发病。病变位于骶前间隙,可单食或多囊,腔内有胶冻样黏液。囊肿较大时直肠指诊可发现骶前膨隆,有囊性肿物,表面平滑、界限清楚;探针检查可向骶骨前肛门后方向深入,深者可达 10 余厘米;X 线摄片,可见骶骨和直肠之间有间隙增宽,囊肿腔内壁光滑,呈梨形或多囊分叶形,内有不定形的散在钙化阴影,一般不与直肠相通;术中可见腔内有毛发、骨质或牙齿等。病理检查可确诊。

6.克罗恩病 该病多伴有腹痛、腹泻、体重减轻,须做进一步全消化道检查确诊。

7.晚期肛管直肠癌 溃烂后可形成肛瘘,特点是肿块坚硬,分泌物为脓血,恶臭,持续疼痛,菜花样溃疡。病理学检查可见癌细胞,不难与肛瘘鉴别。

## 六、治疗

(一)治疗原则

非手术治疗主要是控制感染,减轻症状;手术治疗的目的在于清除感染的肛腺,将瘘管及感染异物清除。由于手术会损伤肛门括约肌,手术时一定要正确处理,特别是对病变累及肛管直肠环的肛瘘,应尽量保存括约肌和肛管直肠环的完整性,减少肛门失禁等后遗症的产生。

(二)手术治疗

1.手术原则 肛瘘不能自愈,必须手术治疗。手术成败的关键在于正确寻找内口,处理内口,消灭死腔,通畅引流,保护肛门括约肌功能,使创面自基底向上逐渐愈合。根据瘘管的深浅、曲直及其与肛管直肠环的关系,选择不同的手术方式。

2.手术方法

(1)肛瘘切开术

1)适应证:适用于低位肛瘘或作为高位肛瘘管位于肛管直肠环以下部分的辅助方法。

2)禁忌证:肛门周围有皮肤病的患者;有严重肺结核、梅毒和身极度虚弱者;癌症并发的肛瘘者;凝血障碍疾病;临产期孕妇。

3)术前准备:①器械:圆头探针、有槽探针各 1 支,肛镜 1 个,注射器 2 副,手术刀、手术剪、持针钳、刮匙各 1 把,肛门拉钩 1 对,止血钳 2 把,丝线数根及缝合针。②术晨灌肠,术前备皮。

4)麻醉:局麻、腰俞麻醉或椎管内阻滞麻醉。

5)体位:侧卧位或截石位或折刀位。

6)手术步骤

①麻醉满意后,常规消毒铺巾。扩肛后,将有槽探针从外口逐渐进入管腔,由内口穿出。若管道较细,可先以圆头探针探查穿出内口,继以有槽探针循圆头探针插入,再抽去圆头

探针。

②切开有槽探针表面上的皮肤、皮下组织及瘘管壁。

③以刮匙搔扒管壁肉芽及坏死组织。

④修剪创缘皮肤,使宽度略大于创口深度。充分止血后,以凡士林纱布条或化腐生肌散纱条填塞创口,无菌敷料加压包扎。

7)术后处理:①术后当天应控制大便。②术后第二天起保持大便通畅,便后坐浴,切口换药。③全身适当应用抗生素3～5天。

8)术中注意点:①本术式最适用于有内、外口的低位肛瘘。②如果瘘管较弯曲,内口不易探通,可用有槽探针边探边切、寻找内口。

(2)肛瘘挂线术

1)适应证:适用于距肛门3～5cm以内,有内、外口的低位肛瘘;瘘管在肛管直肠环上方或通过肛管直肠环上2/3的高位肛瘘;或作为复杂性肛瘘切开或切除的辅助方法。

2)禁忌证:肛瘘急性炎症期暂缓挂线,其余同肛瘘切开术。

3)术前准备:①器械:软质圆头探针1支,肛镜1个,注射器2副,手术刀1把,弯止血钳2把,7号丝线数根。②药物:新洗灵[0.5%苯扎溴胺(新洁尔灭)溶液1000ml,加洗必泰2.5g]浸透的消毒棉球,1%亚甲蓝1支,2%利多卡因液2支,生理盐水2支,0.1%肾上腺素液1支。

4)麻醉:腰俞麻醉或椎管内阻滞麻醉。

5)体位:截石位或侧卧位。

6)手术步骤

①麻醉满意后,常规消毒铺巾。以软质圆头探针从肛瘘的外口轻轻地经瘘管通入内口。切忌操作粗暴造成假道。一般均可在齿状线附近寻找内口,可用右手示指伸入肛门内引导。

②然后将探针引出内口2～3cm后折弯,拉出肛门外。在探针末端缚橡皮筋。

③然后将探针自肛门内完全拉出,使橡皮筋经瘘管外口进入瘘管,又从内口引出丝线和橡皮筋。

④将瘘管内、外口之间表面皮肤及皮下组织切开,应切除瘘管表面的部分皮肤。拉紧橡皮筋。

⑤紧贴肛门周围皮肤,用止血钳夹住橡皮筋拉紧,于血管下方用粗丝线将拉紧的橡皮筋结扎两次,嵌于皮肤切口内,除去止血钳,并剪断多余的橡皮筋,注意橡皮筋末端要留1～2cm以防滑脱。外用油膏纱条压迫创口,敷料包扎。

7)术后处理:同肛瘘切开术。值得注意的是橡皮筋脱落后,注意伤口的愈合必须从基底部开始,使肛管组织伤口先行愈合,防止桥形愈合。

8)术中注意点:①正确寻找肛瘘内口是手术成败的关键。用探针探查时勿使用暴力,以免形成假道。②橡皮筋拉紧的程度要根据具体情况决定。如瘘管位置高,橡皮圈所包绕的肛管直肠环组织较多,则橡皮圈不宜环勒过紧,可待术后换药时分次紧线,以免切开肌肉太快,肌肉组织回缩,引起肛门失禁。

(3)肛瘘切除术

1)适应证:适用于低位肛瘘,能清楚触及条索状管壁者。

2)禁忌证:同切开术,高位肛瘘不宜行切除术。

3)术前准备:同切开术,加备外接中空细塑料管的注射器 1 副,00 铬制肠线 1 根及缝针。

4)麻醉、体位:同切开术。

5)手术步骤

①麻醉满意后,常规消毒铺巾。从瘘管外口注入 1‰亚甲蓝后,术者将示指插入直肠内作引导,然后用可弯曲的钝头探针从外口轻轻探入,经内口引出。

②完全切除瘘管,沿探针方向切开内、外口之间的皮肤,然后将瘘管及其内、外口一并切除。对瘘管周围纤维组织、染有亚甲蓝的残余管壁也应切除,直至暴露正常的组织为止。

③充分止血,可行一期缝合,但缝合不作为常规方法,缝合应从基底部开始。

6)术后处理:同切开术,如有缝合伤口,则 7～10 大拆线,如缝合处炎症反应严重,可提前间断拆线。

7)术中注意点:①切除瘘管时,剪刀贴管壁进行,尽量使任何肉芽组织及瘢痕组织无遗留,止血要彻底,勿使创口过深过大。②拟行一期缝合时,皮肤及皮下组织不能切除过多,以便于伤口缝合。③缝合必须由基底部开始,不得留有死腔。各层伤口要完全对齐缝合。

(4)切开挂线术(低位切开+高位挂线术)

1)适应证:肛瘘的主管道贯穿外括约肌深部及耻骨肛肠肌以上的高位肛瘘,包括骨盆直肠间隙瘘和高位直肠后间隙瘘等。

2)禁忌证:同挂线术。

3)术前准备:同挂线术。

4)麻醉与体位:同挂线术。

5)手术步骤

①切开与挂线的原则:高位肛瘘(含单纯性或复杂性)的管道,在肛管直肠环以下的部分采用切开法,在肛管直肠环以上的部分采用挂线法。

②经指诊、探针、肛门镜检查,亚甲蓝染色,结合术前碘油造影或腔内超声或 CT 等检查提示,查清肛瘘的管道走向和内口位置。

③将高位肛瘘管道的低位部分(含支管)先予切开(直至齿线),搔刮和清除腐肉,并充分扩创,操作方法同切开术。

④然后对贯穿外括约肌深层和耻骨直肠肌与内口扣通的管道高位部分进行挂线,操作方法同挂线术。

6)术后处理:同切开术、挂线术部分。

7)术中注意点:同切开术、挂线术部分。

(5)有多发性外口的肛瘘截根术

1)适应证:多发性外口的肛瘘,数个外口通于一个内口者。

2)禁忌证:同挂线术。

3)术前准备、麻醉、体位:同挂线术。

4)手术步骤

①选择距肛门最近的一个外口纳入探针,寻找内口,切开挂线,方法同挂线术。

②分别于其他外口纳入探针,探明无另外的内口后,以刮匙于管壁内搔扒,清除腐肉后,放置油纱条引流,外盖敷料,包扎固定(图 4-1)。

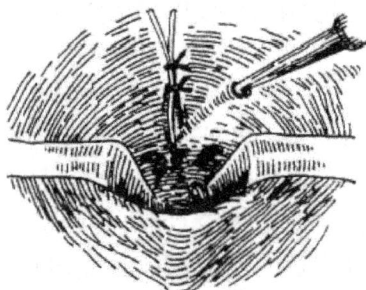

图 4-1　主管截根挂线,支管搔扒

5)术后处理:①挂线的主管道处理同挂线术。②肛瘘分支约 7～10 天停止引流,使其自然闭合。如行切开术则术后换药至创面愈合。③其他同挂线术。

6)术中注意点:①应选择外口近肛门的立行管道,作为主管道予以切开挂线,以减少对皮肤和肌肉的损伤。②对其他分支应当仔细探查,确保无内口,切忌用暴力。③分支的外口应适当扩大,以利引流。

(6)断管挂线术

1)适应证:内、外口之间距离较长的肛瘘。

2)禁忌证:同挂线术。

3)术前准备、麻醉、体位:同挂线术。

4)手术步骤

①麻醉满意后,常规消毒铺巾。探针自外口纳入,寻找原发内口,从肛内引出探针。探针头部系上丝线和橡皮筋,方法同挂线术。

②在距离肛缘外 1.5cm 处皮肤向探针方向做一切口,向下分离,与探针交通,回撤探针,从该切口拉出丝线及皮筋。

③将橡皮筋两端之间的皮肤及皮下组织切开,拉紧橡皮筋结扎。

④远段管道以刮匙搔扒,挂上浮线对口引流。创面置油纱条,外盖敷料,包扎固定。

5)术后处理:①当近肛段挂线橡皮筋脱落后且肉芽组织填充至仅能通过橡皮筋时,即可停止远段对口引流,使其自然愈合。②余同挂线术。

6)术中注意点:①对口引流的浮线应松弛,可活动,以利引流。②断管处应在肛缘 1.5cm 以外,以避开括约肌。

(7)Parks 手术

1)适应证:括约肌间瘘。

2)禁忌证:同切除术。

3)术前准备、麻醉、体位:同切除术。

4)手术步骤

①麻醉满意后,常规消毒铺巾。探查清楚后对肛瘘内口即感染肛隐窝,从上方 0.5cm 到肛门上皮,做一椭圆形切口。

②切除部分内括约肌,彻底清除内括约肌下脓肿,创面开放。

③从外口剜除瘘管,使呈口大底小的洞状开放创面。放置油纱条填充,外盖敷料,包扎

固定。

5)术后处理:同切除术。

6)术后注意点:①术中切口深达肛门内括约肌时,可用浸有 0.1% 浓度的肾上腺素盐水纱布压迫止血。②切除内口及其周围与部分内括约肌之后,用刮匙尽量搔扒从肛括约肌中穿入的瘘道及其肌间脓肿的支道。③外口周围切开之后,紧沿管壁将切口深入,最后将瘘管切剜除,不切断外括约肌。

自 Parks 创用此法治疗肛瘘,成了现代保存括约肌手术的基础。1985 年 Mann 认为 Parks 法背离了瘘道从其底部完全切开的原则,因而用这种方法治疗高位肛瘘的复发率高。尽管如此,Parks 法通过不断改进,仍被广泛应用于临床。

总之,肛瘘的术式很多。如坐骨直肠窝蹄铁形肛瘘采用的内口引流、瘘管旷置术,脱管术、外盲瘘采用的黏膜造口挂线术、内盲瘘采用的皮肤造口挂线术等均为切开术和挂线术这两种基本术式灵活组合的应用和发展。

### 七、疗效判断

1.痊愈　症状体征消失,创口完全愈合,肛门功能正常。

2.显效　症状消失,体征改善,创口未愈,肛门功能正常。

3.有效　症状体征改善,创口不愈,肛门功能正常。

4.无效　症状体征无改善,或虽有改善,但创口不愈合,仍有渗出物溢出,肛门功能正常。

### 八、预防与调护

1.经常保持肛门清洁,养成良好的卫生习惯。

2.发现肛痛宜早期治疗,一次性手术治疗可以防止后遗肛瘘。

3.肛瘘患者应及早治疗,避免外口阻塞而引起脓液积聚,排泄不畅,引发新的支管。

(张睿)

# 第三节　结肠癌

### 一、概述

结肠癌(colon cancer)指癌细胞起源于结肠上皮组织的恶性肿瘤,是消化道最常见的恶性肿瘤之一,好发部位依次为乙状结肠、盲肠、升结肠、降结肠、横结肠,多数为腺癌,男性较多见,发病常在 40 岁以上。

### 二、病因

结肠癌确切的病因至今未完全明确,一般认为导致结肠发生癌肿的因素可归纳为以下几类。

1.结肠息肉(腺瘤)　结肠息肉与结肠癌有密切的关系,特别是家族性腺瘤性息肉病和绒毛状腺瘤的癌变率最高,目前已公认为癌前病变。

2. 结肠部位慢性炎症　慢性溃疡性结肠炎是一种比较肯定的癌前病变,其癌变的发病率是正常人的 5~10 倍。一般在溃疡性结肠炎发病 10 年以后,每 10 年增加 10%~20% 的癌变率,30 年以上的病程癌变率可达 40%。慢性血吸虫病在结肠内形成的肉芽肿亦可发展为结肠癌。

3. 饮食因素　根据实验室及流行病学研究,提示高蛋白及低纤维素饮食可能与结肠癌的发生有关。

4. 遗传因素　遗传易感性与结肠癌的发生有明确的关系。遗传性非息肉病性结肠癌的错配修复基因携带的家族成员被认为结肠癌的高危人群,家族性腺瘤性息肉病已被公认为癌前病变。

5. 其他　肠道细菌特别是厌氧菌对结肠癌的发生有重要的影响;近年来,发现胆囊切除术后可以增加患结肠癌的危险性,尤其是近端的结直肠癌。另外,结肠癌的发生与某些化学致癌物质如亚硝胺等有密切的关系。

### 三、临床分型

结肠癌临床大体分型为以下 3 型。

1. 肿块型(隆起型)　肿瘤向肠腔内生长,瘤体较大,易发生溃疡、出血、继发感染和坏死。此型癌肿向周围组织浸润性小,生长缓慢,转移较晚。好发于右侧肠壁,特别是盲肠。

2. 浸润型　癌肿内纤维组织较多,质地硬,生长方式是绕肠壁浸润,容易引起肠腔狭窄和肠梗阻,出现转移早。多发生在左侧结肠,尤其是乙状结肠和直肠乙状结肠交界处。

3. 溃疡型　其特点是向肠壁深层生长并向周围浸润,初起即可有溃疡,边缘隆起,底部深陷,肿瘤易发生出血、感染和穿透,转移较早。

### 四、临床表现

(一)症状

结肠癌早期无明显症状,由于左右两侧结肠解剖及癌肿的病理各有特点,故临床表现亦不同。右侧结肠肠腔较宽,壁薄且扩张性大,癌肿病理以肿块型为主,并有溃疡发生,故临床表现以大便带血、贫血、腹部包块为主;左侧结肠肠腔狭窄,癌肿病理以浸润为主,易造成肠腔狭窄,临床表现常以肠梗阻症状为主。

1. 排便习惯的改变和粪便性状的改变　该症状常为最早出现的症状,多表现为大便次数增多,大便不成形或稀便;大便带血,色鲜红或暗红,有脓液或黏液。

2. 腹痛　该症状是结肠癌的早期症状之一,呈持续性隐痛,或仅有腹胀感,定位常不明确,出现肠梗阻时则表现为腹胀和阵发性绞痛;出现肠穿孔时可出现剧烈腹痛。

3. 肠梗阻　该症状一般属于结肠癌较晚期的症状,左侧结肠癌较易发生梗阻,多为慢性低位不完全性肠梗阻,表现为下腹部隐痛,或阵发性绞痛、便秘、腹胀明显,恶心呕吐症状较少见,肠蠕动亢进。也有个别病例以急性完全性肠梗阻为首发症状。

4. 全身症状　患者由于癌肿所致的慢性失血、癌肿溃烂、感染、毒素吸收等因素,可出现乏力、发热、消瘦及低蛋白血症、贫血等症状。病情发展到晚期,可出现肝大、黄疸、腹水甚至恶病质等。

（二）体征

1.腹部包块　癌肿生长到一定程度,腹部可扪及包块,一般肿块较硬,形状不规则,表面欠光滑。早期包块活动度尚可,晚期因粘连而活动度差,继发感染时可出现压痛。

2.全身情况　有贫血、转移征象如锁骨上淋巴结大、肝肿大等。

（三）输助检查

1.一般检查　血常规检查可以了解患者有无贫血。粪潜血实验由于简单易行,费用低廉,可作为结肠癌普查的初筛方法。

2.内镜检查　凡有便血或大便习惯改变,经直肠指诊无异常发现者,应常规行全结肠镜检查。内镜检查能在直视下观察病灶情况,采取活组织标本,是目前诊断结肠癌最可靠的方法之一。

3.肿瘤标志物　糖抗原19－9(CA19－9)和癌胚抗原(CEA)不是肠癌的特异性抗原,不能用作早期诊断。但CA19－9和CEA联合检测的敏感性明显高于单项检测,可作为评价手术和化学药物治疗效果、监测手术后复发和转移的动态观察指标。

4.X线检查　钡剂灌肠可确定病变部位、范围,局部可见充盈缺损、黏膜纹理破坏及肠壁僵硬等。气钡双重对比造影可发现较小病灶,提高检出率。

5.超声检查　可显示肿瘤结构、肿瘤对肠癌各层的侵犯程度、与周围脏器关系、有无远处脏器转移。

6.CT、MRI扫描　能显示邻近组织受累情况、淋巴结或远处脏器有无转移,有助于临床分期和手术估计,为选择治疗方案提供依据。

7.病理组织学检查　为肠癌的确诊方法。

8.基因诊断　与结直肠癌相关的抑癌基因有APC、MCC、p53、DCC等,原癌基因有K－ras、c－myc等。我国结直肠癌组织中的ras基因突变多位于第12位密码子。

## 五、诊断与鉴别诊断

（一）诊断要点

1.临床诊断具有下列条件之一

（1）症状:腹部不适,隐痛或胀气,大便习惯改变,腹泻或便秘,或便秘腹泻交替出现,大便带血或黏液,或黏液血便,消瘦,贫血;中晚期可有慢性或急性肠梗阻、穿孔、内瘘等表现。

（2）体征:腹部可触及质硬、表面欠光滑、活动度不大的包块,位于横结肠或乙状结肠侧的活动度较大。

（3）粪潜血试验阳性,癌胚抗原(CEA)升高。

（4）乙状结肠或结肠镜检查可见溃疡、肿块、狭窄等。

（5）钡灌肠可见结肠有充盈缺损,黏膜破坏,肠壁僵硬或肠腔内有狭窄梗阻征象。

2.组织学证实为结肠癌

（二）鉴别诊断

见表4－1。

表4-1　结肠癌的鉴别诊断

| 病名 | 临床特点 | 与结肠癌的鉴别方法 |
|---|---|---|
| 溃疡性结肠炎 | 主要侵及直肠、结肠黏膜层,常形成糜烂、溃疡,原因不明的一种弥漫性非特异性大肠炎性疾病,以黏液血便、腹痛、腹泻为主要症状,多数病程缓慢,反复发作 | X线、结肠镜检查 |
| 克罗恩病 | 慢性非特异性胃肠道炎症性疾病,可累及胃肠道任何部位,以远端小肠和近端结肠多见,主要表现为腹部包块、腹痛、腹泻、发热、营养障碍、部分性肠梗阻等 | 结肠镜检查 |
| 结肠息肉病 | 结肠多发息肉,常遍及全大肠,多于100个,直径多小于1cm。病理类型:管状、绒毛状或混合性腺瘤,有癌变倾向 | X线、结肠镜检查 |

## 六、治疗

(一)治疗原则

采用以手术治疗为主的综合治疗,应尽量争取行结肠癌的根治性手术切除,对于丧失手术治疗时机的晚期患者,应采取化学治疗、放射治疗、免疫疗法、中医药治疗等综合治疗措施。

(二)非手术治疗

1.西医治疗

(1)化疗

1)静脉用化疗药物

①5-氟尿嘧啶(5-FU):自20世纪50年代上市以来,至今5-FU已在临床使用了近50年。因其毒性较轻、疗效稳定,目前仍是治疗结直肠癌应用最广泛的首选药物,其单药客观有效率在20%左右。

②亚叶酸钙(cltrovorumfactor,leucovorin,CF or LV):本身不是化疗药,是一种生化调节剂。但目前因其对5-FU的生化调节作用,在结直肠癌的化疗中其与5-FU联合应用已成为各种联合化疗方案的基础。

③草酸铂(OxaliPlatin,L-OHP):乐沙定或奥沙利铂,是第三代铂类化合物。

④伊立替康(Irinotecan,CPT-11):开普拓,是种半合成的可溶性喜树碱衍生物,是拓扑异构酶Ⅰ的特异性抑制剂。

⑤Raltitrexed(Tomudex,ID1694,拓优得):喹唑啉叶酸盐类似物,其主要作用机制是直接特异性抑制胸苷酸合成酶(thymidylate synthase,TS),导致DNA修复与合成所需的三磷酸胸苷(dTTP)减少,主要用于治疗晚期结直肠癌。

⑥羟基喜树碱(Hydroxy CamPtothecin,HCPT):也是拓扑异构酶抑制剂,不仅选择性地抑制拓扑异构酶1,还能直接破坏DNA,属于细胞周期特异性药,在胃肠道癌的有效率5%～20%。

⑦丝裂霉素(Mitomycin C. MMC):细胞周期非特异性药物,对结直肠癌的有效率为10%～20%。

口服化疗药　主要有喃氟啶(Tegafur,FT-207)、优福定(UFT)、脱氧氟尿苷(Doxi-flurldinc,Furtulon,氟铁龙)、卡培他滨(Capecitabine,Xeloda,希罗达)等。

2)化疗的分类

①新辅助化疗:适用于晚期伴有肝转移的结直肠癌患者。目的在于杀死肿瘤细胞,缩小肿瘤体积,减少肿瘤与周围组织的粘连与浸润,提高手术切除率;其次可以消灭可能存在的亚临床病灶,及早控制远处转移灶,减少复发转移;另外尚可了解患者对化疗药物的敏感性,有利于术后化疗药物的选择。

②辅助化疗:主要用于根治性手术后的结直肠癌患者。其目的是杀灭体内未能发现的微小残留或微转移灶,预防术后的复发和转移,延长生存期,提高治愈率。

③姑息化疗:适用于晚期不能手术者或行姑息性手术者,术后或放疗后局部复发或远处转移者。目的是减少肿瘤引起的相关症状及并发症如疼痛、梗阻等,提高患者的生活质量,延长生存时间。

④局部化疗:肝动脉灌注化疗主要用于结直肠癌肝转移的患者,目的是杀灭肝脏内肿瘤细胞,改善肝转移结直肠癌的预后;或者使不能手术切除的肝转移灶得以切除,延长患者的生存期。还有门静脉化疗及腹腔内化疗,目的是消灭肝内或腹腔内微小残余肿瘤或微转移灶,改善术后生存率。

3)化疗的适应证与禁忌证

适应证:①早期大肠癌根治术后原则上不辅助化疗,如有以下情况者酌情化疗:病理类型恶性程度高;有脉管癌栓或淋巴转移者;多发癌灶;青年大肠癌患者(40 岁以下)。有其中一项者可辅助化疗。②癌灶浸润深至肌层以下的进展期大肠癌术后采用联合化疗。③晚期大肠癌不能手术者,以化学治疗为主的综合治疗。

化疗的必备条件:①有明确的病理组织学诊断。②一般情况较好,KPS≥60 分。③心、肝、肾和造血功能无异常、血红蛋白 90g/L 以上,白细胞 $4\times10^9$/L 以上,血小板 $10\times10^{10}$/L 以上。④无活动性消化道出血、胃肠梗阻、穿孔等合并症。体温<38℃。

禁忌证:①骨髓造血功能低下者;②严重恶病质者;③预计生存期<3 个月者;④有严重感染者;⑤肝肾功能低下者;⑥心血管功能严重不全者;⑦严重水、电解质平衡紊乱者;⑧有肠穿孔倾向者。

化疗停药指征:在化疗期间如出现以下情况,需要停药。①白细胞下降低于 $2\times10^9$/L,血小板低于 $5\times10^{10}$/L;②腹泻次数>5 次/天,或出现血性腹泻;③感染性发热,体温>38℃;④出现心、肝、肾等重要脏器功能受损;⑤药物过敏;⑥出现并发症;⑦用药期间,肿瘤继续在进展。

4)常用的化疗方案:临床上结直肠癌的化疗方案的选择应遵循个体化的治疗原则。国际上一些经典方案供参考(表 4—2)。

表 4-2 经典化疗方案

| 方案名称 | 用药剂量及方法 |
|---|---|
| Mayo Clinic 方案 | 5-Fluorouracil(5-FU)425mg/m² 快速静脉注射,Leucovorin(LV)用后 1 小时,第 1～5 天 LV20mg/m² 静脉推注,第 1～5 天<br>每 4～5 周重复 |
| De Gramont 方案 | LV200mg/m² 静脉滴注 2 小时,第 1、2 天<br>5-FU400mg/m² 静脉推注,第 1、2 天<br>5-FU600mg/m² 持续静脉滴注 22 小时,第 1、2 天<br>每 14 天重复 |
| 改良的 de Gramont 方案 | LV500mg/m² 静脉滴注 2 小时,第 1、2 天<br>5-FU1.5～2.0g/(m²/天) 持续静脉滴注 48 小时,LV 用后 1 小时开始,第 1～2 天<br>每 14 天重复 |
| AIO 方案 | LV500mg/m² 静脉滴注 2 小时<br>5-FU2.6g/m² 持续静脉滴注 24 小时<br>每周重复,连用 6 周 |
| FOLFOX4 方案 | LV200mg/m² 静脉滴注 2 小时,第 1、2 天<br>5-FU400mg/m² 静脉推注,第 1、2 天<br>5-FU600mg/m² 持续静脉滴注 22 小时,第 1、2 天<br>L～OHP85mg/m² 持续静脉滴注 2 小时以上,第 1 天<br>每 14 天重复 |
| FOLFOX7 方案 | LV200mg/m² 静脉滴注 2 小时,第 1、2 天<br>5-FU400mg/m² 静脉推注,第 1、2 天<br>5-FU600mg/m² 持续静脉滴注 22 小时,第 1、2 天<br>L～OHP130mg/m² 静脉滴注 2 小时以上,第 1 天<br>每 14 天重复 |
| ZFL(Saltz)方案 | LV200mg/m² 静脉推注<br>5-FU500mg/m² 静脉滴注<br>Irinotecan125mg/m² 静脉滴注<br>每周 1 次,用 4 周停 2 周,6 周 1 个周期 |
| FOLFIRI 方案 | LV200mg/m² 静脉滴注 2 小时,第 1 天<br>5-FU400mg/m² 静脉推注,第 1 天<br>5-FU2.4～3g/m² 持续静脉滴注,46 小时<br>Irinotecan180mg/m² 静脉滴注 2 小时,第 1 天<br>每 14 天重复 |
| 卡培代滨单药口服方案 | Capecitabine2510mg/(m²·d)分两次口服,服 14 天,停 7 天,每 21 天重复。在临床建议减为每次 3 片,2 次/天口服,服 14 天,停 7 天,每 21 天重复 |
| CAP+L-OHP方案 | Capecitibine1000mg/m²,口服,2 次/天,第 1～14 天<br>L-OHP130mg/m²,静脉滴注 2 小时以上,第 1 天<br>每 21 天重复 |

2.生物治疗 白介素-2、干扰素、肿瘤坏死因子等外源性细胞因子已广泛应用与肿瘤的临床治疗。临床上还有单克隆抗体、免疫刺激剂、基因药物及非细胞毒性小分子靶点药物等应用于大肠癌治疗的报道。

(三)手术治疗

1.手术原则

(1)对于肿瘤局限于肠壁内者,应切除病变肠段及相应肠段的淋巴结引流区域。

(2)对癌肿已穿透肠壁或已伴有区域淋巴结转移的病例,仍按根治手术切除的范围进行手术。

(3)当原发肿瘤尚能切除,但已有远处转移的病例,首先应争取切除原发病灶,对转移的病灶应根据情况手术切除或进行其他治疗。

(4)对于无远处转移但原发病灶较固定邻近脏器有转移的病例,仍应原则上争取切除原发病灶,必要时可进行联合脏器的切除。

(5)对完全不能切除的原发灶的病例,为防止可能出现的并发症,可行近端肠道造口术。

2.手术方法

(1)右半结肠癌切除术

1)适应证:①升结肠癌。②盲肠癌。③阑尾癌累及盲肠或伴有淋巴结转移者。

2)禁忌证:①营养状况极差难以纠正,有严重的其他脏器疾病不能耐受手术者。②结肠癌有肝或其他脏器远处转移,区域淋巴结转移超过可清除范围,有广泛的腹膜播散,未并发肠梗阻者。

3)术前准备:①心、肺、肝、肾功能不全者应积极处理,以提高患者对手术的耐受性。②纠正贫血、低蛋白血症,尽量达到血红蛋白＞100g/L 和白蛋白＞30g/L。凝血酶原时间延长可用维生素 $K_1$ 予以纠正。③糖尿病患者控制血糖至正常或接近正常水平。④肠道准备:对于无梗阻的患者,术前 1 天早餐后改流质饮食。清洁肠道有多种方法,可用全肠道灌洗,也可用药物(如甘露醇、硫酸镁、番泻叶、芒硝等)导泻。对于有不全梗阻者,术前 2～3 天进流质饮食,口服石蜡油 60ml,每天 3 次,术前 1 天口服甲硝唑 0.4g,每 4 小时 1 次,共 4 次。⑤术前禁食 12 小时,麻醉前置胃管。⑥麻醉诱导期开始,静脉注射足量广谱抗生素。

4)麻醉:持续硬膜外麻醉或气管内插管静脉复合麻醉。

5)体位:仰卧位。

6)手术步骤

①切除范围:包括右半部横结肠、结肠肝曲、升结肠、盲肠、末端回肠 15～20cm,以及上述肠管之肠系膜、淋巴结和右半部大网膜。

②切口:以脐为中心取右侧旁正中切口或腹直肌切口,进入腹腔。

③探查:依次检查肝脏、胃、胆囊、胰腺等,探查癌肿所在部位以外的全部大肠(有无同时性多原发癌、息肉及其他病变),肠系膜根部及腹主动脉周围有无肿大淋巴结,盆腔与盆底腹膜有无转移灶,女性患者应注意子宫与卵巢有无病变。最后探查原发癌肿的局部情况,如有无浸出浆膜、肿瘤与周围组织的粘连情况、局部淋巴结情况,决定术式。

④隔离病变:遵循无瘤原则及无菌原则,肿瘤两端肠管以有齿血管钳钳夹,也可用纱布条结扎等。

⑤分离大网膜,结扎切断待切除肠管的血管与淋巴干。

⑥游离右半结肠,注意勿损伤周围脏器。

⑦切除右半结肠。

⑧回肠横结肠端端吻合,关闭系膜裂孔。也可行回肠横结肠端侧吻合或侧侧吻合。

⑨冲洗腹腔,如需要可在肝下放置引流管。

⑩关腹。

7)术后处理:①术后尽早半卧位。②静脉补充液体,注意维持水及电解质平衡。③给予广谱抗生素5天左右。④若胃肠内有多量气体或液体,应置胃管持续吸引,至排气后拔除。⑤一般术后5~7天可进流质饮食,术后7~9天给半流质饮食,术后2周给正常饮食。

8)术中注意点:①术中严格执行肿瘤的隔离技术,最大限度地减少医源性播散。②在整块切除右半结肠过程中,应注意右Toldt筋膜与十二指肠前筋膜的完整切除。③肠吻合前,要注意防止肠管及其系膜的扭转,以避免血供障碍和肠梗阻。④回肠与横结肠的游离系膜缘用细丝线间断缝合完好,以免内疝发生。

(2)右半结肠癌扩大切除术

1)适应证:①结肠肝曲癌。②横结肠近端癌。

2)禁忌证:同右半结肠癌切除术。

3)术前准备:同右半结肠癌切除术。

4)麻醉:同右半结肠癌切除术。

5)体位:同右半结肠癌切除术。

6)手术步骤:基本同右半结肠癌切除术。只是切除范围更广,右半结肠癌扩大切除术须清除胰腺下缘、结肠中动脉根部周围的脂肪、淋巴组织,在其根部结扎、切断结肠中动脉,将受累肠段和相应的系膜整块切除。

游离大网膜需切除全部大网膜,在结扎、切除胃左血管后应切断脾结肠韧带。回肠、结肠吻合同右半结肠切除术。回肠、结肠系膜游离缘及小肠系膜与回肠之间的裂隙予以缝闭,以消除裂孔,防止内疝发生。

7)术后处理:同右半结肠癌切除术。

8)术中注意点:同右半结肠癌切除术。另外,小肠系膜无血管区的开孔不要过大,也不可太小;经过此孔的回肠及其系膜不可扭转;缝合时要特别注意不要损伤小肠系膜的血管,以防血供障碍。

(3)左半结肠癌切除术

1)适应证:①降结肠癌。②降结肠、乙状结肠交界处癌。

2)禁忌证:同右半结肠癌切除术。

3)术前准备:基本同右半结肠癌切除术。对术前肠道准备不满意的,可做术中结肠灌洗。手术开始前留置导尿管。

4)麻醉:同右半结肠癌切除术。

5)体位:同右半结肠癌切除术。

6)手术步骤

①切除范围:横结肠的左1/3、结肠脾曲、降结肠和乙状结肠的上2/3。切除范围应注重淋巴引流区域,根治性切除的范围应包括肠系膜下动脉所属区域及腹主动脉旁和髂总动脉处的淋巴结。

②切口:足够长度的正中切口或经左腹直肌切口。

③探查、隔离病变,原理同右半结肠癌切除术。

④分离左半侧大网膜,切断Treitz韧带,暴露、结扎、切断肠系膜血管及淋巴干。

⑤游离左半结肠,注意勿损伤周围脏器。

⑥切除左半结肠(方法基本同右半结肠癌切除术)。

⑦横结肠乙状结肠端端吻合,关闭系膜裂孔(方法基本同右半结肠癌切除术)。

⑧冲洗腹腔,在吻合口旁放置引流管。

⑨关腹。

7)术后处理:①术后禁食并胃肠减压。②静脉补液并给予广谱抗生素5天左右。有贫血或全身情况不良者,术后给予输血和静脉高营养支持。③胃管持续吸引至肛门排气后拔除。④术后5～7天可开始进少量流质,逐渐加量。术后7～10天进半流质饮食。术后保持排便通畅。⑤置于吻合口旁的引流管接体外引流袋,术后1周左右拔除引流管。

8)术中注意点:①术中要严格执行肿瘤的隔离技术,最大限度地减少医源性播散,以提高生存率。②在左 Toldt 筋膜深面分离左半结肠及其系膜时,应常规显露左输尿管,以免损伤。③横结肠、乙状结肠对端吻合的血供必须良好,不应有张力。④对于有不全梗阻或完全性肠梗阻的患者,结肠内有大量粪便时,在肠吻合前必须做术中结肠灌洗,清除结肠内粪便。

(4)左半结肠癌扩大切除术

1)适应证:①左半结肠同时性多原发癌。②降结肠癌伴有左半结肠的多发腺瘤或其他病变,必须切除相当长度的结肠者。③降结肠癌手术过程小肠系膜下动脉结扎、切断后乙状结肠丧失血供,必须连同乙状结肠一并切除者。

2)禁忌证:同左半结肠癌切除术。

3)术前准备:同左半结肠癌切除术。

4)麻醉:同左半结肠癌切除术。

5)体位:截石位。

6)手术步骤

①切除范围:近段肠管在横结肠中或左 2/3,远端在直肠乙状结肠交界部。从根部结扎、切断肠系膜下动、静脉,并清除沿下腔静脉、腹主动脉与左髂血管分布的淋巴结。如癌在结肠脾曲,则应切除横结肠左 2/3,并结扎、切断结肠中动脉根部。

②切口:足够长度的正中切口或经左腹直肌切口。

③探查、隔离病变,原理同左半结肠癌切除术。

④分离左半侧大网膜,切断 Treitz 韧带,暴露、结扎、切断肠系膜血管及淋巴干基本同左半结肠癌切除术,但范围更广,沿腹主动脉脉前继续分离、结扎、切断肠系膜下动脉,往下分离腹主动脉前及清除左侧淋巴组织,清除左髂总动脉周围的淋巴结和脂肪组织,在相当于髂内动脉起点处结扎、切断直肠上动脉及乙状结肠系膜。

⑤游离左半结肠,注意勿损伤周围脏器。

⑥直乙交界处直角钳夹闭,经肛门做肠腔内冲洗,整块切除左半结肠。

⑦经空肠无血管打孔,行横结肠直肠端端吻合,关闭系膜裂孔。

⑧冲洗腹腔,在吻合口旁放置引流。

⑨关腹。

7)术后处理:基本同左半结肠癌切除术。

8)术中注意点:①术中要严格执行肿瘤的隔离技术,最大限度地减少医源性播散,以提高生存率。②肠系膜下动脉在根部结扎、切断后,直肠与乙状结肠下端的动脉血供个体差异很大,因此在左半结肠癌扩大切除术的肠吻合中,必须正确判断直肠或乙状结肠下端的血供情况。③左半结肠癌扩大切除术的吻合口瘘的机会比右半结肠癌切除术的机会大,因此,吻合操作时在技术上需注意。

(5)横结肠癌切除术

1)适应证:横结肠癌。

2)禁忌证、术前准备、麻醉及体位:同右半结肠癌切除术。

3)手术步骤

①切除范围:切除横结肠、结肠肝曲和脾曲,必要时切去升结肠上部和降结肠上部。要完整清除横结肠系膜和与之相连的胰、十二指肠前筋膜,以及部分升、降结肠系膜。在根部切断结肠中动脉,完整清除引流横结肠的二:组淋巴结。切除全部大网膜,清除幽门下淋巴结。

②切口:以上腹为主的正中切口。

③探查。

④隔离病变,原理同右半结肠癌切除术。

⑤分离全部大网膜,分离胃结肠韧带,分离结肠肝曲与结肠脾曲分别同右半、左半结肠癌切除术,暴露、结扎、切断结肠中动脉及胃结肠静脉干的结肠支,并清除周围淋巴。

⑥充分游离结肠,经空肠无血管区打孔,行横结肠直肠端端吻合,关闭系膜裂孔。

⑦冲洗腹腔,关腹同右半结肠癌切除术,一般不放置引流管。

4)术后处理:同右半结肠癌切除术。

5)术中注意点:①游离结肠脾曲时,由于脾曲暴露不佳,极易损伤脾脏引起出血,因此术中不能急躁。②切断横结肠系膜根部的过程中,注意不要损伤周围脏器。横结肠癌要清扫结肠中动脉的主淋巴结。③要充分游离升结肠和降结肠,以消除吻合口的张力。

(6)乙状结肠癌切除术

1)适应证:乙状结肠癌。

2)禁忌证、术前准备、麻醉、体位:同左半结肠癌切除术。

3)手术步骤:基本同左半结肠癌扩大切除术,只是切除范围略有不同。

切除范围:切除癌肿及距癌肿边缘 10cm 以上的肠管和乙状结肠系膜。在根部切断肠系膜下动脉及肠系膜下静脉,清除其淋巴结、乙状结肠淋巴结、直肠上淋巴结和左结肠降支淋巴结。

4)术后处理:同左半结肠癌扩大切除术。

5)术中注意点:①对于早期癌肿,如癌肿仅侵犯至黏膜下层或浅肌层,切除距离癌肿两端 5cm 的范围即可。如乙状结肠淋巴结或肠系膜淋巴结有转移时,应清扫腹主动脉旁淋巴结。②不可因吻合的方便时减少肠管切除的长度,肿瘤两侧切除的肠管要在 10cm 以上。③在腹主动脉前清除淋巴结、脂肪组织时,应注意保护自主神经,以防术后产生射精障碍。④吻合口有张力时,应充分游离结肠,必要时游离结肠脾曲。尽量不要游离直肠,以免影响血供。

(7)不能根治的结肠癌切除术

1)适应证:①结肠癌已有肝、肺、脑、脾、肾等远处转移者。②结肠癌已有腹膜及远处淋巴结的广泛转移者。③结肠癌已有广泛粘连、浸润邻近组织和器官已无法全部切除者。

2)禁忌证:①恶病质,全身状况差不能耐受手术者。②结肠癌已有全身广泛转移者。③结肠癌已有门静脉或腹腔淋巴结被浸润,手术效果差者。④结肠癌已有腹膜广泛种植转移伴大量腹水者。

3)术前准备:①一般常规准备:贫血严重时可输血,严重低蛋白血症者可手术前输注白蛋白;近期内体重下降10%以上者,可行肠外深静脉高营养支持7～10天。②肠道准备:术前2天应给予流质饮食,使肠道内无食物残渣。清洁肠道有自上而下及自下而上的方法。对有梗阻者按照肠梗阻术前准备,一般不做肠道准备,仅术前低压灌肠。

4)麻醉:同右半结肠癌切除术。

5)体位:仰卧位。

6)手术步骤

①结肠原发病灶的手术

· 切口:应根据发病灶的部位、肿瘤浸润范围及腹腔内脏器转移情况决定切口位置,如右中腹部经腹直肌切口,或左中腹直肌切口,或正中切口。

· 探查:进腹后探查病变性质及范围,仔细触诊肝脏有无转移,检查腹膜及盆腔脏器有无种植转移。

· 切除原发病灶:结肠癌伴远处转移,腹主动脉前无转移、无广泛腹膜种植转移者,可整块切除原发病灶及浸润的脏器,包括区域淋巴结。

· 结肠造口:原发病灶无法切除,腹腔广泛转移,患者全身状况不良,已发生或将发生梗阻时,可在癌肿近端行结肠造口。

· 旁路手术:原发性肿瘤不能切除、肿瘤引起肠管粘连无法剥离者,可做末端回肠与癌肿远端结肠侧侧吻合,以解除或防止梗阻。

· 关腹:营养不良者关腹时应做减张缝合,防止术后切口愈合不良、切口裂开。

②结肠癌转移病灶的手术:肝脏是结肠癌最常见的转移部位,手术方式应根据肿瘤部位、大小、数目而行楔形肝段、肝叶或个肝切除。肝脏多发性转移灶无法切除者,可考虑置肝动脉化疗泵。结肠癌转移至肺和脑者,可行孤立性肺、脑等转移灶切除。

7)术后处理:①胃肠减压,直至肠功能恢复、肛门排气,方可拔除。②静脉补液。③预防性应用抗生素。④术后第3天可少量进流质饮食,第5天改半流质饮食,以后根据病情逐渐过渡到普通饮食。

8)术中注意点:手术的关键是根据原发病灶、转移病灶情况及患者全身情况,决定适当的手术处理方式。若患者全身状态较好,可以耐受较大的手术,则可以将原发病灶和转移灶一并切除;若患者情况不良,不允许做范围较大的手术,则可在原发病灶切除6周后再次手术切除转移灶。

(张睿)

# 第四节 直肠癌

## 一、概述

直肠癌(carcinoma of the rectum)指癌细胞起源于直肠上皮组织的恶性肿瘤,包括齿状线至乙状结肠－直肠交界处之间的癌,是消化道常见的肿瘤之一。我国直肠癌的发病率占大肠癌总发病率的60%～70%,发病率高,在我国占癌肿的第三位。发病年龄多在40岁以上,近年来有年轻化的趋势。

## 二、病因病理

(一)病因

直肠癌的原因至今仍不甚清楚,一般认为直肠癌的发生与以下常见因素有关。

1. 遗传因素 直肠癌患者的家庭成员发病率比一般人群高 4~10 倍,有明显的家族聚集倾向。遗传因素在确定的遗传综合征如 FAP 及遗传性非息肉性结直肠癌的发病中起主要作用。

2. 良性肿瘤恶变 直肠腺瘤尤其是绒毛状腺瘤等有恶变倾向的概念已得到普遍的公认。腺瘤演变为癌所需时间平均为 10 年左右。

3. 炎症性肠病 炎症性肠病在肠黏膜破坏、溃疡修复增生、肉芽组织形成过程中发生癌变。血吸虫卵在直肠黏膜沉积,慢性炎症刺激致癌变。

4. 饮食因素 高脂肪、高蛋白、低纤维饮食与直肠癌的发生有密切的关系。

5. 免疫功能失常 自身免疫性疾病如溃疡性结肠炎患者,其患癌率较正常人明显增高。人体免疫功能异常如细胞免疫机能抑制在癌症患者中普遍存在。

6. 病毒感染 现已证实,在一些良性和恶性肿瘤中镜下可见到病毒小体。能诱发肿瘤的病毒种类很多,并在自然界普遍存在,但只有在一定的条件下才能致癌。

(二)病理

1. 组织学分型 根据组织学检查,将直肠癌分为四类。

(1)腺癌:占 75%~85%,主要特点是癌肿由柱状细胞及黏液细胞构成的癌性腺管所组成。临床根据形成腺管的形态及分泌黏液的多少,将腺癌分为乳头状腺癌、管状腺癌等。

(2)黏液腺癌:约占 10%~20%,大部分由分泌黏液的癌细胞组成,以癌组织内有大量黏液为其特征,其恶性程度高,预后差。

(3)未分化癌:此型分化程度最低,癌细胞较小,呈圆形或不规则形,常弥漫成片,易侵入小血管和淋巴管,预后最差。

(4)其他:包括少见的鳞癌或黑色素瘤等。

2. 病理分期 根据肿瘤局部浸润深度及淋巴、血行等扩散转移范围来定,可以大体判断病情的严重程度,估计预后,为决定治疗方案提供参考。TNM 分期与 Dukes 分期相互对应的关系见结肠癌章节。我国对直肠癌分期见表 4-3。

表 4-3 直肠癌的病理分期

| 分期 | 定义 |
| --- | --- |
| A 期 | 肿瘤局限于肠壁 |
| $A_0$ | 肿瘤局限于黏膜层或原位癌 |
| $A_1$ | 肿瘤侵及黏膜下层 |
| $A_2$ | 肿瘤侵犯肌层 |
| B 期 | 肿瘤穿透肠壁,侵入肠周脂肪、结缔组织或邻近器官,无淋巴结转移,尚可切除者 |
| C 期 | 不论肿瘤局部浸润范围如何,已有淋巴结侵犯者 |
| $C_1$ | 肿瘤附近淋巴结有转移 |
| $C_2$ | 肠系膜血管根部淋巴结有转移 |
| D 期 | 远处脏器有转移,如肝、肺、骨骼、脑等;远处淋巴结如锁骨上淋巴结转移;肠系膜血管根部淋巴结伴主动脉旁淋巴结有转移;腹膜腔广泛转移;冰冻盆腔 |

3. 扩散和转移 直肠癌的扩散有多条途径:

(1)直接浸润：癌肿首先直接向肠管周围及肠壁深层浸润性生长，向肠壁纵轴浸润发生较晚。癌肿直接浸润到黏膜下层、肌层及浆膜层(直肠中下段浸润到外膜层)，穿透肠壁后向周围的组织或器官浸润，如侵入直肠周围脂肪组织、盆壁、骶骨、前列腺、膀胱、子宫、卵巢等，最后可与这些器官形成内瘘，相互融合、固定，形成冰冻盆腔。

(2)淋巴转移：淋巴转移是直肠癌最主要的转移途径之一。上段直肠癌可向上沿直肠上动脉、肠系膜下动脉及腹主动脉周围淋巴结转移。发生逆向性转移的现象非常少见。当淋巴液正常流向淋巴结发生转移受阻时，可逆行向下转移。下段直肠癌(以腹膜返折为界)向上方和侧方转移为主。齿状线周围的癌肿可向上方、侧方、下方转移。向下方转移可表现为腹股沟淋巴结肿大。

(3)血行转移：血行播散大多发生在淋巴转移之后，癌细胞通过淋巴进入血液，也可因直接侵犯血管，引起播散。直肠的静脉回流经门静脉首先经过肝脏，因而肝脏是血行播散中首先波及的脏器，之后才侵及肺、骨、脑等。

(4)种植转移：多见于直肠上段癌，分腹腔内种植、肠腔内脱落癌细胞种植及吻合口、切口种植转移3类。

(5)神经鞘转移：肿瘤浸润到神经或神经鞘后，可沿神经鞘发展蔓延。

## 四、临床分型

大体分型形态学上直肠癌有3种不同表现(见表4—4)。

表4—4　直肠癌的分型

| 类型 | 病理特征 |
| --- | --- |
| 隆起型 | 呈息肉样突向肠腔内，可以是广基的或有蒂的，此型病变多数发展慢、恶性程度低、相对浸润较浅 |
| 浸润型 | 呈皮革样，肠壁内弥漫性浸润，但肠腔表面可无破坏，但癌肿表面也可有溃疡，此型多为低分化、恶性度高、发展快、预后差 |
| 溃疡型 | 边缘隆起外翻，中央凹陷，底为坏死组织，癌肿向深层呈浸润性发展，其恶性程度介于前二型之间，是直肠癌中最常见的一型 |

## 五、临床表现

直肠癌患者早期多无明显症状，或仅有少量肉眼不易察觉的便血和便中带黏液，晚期则由于癌肿的增大，癌肿破溃形成溃疡或感染或侵及邻近组织器官而出现局部及全身症状。

(一)症状

1.排便习惯的改变　为直肠癌的早期症状，是由于病灶刺激肠道致肠功能紊乱所产生的排便习惯改变。主要表现为便意频繁，排便次数增多，有时欲排便而无粪便排出，只排出少量血液或黏液，大便变形，常有槽沟或便形变细，有排便不尽感。

2.便血　是最常见的症状之一，但常被患者忽视。血色鲜红或暗红，量不多，与粪便不相混。进展期排便次数增多，肛门坠胀感加重，伴里急后重或排便不尽感，粪便中有脓血黏液，有恶臭味。

3.慢性肠梗阻　癌肿致肠管狭窄，肠腔阻塞所致，伴有腹胀、腹痛、肠鸣音亢进、大便困难等肠梗阻症状。

4.肛门疼痛及肛门失禁　直肠下段癌如浸润肛管可引起局部疼痛，如累及肛管括约肌则可引起肛门失禁。

5.其他 直肠癌晚期,肿瘤侵犯周围组织器官,可出现相应的转移征象,如肝转移后可见肝大、腹水和黄疸;侵犯骶丛神经及骶前部时有持续性疼痛,可放射至腰部、下腹部及下肢;侵犯前列腺、膀胱则见尿频、尿血、排尿不畅等泌尿道症状;女性患者当癌肿穿透阴道后壁则形成直肠阴道瘘。

6.全身症状 因慢性失血、中毒及肠梗阻等因素,有消瘦、贫血、衰弱等恶病质征象。

（二）体征

直肠指诊时可触及肠腔内有肿块或溃疡,肠腔狭窄,指套退出时可见染有脓血、黏液及坏死组织。癌肿侵犯肛管则腹股沟淋巴结可有转移性增多。

指诊对直肠癌诊断极为重要,是一种最简单方便的检查方法,75%的直肠癌可通过指诊触及。直肠指诊的检查结果分为 3 个等级:①活动:肿瘤可以推动,与周围结构并无附着;②融合:肿瘤活动度降低,但非完全不能活动,表示肿瘤侵犯肠外结构;③固定:肿瘤完全不能推动,表示肿瘤与周围组织完全固定。

（三）辅助检查

1.粪潜血试验 最简单的检查方法之一,常用于大规模普查时对高危人群作为直肠癌的初筛手段。

2.气钡双重对比造影 可发现黏膜病变。常见改变有充盈缺损、肠壁僵直、肠腔狭窄、黏膜破坏、不规则龛影等。对直肠癌的诊断价值在于排除大肠多原发癌和息肉病,还可发现有无并发肠内瘘等情况。

3.内镜检查 可明确病变部位、范围,并可行肿瘤活组织检查以确定诊断。活组织检查必须在肿物及溃疡边缘不同的位置取 3～5 块组织。

4.癌胚抗原(CEA)、TAG－72、TNF 测定 可作为评价手术和化学药物治疗效果、监测术后复发和转移的动态观察指标。

5.B超 直肠腔内超声用于诊断直肠癌较少,多用于判断直肠癌与周围脏器关系及有无肝转移等,超声内镜可判断癌浸润深度,对临床分期有重要意义。

6.病理组织学检查 通过病理诊断,了解肿瘤的生物学特性,是手术治疗和术式选择的依据,也是放化疗的依据。

7.放射性核素脏器显影 诊断骨转移应用最多,价值最大。

8.CT、MRI 检查 可了解肿瘤浸润程度、与周围脏器的关系、有无淋巴结或肝、肺等转移,为术前分期及术式选择提供依据。

9.其他检查 如患者有排尿异常时,应作膀胱镜检查、尿路造影等。

## 六、诊断与鉴别诊断

1.诊断要成

(1)早期排便习惯改变,便次增多或减少,伴有肛门坠胀。

(2)便血,色鲜红或暗红,伴有黏液,且便次增多,有里急后重感,或有脓血便。

(3)晚期排便困难,粪便变细或变扁,甚至出现肠梗阻征象。

(4)可能转移至肝、肺等部位,侵及骶丛神经时可有剧痛,出现恶病质征象。

(5)肛门直肠指诊可触及到肿块及溃疡,退指指套血染。

(6)直肠镜检查可见肿块及溃疡,活组织病理检查可明确诊断。

2.鉴别诊断　直肠癌应与克罗恩病、息肉、血吸虫病肉芽肿、溃疡性结肠炎和直肠结核等疾病鉴别(表4—5)。最可靠的鉴别是病理检查。

表4—5　与直肠癌的鉴别诊断

| 疾病 | 临床特点 | 鉴别方法 |
| --- | --- | --- |
| 克罗恩病 | 主要表现为腹部包块,腹痛、腹泻、发热、营养障碍,部分性肠梗阻等 | X线、结肠镜检查 |
| 大肠息肉病 | 可有便血、腹部不适等症状,大肠多发息肉,常遍及全大肠。病理类型:管状、绒毛状或混合性腺瘤,均有癌变倾向 | X线、结肠镜检查 |
| 溃疡性结肠炎 | 原因不明的一种弥漫性非特异性大肠炎性疾病,以黏液血便、腹痛、腹泻为主要症状,多数病程缓慢,反复发作 | X线、结肠镜检查 |
| 血吸虫病 | 患者肝与脾肿大,嗜酸性粒细胞增高,粪便中可发现血吸虫卵或孵化出毛蚴,肠黏膜活检组织中可查到虫卵 | 结肠镜活检、病理 |
| 直肠结核 | 起病缓慢,多科原发结核病灶存在。午后发热、盗汗、腹泻便秘交替出现 | PPD试验、X线检查、结肠镜检查、病理 |

## 七、治疗

(一)治疗原则

直肠癌以手术切除为主,佐以放疗、化疗或免疫治疗以及中药治疗等。

直肠癌治疗前应明确其治疗原则,具体如下:

1.当癌肿局限于肠壁时,应切除病变肠段及其淋巴引流区以达到彻底根治的目的。根治性切除是首选的治疗。

2.对癌肿已穿透肠壁或已伴区域淋巴结转移者,采用根治性切除手术虽也能达到根治的目的,但无法排除残留肉眼看不见的微转移的可能,为此必须加强手术前后的综合治疗。

3.对原发癌肿尚能切除,但已有远处转移的病例,应在全身化疗的基础上,尽早切除原发肿瘤,然后进行综合治疗。如转移病灶为单发,则可视患者情况一期或分期切除转移灶。

4.对肿瘤局部固定,尚无远处转移的病例,只要无重要结构或器官受累,应在加强综合治疗的基础上,尽量争取切除原发肿瘤。

5.对局部癌肿确已无法切除的病例,为解除或防止梗阻,首先做内转流术;对无法行内转流术者,则可做近端结肠造口术。

6.对多发性肝转移的病例,可经胃十二指肠、胃右或胃网膜右动脉插管至肝动脉内放置化疗泵进行区域化疗。

(二)药物治疗

1.直肠癌的放射治疗　放疗是除手术以外首选的治疗方法。虽然放疗不能替代手术,但却是手术治疗的重要辅助手段,尤其对肿瘤术后局部复发的防治具有一定的疗效。放疗的作用在于杀灭癌细胞或降低癌细胞的活力。

根据临床上放疗应用的时间和方式不同,辅助放疗可分为术前、术后、术中和夹心外放疗及腔内放疗等。由于癌细胞对放射线的敏感性与局部组织的血氧供量呈正相关,故术前放疗较术后放疗效果好。

除早期及广泛转移的直肠癌外，原则上都应行术前放疗。尤其对下列患者更有价值：①肿瘤恶性程度较高的病例，如未分化癌；②DukesB、C期癌；③肿瘤巨大较固定。

术前放疗：一般认为，术前放疗可以使生存率提高 10％～15％，局部复发率降低 10％～15％。术前放疗可防止手术时癌细胞的播散，较少局部和盆腔种植，使肿瘤瘤体减小，扩大手术适应证，松解癌性粘连，提高手术切除率。一般应用直线加速器外照射，每天照射 2～2.5Gy，每周 5 次，共照射 30～40Gy。放疗结束后 3～4 周后手术。

术中放疗：可进一步杀灭术中残留的肿瘤细胞，减少局部复发，提高生存率和减少正常组织的放射性损伤。适用于位置较深的小命灶或术中疑有癌残留的部位。术中单次放射剂量为 15～25Gy，其放疗效果优于外照射。术中放疗＋外照射可以明显提高疗效。

术后放疗：术后放疗为辅助性放疗，是对手术治疗的一种补充治疗。通过术后放疗可消灭根治性切除术后可能残留的亚临床病灶，对非根治性切除者的残留癌灶进行补充。总剂量一般不超过 70Gy。

直肠癌的腔内放射治疗：具有局部剂量高、周围剂量低的特点，能有效控制和消灭局部病灶，是提高放疗的有效补充。适用于：①早期直肠癌（直径＜3.0cm，高分化腺癌）；②骶前切除或超低位吻合术者；③直肠癌术后，直肠内或阴道复发病例；④体外放射后补充放疗。

根治性外照射：单纯根治性放疗主要适用于少数早期及细胞类型特别敏感的患者，也可用于肿瘤体积较小，活动，但由于严重心血管等疾病，属于手术禁忌证的病例。采用多野前后照射，总照射量为 50Gy/5～6 周。

姑息性放射治疗：对因全身情况差等原因而不能耐受手术的患者，可应用放射治疗作为姑息性治疗的手段，达到减轻症状甚至是延长生存时间的目的。放疗技术同术前放疗。

2. 化学药物治疗　化疗是治疗大肠癌的重要辅助手段。对已根治性切除者，其目的是预防和降低转移及复发率；对未能切除者，在于抑制肿瘤的发展，缓解症状，延长患者的生存期。化疗亦有术前、术中和术后化疗之分，但常以术后化疗为主。

(1)术前化疗：适用于术前无放疗条件的患者。可用含 5－FU200mg 栓剂塞肛，早晚各 1 次，总剂量可用到 6g；或用司莫司汀栓剂，1 枚塞肛，每晚 1 次，用 7～10 天。通过直肠淋巴吸收，有预防肿瘤扩散和复发的效果。直肠内用药毒副作用小、安全。

(2)术中化疗：术中行腹腔探查决定行肿瘤切除后，在距肿瘤近端 10cm 左右用粗丝线结扎肠管，而后向结扎的远端肠腔内注入 5－FU1g，肠壁穿刺处行浆肌层缝扎，防止粪便溢出污染腹腔。同时术中用 5－FU500mg 加入 500ml 液体中缓慢从周围静脉滴入，对预防肿瘤转移复发有一定作用。

(3)术后化疗：适用于：①Dukes B、C 及 D 期患者；②心、肝、肾功能正常；③白细胞＞4.0×$10^9$/L 以上，血红蛋白 80.0×$10^9$/L 以上。术后化疗的目的是清除小的残留癌灶或播散的癌细胞，故术后化疗应尽早进行，一般在术后 2 周左右应用。具体方案可参见结肠癌章节。

(三)手术治疗

1. 经腹会阴联合肛管直肠切除术(Miles 手术)

(1)适应证：①距齿状线 5cm 以内的直肠癌及肛管恶性肿瘤，无肝、肺、腹腔等广泛转移者。②少数情况下，肿瘤虽距齿状线 5cm 以上，但因肿瘤大、盆腔狭小而无法应用双吻合等保肛手术者，亦可行 Miles 手术。

(2)禁忌证：①高龄、体弱，心、肺功能不能耐受手术者。②全身出血性病变不能手术者。

③严重水、电解质紊乱，全身衰竭或严重低蛋白血症，糖尿病未能得到适当处理时。④直肠癌局部广泛浸润呈冰冻骨盆无法切除者。⑤直肠癌全身广泛转移，局部病灶无严重出血或梗阻者。

（3）术前准备：①纠正贫血及低蛋白血症，一般使血红蛋白升至 90g/L 以上，备血 600～1200ml。②女性患者应常规进行阴道检查，如肿瘤侵犯阴道，术前 2 日行阴道冲洗。③作好术前肠道准备，参见结肠癌章节。④术前留置胃管，导尿，做好造口标记。⑤术前做左下腹结肠造口部位标记。

（4）麻醉：全麻或持续硬膜外麻醉。

（5）手术体位：膀胱截石位。

（6）手术步骤

1）切除范围：包括全部直肠及其深筋膜内的淋巴、脂肪组织，大部分乙状结肠及其系膜和淋巴，腹主动脉前肠系膜下血管根部的淋巴脂肪组织，盆腔底部的腹膜，直肠侧韧带和肛提肌、肛管、肛门周围皮肤，肛管括约肌和坐骨肛门窝内的脂肪、淋巴组织。

①腹部组

• 切口：下腹部正中切口向右绕脐，自耻骨联合脐上 4cm。

• 探查腹腔及盆腔：入腹后放置切口保护圈，腹腔探查，按照从远而近，从正常到肿瘤的顺序，检查肝脏、腹主动脉旁、肠系膜下动脉处及双侧髂内血管等处淋巴结有无癌转移；大网膜及腹膜有无癌结节，探查全部结肠。最后探查盆底，确定直肠癌肿所在部位、大小、活动度，与周围脏器的关系，并检查肿瘤有无浸润邻近脏器，根据探查结果确定手术切除的可能性和应采取的手术方式。

• 游离乙状结肠系膜根部：提起乙状结肠，在癌肿上方 15cm 处的乙状结肠系膜上戳孔，用纱布带结扎肠管及系膜，向远端肠腔内注入 5－FU。然后剪开其左侧的腹膜，将乙状结肠系膜从后腹壁游离，注意保护左侧输尿管及性腺血管。分离切除左髂总动、静脉前的脂肪淋巴组织，再剪开右侧腹膜，并在直肠膀胱陷窝（或子宫直肠陷窝）处会师，注意保护输尿管勿使其损伤。

• 游离直肠后壁：提起乙状结肠及系膜，用锐性解剖法，使乙状结肠根部系膜部与主动脉分叉处、骶前神经、第五腰椎和骶岬分离，然后用长剪刀或电刀在盆筋膜壁层与脏层之间直视下锐性分离达尾骨尖水平。

• 游离直肠前壁：在直肠与膀胱（或子宫）之间剪开 Denonvilliers 筋膜，分离直肠前壁。。

• 切断直肠侧韧带：将直肠向上、向左牵拉，显露右侧直肠侧韧带，在其靠近盆腔侧壁处予以钳夹、切断并结扎。将同法处理左侧直肠侧韧带。注意勿损伤左、右两侧输尿管。

• 处理肠系膜下血管：将乙状结肠系膜提起，观察肠系膜下动脉分支及组成边缘动脉网情况。显露肠系膜下动脉根部，先后分离、钳夹、切断并结扎肠系膜下静脉、肠系膜下动脉。

• 行乙状结肠近端造口：在左髂前上棘至脐孔联线中点作一直径 3cm 的皮肤圆形切口，切开腹外斜肌腱膜，分离腹内斜肌及腹横肌。然后在乙状结肠近段合适位置切断肠管，并经腹膜外隧道将近端乙状结肠拖出，进行永久性结肠造口。

• 缝合并固定造口之结肠肠管：检查并确认造口结肠段血运良好，牵拉过紧、无扭曲后，将肠管拉出皮肤平面约 4cm，把结肠脂肪垂、乙状结肠系膜分别与腹膜、腹直肌前鞘、皮下缝合固定。再将造口段结肠肠壁外翻，将断端全层间断缝合于皮肤真皮层，造瘘口肠壁高出皮肤约 2cm。

②会阴组

• 切口范围:在肛门前方会阴体中点、后方至尾骨尖、两侧达坐骨结节内侧缘作一椭圆形切口。在切开皮肤前消毒肛管及直肠下段,并将肛门用 7 号丝线闭锁缝合。

• 切开肛门周围组织:切开皮肤后,用电刀逐层切开皮下组织,在尾骨尖前方切断肛尾韧带,横行切开 Waldeyer 骶前筋膜,沿骶骨向上分离直肠,并与腹部组会师。

• 切断肛提肌:尽量切除坐骨直肠窝内的脂肪组织,显露两侧肛提肌,并予以切断。

• 拉出乙状结肠远侧断端:腹部组和会阴组相配合,将乙状结肠远侧断端从骶骨前腔隙拉出会阴体切口外。

• 分离直肠肛管前壁:沿会阴浅横肌后缘,切断直肠尿道肌和耻骨直肠肌,紧靠直肠肛管前壁,将其与尿道、前列腺(女性为阴道后壁)相分离,从会阴切口除去乙状结肠直肠及肿瘤以及肛管组织标本。

• 缝合会阴伤口:彻底止血,充分冲洗盆腔创面后,骶前置橡皮管引流,另行戳洞引出体外,并经伤口置皮片引流,缝合会阴伤口。

(7)术后处理:①禁食,持续胃肠减压,直到肠鸣音恢复、结肠造瘘口排气为止,然后改为流质饮食,逐渐改为半流质。②静脉补液,维持水和电解质平衡,维持血压和尿量,必要时输血。③手术后应用抗生素,一般应用 3~5 天。④手术后平卧 5 天以上,避免引起盆疝。⑤持续留置导尿,留置 5 天以上,拔管前夹闭训练膀胱机能 1~2 天,方可拔除尿管。⑥结肠造口处理,注意结肠造口有无回缩、脱出、出血、坏死及狭窄等情况,并指导患者学会结肠造口护理。⑦会阴部创口若缝合,骶前放置的皮管引流在手术后应持续负压吸引,连续 48 小时无吸出液即可拔除引流管,一般放置 3~5 天。若会阴部创口未缝合,用敷料填塞者,应在术后第 7 天开始逐渐取除填塞敷料,并给予创口冲洗、换药及坐浴治疗,促进其逐渐愈合。

(8)术中注意点:①在分离、结扎肠系膜根部血管及剪开乙状结肠、直肠两侧腹膜时,注意勿损伤输尿管。②在骶前间隙分离时,不能紧靠骶骨,以防损伤骶前静脉丛,引起大出血。③在分离前列腺及阴道壁时,注意勿损伤前列腺和阴道壁,防止发生出血及阴道瘘。④结肠造口肠管的血供要好,并且肠管通过的肠壁隧道不能过小,防止压迫肠管导致肠坏死。⑤造口肠管的长度应足够长,不能拉得过紧,以防造口回缩。

2.经腹部直肠切除吻合术(Dixon 手术)

(1)适应证:①根治性手术,适用于肿瘤下缘距齿线 10cm 以上的直肠癌或乙状结肠下段癌。②姑息性切除手术,适用于下缘距齿状线 8cm 以上的直肠癌。③巨大广基的良性肿瘤(如绒毛状腺瘤)外伤或炎性狭窄,估计切除后吻合口在齿线 3cm 以上者。

(2)禁忌证:伴有梗阻者。应先做横结肠造口或先经内镜用激光或微波灼除部分肿瘤解除梗阻,待患者全身情况改善,行肠道准备后再行手术。

(3)术前准备、麻醉、体位:同经腹会阴联合直肠切除术。

(4)手术步骤

1)切口:下腹正中切口,自耻骨联合至脐上 4cm。

2)腹腔探查:乙状结肠系膜解离,肠系膜下动脉处理,直肠前、后壁分离,切断两侧直肠侧韧带以及切断乙状结肠等步骤与腹会阴联合直肠切除术相同。对于直肠乙状结肠交界部癌肿,一般不需要切断直肠侧韧带。

3)切断乙状结肠：在距癌肿上缘 20cm 处用肠钳夹住乙状结肠肠管，在距癌肿上缘 10～15cm 处切断结肠，处理乙状结肠系膜，注意保留左结肠动脉升支和降支形成的边缘动脉网，必要时游离降结肠及脾曲，保证有足够长度肠管进行吻合。

4)切断直肠：用两把直角钳夹在肛提肌平面上方直肠上，在距癌肿下缘 3～5cm 处切断直肠，除去切除的肠管和病变组织，并剥除直肠远断端 2cm 内的脂肪组织。

5)直肠与乙状结肠断端吻合：将乙状结肠近端切断向盆腔送下，与直肠残端靠拢，行开放式直肠、乙状结肠端端吻合（可用徒手吻合或吻合器吻合）。

6)冲洗、引流、关腹：用温注射用水冲洗盆腔，再用 5－FU0.5g 加入 300ml 注射用水冲洗，在骶前直肠后放置双套管引流管，引流管的另一端在下腹部经腹膜外另戳孔引出。用 1－0 号丝线间断缝合腹膜，重建盆底，使吻合口置于腹膜外。排列小肠，将大网膜覆盖在小肠前面。逐层关腹。

(5)术后处理：①双套管持续负压吸引，一般不超过 0.02MPa，并注意引流液有无新鲜血液。引流管术后 5～7 天拔除。②术后 3～5 天拔除尿管。③其他同 Miles 手术。

(6)术中注意点：①术中要充分游离肠管，彻底清除吻合肠管断端上、下各约 1cm 的脂肪和疏松组织。②荷包缝合一定要缝合肠壁全层，以防黏膜回缩。③吻合完毕，应检查吻合圈是否完整，如有可疑应加强缝合数针或重新吻合。④直肠远侧切断平面与癌肿边缘的距离一般为 3～5cm。如有可疑癌肿存留，应立即作冰冻切片，如有癌细胞残留，应改做 Miles 手术，或继续向下分离，重新切除、吻合。

3. 直肠经腹切除、左下腹结肠造口术(Hartmami 手术)

(1)适应证

1)在姑息性手术中，Hartmann 手术主要适用于直肠上段癌盆底腹膜已有转移，不能行根治性切除者。

2)在根治性手术中，Hartmann 手术主要用于可以保留肛门的直肠癌，由于以下情况而不能行结肠直肠吻合者：①患者高龄或全身情况不良，不能耐受较长时间的手术；②患者术中出现意外(如大出血)，须立即结束手术，不宜冉行吻合操作；③癌肿切除后一期吻合有较大危险(如合并急性肠梗阻)；④患者肛门功能不全，不宜行结肠直肠吻合，这类患者在情况好转后，常可行期手术，恢复肠道的连续性。

(2)禁忌证：参见 Miles 术。

(3)术前准备：与直肠癌经腹会阴联合切除术相同，手术前应纠正水、电解质失衡和低蛋白血症，全身应用抗菌药物，有梗阻症状者或免除术前的肠道准备及灌洗。

(4)麻醉：连续硬膜外麻醉或全身麻醉。

(5)体位：仰卧位或截石位。

(6)手术步骤

1)腹壁切口、腹腔探查、乙状结肠系膜游离、乙状结肠切断及左下腹壁结肠造口等，与 Miles 术相同；直肠分离与 Dixon 术相同。

2)在距癌肿上缘 10～15cm 处切断乙状结肠。

3)在距癌肿下缘 3～5cm 处切断直肠。

1)缝合关闭直肠远侧残端，缝合盆底腹膜，将直肠残端置于腹膜外。

5)乙状结肠近端造口：移去除切除的乙状结肠、直肠及癌肿标本，乙状结肠近端行左下腹结肠造口,关闭造口乙状结肠系膜与侧腹膜间隙,防止小肠嵌入。

6)缝合腹壁各层。

(7)术后处理:参见 Miles 手术。

(8)术中注意点:参见 Dixon、Miles 手术。

4. 直肠经腹腔、肛管拖出式切除术(Bacon 手术)

(1)适应证:癌肿病变位于肛缘上方 6cm 以上,病理条件能进行前切除术,而吻合技术困难者。满足肿瘤切除要求,而直肠残端距齿状线距离 1~2cm 范围者。

(2)禁忌证:肿瘤下缘距齿状线不足 3cm 时则属禁忌。

(3)术前准备:与 Miles 手术相同。

(4)麻醉与体位:与 Miles 手术相同。

(5)手术步骤

1)腹部:腹部切口,腹腔探查,癌肿近段肠管结扎,肠系膜下动脉等血管的高位切断结扎,乙状结肠、直肠的游离等腹腔内操作,与 Miles 术相同。但必须保证结肠左动脉升支和降支与结肠中动脉左支组成的边缘动脉网完整,使拖出结肠有良好血运,同时拖出结肠要有足够长度,不能有张力,必要时游离降结肠和结肠脾曲。

2)会阴部

①充分扩肛,在齿状线远侧 3~5mm 处用电刀环形切开肛管皮肤。

②沿内括约肌深面作环形分离,向上分离到肛提肌平面,环形切断直肠。

③将直肠、癌肿标本及乙状结肠从肛门拖出,在肿瘤上缘 10~15cm 处切断肠管,移除标本,彻底止血。

④将乙状结肠近端拉出肛门外 5~7cm,缝合固定结肠浆肌层于肛管内括约肌内侧面上。

⑤2 周后在骶管阻滞麻醉下用电刀切除齿状线外多余肠管,行肛门成形术。

(6)术后处理:与腹会阴联合直肠切除术相同,但要注意拖出结肠之血运,有无坏死、回缩。2 周后行二期手术,切除肛管外多余结肠,行肛门成形术。

(7)术中注意点:同 Miles 手术。

5. 直肠经腹腔、肛管切除吻合术(Parks 手术)

(1)适应证:①距离肛缘 5~7cm 以上的直肠癌,癌肿远端直肠切除不少于 2cm。②结肠多发腺瘤病,直肠内腺瘤过密难以一期外翻电灼清除而近端结肠无腺瘤者。③肛提肌平面以上的高位直肠阴道瘘。

(2)禁忌证:参见 Miles 术。

(3)术前准备:与 Bacon 手术相同。

(4)麻醉与体位:与 Bacon 手术相同。

(5)手术步骤

1)腹部手术操作,与 Bacon 手术相同。

2)扩肛,冲洗消毒直肠下段,显露齿状线,用电刀在齿状线上 0.5cm 处环形切开直肠黏膜及肌层,达内括约肌内侧面。

3)用组织钳提起上切缘,向上剥离直肠黏膜及黏膜下层至肛提肌平面上方,再环形切断直肠。

4)将直肠及乙状结肠拉出肛门外,距癌肿上缘 10~15cm 处切断乙状结肠,移去标本,检查向下牵出肛外的近侧结肠断端血运及长度。

5)在齿状线平面切断多余的乙状结肠,将其断端与齿状皮肤吻合。

(6)术后处理:同 Dixon 手术。

(7)术中注意点:同 Dixon 手术。

6.直肠经腹低位切除、经肛门外翻吻合术(Maunsell－Weir 手术)

(1)适应证:直肠肿瘤位于直肠膨大部分的上半部,距齿线 6～12cm 的直肠癌肿。癌浸润未达肠壁外,无淋巴结转移者。

(2)禁忌证:距齿线不到 6cm 的低位直肠癌肿。

(3)术前准备:同 Dixon 手术。

(4)麻醉与体位:同 Dixon 手术。

(5)手术步骤

1)腹部切口,腹腔探查,癌肿近段管结扎,肠系膜下动脉切断、结扎,乙状结肠游离及直肠游离等腹腔内手术操作,均同 Dixon 手术。在癌肿上方 10～15cm 处切断乙状结肠,游离乙状结肠及其系膜,使能拖至肛门缘而无张力,且血运良好,必要时将降结肠及结肠脾曲松解游离。

2)经腹部于癌肿下线 3～5cm 处用直角钳夹住直肠并切断,移去标本,在直肠断端缝 4 针牵引线,再扩张肛管,伸入一长环形钳夹住牵引线拉出肛管外,再牵拉牵引线使直肠外翻至肛门外。

3)在外翻的直肠壁上做一横切口(距齿状线 3～4cm)横断直肠,再伸入一长环钳将乙状结肠近切端夹住并拖出。

4)进行乙状结肠及直肠吻合,先丝线间断缝合浆肌层,再缝合结肠、直肠黏膜层。

5)吻合结束后将内翻的直肠推入盆腔,放置引流管,缝合盆腔腹膜,逐层关腹。

(6)术后处理:①待肠蠕动恢复,肛门排便后坐浴;②待排两次大便后,引流管无异常液体,无瘘发生,即可拔出会阴部引流管;③术后早期肛门排便控制功能较差,大便次数较多,应适当给予止泻剂控制排便次数,指导患者每日做肛门功能训练,促进肛门功能早日恢复。余同 Dixon 手术。

(7)术中注意点:①直肠远端必须游离到肛提肌平面以下,即达到全直肠系膜切除的要求,注意肠远端的血供。②翻出的直肠与乙状结肠必须保持 & 好的血供,同时注意肠管有无扭转、张力。

7.经骶直肠局部肿块切除术

(1)适应证:肛管上缘 2cm 以上和腹膜返折以下的直肠良性病变及早期直肠癌。

(2)禁忌证:不能耐受手术或凝血功能障碍者,晚期或伴有转移的直肠恶性肿瘤。

(3)术前准备:同 Dixon 术。

(4)麻醉:同 Dixon 术。

(5)体位:折刀位。

(6)手术步骤

1)切口:自骶尾关节稍外上方至肛门后缘 2cm 处,沿近中线作一长 8～10cm 的切口。切开皮肤、皮下组织,至上方显露臀大肌边缘,切断附着于骶尾骨的部分臀大肌纤维,剥离尾骨骨膜,结扎骶中动脉和骶外动脉,切断尾骨,切断肛尾韧带,移去尾骨。

2)显露直肠后壁:显露肛提肌、耻骨直肠肌,分离肛提肌表面的脂肪、结缔组织,然后自上向下沿中线纵行切开肛提肌,边切断边结扎出血点。打开肛提肌深面的直肠骶骨间隙,即可显露直肠后壁。

3)直肠局部切除:用手指经肛门确定病变的位置。分离直肠后壁,仔细剥离直肠周围的脂肪,结扎直肠上动、静脉的分支达直肠后壁的肌层,在距病变周围 1cm 楔形切除直肠后壁全层,然后两层缝合关闭直肠后壁的切口。

若病变位于直肠前壁,则剥离直肠后壁达肌层,纵行切开直肠后壁,在直视下找到直肠前壁的病变,距病变周围 1cm 楔形切除直肠前壁全层,移去标本,充分止血后,两侧缝合关闭直肠前壁的切口,然后再两层缝合关闭直肠后壁的切口。

若病变在直肠侧壁,须仔细将直肠全周游离。先切断骶骨直肠韧带和直肠侧韧带,于 Denonvilliers 筋膜的前方游离直肠前壁。用一橡皮管将直肠完全牵出切口外,距病变周围 1cm 楔形切除直肠侧壁全层,然后两侧缝合关闭直肠侧壁的切口。

4)缝合切口:将直肠送回盆腔,用大量蒸馏水冲洗盆腔与切口。于骶前间隙放置双套管引流管,自切口旁另开口引出。缝合肛提肌、臀大肌,尾骨断端充填骨蜡。依次缝合皮下组织、皮肤。充分扩肛,肛管内植入以软质外裹凡士林纱布的肛管。

(7)术后处理:①术后患者应取侧卧位,以免压迫骶尾部切口,造成骶部积液。②骶部引流管行持续负压吸引,至术后 3 天无明显引流液时拔除。③肛管接水封瓶,24~48 小时拔除。余同 Dixon 手术。

(8)术中注意点:细致操作,充分止血,掌握病变切除范围。

### 八、手术方法及切除范围及手术方法的选择

1.直肠癌根治性切除手术　直肠上段癌,须经腹腔切除,行结肠、直肠吻合术。直肠中段癌,一般可采用保存肛门括约肌的直肠癌根治性切除术,但如癌肿恶性程度高,原发病灶范围较广,骨盆腔狭窄等,也应考虑行腹会阴联合根治切除术。直肠下段癌行腹会阴联合根治术,根治前必须经病理检查确诊。

2.直肠癌并有重度肠梗阻者,先行梗阻近端结肠造口术,解除梗阻后 3~4 周左右,再行根治性手术。

3.较晚期直肠中段或下段癌,如病灶范围较大,局部固定,有条件者可行术前放射治疗,或经股动脉插管至直肠上动脉髂内动脉行介入化疗,以提高切除率。晚期癌伴梗阻不能切除者,可作乙状结肠造口术。

（张睿）

# 第五节　肛管及肛门周围癌

## 一、概述

发生在齿线下方直至肛缘线的癌肿,称为肛管癌,发生在肛缘以外,以肛门为中心,直径 6cm 以内的癌肿称为肛周癌。临床上以肛门疼痛、肛门肿物、出血及肛门异物感等为主要表现。肛管癌和肛周癌少见,占大肠癌 2%~4%,发病年龄较直肠癌略为延后,好发年龄为 55

～65岁。肛管癌较肛周癌多见,两者发病率之比约为7:1。前者以女性多见,后者以男性多见。

## 二、病因病理

（一）病因

肛管癌及肛门周围癌的发生一般认为与肛管及肛门周围慢性炎症（如长期肛瘘）、肛门部良性肿瘤恶变以及肛周皮肤白斑恶变等因素有关,但确切的病因至今尚不明了。

（二）病理

1. 组织学分类　1976年WHO颁布的组织学分类法主要将肛管肛周肿瘤分为上皮性肿瘤、非上皮性肿瘤和恶性黑色素瘤3类,后两类少见,混合型者按优势细胞分类。结合现在对肛区组织胚胎发育、解剖学及该区常见肿瘤的病理特点的深入研究和临床实际需要,可把肛区上皮性肿瘤分为:直肠上皮性肿瘤、移行上皮性肿瘤、皮肤表皮性肿瘤。

2. 病理分型　见表4-6。

表4-6　肛管及肛周恶性肿瘤的分类及病理分型

| 类型 | 病名 | 特征 |
|---|---|---|
| 直肠上皮性肿瘤 | | 起源于肛管上段直肠黏膜上皮,归入直肠癌中 |
| 移行上皮性肿瘤 | 肛管鳞癌 | 大多为典型的分化差的非角化型细胞。半数病例的癌灶边缘隆起,溃疡状,约1/3的病例癌灶为斑块状或结节状,少数呈菜花状,大小不等 |
| | 一穴肛原癌 | 好发于肛管齿线及其上、下。分化良好的基底样细胞癌,由成群的嗜碱性的小细胞组成,周边有明显的"栅栏样"分布的细胞核,中心有时可见到乳酪样坏死,在分化较差的肿瘤中,这种典型的细胞表现逐渐消失,变成一薄层深染的、具有多形核的小细胞 |
| | 原发性肛管腺癌 | 多数为分化良好的黏液腺癌,具有黏液分泌的腺管,黏液因潴留在管腔内而使其有不规则的扩张。肿瘤细胞轻、中度异型性。瘘管开口处可见鳞状上皮、移行上皮和黏液柱状上皮的移行,皮肤鳞状上皮常见增生或假上皮瘤样增生 |
| 皮肤农皮性肿瘤 | 基底细胞癌 | 侵蚀性溃疡,无明战退行性病变,有不同程度角化、中心有钙化。本病生长缓慢,侵袭性低,很少发生转移 |
| | 肛周鳞癌 | 典型大体表现是中央溃疡,边缘内翻 |
| | 肛周Bowen病 | 肛周及皮内鳞状细胞癌,有多核的巨大Bowen细胞,亦可见"光晕征",以及可能存在的鳞癌特征 |
| | 肛周Paget病 | 湿疹样癌,表皮内有分散或成群的Paget细胞 |

3. 病理分期　肛管及肛周癌的病理分期目前采用国际抗癌协会（International Union Against Canter,UICC)的TNM分期法（1997)（表4-7)。

表 4-7　肛管及肛周恶性肿瘤 UICC 的 TNM 分期

| 分期(TNM) | | 评价标准 |
|---|---|---|
| 原发肿瘤 | $T_x$ | 原发肿瘤无法评价 |
| | $T_0$ | 没有原发肿瘤的证据 |
| | $T_{is}$ | 原位癌 |
| | $T_1$ | 肿瘤最大直径≤2cm |
| | $T_2$ | 肿瘤最大直径>2cm,但≤5cm |
| | $T_3$ | 肿瘤最大直径>5cm |
| | $T_4$ | 肿瘤侵犯邻近器官,不论肿瘤大小;但仅有肿瘤侵犯括约肌不能划入 $T_1$ |
| 淋巴结转移 | $N_x$ | 区域淋巴结无法评价 |
| | $N_1$ | 区域淋巴结无转移 |
| | $N_2$ | 直肠周围淋巴结存在转移 |
| | $N_3$ | 存在单侧的周围淋巴结或腹股沟淋巴结转移 |
| | $N_1$ | 直肠周围、腹股沟淋巴结存在转移;或双侧髂内、腹股沟淋巴结有转移 |
| 远处转移 | $M_x$ | 远处转移无法评价 |
| | $M_0$ | 无远处转移 |
| | $M_1$ | 存在远处转移 |

（三）扩散与转移

1.局部浸润　由于齿线和齿线以下的上皮与肛管括约肌结合紧密,而齿线以上结合疏松,因此肛管部的肿瘤易向上侵犯直肠,易转移到直肠系膜;肿瘤也可向深部浸润,穿过括约肌侵犯邻近组织,特别是直肠阴道膈、阴道或前列腺等。

2.淋巴和血行转移　肛管区有丰富的淋巴引流,可分为上方、侧方及下方 3 个方向。近来的研究证实,齿状线上下的毛细淋巴管相互交通,在齿状线处并不存在明显的分界线,以往以齿状线为界的上下淋巴引流途径的理论已不适合。

（1）肛管上方的淋巴引流可沿直肠上、中、下动脉,以及骶正中动脉、骶外侧动脉、膀胱下动脉,汇入到髂内外、髂间、髂总淋巴结及肠系膜、腹主动脉旁淋巴结等。

（2）肛管的黏膜、黏膜下层的淋巴管向侧方伴随肛门周围的血管经过坐骨直肠窝,汇入阴部内动脉根部的臀下淋巴结,再汇入髂内、闭孔淋巴结或髂总淋巴管。

（3）肛门周围的皮肤及肛管周围淋巴管向前经过会阴及大腿内侧的皮下组织,汇入腹股沟淋巴结,其输出淋巴管汇入髂外淋巴结,而一部分腹股沟深部淋巴结的输出淋巴管可注入闭孔淋巴结。

3.远处器官的转移　肛管及肛周癌远处血行转移亦有发生,主要见于肝、肺、骨等部位,其次是肾、肾上腺及脑。

## 三、临床分期

临床上可简单将肛管及肛周癌分为以下 4 期:

零期:原位癌;

Ⅰ期:无括约肌侵犯;

Ⅱ期:侵犯括约肌;

Ⅲ期：局部转移（Ⅲa：仅有直肠周围淋巴结转移；Ⅲb：腹股沟淋巴结有转移）；

Ⅳ期：伴有远处转移。

### 四、临床表现

（一）症状

1.肛门部刺激症状　局部剧烈疼痛，肛门部不适、异物感、瘙痒等。累及括约肌时可有便意频繁，里急后重，排便困难，大便失禁，大便变形等，局部有感染时可出现大便中带有黏液及脓血等。

2.肛门部肿块或溃疡表现　初期肛管或肛门周围出现小硬结，逐渐长大后表面溃疡糜烂，其边缘隆起并向外翻，有颗粒结节，底部不平整，质地较硬，触痛。

3.转移症状及晚期消耗衰竭　患者晚期有乏力、消瘦、贫血等恶病质表现，伴有腹股沟淋巴结肿大。若转移至肝脏、肺脏、前列腺、膀胱、阴道后壁、宫颈等周围组织器官时，可出现相应的症状。

（二）体征

早期可无明显体征，中、晚期患者除肛周溃疡、肿块、皮肤糜烂等局部表现外，尚有腹股沟淋巴结肿大、消瘦、贫血、水肿等恶液质现象。

（三）辅助检查

1.活组织病理检查　可帮助进行病理定性诊断。

2.结肠镜检查　排除为直肠癌向下侵犯所致，还可明确有无多原发癌。

3.B超及CT、MRI检查　可以帮助确定局部情况及有无远处淋巴结转移。

4.X线检查　了解有无远处转移。

### 五、诊断及鉴别诊断

（一）诊断要点

1.有肛门部疼痛，肛门肿物或溃疡，肛门异物感、出血、瘙痒等病史。

2.局部检查可见肿物或溃疡，皮肤变硬，肛门指诊可明确病变范围、有无固定、直肠或周围组织有无受累，有时可见腹股沟淋巴结肿大。

3.结肠镜检查或肛门镜检查可见肛管及肛门周围有硬结或溃疡状改变。

4.病理组织学检查明确诊断。

（二）鉴别诊断

1.直肠癌　临床症状相似，低位直肠癌可侵犯到肛管及齿线处，通过病理学检查可以鉴别。直肠癌以腺癌为主，而肛管以鳞癌为主，两者虽治疗相同，但前者预后较后者佳。

2.复杂性肛瘘　表现为局部包块、溃疡，甚至括约肌功能障碍，但多可借助于病史及活组织病理检查帮助明确诊断。

3.肛门湿疣　环绕肛门可出现多处肿块，大小不一，表面有细颗粒，病变之间有正常皮肤分隔，质软，病变处皮肤无溃疡，临床症状与病理检查可鉴别。

4.肛门瘙痒症　慢性瘙痒症肛周皮肤呈广泛性增厚，有时误诊为癌变，但瘙痒症的皮肤改变广泛而无深部浸润现象。

5.肛门周围克隆病　肛周溃疡是克隆病的特征之一，周围有水肿，结肠镜检查可发现直肠部炎症较重,病理学检查依据可资鉴别。

6.非特异性溃疡 可发生在肛门周围,并影响到肛管,溃疡面很大,但病变表浅,边缘稍高,基底部覆盖有肉芽组织,不增厚,取活检可资鉴别。

7.肛裂 裂口处可见梭形溃疡,但多位于前、后正中肛缘处,且有典型的周期性疼痛病史,不难与本病鉴别。

## 六、治疗

(一)治疗原则

肛管肛周肿瘤总的治疗原则:除小的癌肿可经局部切除和单一放疗外,所有的肿瘤均可采用放疗-化疗-手术治疗的综合治疗方法。

(二)手术治疗

1.肿瘤局部切除术

(1)这应证:恶性程度较低的鳞癌、基底细胞癌中肿瘤直径小于2cm者。

(2)禁忌证:同Miles术。

(3)术前准备:同Miles术

(4)麻醉:骶管阻滞或连续硬膜外阻滞麻醉。

(5)体位:侧卧位折刀位或截石位。

(6)手术步骤:麻醉满意后,常规消毒铺巾。以肿瘤为中心,作梭形切口,切除肿瘤边缘2~3cm皮肤、皮下和部分括约肌,修复缺损的括约肌,必要时可加做转移皮瓣术或肛管成形术以避免肛管狭窄。

(7)术后处理:术后2~3周开始辅助放疗,包括病灶局部和区域淋巴结,以减少复发率。

(8)术中注意点:掌握切除范围,保护好括约肌功能。

2.经腹会阴联合切除、乙状结肠造口术 即Miles术,此术式对能切除的肛管癌、肛门周围癌均是有效的手术方式,具体参见本章直肠癌的相关内容。

3.腹股沟淋巴结浅组清扫术

(1)适应证:肛管癌或肛门周围癌有腹股沟浅组淋巴结转移者。

(2)禁忌证:①无腹股沟浅组淋巴结转移者。②其余同Miles术。

(3)术前准备:因多数为进展期癌,或在化疗或放疗中者,注意营养支持,改善全身情况,并预防性应用抗生素。

(4)麻醉:全身麻醉或连续硬膜外阻滞麻醉或蛛网膜下隙阻滞麻醉。

(5)体位:与原发灶一并切除时取截石位,分期手术者取仰卧、双下肢外展位。

(6)手术步骤

1)麻醉满意后,常规消毒铺巾。在腹股沟韧带下方2cm,与韧带平行,作与腹股沟韧带中3/5等长的切口。必要时可取出肿大淋巴结行冰冻切片,无转移则缝合切口;证实有转移后,于切口内侧端向下作10cm长的垂直切口。

2)翻开皮瓣,可留一薄层脂肪组织与皮肤相连,锐性向深层分离,在腹股沟韧带上方3cm显露腹外斜肌腱膜,在腹股沟韧带下方显露阔筋膜,外至缝匠肌外侧,下到切口下端,内侧近耻骨结节。从术野下部开始解剖,结扎切断大隐静脉。

3)由下向上、由外向内解剖,由外向内依次显露缝匠肌、髂腰肌、股神经、股动脉及股静脉,切除包括阔筋膜、脂肪、结缔组织及其中的淋巴结和大静脉近段。最后摘除肌深淋巴结,将准备切除的组织向内翻,与髂腰肌分离,勿伤及股神经及其分支。

4)将股血管鞘连同结缔组织及其中的淋巴结,从股动脉及股静脉上分离,将大隐静脉于汇入股静脉处结扎切断。应注意摘除股血管上端位置最高的淋巴结(Cloquet淋巴结)。

(5)彻底止血,将缝匠肌在髂前上棘附着点下方2~3cm处切断,向内侧转移覆盖股血管,与腹股沟韧带下缝缝合。于皮下置多孔引流管,冲洗创面,缝合皮肤。

(7)术后处理:①女性患者应留置尿管5~7天。②皮下引流管接负压吸引,保持通畅,可不加压包扎。防止皮下积液,避免皮瓣坏死。如有积液应敞开引流。③抬高下肢,以利淋巴回流。④术后可静滴低分子右旋糖酐500ml,避免血栓性静脉炎。

(8)术中注意点:严格清扫范围,避免周围损伤血管神经。

4.腹股沟深组淋巴结清扫术

(1)适应证:肛管癌或肛门周围癌等有腹股沟深组淋巴结转移者。

(2)禁忌证:①无腹股沟浅组淋巴结转移者。②其余同Miles术。

(3)术前准备:同腹股沟浅组淋巴结清扫术。

(4)麻醉:同腹股沟浅组淋巴结清扫术。

(5)体位:同腹股沟浅组淋巴结清扫术。

(6)手术步骤

1)在腹股沟浅组淋巴结清扫术切口的基础上,于其外侧端向具备13~15cm长的垂直切口。

2)完成腹股沟浅组淋巴结清扫后,在腹股沟韧带上方,由皮下环向外平行切开腹外斜肌腱膜,沿腹股沟韧带由内向外切断腹内斜肌、腹横肌之附着部,直达髂嵴,近髂外动脉、静脉结扎切断腹壁下血管,将腹壁肌肉拉向上方,将手术床改为头低脚高位,使壁层腹膜向上内回缩,并向上推腹膜至髂总动脉分叉处,摘除髂腰肌前面、血管旁和闭孔内肌内侧的脂肪和淋巴结。

3)彻底止血,冲洗创面,将切断的腹横肌、腹内斜肌、腹外斜肌腱分别缝于腹股沟韧带上,重建腹股沟管解剖,留置引流管,关闭切口。

(7)术后处理、术中注意点:同腹股沟浅组淋巴结清扫术。

5.局部广泛切除并双侧臀大肌皮瓣重建术

(1)适应证:肛周Paget病不伴有其他肛周假囊性疾病者。

(2)禁忌证:同Miles术。

(3)术前准备:术前清洁灌肠,局部备皮。

(4)麻醉:持续椎管内阻滞麻醉。

(5)体位:折刀位。

(6)手术步骤

1)扩肛:常规消毒铺巾后,用手指缓慢扩肛至4指,探查肛周及肛管皮肤。

2)切除直肠黏膜：沿齿线上 0.5cm 作环形切口，切除直肠黏膜。

3)切除肛周病变皮肤：沿病变皮肤边缘外 3cm 作切口，深度达皮下脂肪组织，经病变皮肤及皮下脂肪组织一并切除。若病变较深，则需切除部分肛门外括约肌。术中取 5～6 块切口边缘组织送病理科作术中冰冻切片，确认无残留 Paget 细胞后，方可进行皮瓣移植。

4)双侧臀大肌旋转皮瓣移植：双侧带血管蒂（臀下动脉）臀大肌皮瓣切下后，经皮下隧道向下旋转，与直肠黏膜和肛门外括约肌缝合。供皮瓣处也可进行一期缝合。皮瓣修补缺损时，忌留死腔，切除区留置引流管。

(7)术后处理：①术后防止引流管 3 天，以保持该区清洁和干燥；②患者术后控制大便 3～5 天；③臀下放置气垫；④使用抗生素 3～5 天；⑤术后卧床休息 7～10 天，避免过早行走。

(8)术中注意点：①切除直肠黏膜时易出血，注意止血，可在切口下注射少血 1：200000 肾上腺素，以协助止血。②术中如须切除部分肛门外括约肌时，切除边缘距病损皮肤 3cm 以上。

6.结肠造口术　适用于肛管癌及肛门周围癌过大或全身情况太差不能切除者；不能切除且放疗无效者，或严重反射性坏死，排便时剧烈疼痛者。具体操作见本书结肠癌部分。

### 七、疗效判断

1.痊愈　会阴部伤口愈合，排便通畅，无并发症。

2.显效　会阴部伤口基本愈合，排便通畅，无并发症。

3.有效　会阴部伤口愈合欠佳，排便可。

4.无效　会阴部伤口不愈，结肠造口狭窄，或有严重并发症。

### 八、预防与调护

1.适当降低膳食的脂肪和肉类含量，增加新鲜蔬菜和水果。

2.注意个人及用血卫生，预防 HPV 及 HIV 的发生。

3.对于肛门部持续疼痛、便血、溃疡等症状者，应尽早就诊。

4.对久治不愈的肛门疾病，尤其是触及腹股沟淋巴结肿大者应考虑本病的可能，常规作活组织检查。

（张睿）

# 第六节　直肠脱垂

### 一、概述

直肠脱垂(rectal prolapse)是指直肠黏膜、直肠全层及部分乙状结肠向下移位的一种慢性疾病。任何年龄的人群都可以发生，一般以小儿和老人多见，男性多于女性。其中小儿多为直肠黏膜脱垂，青壮年多为直肠全层脱垂，50 岁以上女性及老年患者多为直肠、部分乙状结肠脱垂。下移的直肠壁在肛管直肠腔内称内脱垂；下移到肛门外称外脱垂。中医称为"脱肛"。

本节主要讨论"直肠外脱垂"。

## 二、病因病理

### (一)病因

直肠脱垂的病因目前尚不明确,一般认为发病可有以下几种因素:

1. 解剖因素　小儿骶尾弯曲度较正常浅,直肠呈垂直状,当腹内压增高时直肠失去骶骨的支持,易于脱垂。某些成年人直肠前陷凹处腹膜较正常低,当腹内压增高时,肠袢直接压在直肠前壁将其向下推,易导致直肠脱垂。

2. 年老体弱因素　体质虚弱,年老久病,或营养不良,骨盆直肠间隙与坐骨直肠间隙内脂肪减少;或者多次分娩,骨盆及肛门肌肉张力减退,松弛无力,致使直肠周围组织失去对直肠支持固定作用,造成直肠脱垂。

3. 长期腹内压力增加　长期便秘、腹泻、慢性咳嗽、气喘、尿路结石、前列腺肥大等均可使腹压持续增加,直肠下移造成脱垂。

4. 脱出性疾病诱发　由于Ⅱ～Ⅲ期内痔、直肠息肉等经常脱出,牵拉直肠黏膜下移,容易引起黏膜与肌肉层分离造成直肠黏膜脱垂。

5. 肛管直肠部神经、肌肉损伤　外伤或手术不慎损伤腰骶部神经或严重破坏了肛管直肠环组织,使肛门括约肌松弛无力,直肠肛管向下移位,造成直肠黏膜、直肠及肛管脱垂。

### (二)病理

直肠脱垂的典型病理解剖特征:①Douglas陷凹加深。②直肠与骶骨岬分离,呈垂直状态。③乙状结肠冗长。④肛提肌分离。⑤肛门括约肌松弛。

目前关于直肠脱垂的发病机制,目前主要有以下几种学说:

1. 滑动疝学说　1912年由Moschcowitz提出,本学说认为直肠脱垂是直肠盆腔陷凹腹膜的滑动性疝。在腹膜内脏器的压力下,盆腔陷凹的腹膜皱襞下垂,将覆盖于腹膜部分的直肠前壁压于直肠壶腹内,形成肠套叠,并由肛门脱出。滑动疝学说是在Waldeyer(1899年)的解剖学研究基础上,经Ludolff、Zuckerkandl、Napalkow、Dix等学者的临床研究所证实。

2. 肠套叠学说　1968年由Droden等提出。本学说认为直肠脱垂并不是滑动性疝,而是乙状结肠与直肠套叠;并证实直肠套叠开始于乙状结肠和直肠的交界处,套叠后,乙状结肠及直肠的固定点将被向下牵拉,直肠逐渐被拉向远端,当肠套叠向下进行到两侧直肠侧韧带处,因此处有较强的筋膜附着,套叠通过较为困难,但由于腹内压反复增加以及排便时用力,致使侧韧带逐渐变弱,套叠通过此处,由肛门脱出。此学说由Theuerkauf(1970年)采用特殊X线活动摄影技术进一步证实。

以上两种学说,近年来随着医学科学技术的不断进展,结合高新的检测手段,已被临床广泛重视,尤其按肠套叠学说理论。

## 三、临床分类

本病分类方法较多,一般有以下几种:

1. 古典分类法(表4—8)

表 4-8　直肠脱垂的分类

| 体征 | 部分脱垂 | 完全脱垂 | 内脱垂 | 脱垂嵌顿 |
|---|---|---|---|---|
| 年龄 | 儿童常见 | 成人及老人 | 老人及成人 | 小儿 |
| 脱出长度 | 3～5cm,可自行回纳 | 5cm 以上,不能还纳 | 不脱出 | 脱出达 10～40cm,手法不能回纳 |
| 肛门松弛 | 轻或无 | 重 | — | 肛门括约肌痉挛 |
| 触诊 | 黏膜柔软,摸不到弹性的直肠皱襞 | 可摸到弹性直肠皱襞 | 有弹性能活动 | 有弹性皱襞 |
| 直肠镜检 | 黏膜松弛,充血水肿 | 黏膜有环形皱襞或堆积 | 黏膜堆积充血不见肠腔 | — |
| 脱出形状 | 呈放射状,色淡红,无出血 | 环层状皱襞螺旋状淡红色 | | 圆锥形糜烂水肿、充血、色暗、渗出 |

2.现代分类法　根据中华中医药学会肛肠专业委员会(2002 年)通过的诊断标准(试行草案):

一型:不完全性直肠脱垂,即直肠黏膜脱垂。表现为直肠黏膜层脱出肛外,脱出物呈半球形,其表面可见以直肠腔为中心的环状的黏膜沟。

二型:完全性直肠脱垂,即直肠全层脱垂。脱垂的直肠呈圆锥形,脱出部分可以直肠腔为中心,呈同心圆排列的黏膜环形沟。

二型根据脱垂程度分为三度:

Ⅰ度为直肠壶腹内的肠套叠,即隐性直肠脱垂,排粪造影呈伞状阴影。

Ⅱ度为直肠全层脱垂于肛门外,肛管位置正常,肛门括约肌功能正常,不伴有肛门失禁。

Ⅲ度为直肠和部分乙状结肠及肛管脱出于肛门外,肛门括约肌功能受损,伴有肛门不全性或完全性失禁。

## 四、临床表现

(一)病史

有长期便秘或腹泻的病史,特别是老人或中年经产妇。

(二)主要症状

1.脱出　直肠脱出肛门外是本病主要症状。早期排便时直肠黏膜脱出,便后可自行复位。随着病情的发展,逐渐不能复位,需用手复位,久之直肠全层或部分乙状结肠脱出,严重者咳嗽或打喷嚏、排矢气时,均可脱出肛外。多因工作劳累或久行、久站、久坐,使症状诱发或进一步加取、常伴有肛门括约肌松弛。

2.出血　一般无出血症状,当大便擦伤黏膜时有滴血或粪便带血,或手纸擦拭时有少量出血,色鲜红。

3.肛门潮湿　由于肛门括约肌松弛,收缩无力,分泌物沿肛管流出,或反复脱出,复位困难,脱垂部分暴露时间较长,容易受刺激,致使分泌物增多。

4.瘙痒　由于黏膜经常脱出在外,致使直肠黏膜充血、水肿糜烂,渗液刺激肛周皮肤,造成皮肤炎症,出现瘙痒。

5.坠胀和疼痛　由于黏膜下垂,反复脱出,脱垂的长度和宽度逐渐增加,致使直肠或结肠套叠,压迫刺激肛门部,出现坠胀感,严重可有腹部或下腹部钝痛,其痛多向下肢放射,引起尿频。

6.嵌顿　如果肛门直肠黏膜脱出,未能及时复位,局部静脉回流受阻,继而发生黏膜充血水肿,导致脱出部分嵌顿。随着嵌顿时间的延长,黏膜颜色逐渐暗红色,甚至出现浅表黏膜糜烂坏死,或脱垂段因肛门括约肌收缩而绞窄坏死。

（三）体征

1.黏膜或肠管脱出　直肠黏膜脱出,脱出物为淡红色,有放射状纵沟,触之柔软,有弹性,易出血;直肠全层脱出,脱出物呈圆锥状、淡红色,可见环状有层次感的黏膜皱襞,触之较厚,无弹性,肛门松弛;部分乙状结肠套入直肠与肛管直肠一起脱出的严重直肠脱垂,脱出物呈圆锥状,触之很厚,肛门极度松弛甚至失禁。

2.肛管外翻　部分乙状结肠套入直肠与肛管,直肠肛管一起脱出的严重直肠脱垂或者发病的时间较长的直肠全层脱出,可有肛管外翻。

（四）辅助检查

本病通过询问病史,对脱出物的视诊一般即可确诊。隐性直肠脱垂则需进行直、乙状结肠镜检查和 X 线摄影等才能发现。

## 五、诊断与鉴别诊断

（一）诊断要点

有长期便秘或腹泻的病史。主要症状为脱出、出血、潮湿、瘙痒、坠胀、疼痛甚至嵌顿等,诊断一般比较明确。

（二）鉴别诊断

见表 4－9。

表 4－9　直肠脱垂的鉴别诊断

| 病名 | 症状 | 体征 | 确诊手段 |
| --- | --- | --- | --- |
| 直肠脱垂 | 肛门松弛 | 直肠脱出,活动受限 | 外观、触诊 |
| 内痔脱出 | 常有便鲜血 | 痔核脱出、源自齿线 | 外观、肛镜 |
| 肠套叠 | 腹痛明显 | 结肠、乙状结肠套叠征象 | 气钡双重对比造影 |
| 直肠内脱垂 | 便秘 | 黏膜松弛、堆积于肛内 | 肛镜、排粪造影 |
| 直肠黏膜外翻 | 分泌物多 | 痔环切后遗症征象 | 肛门手术病史、外观 |

## 六、治疗

（一）治疗原则

二型或Ⅱ度以上的患者一般需手术治疗。

（二）手术治疗

1.手术原则　直肠脱垂手术的目的在于纠正脱垂、避免大便失禁和便秘。

直肠脱垂的手术分为两大类:经腹部或经会阴部手术。一般来说,对于全身情况较好的成人完全性直肠脱垂的患者可选择经腹手术,而全身情况差或老年患者或急性嵌顿脱垂患者应考虑经会阴手术。

2.手术方法

（1）经腹手术

1）Pemberton－Stalker 直肠固定术

①适应证:直肠脱垂程度较轻者。

②禁忌证:高龄,体弱或伴有严重疾患不能耐受经腹手术者。

③术前准备:a. 术前 1 天流质饮食,术前 1 天给口服蓖麻油 50ml。b. 术前 1 天给口服甲硝唑 400mg,卡那霉素 0.5g,每 4 小时 1 次,共服 4 次。c. 术前留置导尿。

④麻醉:连续硬膜外麻醉或全身麻醉。

⑤体位:膀胱截石位。

⑥手术步骤

a. 取下部正中切口,自耻骨联合至脐孔。

b. 进腹后显露低而深的 Douglas 陷窝,提起乙状结肠和直－乙结肠段,沿直－乙结肠系膜根部左侧切开后腹膜,并向下延伸至 Douglas 陷窝。

c. 进入骶前间隙,紧贴直肠背侧分离直肠至盆底,尾骨尖平面。

d. 提起直肠,在直肠后把切开的右侧后腹膜边缘缝合于左侧后腹膜和骶骨上。

e. 将直肠上提拉紧,缝合固定在骶岬上,逐层关腹。

⑦术后处理:a. 术后禁食,胃肠减压,静脉输液至肛门排气为止,绝对卧床休息 1～2 周。b. 肛门排气后,可以进流质饮食一天,如无不适,可改半流质、软食两天,可逐渐改为普食。保持排便通畅毋须用力。

⑧术中注意点:a. 进入骶前间隙时应尽量贴近直肠背侧进行分离,以免损伤骶前神经丛和骶前静脉丛。b. 直肠背侧分离应尽量低达盆底,以利于直肠充分上提。c. 骶岬与直肠缝合固定时,应尽量使直肠上提拉紧。

2)Repstein 直肠固定术

①适应证:适用于大多数直肠脱垂和直肠内套叠的患者。

②禁忌证:同 Pemberton－Stalker 直肠固定术。

③术前准备:同 Pemberton－Stalker 直肠固定术。

④麻醉方法与手术体位:同 Pemberton－Stalker 肠固定术。

⑤手术步骤

a. 取下部正中切口,自耻骨联合至脐孔。

b. 进腹后显露低而深的 Douglas 陷窝,提起乙状结肠和直－乙结肠段,沿直－乙结肠系膜根部切开两侧腹膜,直至直肠前会合。

c. 提起乙状结肠和直乙结肠,从骶岬上进入骶前间隙,紧贴直肠背侧分离盆底,并超越尾骨尖。紧贴直肠切断双侧侧韧带,并结扎双侧直肠中、动静脉。

d. 取直径 1cm 的 Teflon 人造血管一根,长 5cm,纵向剖开,上提、拉紧直肠将人造织物包绕于直肠,并缝合于肠前壁和两侧壁,并将织物左右两端固定于两侧骶岬。

e. 盆底腹膜取建、抬高,乙状结肠系膜和后腹膜间隙缝闭,腹壁分层缝合。

⑥术后处理:同 Pemherton－Stalker 直肠固定术。

⑦术中注意点:a. 进入骶前间隙时应尽量贴近直肠背侧进行分离,以免损伤骶前神经丛和骶前静脉丛。b. 分离、切断直肠侧韧带时,应紧贴直肠,以避免损伤盆底神经丛。c. 用人造织物包裹直肠时,不应该超过直肠周径的一半,以免引起术后排便困难。d. 重建盆底腹膜时,必须将其抬高,以改变腹内压力的着力点。

3)扩大的直肠悬吊固定术

①适应证:适用于女性重度直肠脱垂或复发性直肠脱垂。

②禁忌证:同 Pemberton—Stalker 直肠固定术。

③术前准备:同 Pemberton—Stalker 直肠固定术。

④麻醉方法与手术体位:同 Pemberton—Stalker 直肠固定术。

⑤手术步骤:a～e 同 Pemberton—Stalker 直肠固定术。

⑥在直肠用人工织物包绕于骶岬上,并上提子宫底,缝吊固定于前腹壁。乙状结肠系膜和后腹膜间隙缝闭,腹壁分层缝合。

⑦术后处理:同 Repstein 直肠固定术。

⑧术中注意点:同 Repstein 直肠固定术。

4)直肠乙状结肠部分切除肛提肌折叠术

①适应证:Ⅲ度直肠脱垂。

②禁忌证:同 Pemberton—Stalker 直肠定术。

③术前准备:同 Pemberton—Stalker 直肠固定术。

④麻醉方法与手术体位:同 Pemberton—Stalker 直肠固定术。

⑤手术步骤

a. 待麻醉满意后常规消毒术区皮肤、铺无菌巾(单)。自耻骨联合至脐上做左侧旁正中切口进腹;从直肠前壁腹膜最低处开始,沿直肠两侧弧形剪开腹膜。

b. 上牵直肠和乙状结肠,显露直肠膀胱凹陷或直肠子宫凹陷。分离显露两侧的输尿管等组织,以免损伤。紧贴精囊腺或阴道后壁直达肛提肌。将两侧肛提肌用 4 号丝线间断折叠缝合数针,消除盆底支持缺陷。

c. 结扎切断乙状结肠系膜,切断直肠和乙状结肠,移去标本,修剪保留的肠组织边缘,对合肠断端,做间断全层吻合。提高、修补盆底,并把重建后的直肠、乙状结肠固定于骶骨上。

d. 骶前放置引流,自肛旁戳口引出;清点纱布、器械后逐层关腹。

⑥术后处理:同 Pemberton—Stalker 直肠固定术。

⑦术中注意点:a. 如果直肠脱垂严重,肛提肌因粘连找不到,则不勉强折叠等和肛提肌。b. 修复盆底时,勿将直肠与膀胱缝合在一起,以免影响排尿。c. 肠管切除长度为脱垂长度的 1 倍以上。d. 若肛门松弛,可加行肛门环缩术。

值得注意的是,完全性的直肠脱垂的开腹手术方法多,但疗效均不甚满意。主要是手术死亡率、复发率均较高,后遗症亦较多。常见的并发症有术后感染、大出血、肠麻痹、肠梗阻、性功能障碍,甚至是死亡等。因此,开腹手术应慎重把握适应证和禁忌证,术前充分评估和准备。

(2)经肛门手术

1)直肠黏膜柱状结扎术

①适应证:Ⅰ～Ⅱ度直肠脱垂。

②手术步骤

a. 常规消毒术区,铺无菌巾。再次消毒直肠腔。

b. 牵开肛管,寻找齿线。把齿线上方约 0.5cm 的直肠黏膜作为手术的下端,把直肠黏膜脱垂的最上端作为手术的上端。

c. 用大弯钳从手术的下端到上端纵行夹起直肠黏膜,基底部夹起少量浅肌层,大圆针(带 7 号线)于弯钳下行"两针一线"式贯穿结扎或做连续缝合结扎,待结扎牢靠后切除钳上直肠黏膜。同法处理 2～4 处即可。术毕肛内放置九华膏纱条。

③术中注意点：a.术中严格无菌操作，以防感染；b.弯钳纵行钳夹直肠黏膜时，尽量将松弛的黏膜多夹些；c.纵行夹取的部位一般选用截石位 3、7、11 点位，各部位之间间距在 0.5～1cm 以上；d.缝扎时勿在钳下反复穿刺，进针勿穿透过深。e.若缝扎切除后直肠黏膜仍有松弛感，可在结扎处旁做消痔灵散在点状注射，以加强固脱的效果。f.若肛门松弛严重时，可加行肛门环缩术。

2)直肠黏膜环切、肌层折叠缝合术（改良 Delorme 术）

①适应证：高位直肠内脱垂，深度达 8cm 以上者。

②禁忌证：同直肠黏膜纵行折叠、硬化剂柱状注射术。

③术前准备：同 Pemberton－Stalker 直肠固定术。

④麻醉方法和手术体位：硬膜外阻滞麻醉。截石位或俯卧位。

⑤手术步骤

a.待麻醉满意后，常规消毒铺巾。充分扩肛，使肛管可容纳 4 指以上。

b.用拉钩牵开肛门，于齿线上 0.5cm 处黏膜下层环行注射 1∶20 万去甲肾上腺素生理盐水 80ml。于齿线上 1～1.5cm 处用电刀环行切开直肠黏膜。

c.用组织钳夹住近段直肠黏膜切缘，并向下牵拉，然后用组织剪沿黏膜下层向上锐性游离直肠黏膜，显露直肠壁的肌层，游离黏膜管的长度依术前排粪造影所显示直肠内脱垂的深度而定。

d.用 4 号丝线垂直折叠缝合直肠环肌层，一般缝合 4～6 针。在距游离的直肠黏膜管最高点下方 2cm 处，用电刀切断直肠黏膜管。用 2/0 铬制肠线间断缝合直肠黏膜，首先缝合 3、6、9、12 点，然后再将其余黏膜缝合。肛管直肠远端放置包裹油纱条的橡胶管。

⑥术后处理：①术后禁食 5 天，第 6 天开始进流质饮食，以后逐渐恢复普通饮食。②术后给予抗生素治疗 7 天，酌予止血剂。③留置导尿 72 小时。④术后 48 小时拔除肛管，拔管前每天从管内注入庆大霉素 8 万 U 加生理盐水 20ml。⑤术后第 7 天予灌肠协助排便。⑥手术创面若有渗血，可从橡胶管内注入凝血酶 2000U。

⑦术中注意点：a.本手术难点在于游离直肠黏膜管，游离时一定要在直肠黏膜下层进行。如果遇到血管破裂出血，应用电凝或缝扎止血。如果直肠黏膜管被撕裂，可在撕裂的上方重新夹持，若合并有直肠前突，术中可一并处理，但在吻合黏膜前，应先加强直肠阴道膈。b.术中严格无菌技术，掌握正确操作方法，止血要彻底，吻合口不能有张力。

(3)经会阴手术

1)肛门紧缩术

①适应证：直肠脱垂并发肛门松弛，不完全失禁者。

②禁忌证：肛周急性炎症，泻、痢、便次增多者。

③术前准备：术前清洁灌肠、备皮。

④麻醉：腰俞麻醉、椎管内阻滞或局部麻醉。

⑤体位：侧卧位或截石位。

⑥手术步骤：常规消毒铺巾，于肛门后侧 2 厘米处，沿左右肛缘作"V"形切口，切口长短按肛门松弛程度而定。如肛门松弛可插入 3 指以上者，可紧缩 1/2：3 指以下者，紧缩 1/3。切开皮肤及皮下组织，将皮瓣游离至齿线并向上牵拉，暴露肛尾韧带、外括约肌皮下部及肛管后三角；将外括约肌缝合 2 针，闭合肛管后三角，缝合皮肤"V"形切口，然后再将向上的游离皮瓣

作"A"形切除。止血后肛门内放凡士林纱条引流,外盖无菌纱布。伤口5～7日拆线,术后可服抗感染药物。

⑦术后处理:a.术后早期宜禁食,静脉输液,应用有效抗生素,确保手术创口的Ⅰ期愈合。b.每天肛门伤口局部换药。

⑧术中注意点:a.该法又称为肛门括约肌折叠术,根据脱垂的部位不同我们可以分别行侧方紧缩术、后方紧缩术两种手术术式。b.该手术方式仅紧缩肛门,时不能解决直肠壁与组织分离、松弛的根本问题,容易复发。

2)肛门环缩术(Thierch手术)

①适应证:适用于肛门收缩无力或肛门已松弛的直肠脱垂,尤其老年体弱不适合较大手术者。该术式常用于在治疗肠脱垂时的辅助性处理,如单独应用疗效差。

②禁忌证:同直肠脱垂黏膜柱状结扎术。

③术前准备:术前清洁灌肠。

④麻醉方法与手术体位:同肛门紧缩术。

⑤手术步骤:常规消毒会阴部皮肤及肛管直肠腔,用尖刀在肛门前、后距肛缘2～3cm处各作一纵行小切口,长约0.4～0.5cm。手指进入肛门作引导,用动脉瘤针或大弯止血钳,从后侧切口皮下引入医用塑料管绕肛周皮下,以肛门可纳示指为度,并拢塑料管两端,双重丝线结扎。小切口缝合1针,半年后酌情拆除环缩管。

⑥术后处理:a.术后早期宜禁食,静脉输液,应用有效抗生素,确保手术创口的Ⅰ期愈合。b.每天肛门部局部换药。

⑦术中注意点:由于环缩的肛门不能持久地承托下垂的黏膜导致塑料管松弛,用力排便时可使其撑开时复发,故此术式亦常不单独使用。临床上我们常进行三联术(即直肠黏膜点状注射结扎术＋直肠周围注射术－肛门紧缩术),效果甚好。

## 八、疗效判断

1.治愈　症状及体征消失,肛门括约功能良好。

2.好转　症状及体征改善。

3.未愈　症状及体征均无变化。

## 九、预防与调护

本病的病机以虚为主,所以增强脏腑功能在肠脱垂的预防中尤为重要,此外应积极治疗能引起脱垂的慢性疾病。

1.锻炼身体,增强体质,经常做提肛运动。

2.劳逸结合,避免久站、久立及劳累。

3.调理大便,防止便秘及腹泻。

4.养成良好的排便习惯,尤其儿童不宜如厕时间过长。

5.妇女产后应充分卧床休息,避免过早负重劳动。如有会阴撕裂要及时治疗。

6.积极治疗易产生腹压增大的疾病,如咳嗽、气喘、腹胀等。

7.已患直肠脱垂者,应注意局部卫生,及时将脱出肠段还纳复位,防止病情加重。

(张立华)

# 第五章　中医肛肠疾病

## 第一节　内痔

内痔是由血管静脉丛扩张、纤维支持结构松弛、断裂而形成的肛垫移位及病理性肥大形成的软团块。发生于肛门齿线以上,直肠末端黏膜下的静脉丛扩大、曲张所形成的柔软静脉团称为内痔。内痔是肛门直肠最常见的疾病,好发于截石位的 3、7、11 点处,发生在此处的内痔称为母痔,其余部位发生的内痔均称为子痔。其临床特点是便血,痔核脱出,肛门不适感。

### 一、病因病机

痔的发生多与风、湿、瘀及气虚有关,常因饮食不节,大便失调,久坐久立,负重远行,妊娠多产等诸种因素,致燥热内生,下迫大肠,经络阻滞,血液回流受阻,邪热与血瘀结滞,郁积而成痔。

1.风伤肠络　风善行而数变,又多夹热,热迫血溢,血不循经而下溢出血,所下之血色泽鲜红,下血暴急呈喷射状。

2.湿热下注　多因饮食不节,恣食生冷、肥甘,伤及脾胃而滋生内湿。湿与热结,下注肛门,局部气血纵横、经络交错而生内痔;热盛则迫血妄行,血不循经,则血下溢而便血;湿热下注大肠,气机不畅,经络阻滞,则肛门内有块物脱出。

3.气滞血瘀　气为血之帅,气行则血行,气滞则血瘀。肛门内有块物脱出,坠胀疼痛;气机不畅,统摄无力,则血不循经而导致血栓形成。

4.脾虚气陷　老年人、多产妇、小儿久泻久痢致脾胃功能失常,脾虚气陷,无力摄纳,而出现痔核脱出不能回纳,气虚则不摄血,导致气血两虚,故可见下血量多而色淡。

### 二、临床表现

1.便血　便血是内痔常见症状之一。大便时或大便后流出,血量多少不等,有时仅在粪便上有几条血丝或染红便纸,或大便时,血液由肛门流出,或喷射而出。出血有发作期与间歇静止期,饮酒、过劳、便秘、腹泻、内热,往往加重发作,出血较多,而静止期时出血极少或不出血。血色呈鲜红色,系痔静脉丛中有毛细血管和中心小动脉,因排便用力擦破血管、黏膜所致。初起痔核小如樱桃样,柔软而娇嫩,容易擦碎,出血机会多,以后痔的表面黏膜逐渐增厚形成纤维化,因此出血减少,但往往有继发的Ⅰ、Ⅱ期内痔,出血仍然可以是大量的。由于日久出血,引起面色萎黄无华、虚浮黄胖、头晕眼花、心悸、气急、乏力、纳呆、舌质淡白、脉细数等贫血症状。严重者血红蛋白降至 2～4g/dl。

2.脱出　内痔生长日久,痔核渐大,因受粪便压迫,遂与直肠肌层分离,向下延伸,腹压增高或大便时可脱出肛外,初起尚能自然回复,若屡屡脱出,渐至不能自行回纳,需用手推回,或平卧数小时方可回纳,再发展严重,在咳嗽、喷嚏或行走时也可以脱出,且多伴直肠黏膜脱垂。而且有时因脱出的内痔发生炎症水肿,被痉挛的肛门括约肌嵌顿于肛门外,发生血栓,嵌顿或绞窄坏死,形成青紫色痔块。可伴有剧烈疼痛、坐卧不安、发热、大便秘结等症状,并可继发肛周痈肿。

3.疼痛　单纯内痔，一般仅有肛门沉重坠胀感或大便不爽异物感。若内痔脱出肛外，不能回复，则疼痛加重，内痔形成血栓、水肿、炎症、嵌顿、坏死，则疼痛剧烈，坐卧不安。

4.瘙痒与黏液　内痔脱出常使直肠黏膜受到刺激，因而分泌物增多，刺激肛周皮肤引起瘙痒，并可引发肛周湿疹。

5.大便秘结　内痔患者多有习惯性便秘病史，此外，患者因顾虑便时出血、脱垂而不愿按时排便，粪便久贮，干燥硬结，引起大便秘结，又助长了痔疮的发展，造成恶性循环。

### 三、痔的分期

痔根据其症状的严重程度分为四期：

Ⅰ期：便时带血、滴血，便后出血可自行停止，无痔脱出。

Ⅱ期：常有便血，排便时有痔脱出，便后可自行还纳。

Ⅲ期：可有便血，排便或久站及咳嗽、劳累或负重时有痔脱出，需用手还纳。

Ⅳ期：偶有便血，痔持续脱出或还纳后易脱出。

本病常有反复发作病史，有典型的便血（便中带血、滴血或喷射状出血），血色鲜红。排便或腹压增加时，肛内有块物脱出，便毕可自行回纳或需用手回纳。

### 四、辅助检查

1.肛门视诊　肛门视诊可检查有无内痔脱出，肛门周围有无静脉曲张性外痔、血栓性外痔及皮赘。必要时可行蹲位检查，观察脱出内痔的部位、大小和有无出血以及痔黏膜有无充血水肿、糜烂和溃疡。

2.肛管直肠指诊　肛管直肠指诊是重要的检查方法。Ⅰ、Ⅱ期内痔指诊时多无异常；对反复脱出的Ⅲ、Ⅳ期内痔，指诊有时可触及齿状线上的纤维化痔组织。肛管直肠指诊还可以排除肛管直肠肿瘤和其他疾病。

3.肛门镜　肛门镜可以明确内痔的部位、大小、数目和内痔表面黏膜有无出血、水肿、糜烂等。肛门镜检查，在齿线上方可见直肠黏膜隆起、充血，且以截石位3、7、11点尤为明显，甚者可见黏膜表面糜烂及活动性出血点。

4.大便隐血试验　这是排除全消化道肿瘤的常用筛查手段。

5.全结肠镜检查　以便血就诊者，有消化道肿瘤家族史或本人有息肉病史者，年龄超过50岁者，大便隐血试验阳性以及缺铁性贫血的痔患者，建议行全结肠镜检查。

### 五、鉴别诊断

即使有痔存在，也应该注意与结直肠癌、肛管癌、息肉、直肠黏膜脱垂、肛周脓肿、肛瘘、肛裂、肛乳头肥大、肛门直肠的性传播疾病以及炎性肠病等进行鉴别。本病常需与以下疾病鉴别。

1.肠息肉　位置较低的直肠息肉便后常可脱出于肛门外，脱出的息肉一般为单个，有长蒂，头圆，表面光滑，质较痔核硬，可活动，容易出血，但多无射血、滴血现象。本病多见于儿童。

2.结直肠癌　相当于肛门直肠癌，多见于40岁以上的中老年人，可有腹泻和便秘交替的里急后重,大便形状变细,肛内肿物不能脱出于肛外,指诊可触到质坚硬而凹凸不平的肿块或菜花样肿物,指套上有臭秽的脓血。肛门狭窄,大便变细,次数增多,时流臭秽的分泌物。血便中常混有糜烂组织。

3.脱肛 脱出物呈环状或螺旋状、色淡红、质地中等,表面光滑,无静脉曲张,一般不出血,肛周黏液等分泌物较多。

4.肛乳头肥大 脱出物呈锥形或鼓槌状,灰白色,表面为上皮,质地较硬,一般无便血,常有疼痛或肛门坠胀。过度肥大者,便后可脱出肛门外。

5.肛裂 排便时肛门周期性疼痛,伴出血,便秘时尤甚。局部检查可见肛管部位有明显的裂口,多在截石位6或12点处。

6.下消化道出血 溃疡性结肠炎、克罗恩病、直肠血管瘤、憩室、家族性息肉病等,常有不同。

## 六、辨证论治

多适用于Ⅰ、Ⅱ期内痔;或内痔嵌顿伴有继发感染;或年老体弱;或内痔兼有其他严重慢性疾病不能胜任手术者。治法则主要遵照李东垣的清热利湿、祛风润燥法和朱丹溪的滋阴凉血法为主,此外有补气、升提、气血双补等法。清热以黄芩、黄连、黄柏、栀子;利湿以防己、泽泻;祛风以荆芥、防风、秦艽;润燥以火麻仁、大黄;滋阴以龟甲、知母;凉血以生地、槐角;补气以党参、黄芪;升提以升麻、人参芦等为主。

(一)风伤肠络证

1.症状 大便带血、滴血或喷射状出血,血色鲜红,或有肛门瘙痒,舌红,苔薄白或薄黄,脉浮数。

2.辨证分析 风热下迫,灼伤肠络,或热积肠道,耗伤津液,以致便结,擦伤痔核血络,热迫血妄行,则见便血,血色鲜红;风性善行,则下血或呈喷射状,便结、舌红苔黄、脉数皆为热邪内盛之象。

3.治法 祛风润燥,清热凉血。

4.方药 凉血地黄汤、槐花散加减。

常用中药:当归尾、生地、赤芍、黄连(炒)、枳壳、黄芩(炒黑)、槐角等。大便秘结者加润肠汤。

(二)湿热下注证

1.症状 便血色鲜红,量较多,肛内肿物脱出,可自行回纳,肛门灼热,舌红,苔薄黄腻,脉滑数。

2.辨证分析 湿热下迫大肠,迫血妄行,则大便下血;湿热蕴结,经络阻塞,气血瘀滞,则痔核肿物脱出;肛门灼热,舌红,苔黄腻,脉滑数为湿热之象。

3.治法 清热利湿止血。

4.方药 脏连丸加减。

常用中药:猪大肠、黄连。出血多者加地榆炭、仙鹤草。

(三)气滞血瘀证

1.症状 肛内肿物脱出,甚或嵌顿,肛管紧缩,坠胀疼痛,甚则肛缘有血栓,水肿,触痛明显,舌质暗红,苔白或黄,脉弦细涩。

2.辨证分析　血分有热,加之便时努挣或负重远行,气血瘀滞,血热妄行,脉络破裂,血溢脉外,瘀于皮下则见肛缘肿物;瘀血阻络,不通则痛,故触痛明显;舌质暗红为血瘀之象,脉弦主痛。

3.治法　理气活血化瘀。

4.方药　活血散瘀汤加减,或止痛如神汤加减。

常用中药:川芎、当归尾、赤芍、苏木、牡丹皮、枳壳等。

(四)脾虚气陷证

1.症状　肛门坠胀,肛内肿物外脱,需手法复位,便血色鲜红或淡红;可出现贫血,面色少华,头晕神疲,少气懒言,纳少便溏;舌淡胖,边有齿痕,苔薄白,脉弱。

2.辨证分析　身体素弱,脾虚气亏,不能统血,血不循经而溢于脉外,则大便带血;脾虚下陷,则肛门坠胀,痔核脱出肛外;脾虚运化失常,则纳少便溏;脾虚则气血无以荣养肌肤,故见神疲乏力,面色少华;舌淡、苔白、脉弱为脾气亏虚之象。

3.治法　健脾益气摄血。

4.方药　补中益气汤加减。

常用中药:黄芪、炙甘草、人参、当归、陈皮、柴胡、白术等。血虚者合四物汤。

其他内治法还包括:

中成药:中成药多用痔宁片、一清胶囊、痔血宁合剂等。

西药:对于便血为主的内痔可予口服具有降低毛细血管通透性、促进受损毛细血管回缩的药物,如草木犀流浸膏片、地奥司明片、马栗树叶提取物、复方银杏提取物等改善症状。

## 七、外治法

外治法多适用于内痔初期,或内痔后期因体弱、年老,或患严重疾病而不能胜任手术者,包括以下几类。

(一)熏洗法

熏洗法最早见于《五十二病方》,从古至今应用于临床,在痔的治疗方面具有重要的作用。熏洗法又称坐浴法,是指将药物水煎或用开水浸泡后,趁热熏蒸,待温后,用药液直接洗涤患处的一种治疗方法。在熏洗过程中,药物可以直接作用于病变局部,也可以通过皮肤或创面的吸收而发挥药物的疗效。同时,由于温热蒸汽的作用,可使局部气血经络得以温通,促进局部的血液循环,改善和恢复局部的功能,保持局部清洁,促进伤口愈合。

常用的有五倍子汤、苦参汤熏洗。或用:朴硝30g置于盆内,开水冲淡,先熏后洗;或用毛巾蘸药汁,趁热敷患处,每日1～2次。

常用药物如下。

清热解毒类:金银花、连翘、蒲公英、鱼腥草、白鲜皮。

清热燥湿类:黄芩、黄柏、苦参、龙胆草、秦艽。

清热升提类:柴胡、升麻。

清热软坚类:朴硝。

收敛类:五倍子、胆矾、赤石脂、罂粟壳、石榴皮。

杀虫类:使君子、川楝子、槟榔、雷丸、苦楝皮。

行气类:枳壳、佛手、乌药、沉香、青皮。

活血行气类：川芎、牛膝、丹参、红花、乳香、没药。

芳香化湿类：苍术、牛膝、佩兰、石菖蒲。

止血类：仙鹤草、白及、鸡冠花、地榆、槐花、茜草根、景天三七。

补益类：党参、甘草、黄芪、当归。

止痛类：延胡索、徐长卿、白芷。

（二）外敷法

外敷法是直接将药物外敷于局部的一种常用的外治方法，临床上包括了围箍法、敷贴法、敷涂法和搽涂法。

1. 围箍法　是一种临床上最为常用的一种敷药法，将某些油膏剂厚敷于患处，起到治疗作用，可用于各期内痔、外痔和混合痔，常用的药物有九华膏、马应龙麝香痔疮膏、黄连膏、玉露膏等。另有五倍子散、枯矾粉、消痔膏或痔疮消肿止痛膏等，直接敷于患处，每日1～2次，配合熏洗法效果更佳。

2. 敷贴法　将药膏摊于敷料上（现一般用纱布），再敷于患处，又称摊贴。可用于治疗炎性外痔、内痔嵌顿等，常用的药物有黄连膏、金黄膏等。

3. 敷涂法　用混悬剂薄涂患处。如敷痔散水调敷涂治疗痔疮。

4. 搽涂法　用药直接在患处涂搽。

（三）塞药法

所谓塞药法一般是指栓剂的运用，中医使用栓剂，最早见于《五十二病方》。古代以药物作丸塞入肛内，如水银枣子（《疡科选粹》）具有轻度腐蚀作用，能使痔核缩小，根据不同病情可选用油膏或散剂。现在的栓剂主要是由药物和赋形剂两部分组成，药物可以是中药也可以是西药，因而栓剂具有清热解毒、清热利湿、行气活血、消肿止痛、收敛止血，以及消炎、止痛、抗菌、止血的作用。

目前临床上使用的栓剂很多，常见的有洗必泰痔疮栓、化痔栓、痔疮宁栓、消炎痛栓、红霉素栓、普济痔疮栓、麝香痔疮栓、消痔栓、痔疮栓、复方角菜酸酯栓等，有学者统计收集国内外栓剂有40多种用于治疗本病。

虽然栓剂的种类较多，但其对内痔的治疗作用主要是通过以下三个方面发挥疗效的。第一，吸收作用。栓剂进入肠腔，由于体温的作用而逐渐溶化，并通过药物的弥散和浓度差的作用，被直肠黏膜缓慢吸收。其中大部分的药物成分可不通过肝脏而直接进入血循环，这样不仅可以防止和减少药物在肝脏的灭活，增加药物的生物利用度，而且也减少了药物的毒副作用。第二，局部作用。栓剂置于肠内溶化后，直接覆盖于痔核表面，而起到药物的治疗作用。第三，基质作用。一般栓剂的基质为脂溶性的，除有缓和药物的刺激作用外，也可以起到润肠通便的作用。

栓剂的使用方法比较简单，用手或药物本身带有的推进装置将栓剂缓慢塞入肛门内即可，最好是先将肛门局部清洗干净或用药物坐浴后再用，更为有效。

栓剂可以用于内痔的每一期，均有确切的疗效，临床应用时，除了注意药物本身的作用外，尚需注意栓剂的可溶性，表面的光滑度，局部有无刺激作用等。

（四）挑刺法

该方法在民间流传已久，主要用于内痔出血，近期疗效可观。其机制主要为疏通经络，调整气血运行，促使肿消痛减。一般挑1次即可见效，若未愈可隔10d再挑1次。常用穴位有肾俞、大肠俞、长强、上髎、中髎、次髎、下髎等。

（五）冷冻法

冷冻法是将特制的冷冻针头浸泡在液态氮中，再用针头接触痔核，可使痔核温度瞬间迅速下降而冻结坏死，达到止血和内痔萎缩的作用。

（六）枯痔疗法

1. 枯痔法　适用于Ⅱ、Ⅲ期内痔。即以药物敷于脱出肛外的内痔痔核表面，具有强腐蚀作用，能使痔核干枯坏死，达到痔核脱落痊愈的目的。

枯痔法始于南宋魏岘《魏氏家藏方》，其药物为砒、矾及朱砂，随后历代在此基础上都有发展，方剂繁多，不胜枚举，但是大多数仍是以砒、矾为主，佐以朱砂、硫黄、月石、乳香、没药、轻粉等药物。到了明代，对枯痔法更有了进一步的应用。如陈实功著的《外科正宗》记载较详："凡疗内痔者，先用通利药荡涤脏腑，然后用唤痔散涂之肛门内，片时自然泛出，即用葱汤洗净，搽枯痔散，早午晚每日三次，俱用温汤洗净，然后搽药。轻者七日，重者十一日，其痔自然枯黑干硬，停止枯药。其时痔边裂缝流脓，换用起痔汤日洗一次，待痔落之后，换搽生肌散或凤雏膏等药生肌敛口，虚者煎服补药，其口半月自可完矣。"这些都是临床实践的总结。

由于枯痔疗法或多或少含有重金属成分，对患者健康造成影响，因此现代已不再使用该方法。

2. 插药法　又名枯痔钉疗法，是中医学治疗内痔的一种有效方法。早在宋代《太平圣惠方》中有"以砒霜、黄蜡搅拌和匀，捻成条子治疗痔"。《外科正宗》有"以三品一条枪，插至七日，痔变黑色，疮边渐渐裂缝，至十五日脱落"的记载，说明枯痔钉具有腐蚀作用，能使痔核干枯坏死，达到脱落痊愈的目的。

因所用药物大都具有较强的腐蚀作用，治疗时应避免伤及周围的正常组织，此法目前已较少采用。

## 八、手术疗法

痔的手术方式多种多样，目前可以简单归纳为痔核本体的切除或结扎术，痔血供动脉阻断术。相对于痔切除或结扎术，痔血供动脉阻断更加符合痔的发病机制，对肛垫的功能影响小，也更符合痔微创治疗的理念。但具体治疗方法的选择还应根据痔发病的具体情况而定。

（一）注射法

注射法是目前治疗内痔的常用方法，按其所起的作用不同，分硬化萎缩和坏死枯脱两种方法。由于坏死枯脱疗法术后常有大出血、感染、直肠狭窄等并发症，故目前国内外普遍应用硬化萎缩疗法。

近年来注射疗法不断改进，尤其采用中西医结合注射药物，扩大了注射疗法适应证，对各期内痔都有较好疗效。由中国中医科学院广安门医院史兆岐教授研制的低浓度大剂量五倍子明矾液（消痔灵注射液）治疗Ⅲ、Ⅳ期内痔，取得良效，其特点是操作简便、安全、治愈率高、痛苦小、疗程短。

1. 适应证　Ⅰ、Ⅱ、Ⅲ期内痔，内痔兼有贫血者，混合痔的内痔部分。

2. 禁忌证　Ⅳ期内痔；外痔；内痔伴肛门周围急慢性炎症或腹泻；内痔伴有严重肺结核或高血压，肝、肾疾病及血液病患者；因腹腔肿瘤引起的内痔和妊娠期妇女。

3. 常用药物　5％～10％石炭酸甘油，5％鱼肝油酸钠，4％～6％明矾液，消痔灵（可使痔核硬化萎缩)等。

4.操作方法 ①硬化萎缩注射法:取侧卧位,一般不用麻醉,在肛门镜直视下局部常规消毒,以1ml针筒(5号针头)抽取5%苯酚甘油或4%～6%明矾液,于痔核上距齿线0.5cm处的黏膜下层,针头斜向上15°进行注射,每个痔核注射0.3～0.5ml,总量不超过1ml,一般每次注射不超过3个痔核。注射后当日避免过多活动,并不宜排便,相隔7d后再进行注射,一般需要3～4次治疗。对止血有明显的效果。但要防止注射部位过浅,可引起黏膜溃烂,注射过深则易引起肌层组织发生硬化。②消痔灵注射法:取侧卧位或截石位,肛门部常规消毒后,腰俞麻醉或局部浸润麻醉,在肛门镜下或将内痔暴露于肛门外,检查内痔的部位、数目,并作直肠指诊,确定母痔区有无动脉搏动。黏膜常规消毒后用不同浓度的消痔灵液分四步注射:第1步是痔上动脉区注射,用1:1浓度(即消痔灵液用1%普鲁卡因液稀释1倍)注射1～2ml。第2步是痔区黏膜下层注射,用2:1浓度在痔核中部进针,刺入黏膜下层后成扇形注射,使药液尽量充满黏膜下层血管丛中。注入药量多少的标志以痔核弥漫肿胀为度,一般注射3～5ml。第3步是痔区黏膜固有层注射,当第2步注射完毕,缓慢退针,多数病例有落空感,可作为针尖退到黏膜肌板上的标志,注药后黏膜呈水泡状,一般注射1～2ml。第4步是洞状静脉区注射,用1:1浓度,在齿线上0.1cm处进针,刺入痔体的斜上方0.5～1cm,成扇形注射,一般注药1～3ml。一次注射总量15～30ml,注射完毕,肛管内放入凡士林纱条,外盖纱布,胶布固定。本疗法是目前治疗内痔较好的注射方法。③坏死枯脱注射法:由于坏死腐蚀脱落,可产生便血、感染,并遗留瘢痕等缺点,已被多数学者弃用。

(二)结扎疗法

结扎疗法是中医传统的外治法,除丝线结扎外,也可用药制丝线,纸裹药线缠扎痔核根部以阻断痔核的气血流通,使痔核坏死脱落,遗留创面修复自愈。结扎疗法治疗痔疮,早在宋代《太平圣惠方》中就有记载:"用蜘蛛丝,缠系痔鼠乳头不觉自落。"由于其适应证广,操作简单,远期疗效比较理想,所以目前是治疗内痔最广泛使用的方法之一。临床上常用的有单纯结扎法、贯穿结扎法。

1.单纯结扎法

(1)适应证:Ⅰ、Ⅱ期内痔。

(2)禁忌证:肛门周围有急性脓肿或湿疮者;内痔伴有痢疾或腹泻者,因腹腔肿瘤引起的内痔;内痔伴有严重肺结核,高血压,肝、肾脏疾病或血液病的患者;临产期孕妇。

(3)术前准备:①用等渗盐水或肥皂水300ml灌肠或聚乙二醇电解质散加水至2000ml口服清洁肠道,如在门诊手术者,嘱先排空大便。②肛门周围备皮,并用1:5000高锰酸钾溶液冲洗、拭净。

(4)操作方法:①患者取侧卧位(患侧在下)或截石位,尽量暴露臀部,局部浸润麻醉或腰俞麻醉下,肛管及直肠下段常规消毒,再用双手示指扩肛,使痔核暴露。②用右手持弯血管钳夹住痔核基底部,左手持组织钳夹住痔核向肛外同一方向牵引,并在齿线下方剪一小口,用10号丝线在弯血管钳下方剪口处结扎,同法处理其他部位的痔。术后肛内纳入痔疮栓一枚或九华膏、红油膏适量,纱布覆盖,胶布固定。

2.贯穿结扎法

(1)适应证:Ⅱ、Ⅲ期内痔,对纤维型内痔更为适宜。

(2)禁忌证:同单纯结扎法。

（3）术前准备：同单纯结扎法。

（4）操作方法：①术中体位、麻醉及消毒等同单纯结扎法。②用右手持弯血管钳夹住痔核基底部，左手持组织钳夹住痔核，向肛外同一方向牵引，用持针钳夹住已穿有丝线的缝针，将双线从痔核基底部中央稍偏上穿过。③将已贯穿痔核的双线交叉放置，并用剪刀沿齿线剪一浅表裂缝，再分段进行"8"字形结扎或作"回"字形结扎。④结扎完毕后，用弯血管钳挤压被结扎的痔核，也可在被结扎的痔核内注射 5％明矾溶液，加速痔核坏死。⑤最后将存留在肛外的线端剪去，再将痔核送回肛内，术后肛内纳入痔疮栓一枚或挤入九华膏、红油膏适量，纱布覆盖，胶布固定。

环状内痔采取分段结扎，先将环形内痔划分为几个痔块，在所划分的痔块的一侧，用两把止血钳夹起黏膜，于中间剪开，同法处理痔块的另一侧。然后用弯血管钳夹住痔块基底部，同时去掉痔块两侧的止血钳，于齿线附近剪开一小口，用圆针 10 号丝线贯穿"8"字结扎。同法处理其他痔块。

（5）注意事项：①结扎内痔时，宜先结扎小的痔核，后结扎大的痔核。②缝针穿过痔核基底部时，不可穿入肌层，否则结扎后可引起肌层坏死或并发肛门直肠周围脓肿。③结扎术后当日禁止排便，若便后痔核脱出时，应立即将痔核送回肛内，以免发生水肿，加剧疼痛反应。④在结扎后的 7～9d，为痔核脱落阶段，嘱患者减少行动，大便时不宜用力努挣，以避免大出血。

3.结扎注射法　在已结扎的痔核中注射高渗葡萄糖溶液、鱼肝油酸钠、石炭酸等注射液，既可加速痔核之坏死，又使已结扎的痔核发生凝固，当痔核脱落时，可减少出血的机会。

（三）胶圈套扎法

胶圈套扎法指通过一定的器械，将乳胶圈套入痔核根部，利用胶圈较强的弹性，阻断内痔的血液运行，使痔核缺血、坏死、脱落，创面组织修复愈合，而达到治愈目的的一种治疗方法。这种疗法是在结扎法的基础上发展而来的，具有操作简单、患者痛苦小、疗效确切可靠的特点，适用于各期内痔及混合痔的内痔部分。胶圈套扎所用的器械称为胶圈套扎器，国内外有多种多样，且不断改进，但大体上可分为两种，一种为牵拉套扎器，一种为吸引套扎器，也可以不用特殊的套扎器，而直接用血管钳进行套扎。因此，归纳起来临床上有三种套扎方法，简述如下。

1.牵拉套扎法　所用器械为牵拉型套扎器，可以不必麻醉，常规消毒肛门部皮肤，用喇叭口肛门镜涂以润滑剂，缓慢插入肛内，抽出镜芯，暴露痔区，观察痔核部位及数目，消毒肛管及痔核。左手持套有乳胶圈的套扎器，套扎器的套管口径应与痔核的体积大小相适应，右手持组织钳经套扎器套管伸出，一并经肛门镜置入肛管内，张开组织钳于内痔上部将痔核夹牢，并拉入套扎器的套管内，此时亦可将套扎器上推（左手推，右手拉），如套扎器内大管前缘已到达痔丛基底部时，即可收紧握柄，通过轴心起动外套管而将乳胶圈推出，套于痔基底部，张开组织钳与套扎器一起取出，套扎结束，所作痔核同法处理，套扎后肛内涂以油膏，如九华膏等，敷料固定。

2.吸引套扎法　所用器械为吸引型套扎器。准备阶段同上，显露痔核后，直接将套扎器的套管前端对准痔核，连续扣动扳手几次，痔核即被吸入套管内，如果吸入不全，可以再次扣动扳手几次，最后将胶圈推出套扎于痔核基底部，其他处理同牵拉套扎法。

3.血管钳套扎法　取截石位，肛门周围皮肤常规消毒铺巾，局部麻醉后，消毒肛管，先将备好的胶圈套在一把血管钳上,用另一把血管钳夹住胶圈的一侧壁,然后将套好胶圈的血管钳沿着直肠纵行垂直夹住痔的基底部。如为内痔,直接从齿线上 0.3cm 处开始夹住;如为混合痔,要从齿线下 0.2cm 处剪至齿线上 0.3cm 处再夹。然后用钳夹住胶圈的一侧壁拉长胶圈绕过痔的上端,套扎于痔的基底部。将痔核纳入肛内,放置痔疮栓,敷料固定。

4.胶圈套扎的注意事项 胶圈套扎的目的在于通过胶圈的弹性,使痔核局部缺血坏死,因而胶圈的张力尤其重要,所以临床上要选择质量优良的胶圈,才能保证胶圈不自行滑脱和痔核的如期坏死脱落。如果套扎混合痔的内痔部分,则要适当处理其外痔部分,也可以在内痔处齿线下方作一小的切口。如果一次套扎 3 个以上的痔核一定要作减压切口,以防水肿。也可以套扎后,在痔核处再注射一定的枯痔液,以促进痔核的坏死脱落。胶圈一定要套扎在痔核的基底部,如未套在基底部,必须重新套扎。

(四)痔环切术

Whitehead 于 1882 年报道适用于严重的环形内痔伴有直肠黏膜脱垂患者。其特点是可将环形的痔核完整地切除,黏膜断端对位缝合。但该手术创面较大,失血量多,易引起感染、肛门渗液、黏膜外翻、肛门狭窄等并发症,故目前已极少使用。

(五)吻合器痔上黏膜环切钉合术

1998 年意大利学者 Longo 首次提出吻合器痔上黏膜环切钉合术(PPH),目前国内开展较多。该术式通过切除直肠壶腹与肛管之间的环状直肠黏膜脱垂带,上提了肛垫,同时阻断了黏膜下动静脉吻合的终末支,减少黏膜下的血供,从而恢复肛管直肠的正常局部解剖结构,降低肛管内压,达到有效控制痔病脱垂及出血的目的。该术式具有手术时间短、术后疼痛轻、恢复快等优点。但应重视术后尿潴留、术后吻合口感染、小腹坠胀等后遗症。对女性患者如术中操作不当还会造成直肠阴道瘘等严重并发症。

(六)选择性痔上黏膜切除钉合术

选择性痔上黏膜切除钉合术(tissue—selecting therapy stapler,TST)是以中医传统分段齿形结扎术为基础,改进 PPH 术式的不足,结合现代医学治疗痔病的微创理念应运而生的新型手术方式。

采用选择性痔上黏膜切除术,使用开环式微创肛肠吻合器(型号如 TST 33—T80 型)患者取右侧卧位,根据痔核分布,选择合适窗口,插入肛门镜。如单独或成片内痔者可选用单开环,两个痔核或分布于两侧者选用双开环,3 个或 3 个以上痔核者选用三开环。拔除内芯后,显露痔上黏膜,助手用手协助固定肛门镜。旋转肛门镜,使痔上黏膜位于开环式的窗口内。对齿线上 2.5~3.0cm 处痔上黏膜进行分段荷包缝合,在制作荷包过程中使用丝线进行引线牵引。旋转一次性痔吻合器的尾翼,待吻合器的头部与本体完全松开后,将吻合器的头部插入直肠内,使荷包嵌入吻合器头部与本体之间,将荷包线收紧打结,继而将荷包线及牵引线通过缝线导出杆将缝线自吻合器本体的侧孔导出,持续牵引,旋紧痔环形吻合器的尾翼,打开机身保险,对于女性患者,检查阴道后壁是否被缝入,击发,完成切割和吻合,固定吻合器本体等待 20s 后,反向旋松尾翼半圈,将吻合器拔出。

(七)多普勒超声引导痔动脉结扎术

Morinaga 在 1995 年首次报道了这种方法。通过特制多普勒探头定位痔动脉后将缝线结扎该动脉,直至多普勒信号消失。该方法主要适用于 Ⅰ、Ⅱ 期内痔,该方法具有无痛、有效,且并发症发生率低,缺点是对较大痔核或脱垂为主的痔核效果欠佳。近年来有人对该方法进行改良,当痔动脉结扎后其远端痔核明显时可用该结扎线连续贯穿缝合固定该痔核,既可以阻断痔核的血供,又有固定痔核防止脱出的作用。有学者将本术式用于高龄、体弱或伴有严重贫血等痔病患者,近期疗效满意,值得关注。

(八)术后常见并发症及处理方法

1.疼痛　手术后用1%盐酸普鲁卡因10ml,于中髎或下髎穴封闭(每侧5ml),或口服去痛片,影响睡眠时可肌内注射苯巴比妥钠0.1g。

2.小便困难　嘱患者术后多饮白开水;或用车前子15g水煎代茶;下腹部热敷或针刺三阴交、关元、中极,留针15~30min;或用1%普鲁卡因10ml长强穴封闭;或听流水声引导;必要时行导尿术。

3.出血　内痔结扎不牢而脱落,或内痔枯萎脱落,均可出现创面渗血,甚至小动脉出血。对于创面渗血,可用凡士林纱条或明胶海绵填塞压迫,或用桃花散、云南白药外敷;至于小动脉出血,必须显露出血点,进行缝扎,彻底止血。

4.发热　一般因组织坏死、吸收而引起的发热不超过38℃,除加强观察外,无需特殊处理。局部感染引起的发热,应用清热解毒药或抗生素等。

5.水肿　以芒硝30g煎水熏洗,每日1~2次;或用1∶5000高锰酸钾溶液坐浴,外敷消痔膏或黄连膏,也可用热水袋外敷。

## 九、其他疗法

(一)针灸法

《针灸甲乙经》:"痔痛攒竹主之。"《千金翼方》:"五痔,刺长强三分。"《备急千金要方》:"下血不止及肠风脏毒灸命门。"《类经图翼》:"五痔便血灸长强。"《古今医统》:"五种痔瘘,灸命门七壮,在脊中与脐对;下血脉虚涩,灸百劳二三十壮,断根不发。"常用取穴:白环俞、长强、承山治痔,有镇痛消炎止血的功效。

(二)肛管扩张法

由英国人Lord首创,采用全身麻醉扩肛到8指,但容易出现血肿及排气排便、暂时性或长期失禁等并发症,因此目前国内外已很少使用。肛管扩张法原理:Lord认为痔的存在与下端直肠及肛管出口处狭窄有关。正常排便时,结肠有蠕动波使粪块向下运行,同时肛管括约肌亦自动松弛,在不太增加直肠内压力的条件下,粪块常易排出。若因多种因素如结肠炎致肛门括约肌不能完全松弛而致肛管狭窄,粪块只能在用压力下挤出,压力过高,就使痔静脉丛充血,从而产生痔,而痔核又进一步阻塞肛管,形成"充血-梗阻-充血"的恶性循环。肛管扩张法使肛管组织恢复正常,从而治愈痔疾。

## 十、预防调护

1.保持大便通畅,养成每日定时排便的习惯,尽可能缩短每次排便时间。

2.排便后清洗肛门,保持肛门周围清洁、干燥。

3.注意饮食调和,多喝开水,多食蔬菜水果,少食辛辣刺激性食物。

4.避免久坐久立,选择合适的体育运动。

5.肛门功能锻炼,每日早晚坚持做提肛运动。

6.应及时诊疗,防止进一步发展。

7.防止便秘或腹泻的发生,积极治疗。

8.痔核脱出应及时复位,以防嵌顿。

(白合提尼沙·阿地力)

# 第二节 外痔

外痔发生于肛管齿线以下,是痔外静脉丛扩大曲张,或痔外静脉破裂,或反复炎症感染纤维增生而成。由于其表面被皮肤覆盖,故不易破碎出血。外痔形状、大小、症状各异。有结缔组织性外痔、静脉曲张性外痔、血栓性外痔、炎性外痔等不同类别。中医学文献对此亦早有记载,《外科十三方考》:"菱角形可怪,珊瑚形可恶。"《秘传外科方》:"鼠尾痔,俱无疼痛,遇辛劳即发,不治无害。""鼠奶痔,形如鼠奶。"近代认为,鸡冠痔、蚬肉痔、重叠痔、菱角痔、珊瑚痔等属于结缔组织性外痔;鼠奶痔指哨兵痔;莲子痔、鸡心痔、羊奶痔、牛奶痔似指静脉曲张性外痔;葡萄痔指血栓性外痔。

## 一、病因病机

外痔的病因多因湿热下注;或肛门裂伤,毒邪外侵等因素致气血运行不畅,经脉阻滞;或因热伤血络,瘀结不散而成。

1.气滞血瘀 局部气血瘀滞,肠道气机不畅,不通则痛。

2.湿热下注 湿热重者,常犯于下,湿热蕴阻肛门,经络阻滞,瘀结不散而发本病。

3.脾虚气陷 年高、体弱多病者脾胃功能失常,中气不足,脾虚气陷,无力摄纳,导致肛门坠胀,肿物难以消退。

## 二、临床表现

外痔临床常见症状有肛门不洁及异物感、肿胀、疼痛及肛门充血。

1.肛门不洁及异物感 肛门边缘处赘生皮瓣,便后肛门不易擦净,平素自觉肛门有异物感,由于粪便残渣及分泌物刺激,常伴肛门皮肤瘙痒、潮湿不洁。多见于结缔组织性外痔。

2.肿胀 多见于炎性外痔及血栓外痔。肛缘赘皮呈椭圆形或环状不规则肿胀,表面色稍黯,有时呈红色,并觉肛门坠胀。

3.疼痛 见于炎性外痔、血栓外痔。肛缘赘皮肿大,或肛缘皮下突起一圆形或椭圆形肿块,疼痛剧烈,活动或排便时疼痛加剧。

4.肛缘充血 多见于静脉曲张性外痔。当患者排便或下蹲用力时,肛门缘呈结节状隆起,多为环形,皮色紫黯,触之较软,平卧休息,或经按摩后,隆起物可逐渐缩小、瘀血消散。

## 三、分类

本病的病程可长可短,当病情进一步发展时可出现不同症状,具体分类和表现如下。

1.炎性外痔 肛缘皮肤破损或感染,局部红肿、渗出或破溃,疼痛明显。

2.静脉曲张性外痔 肛门周围皮下静脉曲张,呈椭圆形,触之柔软,平时不明显。在排便时或增加腹压后肿物体积增大且呈暗紫色,可伴坠胀感,疼痛不明显,经按揉后肿物可缩小变软,如引起水肿时则有疼痛。

3.血栓性外痔　多因便秘努挣或劳累过度而后肛门部突发剧烈疼痛,并在肛缘皮下出现一肿块,初期尚软,逐渐变硬,分界清晰,触痛明显,好发于截石位 3、9 点位,通常经 5～7d 自行吸收消退,有的虽疼痛减轻,但肿块仍然不消,触之有一小结节。

4.结缔组织性外痔　肛门边缘处赘皮增生,逐渐增大,质地柔软,一般无疼痛,不出血,仅有异物感。往往表现为肛门部不能保持清洁,常有少量粪便及分泌物积存,刺激肛门发痒不适。发生在肛门前后正中部的皮瓣,多伴有肛裂;若呈环状或花冠状,多为经产妇。

### 三、辅助检查

1.专科检查　可见肛缘皮肤肿胀明显、光亮、色淡红或淡白,触痛明显,内无硬结。

2.实验室检查　血常规:白细胞及中性粒细胞一般无明显变化或有轻微增高。

### 五、鉴别诊断

本病以肛门部坠胀感、异物感为主,伴有肛周潮湿、瘙痒;急性发作时肛门局部可见肿胀、疼痛,排便等刺激后症状加重。如肛门边缘赘生皮瓣,质地柔软,无触压痛;急性发作时可见皮瓣明显肿大,疼痛剧烈,甚至血栓形成,破损渗出,味臭等。本病常需与以下疾病鉴别。

1.炎性外痔与肛缘皮下脓肿鉴别　炎性外痔一般很少化脓,但可逐渐形成血栓,血栓无继发感染,一般不化脓,而逐渐被吸收。肛门皮下脓肿,炎症局限,则有明显波动,破溃即有脓液流出。

2.血栓外痔与肛门脂肪瘤、粉瘤、纤维瘤、肛门周围囊肿鉴别　血栓外痔发病急骤,疼痛剧烈,局部呈炎症反应明显的青紫色圆形肿物。脂肪瘤发病缓慢,无炎症反应,肿物柔软,无触痛。粉瘤无感染时,无明显炎症,是发病慢、病程长的肿物。纤维瘤病程长,无明显炎症,表面光滑,质地较坚硬,可移动,有时有触痛;肛周囊肿肿块局限,质地中等,按之有囊性感,边界清楚,表面光滑,与皮肤粘连,皮色如常,无疼痛;感染时红肿疼痛明显,并有豆渣样物。

3.结缔组织外痔与肛乳头肥大,肛门尖锐湿疣鉴别　结缔组织外痔是肛门边缘赘生的皮赘,形状不规则,质地柔软。肛乳头肥大位于齿线上,常是三角形或有蒂、质硬的肿物,色灰白。肛门尖锐湿疣是单发、群生集簇、质硬的皮肤表面赘生物。

4.静脉曲张性外痔与肛门水肿鉴别　静脉曲张性外痔在增加腹压时则膨胀瘀血、肿物较硬,卧床休息可缓解消散,无急性炎症反应。肛门水肿,因便秘或内痔及直肠脱垂脱出等所致的炎症反应,肿物柔软、压痛,但可逐渐吸收消失。

### 六、辨证论治

本病临床症状通常不明显,因此,平时应保持大便通畅,注意局部清洁卫生,预防为主,对于无症状的外痔,一般无需特别治疗。对于症状明显者,若无手术指征,可辨证分型论治,保守治疗。临床以辨肿胀、疼痛为主。

(一)气滞血瘀证

1.症状　适用于肛缘肿物突起,排便时可增大,有异物感,可有胀痛或坠痛,局部可触及硬性结节,舌质红,或有瘀斑,苔薄,脉弦微数。

2.辨证分析　便时努挣或负重远行,气血瘀滞,脉络破损,血瘀于皮下则见肛缘肿物,颜色紫暗;血热内燥,则大便秘结;舌红、苔黄主热,脉弦主痛。

3. 治法　理气化瘀。

4. 方药　活血散瘀汤加减。

常用中药：川芎、当归尾、赤芍、苏木、牡丹皮、枳壳。

（二）湿热下注证

1. 症状　适用于肛缘肿物隆起，灼热疼痛或局部有分泌物，便干或溏，舌质红，苔黄腻，脉濡数。

2. 辨证分析　负重远行，大便努挣，经脉横解，气血瘀滞，则肿物隆起；感染湿热毒邪，气血瘀滞加重，则肿胀疼痛；湿热为患则渗流滋水；舌红、苔黄腻、脉滑数为湿热内侵之象。

3. 治法　清热利湿。

4. 方药　萆薢渗湿汤加减。

常用中药：萆薢、薏苡仁、土茯苓、滑石、鱼腥草、牡丹皮、泽泻、通草、防风、黄柏等。

（三）脾虚气陷证

1. 症状　适用于肛缘肿物隆起，肛门坠胀，似有便意，神疲乏力，纳少，便溏，舌淡，苔少，脉细弱。

2. 辨证分析　脾虚下陷，则肛门坠胀，痔核脱出肛外，频有便意；脾虚则气血无以荣养肌肤，故见神疲乏力；脾虚运化失常，则纳少便溏；舌淡、苔白、脉弱为脾气亏虚之象。

3. 治法　理气健脾升提。

4. 方药　补中益气汤加减。

常用中药：黄芪、人参、炙甘草、白术、当归等。

## 七、外治法

外治法多适用于患严重疾病而不能胜任手术者，包括以下几类。

（一）熏洗法

常用的有五倍子汤、苦参汤熏洗。或用：朴硝 30g 置于盆内，开水冲淡，先熏后洗；或用毛巾蘸药汁，趁热敷患处，每日 1～2 次。此法具有活血、消肿、止痛、止血、收敛等作用。

（二）外敷法

有五倍子散、枯矾粉、消痔膏或痔疮消肿止痛膏等，具有消肿、止痛、生肌、收敛、止血等作用。直接敷于患处，每日 1～2 次，配合熏洗法效果更佳。此外尚有散瘀消肿、清热解毒的金黄膏，提脓化腐的丸一丹，生肌收口的生肌散、白玉膏。适应证同熏洗法。

## 八、手术方法

（一）单纯切除法

用组织钳提起外痔组织，以剪刀环绕其痔根四周作一梭形切口，切口上端必须指向肛门中心呈放射状，再用剪刀分离皮下曲张的静脉团及增生的结缔组织，将皮肤连同皮下组织一并切除，创面开放或对位缝合。术后用红油膏纱条填塞创面。

（二）静脉丛剥离法

将外痔静脉丛剥离至齿线附近，结扎或直接切除，修剪外痔创缘呈梭形，边缘整齐。在相邻手术区域间，应尽可能保留皮肤桥，并适当延长切口，保持引流通畅，以免形成环形瘢痕，导致术后肛门狭窄。

（三）血栓外痔剥离术

在肿块中央做放射状或梭形切口，用止血钳将血栓分离，并摘除，然后修剪伤口两侧皮瓣，使创口敞开，或缝合1～2针。如伴有静脉曲张者可合并采用静脉丛剥离法，以防治术后复发。

### 九、预防调护

1. 本病初期治疗得当，保持大便通畅，注意局部清洁卫生。
2. 避免过食辛辣刺激的食物，症状多可控制和缓解。

（白合提尼沙·阿地力）

## 第三节 混合痔

混合痔是直肠上下静脉丛同时曲张、扩大、相互沟通吻合，因此同一部位齿状线上下方均有痔核，上方表面为直肠黏膜，下方为肛管皮肤覆盖，内痔部分和外痔部分形成一整体者为混合痔。其症状亦具有内、外痔两方面的症状，而且内痔部分和外痔部分相连，因此多发于肛门截石位3、7、11点。由于痔常突出于肛外，黏膜经常受到刺激，黏液分泌大量增加，使肛周潮湿不洁，瘙痒。

### 一、病因病机

多因内痔严重，反复脱出，或经产、负重努力、腹压增加，致筋脉横解，瘀结不散而成。混合痔的发生往往同时兼有内痔、外痔的致病因素，其大都由于内痔通过其丰富的静脉丛吻合支和相应部位的外痔静脉丛相互融合并产生病理性肥大。

### 二、诊断

本病患者病程往往较长，几年甚至几十年，常反复发作。同时兼有"内痔""外痔"的症状和体征。如：便血及肛门部肿物（皮赘、静脉团、血栓、水肿等），肛门坠胀，异物感或疼痛，伴有局部分泌物、瘙痒等。肛门内在齿线上下同一方位出现团块状肿物，内痔与外痔相连吻合为一体，无明显分界，括约肌间沟消失。

### 三、鉴别诊断

参见本章"内痔""外痔"相关内容。

### 四、辨证论治

参见本章"内痔""外痔"相关内容，

### 五、外治法

参见本章"内痔""外痔"相关内容。

### 六、手术疗法

(一)外痔剥离内痔结扎术

将混合痔充分暴露,在其外痔部分作"V"字形皮肤切口,用血管钳钝性剥离外痔皮下静脉丛,至齿线稍上。然后用弯血管钳夹住内痔基底部,在内痔基底正中用圆针粗丝线贯穿作"8"字或"回"字形结扎,在结扎线下方切除痔核,修剪创缘,使在肛门部呈一放射状切口。检查无出血,创面及肛门内放入油纱条,敷料固定。同法处理其他痔核,创面外用红油膏纱布敷盖。术后当日控制大便,以后每次便后用中药熏洗或温水坐浴,常规换药。

若混合痔的外痔静脉丛不很明显,可在外痔中间作一放射状切口,然后用止血钳剥除静脉丛,修剪两侧皮瓣,成一小"V"字形切口。外痔剥离时要选好切口,照顾外痔部分的整体关系,手术中注意保留适当的黏膜和皮肤,以防术后肛管直肠狭窄。术后处理参见内痔贯穿结扎法。

(二)环状混合痔分段结扎术

麻醉后,肛门部常规消毒,铺治疗巾,消毒肛管直肠,充分扩肛,使内痔全部暴露,首先根据痔核的多少、大小及与齿线、肛管、肛缘的关系,决定痔核分段以及保留肛管皮桥、黏膜桥的部位和数量。一般保留 3～4 条肛管皮桥、黏膜桥。每条肛管皮桥的宽度不小于 0.5cm,黏膜桥的宽度不小于 0.2cm。肛管皮桥与黏膜桥应尽可能保留在痔核自然凹陷处,并呈较均匀地分布。使痔核下端分离及结扎顶点的连线均呈齿形。由于保留了肛管皮桥、黏膜桥,进行了齿状分离结扎,这对避免肛门狭窄、肛门松弛、黏膜外翻后遗症有重要的作用。手术时,先将设计的一个痔核,在内痔部分根部痔动脉区,用圆针细线贯穿结扎内痔顶端的直肠上血管。再在相应的外痔部分做放射状的梭形切口(肛管内切口应平行于肛管)。若外痔部分为静脉曲张,可作潜行剥离,尽量减少对正常肛管皮肤的损伤。分离至齿线上 0.5cm,用一把弯钳将内痔基底部夹住,用已贯穿结扎痔动脉的丝线将内痔结扎,剪去结扎后的大部分痔组织。同法处理其他痔核。然后修剪创口皮缘,并可将切口适当向肛外延长,以利引流。术中如有血管出血,予以缝扎。对于肛管较紧缩的患者可在后正中切开肛门内括约肌下缘。术后用凡士林纱条置入肛内,覆盖创面。术后排便应控制在每日 1～2 次,并调整为成形软便,既可缓解疼痛,又可进行早期的扩肛。

(三)外剥内扎保留齿线术

对于内、外痔均等大小的混合痔,先用止血钳夹于内痔部分的基底部,稍向外拉,在痔动脉区以可吸收线贯穿缝扎两针。继则以丝线在止血钳下作"8"字形贯穿,将同痔部分结扎,注意结扎线的下缘当在齿线上方 0.5cm 处,勿损及齿线。再以止血钳夹持肛缘外的外痔部分皮肤,用手术剪做一长约 1.5cm 的放射状切口。痔核较大者,切口可适当加长加宽。在切口上缘,作线状切口向肛管方向延伸,至齿线下约 0.5cm 处,牵开两侧皮肤,将外痔组织潜行剥离,并切除之。术中勿损伤齿线,且尽量保留肛管皮肤。若混合痔长期脱出,肛管皮肤冗长,术中在修整皮缘时,可切除多余的肛管皮肤,要求肛管皮肤既有足够的周长,又能在覆盖组织时显得平整。然后先在齿线下 1cm 肛管皮肤处以缝合所对准肛门内括约肌下缘,贯穿缝扎一针,务必使此处被游离的肛管皮肤固定于肛门内括约肌下缘,其意在重建肛门内括约肌间沟。最后间断缝合下方切口,缝合时不留死腔,进针出针尽量靠近皮缘,结要扎紧,线头留 1cm 左右。外痔创口的缝合线 7～10d 可自行脱落不必拆线,内痔部分的结扎线 8～13d 脱净。此法可一次施行 3～4 个内痔。若为环状混合痔可将其分为 4 个方位,分别依上法处理。

（四）低位结扎法

麻醉后,充分暴露痔核,用血管钳夹住母痔核末端向外牵拉,使痔核间黏膜充分暴露,在外痔部分,先作"V"形切口,注意留肛管皮肤,用组织钳提起"V"字形皮瓣,将"V"字形皮瓣下的外痔静脉丛剥离至齿线上方,然后用止血钳夹住内痔部分的基底部,由痔基底部进针,穿越肛门内括约肌下端,由痔顶部中心出针,结扎半侧痔核。再用线同法结扎另半侧痔核。剪除已结扎痔核的残端肛管和皮肤部创面开放。外盖纱布加压固定。

（五）外剥内注术

麻醉后,肛门部常规消毒,铺治疗巾,消毒肛管直肠,充分扩肛使内痔全部暴露,同外剥内扎术,对于内痔痔核较小者可以不予结扎,而直接注射消痔灵注射液,注射方法如前所述。

（六）内扎悬吊与外剥内扎悬吊术

主要适用于老年内痔或混合痔伴有内痔黏膜松弛脱垂的患者,手术要点是先将痔动脉行高位结扎,内痔贯穿结扎切除,其结扎线与痔动脉结扎线打结,可使直肠黏膜向上悬吊与短缩。在结扎处作肛管皮肤减张切口,一次要同时切除 3 个痔核。如为混合痔则在高位结扎痔动脉后,再"V"形剪开外痔基底部皮肤,剥离外痔静脉丛至齿线上方,尽量保留 Treitz 肌完整,连同内痔一起结扎切除和悬吊。

（七）外切内扎悬吊缝合术

麻醉后,取截石位,先检查内痔,痔与痔之间有黏膜相连时,先进行内痔分颗。两个痔间用蚊式钳钳夹,中间剪开,切口顶端用 4 号丝线连续缝合。对较大的外痔,先使其明显突起部分处于自然状态,以痔与痔之间的自然界线为切口,进行"V"字形切开,切至皮下,进行分离,进入肛管处改为"∧"字形至齿线,使齿线处切口构成"◇"形。用中弯或痔核钳纵行(与直肠纵轴平行)夹住内痔,用 7 号线作"8"字缝扎,先结扎外侧再结扎内侧,终结打在内痔顶端,结扎线不剪断,再分别穿上针。在用拉钩扩张肛门、用止血钳向外牵拉已结扎的痔核时,可见其上方相对的直肠黏膜隆起,在此隆起上向上作连续缝扎。根据黏膜松弛程度缝扎 2～3 针,针距在 1cm 内,然后与另一端结扎线结扎,此结必须扎住黏膜的顶端,且要扎牢,否则不能自然脱落。该方法既能使结扎的部位上提,又能使松弛的黏膜紧缩。对于稍有突出的静脉曲张型混合痔可不作外切,直接内扎悬吊即可。接着缝合外痔部分的全部切口,缝合时注意组织对齐,肛管内的结扎线不必拆线,能自然脱落,肛缘外的组织全层缝合,缝合时根据伤口情况行间断缝合或外翻褥式缝合相结合。术后注意止血,指诊检查肛管或直肠黏膜是否狭窄或悬吊,后黏膜与黏膜之间是否过紧和出现线样横行隆起。如有此种情况行扩肛法撕开过紧部分,用中、示指伸入肛门 6～7cm,能轻快地容纳 2 指,扩肛两指后有紧缩及抵抗感即妥,剪断结扎线与缝合线,结扎线应暴露于肛外,以作为日后判断脱落的标志。肛内放入油纱条,敷料固定。

此外,内痔、外痔的手术方式均可灵活运用于混合痔的手术治疗。

## 七、其他疗法

随着现代科学技术的发展和运用,不少新的现代医学诊断治疗器械不断地开发和应用,一些新的治疗痔的仪器也相继问世,对于痔病的治疗具有一定的意义。大体上可分为二类,一类是起到改善症状,缓解病情的仪器,类似理疗的作用。另一类起到手术器械的作用,类似手术治疗的效果。

（一）磁疗疗法

磁疗是利用磁性材料作用于人体,产生一定的治疗作用。磁性材料产生的磁场一般分为两类,一种是静磁场,治疗时是用一种恒定不变的磁体贴于体表,称为贴敷法;一种是动磁场,其磁场的强度大小或方向可随时调节变化,如常用各种磁疗机,直接接触局部体表,使磁场透过体表而发挥作用。

磁疗的原理较为复杂,主要是通过磁场对体内生物电各生物高分子、磁矩导向作用等影响,使生物产生一系列理化反应,促进血液循环,改善组织营养,提高致痛物质分解酶的活性等,从而起到镇痛、消炎、镇静等作用。因此,磁疗常用于红肿热痛的炎性外痔、血栓外痔和痔脱出嵌顿、术后肛缘水肿、内痔出血等症。

（二）微波疗法

微波疗法是利用高频高压电磁波(或称超高频,或特高频电磁波)治疗疾病的一种高频电疗法,根据不同仪器的性能和功率的大小,用微波治疗痔病的有温热疗法以及凝固、烧灼、切割疗法等几种方式。临床上根据不同的病情选择不同的方法。

温热疗法多用于局部红肿热痛的炎性外痔、血栓痔、痔脱出嵌顿、肛缘水肿痔症以及创口愈合缓慢。主要通过微波的热效应作用,促进局部血液循环,改善局部组织营养,加速代谢产物及炎性产物的排泄,增强机体防卫能力,从而达到治疗作用。一般用法是将体腔电极直接插入肛内,或远距离照射。

烧灼、凝固和切割疗法,是通过不同的仪器,利用各种各样的探头、探针等直接作用于痔核局部,使其组织透热变性、凝固或汽化,达到治疗目的,能起到根治作用。一般只运用于内痔或混合痔的内痔部分。

（三）红外线疗法

红外线作用于人体,可产生热能,而起到治疗作用。红外线对痔的治疗也分为两种,其一是温热疗法,其二是凝固疗法。前者一般是用红外线灯对准病变局部,直接照射,使局部产生温热舒适感,能增强局部血液循环,促进新陈代谢,加强组织营养,达到消炎、消肿、镇痛的作用。适用于各类痔的炎性肿痛、脱出嵌顿、肛缘水肿、血栓形成等。后者是用各种类型的红外线凝固器直接作用于痔核,使其局部凝固坏死脱落,达到治疗目的。多适用于各期内痔,尤为Ⅱ、Ⅲ期内痔。

（四）冷冻疗法

冷冻疗法起源于 1961 年 Copper 发明冷冻手术装置后。1969 年 Lewis 首先提出在痔疾等良性疾患中运用冷冻疗法。日本柳田在 1972 年最早报道了运用冷冻手术治疗痔的临床疗效。

冷冻装置一般有两种,一种是运用液态氮治疗,一种是运用液态二氧化碳治疗,临床上可根据具体情况来选择运用。冷冻时通过冷冻探头直接接触痔核局部或以冷针直接插入痔核,使痔核组织迅速降温,组织细胞变性坏死脱落,继而修复再生达到治疗目的。冷冻疗法主要适用于内痔和混合痔的内痔部分,也有治疗外痔的临床报道。

（五）激光疗法

激光疗法是利用激光辐射到人体局部而产生的热效应。目前激光的应用较为广泛,激光治疗仪器的种类很多,一般可分为气体激光器(二氧化碳激光器、氦—氖激光器)、液体激光器

（如有机染料激光器）、固体激光器。由于各种激光器的功率大小不同,治疗的作用也不同,低功率的激光器可用于理疗,起到改善血液循环、促进新陈代谢、增加组织营养的作用,达到消炎止痛、收敛消肿的功效。高功率的激光可以使组织炭化,组织液汽化,从而使组织成焦炭而与基底下常组织分离,达到治疗目的。更高功率的激光器具有一定的穿透力,能击穿照射部位的组织,起到直接的切割作用,达到类似手术治疗的效果。临床上根据不同的仪器有不同的适应证、使用方法和注意事项,治疗时要加以区别应用。

（六）其他物理疗法

如电子治疗仪、电离子治疗仪、射频治疗仪、频谱治疗仪以及各种各样的肛管疾病治疗仪和多功能治疗仪等,分别利用电解、电凝、电离、电磁波、内生热效应等治疗原理,以及多种方法相结合的仪器治疗痔疮,均有一定的临床疗效。

其余相关内容与本章"内痔""外痔"相同,此处不再赘述。

## 八、预防调护

中医学早在公元前 240 年就有了预防为主的思想,《素问·四气调神大论篇》:"是故圣人不治已病治未病,不治已乱治未乱,此之谓也。夫病已成而后药之,乱已成而后治之,譬犹渴而穿井,斗而铸锥,不亦晚乎?"预防为主,在肛肠疾病中尤为重要,宣传和普及肛肠疾病的预防知识意义深远。

（一）加强体育锻炼

中医认为,疾病的发生,关系到邪正两个方面,邪气是导致疾病发生的重要条件,而正气不足是疾病发生的内在原因和主要依据,正如《素问遗篇·刺法论》:"所述正气存内,邪不可干。"因此,增强体质是人体提高正气抗邪能力的关键,经常锻炼身体,能增强体质,减少和防止疾病的发生。增强体质对于从事脑力劳动的人尤其重要,对于久站、久坐的患者,要尽量安排时间活动下肢和臀部肌肉,促使气血通畅,减少局部气滞血瘀。锻炼身体的方法很多,可根据个人的具体情况适当选择一些体育活动,如做操、跑步、打拳、球类、游泳等;也可以运用气功、导引等方法,如"五禽戏""八段锦"等。

（二）保持心情舒畅

人们的精神情志活动,与人体的生理功能和病理变化有密切的关系。突然强烈的情志变化和长期、反复的精神刺激,可以使人体气机逆乱,气血阴阳失调而发病。同时,情志刺激也可以使人体的正气内虚,招致外邪致病。而且,在疾病的过程中,情志波动又能使疾病恶化。所以心情舒畅,气血平和有利于恢复健康。正如《素问·上古天真论篇》:"所说恬淡虚无,真气从之,精神内守,病安从来。"因此,尽管人们处于复杂的人际关系中,各种各样的事情均可成为不良的情志刺激,引起疾病的发生,我们依然必须重视心理修养和情志调节,保持心情舒畅,这对于预防各种疾病的发生具有重要的意义。

（三）注意饮食调理

古人云:"民以食为天。"饮食是人类生活和保持健康的必要条件,但是,饮食失去规律,也会导致各种疾病的发生。对于痔病的发生和发展,饮食因素具有重要的意义,正如《素问·生气通天论篇》:"所云因而饱食,筋脉横解,肠澼为痔。"因此,饮食调理对于痔病的预防至关重要。主要体现在以下几个方面:第一,少食刺激性食物,诸如胡椒、辣椒、芥末、葱蒜等;少饮酒。第二,多食水果、蔬菜,多喝开水。第三,饮食不宜过分精细,要食五谷杂粮,荤素搭配。

第四,饮食要有规律,不可过饱过饥。第五,要注意饮食卫生,同时要注意防止饮食时吞入异物。

（四）调整劳逸起居

劳逸,包括过度劳累和过度安逸两个方面,正常的劳动和体育锻炼有助于气血流通、增强体质。必要的休息,可以消除疲劳,恢复精力,不使疾病的发生。过劳和过逸皆可导致疾病的发生。正如《素问·上古天真论篇》所言:"其知道者,法于阴阳,和于术数,饮食有节,起居有常,不妄作劳,故能形与神俱,而尽终其天年,度百岁乃去。"痔疮的形成和发展,与过度劳累有密切关系,包括劳力过度与房劳过度。因此,预防痔病的发生,要注意劳逸结合,起居有常,适当休息,合理工作,同时要尽量避免久站、久坐、久行,不要久居潮湿之地,不能房事过度,尤其是发病和治疗期间。

（五）促进正常排便

因为痔是发生在肛管局部,所以排便功能的正常与否对于痔疮的形成和发展尤其重要,主要注意以下几点。

1. 了解排便动作　所谓排便动作是指大便时粪便从肛门排出的一系列动作,这些动作是一种复杂的反射过程。开始先吸气,然后闭气,暂停呼吸以增加胸腔内的压力,接着膈肌下降,腹肌收缩,腹内压增高,使直肠内粪便从肛门排出,这就完成了一个排便动作。稍事休息,上部位的肛内的粪便再进入直肠又开始第 2 个排便动作。正常人每排便,多数经过 2～3 个的排便动作即可完成,部分人只经过 1 个排便动作也可完成,如无不适,亦为正常。

2. 掌握排便要点

（1）注意在排便感显著时立即如厕。

（2）按照排便动作规律进行排便,即前一个排便动作完成后,稍事休息,等产生第 2 次排便感时,再做第 2 个排便动作,切不可在两次排便动作的间歇期强行排便。

（3）不可蹲厕过久,实际上排便动作所需时间极短,2～3 个排便动作约 1min,如果超过 3～5min 后,仍无便意,应停止大便。

（4）排便时不宜用力过猛,以免损伤肛门局部,应缓慢增加力量。

（5）老年人由于肌肉松弛无力,常常感到排便困难,可用手在左下腹部按压,协助粪便向下运行。也可以在肛门左右两侧向上方按压,有利于粪便排出。

3. 防止大便秘结

（1）调整饮食结构,多食粗粮杂食,多食蔬菜水果,多饮水,少食精细食品。通过饮食调节来防治大便秘结是简单易行的方法。首先注意饮食量,只有足够的饮食量,才能刺激肠蠕动,使粪便正常排出体外;其次是注意饮食的质,主食不宜过于精细,注意经常吃粗粮杂粮,因为粗粮杂粮消化后残渣较多,可增加对肠管的刺激,利于排便。副食要注意多食含纤维素多的蔬菜,因为纤维素不易消化吸收,可增加粪便的体积,提高肠管内压力,促进肠蠕动,有利于排便。同时,要注意多饮水,特别是重体力劳动者,水分消耗多,更应及时饮水。

（2）建立良好的排便习惯,排便要定时,不要经常抑制排便感,不要排便时读书报。

（3）适当体育活动。

（4）及时治疗与便秘有关的其他疾病。

4. 便后肛门保护　便后的肛门保护,对于预防痔的发生很有必要。具体方法有:①收缩肛门,排便时肛门舒张,便后自然闭合,这是肛门的正常功能,因而可以利用这种生理现象有意识地做 3～5 次肛门收缩,可增强肛门括约肌功能,消除其疲劳。②还纳肛内物,如已有一些肛门病,便后有肛内物脱出,应及时还纳,以防组织水肿,感染而加重病情。③按摩肛门,肛门按摩可改善局部血液循环,对预防痔的发生有积极的作用。④坐浴,便后用热水坐浴,既可以洗净肛门皮肤皱褶内的污物,也可促进局部血液循环,对保持肛门部的清洁和生理功能有重要作用。

(白合提尼沙·阿地力)

# 第四节 肛裂

肛裂(anal fissure)是肛管皮肤全层开裂并形成的慢性梭形溃疡,其方向与肛管纵轴平行,长 0.5～1cm,以周期性剧烈疼痛为其特征,是一种常见的肛肠疾病。本病青壮年多见,但也可发生于老人和儿童。肛裂好发于肛管后部,约占 85%,其次是前部 13%,或两侧及前后处 2%。与肛管因为过度扩张而致的浅层皮肤开裂不同,后者很快自愈,且无症状。肛裂男女好发比例尚无定论,但发于前部的肛裂以女性居多,若侧方肛裂,或有多个裂口发生,应考虑是肠道炎性或者肠道性传播疾病的早期表现。

肛裂中医学称为"钩肠痔""裂痔"等。《诸病源候论》记载:"肛边生裂,疡而复痛出血者,脉痔也。"在清代祁坤《外科大成》记载:"钩肠痔,肛门内外有痔,折缝破烂,便如羊屎,粪后出血,秽臭大痛者……"清同治十二年,我国第 1 部痔瘘专著《马氏痔瘘科七十二种》正式提出了"裂肛痔"的病名。

## 一、病因病机

### (一)中医

中医学认为本病多系血热肠燥、大便秘结、排便暴力努张致肛门皮肤破损,复因染毒而成慢性溃疡裂口。《医宗金鉴》:"肛门围绕,折纹破裂,便结者,火燥也。"

1.血热肠燥　常因饮食不节,恣饮醇酒,过食辛辣厚味,以致燥热内结,耗伤津液,无以下润大肠,则大便干结;临厕努责,使肛管裂伤而致便血等。

2.阴虚津亏　素有血虚,血虚乏津、生燥,肠道失于濡润,可致大便燥结,损伤肛门而致肛裂;阴血亏虚,则生肌迟缓,疮口不易愈合。

3.气滞血瘀　气为血之帅,气行则血行,气滞则血瘀。热结肠燥,气机阻滞而运行不畅,气滞则血瘀阻于肛门,使肛门紧缩,便后肛门刺痛明显。

### (二)西医

西医学认为,长期的便秘及机械性损伤是首要因素。结合解剖、病理分析肛裂的成因与以下因素有关。

1.外伤因素　干硬的粪便、异物、分娩、排便时过于用力、肛指检查或手术不当均可造成肛管皮肤损伤,是产生肛裂的基础。

2.感染因素　感染多原发于肛窦,但也可原发于肛周皮肤,如湿疹皮炎、肛门瘙痒、肛窦炎、肛乳头炎、直肠炎等慢性炎症等。粪便所产生的氨与汗水中的氢离子协同对肛周皮肤产生强烈的刺激作用,导致感染发生。感染时炎性细胞可以释放溶解胶原的酶,阻止上皮组织再生与延伸,从而造成肛裂长期不愈。

3.解剖因素　外括约肌浅环自尾骨分绕于肛门周围,在其前后向分岔处比较薄弱;肛提肌纤维又大多在肛门两侧,相比之下,前后更是薄弱。此外直肠与肛管成直角,排便时,肛门后方容易受压损伤裂开。再加肛管后多为韧带组织,血供差,弹性弱,容易破裂,一旦损伤较难修复,逐渐形成溃疡,而成为肛裂。

4.肛门内括约肌痉挛因素　由于肛管部位的慢性炎性刺激,使肛门内括约肌处于痉挛状态,黏膜肌层和肛管皮肤弹性减弱,张力增强,以致暴力扩张,肛管皮肤容易撕裂,裂伤后则创面不易愈合,形成慢性溃疡性创面,现代研究证实肛裂的发生与局部缺血相关。

5.肛管狭窄　由于先天畸形、外伤或手术造成肛管狭窄,干硬粪便通过时容易造成肛管皮肤撕裂损伤,细菌侵入感染形成溃疡造成肛裂。

6.松紧力学原理　由于人体发育差异,一些人黏膜下肌肉增厚,连同肛门皮肤括约肌群加大了肛管阻力,降低肛门伸展度。当粪便干硬通过肛管时,扩张力和约束力对抗增强,要使粪便排出,必须加大腹压,粪便对肛管挤压扩张力必然加强,粪便直径超过皮肤和黏膜下肌的伸展力,使肛管皮肤和黏膜下肌撕裂,形成损伤。如果反复撕裂损伤,创面逐渐加深,创面继续感染,组织纤维化后伸展度越来越小,如大便干燥得不到控制,反复发作引起恶性循环,形成肛裂。

## 二、诊断

### (一)病史

询问排粪疼痛史,有典型的间歇期和疼痛周期,即可诊断。

### (二)临床表现

多见于20～40岁青壮年,国内文献报道以女性居多,其主要症状为大便时肛门剧烈疼痛,并伴有少量出血,大便干燥时更甚。

1.疼痛　多由于排便引起,粪便刺激被扩张的溃疡裂口,引起阵发性灼痛或刀割样疼痛,持续数分钟,待粪便通过后,疼痛减轻,称疼痛间歇期。继而由于排便的刺激,内括约肌发生持续痉挛引起溃疡裂口剧烈而持久的疼痛,一般可持续数小时之久,使患者坐卧不宁,十分痛苦。疼痛引起痉挛,痉挛增加疼痛,如此形成恶性循环,直到内括约肌疲劳松弛,疼痛才趋于缓解,称肛裂疼痛周期。

2.出血　排便时出血也是常见症状,一般量不多,色鲜红,如时有染红便纸,或附于粪便表面,有时滴血。

3.便秘　肛裂患者多数有习惯性便秘,又因为排便引起剧痛,患者常不敢排便而加重便秘。

4.其他　瘙痒,分泌物,腹泻等。

### (三)分类

1.早期肛裂　仅在肛管皮肤上有一小的梭形溃疡,创面较浅,裂口呈绛红色,边缘整齐而有弹性,容易治愈。

2.陈旧性肛裂　早期肛裂未经适当治疗,继续感染和慢性炎症的刺激,使内括约肌经常保持收缩痉挛状态,造成裂口引流不畅,创口不易愈合,而且纤维组织增多,致裂口溃疡边缘组织增生变硬变厚,边缘皮肤潜行,形成"缺口",溃疡底部形成平整较硬的灰白色组织。裂口周围组织由于慢性炎症,充血水肿,使浅部静脉及淋巴回流受阻,引起裂口下端皮肤水肿及结缔组织增生,形成袋状赘皮性外痔(哨兵痔),在裂口上端齿线附近并发肛窦炎、肛乳头炎、肛乳头肥大及单口内瘘。

(四)辅助检查

1.视诊 局部检查发现肛管后正中位的肛裂"三联征则诊断明确。

2.触诊 局部检查可用一支棉签轻轻拨开肛周皮肤,同时嘱咐患者放松肛门,通常能发现肛裂的裂口。该检查既可发现存在的肛裂,同时也避免给患者造成过大的痛苦。如果确诊为肛裂,一般不再做直肠指诊,以免引起剧烈疼痛。如诊断不明确或怀疑伴有其他疾病,则可考虑局部麻醉或全身麻醉下行肛门直肠检查。

3.肛门镜检查 一般确诊患者,即可不行肛门镜检查,以免造成剧烈疼痛。

4.病理学检查和细菌检查 对侧位慢性溃疡,需要排除结核、癌、炎性肠病等的患者,必要时行活组织病理检查。

(五)诊断标准

2006年中华中医药学会肛肠分会、中华医学会外科学分会结直肠肛门外科学组、中国中西医结合学会大肠肛门病专业委员会,修订的肛裂诊断标准。

1.症状 肛门排便时和便后周期性剧烈锐痛,少量便血,色鲜红,可伴有大便秘结、肛门分泌物、瘙痒等。

2.体征 好发于肛管后正中或前位溃疡,慢性肛裂可伴有哨兵痔、肛乳头肥大、肛窦炎、潜行瘘。

3.分类

(1)Ⅰ期肛裂:肛管皮肤浅表纵裂溃疡,创缘整齐,基底新鲜、色红,触痛明显。

(2)Ⅱ期肛裂:由肛裂反复发作史。创缘不规则,增厚,弹性差,溃疡基底部常呈灰白色,有分泌物。

(3)Ⅲ期肛裂:肛管紧缩,溃疡基底部呈现纤维化,伴有肛乳头肥大,溃疡临近有哨兵痔,或有潜行瘘形成。

### 三、鉴别诊断

肛裂的疼痛呈明显周期性。出血量一般不多,往往伴有便秘。检查可见早期肛裂溃疡边缘整齐,底红色,陈旧性肛裂的溃疡边缘不整齐,底深,呈灰白色,溃疡上端的肛窦呈深红色,并可见肛乳头肥大、哨兵痔、单口内瘘等。

1.肛门皲裂 可发生于肛管任何一个部位,裂口表浅,仅限于皮下,常见多个裂口同时存在,疼痛轻,偶有少量出血,瘙痒症状明显,无溃疡、裂痔和肛乳头肥大等并发症,多因肛周皮肤病引起,如肛周湿疹、皮炎等。

2.肛管结核性溃疡 溃疡的形状不规则,边缘整齐,有潜行,底部呈暗灰色并可见干酪样坏死组织,有脓性分泌物,疼痛不明显,无裂痔形成。溃疡可发生在肛管任何一个部位,多有结核病史,分泌物培养可发现结核杆菌,活检组织病理检查可以明确诊断。

3.克罗恩病肛管溃疡 克罗恩病肛管皮肤可发生溃疡,位置可在肛管任何位置,特点是梭形溃疡不规则,底深,边缘潜行,无痛,常并存肛瘘。同时伴有贫血、腹痛、腹泻、间歇性低热和体重减轻等克罗恩病特征。

4.梅毒性溃疡 常见于女性患者,初期为肛门部位的发痒刺痛,抓破后,脱痂形成溃疡。

溃疡色红,不痛,底灰色,常有少量脓性分泌物,呈椭圆形或梭形,常位于肛门两侧褶皱中,质地较硬,边缘微微凸起,双侧腹股沟淋巴结肿大。患者有性病史,分泌物涂片可发现梅毒螺旋体,沃瑟曼(Wasserman)实验阳性。

5.内括约肌脓肿　如果在麻醉下检查仍旧无法发现肛裂,如果再加上有相关肛门疼痛病史,要考虑存在内括约肌脓肿的可能性。确诊可以通过指诊按压内括约肌而确定。

6.肛周恶性肿瘤　任何肛管的肿瘤都会在排便时引起疼痛和出血。肿瘤有时会被误认为肛周皮赘,而被误诊。因此直肠指诊和组织活检常常被用来帮助诊断。

7.艾滋病性溃疡　同性恋、吸毒者或者其他高危人群常常会发生慢性溃疡同时伴发局部黏膜损伤,以及肛门感染和慢性肠道感染。这类溃疡常常伴随肛门直肠的炎症。

8.肛门阵发性痉挛　通常患者有类似肛裂样疼痛,体检却未发现任何裂口。如果高度怀疑裂口的存在,可以在发作的时候,在麻醉下仔细检查。如果患者没有痔疮和肛周脓肿病史,则肛门阵发性痉挛的诊断可以考虑成立。本病患者常常还会主诉伴有其他一些奇怪的症状,诸如排便异常、腿部疼痛、肛门口感觉异常等。但本病确诊必须在反复检查排除其他器质性病变之后,才能做出。

### 四、辨证论治

早期肛裂,可先用非手术疗法,如无效或疗效不能持久,再考虑手术治疗。非手术治疗的目的是减轻疼痛,缓解括约肌痉挛和促进创面愈合。

(一)血热肠燥证

1.症状　大便2～3d一行,质地干硬,便时疼痛剧烈,大便时滴血或手纸染血,血色鲜红,裂口色红,肛门部灼热瘙痒,腹满胀痛,小便短赤。舌质偏红,苔黄燥,脉弦数。

2.辨证分析　外感热邪燥火或饮食不节,肠胃燥热,脾津不足所致。《素问·经脉别论篇》:"饮入于胃,游溢精气,上输于脾,脾气散精,上归于肺,通调水道,下输膀胱,水精四布,五经并行。"由此可知脾为胃行其津液,若脾津液不足,脾弱胃强,脾为胃所约束,则胃肠燥热,肠失濡润,故大便秘结,粪便坚硬难以排出,强努而损伤肛门,肛门裂伤感染火毒热邪,经脉受损,气血妄行,故肛门疼痛,大便带血。

3.治法　泻热通便,滋阴凉血。

4.方药　凉血地黄汤加减。

常用中药:生地、当归尾、地榆、槐角、黄连、黄芩、天花粉、升麻、赤芍等。

常用的中成药有槐角丸等。

(二)阴虚津亏证

1.症状　大便干燥,数日一行,便时疼痛,点滴下血,裂口深红;口干咽燥,五心烦热,欲食不多,或头昏心悸。舌红,苔少或无苔,脉细数。

2.辨证分析　年老体弱、久病体虚、气血亏虚,阴津不足,肠道失润,大便干燥,数日一行,便时努挣,肛管裂伤,便时疼痛,点滴下血,裂口深红。饥饱失常,劳倦过度伤及肾,或辛热厚味生胃热,火热伏于血中,耗散真阴,津液不足而大便干燥。

3.治法　补血养阴,润肠通便。

4.方药　润肠丸加减。

常用中药:火麻仁、桃仁、大黄、当归、羌活等。

常用的中成药有麻仁丸、润肠片等。

（三）气滞血瘀证

1.症状　肛门刺痛明显，便时便后尤甚，肛门紧缩，裂口色紫暗，肛外有裂痔，便时可有肿物脱出。舌黯，苔薄，脉弦或涩。

2.辨证分析　气为血之帅，气行则血行，气滞则血瘀。热结肠燥，气机阻滞而运行不畅，气滞则血瘀阻于肛门，使肛门紧缩，便后肛门刺痛明显。

3.治法　理气活血，润肠通便。

4.方药　六磨汤加减。

常用中药：大槟榔、沉香、木香、乌药、大黄、枳壳。

常用中成药有化痔丸等。

## 五、外治法

（一）敷药法

此法适用于新鲜单纯性肛裂，可用消肿止痛、收敛止血、祛瘀生肌的玉红膏、黄连膏或白玉膏等涂于裂口，或用表面麻醉法，2%利多卡因胶浆适量涂抹患处，直至创面愈合。陈旧性肛裂可用七三丹或枯痔散等腐蚀药涂于裂口，2～3d后，改用生肌白玉膏、生肌散收口。

（二）熏洗法

常用活血止痛、收敛消肿等作用的五倍子汤、苦参汤等熏洗。或用药液做热湿敷，或每日用1∶5000高锰酸钾溶液坐浴。便前坐浴可使肛门括约肌松弛以减轻粪便对裂口的刺激；便后坐浴，可洗净粪渣，保持局部清洁，避免异物对溃疡创面的刺激，改善局部血液循环，减轻肛门括约肌之痉挛，缓解疼痛，促进溃疡愈合。

（三）封闭法

于长强穴用0.5%～1%普鲁卡因5～10ml做扇形注射，隔日1次，5d为1个疗程；亦可于裂口基底注入长效止痛药，每周1次。

## 六、手术疗法

手术目的是将肛管溃疡性裂口连同"哨兵痔"以及有关的肛窦、肛乳头一并切除，并切断部分内括约肌。

（一）扩肛疗法

1.适应证　主要适用于早期肛裂。

2.禁忌证　肛裂并发肛乳头肥大、哨兵痔和皮下肛瘘。

3.操作要点　麻醉达到效果后，用两手指交叉扩张肛管，扩张到能伸入两中指为度，扩张时间一般为3～5min。在整个过程中，动作要轻柔，逐渐伸入，切忌快速粗暴，扩肛时用力均匀，以免造成皮肤黏膜损伤撕裂。术后辅以通便、坐浴，新鲜肛裂可以痊愈。注意在男性应向后方扩张以免手指与坐骨结节接触影响扩张。

4.局限性　可并发出血、肛周脓肿、痔脱垂及短时间大便失禁，复发率较高，目前已较少单独采用。

（二）肛裂切除术

1.适应证　多适用于后位肛裂。

2.禁忌证　无特殊禁忌证。

3.操作要点　沿肛裂溃疡正中作纵行切开,上至齿线,下达溃疡口外端0.5～1cm,切口深度以切开溃疡中心,切断部分括约肌至手指无紧缩感为度,同时将哨兵痔、肥大肛乳头、皮下瘘道及感染的肛窦组织一并切除,并修剪创缘,包扎固定。对于前位肛裂实施要慎重,尤其女性患者。切口大小应适中,太小容易复发,太大愈合时间延长,一般切口长约2cm,深度约1cm,仅剪断部分括约肌。

4.局限性　留下创面较大,伤口愈合缓慢。

(三)括约肌松解术

即切断部分括约肌以消除或减轻括约肌痉挛,从而达到治疗目的。临床上常用括约肌松解术,有后位括约肌切断术、侧位括约肌切断术等。

1.后位括约肌切断术

(1)适应证:各类各期肛裂。

(2)禁忌证:老年肛门松弛者,合并直肠脱垂和肛门功能不良者。

(3)操作要点:暴露后位正中肛裂,直接经肛裂处将内括约肌下缘切断,切口上至齿线,下达肛缘。所成创面不予缝合,术后每日换药,直至达到痊愈。如有炎症肛窦、肛乳头肥大、外痔等,可一并切除。

(4)局限性:伤口愈合缓慢,偶有"锁洞"畸形,影响肛门功能。

2.侧位肛门括约肌切断术

(1)适应证:多位于截石位3点或9点位,可分为开放式、闭合式和半闭合式3种。

(2)禁忌证:无特殊禁忌证。

(3)操作要点:开放式肛门内括约肌切断术即用手摸到括约肌间沟后,在肛缘外侧皮肤做2cm切口,用血管钳由切口伸到括约肌间沟,显露肛门内括约肌后,向上分离到齿线,在直视下将肛门内括约肌剪除部分,创面开放不缝合,通常2周痊愈。闭合式内括约肌切断术即摸到括约肌间沟后用尖刀刺入到肛门内、外括约肌之间,由外向内切断部分肛门内括约肌,同时避免穿透肛管皮肤。退出尖刀后用手指按压局部,切断处有明显台阶感。闭合式虽然避免开放性创面,可减轻患者疼痛,伤口愈合快,但缺点是切断肛门括约肌肉不够完全,术后易出血。近年通过配合腔内B超检测内括约肌的切断程度,从而提高其手术疗效。半闭合式内括约肌切断术是将肛门内括约肌作0.5～0.8cm厚度切断,双手示指交叉感觉环状肌束力降低后,在切口处缝合一针。这样可以控制内括约肌的切断范围,降低肛管内压力,从而促进肛裂愈合。但该方法不适用于合并严重肛管狭窄的患者。

(4)局限性:闭合式手术需要有经验的医师操作或B超引导下完成。

(四)挂线术

1.适应证　本法适用于肛裂伴有潜行瘘道者。

2.禁忌证　无特殊禁忌证。

3.操作要点　自截石位6点距离肛缘外侧约1.5cm至裂口上缘0.3cm处用橡皮筋挂线,慢性切开挂线内的肛门内括约肌。通过将挂线、切开、引流、愈合同步进行的方式使术中创面少,术中出血少,术后不易感染。

4.局限性　挂线所需时间较长。

（五）皮肤移行术

1.适应证　适用于治疗肛裂伴有肛管口径狭小者。

2.禁忌证　对合并结核、皮下瘘或炎性肠病的患者不适用。

3.操作要点　主要有纵切横缝术和"V－Y"成形术。前者在正后位纵行切开肛管并松解肛门内括约肌,通过横缝来增加肛管周径。但由于横向缝合易导致裂口张力增加,从而造成创面水肿,出现疼痛,加之粪便污染可能引起切口感染,影响伤口的愈合。而"V－Y"成形术对肛管周径的扩大效果略差于纵切横缝术。即先纵行切除肛裂、哨兵痔、肥大肛乳头,然后暴露肛门内括约肌,持续扩肛至切面变成横位,距创面下缘1cm处作一个"U"形切口,"U"形的两直边与创面下缘两端相连,将"U"字形皮瓣的四周做减张剥离,使其能滑向内侧覆盖肛裂创面,然后将其与直肠黏膜和肛门内括约肌缝合。由于该方法覆盖了肛裂切除后的创面,术后疼痛轻,愈合快,并发症较少。

## 七、其他疗法

（一）针刺法

取长强、承山,三阴交、白环俞,各留针5min,7d为1个疗程。也可以对长强穴位注射配合截石位3、9、12点距肛缘0.5cm处行围针治疗,早期肛裂采用强刺激,陈旧性肛裂配合电针治疗。

（二）埋线术

通过用羊肠线埋置于长强穴的方法。现代研究表明,长强穴神经分布比较密集,在此处埋线可产生一种刺激效应,对局部痛觉冲动产生抑制作用。同时还可以对肛门括约肌起到调节作用,改善局部血液循环达到治愈的目的。

（三）按摩法

在局部麻醉下用手指在肛裂处轻轻按摩30次,约2min,再以肛裂为中心作半圆状按摩15次,然后对肛门内括约肌作上下按摩,尽可能使肛门内括约肌与肛门外括约肌粘连分离。也可以应用电按摩的物理刺激作用于肛门,发生由表及里的应答反应,从而调节其肌群,达到治愈肛裂的目的。

## 八、预防调护

1.养成良好的排便习惯,及时治疗便秘。

2.饮食中应多含蔬菜水果,防止大便干燥,避免粗硬粪便擦伤肛门。

3.注意肛门清洁,避免感染。

4.肛裂后宜及早治疗,防止继发其他肛门疾病。

（白合提尼沙·阿地力）

# 临床外科诊治精要

（下）

李光新等◎主编

吉林科学技术出版社

# 第六章  血管外科疾病

# 第六章　血管外科疾病

## 第一节　腹主动脉－髂动脉硬化闭塞症

### 一、诊断方法

主髂动脉硬化闭塞症的诊断要点包括：主髂动脉病变的性质（病因诊断及是否合并血栓形成）、范围（累及部位分型）、程度（狭窄或闭塞及狭窄率）；全身其他部位有无动脉硬化表现（如：冠心病；颅内动脉、头臂动脉及肾动脉硬化性狭窄或闭塞等）；全身状况及各主要脏器功能的评估也至关重要。

（一）临床症状与体征

详细病史的搜集，是作出正确诊断的基础。主髂动脉硬化闭塞症患者初期症状可能仅有患肢发凉、麻木、感觉异常，通常在行走后加重。随着病变进展，患者出现间歇性跛行，询问病史过程中需要提取与同样可导致间歇性跛行症状的非血管源性疾病相鉴别的关键信息。如跛行时疼痛发生的部位、症状缓解的方式、是否有固定的间歇性跛行距离等。下肢缺血患者间歇性跛行症状总是出现在同样行走距离后，可在停止行走后－即使患者站立休息－完全缓解。而腰椎间盘突出症或腰椎管狭窄导致的间歇性跛行症状，每一次的跛行距离可以有较大差异，并且症状通常不会在停止行走后完全缓解，长时间站立位或坐位反而有可能加重症状，根据脊神经受压方位不同，患者采取腰椎前屈或背屈位可能减轻症状。跛行发生时的疼痛部位，对于判断血管病变节段水平至关重要。主髂动脉硬化闭塞症典型的疼痛部位在髋部、臀部和大腿，由于闭塞段远端患肢的低血流灌注状态，也可有小腿跛行症状。单独的行走后小腿后侧疼痛不适则可能是股浅动脉病变引起的。而腰椎病引起的下肢麻木疼痛等不适的部位，通常与受压的脊神经支配区域相对应。慢性主髂动脉硬化闭塞症患者实际上很少出现患肢静息痛或组织缺血坏死，围绕腹主动脉、髂动脉闭塞段可建立丰富的侧支循环，为远端肢体提供静息状态下充足的血液供应。急性主髂动脉硬化闭塞，如腹主动脉骑跨栓－即急性动脉栓塞时栓子停留在腹主动脉分叉处，或原有重度狭窄性病变基础上突发急性血栓形成，可导致广泛而严重的肢体缺血，患者出现明显的静息痛，并发生进展迅速的下肢运动障碍、组织坏疽等。若慢性闭塞性病变未得到及时诊断和治疗，长期的下肢缺血可导致患者出现缺血性神经病变、皮肤色泽改变、皮肤附属器营养障碍、失用性肌萎缩及关节僵硬等症状，若侧支循环受累或同时合并腹股沟韧带以远动脉段闭塞，患者亦可发生静息痛及组织坏疽等症。另外，主髂动脉硬化闭塞的男性患者常有阳痿，与髂内动脉开口近端病变或髂内动脉自身受累有关。本病的发病年龄多在45岁以上，男女比例约（6～8）：1。

全面细致的查体可验证病史问诊中对闭塞部位和缺血程度的初步判断。慢性主髂动脉硬化闭塞症患者，由于丰富侧支循环的建立，静息状态下的下肢外观、皮温及末梢充盈情况可接近正常肢体。病史较长的慢性闭塞症患者可出现肤色苍白，皮温减低，皮肤皱缩、干燥有鳞屑、趾甲增厚、体毛脱失等，少部分患者还可能出现失用性肢体肌肉萎缩。严重缺血者肢体感觉、运动功能丧失、垂足、局部皮肤溃疡甚至肢体坏疽、组织缺失。查体时双侧股动脉搏动的明显减弱或消失,是提示闭塞部位位于腹主动脉或髂动脉的关键证据。但在侧支循环建立充分的患者,虽股动脉搏动减弱或消失,仍有可能触及足背或胫后动脉的搏动。

主髂动脉硬化闭塞症没有独立的常用临床分期,目前仍在沿用的是适用于所有下肢缺血性疾病的 Fontaine 分期和 Rutherford 分期(表 6-1),对于临床医生间进行病情沟通和交流时作为统一的术语,或者科学研究工作中作为下肢缺血程度的评估和粗略分级的标准,都足以满足需求,其中 Rutherford 分期更常出现于比较新近的研究文章中。

表 6-1 慢性下肢缺血 Fontaine 分级及 Rutherford 分级

| Fontaine 分级 | Rutherford 分级 | 临床症状描述 | 客观标准 |
|---|---|---|---|
| | 0 | 无症状 | 平板试验或反应性充血试验正常 |
| I | 1 | 轻度间歇性跛行 | 可以完成平板试验[a];运动后踝压仍>50mmHg,但较静息值下降≥20mmHg |
| II | 2 | 中度间歇性跛行 | 在 1 和 3 之间 |
| | 3 | 重度间歇性跛行 | 无法完成平板试验;运动后踝压<50mmHg |
| III | 4 | 缺血性静息痛 | 静息状态下踝压<40mmHg;踝部或足背 PVR 平直或搏动消失;趾压<30mmHg |
| IV | 5 | 少量组织缺失 | 静息状态下踝压<60mmHg;踝部或足背 PVR 平直或搏动消失;趾压<40mmHg |
| | 6 | 大量组织缺失[b] | 与 5 相同 |

a. 平板倾斜度 12%,以 2 公里/小时速度行走 5 分钟;b. 近端超过经跗骨水平,或足部已无法保留

(二)辅助检查

1. 特殊检查 进行影像学检查的目的是确认病变部位,帮助临床医生选择需要手术干预的血管节段,并选择适宜的手术方式:开放手术、腔内治疗或复合式手术。在考虑应采取何种检查手段时,应根据不同检查方式的成像特点和潜在的不良反应与禁忌证进行选择。

(1)彩色多普勒超声(color duplex ultrasonography):血管彩色多普勒超声检查是诊断主髂动脉硬化闭塞症最常用的影像学检查,它具有安全、无创、廉价、诊断准确等优点。便于早期普查和精确测量定位闭塞部位、狭窄程度、病变范围、斑块性质和血流速度等,对于高位腹主动脉闭塞可以评估肾动脉开口通畅情况。但其诊断准确性受到检查医师技术水平的限制,不同检查者之间可存在较大偏差。此项检查是初步明确诊断和筛查的重要依据,应与其他检查手段相互结合,以便全面综合地评估病情。

(2)节段多普勒测压(segmental doppler pressure):利用多普勒超声探头,测定下肢各节段动脉收缩压,并根据足背、胫后动脉压力与肱动脉压力比值,计算踝/肱指数(ABI)。主髂动脉硬化闭塞症患者,双侧大腿高位压力及以远各节段压力均明显低于肱动脉压力。如果不伴有股浅动脉狭窄或闭塞性,各阶段压力间没有明显压力梯度。节段多普勒测压仅能反映静息状态情况,对于侧支循环建立良好的主髂动脉硬化闭塞症患者,常规卧位检查时有可能出现假阴性结果,在有条件的单位,可进行运动负荷后重复测压。另外,高位股总动脉的严重狭窄或闭塞病变,也可能出现双侧大腿高位压力显著降低的结果。合并糖尿病的患者,或血管钙化严重的患者,测量时则可能出现假性高压,低估缺血程度。此项检查对正确评估缺血程度有重要意义。

(3)磁共振血管成像(MRA):MRA 具有无创伤、无辐射的特点,可避免使用具有肾毒性

的对比剂,可用于慢性肾功能不全者。MRA 能够重建周围动脉的三维图像,动脉壁的钙化并不影响成像,便于了解病变部位腔内情况。MRA 以显示大中口径的动脉效果为好,末梢动脉效果较差,往往会过高显示较严重的动脉狭窄,出现所谓的"假阳性"结果或夸大病情。体内装有起搏器、颅内分流装置、耳蜗移植物或患有幽闭恐惧症的患者,不能进行 MRA 检查。曾置入支架的血管部位可产生明显的伪影,从而影响成像质量。

(4)计算机断层扫描血管成像(CTA):多排 CTA 效果与 MRA 相似,但其空间立体感强,能较好显示血管和周围组织的关系,目前广泛用于主髂动脉硬化闭塞症的前期诊断性评估以及手术方式抉择的重要依据。CTA 检查完成迅速,可在患者一次屏气期间完成从肾动脉水平至足部的扫描。CTA 影像可以进行三维重建,并可任意旋转和切割,对于重叠血管的显示效果更佳。CTA 的主要局限在于具有潜在肾毒性的碘对比剂的使用和放射暴露,以及对严重钙化血管段和曾置入支架的血管段的腔内情况显示不清。如果血管壁没有严重钙化,此项检查几乎可以取代 DSA 检查。

(5)数字减影血管造影(DSA):DSA 一直以来都被认为是诊断动脉病变的金标准。该检查对病变部位显示直观,对细小血管分辨率高,而且可以直接进行介入治疗。针对主髂动脉硬化闭塞症患者进行诊断性造影时,如病变局限于单侧髂动脉,可经对侧股动脉或上肢动脉穿刺进行造影,如闭塞段近端水平高于腹主动脉分叉部,可经上肢动脉穿刺进行造影。进行 DSA 有一定的风险,如造影剂过敏反应、造影剂肾病、入路血管损伤(如夹层形成)、穿刺部位并发症(如血肿、假性动脉瘤、动静脉瘘形成等)。随着操作技术的日趋成熟,可以避免大部分并发症的发生。对于肾功能不全的患者,可在 DSA 检查前后进行水化治疗,或使用肾毒性较小的二氧化碳作为对比剂,但这两种对比剂的成像效果远不及传统的碘对比剂。目前,已很少只为诊断而进行 DSA 检查,绝大部分都与腔内治疗结合应用。

2.其他术前评估检查 腹主动脉－髂动脉硬化闭塞症的患者术前需要仔细评估心脏及呼吸系统的功能。心电图及超声心动可以筛查有无心功能不全、心肌缺血或既往陈旧心梗。主髂动脉硬化闭塞症患者多合并有冠心病,通过口服药物控制症状稳定的冠心病患者多能耐受主髂动脉重建手术。有症状的病况不稳定的冠心病患者,如经心内科医师评估需要进行手术干预治疗,建议先行冠状动脉手术后再处理主髂动脉闭塞。如患者合并限制性肺病,术前需要一段时间的准备,如严格戒烟、氧疗、支气管扩张剂、广谱抗生素及呼吸功能锻炼等。必要的化验室检查包括血常规、凝血功能、血生化、尿常规等,除评估一般情况外还可以了解有无伴发糖尿病、高脂血症、真性红细胞增多症等危险因素。抽血查血沉、免疫球蛋白、C 反应蛋白、补体等,有助于除外有无血管炎性疾病。

## 二、TASC 分级的演变对主－髂动脉硬化闭塞症治疗决策的影响

泛大西洋协作组(Trans－Atlantic Inter－Society Consensus,TASC)在 2000 年首次发表了外周动脉疾病－包括主髂动脉病变的诊断共识,是迄今比较全面的论述下肢动脉硬化闭塞症诊治的指南性文件。其中提出的 TASC 分级是完全建立在血管病变形态学上的一项分级标准,根据狭窄或闭塞病变数量、长度、部位和严重程度,将主髂动脉及股腘动脉病变分为 A～D 级,旨在帮助临床医生在外科手术或腔内介入治疗两者间作出合理选择(表6－2)。共识中推荐 A 级(短而单发的狭窄性)病变首选腔内治疗;D 级(长或多发的闭塞性)病变首选开放手术－血管旁路移植术;B 级病变腔内治疗患者更多获益,部分患者可选择开放手术;C 级

病变开放手术治疗患者获益更多,但对于伴有高危因素的患者可以尝试选择创伤小的腔内技术。对于 B、C 级病变需要进一步权衡腔内治疗和手术治疗的利弊。

表 6-2 修订前后的两版 TASC 分级标准

| 分级 | TASC Ⅰ | TASC Ⅱ |
|---|---|---|
| A | 单侧或双侧的 CIA 或 EIA 单处病变(<3cm) | · 单侧或双侧的 CIA 狭窄<br>· 单侧或双侧的 EIA 单处短段狭窄(≤3cm) |
| B | · 单处狭窄长度在 3～10cm,未累及 CFA<br>· CIA 和(或)EIA 的 2 处狭窄,总长度<5cm,未累及 CFA<br>· 单侧 CIA 闭塞 | · 肾下主动脉短段狭窄(≤3cm)<br>· 单侧 CIA 闭塞<br>· EIA 单处或多处狭窄,总长度 3～10cm,未累及 CFA<br>· 单侧 EIA 闭塞,未累及髂内动脉开口及 CFA |
| C | · 双侧 CIA 和(或)EIA 狭窄,长度 5～10cm,未累及 CFA<br>· 单侧 EIA 闭塞,未累及 CFA<br>· 单侧 EIA 狭窄,累及 CFA<br>· 双侧 CIA 闭塞 | · 双侧 CIA 闭塞<br>· 双侧 EIA 狭窄,长度 3～10cm,未累及 CFA<br>· 单侧 EIA 狭窄累及 CFA<br>· 单侧 EIA 闭塞,累及髂内动脉开口和(或)CFA |
| D | · 单侧 CIA、EIA 和 CFA 弥漫的、多处狭窄,总长度<10cm<br>· 单侧 CIA 和 EIA 闭塞<br>· 双侧 EIA 闭塞<br>· 腹主动脉和双侧髂动脉弥漫性病变需要行腹主动脉或髂动脉手术的 AAA 或其他疾病患者,合并髂动脉狭窄 | · 单侧 EIA 严重钙化,累及或未累及髂内动脉开口和(或)CFA<br>· 肾下主动脉闭塞<br>· 腹主动脉及双侧髂动脉弥散病变,需要处理<br>· 累及单侧 CIA、EIA、CFA 的多发弥漫性狭窄<br>· 单侧 CIA 和 EIA 闭塞<br>· 双侧 EIA 闭塞? 髂动脉狭窄伴有达到治疗指征但不适宜腔内治疗的 AAA,或存在必须开放手术处理腹主动脉或髂动脉的其他病变 |

随着腔内技术的蓬勃发展,在主髂动脉硬化闭塞症的治疗上,腔内治疗和开放手术的原有阵地发生着迁移和变化。2007 年 TASC 修订了原有分级,公布了新的 TASC 分级标准,即 TASC Ⅱ 分级(表 6-2)。TASC Ⅱ 分级较前一版发生了较大的变化,主要表现为腔内治疗的适应证有了大幅度的放宽。A 级:原 A 级规定髂总动脉(common iliac artery,CIA)狭窄病变长度小于 3cm,新的分级取消了对 CIA 狭窄的长度限制,既往属于 B、C 级的 CIA 狭窄病变也被划入 A 级;髂外动脉(external iliac artery,EIA)狭窄病变的长度仍规定为小于 3cm,但新分级不再限于单侧病变。B 级:原 B 级病变中长度超过 3cm 的 CIA 狭窄已归入 A 级;新分级又纳入小于 3cm 的肾下主动脉狭窄;EIA 单处或多处病变,原 B 级规定总长度小于 5cm 且未累及股总动脉(common femoral artery,CFA),新版分级放宽了长度范围至 3～10cm;将原 C 级病变包括未累及髂内动脉开口及 CFA 的单侧 EIA 闭塞纳入 B 级病变。C 级:将累及髂内动脉开口和(或)CFA 的单侧 EIA 闭塞归入 C 级;将严重钙化的单侧 EIA 闭塞性病变[累及或未累及髂内开口和(或)CFA]纳入 C 级。D 级:包括了肾下主髂动脉闭塞,范围扩大。

简要来说,在主髂动脉硬化闭塞症方面 TASC Ⅱ 分级将原属 C、B 级的病变逐渐向 B、A 级迁移,并将肾下腹主动脉狭窄等病变纳入分级中,分级的解剖学依据(如病变长度、累及分支范围等)并未有大的改变,但同样程度的病变在新的分级中级数降低,这说明在主髂动脉硬化闭塞症腔内治疗方面的技术及器材逐渐成熟,有越来越多的证据支持腔内技术的治疗效果。

TASC 分级的推荐意见并不是指导临床治疗选择的唯一标准,它只是基于专家的报告和观点或权威专家的临床经验提出的，并没有充分的前瞻性临床实验证据支持，在实际临床工作中可作参考但不必奉若典范，很多情况下需要术者根据经验和治疗条件进行选择。

### 三、外科手术治疗方法的发展、演变和不同手术方法的优缺点

对于主髂动脉硬化闭塞症的外科手术治疗方法经历了从简单到复杂、从单纯内膜剥脱术到移植物的应用、从解剖途径到解剖外途径、从单一的外科手术治疗到有血管腔内治疗的不同方法选择等不同的发展演变过程。移植物也经历了自体静脉、同种异体动脉、人工血管的不同阶段。总体来讲，是一个不断改进、不断进步、不断发展的过程，但各种治疗方法还是有各自的特点，有些治疗甚至有着明显的优缺点。

（一）主—髂动脉内膜剥脱术

该术式于40年代首先应用于主髂动脉硬化闭塞症，在人工血管或自体血管旁路移植术和血管腔内治疗的涌现之前，是处理主髂动脉硬化闭塞症的主流术式。由于其具有血流重建方式完全按照生理学解剖途径进行、无须放置人工血管材料、减少感染机会、可保证肠系膜下动脉和髂内动脉血流等优势，时至今日，在主髂动脉硬化闭塞症的治疗中仍占有一席之地。尤其对于年轻患者，预期寿命长，仍是较好的手术方式。如患者选择合适，可获得良好的远期疗效。Oertli等人曾总结514例行主髂动脉内膜剥脱术的病例，超过97%的患者随访时间超过15年，术后5年、10年、15年和20年的一期通畅率分别为93.4%、90.4%、84.2%和69.5%。主髂动脉内膜剥脱术的适应证主要为主髂动脉局部病变。但下列情况不宜行此术式：病变累及髂外动脉及以远动脉节段、血管有瘤样改变或病变处接近肾动脉、病变段较长。随着血管腔内治疗的进一步发展，对于单纯主髂动脉的局限性狭窄病变，目前多采用血管腔内治疗解决，但主髂动脉内膜剥脱术现在是其他开放性术式中处理吻合口局部病变最常联合应用的术式之一。

（二）主—髂（股）动脉旁路移植术

腹主动脉至髂（股）动脉旁路移植术，在过去几十年间，在主髂动脉硬化闭塞症手术治疗中占据主要位置，可谓经久不衰。在血管腔内治疗热度不断蹿升的当下，血管外科医师对主—髂（股）动脉旁路移植术的不离不弃，正是基于两点原因—围术期低并发症发生率，以及良好、确切的远期疗效。20世纪70年代初有报道记录，主—髂（股）动脉旁路移植术后30天内的死亡率为5%～8%。过去十多年来，由于手术技术的改进和麻醉水平的提高，各研究报道的30天死亡率在0%～5%不等。其中，针对腹主动脉闭塞进行手术的围术期死亡率略高于整体平均水平，慢性腹主动脉闭塞的围术期死亡率约在5%，急性腹主动脉闭塞可高达31%。围术期主要并发症包括心梗、脑卒中、肾功能不全或肾衰、脏器缺血、多器官衰竭等。文献报道主髂（股）旁路移植术的5年和10年通畅率分别可达到85%～90%和75%～80%，效果非常理想。

1. 自体静脉或同种异体动脉移植物　最早将自体大隐静脉作为动脉移植物是1948年由Jean Kunlin应用在股腘动脉旁路移植术中，由于大隐静脉内有静脉瓣膜的原因，故采用的方法是将大隐静脉取出后倒置，以保证血流的顺畅。1962年，Hall最先报道了应用原位大隐静脉进行股—腘动脉旁路移植术。显然原位移植大隐静脉较之前的倒置大隐静脉移植创伤明显减小，但静脉瓣膜的问题必须得到较好的解决，才能明显提高手术的通畅率。1976年Mills发明了静脉瓣膜刀，能够有效地破坏静脉内的瓣膜，大大提高了原位大隐静脉进行动脉旁路

移植术的手术通畅率。1979 年 Leather 又进一步改进了破坏静脉瓣膜的器械和操作技术,使破坏静脉瓣膜有了更高的准确性,从而使治疗动脉硬化闭塞症的原位大隐静脉移植术广泛而有效地开展起来。1950 年,Jacques Dudot 对一例主髂动脉硬化闭塞的患者实施了同种动脉移植物置换。一年后,他又利用同种动脉移植物进行了股—股动脉旁路移植术。这些病例的早期通畅率还是不错的。同期 Julin 和 DeBakey 等学者也分别报告了同种异体动脉移植的临床病例,都证实早期通畅率较好。最初,同种动脉移植物都是选用新鲜的动脉,后来,Tyrode 采用保存了较短时间的动脉来进行移植。随着冷冻及冻干技术的发展,后来又迎来了动脉库的建立。无论是新鲜的还是冰冻或冻干保存的同种动脉,虽然在早期取得了一定成功,但时间证明它不是一种持久有效的旁路移植物,其中远期通畅率较低。因此,随着时间的推移,人们逐渐舍弃了这种移植物,而探索新的旁路移植物的工作一直在进行。

目前,自体或异体静脉移植物还可被用于主—髂(股)动脉人工血管旁路移植术后人工血管移植物感染的治疗,移植物感染这种严重并发症的发生率大约为 6%。术中需要完全移除感染的人工血管移植物,原位以自体或异体静脉移植物重建血流。异体静脉移植物通常取自大隐静脉曲张手术,没有即需即取的可能,因此在手术时间安排和移植物离体保存上都有一定难度,而且术后需要更大强度的抗生素治疗。选用自体静脉移植物则要简便得多,且发生再次感染和移植物排斥的可能性大大降低,但禁用于下肢深静脉血栓的患者,而且约有 12% 的患者由于术后缺血再灌注损伤加上静脉回流能力减低,而可能发生骨筋膜室综合征。

2. 主髂(股)动脉人工血管旁路移植术 自 20 世纪 50 年代人工血管开始应用于主髂动脉重建以来,主—髂(股)动脉人工血管旁路移植术发展至今得到了广泛应用,其疗效确切,远期通畅率高。在血管腔内治疗日盛一日的今天,只要患者全身状况可以耐受手术,主—髂(股)动脉人工血管旁路移植术仍是许多血管外科医师治疗主髂动脉硬化闭塞症的首选术式。这项手术技术已非常成熟甚至标准化,但在一些具体操作上仍有值得讨论的问题。

(1)近远端吻合口吻合方式的选择:吻合口术式包括端—侧和端—端吻合。从理论上来说,端—端吻合具有如下优点:①更符合血流动力学原理,因此通畅率应更高;②可避免端侧吻合时侧壁钳夹导致腔内斑块血栓脱落引起的远端盆腔和下肢动脉栓塞;③端—端吻合时人工血管近端不会向腹侧凸起,可减少人工血管肠瘘的发生率(图 6—1A)。可惜的是,已经完成的随机对照研究并没有发现近端吻合口采取端—端吻合术显著优于端—侧吻合术。端—端吻合术可能更适合于病变段有瘤样扩张及腹主动脉、髂动脉完全闭塞的患者,并且对于腹主动脉病变接近肾动脉的患者,近端吻合口可选择端—端吻合术。但对于肾动脉异位起源于腹主动脉下端或髂动脉,或有粗大的肠系膜下动脉和侧支供应盆腔脏器,端—侧吻合术则更有利于保持这些动脉的供血。尤其是对于髂外动脉闭塞而腹主动脉、髂总动脉、髂内动脉尚通畅的患者,只需用主动脉侧壁钳进行阻断就可完成的端—侧吻合术,可避免端—端吻合术阻断过程中导致无正向或反向血流供应而引起的盆腔脏器缺血(图 6—1B)。值得一提的是,单纯髂外动脉闭塞的患者,目前已几乎完全采用腔内治疗来处理。其次有文献证实一旦人工血管阻塞,而无有效的血管重建引起的下肢缺血,端—端吻合的患者要重于端—侧吻合的患者,甚至导致膝上高位截肢切口也难于愈合,因此至少应保证近远端吻合口至少有一个为端—侧吻合。目前,两种吻合方法均为血管外科医生广泛应用,由于无随机临床对比实验证实哪一种方法更优越,医生主要根据病变情况和自身实践经验来选择。

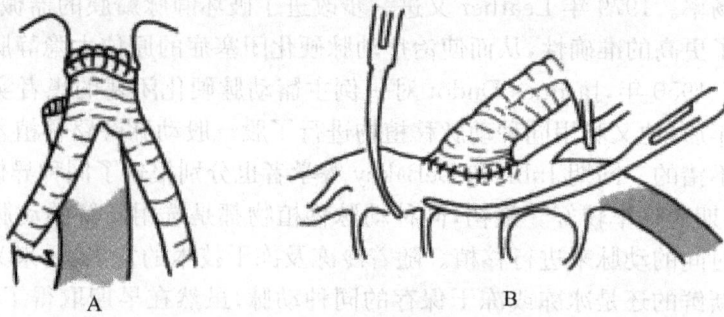

图 6-1　主-髂(股)动脉人工血管旁路移植术近端吻合口吻合方式

A. 腹主动脉与人工血管端-端吻合方式；B. 腹主动脉与人工血管端-侧吻合方式

2. 近远端吻合口吻合位置的选择　由于腹主动脉下段是动脉粥样硬化的好发位置,因此近端吻合口应尽量接近肾动脉水平。远端吻合口可选在髂动脉、髂外动脉,但近年来大部分血管外科医生取得共识认为,人工血管吻合于股动脉更具优势。原因有以下方面:①吻合于股动脉操作简洁,快速;②股动脉切口可处理股总动脉及分叉处的狭窄性病变,从而保证有更好的流出道,尤其适合于股深动脉起始处有病变或股浅动脉有闭塞者;③髂动脉也是动脉粥样硬化的好发位置,临床实践表明,主-髂外动脉旁路移植术后往往因髂外动脉等部位有较高的病变发生率而导致转流失效。因此,主-股动脉人工血管旁路移植术几乎成为大多数主髂动脉硬化闭塞的首选方法。如果髂动脉远端及股动脉条件均良好,并且在髂动脉进行吻合不困难,也可以将远端吻合口选择在髂动脉。

3. 股深动脉重建　为建立良好的远端流出道,提高远期疗效,特别是对于股浅动脉狭窄或闭塞者,应重视股深动脉的重建。对于股浅动脉完全闭塞的患者而言,股深动脉往往是其下肢唯一的血运来源通道。所以股深动脉重建的意义非常重大。在行主-股动脉人工血管旁路移植术股动脉吻合时应仔细检查和评估股深动脉。无论术前动脉造影,还是术中触摸,探针探查或直接检查发现股深动脉有狭窄者均应给予局部内膜剥脱或补片扩大成形,也可延伸股动脉切口至股深动脉将人工血管部分缝合至股深动脉起始段。

4. 经腹和腹膜后径路　早期腹主动脉闭塞和动脉瘤手术就有 Rob 等学者采用腹膜后径路。从脐下左腹直肌外缘向上至第 11 肋顶端做一斜侧切口。提倡采用腹膜后径路的观点认为,该术式可减少对心肺功能的影响,减少术后肠梗阻的发生和第三间隙液体的流失。对于联合有内脏和肾动脉病变腹膜后径路更易于显露和控制,但无法显露右肾动脉,有时控制右髂动脉、作隧道至右股动脉困难。亦有学者对经腹和腹膜后两种术式进行随机对比后未发现在并发症上有显著差异。目前仍以经腹直接行主-髂(股)动脉重建为常规入路。

5. 近肾腹主动脉闭塞的特殊问题　当腹主动脉闭塞水平较高,接近位置较低的一侧肾动脉开口,以至于肾动脉水平下没有适合进行阻断或吻合的正常主动脉时,近端吻合口的处理难度大大增加。传统术式大致为:在左肾静脉下控制腹主动脉;远端纵行切开腹主动脉,清除局部管腔内血栓内膜;在阻断钳控制下,以大弯钳或刮匙或 Fogarty 导管等器械逆行做腹主动脉近心端血栓内膜切除;控制阻断钳,两三次近心端猛烈喷血,清除血栓内膜;常规方法行主-髂(股)动脉人工血管旁路移植术。这种不进行肾动脉开口水平以上腹主动脉阻断的术式,优点在于阻断时间较短,对肾功能影响不大。其缺点也比较突出,包括:平肾腹主动脉闭塞或部分肾动脉闭塞,阻断钳挤压可能导致血栓脱落引起肾动脉栓塞;出血多,非直观,有可能有残留内膜等,引起肾动脉和足部血管栓塞等。对传统术式加以改良,采取短时间肾上阻断的方法,可以有效避免传统肾下阻断术式的缺陷,具体步骤包括:阻断肾上腹主动脉、双肾动脉;自肾动脉开口水平上方约0.5~1.0cm向远端切开腹主动脉前壁,清除肾动脉开口附近腔内血栓;缝合切口,开放双肾动脉,将阻断钳移至肾下腹主动脉;做近端吻合口,清除吻合口周围腔内血栓后,常规方法行主—髂(股)人工血管旁路移植术(图6-2)。改良的术式肾动脉阻断时间短,大约5~15分钟,可在完全直视下彻底清理腹主动脉腔内物质,局部肾动脉开口的病变也可以处理,大大减低肾动脉血栓栓塞的风险。早在1963年就有学者提出,平肾腹主动脉闭塞术中进行肾动脉开口周围取栓或内膜剥脱等操作前,建议先阻断双肾动脉,以防止肾动脉栓塞事件的发生。并进一步通过研究证实,通过低温和输注极化液来保护肾脏减少缺血引起的损伤。1968年Chavez报道了3例术中阻断肾动脉进行主动脉内膜剥脱术的成功病例。近期有研究结果显示,全体主髂动脉硬化闭塞症患者行主—髂(股)动脉人工血管旁路移植术后肾功能不全的发生率为18.9%,其中平肾腹主动脉闭塞组为21.2%,腹主动脉闭塞水平并非是导致术后肾功能不全的一个危险因素。其他研究报道的肾上阻断腹主动脉后行主—髂(股)动脉人工血管旁路移植术,术后的肾功能不全发生率在18%~22%,并且发现,术后肾功能不全的发生主要与有无肾上阻断、是否需要重建肾动脉、较长的手术时间(超过350分钟)、肾缺血时间超过23分钟等因素显著相关。

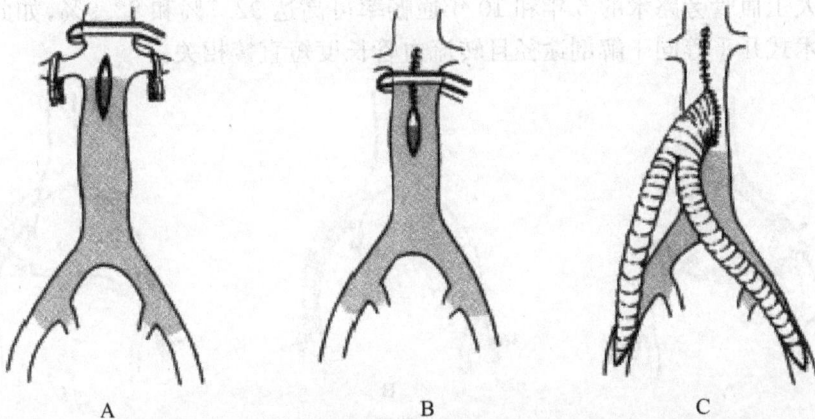

图6-2　近肾腹主动脉闭塞的人工血管旁路移植术改良术式

A.阻断肾上腹主动脉、双肾动脉,自肾动脉开口水平上方约0.5~1.0cm向远端切开腹主动脉前壁;B.清除肾动脉开口附近腔内血栓后,缝合切口,开放双肾动脉,将阻断钳移至肾下腹主动脉;C.常规方法做主—股人工血管旁路移植术

(三)解剖外途径旁路移植术

移植血管经过非正常生理解剖位置进行血管重建称为解剖外途径旁路移植术。主髂动脉硬化闭塞症的解剖外途径旁路移植术主要包括:腋—股动脉旁路移植术、股—股动脉旁路移植术及髂—髂(股)动脉旁路移植术等。

此类手术于60年代初开始应用,具有避免开腹、手术打击小、麻醉及手术时间短、手术风险大大降低的优越性,患者术后恢复较快。早期的解剖外途径旁路移植术主要用于解剖途径主髂动脉血管重建术并发症的处理,如转流失败、人工血管闭塞和感染等。但目前对不能耐受全麻或开腹手术打击或具有开腹禁忌证的危重患者应用解剖外途径旁路移植术的已越来越多。北京安贞医院曾总结认为对于以下情况主髂动脉硬化闭塞症患者应行解剖外途径旁路移植术以缩短手术时间,减少手术风险,降低围术期死亡率:①年龄在75岁以上,一般情况较差者;②合并冠心病且有反复心绞痛发作或有心肌梗死史且心功能较差者;③呼吸功能较差者;④脑血管疾病高危或近期有发作者;⑤严重的肝、肾功能不全者;⑥腹腔、盆腔肿瘤或腹腔感染、放射性损伤、后腹膜纤维化、曾有多次腹腔手术且有严重粘连者。解剖外途径旁路移植术的缺点是远期通畅率低于解剖途径的主—髂(股)动脉旁路移植术。

1.髂—髂、髂—股动脉人工血管旁路移植术　如果腹主动脉段或至少一侧髂总动脉近端通畅,根据对侧髂动脉通畅情况,以通畅的一段髂总动脉或髂外动脉作为流入道行髂—髂动脉人工血管旁路移植术,或髂—单侧股动脉或髂—双侧股动脉人工血管旁路移植术(图6—3)。髂—髂(股)动脉旁路移植术在所有解剖外途径旁路移植术中所用的转流血管长度最短,通畅率最高。近端吻合口位于髂动脉具有几点优势:①取腹股沟上斜切口经腹膜外途径解剖髂总动脉,简单易行,对于肥胖的患者切口愈合不良的发生率远低于腹部正中切口;②吻合口位置较股—股和腋—股旁路移植术要深,不容易受压;③无需解剖健侧股动脉,为将来可能会进行的远端动脉硬化闭塞治疗留有更方便利用的入路或吻合区域。有研究数据显示,髂—髂动脉人工血管旁路移植术的4年累计通畅率为96%,髂—单侧股动脉旁路术和髂—双侧股动脉旁路术分别为71%和72%,其中若股浅、股深动脉均通畅者4年累计通畅率明显高于仅有股深动脉通畅者,两组数据分别为85%和62%。也有报道称单侧髂动脉闭塞时行患侧直接髂—股动脉人工血管旁路术的5年和10年通畅率可高达92.7%和82.9%,如此理想的通畅率可能与该术式几乎等同于解剖途径且转流血管长度短直接相关。

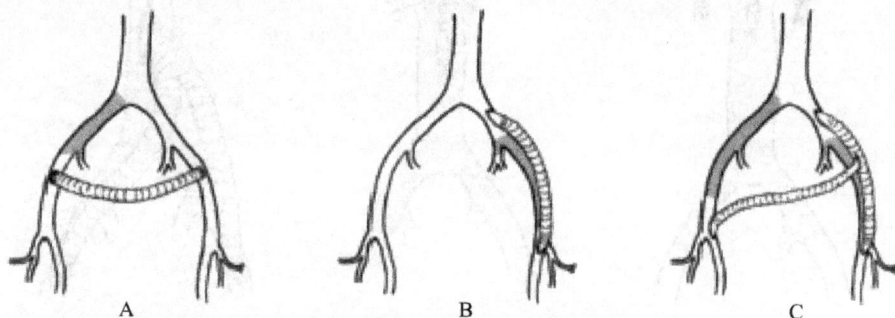

图6—3　近端吻合口位于髂动脉的解剖外途径旁路移植术
A.髂—髂动脉旁路术;B.髂—单侧股动脉旁路术;C.髂—双侧股动脉旁路术

2.股—股动脉人工血管旁路移植术　单侧髂动脉闭塞患者,若腹主动脉及对侧髂、股动脉均通畅者,也可考虑行健侧股动脉至患者股动脉的人工血管旁路移植术(图6—4)。由于完全可在硬膜外或脊椎麻醉下进行,特别适用于全麻手术极高危的患者。该术式操作简单,仅需取双侧腹股沟纵切口,解剖双侧股总动脉至股深、股浅动脉分叉处,人工血管经耻骨上皮下隧道放置,股动脉与人工血管吻合口取在股总动脉末端。各研究统计得到的股—股动脉人工血管旁路术的通畅率结果不尽相同,5年一期通畅率为73%~83%,二期通畅率为84%~92%,结果是非常理想的。股—股动脉旁路术的远期效果主要受流入道血管通畅情况的影响,若流入道一侧髂股动脉或腹主动脉日后出现硬化狭窄或闭塞性病变,则可出现下肢缺血症状复现或加重,最终导致转流失败的结局。而且,如果此时需要行主—股动脉旁路术重建下肢血运,再次解剖股动脉以及重新选择吻合口都会十分困难。因此,对于一般状况良好、手术风险较低的患者,若其腹主动脉或健侧髂动脉已有硬化斑块形成或甚至已有狭窄性病变,仍建议积极地进行主一髂（股）动脉人工血管旁路术以确保远期疗效。

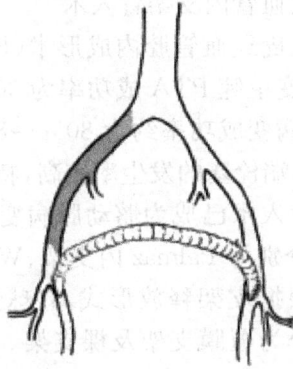

图 6－4 股－股动脉人工血管旁路移植术

3. 腋－股动脉人工血管旁路移植术 对于高龄或者手术高危的严重下肢缺血患者，如病变累及腹主动脉及双髂动脉，为了保肢，可以选择腋－双股动脉人工血管旁路移植术。近端吻合口位于首段腋动脉，T 型人工血管经腋中线皮下隧道引至同侧腹股沟区，吻合至同侧股总动脉，其侧臂人工血管经耻骨上隧道引至对侧股动脉（图 6－5）。由于转流人工血管走行路径较长，腋－双股动脉人工血管旁路移植术的通畅率结果在所有治疗主髂动脉硬化闭塞的解剖外途径术式中是最低的。文献报道腋－双股动脉旁路术 1 年和 5 年的一期通畅率分别为72%～86%和 58%～85%。而其围术期死亡率也不低，在 5%～17%，可能与患者选择有关。选择此术式的患者大都具有慢性肢体严重缺血亟须改善股动脉血供，同时又伴有严重的其他系统疾病，如心脏病（近期心梗、顽固性心衰、严重心绞痛等）、肾功能不全、肺功能差、有难于控制的全身性疾病等，或者患者有腹部特殊情况，如肿瘤、感染、曾有多次腹部手术史有严重粘连、人工血管－肠瘘，放射性损伤、后腹膜纤维化等开腹禁忌证。此外，对于患有肿瘤且预期寿命低于 2 年者也应首选此术式。可见腋－股人工血管旁路移植术主要适合于救治高危患者的下肢严重缺血。

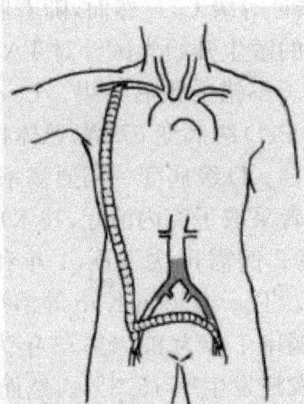

图 6－5 腋－股动脉人工血管旁路术

### 四、血管腔内治疗在主一髂动脉硬化闭塞症治疗的地位及进展

主髂动脉硬化闭塞症的腔内治疗主要包括经皮经血管腔内成形术（PTA）和血管内支架置入术。此项技术起源于 20 世纪 60 年代，开展于 70 年代，80 年代后开始广泛应用于临床，

目前在主髂动脉硬化闭塞症的治疗中大有取代传统开放手术之势。

（一）经皮经血管腔内成形术及血管内支架置入术

导丝通过狭窄闭塞段动脉是经皮经血管腔内成形术（PTA）及血管内支架置入术的先决条件。综合文献报道，主髂动脉病变单纯 PTA 成功率为 90%～96%，但对完全闭塞、长段狭窄和严重钙化病变效果不佳，长段病变成功率约为 80%～85%，而支架置入的技术成功率要明显优于 PTA。单纯 PTA 术后远端栓塞的发生率较高，特别是闭塞性病变的发生率要远高于狭窄性病变。因而同期行支架置入术已成为髂动脉病变的一线治疗。血管内支架有不锈钢、钽及镍钛三种，它们的代表作分别为 Palmaz 内支架、Wallstent 内支架、Strecker 内支架，目前最常用的支架为镍钛合金。根据支架释放形式，有球囊扩张式（球扩式）和自行扩张式（自膨式）两种。根据有无被膜可分为覆膜支架及裸支架。支架置入适应证包括：PTA 术后再狭窄；残留狭窄大于管腔 30% 或压力梯度在 10mmHg 以上；血管腔内广泛性碎片、活瓣形成或假性动脉瘤和动脉闭塞等。使用时可根据病变血管的内径及长度选择相应的支架。如病变血管较长可排列放置多个内支架。

尽管主－髂股动脉旁路术是治疗主髂动脉硬化闭塞症的经典术式，通畅率高，但腔内技术问世以后，立即以其创伤小、患者痛苦少而备受关注，特别是为高龄、合并心脑肺肾等其他脏器功能障碍而不能耐受手术的高危患者带来了希望。随着腔内技术不断发展以及产品设备的不断更新，腔内治疗的技术成功率和通畅率都有了长足的进步。Baker 等对 2697 例髂动脉腔内治疗的回顾性分析显示，5 年通畅率为 72%～79%。Rutherford 和 Durham 也得出了相类似的结论：5 年通畅率约为 70%。另一项研究显示髂动脉支架术后 8 年一期通畅率为 74%（一期辅助通畅率为 81%）。影响通畅率的因素包括流出道情况、病变的长度及钙化程度、吸烟以及药物依从性。此外，女性患者的通畅率更低。目前，腔内治疗已成为治疗主髂动脉硬化闭塞症不可或缺的手段，如何把握腔内治疗的指征也成为最热门的话题。

2007 年发表的 TASC Ⅱ 指南推荐 TASC A 级病变首选腔内治疗，TASC D 级病变首选旁路手术，而 B、C 级病变还应参考患者的全身状况以及医生的技术熟练程度进行选择，B 级更倾向于腔内，C 级更倾向于手术（循证等级 C）。然而，随着腔内技术迅猛发展，TASC A、B 级病变选择腔内治疗已无争议，不少的医生开始尝试针对 TASC C、D 级病变甚至与高位腹主动脉闭塞病变采取腔内治疗，并取得了不错的预后结果。Leville 等报道一项 89 例主髂动脉病变行腔内治疗的研究，其中 TASC C、D 级病变 67 例，总体技术成功率 91%，三年一期通畅率 76%，二期通畅率 90%，保肢率 97%。D 级病变一期通畅率 80%，二期通畅率 83%。Mireille 对 31 例高位主髂动脉硬化闭塞患者采取了腔内治疗，技术成功率 93%，9 例患者在扩张前行导管溶栓，围手术期远端动脉栓塞 2 例需再次干预，1 年和 3 年一期通畅率分别为 85% 和 66%，二期通畅率为 100% 和 90%。Tae－Hoon Kim 等治疗了 49 例高位主髂动脉硬化闭塞患者，技术成功率 81.6%，一期通畅率 1 年为 88.4%，3 年为 80.1%，7 例患者二次干预（5 例腔内，2 例手术），围手术期主要并发症发生率 16.3%。然而几项对比性研究的结果还是揭示了腔内治疗仍较主－髂股动脉旁路术有较大的差距。Sachinder 等报道了一组 72 例患者，旁路手术组 4 年一期通畅率 93%，二期通畅率 100%，明显高于腔内治疗组的 69% 和 89%。国内首都医科大学附属北京安贞医院报道了一组 77 例患者，旁路手术组 5 年一期通畅率 92.1%，二期通畅率 94.7%，明显高于腔内治疗组的 68.8% 和 78.1%。Vikram 等报道了一组 72 例患者，旁路手术组 5 年一期通畅率 93%，明显高于腔内治疗组的 74%，但二期通畅率为 97％和 94％,无明显差异。

近些年来,随着覆膜支架工艺的进步,一些学者提出了"腔内搭桥"的概念,开始采用覆膜支架代替裸支架并取得相当不错的预后。一项名为 COBEST 的随机对照试验,将 125 例主髂动脉病变患者分为覆膜支架组和裸支架组,结果发现针对 TASC B 级病变两组 18 个月的通畅率无明显差异,而针对 TASC C、D 级病变以及高位腹主动脉闭塞病变,覆膜支架组的通畅率要明显优于裸支架组。由于此组数据的随访时间过短,无法说明覆膜支架能否达到相当于主—髂(股)动脉旁路术的效果,但是它的未来仍然值得期待。

(二)其他血管腔内治疗技术

主要有激光血管腔内成形术、血管腔内斑块旋切术等,80 年代开始应用于临床,主要作为其他腔内治疗技术的辅助手段。

1. 激光血管腔内成形术　利用激光导管经穿刺进入血管腔内,送达病变部位,通过激光对组织的热能、光学切割能、电机械能和光化学能 4 种作用方式,使病变组织、硬化斑块气化,使血管腔再通。其大致可分为以下几种:

(1)氩激光球囊导管:将一光纤置于球囊导管中心腔内,传输连续波氩激光。它可在完全阻塞的病变上先用激光筑一小孔。继而再行球囊扩张,这样就解决了 PTA 无法治疗的完全阻塞性血管病变的问题。

(2)氩激光探针:是氩激光器和带金属套的光导纤维。动物实验表明,与裸露光纤维相比,激光探针的再通率高而穿孔率低,术后 2～4 周组织学检查,可见激光照射局部有新生内皮细胞及很薄的纤维细胞内膜层形成。该探针已被美国 FDA 批准应用于外周血管阻塞性疾病的临床治疗。

(3)激光加热球囊血管成形术:把一个 15cm 长的加热装置放在扩张管的球囊中心,氩激光通过光导纤维传输到加热装置,使其产生一种圆柱状热辐射,作用于邻近动脉壁,产生凝固层阻止撕裂处血栓形成,削除血管壁粗糙面,并防止夹层壁内血块扩展。

(4)脉冲式准分子激光系统:是目前最先进的激光手术装置,采用惰性气体做发光介质,具有热损伤小、剂量可控的优点,它产生的局部温度低于 65T,组织切除深度与脉冲数量呈线性关系,所产生的创面整齐光滑。激光血管腔内成形术的局限性是设备昂贵不易推广;有 3％～12％动脉壁穿孔、夹层形成等并发症发生率;对长于 7cm 的病变操作成功率和远期通畅率较低。

2. 管腔内斑块旋切术　其优点有操作成功率高,动脉穿孔及夹层发生率低,治疗指征宽,再狭窄率低。目前主要有:

(1)SilverHawk 斑块旋切装置:由切割导管和驱动器组成,切割导管柔顺性好,其头端带有一伸缩可控的环形刀片和一斑块碎片收集仓,将导管头端送至病变部位后通过刀片快速旋转对管壁的硬化斑块进行切割,并将斑块碎片收集到导管头端的收集仓中。驱动器除提供切割动力外,还具有控制刀头伸缩、切割角度及压缩斑块功能。SilverHawk 的切除对象是血管腔内的硬化斑块。

(2)Simpson 硬化斑块切除导管:其顶端有一旋转微型切割器,切割器外置有一金属罩窗与病灶准确对位,并即时评估手术效果。Simpson 是较安全的旋切设备,特别适用于偏心性血管腔狭窄,但操作时显得有些笨重和僵硬。

(3)Kenesey 硬化斑块切除器:其远端装有中心驱动轴和凸轮,它可寻最低阻力通道前行,当凸轮旋转研磨硬化斑块时,其基底部同时以 30ml/min 的速率向四周喷射肝素盐水、尿激酶等。因其不需同轴中心导丝先通过病灶,故对完全阻塞和长段病灶也可进行有效治疗。

(4)腔内斑块切吸导管(TEC):由前向三角形可控刀和真空抽吸装置组成。切下的斑块组织由真空抽吸器抽出体外,它比较适用于病变较长、内径较细的血管,但抽吸过程可导致一定量的失血。

(5)Auth 旋切器:其远端是镶钻石的微型钻头,可研磨坚硬的钙化和硬化斑块,对周围血管壁的软组织无伤害作用。它适用于病变较短而有坚硬钙化的血管壁。

(三)复合式手术-血管腔内治疗+开放手术联合治疗

对于部分主髂动脉硬化闭塞病例可以考虑血管腔内治疗和开放手术相结合的治疗方法。以往有介入科医师对于髂动脉完全闭塞病变试行单纯血管腔内治疗,但是疗效欠佳,远期通畅率较低。分析单纯血管腔内治疗容易失败的原因在于以下几个方面:①在临床工作中发现较大部分的髂动脉完全闭塞病例,是在局限性重度狭窄或闭塞的基础上继发长段的血栓形成,如果大量的血栓不能清除,单纯行血管腔内治疗血栓必然占据相当的管腔,不仅缩小了动脉的内径,而且显著增加了病变段的长度,增加了需要放置支架的长度,因而影响其通畅率;②同时由于血栓没有去除,在行球囊扩张时容易因血栓脱落造成新的栓塞,释放的支架其网孔的切割作用也容易造成血栓块的脱落,而导致栓塞;③股总动脉分叉处为动脉硬化的好发部位,此处多有严重的内膜增生导致股深和股浅动脉开口处狭窄,而导致流出道欠佳,降低通畅率,如再选择局部穿刺则更容易引起血栓形成或加重局部的狭窄。因此对于上述几种情况的髂动脉完全闭塞病例单纯应用血管腔内治疗是不适当的。而开放手术和血管腔内治疗相结合的复合式手术可以更充分地解决问题,即在腔内治疗前试行导管溶栓或股动脉切开取栓,并根据股动脉硬化情况必要时行股动脉内膜剥脱术。对于一部分长段的髂动脉闭塞性病变,通过先行髂动脉 Fogarty 球囊导管取栓,可将其转变为适于血管腔内治疗的局限性短段狭窄,从而避免了传统旁路移植手术的打击,同时也避免了单纯腔内治疗的弊端。如有必要还可以同期行股-腘旁路移植术或股-股旁路移植术。对于术中发现血管腔内治疗不能施行的病例可以立即改行旁路移植手术,并不会给患者增加额外的风险和经济负担。因此血管腔内治疗和开放手术相结合的复合式手术可明显简化手术方式、降低手术的风险和打击。当然,血管腔内治疗加开放手术联合治疗还包括同次治疗时间内,同时应用手术和血管腔内治疗手段分别对不同病变部位给予不同的治疗。如:在行股动脉内膜剥脱及扩大成形术的同时行髂动脉腔内治疗。

目前尚无一种手术方法绝对优于其他手术方法,应根据动脉病变程度、范围和全身状况综合考虑而制订出适合患者的具体治疗方法。介入和手术相结合的治疗方法将会得到越来越广泛的应用。

## 五、一般治疗和药物治疗

(一)一般性治疗

包括控制治疗动脉硬化闭塞症的好发因素,如戒烟、控制高血压、降血脂治疗、控制血糖等。同时要注意肢体保暖、加强运动疗法,并可以试行高压氧治疗等。

(二)特殊药物治疗

近年来,对于下肢动脉硬化闭塞症进行药物治疗明显增加,目前一些老药已被废弃,而一些新药正在临床试验中。总之,目前具有明确疗效的药物并不很多。

1.血管扩张药 过去 30 年中曾被广泛用于治疗动脉硬化闭塞症,其中包括盐酸罂粟碱、烟酸以及近年来开发的前列环素类药物等。

2.抗血小板药 近年来研究表明,血小板在动脉硬化及血栓的发生过程中起到了重要的作用。传统的抗血小板药物,如阿司匹林、双嘧达莫等可明显改善有症状性血管病患者的生存率,心肌梗死的发生率降低了 30%,近年来开发的氯吡格雷、培达、安步乐克等药物均具有明显的抗血小板、减轻炎症、降低术后再狭窄率等作用。

3.抗凝、溶栓药 溶栓药物主要用于急性动脉栓塞或介入治疗及外科手术后血栓形成,包括尿激酶、链激酶等。祛聚药主要为低分子右旋糖酐。研究证明,应用低分子量肝素可减轻静息痛并使其他疗法不理想的肢体溃疡愈合。口服抗凝剂提高膝下旁路移植术远期通畅率亦见一篇报告,尚需进一步证实。

4.改善血流动力学的药物 血管疾病患者的血液滤过性及血红细胞的变形能力均下降,己酮可可碱(pentoxifylline)可以降低血液黏滞度,增加血细胞的变形能力,有效地改善微循环。大量临床调查结果显示,约有 $1/3\sim1/2$ 伴跛行的 ASO 患者应用该药后,可减轻静息痛,治疗反应与合并糖尿病与否无关,行走距离亦明显增加。1984 年,该药被美国食品医药管理局列为治疗 ASO 有明确疗效的药物。

5.降纤酶类药物 如蝮蛇抗栓酶、胰激肽释放酶、巴曲霉等具有纤溶作用,能降低血液黏度、降低血小板、扩张小血管及促进侧支循环建立等作用。

(三)基因治疗

通过导入促进血管新生和侧支循环建立的目的基因,达到增加患肢血流,改善缺血状况,同时具有扩张血管、增加纤溶酶活性和防止血管再狭窄的作用。目的基因包括血管调理素、血管内皮生长因子、肝细胞生长因子等。基因导入的方法包括肌肉直接注射法、电穿孔法、血管内血凝胶球囊法、细胞转染法等。临床应用尚需要时间。

(四)干细胞移植

干细胞是一种具有潜在的组织再生功能作用的细胞。研究表明,干细胞除了具有造血功能外,在特定的机体环境下,能分化塑型发展成为新的细胞类型,参与组织损伤的修复和新血管的再生。其具体作用机制目前尚不十分清楚。干细胞移植临床上最早应用于心肌缺血的治疗,近年来开始应用于治疗下肢缺血性疾病,但疗效上不确切,有待进一步研发、探讨。

主髂动脉硬化闭塞症是全身动脉硬化闭塞症的一部分,且是很容易被累及的区域,是"易感区"、"高发区"! 随着科技水平的不断进步、临床经验的不断积累、医生临床技能的持续提高,使得主髂动脉硬化闭塞症的诊疗水平稳步攀升。主髂动脉硬化闭塞症不仅是完全可治的疾病,而且疗效很好! 治疗手段也从原有的单纯开放手术进展到如今的血管腔内治疗或复合式手术(血管腔内治疗联合开放手术)为主。由于血管腔内治疗不容置疑的微创性,使其具有蓬勃的生命力,并且终将取代传统的开放手术治疗。其他的一些治疗方式的疗效,还有待临床进一步观察验证。治疗方式的选择,应根据不同治疗方式的优缺点,结合病变特点和患者耐受手术的能力,作个体化的方案制订。同时必须牢记的是,药物治疗是各种治疗的基础,应贯穿于所有治疗的始终,是其他各项治疗效果的重要保障条件之一。

(吕守田)

# 第二节 股－腘动脉阻塞性疾病

## 一、股－腘动脉阻塞性疾病的诊断方法

1.症状 早期症状一般仅有下肢无力,走路酸胀,或肢端发凉、怕冷,以后出现特征性疼痛,叫"间歇性跛行",表现为走一段路小腿肌肉或足底出现酸胀无力、或程度不等的疼痛,经短暂休息可缓解,再走同样的距离又会出现同样的疼痛。

进一步发展出现夜间疼痛,不能平卧,不能行走,起步即痛,白天痛轻,入夜加重,疼痛剧烈难忍,患者常抱膝而坐,捶胸顿足,痛不欲生。常常整夜坐到天亮,一分一秒苦熬通宵,即"静息痛"。可伴有情绪不安,头晕腰痛不适。

如果还不能得到正确治疗,就会进入坏死期,出现肢端溃疡、坏死,肢端变黑、像干树枝一样,有的自行脱落,脱落后,常遗留溃疡而经久不愈。中医学根据这个特征叫"脱疽",全身常伴有发热、口干、食欲减退、失眠、便秘、尿黄赤等症状。

单纯的股腘动脉病变,常不会出现趾端坏死。如出现这种情况,往往预示合并小腿三支动脉严重狭窄或长段闭塞。

2.体征 体格检查是临床评估动脉病变的重要部分,肢体皮肤特别是足和趾的颜色能反映患肢血供的情况。患者平卧抬高患肢,可观察肢端微循环缺血的严重程度。皮肤的温度,尤其是与健侧相比较时,同样也能提供缺血的情况。单侧足趾颜色改变或冰冷,常是严重缺血的表现。

从腹主动脉至足部,系统地触摸和听诊动脉搏动,可提示动脉闭塞的程度和部位。

3.辅助检查 彩色多普勒超声已常规用于下肢动脉阻塞性疾病的筛查。多普勒超声可以提供外围动脉博动和其振幅的半定量信息。多普勒超声节段性血压测定,是评估下肢动脉闭塞性病变最可靠的方法之一。

(1)踝肱指数(ankle brachial index,ABI):是踝部动脉收缩压和肱动脉收缩压的比值。是诊断下肢动脉缺血的一个有效和可靠的方法。具有较高的特异性和敏感性,也用于预后预测及随访。一般认为,ABI增高或下降0.15视为疾病好转或加重。踝肱指数意义(ACC/AHA)见表6－3。

表6－3 ABI及意义

| ABI | 意义 |
| --- | --- |
| >1.4 | 存在动脉壁钙化 |
| >1.0 | 正常 |
| 0.81~1.0 | 无明显动脉病变或轻度动脉病变 |
| 0.50~0.8 | 中度动脉病变 |
| <0.5 | 严重动脉病变 |
| <0.3 | 严重肢体缺血 |

(2)经皮氧分压测定($tcPO_2$):是局部非侵入性检测方法,反映从毛细血管透过表皮弥散出来的氧气含量,进而精确评估组织的缺血程度并指导肢体缺血的治疗。为评估组织缺血程

度提供了量化指标。

tcPO$_2$绝对值＜30mmHg见于全身疾病致供氧不足（如心、肺疾病）和局部的血流减少（如下肢动脉缺血），对于下肢缺血程度的反映不受是否糖尿病影响。

（3）CT/MRA：随着64排CT的普及，其CTA图像已能和DSA媲美，在某些方面，正在动摇着血管造影"金标准"的地位。1.5T及3.0T磁共振的广泛应用，因其无碘对比剂并发症（包括对比剂肾病）、无X线辐射等诸多优点，用于诊断髂股动脉阻塞性疾病亦越来越受到重视。平板DSA的不断更新换代，旋转及3D DSA的出现，使得髂股动脉长段阻塞性疾病的血管内治疗更加安全、便利。缺点：往往存在"假阳性"，且对小腿远端的血管病变显示不清。

（4）数字减影血管造影（digital subtraction angiography，DSA）：从腹主动脉至足背动脉的全程动脉造影，不但能显示病变的部位和程度，还有助于明确主—髂动脉（流入道）和腘与足背动脉（流出道）的情况。股动脉：在糖尿病患者和非糖尿病患者中，病变局限于股—腘动脉者很少见。非糖尿病患者的病变部位多在股浅动脉远侧段，一般从收肌管开始；单纯的股浅动脉近侧段闭塞很少发生；弥漫性股浅动脉闭塞者约占20％。而糖尿病患者的病变范围多累及整段股浅动脉。腘动脉：非糖尿病患者单独的腘动脉闭塞很少见。而糖尿病患者则较多。股—腘动脉闭塞发生率较高，约有50％以上的患者是大腿部动脉闭塞性病变的延续。股—腘动脉闭塞病变者，其流出道常被累及，往往合并有1支、2支或3支远侧动脉的特别是糖尿病患者多合并有胫—腓动脉的病变。通常，尽管3支胫—腓动脉内膜都有不同程度病变，而腓动脉常可保持一定程度的通畅。

新的影像设备不断提高下肢动脉阻塞性疾病的诊断水平。对比增强超声、血管内超声（intravascular ultrasound，IVUS）设备的不断改良，更加直观地显示血管管腔形态及管壁改变，有助于对病变程度、治疗效果的评估。超细血管纤维内镜，可经导管鞘插入血管，通过电视显像，可直观地显示血管内膜、血栓、斑块，并可导引取出血管腔内容物和作血管内治疗，促进诊断和相关科研水平的提升。

## 二、近30年病变模式的改变和治疗方式变化

近30年来下肢动脉闭塞性疾病治疗取得了很大进展，由于采取积极的干预治疗措施，即使患者有严重缺血性溃疡、静息痛，保肢率也有很大提高。同时对于下肢动脉闭塞性疾病的认识也有根本的转变。以往认为下肢动脉病变主要是动脉粥样硬化导致，常为大动脉、节段性病变，而目前认为股腘小腿动脉阻塞性疾病（infrainguinal arterial occlusive disease）为主的多平面动脉闭塞性疾病（multilevel arterial occlusive diseases）是导致下肢动脉缺血的主要原因。国人股腘小腿动脉阻塞性疾病约占下肢动脉病变的37.5％～46.9％，而且随着糖尿病发病率提高，此类患者有进一步增加的趋势。

股腘小腿动脉阻塞由于病变较为远端，而且累及的动脉口径较细，传统治疗观点认为血管重建手术风险较大，长期通畅率低。此外，70年代Framingham的报告也认为，间歇性跛行患者有相当多会有较好的预后，仅有7％～10％的患者会发展成严重缺血并导致截肢，而患者获益并不能抵消手术的潜在风险，因此也多采用药物治疗方式。但最近由于血管腔内技术逐渐发展成熟，如内膜下PTA、切割球囊、冷冻和一些斑块旋切/激光辅助血管成形技术的使用，在美国外周动脉腔内治疗患者数已经超过冠脉患者，大多数以往需要传统手术治疗的外周动脉疾病，目前都可以采用腔内治疗。由于腔内治疗具有微创、安全、有效和可重复操作的

特性，因此即使腔内治疗失败，仍保留有进行开放手术的机会，而且根据 Rutherford 的下肢动脉缺血分类，中、重度间歇性跛行患者已缺乏肢体的正常血供储备，可以认为是下肢动脉缺血病程中的关键点，是手术介入的必要时机（表6-4）。

表6-4  1974—1989年下肢动脉闭塞性疾病类型和治疗方式

| 治疗方式 | 治疗年限 | | |
|---|---|---|---|
| | 1974—1979 | 1980—1984 | 1985—1989 |
| 患者总数 | 759 | 1055 | 1015 |
| 单纯交感神经切除 | 70(92%) | 4(0.4%) | 1(0.1%) |
| 截肢 | 212(28%) | 196(19%) | 107(11%) |
| 主髂动脉手术/PTA | 146(19%) | 252(24%) | 252(25%) |
| 股腘动脉手术/PTA | 238(31%) | 374(35%) | 336(33%) |
| 膝下动脉手术/PTA | 98(13%) | 229(22%) | 320(32%) |

股腘动脉阻塞性疾病治疗干预时机选择，目前认为应遵循以下原则：对于有严重下肢缺血患者如存在静息痛和缺血性溃疡，应积极手术干预治疗。对于年龄小于50岁的间歇性跛行患者，可以采取药物或锻炼治疗，如果症状没有明显改善，并且对生活质量或职业有明显影响，应考虑手术或腔内治疗，但需根据治疗者经验慎重评估操作风险。对一些 TASC A、B 型股腘动脉病变，可以采取腔内治疗。对一些动脉解剖条件非常适合手术治疗，没有明显心肺功能障碍患者，可以考虑手术治疗。考虑到年轻患者动脉硬化病变存在继续进展的可能，对轻度间歇性跛行患者仍应严格控制手术指征。

### 三、流出道评估的临床意义

北美血管外科协会（Society for Vascular Surgery，SVS）在推荐下肢动脉疾病评估方法的同时考虑了远端血管的分流权重及各自的病变程度（表6-5），对流出道进行了细致的评价并将其量化，提出流出道条件差对股腘动脉腔内成形术的预后有不良影响，但该方法目前尚未被广泛应用。

表6-5  流出道阻塞程度权重

| 分值 | 阻塞程度 |
|---|---|
| 3 | 全程阻塞 |
| 2.5 | 阻塞长度<1/2 |
| 2 | 最大狭窄程度50%～99% |
| 1 | 最大狭窄程度20%～49% |
| 0 | 最大狭窄程度<20% |

目前普遍认为，下肢动脉阻塞性疾病远端流出道状况对血管重建治疗影响巨大。流出道条件差与股腘动脉腔内成形术的预后相关，流出道评分越高，一期通畅率越低。其临床意义在于提示临床诊疗中应对流出道条件不良的患者加以区别对待：一方面在进行股腘动脉腔内成形术的过程中，应尽量同期改善流出道条件，降低流出道评分；另一方面在术后应对流出道评分高的患者加强随访，缩短随访间隔，及早发现治疗部位的再狭窄，争取在闭塞之前对其进行治疗。因为在进行腔内成形术时，闭塞性病变与狭窄性病变相比，前者治疗的难度增大，成

功率降低且手术并发症发生率增高。

股-腘动脉重建患者如果有 2～3 条较为通畅的流出道，占下肢病变约 65％，其 3 年通畅率比没有或仅有 1 条流出道的患者高 2～3 倍。一项回顾性分析显示，股-腘动脉狭窄或闭塞施行血管重建手术如有良好流出道，5 年通畅率分别为 62％和 48％，而相对于流出道状况较差的患者，5 年通畅率分别仅为 43％和 27％。流出道的选择应考虑到能使足部得到充分的灌注。任何远端动脉，包括足底动脉弓都可以作为合适的流出道选择。3 年通畅率足部动脉旁路转流和胫后动脉旁路转流分别为 82％和 79％，两者无明显差异，保肢率两者分别为 92％和 87％。流出道动脉的选择应基于动脉本身的质量和通畅程度，而无需顾忌旁路血管的长度，因为后者对通畅率的影响并无显著差异，但如果没有合适长度的静脉则另当别论。

如果发现腘动脉与胫腓动脉没有直接的连接血管，"孤立"的腘动脉仍然可以作为一个合适的流出道（图 6-6）。尤其是患者没有合适长度的静脉作为转流血管的情况下，如果旁路血管采用 PTFE 与"孤立"的腘动脉作旁路转流，5 年通畅率约为 55％，自体静脉约为 74％。保证通畅率的前提条件是腘动脉长度需大于 7cm，并至少有一条侧支引流血管。也有作者报道，较大的膝部侧支血管也可以选择为流出道。

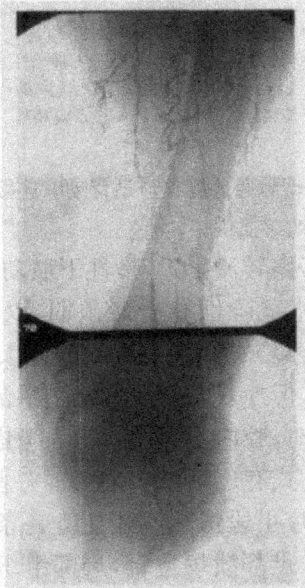

图 6-6 "孤立的"腘动脉

## 四、治疗方式选择和疗效评价

股腘动脉阻塞性疾病治疗以改善下肢缺血状态，提高患肢功能和保存肢体为目的。症状改善的客观标准包括 ABI 指数提高、溃疡缩小修复、截肢（趾）切口愈合等。由于股腘动脉阻塞性疾病累及范围可达整个下肢，且每个病变都有其特殊性，因此治疗方案选择应综合考虑患者的临床表现、合并症情况和病变动脉解剖特点。如果患者有严重的流出道病变，同时足部承重部位有大块组织缺损或感染、下肢麻痹或挛缩、顽固性静息痛或有全身脓毒血症等情况，可以直接采取截肢治疗。但如果感染仅限于足趾，可予以抗感染治疗和适当引流，当足部蜂窝织炎控制后再行二期动脉重建手术。远端动脉流出道重建应考虑到能使足部得到充分的灌注，而无需顾忌所需旁路血管的长度，因为后者对通畅率的影响并无显著差异。因此术前 DSA 检查一定要充分显露足部血流灌注情况。如果足部血流主要由足背动脉供应,则要首先开通胫前动脉;如果足部血流主要来自足底动脉弓,则应首先建立胫后动脉至足底的血流。腓动脉一般不作为首选的流出道,因为腓动脉重建不能建立足部血流的直接通路,但如果足部确实没有"直达"血流,通过腓动脉侧支建立足部血流也是一种治疗选择,如采用低顺应性球囊通过腓动脉和迂回的侧支,达到足部灌注血管,但这种 PTA 技术成功率较低(图 6—7)。

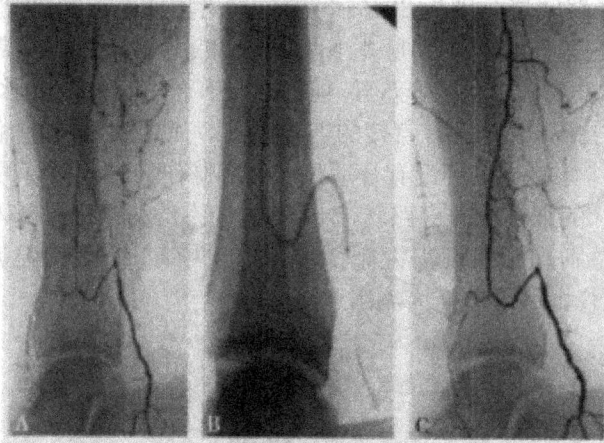

图 6—7

A. 足背动脉远端显影,近端闭塞,腓动脉通过侧支与足背动脉连接;B. 非顺应性长球囊扩张腓动脉侧支;C. 远端足背动脉通过扩张的腓动脉侧支改善血供

无论是采用血管腔内治疗或旁路转流手术,慢性下肢动脉缺血的治疗应考虑以下重要因素:动脉病变解剖形态、患者的手术危险性和生命预期、以往手术方式(转流或血管成形术等)、医生对手术或介入治疗的经验以及患者经济承受能力。血管腔内技术治疗下肢动脉闭塞性疾病安全性较高,患者恢复快,但疗效的持久性比手术治疗差。当两项技术(血管腔内治疗和传统手术治疗)具有相同结果时,腔内治疗应当优先考虑。目前随着介入技术的发展,膝下动脉流出道病变采用腔内治疗方式有逐渐增多趋势。一些 TASC B 型和 C 型的患者也可以采用腔内治疗方式,这些腔内治疗手段虽然不能建立一条长期稳定的流出道,但在一定时间内能满足溃疡愈合需要。而一旦足部溃疡愈合,局部组织需氧量降低,此时即使重建血管再闭塞也能挽救肢体。

### 五、股—腘动脉病变 TASC 分型的演变对治疗方式选择的意义

下肢股腘动脉阻塞性疾病的临床治疗方法主要有药物治疗、血管内介入、血管外科旁路术。在治疗方法选择、疗效评判等方面,一直存在争论。2000 年,作为管理周围动脉疾病标准化指南的跨大西洋多学科共识(Transatlantic Intersociety Consensus, TASC)文件发表(TASC Ⅰ)。此后,新器材的不断问世和人们观念的不断改变,TASC Ⅰ的不少条文已不适宜。2007 年,TASC 工作小组修改并公布了新的共识文件即 TASC Ⅱ。

(一)TASC 分型

TASC Ⅰ和 TASC Ⅱ分别按照血管节段(主髂动脉、股腘动脉)对狭窄和闭塞进行分型,其股腘动脉示意图及列表如下(表 6—6)。

表 6-6A 股腘动脉 TASC Ⅰ 分型列表(2000 年)

| 分类 | 描述 |
|---|---|
| A 型 | 单处狭窄<3cm,不包括股浅动脉开口和腘动脉远端<br>单处狭窄或闭塞,长度 3~5cm,未延伸至远段腘动脉 |
| B 型 | 严重钙化狭窄,最长达 3cm<br>多发狭窄或闭塞,每处长度<3cm<br>单处或多处病变,无持续的能够维持旁路术后胫动脉远端的血流<br>单处狭窄或闭塞长度超过 5cm |
| C 型 | 多发狭窄或闭塞,每处 3~5cm,有或无严重钙化 |
| D 型 | 股总动脉或股浅动脉完全闭塞,或腘动脉和三根分叉处完全闭塞 |

表 6-6B 股腘动脉疾病 TASC Ⅱ 分型列表(2007 年)

| 分类 | 描述 |
|---|---|
| A 型 | 单处狭窄≤10cm<br>单处闭塞≤5cm |
| B 型 | 多发病变(狭窄或闭塞),每处长度≤5cm<br>单处狭窄或闭塞≤15cm,不包括膝下腘动脉<br>单处或多处病变,无持续的能够维持旁路术后胫动脉远端的血流,严重钙化闭塞≤5cm<br>单处腘动脉狭窄 |
| C 型 | 多发狭窄或闭塞,总长度>15cm,有或无严重钙化,两次血管内介入术后,出现需要处理的复发性狭窄或闭塞 |
| D 型 | 股总动脉或股浅动脉慢性完全闭塞(>20cm,包括腘动脉)<br>腘动脉及分叉近端慢性完全闭塞 |

按照 TASC Ⅱ 的建议,股腘动脉阻塞性疾病的 A 型病变选择血管内介入治疗;B 型病变倾向于选择血管内介入治疗;C 型病变倾向于选择血管外科手术;D 型病变选择外科手术。由 TASC Ⅰ 演变为 TASC Ⅱ 的分型可以看出,新的标准对选择血管内介入治疗尺度放宽,如:TASC Ⅰ 的 B 型病变相当于 TASC Ⅱ 的 A 型病变;TASC Ⅰ 的 C 型病变相当于 TASC Ⅱ 的 B 型病变。尽管如此,临床实际工作中对选择血管内介入的尺度仍继续趋向进一步放宽。最近国外在血管外科医生中的一项调查显示,对于所有类型的下肢动脉闭塞性疾病,普遍不理会 TASC 文件的规定而尽可能使用血管内治疗。

国外泛大西洋协作组织(TransAtalantic Inter—Society Consensus,TASC)2007 年对于 PAOD 病变分级及其相应的手术方式做了指南性的阐述。在起到一定指导作用的同时,学术界对其局限性及片面性也有争议。TASC 临床总结的样本量毕竟不够大,而且是否适用于国人还需要国内循证医学的验证。目前国内一些学者也在重视这方面的研究,其结论也不尽统一,而且有一定的争议。有的学者认为:血管旁路移植远期通畅率高更适宜于 TASC C、D 型股浅动脉长段闭塞,腔内介入适宜于 TASC A、B 型股浅动脉短段闭塞;有的学者则认为:对于股浅动脉硬化狭窄或闭塞病变,首期置入自膨式支架的中期疗效优于球囊扩张血管成形术;而有的学者更认为:各术式之间的远期通畅率无显著差异。危险因素分析提示:冠心病病史和年龄是影响远期死亡率的重要因素,糖尿病、重症缺血、病变范围广是影响重建血管通畅率和截肢率的重要因素。国内这些研究是值得大力提倡的,但因为样本量少,结论也就各不相同,所以更需要大样本循证医学的论证。

凡是有下肢血管闭塞性病变的患者是否都要外科干预治疗？这是一个值得血管外科医师深思的问题。虽然有 TASC 治疗指南可借鉴参考，但对于选择手术和介入治疗仍要严格掌握指征，国内临床医生尤其是血管外科专业人员对此应有清醒的认识。因为大多数间歇性跛行患者病情稳定，并不需要手术治疗，只有在严重影响生活和工作，或有较高的生活质量要求时，才考虑有创性诊断和治疗。

临床症状是选择治疗方法的重要依据。一般的间歇性跛行（Fontaine Ⅰ～Ⅱ期）患者应当以运动锻炼和药物治疗为主，降脂和抗血小板药物治疗是目前临床的首选用药。运动锻炼和药物治疗有助于改善肢体侧支循环，可使多数患者的临床症状得到缓解或保持稳定，一般可不必采取外科干预措施。过于积极的外科干预，不仅会带来过大的损伤，也容易导致患肢侧支循环的破坏，一旦治疗失败会进一步加重肢体缺血。对于部分 Fontaine Ⅱb 期患者，如对生活质量要求较高，临床判断其病变形态不复杂，外科治疗难度不大，容易通过介入或手术解决症状，预期结果较好时，可以采取适宜的外科干预措施。对于 Fontaine Ⅲ～Ⅳ期的慢性重症下肢缺血（CLI）患者，应当采取积极的外科干预手段，根据患者的一般情况、伴随疾病和病变的形态学特点采取相应的综合治疗策略。但是 CLI 患者一般只有 80%～90% 可以进行血管重建，有 10%～20% 的患者全身或下肢动脉病变无法进行血管重建，或因肢体已经有严重的坏死和感染而丧失了手术时机。在接受手术治疗的患者中，只有约 60%～70% 的患者可以得到救治，一部分患者最终因术后肢体缺血进一步恶化、肢体坏死和感染而截肢，或因心脑血管事件而死亡。需要强调的是，决定外科干预治疗指征的重要依据是临床症状，CTA（CT 血管造影）或动脉造影等影像学检查只是作为参考，是选择手术方式或介入治疗方法的依据。因此，股腘动脉硬化闭塞症的血管重建指征是：①较严重的间歇性跛行；②静息痛；③肢端缺血性溃疡和坏疽。动脉重建是针对临床药物治疗无效和 CLI 患者唯一有效的救治方法。

间歇性跛行在高龄患者中发病率较高，在美国，65 岁以上者占 3%；在苏格兰爱丁堡，55～74 岁者占 4.6%；在瑞典，55～89 岁者占 4.1%，而且间歇性跛行的发生率随年龄的增长而明显增加。但过去近 40 年的研究提示，间歇性跛行患者约 25% 可自发改善，33%～50% 保持不变，只有约 25% 的患者病情加重。美国匹兹堡大学医学中心长达 15 年的观察"缺血性间歇性跛行"研究显示，10 年累计截肢率<10%，10 年累计手术血管重建率为 18%。患者踝臂指数（ABI）平均每年下降 0.014，跛行距离平均每年缩短 8.4m。静息痛和缺血性溃疡发生率分别为 23% 和 30%。这说明，虽然在病理上动脉粥样硬化病变是不断进展的，但是缺血下肢的结局却是相对较好的，这也是与侧支循环代偿的存在有密切关系的，加强运动锻炼和药物治疗，是可以较长期稳定病情的。因此目前只有出现静息痛及溃疡的慢性严重肢体缺血患者才考虑积极外科血管重建或介入等治疗，以防止截肢和肢体功能的丧失。

对于腹股沟以下的股—腘动脉病变，血管重建方式的选择目前还存有争议。争论主要集中在是否应该行腔内治疗、腔内治疗是否应放置支架以及支架种类的选择。在实际临床工作中多是对长节段严重病变或已发生 CLI 的病例采用开放的旁路手术，而 PTA 多应用于临床表现较轻的局限性病变。

PAOD 的血管腔内治疗近几年来在国内广泛开展，短段主髂动脉病变的球囊扩张和支架术效果满意，得到学者们的共识，但资料显示长期通畅率还是低于外科手术。

TASC C、D 型病变是目前治疗的难点，腔内治疗仍然没有取得令人满意的疗效。一组回顾性病例对照研究报道：329 例患者 380 条股腘动脉病变肢体接受了腔内治疗，同期 350 例患者接受了股腘动脉人工血管旁路手术,316例患者接受了自体静脉旁路手术,经过对比研究证实TASC A、B型病变,腔内治疗的效果优于外科旁路手术,TASC C、D型病变外科旁路手术优于腔内治疗。2005年发表的1组前瞻性病例对照研究报道:452例重症肢体缺血患者被随机分为腔内治疗组和外科旁路手术组,结果腔内治疗在死亡率、并发症发生率、费用节省上要优于旁路手术,而其他评价指标未见明显优势。2008年Ihnat等对不同TASC分型的病变行股浅动脉腔内成形术治疗效果进行了回顾性研究表明:PTA+支架植入对股浅动脉病变的总体治疗效果满意,但是对于TASC C、D型病变,远期通畅率不佳。

对于股浅动脉以远的球囊扩张和支架术效果不佳,3年通畅率低于60%。小球囊扩张导管的发明使血管腔内技术向更细更远的小动脉发展,开通了以往不能开通的血管,挽救了不少肢体,但是远期通畅率仍有待观察同样,单纯扩张股浅动脉好还是支架好也无肯定的结论。对于髂动脉与股浅动脉联合病变的患者,髂动脉放置支架后是否一定要同期解决股浅动脉病变,也是有争议的。不一定要追求血管形态上的完美修复和整个下肢动脉血管的完全开通,先观察髂动脉病变治疗后的效果,如估计可明显改善下肢缺血症状,则不一定同期对远端动脉进行有创干预治疗,这也应该说是一种明智的治疗策略。当然,血管腔内治疗和外科血管重建的风险和疗效比较还有待于设计良好的对比性临床试验及长期随访来判定。

股腘动脉旁路术是经典术式,适用于较长段的股腘动脉病变,远期通畅率优于腔内治疗,是临床救肢的重要治疗方法。如果患者对手术的耐受性较好、预期手术可以明显提高血管的通畅率和减少再介入次数时,应考虑积极的外科手术治疗。决定旁路术通畅率的关键主要是流入道的血流灌注压力、流出道通畅情况和血管移植材料的选择,一般认为,流出道的位置和血管条件是决定通畅率的关键。血管移植材料的选择因移植物需要跨过膝关节,人工血管易打折形成血栓,影响远期通畅率,因此首选自体大隐静脉移植。如果自体静脉条件不好,对于膝上病变可以选用人工血管,有研究证实两者差别不大,但对于膝下病变则应当选用自体静脉或人工血管和自体静脉复合材料,有研究证实人工血管联合静脉旁路术的5年通畅率可达到60%。原位自体大隐静脉旁路术与翻转大隐静脉旁路术5年通畅率相似,但原位旁路术不必解剖后壁,利于操作且避免移植物损伤,且近远端吻合口口径恰当,故其优点明显,其1年、5年的血管累计通畅率分别为92%和65%。但必须注意安全且有效地破坏大隐静脉瓣膜。

TASC分级标准还不够完善,有些情况没有包含。比如:如果TASC A级病变位于股总动脉或腘动脉,手术解剖比较容易,一期动脉内膜剥脱术也是很好的选择,费用也较腔内治疗节省许多,临床治疗效果较好;再如:对于一些临床亚急性或慢性基础上加重的患者,尽管影像检查提示为TASC B~D级病变,如果血管钙化较轻,或对侧血管条件较好,没有明显动脉硬化改变时,要考虑到患肢是血栓形成或局限狭窄基础上继发有血栓的可能性,在确定临床分级和选择治疗方法时应当充分考虑,有时可以通过取栓手术或取栓结合支架植入的杂交技术取得很好的治疗效果。对于制订B级和C级治疗方案时,应当根据患者的一般情况、伴随合并症和手术医生的经验选择适宜的治疗方法。

目前很少见到对比开放手术和PTA疗效的随机对照试验的文献。Wolf等在较早时期开展的一项多中心前瞻性随机对照试验(RCT)研究中发现,4年存活率、通畅率和救肢率在开放手术组和PTA组未见明显差别;但在所有长节段股浅动脉病变中,1年累计通畅率,手术治疗较PTA表现出明显的优势。目前认为PTA对于长度<10cm的股-腘动脉(股浅动脉)病变,因其良好的微创性,确实表现出一定的优势。对于狭窄性病变PTA的技术和临床

成功率已超过 95%。随着超滑导管和内膜下血管成形技术的推广，PTA 在闭塞性病变中再通率也可达 85%。对于 TASC Ⅱ B、C 级病变，腔内治疗术后 1 年、2 年无再狭窄发生率分别为 58.9% 和 47.9%，这一结果至少和开放手术的疗效相当。对于股—腘动脉（股浅动脉）病变是否应放置支架，一项 Meta 分析表明，对间歇性跛行的狭窄性病变 PTA 的 3 年通畅率达 61%，但对存在 CLI 或血管闭塞的病例，PTA 的 3 年通畅率仅为 30%～48%；而支架置入病例，无论病变程度和术前临床表现如何，3 年通畅率为 63%～66%。该研究认为，在严重病例中支架较 PTA 有明显的优势。但近期的另一项 Meta 分析表明，PTA 和支架相比，1 年通畅率没有明显的差别。对于在股浅动脉使用支架的另一争议是，考虑到股浅动脉所处的物理环境（特别是收肌管口处），经常随下肢活动而压缩扭曲，所以要求选用能够有效抗压缩和抗扭曲的支架材料。体外实验发现，在 90°屈髋 90°屈膝时，在正常解剖情况下远端股浅动脉和近端腘动脉承受最大的轴向压缩，而在支架置入情况下腘动脉将承受最大的轴向压缩；同时也发现，在各种商业化支架材料中，Absolute、Protege EverFlex 及 SMART Control 表现出较好的抗轴向压缩能力，而 Absolute 及 LifeStent FlexStar 表现出较好的抗扭曲能力。腔内治疗中的微血栓脱落的发生率约为 38%，血栓保护过滤器的应用可以有效地避免远端肢体栓塞。

严格掌握下肢动脉闭塞性疾病手术指征不仅意味着判断是否施行手术，也意味着如何选择吻合部位的问题。我们多次强调任何手术均要避免破坏侧支循环，包括开胸、开腹手术和肢体血管转流术：开胸、开腹手术应采用尽可能地避免损伤胸腹壁主要交通动脉、腹主动脉中下段及髂股动脉病变的手术，应采用腹膜后入路，也是避免损伤腹壁上和腹壁下动脉的措施之一；在条件允许的情况下，髂动脉的吻合应尽可能做在髂内动脉起始部以上近心端的髂总动脉上，其次可以考虑髂外动脉的中上段。这样一旦转流手术失败，缺血的下肢仍然可以得到自身躯干侧支循环的代偿。总之，在今后的临床实践中，一定要把吻合口尽可能地设计在侧支循环血管的近心端，要有长远的预后估计及再闭塞后严重后果的预测，尽量做到即使手术失败也不至于加重缺血的程度。就国内情况而言，目前介入治疗和外科血管重建手术的适应证过宽，结果造成一些患者术后血管近期通畅率很低，而且再次手术后的截肢率明显增高。这些均说明了严格掌握介入、手术治疗的指征，选择合适的手术方案和慎重选择正确的血管移植材料的重要性。

下肢血管重建的长期通畅率仍是血管外科面临的一个难题。主髂动脉闭塞的腹主—髂或腹主—股动脉人工血管转流长期效果较好，如北京安贞医院报道近 300 例主髂动脉重建 5 年通畅率可达 82%，然而腹股沟以远的血管转流术的通畅率并不满意。目前仍是以自体大隐静脉为首选，5 年通畅率约 70%。而人工血管长期通畅率更低，尤其是膝下血管重建，5 年通畅率仅有 50% 左右。因此膝关节以远的旁路手术应以自体大隐静脉为首选移植材料，并以原位旁路转流为主要术式。应注意的是无论何种手术都不能避免损伤侧支动脉，如果手术后转流血管不能重建血运，则会使缺血加重。尤其对于侧支循环代偿较丰富的患者，如病史较长或术后转流血管血栓形成的患者，更应严格掌握再次手术的适应证。判断侧支循环建立与否可以通过动脉彩超、造影及核磁血管重建等检查，也可以通过多普勒动脉阶段压力及踝压测量来衡量主干及侧支动脉供血情况。

（二）下肢动脉重建和一期截肢

诊断 CLI 很重要，因为这意味着患者极有可能出现肢体缺失或致命性和非致命性心脑血管血管事件的危险性，如心梗和卒中等。如果 CLI 患者不能积极的外科治疗，包括针对心脑血管疾病的防治措施,1年内约有25％的患者死亡,25％的患者需要进行大腿截肢,其预后在很大程度上与恶性肿瘤患者相似。事实上,CLI患者的大部分治疗措施只是姑息性的,并不能提高患者的生存期。对于一些伴有严重合并症的CLI患者,当肢体出现严重感染或坏死而丧失了血管重建时机,或经长期治疗预期治愈机会极低,一期截肢将是较合理的选择。一期截肢可以较快的解除患者痛苦和改善生活质量。因患者全身情况差不能进行血管重建或预计动脉重建手术成功率极低的高危患者,或经动脉重建后下肢缺血继续恶化、不能控制感染时,应当进行二期截肢。选择膝上或膝下截肢取决于动脉闭塞的部位和组织缺血平面。能否恢复独立行走是截肢患者主要关心的问题,一般膝下截肢较容易通过安装假肢恢复独立行走,而膝上截肢者则相对较难,因此,对于广泛血管病变的重症患者,近端血管重建和膝下小的截肢常是适宜的方法。

应当清楚地认识到下肢缺血症状仅为全身动脉硬化的外周血管表现,患者往往合并心脑血管疾病,而且患者更多的不是死于下肢缺血而是死于冠心病和脑血管疾病。最近在北京安贞医院对389例心脏内外科、神经科及血管科患者的一项调查中,心脏内外科患者踝臂指数<0.9的发生率为29.5％(39/132);神经内科缺血性卒中患者发病率为14.7％(15/109),出血性脑卒中发病率为40％(6/15);在血管科患者中,脑卒中发病率为11.3％(15/133),冠心病发病率为22.6％(30/133);其中7.2％的患者同时患有这三种疾病。由此可见,对下肢缺血的患者需要重视全身系统性治疗,包括心脏科及神经科的专科治疗,以及降血脂、降血压及抗凝祛聚等多方面的治疗。对于不适合手术的患者,促进侧支循环的建立至关重要。尤其在气温降低时,制订个体化治疗方案极其重要,如及时应用低分子肝素、西洛他唑(培达)、巴曲酶、安步乐克及前列腺素E等药物治疗。而且不应忽视中西医结合治疗,一些中药也能起到促进侧支动脉生长的作用。

总之,股腘动脉硬化闭塞症因其病变的复杂性,临床表现及治疗方法也有所不同,应当采取联合运动锻炼、药物治疗和血管重建的综合治疗策略,充分评价各种治疗方法的潜在风险及其获益,根据具体病变和患者自身情况选择合理的治疗方法。下肢缺血只有静息痛、缺血性溃疡是手术和介入治疗的绝对适应证,对于一般的间歇性跛行,不应采取积极的手术和介入等有创性治疗,一般应首选功能锻炼和药物治疗,除非跛行严重影响生活。对有手术指征的患者,手术术式及吻合口的选择也非常重要。下肢缺血性跛行作为一个全身动脉硬化的标志,应高度重视可能伴发的心脑血管疾病,注意全身治疗,提高生存率,而非仅仅局限于挽救一条肢体。只有将TASC指南与严格掌握手术及介入指征完美结合,强调个体化的治疗,才能真正起到延长寿命、挽救肢体的目的。

## 六、新技术和新型器材的应用对股—腘动脉阻塞性疾病治疗方法的影响及实践

### (一)新技术

1. 内膜下血管成形术(subintimal angioplasty,SIA) 对于TASC C、D型的长段血管闭塞性病变,传统的导丝有时很难通过闭塞段导致治疗的失败。近10年出现的SIA为这类病变带来了治疗的曙光。内膜下成形术过去常用于股动脉,近年来,该项技术还被应用于髂动脉和膝下动脉。内膜下成形术尤其适用于长段闭塞而远端血管尚通畅的病例。在导管配合下用超滑亲水(泥鳅)导丝进入内膜下常能成功,导丝头段成袢后亦较易向远处运行,但在预定的节段将导丝及时返回真腔有时会遇到困难。Outback re—entry导管的出现,提高了返回

真腔的概率,但由于其价格昂贵,目前国内尚不能广泛使用。2006 年 Treiman 等发表的一组回顾性病例研究表明,SIA 手术成功率高而且并发症低,近期通畅率和外科旁路手术相当,远期通畅率不佳,但其意义在于给 CLI 的患者肢体溃疡愈合争取了时间,并且短期内缓解了静息痛,不影响再次外科旁路手术治疗。另一组 2008 年发表的大样本回顾性病例研究报道:对 472 例患者 506 条包括 TASC C、D 级病变的慢性缺血肢体在股腘动脉闭塞段进行了 SIA,手术成功率为 87%,术后 ABI 平均提高了 54%,一期通畅率在 1 年和 3 年分别为 45% 和 25%,二期通畅率分别为 76% 和 50%。肢体挽救率和间歇性跛行改善率与外科旁路手术相当。

2. 导管溶栓术(catheter－directed thrombolysis,CDT) ASO 患者动脉壁斑块内出血、血栓形成或斑块脱落造成栓塞,继发血栓形成等,均可造成动脉闭塞。对于长段闭塞病变且病程较短者可采用溶栓导管进行接触性溶栓治疗,将血栓溶解,显示原狭窄病变,继而进行血管成形术,是较好的治疗策略。Sebas－tian 等对 41 例下肢动脉闭塞性病变进行了导管接触性低剂量溶栓(重组 tPA,0.5mg/h),溶栓完全再通率 76%,溶栓成功后 60% 的患者接受了 PTA 治疗。长段闭塞性病变有一部分是在重度狭窄基础上的血栓形成,通过接触性溶栓可使血管再通,支架植入可不作为首选。

3. 斑块切除术(atherectomy) 腔内斑块切除术一般通过旋切导管完成,如美国 eV3 公司的 SilverHawk 斑块旋切导管、美国 Pathway 公司的 Pathway PV 斑块旋切导管等。通过旋切,可扩大管腔,改善远端血液供应,但中远期效果尚不明确。Zeller 等发现斑块切除术后 1 年的再狭窄率为 38.2%。Indes 等对 SilverHawk 导管斑块切除术与 SIA 进行了对比研究,发现斑块切除术的近期的血管通畅率高于 SIA,远期血管通畅率及保肢率皆不如 SIA,且需要二次处理的概率较大。但对于支架术后再狭窄病变,斑块切除术不失为一种较好的选择。

4. 激光辅助血管成形术(laser assisted angioplasty) 利用激光能量对闭塞血管内斑块进行热消融,从而开通闭塞段,扩大管腔,恢复血流,是激光辅助血管成形术的主要原理。Serino 等对 35 例糖尿病 CLI 患者的 51 处 TASC C、D 型下肢动脉闭塞病变进行了准分子激光一线治疗,手术成功率 88.2%,术后 1 年、2 年的通畅率分别为 96.6% 和 82.7%。激光成形能否成为一线主要的治疗手段,尚有待于大样本循证医学证据支持。

腔内治疗的其他新技术包括准分子激光旋切术、切割旋切术、旋磨术、经皮血栓切除术等。对于下肢动脉硬化闭塞性病变,以现有的和新出现的腔内治疗技术进行治疗并进行临床研究仍然是未来 10 年的发展趋势。

(二)新器材

1. 长球囊 近年来,长球囊(10cm、12cm、15wn、20cm)越来越多地用于股腘动脉长段阻塞,同时,亦成为腘动脉及膝下动脉阻塞血管内介入治疗的主要工具。长支架(12cm、15cm、20cm)的出现,使得股腘动脉长段阻塞,尤其是长段闭塞的介入处理成为可能,并较大幅度地降低了费用。长球囊和长支架的联合应用,提高了股腘动脉长段阻塞的介入治疗效率,其临床疗效亦有望得到改善。

2. 低温球囊(cryoplasty) 冷冻球囊以一氧化二氮($N_2O$)替代对比剂膨胀球囊,可使球囊表面温度从血温迅速冷却到 $-10$℃。可触发血管平滑肌细胞凋亡,减轻弹性回缩及内膜增生。前瞻性多中心研究表明:对大于 10cm 的血管病变治疗的技术成功率为 94%,9 个月的通畅率为 70%,二次处理通畅率为 98%,显示出了良好的临床应用前景。

3. 切割球囊 切割球囊可以对于血管腔内高度钙化部位进行切割扩张,从而极大地提高了腔内治疗的成功率。切割球囊可用于外周血管坚韧狭窄，球囊长度已从 10mm 增加到 20mm；直径已从 5mm、6mm 增加到 8mm。Ansel 等报道了用切割球囊治疗 73 例患者中的 93 例腘动脉和膝下动脉病变，技术成功率为 100％，对于重症肢体缺血病变（Rutherford 分期 4～6 期），1 年肢体挽救率达到了 89.5％。

4. 药物洗脱球囊（drug—eluting balloon，DEB）　最初用于冠状动脉狭窄的治疗，球囊表面涂有抗血管内皮细胞及内膜下平滑肌细胞增殖的药物（如紫杉醇、雷帕霉素等）。在球囊扩张时，将药物释放到狭窄病变段，从而起到抑制再狭窄的作用。Tepe 等进行了一项由 154 例股、腘动脉狭窄或闭塞患者参与的紫杉醇涂层球囊扩张的多中心、随机临床试验，发现紫杉醇涂层球囊扩张组术后 6 个月血管再狭窄率明显低于普通 PTA 组；但其中远期效果尚需大样本循证医学的证据。

5. 药物洗脱支架（drug—eluting stent，DES）　DES 的设计目的与 DEB 相同，目前涂层的药物有紫杉醇、雷帕霉素、西罗莫司等。Feiring 等对 106 例共 118 条膝下病变血管进行了球囊扩张式 DES 植入术的前瞻性非随机研究，共放置 228 个 DES，术后随访 3 年，累计保肢率最高达 96％，支架内双向再狭窄率 12％。McMillan 等回顾性分析 240 例共 283 条膝下动脉 CLI 患者采用紫杉醇涂层支架的治疗效果，术后随访 2 年，血管通畅率为 73％，保肢率达 86％，生存率达 65％。上述研究结果提示，DES 可降低术后再狭窄发生率，有望在国内大范围应用。近年来，用于外周动脉的药物涂层支架已有几组多中心前瞻性随机试验和与裸支架的对比研究报告。6 个月和 12 个月的再狭窄发生率明显降低，但 2 年后的再狭窄发生率仍无定论。

6. ePTFE 覆膜支架（covered—stent）　能预防血管弹性回缩所导致的血管闭塞，并能抑制并阻隔血管平滑肌增生，降低管腔内再狭窄的发生率和程度。覆膜支架在治疗血管穿孔和动脉瘤中应用较多，对血管狭窄或闭塞病变应用较少，由于 BMS 术后易出现内皮细胞增殖，通过支架网眼长入血管内，造成支架内再狭窄，覆膜支架能够阻止内皮细胞的长入，有望降低再狭窄率。国外的应用结果表明覆膜支架在降低术后再狭窄方面优于普通 BMS。目前国内尚未见这方面的大宗病例报道。

7. 生物可降解性支架（bioabsorbable stents，BAS）　由于植入金属支架发生再狭窄后多无法重复进行支架植入治疗，一些学者开始研发 BAS。BAS 在体内完成血管支撑作用后于一定时间内降解，不影响二次支架成形术。BAS 在国内尚处于研究阶段，多为动物实验研究，其可视性及径向支撑力尚有待改进。国外有学者报道了 BAS 的临床应用结果。BAS 是否存在中远期较低的再狭窄率尚不确定，其在人体内粥样硬化基础上的降解过程尚不十分明确，是否可达到预期的完全降解、再狭窄后能否再次植入支架等问题尚有待于临床进一步研究。

复合手术（杂交手术）在股腘动脉长段阻塞的治疗方面，显示出良好的前景及团队合作机遇，对介入科、血管外科或介入血管外科均提供了新的发展空间。对髂股动脉长段阻塞的患者，在完成简单易行、微创的髂动脉血管内介入成形术和支架植入术后，施行创伤较小的股—股或股—腘旁路术，可使患者避免剖腹之苦，其复合手术后的长期通畅率亦有望达到一个较理想的水平。

近年来在基因治疗和干细胞移植领域都提出了治疗性血管生成（therapeutic angiogenesis）的新思路。基因治疗对严重肢体缺血患者的作用还在试验的初期，初步实验结果显示血管内皮细胞生长因子可刺激新生血管的生成，但到目前为止还缺少大宗安慰剂对照、双盲、大样本病例的临床研究；干细胞移植近年来发展较快，在下肢缺血治疗方面初期报道效果较为满意。但是干细胞研究尚有较多问题有待解决，作用机制尚不十分明确，在安全性、能否获取能特异分化、足够的干细胞、有效的移植方法、是否联合应用细胞生长因子等方面仍需较多的探索。

（吕守田）

## 第三节　下肢多平面动脉阻塞性疾病

### 一、流入道评估和重建方式

主—髂动脉合并股动脉以下多平面动脉闭塞（multilevel arterial occlusive diseases，MAOLD）是下肢动脉闭塞症造成严重肢体缺血的常见原因，这种情况对近端流入道重建要求相当高，它必须安全、创伤轻微，而且要有稳定的长期通畅率，因为流入道重建失败极有可能导致肢体丧失。主—髂动脉病变非创伤性检查主要有 MRA 和 CTA，两者通过影像重建都可清晰反映主髂动脉病变以及周围解剖关系，由于磁共振检查无需碘造影剂和放射防护，因而更具有优势。虽然动脉造影是诊断下肢动脉病变的"金标准"，但目前一般不作为首选检查方法，更多用于腔内治疗的术前评估。另外一些非创伤性检查，如双功彩超和下肢节段动脉测压，也大量用于门诊患者筛选。

近端流入道传统手术重建方式主要有主—双（单）股动脉旁路转流、髂—股动脉旁路转流、解剖外腋—股动脉旁路转流和股—股动脉旁路转流。以上手术方式一般都需附加股深动脉成形术。对腹内广泛黏连或存有其他病变腹部手术有禁忌证的患者，腋—股动脉旁路转流不失为一种很好的流入道途径。文献报道用带环人造血管腋—股动脉旁路转流，5 年通畅率可达到 75%～80%。目前认为，主—双（单）股动脉路转流通畅率仍高于腋—股动脉旁路转流，但相对于前者 6.8% 的手术病死率，后者显然更为安全。

考虑到传统主髂动脉重建手术创伤较大，围手术期并发症较多，故随着血管腔内技术的发展，越来越多主髂流入道病变采用主髂动脉球囊扩张、支架植入进行动脉重建。泛大西洋学会联盟（TransAtlantic Inter—Society Consensus，TASC）根据主髂动脉病变严重程度，将病变分为 4 级。

TASC 髂动脉病变分型：

TASC A：髂总动脉或髂外动脉，单侧或双侧病变，病变长度小于 3cm。

TASC B：

a 单一狭窄性病变，长度在 3～10cm 之间，病变不累及股总动脉。

b 髂总和/或髂外 2 个狭窄性病变，长度介于 3～5cm 之间，且并不累及股总动脉。

c 单侧髂总动脉闭塞。

TASC C

a 双侧髂总或髂外动脉长段狭窄，长度 5～10cm，不累及股总动脉。

b 单侧髂外动脉闭塞，不累及股总动脉。

c 单侧髂外动脉狭窄，累及股总动脉。

d 双侧髂总动脉闭塞。

TASC D

a 髂总、髂外或股总单侧长段狭窄，长度＞10cm。

b 同时累及髂总和髂外的单侧闭塞性病变。

c 双侧髂外动脉闭塞。

d 累及主动脉和髂动脉的弥散性病变。

e 伴有主髂动脉瘤的髂动脉病变。

根据 TASC 指南，认为 D 型病变由于髂动脉狭窄范围较弥散，且股动脉狭窄长度超过 10cm，或同时伴有主/髂动脉瘤，这一类型首选手术治疗外，A 型、B 型病变首选为血管腔内治疗。对于不能耐受手术治疗的 C 型病变，也可尝试血管腔内治疗。但近来，相续有文献指出接受一期髂动脉支架植入的 TASC C,D 型主髂动脉，术后通畅率，特别是一期辅助及二期通畅率并未显著下降低于 A、B 型。Koizumi A 等对 436 例接受血管腔内治疗的主髂动脉病变进行了长达 10 年的随访。结果发现：尽管接受单纯球囊扩张的 TASC C,D 型病变术后通畅率低于 TASC A,B 病变，但对于一期支架植入的患者，各组之间术后通畅率差异并不显著，因此目前许多治疗中心已将血管腔内治疗作为慢性主髂动脉闭塞的首选治疗措施。

## 二、远端流出道治疗时机

MALOD 患者近端流入道病变如果合并有远端流出道病变，传统主张仅施行近端动脉重建术，这种观点认为，在完成近端动脉重建后，远端血流供给增加，通过远端侧支循环能明显改善多数患者的症状而不需要二期行远端旁路转流术，避免了因复杂的动脉重建术导致的严重术后并发症。

根据我们的经验，对以下患者可以仅施行近端动脉重建术：①老年人，有严重的心肺脑并发症，不能耐受长时间手术操作的；②ABI＞0.4；③症状以间歇性跛行和静息痛为主，未出现末梢肢体缺血性溃疡和坏疽者；④DSA 显示股深动脉开放，仅侧支部分小腿动脉显影，估计术后增加的末梢动脉流量能基本改善缺血症状；⑤小腿无明显流出道；⑥末梢肢体溃疡和坏疽继发细菌感染。动脉重建术后仍难免截肢，但近端血管重建可以降低截肢平面，减小手术创伤，提高生活质量。

虽然仅仅施行近端动脉重建术可以部分缓解患者的缺血症状，但仍有 10%～56% 的患者下肢缺血仍不能得到完全缓解，需要再次进行远端动脉重建；如不改变远端流出道病变，近端血管的重建效果也会受到影响。因为，仅行近端动脉重建后，由于远端动脉阻力高，缺血症状很难得到完全改善。而远端动脉重建提供了足够的流出道。所以，从多平面动脉闭塞症患者中选择合适患者，尤其肢体缺血症状进展迅速的患者施行一期动脉重建术可得到满意的临床效果。

选择一期实施近远端动脉重建的指征是：①无严重的心肺脑并发症，手术耐受力好者；②存在严重下肢缺血症状，特别是有缺血性溃疡和坏疽者；③DSA 显示有良好的小腿流出道；④存在股深动脉闭塞者。对于远端动脉重建，当股动脉下段和腘动脉闭塞时，我们认为只要胫前、胫后和腓动脉之中有多条或一条通畅，均可行股或腘—远端小腿动脉自体大隐静脉转流术。

远端动脉重建的流出道通常建立于小腿诸动脉部位，选择合适的流出道可切实改善肢体远端血供，提高手术疗效。采用吻合口静脉补片、静脉袖套、动静脉共同通路和远端动静脉瘘等方法可提高手术成功率。也可采用薄壁内层涂碳人工血管等新材料,术后正规抗凝和采用预防内膜增生的措施,提高重建血管的远期通畅率。

### 三、联合腔内技术和传统手术治疗 MLAOD

大多数多平面动脉闭塞症涉及主髂动脉。传统手术方法需从腹主动脉或髂动脉至股动脉进行旁路转流,创伤大、并发症多。如果再同时进行股—腘、胫、腓动脉顺序转流术,患者手术危险性更大。因为 MLAOD 患者年龄较大,伴随症状较多且重,手术耐受性差,所以传统多节段动脉顺序转流手术病死率较高,约为 8.5%。现在越来越多血管外科医生能掌握腔内治疗技术,使得许多复杂的多平面动脉闭塞患者可以在手术室内同时进行腔内治疗和旁路转流手术。联合治疗下肢多节段动脉闭塞症可以较全面纠正血流动力学异常,切实改善患者缺血症状;介入技术和开放手术相结合的方法,可以及时发现并处理介入治疗产生的并发症,如穿刺点血肿、假性动脉瘤、动脉撕裂和血栓形成等,使介入治疗更安全;此外,同期手术缩短了患者住院时间,减少了治疗费用。

但是联合治疗方法目前还有一些争议。首先是主髂动脉介入治疗的长期通畅率。2003年 Timaran 等报道远端旁路转流术后髂动脉支架置入比单纯髂动脉支架治疗多平面下肢动脉闭塞有更好的远期通畅率。国内仁济医院 2004 年报道采用同期髂动脉支架置入和远端旁路转流手术,术后血流动力学指标改善显著,所有静息痛患者症状完全缓解,间歇性跛行明显改善,肢端小截肢伤口愈合良好,无手术死亡。但对于 TASC C 型和 D 型是否适合联合治疗还值得商榷。此外,联合手术也会使患者产生更大风险,如在单纯放射介入中心可以有更好的影像观察设备、放射介入医生可能有更完善的介入治疗技巧,还有些患者经单纯近端流入道治疗后就可以改善症状。因此理想的治疗方案应根据特定患者来设计。

### 四、随访意义

下肢动脉闭塞血管重建再通后经一段时间都有可能再度闭塞。如果旁路或再通血管出现血流动力学异常但动脉尚未完全闭塞以前,若给予适当治疗则 5 年内辅助初始通畅率(assisted primary patency)仍可达到 90%左右。而一旦动脉完全闭塞后再予以翻修手术,则 5 年内的再次通畅率(second patency)仅能保持约 50%左右。因此对下肢动脉闭塞血管再通后均需采取合理的术后随访监测。

目前常用的随访监测方法有踝肱指数(ABI)测定、动脉造影和双功彩超。ABI 是一种简单有效的反映血流动力学改变的检测指标,如果 ABI 数值明显下降超过 0.15,则表示动脉狭窄程度超过 50%,如此程度的管腔狭窄常预示有可能会突然发生血栓堵塞。但是,ABI 检测也有一定的局限性,局部动脉粥样硬化或术后血流动力学波动都会影响 ABI 的参考价值。动脉造影是目前公认的血管解剖形态检查的"金标准",如果同时检测动脉压力梯度,还可以得到非常有价值的血流动力学信息。但由于动脉造影有一定的侵袭性,因此一般仅限于无创检查发现有疑似病变时才使用。

双功彩超是目前应用最为广泛的术后随访监测手段。虽然双功彩超诊断血流动力学异常的标准仍有争议,但一些参数仍有参考价值。收缩期峰值速率 150~170cm/s 常提示管腔狭窄超过 50%,而在较小的吻合处测得的峰值速率若低于 45cm/s,可以认为有限制血流的病变存在。双功彩超术后检测周期一般设定为出院前,术后 1、3、6、12、24 个月,以后一年一次。

双功彩超在初期随访阶段可以发现许多影响移植血管通畅率的情况,如血肿压迫、吻合口假性动脉瘤、自体移植静脉残存瓣膜、附壁血栓和内膜翻卷等,这些情况如果及时纠正可使通畅率大大提高。

(吕守田)

## 第四节 膝下动脉阻塞性疾病

### 一、历史回顾

下肢动脉阻塞性疾病中,70%的病变位于股腘及膝下动脉,单独膝下动脉阻塞性疾病占15%左右。近30%有症状的下肢动脉阻塞性疾病患者中有不同程度的膝下动脉病变。大多数严重肢体缺血患者均存在不同程度的膝下动脉阻塞性病变。尽管股腘及膝以下动脉病变多联合存在,但过去几十年,多数血运重建治疗仍仅集中于股腘动脉阻塞部,以期通过侧支建立改善膝下血流的流量。这种治疗态度形成的直接原因,是传统治疗手段缺乏有效的针对膝下动脉阻塞性疾病的处理,且对膝下血管条件及患者基础条件要求较高,存在的弊端较多。

随着治疗观念的变化,膝下动脉作为直达足部血流的重要流出道,在下肢动脉阻塞性疾病的诊治中逐渐占有了举足轻重的地位,直接影响着下肢动脉阻塞性疾病的预后和下肢血运重建的疗效。但膝下动脉直径小,病变多弥散钙化,甚至长段闭塞,一直是下肢动脉阻塞性疾病治疗的难点。以往,针对膝下动脉阻塞性疾病缺少有效的治疗手段,只能通过外科旁路手术如:自体大隐静脉搭桥,自体大隐静脉原位转流等手术来治疗,但由于其创伤大,对患者选择性高,远期疗效不确切等因素,往往难以应用,而未行血运重建的药物保守治疗,疗效往往不佳。

近十九年来,随着腔内治疗器材的不断发展更新,新型的导丝、导管,特别是小口径长球囊的出现,为膝下动脉阻塞性疾病的治疗提供了有利的工具。随着器材的更新,新的治疗理念和技术亦不断涌现,依照 Angiosome 理念、愈合时间窗理念,应用内膜下成形技术、LOOP技术、逆行穿刺技术等新技术治疗的患者越来越多。目前,腔内治疗由于其安全、有效、可重复性、失败后仍可进行开放手术治疗等特点,被多数临床医师认为是膝下动脉阻塞性疾病血运重建首选的方法,并作为一线治疗手段在临床上广泛应用。

膝下动脉血运重建的治疗时机选择,传统认为应仅针对有严重肢体缺血如存在静息痛和缺血性溃疡,应积极手术干预治疗,对于跛行患者可采取药物或锻炼治疗,如果症状没有明显改善,应考虑血运重建。但腔内技术的快速发展,使膝下动脉血运重建变得简单、安全、有效,目前部分专家认为当跛行症状影响生活质量时即可以考虑腔内治疗。

### 二、临床理念

膝下动脉阻塞性疾病行血运重建的目的是,重建下肢直达足部的血流;其临床治疗目的为:①改善由于缺血引起的间歇性跛行、静息痛等症状,提高生活质量;②建立直达足部病损部位的血供,促进溃疡愈合;③保存肢体功能,避免截肢或降低截肢平面。由此,临床治疗理念逐渐出现。

(一)供血区域理念(Angiosome 理念)

供血区域理念最初于 1987 年由 Taylor 等提出,按血管解剖的三维分布可将人体划分为不同的区域,每个区域由其特定的动脉分支供血并由特定的静脉属支收集静脉血回流。此概念延伸至血管外科膝下动脉阻塞性疾病临床治疗领域,便以"靶血管"来命名病损区域的供血动脉或相应的回流静脉。以上概念对于膝下动脉阻塞性疾病的指导性治疗有重要的意义。Taylor 等将足踝部分为六个不同的血供区域,由膝下三支主干动脉及其属支供血。针对患者足部病损区域的靶血管实施精确治疗,建立靶血管直达病损区域的直线血流可有效提高血运重建的效果,促进病损区的溃疡愈合,解除病损区跛行及静息痛症状,明显缩短手术时间,在腔内治疗中减少不必要射线暴露及造影剂负荷,理想地把握了膝下动脉血运重建治疗范围的尺度。目前供血区域理念已成为膝下动脉阻塞性疾病行血运重建治疗的重要临床指导。

(二)愈合时间窗理念

相对于无溃疡下肢来说,下肢出现溃疡的情况下需要较大量的血运来供给创面,溃疡才能生长愈合。血运重建目的之一是促进溃疡的愈合,所以血运重建术后维持血管通畅、改善局部血液循环并非治疗的最终目的,而是为下肢缺血性溃疡的治疗直至愈合提供一段时间窗。在这段窗口期,通过外科清创换药、植皮及其他积极有效的综合治疗,以促进溃疡的愈合;若在此期间出现血管再狭窄或闭塞,可重复实施腔内治疗以延长此时间窗,从而达到促进溃疡愈合的治疗目的。

## 三、新技术

随着科技的发展,新的腔内治疗器材不断涌现,膝下动脉阻塞性疾病的治疗经验有了丰富的累积,相应的腔内血运重建新技术不断出现,近年膝下动脉阻塞性疾病治疗,产生了有代表性的新技术。

(一)内膜下成形技术

1990 年 Bolia A. 首先报道通过内膜下成形技术治疗股浅动脉闭塞性病变的成功经验,该技术在动脉壁内膜与中膜间人为制造夹层腔隙,跨越闭塞病灶,贯通近远端真腔,以重建血运。相对于传统的腔内成形技术,内膜下技术可避开粥样硬化或血栓累及的血管床,避免侧支血管的进入,并将病灶部分挤压至动脉壁的另一侧,拓展出一条无粥样斑块且管壁相对光滑的新腔隙,享有"动脉壁内旁路术"的美誉。内膜下血管成形术作为腔内治疗手段之一,与开放手术相比,降低了围手术期心脑血管疾病并发症及猝死可能,住院周期短且易于重复进行,具有明显优势。其基本原理:通过导丝导管配合在病变近段血管壁上以锐性切割病变近端纤维帽或内膜而到达血管内膜与中膜间,并沿此潜在腔隙向病变远端分离,直至再次突破内膜重新进入远端血管真腔。内膜下成形术应用于膝下动脉阻塞性疾病,为严重闭塞的膝下动脉病变提供了一种治疗选择,但其存在远端难以回到真腔,撕裂内膜段过长压迫真腔等弊端,目前多不作为首选治疗手段,而作为难以通过的闭塞性病变的一种候选方法应用。

### （二）足底动脉环路技术（LOOP技术）

利用足背、足底动脉解剖特点，经胫前、足背动脉，逆行通过足底动脉至胫后动脉远端，构成一足底动脉环路；反之依然，经胫后、足底动脉弓，继之逆行经足背动脉至胫前动脉远端，构成一足底动脉环路。利用环路，导丝可逆行通过闭塞病灶从而治疗膝下动脉阻塞性病变。关于这一技术易于成功可能的解释目前主要有以下三点：①闭塞病灶近、远端组成成分不同，远端病灶中纤维化或钙化组织较近端少，由远端逆行开通相对较易；②由于血流动力学影响，闭塞病变远端内凹形成"休眠"管腔，导丝从"休眠"管腔导入更易通过闭塞病变。③膝下血管近端阻塞部侧支较多，导丝顺行通过时易误入侧支，降低了近端通过的成功率，而逆行进入多可避免进入侧支。技术要点：导丝通过足动脉弓环路及闭塞病变时，要在导管或球囊的支撑下缓慢推进，手法要轻柔，切勿急躁或使用暴力，防止穿破动脉壁或造成动脉夹层。对于弯曲的闭塞段可用成角导管支撑导丝通过；对于直行的闭塞段，可用直头导管或球囊配合头端加硬的亲水涂层导丝通过。此外，一些少见的环路技术也可以使用。例如，导丝通过胫腓动脉间侧支或穿支构成一环路，利用此环路逆向通过闭塞病变。其操作技术要点与足动脉弓环路技术类似，所不同的是动脉痉挛的发生率较高，因此强调应用小口径球囊，减少扩张次数，操作前预防性动脉鞘管内注射硝酸甘油以避免痉挛发生。

随着足部动脉研究的深入，足底动脉弓的开通日趋重要，最近有单中心研究表明足底动脉弓开通优于依供血区域开通病变血管治疗。

### （三）逆行穿刺、双球囊技术（safiri技术）

当顺行通过闭塞病变受阻，无法跨越病变进入远端真腔时，如果患者存在远端、足部流出道，可经膝下动脉远端、足部流出道等位置穿刺，逆行置入导丝、导管，顺行和逆行置入的导丝、导管在血管内互为标志物，利用逆行通路技术的优势或通过导丝和导管对接通过闭塞病灶。技术要点：经造影明确膝下动脉远端流出道的精确位置，以21G微穿刺针穿刺，可利用roadmap指引或利用射线下显影的钙化管壁有助于确定动脉位置及时调整方向。如果穿刺失败，可采取直接切开皮肤暴露动脉后，直视下穿刺置管，建立逆行通路，但由于膝下远端、足部血管多纤细，周围组织较少，切开缝合后多存在狭窄可能，故行逆行穿刺时应尽量避免切开直视下穿刺。在对接环节难以完成时，考虑近、远端导丝不位于同一血管壁层次内，可由近远端分别引入球囊，同时扩张，行近远端双球囊技术撕破血管内膜，使近远端导丝进入同一层次，必要时可使用鹅颈抓捕系统由近端抓捕远端导丝。

## 四、腔内治疗器材

工欲善其事，必先利其器，选择合适的腔内治疗器材、合理搭配使用，关系到膝下动脉阻塞性疾病腔内治疗的成败。特别是腔内治疗器材快速发展，种类繁多的今天，腔内治疗器材的合理使用尤其关键。

### （一）支架

近年来由于药物涂层支架在预防冠脉支架再狭窄上的大量应用，膝下动脉腔内治疗开始尝试药物涂层支架应用。Feiring等首次描述了冠状动脉药物支架置入膝下动脉的安全性和有效性。但对于膝下动脉病变放置支架,目前仍缺乏大规模的临床数据支持,仅作为膝下动脉腔内治疗的一种补救手段,应用于临床。对于反复 PTA 后仍弹性回缩,残余狭窄大于50%,PTA 处出现严重影响远端血流的夹层,多认为可行冠脉药物涂层支架置入保证血运重建近期疗效。

现在国外从处于研究阶段到已经面世的膝下动脉专用支架种类繁多。直径 3.0～6.0mm长度达 80mm 的自膨式下肢动脉支架已于欧洲市场上市,并逐渐进入国内临床,但由于支架口径及长度等多方因素限制,国内目前膝下动脉支架仍应用冠脉支架较多。膝下支架材质方面:继药物涂层、药物洗脱支架之后,生物降解支架、针对外周血管应用的小口径覆膜支架应运而生,在未来很可能逐步取代合金支架的地位。

(二)球囊

膝下动脉由于其口径小,病变多较弥散,针对膝下动脉病变治疗的小口径长球囊应运而生。小口径长球囊,由于其口径小,通过性高,对于膝下病变尤其适合。球囊长度的增加,减少了扩张次数及扩张重叠区域,降低了扩张后夹层发生的概率,减少了医生及患者的射线暴露时间。由于上述优点,小口径长球囊于近十几年来迅速的在国内临床应用,目前小口径长球囊已成为膝下动脉阻塞性疾病腔内治疗的必备器材。

膝下动脉阻塞性疾病腔内治疗后,不可避免地面临再狭窄的发生,如何预防治疗血管再狭窄一直是临床治疗中的难点。药物洗脱球囊是近年来新兴的一种球囊导管,是在球囊导管外加涂抗增殖药物,药物在球囊扩张过程中被迅速、均匀一致地挤压释放至局部血管壁而发挥预防再狭窄的作用。国外在冠脉、股腘动脉阻塞性疾病治疗中已开始应用,国内的药物涂层球囊临床试验亦在进行,其远期结果还有待进一步观察。但药物涂层球囊对于预防、治疗膝下动脉阻塞性疾病腔内治疗后再狭窄,前景广阔,未来亦可能成为治疗中的一项常规。

随着下肢动脉腔内治疗技术发展,目前腔内治疗器材多种多样,血管内超声、斑块旋切装置、射频消融、激光治疗仪、冷冻球囊等层出不穷,膝下动脉治疗的导丝、导管、球囊、支架众多,但患者情况千差万别,应根据实际情况,合理搭配导管导丝球囊及其他器材,以自身使用习惯及经验完成操作。对于膝下动脉原则上须采用低剖面、亲水涂层、柔韧适度、操控性强的器械通过病变,建立腔内治疗的基本通路。球囊扩张成形时大部分情况下采用长球囊治疗可有效提高治疗效率及形态学结果。

## 五、存在问题及展望

膝下动脉闭塞性病变腔内治疗开通技巧和范围掌控应在明确治疗目的的前提下个体化分析每个患者存在的主次矛盾,力求安全有效地解决主要矛盾,在此基础上选择性地处理次要矛盾;而在临床实践时需要根据经验灵活掌握。

关于膝下动脉阻塞性疾病的血运重建有以下几个环节需要强调:临床缺血程度及评估,观察临床症状,包括跛行的距离、静息痛的持续时间及缓解方式、溃疡或坏疽的部位、深度及感染程度、伤口愈合难易等。此外,还需对上述表现进行半定量分析,如利用 Rutherford 分级标准和(或)ABI 检测评估腔内治疗必要性。影像学评估中,由于膝下动脉的解剖特殊性,常规的血管多普勒检查、CTA 或 MRA 检查提供的信息准确性较髂股胭动脉段明显降低,尤其是弥漫性多节段病变存在时,膝下动脉的狭窄闭塞程度往往被"高估或低估"。因此,通过数字减影血管造影直接评估膝下动脉病变程度显得尤为重要。不但要了解胫前胫后及腓动脉段病变,而且要了解踝关节及以下水平即足背足底动脉弓环路、腓动脉前后穿支的通畅程度。在完整全面了解膝下动脉主干体系的病变分布后锁定靶血管进行治疗。

此外,对于患者重要脏器功能状态的全面评估,系统综合分析依然十分重要,在明确局部病变的同时,准确评估整体病情,有助于术中掌控手术时间、治疗程度,以便在"安全"的基础上争取"疗效"。目前膝下动脉阻塞性疾病治疗及评估,除应用上述的评估手段,更多的是依照各人的临床经验综合来评估及治疗,缺乏如髂股胭动脉一样系统的 TASC 分级来指导治疗,随着膝下动脉治疗的增多,针对膝下动脉阻塞性疾病,广为接受的系统分级制订在不远的将来是值得期待的。

膝下动脉阻塞性疾病治疗难度较大,要求较高,在整个下肢动脉阻塞性疾病治疗中起步较晚,但其作为下肢动脉阻塞性疾病中重要的一环,直接影响着血运重建的成败及预后。随着器材、技术的进步,各种治疗的观念、方法正不断在更新并接受循证医学的检验,膝下动脉阻塞性疾病的治疗作为整个下肢动脉阻塞性疾病治疗中的一颗明珠,有很多未被发现的惊喜,期待着更多的研究者去探索。

(方军)

# 第五节 血栓闭塞性脉管炎

血栓性闭塞性脉管炎(thromboangiitis obliterans,TAO)简称脉管炎、Buerger 病。是一种累及血管的无菌性炎症和血栓闭塞性疾病,主要侵犯四肢中小动、静脉,以下肢血管为主。世界各地均有发病报道,我国以黄河以北为主,但近年来发病率已经不高。TAO 是周围血管疾病中的典型疾病,患者多为年轻男性,女性少见,生活水平较低,有长期吸烟史或被动吸烟史。

## 一、血栓闭塞性脉管炎的诊断和治疗的历史回顾

血栓性闭塞性脉管炎在祖国传统医学中属"脱疽"范畴。早在《内经·灵枢》中就有关于本病的记载,云:"发于足趾,名脱痈,其状赤黑,死之治;不赤黑,不死。治之不衰,急斩之,不则死矣。"在汉代华佗的《神医秘传》中,最早对脱疽进行了总结:"此症发生于手指或足趾远端,先痒而后疼,早现黑色,久则溃败,希希脱落……"。并应用内治方药金银花、元参、当归、甘草四味的四妙勇安汤,一直流传至今。历代医学文献中,对脱疽的病因、症状和治疗也都作了较详细的记载。

西方医学史上,TAO 是一个概念混淆的疾病。1876 年,Winiwarter 首先报道了该病,他认为主要病因是血管内皮细胞的增生,阻塞血管引发坏疽,称为"自发性坏疽"。1908 年,

Buerger研究报道了2例截肢肢体的动静脉血管,发现在发炎的血管中有血栓和机化,病变的血管呈条索状。Buerger认为这类病例必须与其他血管闭塞性疾病相区别,可称为血栓闭塞性脉管炎。1924年,Buerger通过深入的研究发现这类患者的共同特征,并正式将疾病命名为血栓闭塞性脉管炎,此后该病也被称为Buerger病。也有学者对TAO是否是一独立疾病进行过争论,但经过大量的临床和病理学研究表明,TAO与动脉硬化闭塞症等周围血管疾病均不相同,最终被确认为一种独立疾病。在20世纪90年代以前,西医治疗TAO一直以药物治疗和手术治疗为主。近年来不断有新的技术和方法应用到TAO的治疗中,如介入治疗和干细胞治疗等,使总体截止率也有所下降,但遗憾的是,迄今为止TAO的治疗仍没有取得突破性的进展,总体截止率仍在9.3%~16.7%。

## 二、流行病学

血栓闭塞性脉管炎的发生为全球性分布,二战前后曾是该病的高发时期。在西欧,TAO占外周动脉疾病(PAD)的0.5%~5.6%,最常见的发患者群是以色列的德系犹太人,占PAD的80%左右。在亚洲,印度、韩国和日本也是高发地区,分别占PAD的45%~63%和16%~66%。当时因为诊断标准和水平上的不完善还使发病率的计算有所降低。20世纪70年代以后,TAO的发病率在北美、西欧和亚洲的发达国家明显下降,从1947年到1986年,美国TAO的发病率从104/10万下降到13/10万,下降了近8倍。发病率的下降主要归因于社会的经济水平的提升和医疗服务的改善,以及对吸烟这一主要发病因素的认识。同时,更精确的诊断标准、影像技术的发展和大量新药物的应用也在一定程度影响了TAO的发病率。但整体发病率下降的同时,女性患病率却增加了。1964年和1970年之间女性患病率约为5%,但在1970年至1995年增高到9.3%。在过去的6年期间,女性患者的比例保持在9.8%。这可能与女性吸烟及被动吸烟人群的增多有关。

## 三、病因

TAO的病因至今尚不明确,结合大量病因学研究文献的报道,可将病因归纳于内在因素和外在因素两个方面。

(一)外在因素

1.吸烟 TAO最重要的致病因素是吸烟,约80%~95%的患者有吸烟史,绝对戒烟可使病情稳定、好转和减少复发,而再次吸烟则使病情复发或加重。因此,吸烟与本病关系十分密切。吸烟与本病的发病机制虽然还没有完全的阐明,但烟碱能够促使血管收缩、小血管痉挛导致血管损害是已经明确证实的,烟草诱发的机体免疫反应和凝血状态改变也在深入研究当中。

2.环境因素 TAO在寒冷刺激较多的北方地区发病率远高于南方,因为寒冷刺激可使血管痉挛,长期反复的寒冷刺激会使血管发生内膜增生,甚至闭塞。营养不良实验证明营养不良的动物更易遭受烟草对血管的损害。TAO患者绝大多数是比较贫穷的人,但相对于户外体力劳动者,渔民经常生活在寒冷的环境中却发病率不高,提示上述环境因素与本病的关系并不十分密切,很可能只是加重了血管的痉挛,增加发病概率。

3.外伤 有血管外伤病史的患者更易罹患 TAO,如肢体外伤史,压伤、剧烈运动、长途行走等,这一影响发病的因素可能与血管损伤有关。

4.其他 曾有少量报道提示病原体感染,如 HB 病毒、立克次体等,也可能促成此病的发生,其确实的机制还不十分清楚。

(二)内在因素

1.免疫反应 TAO 曾因为区别于动脉硬化闭塞症等其他周围血管疾病时,被认为是一种自身免疫性疾病。其血管病变的炎症性表现和高免疫球蛋白水平也在某种程度令很多学者们至今仍然支持这一观点。有趣的是,许多自身免疫性疾病的全身炎症反应,如红细胞沉降率的增加、C-反应蛋白水平升高等表现,并不是总能在血栓闭塞性脉管炎患者上被观察到。有报道称抗中性粒细胞胞质抗体(ANCA)、抗内皮细胞抗体(AECA)在血栓闭塞性脉管炎患者的血液中表达明显高于正常人,这一发现却也在不同的研究中有不同的结论。对于免疫因素在致病过程中的具体机制还在深入的研究中。

2.内皮功能 内皮细胞功能的受损无疑在炎症反应和血栓形成的启动和延续中发挥了关键作用。Halacheva 等人阐述了一种黏附分子,如 VCAM-1,ICAM-1 和选择素,在 TAO 患者的内皮细胞膜上表达明显增加。ET-1 水平在 TAO 患者的内皮细胞中也显著上升。也有报道表明众多细胞因子表达也明显增加,如 TNF-α,IL-6,IL-10 和 IL-12 等,这些因子均在炎症过程中起到调控作用,同时又能反映内皮功能障碍,使血管的舒张功能下降。

3.遗传因素 遗传基因因素近年来也被认为是 TAO 发病机制中的主要因素。有人提出了一个新的概念,即宿主的组织相关性抗原在很多主要的免疫功能中扮演关键角色,从而使我们更加理解了 HLA 抗原与病理过程之间相互作用的机制。HLA 基因参与了免疫反应的调控,若干 HLA 抗原的变化,如 AW24、BW40、BW54、CW1 和 DRW2 抗原较健康患者中更普遍,HLA-B5 抗原可使 TAO 的患病风险增加 78.2%。不过,若没有外在因素的刺激(吸烟等),遗传因素可能永远不会起作用。

4.激素异常 鉴于患者多为年轻男性,性激素异常也被认为是影响致病的因素之一。烟草可以影响血栓素 A 和前列环素的合成,进而削弱血液流动和血管内皮功能。

总之,血栓闭塞性脉管炎的发病涉及了多方面的因素,如吸烟、寒冷潮湿、营养不良和激素水平异常等等。就目前的研究来说,吸烟是唯一肯定的重要因素。

**四、病理解剖**

血栓闭塞性脉管炎主要侵犯周围中、小动脉、静脉,通常起始于动脉,然后侵袭静脉,但静脉病变程度较轻。易受累的动脉中,下肢主要是足趾、足背、胫前和胫后动脉,上肢是指、桡和尺动脉。小腿的腘、股动脉亦可累及,多由远端动脉病变发展而来。发病于内脏动脉者很少见,但也有少量病例报道。病变动脉缩窄变硬,血管全层呈非化脓性炎症,管腔内常有机化血栓,但内弹力层保存良好是区别于动脉硬化闭塞症和其他血管炎的鲜明特点。病变常呈节段性"跳跃式"发展，长度不等，每段之间的血管比较正常。在病变后期，血管周围纤维组织广泛纤维化，将动脉、静脉和神经包围其中，形成坚硬条索，血管壁上交感神经和周围神经变性，髓鞘丧失。反复发生浅静脉炎是血栓闭塞性脉管炎的另一特点。根据病变的进程可将病理变化分为两期：急性期、慢性期。

1. 急性期　动脉呈全层炎症反应，内弹力层完整，结构正常，中膜层和外膜层有炎细胞，主要是淋巴细胞和成纤维细胞浸润，但中膜层并无坏死病灶。大量中性粒细胞和巨噬细胞与血液混合形成炎性血栓阻塞管腔。肉芽肿反应和巨细胞生成，与新鲜血栓融为一体，形成所谓的"微小脓肿"。早期的肉芽肿反应和巨细胞出现是血栓闭塞性脉管炎的典型病理形态。

2. 慢性期　血管吸收稳定后，动脉炎症消退，血栓机化，随之有毛细血管形成，使血栓再疏通。内膜有纤维性增厚，中层完整，富含滋养血管，外膜纤维组织亦增生，含有成纤维细胞。动脉与血栓粘连紧缩，弹力板呈波浪形增厚和断裂，但整体结构保存良好。动脉外周广泛纤维化、神经受压、变性和缺血，构成了肢体末梢缺血性疼痛甚至形成坏疽的原因。

除了上述血管的病理学变化外，因残存正常血管和侧支循环无法满足血运供给，将会出现神经、肌肉、骨骼等组织营养障碍，呈与缺血程度相一致的病理改变。主要表现为肌肉萎缩，皮肤变薄，皮下脂肪减少，骨质疏松，趾甲变性以及末梢组织缺血性溃疡或坏疽等。

## 五、临床表现及分期

### (一)临床表现

1. 感觉和皮肤色泽改变　患肢发凉、怕冷、对外界寒冷刺激敏感是常见的早期症状，患肢的皮温降低尤以趾端最明显。随着病情的进展，发凉的程度也随之加重。因神经末梢受缺血影响，患肢可出现胀眠感、针刺感、奇痒感、麻木感或烧灼感等感觉异常。皮肤苍白，在肢体下垂时可出现潮红和发绀。

2. 疼痛　疼痛是血栓闭塞性脉管炎最突出的症状，早期源于动脉痉挛，血管壁和周围组织内神经末梢感受器受刺激所引起，疼痛通常较轻。血管内膜发炎和血栓形成堵塞管腔后引发早期缺血性疼痛，行走或活动后，疼痛出现或加重，休息后缓解或消失，称之为间歇性跛行。随病情进展，行走距离逐渐缩短，止步休息的时间延长。随着病情继续发展，动脉缺血更加严重，尤其是引发缺血性神经炎，疼痛剧烈而持续，即使在肢体处于休息状态时，疼痛仍不止，称之为静息痛。夜间尤甚，肢体抬高时加重，下垂后疼痛可稍减轻。患者常日夜屈膝而坐，彻夜不眠，有时将患肢垂于床旁，以减轻疼痛。情绪刺激和寒冷可影响血管的舒缩反应，加剧疼痛。当缺血肢体并发溃疡进而继发感染时，疼痛更加剧烈。

3. 营养障碍　随着病变进展，受累动脉搏动逐渐减弱或消失。长期慢性缺血可致患肢营养障碍，表现为皮肤干燥、脱屑、皲裂、汗毛脱落、出汗减少或停止。趾(指)甲增厚变形和生长缓慢、肌肉松弛萎缩、肢体周径变细。肢体严重缺血后则出现溃疡或坏疽。下肢坏疽可及小腿，上肢坏疽很少超出腕关节。多为干性坏疽，继发感染转为湿性坏疽，出现全身性毒热反应。

4. 血栓性浅静脉炎　约50%的患者在发病前或发病过程中反复出现游走性血栓性浅静

脉炎,多位于足背和小腿的足静脉,少数可蔓延至大腿。一段或数段浅静脉可同时受累,呈红色条索状、结节状,伴有轻度疼痛。一次发作持续 2～3 周后症状消退,消退后往往有色素沉着。

(二)临床分期

病程的演变,根据肢体缺血的程度,可分为三期。

第一期局部缺血期:以感觉和皮肤色泽改变为主。主要表现为患肢麻木、发凉、怕冷、酸胀、易疲劳、沉重和轻度间歇性跛行。患者一般行走 0.5km 以上路程会出现不适症状,休息后缓解。检查患肢皮温稍低,皮色较苍白,足背动脉或(和)胫后动脉搏动减弱。约 50%的患肢有游走性血栓性静脉炎。

第二期营养障碍期:以疼痛和营养障碍为主。除患肢麻木、发凉、怕冷、酸胀、沉重等症状加重外,间歇性跛行日益明显,行走距离缩短,休息时间延长,疼痛逐渐转为持续性静息痛。夜间更为剧烈,患者常屈膝抱足而坐。患肢皮温明显下降,皮色更加苍白,或出现紫斑、潮红,皮肤干燥,汗毛脱落。趾(指)甲增厚变形,小腿肌肉萎缩,足背动脉、胫后动脉搏动消失,腘动脉、股动脉搏动亦可减弱。

第三期组织坏死期:以溃疡和坏疽为主。除上述症状继续加重外,患肢严重缺血,患肢趾(指)端发黑、干瘪、坏疽、溃疡,静息痛更为加重,经久不息,患者日夜不眠,屈膝抱足而坐。或借助下垂肢体以减轻痛苦,致使肢体肿胀。患者日见消瘦,体力不支。若并发局部感染,使干性坏疽转为湿性坏疽,可出现发热、畏寒、烦躁等全身毒血症状。坏死组织脱落后,形成经久不愈的溃疡。若继发感染,则呈湿性坏疽。根据坏疽的范围,可分为三级:Ⅰ级,坏疽局限于趾(指)部;Ⅱ级,坏疽延及趾蹠(指掌)关节及蹠(掌)部;Ⅲ级,坏疽延及足跟、踝关节或踝关节以上。

这种分期已被临床医师广泛认可并采用,有利于辨别病情轻重、病程不同阶段,便于掌握相应而有效的治疗方法。但这仅能粗略的反映阻塞水平和缺血程度,影响因素很多,不能一成不变的看待,仅作参考价值。

### 六、诊断及鉴别诊断

(一)诊断

根据临床表现诊断血栓闭塞性脉管炎并不困难,通常是基于以下两个主要诊断标准:

1. Shionoya 诊断标准　包括:①吸烟史;②发病年龄小于 50 岁;③腘动脉以远端动脉闭塞;④累及上肢或有游走性浅静脉炎;⑤不存在除吸烟之外的致动脉粥样硬化高危因素。

2. Olin 诊断标准　包括:①发病年龄小于 45 岁;②目前(或最近)有烟草使用史;③无创血管检查证实存在远端肢体缺血(跛行、静息痛、缺血性溃疡或坏疽);④实验室检查已排除自身免疫性疾病、血液高凝状态和糖尿病;⑤超声心动图和动脉造影除外来源于近心端的栓塞;⑥造影结果与临床上累及和不累及的肢体一致。

除了根据病史和体征,为了明确肢体缺血的诊断,确定缺血的部位、范围、程度及侧支循环形成状况,除一般检查外,还可行下列检查:

1. **肢体抬高试验(Buerger 氏试验)** 患者平卧,患肢抬高 45°,3 分钟后,观察足部皮肤色泽变化;然后让患者坐起,下肢垂于床旁,观察肤色变化。若抬高后足趾和足底皮肤呈苍白或蜡黄色,下垂后足部皮肤为潮红或出现斑块状发绀时,称为阳性结果。

2. **辅助检查** ①多普勒超声不仅可以直接探查受累动脉,可以显示病变动脉的形态、血管的直径和血液的流速等,还可以测量踝肱指数(ABI),对疗效的监测和随访都很重要;②CTA 可以观察动脉的整体形态及不同截面狭窄、闭塞的情况,但对腘动脉以远的血管病变的估计不够准确(图 6—8);③动脉造影时清楚显示动脉病变的部位、程度和范围,以及侧支循环情况。不同时期会有不同的该病。但动脉造影可致血管痉挛、加重肢体缺血及损伤血管等不良后果,不宜常规应用,一般在作血管重建性手术前才考虑;④MRA 对于周围动脉闭塞性病变,不足以准确的估计狭窄性病变,但可以显示阻塞部位远端流出道血管影像,还可以检查移植血管通畅情况。

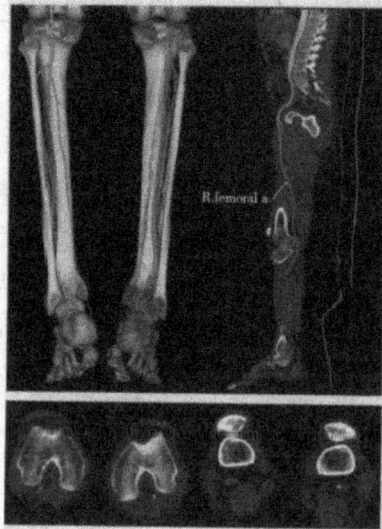

图 6—8 TAO 患者 CT 影像

**(二)鉴别诊断**

血栓闭塞性脉管炎应与下列疾病相鉴别:

1. **动脉硬化闭塞症** 血栓闭塞性脉管炎和动脉硬化闭塞症都是慢性闭塞性动脉病,两者在症状、体征和病程发展上颇为相似,但闭塞性动脉硬化症有下列特点:①男女均可发病,患者年龄较大,大多在 50 岁以上,不一定有吸烟嗜好;②身体其他部位有动脉硬化表现,常伴有高血压、高血脂、冠心病、糖尿病等;③病变动脉常为大、中型动脉,如腹主动脉分叉处、髂动脉、股动脉或腘动脉,其次是胫后动脉,很少侵犯上肢动脉;④X 线摄片可显示动脉有不规则的钙化阴影,如虫蚀样,阻塞远端动脉可经侧支血管显影,呈显著扭曲现象;⑤无游走性血栓性浅静脉炎的表现。

2. **雷诺综合征** 少数血栓闭塞性脉管炎患者,早期也可出现雷诺综合征的上述表现,因而必须与其相鉴别。雷诺综合征有如下特点:①患者多为青年女性;②发病部位多为手指,且常为对称性发病;③患肢动脉搏动正常,即便病程较长,指(趾)端也很少发生坏疽。

3. 多发性大动脉炎　多见于青年女性；病变常累及多处大动脉；活动期常有低烧、红细胞沉降率增快；造影显示主动脉主要分支开口狭窄或阻塞。

4. 结节性动脉周围炎　本病主要侵犯中、小动脉，肢体可出现类似血栓闭塞性脉管炎的缺血症状，其特点为：①病变广泛，常累及肾、心、肝、胃肠道等动脉；②出现皮下结节，沿动脉行径而排列；③常有发热、乏力、红细胞沉降率增快及高球蛋白血症等；④确诊常需行活组织检查。

5. 糖尿病足　血栓闭塞性脉管炎发生肢端坏疽时，需与糖尿病足鉴别。糖尿病患者有烦渴、易饥、多尿的病史，尿糖阳性，血糖增高。

## 七、治疗

血栓闭塞性脉管炎治疗的首要措施是戒烟。治疗原则是促进侧支循环，重建血流，改进肢体血供，减轻或消除疼痛，促进溃疡愈合及防止感染，保存肢体，以恢复劳动力。目前，治疗血栓闭塞性脉管炎的方法很多，均有一定的疗效，可根据病情和临床分期，综合应用。

（一）非手术疗法

1. 一般疗法　严禁吸烟，以免烟碱刺激作用，增加血管缺血程度。防止受冷、受潮和外伤。患肢适当保暖，但不宜热敷或热疗，以免组织需氧量增加，加重组织缺氧、坏死。勿穿硬质鞋袜，以免影响足部血液循环。患肢应进行锻炼，采用 Buerger 氏运动，即患者平卧，抬高患肢 45°～60°，维持 2～3 分钟；然后患者坐起，两足下垂于床边，维持 4～5 分钟；再平卧，患肢平放于床上，休息 4～5 分钟。如此每日 3 次，每次操作 5～10 次。上述措施均有利于促进血液循环和侧支循环的建立。

2. 药物疗法

（1）中医中药：根据中医辨证和西医辨病相结合的方法，采用中药分型治疗：①阴寒型，属于早期或恢复阶段。治则以温经散寒为主，佐以活血化瘀，可先用阳和汤加减；②气滞血瘀型，多为第二期。治则以疏通经络，活血化瘀，选用当归活血汤加减；③湿热型，为三期轻度趾端坏疽、溃疡继发感染。治则以清热利湿为主，佐以活血化瘀，可用四妙勇安汤加味或茵陈赤小豆汤加减；④热毒型，为第三期继发感染及毒血症。以清热解毒为主，佐以凉血化瘀，可用四妙活血汤加减；⑤气血两虚型，多见于恢复阶段或病久体质虚弱者。以补养气血为主，可用顾步汤加减。

（2）血管扩张药：应用血管舒张药物，可缓解血管痉挛和促进侧支循环。常用的血管扩张药有：①妥拉苏林，每次 25～50mg，口服，一日 3 次；或 2～50mg，肌内注射，每日 1～2 次。②罂粟碱，30～60mg，每日 3～4 次，口服或皮下注射。此药有成瘾性，不宜长期使用。③烟酸，50～100mg，口服，每日 3 次。④硫酸镁，2.5% 硫酸镁溶液 100ml，静脉滴注，每日 1～2 次，15 次为 1 疗程。间隔 2 周后可行第 2 疗程。⑤其他如酚妥拉明、苯苄胺、苄丙酚胺和丁酚胺等皆可选用。

（3）低分子右旋糖酐：能减少血液稠度，增加红细胞表面负电荷，抗血小板集聚，因而能改善微循环，防止血栓延伸，促进侧支循环形成。每次 500ml，每日 1～2 次，静脉滴注，10～14

天为 1 疗程。间隔 7～10 天可重复使用。溃疡坏疽继发感染时不宜使用，以免引起炎症扩散。

(4)去纤维蛋白治疗：应用从蛇毒中提取的一种抗凝作用的物质，可以降低纤维蛋白原和血液黏度，用以治疗动静脉血栓获得良好效果。近年，我国先后从东北蛇岛和长白山蝮蛇蛇毒中提纯出"抗栓酶"和"清栓酶"，用来治疗血栓闭塞性脉管炎，获得良好效果，且无明显不良反应。

(5)前列腺素 $E_1$（$PGE_1$）：$PGE_1$ 的发现和应用为内科治疗肢体动脉缺血开创了新的前景。具有极强的扩张血管、抗血小板和预防动脉粥样硬化作用，对静息痛的缓解、缺血性溃疡的愈合以及间隙性跛行时间的延长都有帮助。$PGE_1$ 的应用尚有很多不足之处，如给药方式、不良反应等，有待进一步的研究结果。

(6)抗生素和镇痛药并发溃疡感染者：应选用广谱抗生素进行处理，预防感染的扩散。肢体缺血可造成顽固的剧烈疼痛，必要时可应用一些辅助镇痛药，如吲哚美辛、哌替啶等。也可在硬脊膜外持续的麻醉，可用 3～5 日，有利于缓解顽固性疼痛，同时可以解除因下垂体位引发的水肿，利于溃疡的愈合。

(二)高压氧疗法

在高压氧舱内，通过血氧量的提高，可增加肢体的供氧量，对减轻疼痛和促进伤口愈合有一定疗效。每日一次，每次 3～4 小时，10 次为一疗程。休息 5～7 天后，再进行第二疗程。一般可进行 2～3 个疗程。

(三)手术疗法

1.交感神经节切除术　对下肢是腰交感神经切除术；对上肢是上胸交感神经切除术。交感神经节切除后，可以永久的解除肢体远端部分血管的舒缩能力，使血管扩张，促进侧支循环的建立。但主要改善皮肤的血液供应，对肌肉的血液循环改善不明显，手术需切除 2～4 腰交感神经节和神经链，男性患者，避免切除两侧第 1 腰交感神经节，以免术后发生射精功能障碍。适用于腘动脉以下动脉搏动减弱或消失的第一、二期患者。一般术前应行腰交感神经阻滞试验，若阻滞后皮肤温度上升 1～2t 以上，术后一般效果较好。若皮肤温度维持原状，说明动脉已经闭塞，血管张力解除后，并不能增进血流，就不宜行交感神经节切除术。亦有注射化学药物破坏交感神经节的方法，称为化学性交感神经节切除术。

2.动脉重建术　直接性的动脉重建分有两种方法：

(1)动脉血栓内膜剥除术：适用于股腘动脉阻塞，动脉造影显示胫前、胫后或腓动脉中至少有一支动脉通畅者。血栓内膜剥除术有开放法和半开放法两种。前者动脉壁切口长，找出内膜和中层分离面后，直视下将血栓内膜剥除；后者切口小，以内膜剥除器剥除血栓内膜。许多学者认为血栓闭塞性脉管炎病变范围广泛，远端通常没有良好的流出道，动脉内膜剥脱术很难起到良好的效果。

(2)动脉旁路移植术：最好应用于小部分腘上动脉闭塞而远端有良好流出道的病例。应用自体大隐静脉或人工血管，在闭塞动脉的近、远端，行旁路移植，使动脉血流经移植的血管，供给远端肢体。移植材料,以自体大隐静脉最好。

3. 大网膜移植术 适用于腘动脉及其以下三支动脉广泛闭塞且静脉亦有病变者,分为带蒂网膜移植与游离网膜移植两种。前者较简便,根据网膜血管的不同类型,将网膜裁剪延长,通过皮下隧道,将网膜引至肢体远端;后者较复杂,游离的网膜蒂血管与股血管分支吻合。

4. 动、静脉转流术 适用于动脉广泛性闭塞而静脉正常者。手术将动脉血流引入静脉,利用静脉系统作为向远端肢体灌注动脉血流的通道。分浅静脉转流术、高位深静脉转流术和低位深静脉转流术三种。此方法能够在短期内为缺血组织提供血运,缓解症状,但长期效果的随访,有待深入研究。

5. 腔内介入治疗 随着材料学的进展,经皮球囊扩张成形术向下肢的远端进军。目前,股浅动脉长段闭塞介入治疗和膝下小动脉小球囊扩张是目前慢性下肢动脉缺血治疗的热点之一。但就目前的数据来看,TAO的介入治疗效果明显低于动脉硬化闭塞症。TAO的血管处于全层炎症反应状态,使得血管黏连紧密,导丝通过的成功率不高。即使球囊扩张成功,术后再次形成血栓的概率依然很高,因而TAO介入治疗后常规需要溶栓治疗。

6. 干细胞移植术 自体干细胞移植是近年来治疗慢性下肢缺血热点之一。大量的实验研究表明,骨髓干细胞经诱导分化后能在缺血组织中促进血管新生。干细胞的采集有3种方法:①直接取出大量骨髓约500ml,创伤较大;②取出少量骨髓约10~20ml,进行体外培养扩增,创伤小,但有潜在的致肿瘤作用和感染机会;③采用集落刺激因子行骨髓动员,使骨髓干细胞释放到外周血,再分离采集干细胞,此方法相对安全,简便易行。干细胞移植的途径也有两种:①直接注射入小腿肌肉中;②动脉穿刺后注入动脉中。两种方法效果优劣尚无定论。虽然干细胞移植的治疗效果还没有得到充分肯定,但也有很多个别病例受益,促进侧支新生,改善血运供应。

7. 清创和截肢术 血栓闭塞性脉管炎的患者的趾(指)端如果是干性坏疽,应仔细保护,保持干燥,避免感染。如果发生溃烂并继发感染,应用温盐水仔细清洗浸泡5~10分钟,清洁换药,如感染被控制,待坏死组织与健康组织间界线清楚后,可沿分界线行截趾(指)术。若肢体有比较广泛的坏死,合并毒血症或有难以忍受的剧烈疼痛,经各种治疗均无改善,可考虑行截肢术。在动脉供血可能的范围,尽量争取作膝下截肢,以利于安装假肢。

## 八、预后

血栓闭塞性脉管炎具有反复发作的特点,发作与否的关键是是否进行严格戒烟。Cooper等人的研究中,随访111例TAO患者15.6年,5年、10年、20年的肢体截肢率分别为25%、38%、46%。截肢风险增加的主要原因是患者继续吸烟。另外,通过总结多年的临床经验发现以下的一些情况提示预后不良:

1. 病情较重,发病较快,如已出现溃疡、坏疽才就诊治疗者。

2. 患者久治不愈,或反复发作,随着年龄增长,伴有动脉硬化,侧支循环建立较差者,易发生急性坏死,最终要截肢,且常须高位截肢。

3. 年龄不超过30岁,其病变范围广泛,四肢均受累及者。

4. 全身状况较差,或合并有心脏病、糖尿病、严重贫血者,多难治愈。

5. 反复发作的游走性浅静脉炎,经治疗始终不愈,发生静脉溃疡,导致截肢。

6. 末梢循环差,尤其是趾关节出现明显缺血者。

(方军)

## 第六节  血管损伤

### 一、概述

对血管损伤的认识已经有近 2 千年的历史。Galen 在 2 世纪实施血管结扎,该技术在中世纪失传,直到 16 世纪文艺复兴时期才被法国军医 Ambroise Pare 重新使用。期间,战场上处理血管损伤主要使用敷料压迫,甚至使用沸油烧灼伤处。18 世纪中期,Hallowell 用兽医的缝线 8 字缝合修复动脉。19 世纪对于血管损伤的处理仍以结扎为主。1896 年 John B. Murphy 成功实施了人股动脉对端吻合。1902 年美国医生 Carrel 和 Guthrie 奠定了三定点血管缝合的基础,Carrel 因在血管外科的突出贡献获得 1912 年诺贝尔医学奖。1907 年,Lexer 等在实验及临床施行动脉吻合术、静脉移植术取得成功。

虽然治疗血管损伤的知识已经存在,但在两次世界大战期间,医生依然恪守"生命重于肢体"的格言,血管损伤的主要治疗方法仍然是血管结扎,因为战场环境下,伤处感染时常发生,抗生素在二次大战末才真正使用,血库建设也不完备,不可避免地出现大量的截肢和死亡。朝鲜战争期间,损伤动脉修复技术取得了巨大的进步,在战场环境下损伤血管修复也取得成功。主要动脉损伤的截肢率由二战间的 49％降为 13％。

20 世纪 50 年代后,对血管损伤的认识和治疗技术发展迅速,使血管损伤得到合理的治疗,并对血管损伤的机制及病理生理进行深入的研究。

越南战争中直升飞机作为运输工具,使血管损伤患者能及时后送。战争期间,600 多名美国年轻医生参与处理了超过 10000 例血管损伤,"年轻外科医生成为战争中唯一受益的人群"。

阿富汗战争和伊拉克战争中,训练有素的外科医生起到了关键作用,血管腔内治疗技术应用于战地医院。新止血带的使用挽救了大量生命,特别是对路边炸弹造成的大量伤员急救时。临时血管腔内转流技术的应用,大大减少了血管损伤的并发症。医疗空运后送发展到前所未有的高水平,对严重的复合伤患者可在 ICU 的支持下,用喷气式飞机转运。血管修复技术的进步、腔内修复技术的发展,使血管损伤后的截肢率和死亡率进一步下降。

随着交通运输业和现代武器的发展,血管腔内诊疗技术的广泛应用,以及暴力事件的不断发生,血管损伤逐年增加,同时,新的诊疗技术的发展,使血管损伤患者的生存率有了显著提高。尽管如此,血管损伤,特别是大血管损伤,依然危重,需要立即处理以挽救生命和肢体。因此,医务人员的专业知识、专业技能和特殊器材在处理血管损伤时显得非常重要。"处理血管损伤在外科领域是具有迷人魅力的工作之一"。

### 二、流行病学

在不同国家和地区,血管损伤的流行病学特点不同,发病率、病因和发病机制有很大区别。在美国,周围血管损伤约占创伤的3%,大多数为锐性损伤。在澳大利亚,血管损伤占创伤的但血管损伤造成的死亡人数却占所有创伤死亡人数的20%。美军在伊拉克和阿富汗战争中,发生的血管损伤占所有战伤的7%,其中88%为四肢血管损伤,血管修复后的截肢率仅为8%。

在印度北方,暴力事件发生率低,钝性血管损伤,特别是道路交通事故所致的损伤占84%。而在哥伦比亚的麦德林,93%的血管损伤为锐性损伤。在欧洲,医源性血管损伤的比率高达40%。科威特41%的血管损伤为锐性损伤,23%为交通事故,22%为医源性。

血管损伤的部位在不同的国家和地区也有差别。在澳大利亚,胸部、腹部和四肢血管损伤所占的比率几乎相等,颈部损伤较少见。在拉丁美洲,四肢血管损伤是胸腹部血管损伤的2倍,上下肢血管损伤的比例相同,肱动脉、股动脉和腘动脉是最常受损伤的动脉。

血管损伤导致的死亡在很大程度上与损伤的部位和机制有关。胸腹部血管损伤的死亡率约在30%～50%;四肢血管损伤的死亡率为5%。

### 三、血管损伤机制

锐性损伤可直接导致血管损伤,刺伤和枪伤时,锐器和子弹可以直接命中血管,导致血管部分或完全断裂。此外,枪伤还可以间接造成血管损伤,当子弹高速进入人体组织时,会形成一个瞬时的空腔(空腔效应),将大量的动能传递到周围组织,造成伤道周围的血管损伤。间接损伤的程度,取决于子弹的速度和质量。

钝性损伤可以造成血管挤压、碾挫和撕裂伤。钝性损伤多发生于道路交通事故、严重挤压和高空坠落。另外,犬类咬伤、电击伤以及其他暴力作用造成的血管损伤也应归入钝性损伤的范畴。

血管减速伤多由有韧带固定的动脉急速相对移动造成,例如主动脉弓降部、靠近小肠系膜根部的肠系膜动脉。

随着血管腔内诊疗技术的发展,医源性血管损伤正在增加,损伤率在诊断性操作中为0.5%,在治疗性操作中为10%。值得注意的是,在行股动脉插管的婴幼儿中,1/3出现局限性的血栓形成。

许多外科手术有造成血管损伤的风险。肝胆胰外科手术可以造成肝门和肠系膜血管损伤,腰椎手术可造成腹主动脉和下腔静脉损伤,膝部骨科手术可造成腘动静脉损伤。腹腔镜和胸腔镜手术在套管针穿刺部位造成的血管损伤也在增加。

周围神经与血管解剖关系密切,骨折常合并血管损伤和周围神经损伤。

### 四、血管损伤病理生理

大出血可以导致低血容量性休克,组织灌注不良、血液携氧能力降低,可导致代谢性酸中毒、凝血功能障碍和体温过低(低于34℃),即致命性外伤三联症。代谢性酸中毒可以加重心肌抑制和凝血功能障碍,低体温可抑制血小板的功能,影响凝血因子的激活。

动脉损伤可造成动脉破裂或阻塞,或两者兼有。动脉破裂造成内出血或外出血,在某些情况下,如慢性动脉损伤、假性动脉瘤,可造成继发性出血。动脉阻塞无论是血管内因素(内膜挫伤、剥离、动脉横断),还是外部因素(骨折、压迫),均可造成该动脉供血区域的组织缺血。缺血的程度与损伤动脉侧支循环的数量有关。如果特殊部位的动脉被结扎,可能导致截肢。

部分动脉被结扎后可能出现截肢的比例为：腋动脉45％～60％，股总动脉80％，股浅动脉45％，腘动脉85％。修复上述动脉可显著降低截肢率。血栓形成和动脉栓塞也是动脉阻塞的机制。

动脉和伴行的静脉同时受损时可能形成动静脉瘘。如果动静脉瘘的口径足够大，可形成高排血量性心力衰竭。动脉壁的部分破裂可以造成肢体远端缺血。

骨筋膜腔综合征是一种严重并发症，病因是骨筋膜腔空间减小（环形烧伤、肢体外部的环形约束），或骨筋膜腔内容物体积增大（肌肉水肿、占位性病变、血肿），可发生于肢体缺血再灌注后，也可发生于骨折、软组织损伤、烧伤和挤压伤后，甚至可发生于较长时间的骨折复位后。骨筋膜腔综合征发生时，腿部和前臂封闭的筋膜腔内压力不断升高，甚至超过动脉灌注压，导致缺血、肌肉坏死、神经损害。剧烈疼痛和感觉异常是骨筋膜腔综合征的标志，提示应进一步检查，以确定是否发生骨筋膜腔综合征。骨筋膜腔内的压力可以测定，如果怀疑有骨筋膜腔综合征发生或预期会发生，应当行筋膜腔切开减压。

## 五、临床表现

血管损伤除组织损伤引起的症状和失血性休克外，还有特殊表现，90％的血管损伤可通过病史和体格检查确诊，血管损伤的临床表现被分为"硬体征（hard signs）"和"软体征（soft signs）"。

1. 硬体征　指明确的血管损伤体征，需要尽快手术探查，血管造影并非必须，尽管它可提供更多信息。血管损伤的硬体征包括：

（1）搏动性出血。

（2）不断增大的血肿。

（3）无脉、肢体缺血（有"5P"征，"5P"征的后两者是后期体征，不能等待"5P"征全部出现才诊断血管损伤）。

（4）可触及震颤，可闻及血管杂音。

2. 软体征　指不能立即确诊，但怀疑有血管损伤的体征，需要观察和进一步检查。血管损伤的软体征包括：

（1）有出血或低血压病史。

（2）脉搏减弱。

（3）较大的血肿。

（4）神经功能障碍。

（5）股、腋，肱、腘血管束附近的损伤。

（6）骨折、关节脱位。

（7）损伤病情逐渐加重。

（8）毛细血管充盈时间延长。

## 六、辅助检查

历史上，所有邻近主要神经血管束的损伤都要手术探查，这一治疗原则导致大多数不需要手术的患者接受了探查。随着多普勒超声、血管造影的应用，诊断准确率不断提高，上述原则已经弃用。许多医疗单位开始尝试保守治疗周围动脉损伤，因为无动脉阻塞的小的动脉损伤有可能自限。

1.踝肱指数(ankle brachial index,ABI)[或腕肱指数(wrist brachial index,WBI)]　踝(腕)肱指数是指通过测定受伤肢体踝(腕)关节远端的动脉收缩压和未受伤肢体肱动脉的收缩压而得出。踝或腕部收缩压可以使用手持式多普勒测定,ABI(WBI)≥1,体格检查无血管损伤的征象,可以观察,99%的患者无肢体大血管损伤。如果 ABI(WBI)<0.9,提示动脉损伤的敏感性为 95%,特异性为 98%。

ABI(WBI)=患侧踝(腕)部动脉收缩压/健侧肱动脉收缩压。

2.多普勒超声　为无创检查,可显示血管影像,测定有无血流和血流速度,可以单独或联合血管造影,评估外周和躯体血管的损伤情况。检查可在床边进行,可反复检查,但需要高水平的专业技术人员。其诊断血管损伤的敏感性为 50%~95%,特异性为 99%~100%,准确性为 96%~98%。是首选检查方法。

另外,超声可用于诊断腹腔内脏器损伤,能用于急诊和病情不稳定的患者。在钝性损伤中,诊断腹腔内脏器损伤的敏感性为 84%~86%,特异性为 92%~98%,准确性为其阳性预测值为 61%~89%,阴性预测值为 90%~99%。在腹部锐性损伤中,其敏感性为 46%,特异性为 94%,阳性预测值为 90%,阴性预测值为 60%。

3.X线平片摄影　有助于诊断骨折,发现异物(如枪弹)。骨折和异物可能造成血管和神经损伤。骨折常合并血管损伤,如肱骨髁上骨折、股骨骨折、颈部骨折、锁骨中部骨折、第一肋骨及肩胛骨骨折等,关节脱位常合并钝性血管损伤。胸部 X 线检查:对疑有胸腔内血管损伤的患者有价值,下列检查结果提示可能有主动脉损伤:

(1)上纵隔影增宽。

(2)主动脉结消失。

(3)气管向右侧偏移。

(4)左主支气管和水平线的夹角>40°。

(5)主动脉肺窗消失或左肺上叶内侧阴影。

(6)脊柱右侧阴影增宽。

4.CT 增强扫描　Meta 分析表明,CT 增强扫描诊断血管损伤的敏感性为 99.3%,特异性为 87.1%,阳性预测值为 90.1%,阴性预测值为 99.9%。计算机断层扫描血管成像(CT angiography,CTA)是近年用于临床的新技术,多项回顾性和前瞻性研究显示,CTA 对血管损伤诊断的敏感性和特异性均高达 90%,但在病情不稳定的患者不推荐使用。CT 对于评估多部位损伤也有优势。

5.食管超声心动图　诊断降主动脉近峡部损伤的敏感性为 100%,特异性为 98%。在主动脉弓附近,由于导管内气体的干扰会形成"盲点",不能观察主动脉分支和胸主动脉远侧。单独使用时,某些动脉损伤可能被漏诊,因此建议联合动脉造影使用。

6.开放或闭合性诊断性腹腔灌洗　能迅速诊断腹腔内出血,敏感性、特异性、准确性分别为 95%,99%和 98%。

7.动脉造影　是诊断血管损伤的金标准,可准确地诊断动脉损伤,为外科医生修复血管提供路径,对显露困难的血管损伤,如盆腔内和肾血管损伤,可同时使用血管内支架或栓塞治疗。动脉造影为有创检查,需要大型设备,需注入造影剂。对不合作的患者无法完成检查。

## 七、治疗原则

处理血管损伤是外科医生必须面对的严峻挑战。血管损伤常伴有神经、骨骼损伤，处理这类损伤需要多学科协同。

1. 及时救治　及时救治对挽救血管损伤患者的生命，保存肢体至关重要。可外部加压包扎，控制出血，夹板固定肢体，为进一步处理或转运创造条件。不能盲目使用止血药，因为可能使伤情恶化或造成其他组织的损伤。不应将手指插入出血已经减缓的伤处，避免出血加剧。但在大出血时，用手指或拳压迫可暂时阻止出血。

止血带的应用一直存在争议。对四肢创伤不适当地应用止血带不但不能止血，反而可加重出血。因为止血带容易阻断压力较低的静脉血流，对压力较高的动脉血流却没有完全阻断。止血带常用于低血压者，阻断动脉血流所需的压力相对较低，在复苏前就应使用。复苏开始后，收缩压会逐渐增高，伤处可能还会出血，需注意监测，必要时收紧止血带。患者入院后，应尽快把院前急救使用的止血带换成充气止血带。即使正确使用止血带也会给伤者造成较大痛苦，应使用止痛剂。

2. 复苏　ABC 原则即通畅呼吸道、维持呼吸和循环（airway, breathing, circulation）。血管损伤患者通常需要大量输血和输液，当出血被控制，同时输入晶体液，血压仍然为 90mmHg 或者更低，持续时间大于 90 分钟，认为是影响死亡率的独立危险因素，输血量并不能决定生存率，而损伤的严重程度和休克持续的时间影响预后。

大量出血的患者通常体温下降，应使用外部保温措施，所有输入的液体都应加温，但是体表温度升高可使血管扩张，加重低血压。心律失常、酸中毒、凝血功能紊乱在低体温状态下不易纠正。

对于低血压的患者，如果出血未被控制，复苏时要谨慎。大量输液可使血压升高，出血增加，并且稀释已经大量丢失的凝血因子，还可能引发心力衰竭。因此，有学者提倡"低血压复苏"直到控制出血。

凝血功能紊乱是出血和大量输液导致的血浆蛋白稀释、低体温和凝血因子耗竭而引发的级联反应，DIC 和出血会相继发生。可用血小板和新鲜冷冻血浆纠正凝血功能紊乱。

3. 血管修复　控制出血需要较大范围的显露。下肢探查时，要做腹部和双下肢术前准备，因为部分患者需要控制近端动脉或切取对侧肢体的静脉。上肢探查时，应准备至少一条下肢。胸部和腹部外伤可能需同时切开胸腔和腹腔。需要大隐静脉时，腹股沟区应备皮。切口应精心选择，应足够长并且与血管走行一致，以便控制损伤血管的近端。应充分游离血管断端，精细吻合，使吻合的血管走行顺畅，吻合口无张力，吻合口口径应较大。患者应全身肝素化，如果伤情不允许，血管内应使用肝素盐水冲洗。

血管修复、重建方式如下：

（1）侧方修补术：血管壁的损伤不大于周径的 25%。

（2）补片修补血管成形术：血管壁的损伤不大于周径的 50%。

（3）一期对端吻合：损伤血管缺失少于 2cm，断端可以分离、对接。

（4）血管移植物：损伤血管缺失大于 2cm，使用自体静脉多于 PTFE 人工血管。

（5）解剖外旁路移植术：较大范围的血管缺失、多节段的血管损伤、创面污染。

Fogarty 导管的应用有争议，如果没有明确血栓，损伤血管近、远端血流通畅，则不应使用,因为 Fogarty 导管可损伤血管内膜,加重血管痉挛。

**4. 术中转流**　临时血管转流可迅速恢复血流,缩短缺血时间。患肢缺血时间长,预计血管重建的时间较长,或者在动脉修复前有骨折需要固定,均应当使用。横纹肌热缺血超过 6 小时将很难存活,组织缺血再灌注会增加毛细血管的通透性,加重肌肉肿胀,升高骨筋膜腔的压力。动静脉同时损伤时,仅行动脉转流会增加骨筋膜腔的压力。不是所有的静脉损伤都要求转流,静脉转流一般根据静脉是否需要修复,血管成形术是否增加静脉的压力而定,动静脉转流可以消除复合伤中必须先修复血管的困境。

**5. 移植物的应用**　如果没有血管缺失,大多数血管损伤可以用 Prolene 线直接修补或对端吻合。动脉壁局部的缺损可用静脉补片修复,大、小隐静脉是最常用的血管移植物,当上述静脉无法获取时,可选用前臂静脉修复较大的血管,当静脉无法获得时,可以使用 PTFE 或者涤纶人工血管。上述移植物的使用可以减少血管重建时间,但是移植血管感染可增加截肢率和死亡率。PTFE 移植物被认为是用于创伤的最好的血管替代物,其通畅率高,抗感染性强,可用于严重感染的创伤,但通畅率不如自体静脉。由于用于腘动脉平面以下血管时通畅率降低,一般不提倡用于膝以下血管修复。

**6. 组织覆盖**　所有的移植物、吻合口和显露的血管应当用正常组织覆盖,以预防感染和出血。当创面感染或闭合伤口可能造成组织压力增加时,则不应缝合皮肤。在皮肤缝合或植皮前,创面应用肌瓣覆盖,以保护修复的血管。

**7. 有效的输血**　出血的终止是治疗血管损伤的基础,但是没有必要的输血,患者仍然难以得救。新鲜全血对抢救患者特别重要,无血小板而且含抗凝剂的所谓“血”,可能导致更加难以控制的大出血,从而需要更多的输血,这种情况必须严加关注。

**8. 静脉损伤的处理**　静脉损伤的发生率比动脉损伤低,肢体静脉损伤是否需要修复存在争议。结扎是一种选择,可以减少手术时间,迅速控制出血,但术后可发生深静脉血栓形成、肺栓塞。下肢静脉结扎后肢体肿胀和静脉血栓形成后综合征相当普遍,可通过抬高肢体和压迫减轻症状。越南战争中血管损伤的救治经验表明:要尽量修复主要静脉的损伤,修复下肢损伤的静脉后,慢性静脉功能不全和静脉血栓形成后综合征的发病率减低。在动静脉联合损伤和结扎腘静脉的患者中并发症普遍,结扎腘静脉可引起严重的静脉高压。静脉修复是否能降低截肢率,改善术后水肿也存在争议,静脉修复后早期血栓形成对肢体的存活没有明显的影响,这可能是静脉血栓形成后有血栓吸收和再通的自然过程。

如果技术可行、患者病情稳定,肢体近端静脉损伤应当修复,腘静脉损伤尤其应当修复。单纯修复的结果优于血管移植物植入,血管移植物更容易形成血栓。静脉修复时,需去除外膜组织,内膜面必须精确对接,间断缝合可避免吻合口狭窄。应避免使用人工材料,因为易形成血栓。静脉修复后早期形成血栓的比例较高,局部修复(包括对端吻合、侧壁缝合、静脉补片)的血栓形成发生率为 21%,血管移植后血栓形成发生率为 59%,但远期通畅率可达 90%。推荐术后使用抗凝治疗,但在多发性损伤的患者禁用。应抬高患肢,使用气体加压装置可以促进静脉血液回流,减少并发症。

**9. 骨骼损伤的处理**　骨折合并血管损伤的发生率为 3.8%～6.5%,在关节脱位和长骨骨折中,血管损伤最常见。可造成血管损伤的骨盆骨折包括 open－book 骨折、后环骨折和移位骨折。外科处理骨盆血管出血困难,外固定装置的应用和介入血管栓塞术都是较好的选择。有无法控制的腹腔内出血时应立刻剖腹探查,填塞压迫或结扎髂内动脉有时可以控制出血。

膝关节脱位和近端胫骨骨折16%～33%合并腘动脉损伤。被牵拉的腘动脉在内收肌裂孔和比目鱼肌远侧的纤维弓固定点之间可出现内膜撕裂甚至血管断裂。由于动脉断端挛缩和痉挛的原因,血管完全断裂可能没有明显的血肿。腘动脉损伤造成的截肢率较高(6%～32%)。胫骨上端严重开放性骨折伴有腘动脉撕裂伤时,截肢率为30%～86%。

肱骨髁上骨折和开放性肘关节脱位与肘部血管损伤关系密切,发生率分别是3%、10%。肘部侧支循环丰富,严重动脉损伤时,10%以上的患者肢体远端的动脉搏动仍可触及,但动脉收缩压降低。骨筋膜腔综合征和缺血性挛缩是肱动脉损伤后使肢体致残的原因,术后应监测骨筋膜腔的压力,当缺血时间大于4小时或术前即有前臂骨筋膜腔压力增高时,应行上肢筋膜腔切开术。

血管损伤合并骨折时的处理顺序存在争议。如果先修复血管,在骨折处理过程中血管可能会再次损伤,先处理骨折则增加肢体的缺血时间,截肢率会增加。血管转流的应用,使得骨折修复可以先期进行而不会延长缺血时间。

10. 抗生素的预防应用  感染是血管重建后最常见的早期并发症,是增加血管修复成功后截肢率的重要因素之一,手术创面感染可诱发血栓形成和血管破裂。因此广泛、彻底的清创显得非常重要。抗生素使用是必需的,特别对使用人工移植物的患者,应使用广谱抗生素48小时以上或直至渗出停止。还必须注意预防破伤风的问题。

11. 抗凝药物的应用  创伤患者接受抗凝治疗的并发症发病率为25%～55%,最常见的是消化道出血,其次为颅内出血,腹膜后腔出血、实质脏器出血、手术创面再出血。当患者病情稳定,出血已控制,估计继续出血的可能较小,即可进行全身肝素化。有骨折和肌肉撕裂处弥漫性出血、复合伤、体温过低和凝血功能紊乱的不稳定患者,不宜全身抗凝。抗凝治疗需慎重,外科医生必须全面掌握患者的病情和身体状况,有移植物植入者用小剂量阿司匹林抗凝较为理想,不会造成其他损伤,低分子肝素可以降低深静脉血栓形成的发生率,提高移植物的通畅率。

12. 骨筋膜腔综合征和筋膜腔切开减压术  骨筋膜腔综合征是一组临床综合征,是骨筋膜腔内压力病理性增高的表现。常见于肢体严重创伤、动脉修复后缺血再灌注损伤或静脉结扎后静脉血回流减少,特别是下肢静脉。

对骨筋膜腔综合征应高度警惕,肢体疼痛程度与本综合征的发生比例不相符。骨筋膜腔综合征发生时,手指或足趾的被动运动可加重疼痛,触诊时,肌间隙的张力增高,肢体运动和感觉异常提示穿过骨筋膜腔的神经受累,但远端的脉搏常能触及。

骨筋膜腔内的压力>30～40mmHg时常需筋膜腔切开减压。动脉灌注压为平均动脉压与组织间隙压力的差值,是决定是否需要筋膜腔切开减压的较好指标。当动脉灌注压<30mmHg时,推荐筋膜腔切开减压。骨筋膜腔内压力可在筋膜腔内放置压力传感器进行测定。

下肢和前臂骨筋膜腔切开减压需切开全部筋膜腔。在大腿、手部和足部可纵行切开筋膜腔。在腓肠肌区,可经一侧切口、两侧切口或一侧切口＋正中切口,切开该部位的四个筋膜腔。前臂所有的筋膜腔可经肘窝到手掌的曲线切口全部松解,同时需行腕管松解。应当检查肌肉的色泽、血供和收缩情况,必要时热敷后重复检查,失活的组织须清除。有时肌肉坏死的征象不明显,经常、反复的检查时分必要。切口不应早期缝合。

骨筋膜腔综合征如果不及时切开减压,将导致骨骼肌坏死和不可逆性神经损伤,还可并发感染。随着横纹肌溶解，肌红蛋白、钾和有机酸释放，可导致肾衰竭、多器官功能衰竭和死亡。此时，为挽救生命不得不截肢。

### 八、不同部位的血管损伤

#### （一）胸部

胸部创伤造成大血管损伤的发生率<10％，但常在短时间内致命。胸主动脉钝性损伤仅有 1/3 是由胸部损伤引起。创伤患者有下列病史和体征时应注意是否有胸部血管损伤：①运动速度>60km/h 的交通事故或坠落的高度>15m；②从车中抛出；③颈部或胸壁有擦伤或血肿，包括安全带勒痕；④多处肋骨骨折；⑤第一或第二肋骨或胸骨骨折；⑥脉搏消失；⑦上肢远端张力过高；⑧肩胛间的收缩期杂音；⑨喉部无损伤时有声嘶或声音改变；⑩上腔静脉综合征；⑪血胸；⑫胸部疼痛；⑬呼吸困难；⑭意识丧失；血压。

急性胸主动脉破裂的患者约 10％～20％在损伤的早期可存活，如果不及时治疗，存活的患者中 30％在 6 小时内死亡，40％在 24 小时内死亡，72％在 1 周内死亡，90％以上在 10 周内死亡。

胸部钝性损伤造成的血管损伤，最常见的是主动脉峡部的横断和撕裂伤，称为主动脉减速伤（deceleration injury）。减速伤开始为内膜横行撕裂，然后不断向外层扩展，由于有较坚韧的纤维结构，外膜通常完整，主动脉弓部较少累及（5％～20％）。升主动脉和主动脉瓣撕裂多由高处坠落产生的垂直减速的剪切力造成，由于挤压和牵拉的作用，常伴有大动脉分支撕裂，最常受累的是头臂干。

动脉造影是诊断大动脉损伤的标准方法，病情稳定但疑有胸主动脉损伤的患者应行动脉造影。螺旋 CT 三维重建技术诊断大动脉损伤已经得到广泛应用。尽管多数主动脉弓部血管损伤可以表现为动脉阻塞的临床特点，但是周围动脉的正常搏动不能排除有严重血管损伤的可能。肩颈部可能会出现缺血的症状，但该部位侧支循环丰富，通常不会出现严重缺血。

创伤患者在事发现场或到达医院时已没有生命征象，存活的可能不大，入院时血压无法测得也预示存活率低。入院时有生命体征和胸部血管损伤的患者应当考虑急诊行开胸探查。手术显露途径根据损伤部位而定，胸骨正中切口最常用，该切口可以显露主动脉弓、无名动脉、两侧颈总动脉、右侧锁骨下动脉、下腔静脉和头臂静脉，但不能显露左锁骨下动脉起始部，因为该动脉起自主动脉弓后部。锁骨下动脉远端和颈总动脉的显露可经锁骨上平行于锁骨的切口和胸锁乳突前缘的切口。手术中注意避免损伤膈神经、喉返神经和迷走神经。前外侧开胸术对一侧胸腔有较好的显露，但是大动脉的显露不理想。延长前外侧切口跨过胸骨到达对侧，可以显露纵隔前上方，可迅速控制出血。近端左锁骨下动脉的显露可选择左胸廓三、四肋间后外侧切口。

1. **主动脉弓的损伤**　较小的主动脉撕裂可以指压或使用侧壁钳控制出血，直接缝合或用 Teflon 补片修复。多数严重损伤需钳夹主动脉控制出血，可能导致脊髓缺血和截瘫。在急诊手术中监测脊髓不切实际，也不提倡。体外循环需要全身抗凝，如有多系统损伤，会导致进一步出血，在多数创伤治疗中没有广泛应用，只用于主动脉多平面损伤的病例。肝素处理的转流管可从外部建立升主动脉到胸主动脉或股动脉的转流。一旦控制出血，损伤可用简单缝合、移植物植入或无需缝合的移植物修复。

2. **颈总动脉和头臂干损伤**　钝性损伤是造成上述血管起始部和近心端损伤最常见的原

因。在没有需要同时阻断头臂干和左颈总动脉的严重低血压和广泛性损伤存在时,通常无需颈总动脉转流和体外循环。阻断一侧颈动脉分叉处下方的颈总动脉,血流可经丰富的侧支循环自颈外动脉流入颈内动脉,确保脑部的供血。颈动脉转流应自升主动脉到颈总动脉远端。血管壁部分横行裂伤可快速修复。阻断上、下腔静脉可以减少回心血量,降低心排血量,便于缝合。上、下腔静脉的阻断时间可长达90秒。头臂干钝性损伤可用直径8~12mm的人工血管做升主动脉—右锁骨下动脉、颈总动脉起始部的搭桥术。

颈总动脉的钝性损伤往往比较广泛,血管破裂造成的出血和大脑缺血均会致命。颈动脉血栓形成预示预后不良,死亡率达40%,神经系统功能障碍达30%。颈动脉夹层的死亡率为11%,神经系统功能障碍发生率为11%。颈总动脉和颈内动脉损伤,除深昏迷患者外,均应行血管重建,深昏迷的患者行血管重建后可能发生脑出血。伴有偏瘫的患者,在血管修复后,神经系统的功能可能改善。颈动脉重建前必须对家属交代清楚,因脑损伤可能已经发生,手术不一定能够改善。

3. 锁骨下动脉损伤  锐性损伤是造成锁骨下血管损伤最常见的原因,钝性损伤常合并损伤周围骨骼和肌肉,也可造成臂丛神经损伤,死亡率为34%。颈丛神经完全撕裂可造成患肢永久性瘫痪,患肢疼痛和麻痹使部分患者最终选择截肢。有人主张探查血管时一并探查神经,另有学者倾向于先探查和修复血管,术后评估神经功能,2~3周后再探查和修复神经。臂丛神经损伤往往伴有神经根或臂丛主干的撕脱,恢复的可能性不大。如果颈丛神经或臂丛神经被血肿压迫,清除血肿后,神经功能可能迅速恢复。锁骨下动脉损伤后,仅部分患者出现脉搏减弱或无脉,诊断推荐血管造影,由于肩周侧支循环丰富,较少出现上肢严重缺血。

锁骨下动脉显露困难。该动脉脆弱,分离时容易损伤。手术探查右侧锁骨下动脉时,应行胸骨正中切开,控制该动脉近端,同时经锁骨上切口。探查左锁骨下动脉时,需行左侧开胸术,控制该动脉近端,同时经锁骨上切口,显露该动脉远端。锁骨下的横切口易于显露腋动脉,有时需要切除锁骨中部1/3,以显露锁骨下动脉和腋动脉的结合部。修复可直接缝合、对端吻合或自体静脉和人工血管移植,也可置入球囊阻断锁骨下动脉近端止血。如果左锁骨下动脉起始部损伤严重不能修复,起始部可以缝扎,远侧断端直接与左颈总动脉吻合。当致命的出血不能控制时,锁骨下动脉可行结扎,但少数患肢仍可能出现缺血性挛缩和功能障碍。锁骨下动脉腔内修复技术正在不断发展,已有使用覆膜支架治疗锁骨下动脉损伤的报道。

(二)颈部

颈部区域狭小,重要组织结构密集,颈部的筋膜质地紧密,血管损伤时,可以限制外出血,减少失血,但也增加了血肿压迫气管、引起窒息的危险。颈部被分为3个区:1区:位于环状软骨和锁骨、胸骨切迹之间;2区:位于环状软骨和下颌角之间;3区:位于下颌角与颅底之间。

颈动脉损伤在颈部外伤中的发生率约9%,与颈内动脉相比颈总动脉更容易受累(50%~90%)。颈部锐性损伤20%有大血管损伤。颈部血管钝性损伤占颈部血管损伤的3%~10%,90%以上包括颈动脉分叉处或颈内动脉的损伤,两侧颈动脉损伤者占20%~50%。约50%的颈动脉钝性损伤患者没有颈部损伤的征兆。

1. 锐性损伤  颈动脉锐性损伤导致的脑卒中发生率为7%~27%,死亡率7%~50%,合并气管、食管和脊髓损伤的比例为1%~7%。颈部血管损伤的临床表现除硬体征和软体征外,还有中枢神经系统功能障碍。此外,气管损伤会出现呼吸困难、伤处气泡逸出。

颈胸部X线检查,确定伤道和有无血气胸。CTA对颈部动脉锐性损伤的敏感性为90%,

特异性100%。动脉造影可用于确诊。

外科治疗的目的是控制出血,维持大脑的血液供应,维持神经系统的功能。

腔内治疗:可减少开胸,可以在局麻下进行,直观地评估患者中枢神经系统的状态。在1区、3区,用覆膜支架可处理血管壁破裂、假性动脉瘤和动静脉瘘。2区的血管损伤应手术修复。

手术治疗:颈部血管近、远端的控制比较困难,探查最常用的切口是沿胸锁乳突肌内侧缘的切口,必要时可选锁骨上切口,以控制颈动脉出血。开胸术,包括胸骨正中切开和胸部前外侧开胸术可用于探查和治疗严重的血管损伤。1区的探查可经颈部切口,球囊导管可用于阻断近端血管。2区血管损伤可经颈部切口直视下修复,此部位手术相对容易,术中可探查气管和食管,风险较小。3区显露困难,下颌关节半脱位和下颌骨下颌支截骨术有利于显露,该区域血管损伤应立即经颈部切口探查,控制出血和评估伤情。如果远端血管遭横断,远端的断端可能没有足够的长度放置血管夹,可尝试置入球囊导管阻断血流。如果动脉撕裂,可在颈总动脉内置入血管鞘,通过血管鞘顺行置入球囊导管,越过损伤区域,控制血流、动脉造影。出血停止后,须决定处理方式,如手术修复、颈动脉栓塞、血管腔内支架置入、临时转流或入ICU复苏、延迟修复。

颈外动脉可以结扎,结扎颈内动脉,死亡率45%,仅用于颈内动脉颅底部损伤,动脉出血无法控制,放置临时转流管存在技术困难的情况下。较清洁的血管裂伤可以一期修复,部分血管损伤需重建颈总动脉和颈内动脉,应先建立转流通道。大隐静脉可作为颈内动脉的替代血管,通畅率高,感染的风险小。颈外动脉也可用于修复颈内动脉近段的损伤。股浅动脉可用于修复颈总动脉和颈内动脉,但缺损的股浅动脉需用PTFE人工血管重建。无自体材料可用时,用PTFE人工血管修复颈动脉。合并气管、食管损伤时,血管需用自体材料修复,食管损伤处修补后应和血管损伤处隔离。颈内动脉血栓应轻柔吸除,尽量避免使用取栓管,因可能导致颈动脉-海绵窦漏。血管修复后,须监测脑水肿和颅内压指标。

颈静脉损伤以修复为主,特别是颈内静脉。如果两侧颈内静脉均损伤,至少应修复一侧。颈外静脉可以结扎。胸导管损伤较难诊断,应行结扎,避免产生乳糜漏和颈部、纵隔感染。

2.钝性损伤　颈动脉钝性损伤的发病率虽低,但其造成的脑卒中发生率为25%～58%,死亡率高达31%～59%。幸存者中永久性神经功能障碍发生率25%～80%。

损伤机制:①颈部过度伸展和旋转;②颈部血管受到直接打击;③血管被邻近的骨折撕裂。最常见的机制是颈部血管跨过1～3颈椎横突过度伸展。典型的情况是车辆高速碰撞造成的头颈部"鞭打运动"。少数患者可出现于颈部推拿和头部快速转动时。直接打击常见于车辆发生碰撞时安全带绕过颈部。上述情况往往造成近段颈内动脉损伤。颅底部骨折可累及颈动脉管,造成颈内动脉损伤。

颈动脉钝性损伤典型的症状为:对侧肢体感觉运动障碍,神志不清,头部损伤不能解释的神经系统功能障碍。颈动脉海绵窦瘘表现为眼眶疼痛,眼球突出、充血,脑水肿。患者常合并颅脑创伤,可使颈部血管损伤的症状和体征被掩盖。部分患者症状和体征出现前,可有1天到数周的潜伏期。Berne报道,未经筛选的颈部血管损伤患者中,存活者被诊断的平均时间为12.5小时,死亡者被诊断的平均时间为19.5小时。说明此类患者有足够的诊断和治疗时间。

多普勒超声:对外伤造成的狭窄率<60%的颈动脉狭窄分辨困难,也不能诊断小的内膜撕裂和小夹层,对颅底部颈内动脉的成像不佳,诊断颈动脉损伤的敏感性为38%～86%。

依据 DSA 结果的分级也成为判断病情严重程度和预后的标准（表 6-7）。

表 6-7 钝性颈部血管损伤分级量表

| 分级 | 动脉造影所见 | 脑卒中风险（%） | 死亡率（%） |
|---|---|---|---|
| Ⅰ | 动脉腔内不规则或有夹层；内膜下血肿造成管腔狭窄率<25% | 3 | 11 |
| Ⅱ | 夹层或内膜下血肿造成颈动脉管腔狭窄率≥25% | 11 | 11 |
| Ⅲ | 假性动脉瘤 | 33 | 11 |
| Ⅳ | 动脉闭塞 | 44 | 22 |
| Ⅴ | 动脉横断 | 100 | 100 |

CTA：16 层（排）CT 机完成的 CTA 对颈部血管损伤的敏感性和特异性均已达 100%。

早期抗凝治疗可以改善神经系统的症状，减少新的神经系统损害的发生。肝素治疗的患者，神经系统损害的发病率为 29%，未治疗的为 73%。无症状的患者抗凝治疗受益最大。目前，颈部血管钝性损伤接受肝素治疗的患者较少，并发症为 16%。用肝素和华法林或阿司匹林和氯吡格雷治疗的效果相同，脑卒中的发生率分别为 1%～5% 和 3%～9%。如果患者无禁忌证，可谨慎使用肝素治疗（APTT 50～60 秒），后续用华法林治疗（INR 2.0）持续 3 个月。

（1）腔内治疗：适用于动脉夹层、抗凝治疗后未消失或继续增大的假性动脉瘤和神经系统症状加重的患者，可用支架使夹层贴壁，封堵假性动脉瘤的破口。但是颈动脉内放置支架等装置仍有血栓形成、栓塞、再狭窄和支架断裂的可能，患者需要终身抗凝和随访。

（2）手术治疗：手术指征与腔内治疗相同，手术方式：动脉结扎、修复，颅内外动脉搭桥。最常见的并发症：颈部高位显露造成的脑神经损伤、缺血性脑卒中。如果损伤发生在颈总动脉或颈外动脉，可经颈部切口直接修复。常用的材料是大隐静脉或人工材料补片。

颈动脉夹层动脉瘤和血栓常可延伸到全段颈动脉甚至颅内，使外科手术无法处理。此类患者可单纯抗凝处理。

对昏迷、脑卒中和颈动脉血栓形成患者的治疗历史上经历过轮回，20 世纪 50 年代，以颈动脉血运重建为主，70 年代损伤动脉结扎成为常规治疗方法，因为有重建血运后出现脑出血的报道。研究证明，脑缺氧、再灌注损伤、脑水肿、脑疝是造成神经系统病情恶化和死亡的原因，只有损伤后时间>24 小时的患者不能从血运重建中获益，早期血运重建可使 100% 患者神经系统症状得以改善或稳定。

3.椎动脉损伤　颈部锐性损伤造成椎动脉损伤的发病率为 1%～7.5%。钝性损伤所致的椎动脉损伤发病率更低，通常与颈椎骨折有关。多数椎动脉损伤患者无典型的动脉损伤或神经损伤的症状。随着动脉造影技术的广泛使用，椎动脉损伤的诊断在增加。临床症状不明显的患者可以保守治疗。病情稳定但有出血、假性动脉瘤或动静脉瘘的患者可行损伤动脉栓塞。一根椎动脉阻塞多不会导致神经系统损害，对侧的动脉可以代偿。但基底动脉环后部有很高的解剖变异。椎动脉和基底动脉没有足够交通支的比例，右侧为 3.1%，左侧为 1.8%；椎动脉发育不全的发生率右侧为 9.7%，左侧为 5.7%。如果动脉造影显示椎动脉没有足够的侧支供应基底动脉，则需尝试修复椎动脉，以防大脑后部缺血和梗死。近端椎动脉在颈根部较容易显露和阻断。远端椎动脉的显露非常困难，需要大范围分离。在 1～6 颈椎平面，还需要切除多个颈椎横突的前缘。在更远的节段则需切除枕骨下的颅骨。总之，在严重出血或腔内治疗失败时可结扎该动脉。

### 三、腹部

血管损伤约有 30% 发生在腹部。腹部钝性损伤造成血管损伤的发生率约为 5%～10%，而腹部锐性损伤和枪伤时血管损伤的发生率分别约为 10% 和 25%。临床表现通常为腹腔内出血和低血压。低血压的患者应迅速行剖腹探查和血管修复。腹部血管损伤死亡率高，特别是上腹部血管损伤。该部位复合伤的发生率高，使手术显露和控制出血困难。仅有 15% 的腹主动脉锐性损伤能存活着到达医院。

在乳头和大腿之间区域的锐性损伤都可伤及腹腔内血管。大血管更易受损伤。穿透腹腔的枪伤多有血管损伤，需要探查。但是，也有研究显示：腹部火器伤后，数小时的延误并不能增加死亡率。1856 例腹部枪伤的回顾性研究发现：792 例保守治疗后痊愈（占 42%），仅 80 例需要剖腹探查（占 4.3%）。另一项研究显示：手术探查的患者无血管和脏器损伤的仅占 14%。目前，腹部锐性损伤有选择性的非手术治疗逐渐得到应用，可降低无需探查患者的开腹率。诊断性腹腔穿刺冲洗和增强 CT 检查隐秘性血管损伤效果较好。

大血管钝性损伤的患者，貌似病情平稳，实际上普遍存在假性动脉瘤、血管内膜破裂。往往在出现血栓或出血时才被发现。腹部 B 超对发现腹腔积液比较灵敏，可探测到 250ml 以上的积液。结合 CT 检查，有利于血管钝性损伤的诊断和鉴别诊断。对 CT 检查疑有血管损伤的患者可行血管造影，不但可以协助诊断，还可行出血血管的栓塞和支架植入。

肾动静脉是腹部钝性损伤中常受累的血管。在车祸造成的血管钝性损伤中，肠系膜血管最容易受累。撞击造成的减速可造成肠系膜上动脉的撕脱伤。减速也可造成胰腺周围的门静脉分支撕脱。挤压伤使血管内膜撕裂，血管腔内血栓形成，常见于肾动脉和肠系膜上动脉。

1. 大出血的控制　一旦诊断腹部血管损伤应尽快手术探查，迅速控制出血，尽快恢复缺血器官和组织的血液灌注。开胸阻断降主动脉是一种控制腹腔内大出血的临时措施，用于脉搏无法触及，收缩压<70mmHg、进行性腹胀的患者。在急诊科仓促行开胸术的患者存活率<5%。该项抢救措施应在手术室进行。

剖腹探查：诊断腹腔内血管破裂即应行剖腹探查，常用正中切口，便于探查整个腹腔。腹主动脉及其主要分支或下腔静脉及其主要属支损伤会出现活动性出血或腹膜后血肿，使腹膜后的解剖结构紊乱。腹膜后间隙、肠系膜根部、肝门部、盆腔侧壁等部位要仔细检查，发现损伤血管先压迫止血，控制损伤血管的近心和远心端后，再处理血管损伤。出血控制后，须彻底检查肠道。钝性损伤往往使肠道破裂，破裂的肠道应与血管损伤处隔离，避免修复血管时污染术野。如果肠内容物已经污染手术野，应用抗生素盐水彻底冲洗，更换手术衣和手套再行血管修复。有条理地彻底检查腹腔内脏器和腹腔至关重要，遗漏的腹腔内脏器损伤往往可以致命（表 6-8）。

表 6—8　腹腔内各种血管损伤可能发生的死亡率

| 分级 | 损伤血管 | 相关的死亡率 |
|---|---|---|
| I | 未命名的肠系膜上动静脉分支<br>未命名的肠系膜下动静脉分支<br>膈动静脉<br>腰动静脉<br>卵巢动静脉 | N/A[a] |
| II | 左右肝动脉或肝总动脉<br>脾动静脉<br>胃左右动脉<br>胃十二指肠动脉<br>肠系膜下动静脉主干<br>肠系膜上动静脉的主要分支 | 25% |
| III | 肠系膜上静脉主干<br>肾动静脉<br>髂动静脉<br>髂内动脉<br>肾下下腔静脉 | 32% |
| IV | 肠系膜上动脉主干<br>腹腔干<br>肾上或肝下下腔静脉<br>肾下腹主动脉 | 65% |
| V | 门静脉<br>肝外肝静脉<br>肝后或肝上下腔静脉<br>肾上主动脉 | 88% |

a. N/A：无可用资料

2. 动脉损伤

(1)近段腹主动脉及其分支损伤肾上腹主动脉及其分支出血时,可在主动脉裂孔处阻断腹主动脉:可将左半结肠、脾脏、胰腺和胃翻向右侧,显露腹主动脉裂孔处的腹主动脉。如果需要,肾脏也可移动。必要时,可延长腹部切口,切开左侧胸腔。如果伴有胰腺损伤,可分离胰腺颈部,显露胰腺后腹主动脉和肠系膜上动脉根部。胰腺损伤如在体尾部,为避免胰—肠吻合或漏出的胰液损伤修复的血管,可切除胰腺远段。胰腺的断端和损伤缝合后用大网膜覆盖。

主动脉撕裂伤可以直接缝合修复。若动脉壁缺损较大,则需要用自体静脉或涤纶补片修复,极少出现需要切除部分动脉壁的情况。如果需要,可行人工血管置换。近段腹主动脉重要分支多,显露困难,损伤后修复难度较大。

单一的肠系膜上动脉损伤可切开肠系膜根部或经网膜囊显露。但该动脉根部和近段损伤有时需横断胰腺或将胰腺翻向右侧才能显露。肠系膜上动脉损伤的死亡率为 48%～64%,修复后的死亡率为 22%,小的损伤仔细修复后不会造成管腔狭窄,大的缺损需用自体静脉修补。端-端吻合失败率很高。血管痉挛是一个严重问题,血管腔内注入罂粟碱有助于缓解痉挛。梗死的肠道切除后,部分患者24小时内须再次剖腹探查,确定是否有继续坏死的肠道。为低血容量患者施行近端肠系膜上动脉结扎,由于侧支循环的血供有限和不可避免的血管痉挛,往往出现肠道缺血坏死。任意施行肠系膜上动脉结扎,患者很少存活。必要时先在损伤血管腔内放置转流管,在患者病情改善后,再行血管修补或重建则是个可考虑的方法。

对于腹腔干横断或撕脱伤,若肠系膜上动脉仍有血供,损伤的腹腔干可予以结扎,否则需修复。结扎腹腔干后,脾脏可能出现梗死。肝总动脉损伤需要修复,但如果缺损过大,在来自肠系膜上动脉的侧支循环开放、门静脉通畅的前提下,可以结扎。

(2)肾动脉及其下方的动脉损伤:肾动脉下方的主动脉虽然容易显露,但对外科医生仍然是挑战。将结肠系膜翻向上方,取小肠系膜根部的切口,可以显露从肾动脉水平到分叉处的腹主动脉。多种修复方法可以选用,如单纯缝合、补片成形、对端吻合、人工血管置换。该段血管损伤的死亡率为36%～45%。

肠系膜下动脉由于与髂内动脉有丰富的侧支循环,可以结扎,不会造成脏器缺血。但在老年患者,如果肠系膜下动脉异常粗大,提示其他内脏动脉可能因动脉硬化而闭塞,结扎该动脉时应谨慎,以防结肠缺血坏死。

肾周和结肠周围的血肿通常由肾动静脉损伤引起。减速伤引起的肾动脉内膜撕裂多见于左肾动脉距其起始部2cm处。这可能与左肾活动度比右肾大,左肾动脉短有关。如果钝性损伤后,肾周血肿稳定,又无搏动,伤侧的肾脏功能存在,可行保守治疗,无需探查,怀疑或确定有肾动脉损伤则应手术探查。

肾血管损伤时,控制肾血管的方法存在争议,外科医生往往先控制肾动脉近端,相信这样会降低肾切除率,减少失血,最大限度地保存肾脏功能。另一种方法是切开肾周筋膜,游离肾脏,控制肾血管蒂。然而,肾脏切除率可能主要取决于肾实质损伤的程度,而不是接近肾门的路径。左侧肾动脉可经后腹膜中线切口显露。显露右肾动脉时,需要游离结肠和十二指肠。如果肾周血肿巨大并突向腹腔中部,首先控制腹主动脉会非常困难。肾周筋膜有限制血肿发展的功能,一旦切开,这种功能即丧失。肾蒂较短,控制困难,特别是左肾蒂。

保存肾功能最重要的因素是在损伤后6～12h内恢复肾脏血供。另外,肾血管修复后,仍有1/3的患者需行延迟性肾切除。血管修复前,用4℃盐水灌洗肾周可延长肾脏安全缺血时间。肾血管修复时,有时虽然能行对端吻合,但通常需要移植物。早期肾切除应尽量避免,但动静脉联合损伤或血管损伤合并肾实质损伤常需切除肾脏。部分动脉内膜撕裂可用动脉内支架治疗。如果局部血管修复不能完成,可切除伤侧的肾脏移植于髂窝。

3.静脉损伤　下腔静脉损伤占腹部血管损伤的30%～40%。腹部损伤患者如疑有下腔静脉损伤,手术探查须立即进行,不要因术前的复苏和抢救延误时间。下腔静脉损伤和主动脉损伤一样,往往是致命的。下腔静脉壁薄弱,容易撕裂,显露和处理也较困难,想控制出血,但往往造成更多的出血。试图阻断下腔静脉远、近端控制出血也比较困难,因为静脉损伤的出血部位不易确定,在低血压患者,阻断下腔静脉可减少回心血量,导致心跳停止。

下腔静脉某些部位的损伤可暂时直接压迫止血,但不适用于肝后段下腔静脉损伤。虽然游离肝脏或经右胸腔和膈肌可以显露、探查肝后段下腔静脉,但如果操作不当可造成更难以控制的出血和空气栓塞。稳定的小血肿可保守治疗,必须严密观察,因为暂时稳定的下腔静脉损伤可能突然出现血肿增大,出血难以控制。填塞压迫下腔静脉损伤可挽救生命,为恢复

**临床外科诊治精要**

血容量赢得时间。下腔静脉损伤应尽量修复,结扎肾上下腔静脉患者多死亡。在下腔静脉损伤无法修复时,为挽救生命,可结扎肾下下腔静脉,部分患者可以存活。但往往出现下肢肿胀。

下腔静脉侧方的血肿在不控制腹主动脉的情况下也可探查。但如果血肿大,又位于中央,有搏动,还需控制腹主动脉上下两端,再行探查。有大量的静脉出血时,应先控制局部出血,再决定是否需要控制主动脉。下腔静脉后壁损伤可切开下腔静脉前壁,显露损伤的血管壁予以修补。下腔静脉小的损伤可用心耳钳控制出血(有时用手指尖或"花生米"轻轻施压即可控制出血),修复时无需阻断下腔静脉。在做下腔静脉侧方损伤修补时要避免该静脉狭窄。自体大隐静脉和薄 PTFE 补片可用于修补下腔静脉较大的缺损。下腔静脉后方有多对腰静脉,显露下腔静脉时需结扎部分腰静脉。

控制肝后段和肾动脉水平以上的下腔静脉出血较为困难。延长腹部切口,切开胸骨或右侧胸腔,切断肝脏周围的韧带,有利于显露肝后段和肾动脉水平以上的下腔静脉。游离肝脏需阻断腹主动脉上段、损伤处上下端的下腔静脉和肝门。回心血量的突然减少可引起心律失常,低血压患者尤其需要放置转流管,以改善回心血量。下腔静脉致右心房的转流可以通过右心耳放入一管径 9mm、预开侧孔的气管插管,上端阻断,下端球囊在肾静脉近侧充起,作为房腔静脉转流,在肝门三大件(肝动脉、门静脉、胆总管)阻断的情况下,修复肝脏和血管的严重创伤。如果应用此法,不能迟疑不决,否则意义不大。转流管力争一次安置成功,反复安置不可避免地造成更多的失血。

其他技术也可应用,如 Moore-Pilcher 球囊,从股静脉插入至肝后段下腔静脉,扩张球囊,阻断下腔静脉和肝静脉,使损伤处的血管局部隔离,便于修复。下腔静脉血流通过与球囊相连的管道上的预开孔回流至下腔静脉顶部或右心房。还可做股静脉、髂静脉或肠系膜下静脉至颈内静脉的转流。上述技术实施后,患者的死亡率仍较高。覆膜支架已用于救治下腔静脉损伤,手术应在有 C 型臂 X 线机的手术间施行。

肾周和肾下段下腔静脉损伤时,将右半结肠、十二指肠降部和胰头翻向左侧即能显露。肾静脉位于十二指肠升部下方,显露较为困难,需游离多个腹腔内脏器。肾静脉损伤时应先尝试修复,如果损伤范围广,出血难以控制,则可以结扎或切除该侧肾脏。右肾静脉较短,结扎后血流无替代回流通道,结扎应慎重。左肾静脉较长,其血流可经性腺静脉回流,结扎后没有晚期并发症。肾静脉损伤的死亡率为 20%,肾切除率为 40%。下腔静脉损伤患者的存活率为 48%~88%。

肠系膜上静脉和门静脉损伤应当尽力修复。门静脉的解剖形态多变,由于血流量大、管壁极易损伤,又邻近肝动脉和胆总管,处理困难。门-腔转流较少应用。近端肠系膜上静脉损伤显露困难,在胰颈和门静脉损伤时,以钳合法既可以切除胰颈部损伤,又能有效显露门静脉系统,也就是说有时可能需要切断胰腺颈部。结扎近端肠系膜上静脉患者多死亡。但当该静脉多处损伤,出血无法控制时也可结扎。伤后低血压、近段肠系膜上静脉损伤合并主动脉损伤预示着预后不良。

## 四、骨盆血管损伤

骨盆侧壁血肿或出血主要由髂血管损伤引起,可先压迫止血,然后分离、阻断腹主动脉、下腔静脉和髂外动脉。髂血管的分离可能需游离两侧结肠。髂内动脉损伤如果不能修复可以结扎。髂总动脉和髂外动脉损伤必须尽快修复,避免下肢缺血。输尿管易受损伤,应先确认其部位,避免过多的刺激,尽量避免损伤输尿管的血供。

髂静脉显露困难,下腔静脉汇合部位于右髂总动脉起始部的后方,该部位的损伤需先切断右髂总动脉进行处理,然后修复髂总动脉。髂内静脉由于有丰富的侧支循环,可以结扎。髂外静脉必要时也可结扎,但可能出现下肢水肿,应先尝试修复。控制骶前静脉丛出血非常困难,因为静脉丛起自骶骨,撕脱后回缩,修补、结扎和电凝止血均困难。如果压迫止血不能成功,可用灭菌的图钉在出血点处钉入骶骨。用骨蜡封堵有时也能成功止血。血管造影和血管栓塞术在诊治骨盆血管损伤时显得越来越重要。

### 五、四肢血管损伤

1.上肢血管损伤　肱动脉损伤多为锐性损伤,常合并神经损伤。常见的原因有医源性损伤和锐器刺伤。钝性损伤常由肱骨髁上骨折引起,特别是儿童。肱深动脉起始部以下的动脉损伤时,因为肘部有丰富的侧支循环,可没有急性缺血症状,但可能发生慢性缺血,导致肢体缺血性挛缩和功能障碍。这类损伤应尽可能修复。

单一的尺动脉或桡动脉损伤可以结扎或栓塞。但当患者曾有另一条动脉损伤,掌血管弓不完全,或两条动脉都损伤,则需修复。多数血管对端吻合即可修复,少数需局部静脉移植。优势血管需要修复。

2.下肢血管损伤　股总动脉、股浅动脉、股深动脉近段和腘动脉损伤需要修复。多数损伤直接修补或对端吻合即可修复。范围较大的损伤需要血管移植物修复。理想的血管移植物是自体大隐静脉。最好取自健侧下肢。人工血管移植物可用于大腿部血管修复。但应避免用于肢体远端的血管,因为通畅率不高。下肢血管损伤患者约25%合并神经损伤。髂外血管损伤不能像腹膜后其他血管损伤那样用填塞压迫止血。经延长至腹股沟韧带以上的股部切口,或经腹直肌外缘切口可达损伤血管部位,将后腹膜推向中部,即可显露髂血管。股动脉损伤的截肢率1%～4.7%,需行筋膜腔切开的比例为25%。

膝部血管损伤是造成下肢截肢的主要原因。腘血管和胫前后血管分叉处多为钝性损伤,截肢率曾高达60%。上述部位的血管锐性损伤仅有20%的截肢率。近年来,随着技术的进步,上述血管损伤造成的截肢率已降至6%以下,但该部位枪伤的截肢率仍为20%,该部位血管损伤应特别注意骨筋膜腔综合征。全身肝素化和损伤血管的溶栓治疗有利于降低截肢率。腘以下单支血管损伤通常无需修复,出血的血管可以结扎或栓塞。若两条动脉损伤或腓总动脉损伤则需修复。肢体挤压伤严重程度评分系统常用于伤情评估,当分数≥7小时多需截肢(表6—9)。截肢并非需要立即实施,可观察24～48小时。

表6—9　肢体损伤严重程度评分(mangled extremity severity score,MESS)

| | 项目指标评分 | |
|---|---|---|
| 骨骼软组织损伤 | 低动能损伤(刺伤、单纯骨折、低动能枪伤等) | 1 |
| | 中等动能损伤(脱位、开放性骨折等) | 2 |
| | 高动能损伤(挤压、近距离枪击等) | 3 |
| | 极高动能损伤(上述损伤＋污染、撕脱伤) | 4 |
| 肢体缺血(评分加倍) | 脉搏减弱但组织灌注正常 | 1 |
| | 脉搏消失,感觉异常,毛细血管灌注减少 | 2 |
| | 皮温低,麻痹,肢体无感觉 | 3 |
| 休克 | 收缩压始终＞90mmHg | 0 |
| | 暂时性高血压 | 1 |
| | 持续性低血压 | 2 |
| 年龄 | ＜30岁 | 0 |
| | 30～50岁 | 1 |
| | ＞50岁 | 2 |

注:预计值≥7时提示要截肢

## 九、医源性血管损伤

医源性血管损伤(Iatrogenic vascular injuries,IVI)是在诊断和治疗疾病的过程中发生的血管损伤。原因分为四类:①手术;②血管腔内诊疗;③放射治疗;④药物注射。随着解剖知识的丰富和外科精细操作技术的普及,由手术导致的严重血管损伤已大为减少。近年来,血管腔内诊疗技术应用日趋广泛,由此所致的IVI数量逐年升高。不同的国家IVI的发生率不同。欧洲国家的IVI占所有血管损伤的40％～48％。

(一)建立血管通路造成的血管损伤

95％的血管介入经股动脉进行。穿刺部位血管损伤的发生率为2.1％～6.6％,定义为需要介入或手术干预或需要输血的血管损伤。

1.出血和血肿　是经皮血管穿刺最常见的并发症。危险因素:女性,65岁以上,使用＞6Fr的鞘,严重的肾脏疾病,使用阿司匹林和糖蛋白$II_b$/$III_a$阻滞剂,术后使用肝素。

病因是同一部位反复穿刺,动脉后壁损伤,血管鞘周围血液渗漏;穿刺经过钙化的动脉壁,会造成动脉壁不规则的破口,圆形的血管鞘不能止血,穿入导丝、导管,或更换更大直径的血管鞘会加重出血;术后压迫不当。表现为穿刺部位隆起、疼痛、皮肤淤血、出血、神经受压表现、贫血、低血压、休克。

大部分腹股沟区血肿和出血可保守治疗,方法:患者制动,压迫腹股沟区,观测生命体征、血红蛋白和血肿的变化,纠正凝血功能异常,停止抗凝,输血。CT可以测量血肿的大小,评估是否有活动性出血。当患者血流动力学不稳、输血后仍持续贫血、皮肤坏死、神经受压、疼痛剧烈时需行外科干预。可从对侧股动脉穿刺行动脉造影。损伤往往在髂外动脉及其分支,或股总动脉。球囊阻断可暂时控制出血,为手术治疗赢得时间。如果损伤在髂外动脉,可放置覆膜支架,分支血管的损伤可以用弹簧圈栓塞,也可以选腹股沟区上方切口,显露损伤血管,直接修补。探查需彻底,特别要注意有无血管后壁的损伤。血肿使腹股沟区及其周围组织结构不清,很容易出现新的并发症。

2.假性动脉瘤(pseudoaneurysm,PSA)　动脉穿刺置管导致 PSA 的发病率为 0.05% 至 7.7%。危险因素:使用大直径血管鞘(>7Fr),动脉壁钙化严重,肥胖,使用抗凝药物,同时穿破动脉和静脉,术后压迫不充分或穿刺孔封堵装置失灵,穿刺点在股浅或股深动脉,高血压。

穿刺部位出现疼痛、搏动的肿物,部分伴有瘀斑,应考虑有 PSA 的可能。肿物可能会有震颤。大的 PSA 可压迫股静脉,甚至造成股静脉血栓形成。

多普勒超声可以确定 PSA 的位置、大小、与动脉的关系,其诊断 PSA 的敏感性为 94%,特异性 97%。如果 PSA 扩展到腹膜后腔,则需做增强 CT,有利于确定 PSA 大小和是否有其他动脉损伤。

90% 的股动脉 PSA 直径小于 3cm,2 个月内会自然形成血栓封闭瘤腔而自愈。如果 6～8 周后,PAS 仍未消失或疼痛剧烈、PSA 增大,则需处理。如果患者需长期抗凝则应早期处理。

凝血酶注射:有效率 91%～100%,复发率约 3%。禁忌证:短瘤颈(<2mm),宽瘤颈(> 8mm),表面皮肤坏死,凝血酶过敏,并发动静脉瘘,感染。操作步骤:生理盐水溶解凝血酶 5000U/5ml。1ml 注射器接脊髓穿刺针(22gauge),超声引导下穿刺,确认针尖进入 PSA 囊内后,注射凝血酶溶液 0.1～0.2ml。当超声检查 PSA 囊内出现特征性的“雪球”样回声,表明血栓形成,效果往往出现在注射后几秒钟。如果囊内仍有血流,可追加注射凝血酶溶液 0.1～ 0.2ml。进针要避开 PSA 颈部,以减少动脉栓塞的风险。注射前后均应检查肢体远端的动脉搏动,术后 24～48 小时均应做彩色多普勒检查,以确认囊内血流消失,动脉管腔通畅。并发症主要是血栓形成,过敏反应有报道,但罕见。

超声引导的压迫技术:放置超声探头于 PSA 颈部,直接施压,至 PSA 囊内血流消失。压迫 10 分钟后,如囊腔仍有血流,再压迫 20 分钟,可以重复进行。报道的成功率为 63%～ 88%。优点:无需施加过大的压力,血管腔未被压闭,不会形成血栓。影响疗效的因素:抗凝、PSA 大小、患者不能忍受压迫造成的不适。风险:PSA 破裂、动脉远端栓塞、股静脉或股动脉血栓形成。

当 PSA 感染,患者血流动力学不稳,PSA 持续增大或活动性出血,局部皮肤坏死、感染,远端肢体缺血,股神经受压表现,超声引导压迫失败,PSA 直径>5cm 并宽瘤颈时需手术治疗,包括直接外科修复和血管腔内治疗。

外科修复:简单的 PSA 直接缝合动脉壁破口。复杂的 PSA,可置换损伤段血管。修补时避免仅缝合动脉壁以外的筋膜组织,否则 PSA 复发不可避免,还可能出现术后出血。PSA 修复常见的并发症是术后出血、神经痛、淋巴漏、肢体慢性淋巴水肿、感染。

腔内治疗:覆膜支架可用于封闭动脉破损,但主张用于其他治疗方法失败或高风险患者。弹簧圈栓塞可用于治疗 PSA,经皮穿刺向 PSA 囊内置入导管,在超声引导下,直接将弹簧圈放入 PSA 囊内。这种方法可用于需高强度抗凝的患者,或对凝血酶过敏者。

3.动静脉瘘(arteriovenous fistula AVF)　腹股沟区经皮血管穿刺造成的动静脉瘘少见,发病率 0.88%～2.8%,常发生在穿刺部位过低,穿刺针穿入股总动脉分叉处或股深动脉,同时穿破附近静脉时。危险因素:女性,高血压,高强度抗凝,左侧股动脉穿刺。左侧腹股沟穿刺增加发生 AVF 危险的原因可能是操作时的角度问题,因为操作者多站在患者右侧。

大的 AVF 可造成腹股沟区疼痛,患侧下肢水肿,局部会有血管杂音或震颤。多普勒超声是首选的影像学检查,可探测到静脉动脉化后收缩期和舒张期静脉内具有特征性的血流模式,股静脉内可探测到搏动性血流,动脉远端血流减少。大多数动静脉瘘平均分流量为160～510ml/min,远低于引起心功能不全需要的分流量,少数患者可出现高输出量心脏衰竭。

股动静脉瘘的自然病程不清,治疗有争议。大部分AVF症状轻、发展慢,不需要早期外科处理,有报道称90%可在4个月内自行闭合。治疗方法包括观察,手术修复,腔内修复。观察期间,如果出现症状或瘘增大,是手术指征。

探查时,控制动脉的近端和远端,分离瘘道,间断缝合修复瘘两侧的血管。慢性瘘周围可能存在大量的瘢痕组织,手术较为困难。用覆膜支架覆盖瘘道可以立即封闭AVF。覆膜支架治疗髂外动脉或股浅动脉的损伤和AVF是很好的选择,但是较少用于股总动脉,因为覆膜支架在股总动脉内的远期后果不明朗。股总动脉常需做弯曲运动,覆膜支架用于该动脉可能断裂。股深动脉近端植入支架时须谨慎,植入支架不当,可以使股浅动脉起始部狭窄甚至闭塞。另一腔内治疗的方法是长瘘道栓塞。

4.腹膜后血肿(retroperitoneal hematoma,RPH)   腹股沟区穿刺部位过高是形成RPH的原因。RPH虽然少见,但可造成严重后果,未能及时发现时可致患者死亡。腹膜后空间可容纳大量的血液,出血易扩散,最终压迫周围脏器、神经和软组织。

腹膜后血肿的临床表现隐匿。当患者经血管腔内诊疗后,出现非特异性的腹股沟区、背部或下腹部疼痛,应该考虑是否有RPH。当出现血细胞比容进行性下降、低血压、少尿,应迅速进行影像学检查。其他症状包括:大腿、会阴部疼痛、下肢麻木无力、下腹部饱满、侧腹壁淤血(Grey Turner sign)、脐周淤血(Cullen's sign)。腹盆部增强CT检查如果发现造影剂外漏,表明有活动性出血,应早期干预。

大部分RPH可保守治疗。外科干预的适应证:血流动力学不稳,持续出血,患肢出现神经压迫症状,严重疼痛。方法:腹股沟区切开或腹股沟韧带上方切开,直达腹膜后腔和髂血管,修复损伤的血管。

5.血栓形成   股动脉血栓形成的发病率仅为0.1%。腔内操作、局部压迫、动脉内膜损伤都可诱发股动脉腔内血栓形成,特别是动脉硬化程度较重时。用血管封堵装置有增加血栓形成发病率的可能。血栓可扩展至股浅、股深动脉、髂动脉,造成严重的肢体缺血。治疗包括动脉探查取栓,动脉内膜剥脱或血管成形术,动脉硬化斑块切除,溶栓。

6.肱动脉损伤   肱动脉穿刺置管的并发症包括:血栓形成、血肿、PSA。总发病率为0.44%～11%(女11.5% vs 男2.7%),血栓形成的发病率1%～2%,62%的并发症需要外科治疗。

肱动脉穿刺点在肘窝上方1cm,动脉搏动最强处,应避免使用>6Fr的鞘。上臂中部以上和邻近腋窝的穿刺易损伤神经和血管。如果肱动脉搏动减弱或消失,应避免使用该动脉。如果不能避免,应在超声引导下穿刺或切开显露。上肢通路常用左肱动脉,右侧少用,因为有头臂干血栓形成造成脑梗死的潜在危险。

肱动脉穿刺术后,如果患者出现手臂疼痛、麻木,即便动脉搏动可触及也应怀疑血肿或PSA形成。小血肿就会压迫正中神经,需迅速减压。如果原有的动脉搏动消失,表示可能血栓形成,需要探查。

肱动脉血栓形成优先考虑切开取栓,动脉壁破损优先考虑手术修复。有经股动脉达肱动脉,行腔内血栓取出,支架置入的报道。但外科取栓和修复直接、可靠,肱动脉内植入支架的远期后果不明确。

7. 中心静脉置管造成的血管损伤　中心静脉置管(central venous catheterization,CVC)每年超过700万次,造成动脉损伤的发病率为0.1%~0.8%,包括出血、血肿、血胸、PSA、AVF和脑卒中。CVC导致动脉损伤的潜在风险往往被忽视。大口径导管(如透析管路、腔静脉滤器)置入时操作不当,可损伤动脉壁。动脉壁的破损用压迫的方法难以封闭。超声引导的置管术可大幅度降低CVC的并发症,但不能消除损伤动脉的风险。

CVC造成的颈动脉、锁骨下动脉损伤可经血管造影确诊,必要时用覆膜支架封堵。手术时保护椎动脉非常重要。封堵装置也用于锁骨下动脉损伤,但可能展开不良或无法进入损伤血管。腔内治疗近心段锁骨下动脉或颈动脉损伤失败后需开胸修复血管。锁骨上和锁骨下切口显露更适合远心段锁骨下动脉和腋动脉损伤。如果麻醉后发生颈动脉损伤,最好推迟择期手术,治疗颈动脉损伤,避免患者发生脑卒中却不能及时发现。

(二)血管腔内操作造成的血管损伤

1. 动脉夹层　动脉夹层是血管腔内操作过程中最常遇到的问题之一,易发生在股浅动脉近段和髂外动脉。真实的医源性夹层的发病率未知,因为无症状的夹层不被报道。夹层可由导丝或其他装置进入血管壁内膜下而形成。导丝发生卷曲、或进入血管受阻,表明可能进入内膜下,应该迅速、小心地退出导丝,尝试其他穿刺点再穿刺。穿刺中不用有亲水涂层的导丝,该类导丝不但容易被穿刺针切断而且更容易造成夹层。用球囊行硬化动脉腔内成形术几乎总是造成动脉内膜撕裂,使内膜撕脱或自血管壁分离,动脉血流可推动破裂的内膜向远端发展,阻碍血流甚至阻塞动脉。

危险因素:动脉硬化严重,易出现小血管的女性,过度膨胀的球囊。

发生在无病变动脉节段的小夹层通常是局限的,如果没有造成动脉管腔狭窄、没有血栓形成,可以观察,特别是逆血流方向扩展的小夹层。大的医源性夹层造成动脉管腔狭窄或形成血栓的可能性大,需要干预。初始治疗可使用低压球囊将分离的内膜黏附在血管壁上。如果不成功,夹层造成的管腔狭窄>30%或影响血流,则需用自膨式或球囊扩张式支架修复。

2. 动脉栓塞　对于动脉硬化严重的患者,任何导丝、导管和血管鞘进入动脉都可能造成动脉远端栓塞。导管在动脉瘤内移动、穿过易碎的血栓或粥样硬化斑块,都可能造成血栓脱落。在血管腔内成形术、支架植入和动脉粥样硬化斑块切除术中,动脉栓塞的发病率为3%~5%。

术前认识高危血管、早期抗凝、轻柔操作、应用栓子保护装置都可减少动脉栓塞的发生。如果动脉栓塞发生,先肝素化,用取栓管取出血栓或斑块,溶栓。如果上述措施无效,则需切开血管取栓,必要时可以搭桥。

3. 动脉穿孔　动脉穿孔可以发生在经皮血管腔内操纵的任何阶段,有些可以观察,有些则需要急诊处理,抢救生命。导丝造成的动脉穿孔多发生于下肢,多可保守治疗。加硬导丝更易造成穿孔。穿出血管壁的导丝透视下可见其偏离动脉的正常解剖路径。导丝头部异常卷曲表明已进入血管外的软组织间隙。撤出导丝造影,造影剂漏出血管。尽早发现导丝穿出血管至关重要,可及时停止后续操作,避免更严重的血管损伤。

内脏动脉行腔内治疗时,导丝不适当的推进可以造成脏器实质内的动脉穿孔甚至穿透脏器包膜。此类患者的治疗根据患者的临床状况而定。如果患者的血流动力学稳定,可在严密监护下保守治疗。如果血流动力学不稳定,则需要栓塞出血的血管,有时需手术探查,严重时甚至需切除脏器。为了避免这类并发症的发生,精准的操作是必须的,导丝的头部不能离开视野,遇到任何阻力导丝的推进就要停止。

4.动脉破裂 血管成形术造成的血管破裂可发生致命的大出血,特别是粥样硬化的动脉破裂。钙化的动脉失去弹性,轻微的过度扩张就可造成动脉壁全层破裂。由于会出现剧烈疼痛和低血压,动脉破裂容易被发现。血管造影可以确定破裂部位和程度。可置入球囊导管越过损伤部位,阻断动脉血流。

髂动脉破裂的发生率约 0.9%。髂总动脉近段损伤,可在对侧股动脉穿刺,置入球囊阻断主动脉末端,从损伤侧进入,腔内修复损伤血管。对主动脉分叉处损伤和髂动脉近端损伤,可用腹主动脉分叉支架修复,或用腹主动脉-髂动脉单支支架+股-股动脉转流术治疗。不能腔内修复时,阻断球囊留在原处,手术修复。

血管成形术造成的腹股沟以下血管破裂较少出现危及生命的情况,但可形成 PSA 和动脉闭塞。大部分腹股沟以下动脉穿孔的患者保守治疗即可,部分患者需血管腔内治疗。

胸、腹主动脉放置支架时需用大直径鞘送系统,胸主动脉支架置入过程中,股动脉/髂动脉破裂的发生率为 14%~21%。术前正确选择入路动脉是支架能顺利实施的前提条件。髂动脉扭曲、动脉的内径、动脉硬化程度都可能是限制因素。无论术前准备的如何充分,入路动脉的破裂还是可能发生,因此在行主动脉支架植入时应准备适当规格的球囊和覆膜支架,以便处理可能出现的动脉损伤。

大部分动脉破裂在撤出鞘送系统时才被发现。极端情况下,翻卷的髂动脉贴附在鞘送系统表面被整段撕脱,即所谓"杆上的髂动脉"。此时,导丝仍留在动脉腔内是关键,阻断球囊可沿导丝进入。治疗方法:放置足够长的覆膜支架修复动脉。对不能完全封闭的或不能用支架封堵的损伤动脉均需手术治疗。

5.器材破损和选择不当 血管腔内操作器材功能障碍不常见,如导丝或导管可能断裂残留在动脉腔内。这些破损的器材和残段必须迅速取出,以免发生动脉远段栓塞或动脉腔内血栓形成。常用的技术是捕捉器和活检钳。腔内技术失败时应手术取出。

血管腔的尺寸测定错误可造成支架直径和血管腔直径不匹配,如果支架过小,可能移向动脉远端,停留于动脉分叉处或管径更小的动脉腔内,发生栓塞。当支架直径过大,而长度对损伤部位而言较短时,支架在血管壁损伤处可跨出血管腔,两端却扩展不良,形成"西瓜籽"形状,阻塞血管或形成血栓。

器材在通过已放置的支架腔内时,可造成支架移位。预装在球囊外的支架在操作过程中也可能脱落,造成栓塞。部分扩展不良的支架可用球囊扩张补救,部分需手术取出。

6.静脉介入操作的并发症 静脉血管成形术常用于处理狭窄的血液透析通道和中心静脉。静脉狭窄往往是纤维组织增生造成,和动脉硬化的狭窄相比,扩张需要较大的张力。在瘢痕较多的慢性闭塞静脉,过度扩张易造成静脉破裂。静脉破裂通常可保守治疗。

静脉支架可能移位造成栓塞,在严重的病例,支架可进入心脏。这种情况多见于髂静脉压迫综合征和上腔静脉阻塞综合征放置支架后。支架移位的原因可能有以下几种:①静脉壁对支架的约束力较弱;②支架直径过小;③放置的位置不准确使支架脱离损伤部位;④心脏活动的效应使支架向心移位。取出移位的静脉支架通常使用捕捉器可以完成,但部分患者需外科手术取出支架,修复静脉。

笔者曾遇一例布加综合征患者,下腔静脉植入支架后移位,脱入右心室,在将支架取出时,撕破三尖瓣,患者重度心衰,最终死亡。

7.下腔静脉滤器并发症　下腔静脉滤器的并发症及发生率：放置位置不当 1.3%，气胸 0.02%，血肿 0.6%，空气栓塞 0.2%，颈动脉损伤 0.04%，动静脉瘘 0.02%，穿刺部位血栓形成 0.4%～1.8%，下腔静脉血栓形成 2%～9.5%，下腔静脉穿孔 0.7%，滤器移位 0.2%。

滤器移位进入心脏，可能引起致命的心律失常。用捕捉器经颈静脉取出滤器较为方便，若不成功，患者心脏传导异常，或滤器已进入肺动脉，需手术切开心脏取出滤器。

滤器上的倒钩可穿出下腔静脉，穿入邻近脏器，如十二指肠、椎体等，多数患者无症状。滤器造成的肠穿孔需要手术取出滤器，修复肠道和下腔静脉壁。

滤器平面以下的下腔静脉内血栓形成可使下腔静脉完全闭塞，出现下肢深静脉血栓复发或加重、血栓形成后综合征。研究发现：置入滤器后，下腔静脉的通畅率随时间的延长逐渐下降，术后 9 年时不足 70%。计划为年轻患者置入滤器时要慎重，可使用临时滤器。取出滤器前应做影像学检查，以确定没有血栓黏附在滤器上。有血栓黏附是取出滤器的禁忌证，应在血栓充分溶解后再取出。

（吕守田）

# 第七节　急性肢体缺血

急性肢体缺血是血管外科常见的急重症，它是指各种原因引起的肢体动脉血流突然减少或中断，导致组织血液灌注减少或缺失，从而危及肢体的存活甚至危及生命。

急性下肢缺血的死亡率和并发症发生率都较高，尽管及时采用了溶栓治疗或者动脉取栓术，住院期间截肢率仍高达约 15%～20%的患者在一年内死于心脑血管意外等伴发疾病。文献报道的动脉取栓术死亡率高达 7.5%～35%，在血管外科疾病中仅次于动脉瘤破裂。

## 一、历史回顾

急性下肢缺血是一个古老的疾病，最初的治疗方式只是消极的等待肢体坏死和截肢手术，直到尝试保肢的动脉取栓术的出现。1895 年有外科医生试图动脉取栓，但未获成功，1911 年 Georges Labeg 等取得取栓手术的成功，并提出动脉本身无病变和及时手术是治疗成功的关键。在以后的 20 年间里，动脉取栓术逐渐被认可，手术范围和临床应用不断扩大，但手术失败概率很高。1963 年 Fogarty 导管的发明极大地简化了取栓手术，手术成功率也得到了很大提高，挽救了很多肢体和生命，因此也被认为是血管外科发展史的一项里程碑。双腔取栓导管和溶栓导管在急性下肢缺血的治疗中应用广泛，进一步提升了取栓手术的效率和安全性。近些年飞速发展的血管腔内技术也被应用于急性下肢缺血的治疗中，多种血管腔内血栓碎解和取出仪器应用于临床，并取得良好的效果，这些方法可以通过更小的创伤达到治疗目的，为一些高龄、有严重合并疾病的高危患者提供了治疗机会。肝素、尿激酶、重组组织型纤溶酶原激活物、氯吡格雷、前列腺素制剂、低分子肝素及口服抗凝药物的发明和应用对控制术中和术后血栓的蔓延，减少术后复发起到了重要作用。

## 二、病因

下肢急性缺血的原因主要为动脉栓塞和下肢动脉血栓形成，其他少见的原因如动脉外伤、医源性栓塞等，详见表 6—10。

表6-10　急性缺血的常见病因

| 动脉栓塞 | 动脉血栓形成 |
|---|---|
| 动脉粥样硬化性心脏病 | 动脉粥样硬化管腔狭窄 |
| 　急性心肌梗死 | 低血流状态 |
| 　室壁瘤 | 　充血性心力衰竭 |
| 　心律失常 | 　低血容量 |
| 心脏瓣膜病 | 　低血压 |
| 　风湿性心脏瓣膜病 | 高凝状态 |
| 　细菌性心内膜炎 | 　糖尿病酮症 |
| 　心脏换瓣手术术后 | 　血液疾病 |
| 动脉来源栓子 | 　高半胱氨酸血症 |
| 　近端动脉动脉瘤 | 动脉搭桥血管血栓形成 |
| 　动脉硬化斑块脱落 | 　内膜增生 |
| 医源性栓塞 | 动脉硬化病变进展 |
| 　导管、导丝、支架、封堵器等材料折断或脱落引起栓塞 | 动脉硬化斑块破裂 |
| 反常栓塞 | 主动脉夹层 |
| 　动脉导管未闭 | 血管损伤 |
| 　卵圆孔未闭 | 血管受压 |
| 　房间隔室间隔缺损 | |
| 创伤因素 | |
| 其他栓塞因素 | |
| 　空气、羊水、脂肪、肿瘤 | |

1. 栓子栓塞　心脏或上游动脉的栓子随血流到达栓塞部位引起的肢体血流突然中断或急剧减少，是下肢急性缺血的常见原因。心源性栓子约占所有栓塞病例的80%～90%，栓子的其他来源还包括羊水、空气、脂肪、肿瘤等。随着疾病谱的变化，风湿性心脏病引起的动脉栓塞在逐渐减少，冠心病成为了心源性栓子的主要来源。栓子主要形成于运动功能减退的心室壁表面和心肌梗死后形成的室壁瘤内，心梗后的心律失常促进了血栓的形成，在未经抗凝治疗的慢性房颤患者中，每年血栓栓塞发生的概率为3%～6%。栓子形成可以发生在急性心肌梗死后的几个小时到数周内，有些隐性心肌梗死患者则可直接表现为下肢的急性缺血。感染性心内膜炎、先天性心脏病、心脏换瓣术后也是潜在血栓形成的危险因素。排除了其他血栓来源的深静脉血栓患者发生的动脉栓塞被称为"反常栓塞"，应注意患者是否存在卵圆孔未闭、房间隔缺损、动脉导管未闭等情况。

动脉栓子的另一个主要来源是近端动脉的动脉瘤，尤其多见于腹主动脉瘤、股动脉瘤和腘动脉瘤，约25%的腘动脉瘤会出现远端动脉的栓塞症状。局部扩张的血管壁引起血流涡流，促进附壁血栓的形成，动脉瘤瘤壁表面动脉硬化斑块的碎裂和脱落也可造成远端动脉栓塞。

随着血管腔内治疗技术的广泛应用，医源性栓子引起的下肢缺血在临床上越来越多见。折断的导管、导丝，血管腔内植入物如支架、栓塞钢圈、封堵器等均有脱落造成动脉栓塞的报道。大口径的多孔导管长时间放置于动脉内,表面有形成血栓的风险,在回撤导管时,血栓发生脱落并随血流流动可以引起动脉栓塞。

2.动脉血栓形成　肢体动脉急性血栓形成是下肢急性缺血的另一个常见原因。常常在原有动脉硬化病变基础上发生,原有动脉狭窄部位的硬化斑块突然破裂继而形成血栓,使得下肢血流量急剧减少引起症状,因此在临床上表现为原有的间歇性跛行或静息痛症状突然加重。由于患者先前有较好的侧支循环形成,缺血症状发生的速度和程度多没有急性动脉栓塞那样严重和急剧。血流灌注和血液黏稠也可以促进血栓形成,尤其在人工血管动脉搭桥术后的患者,出现如充血性心力衰竭、低血容量、低血压,糖尿病高渗状态等情况下,极易在人工血管内或自体血管内形成血栓,出现急性缺血症状。

3.其他原因　引起急性缺血的其他原因还有主动脉夹层、肢体动脉夹层、血管的锐性或钝性损伤、血管外在压迫、骨筋膜综合征等。

### 三、临床特点和诊断

急性下肢缺血可以发生在任何年龄,以 50 岁以上占多数。冠心病引发的动脉栓塞、肢体动脉硬化合并的急性血栓形成时患者年龄较大。症状的轻重与血管阻塞的部位、范围、程度、侧支循环是否发挥作用等有关。

急性肢体缺血表现为特征性的"5P"征,即疼痛(pain)、麻痹(paralysis)、感觉异常(paresthesia)、无脉(pulselessness)和苍白(pallor)。需要注意的是当患者突然出现肢体剧烈疼痛、苍白伴有肢体动脉搏动减弱或消失时,已经基本可以诊断为急性缺血,应立即进行治疗而不应等待所有 5P 症状出现再作出诊断。

疼痛是最早出现的症状,通常表现为患侧下肢的弥漫性剧烈疼痛,与之区别的慢性缺血性疼痛常常局限在肢体最远端的足部。但存在一种特殊情况,即在腹主动脉血栓形成时,肢体麻痹往往成为首发症状而不是疼痛,因此相当多的患者首次就诊来到了神经内科而不是血管外科。Batz 和 Bruckner 报道的临床资料中,84％的腹主动脉急性闭塞表现为突然的下肢运动障碍,仅 14％出现下肢疼痛,有 55％的患者首次就诊科室为神经科。临床工作中应警惕这种情况,避免误诊。

感觉异常和麻痹是肢体缺血进展和加重的表现。负责本体感觉的神经纤维是比较纤细的有髓神经纤维,它们耐受缺血能力较差首先发生缺血,缺血继续持续则会出现温度、压力、疼痛等粗大感觉神经纤维的损伤。麻痹(Paralysis)是指下肢运动功能障碍,首先出现于肢体最远端的足趾关节逐渐向近侧的踝关节和膝关节进展,是肢体缺血加重的表现。完全性的肢体缺血超过 8 小时,肌肉开始僵硬和水肿,表明肢体已经失去活力,此时缺血肌肉和神经的变性和坏死无法逆转,无法保肢。一些情况下,由于侧支循环的代偿作用,下肢表现为不完全性缺血,肌肉组织在低氧供和低血供状态下可长时间存活,症状仅表现为严重的间歇性跛行,肢体缺血虽经历数天、数月仍能够得到存活,血栓虽然已经机化,仍可通过取栓术顺利开通血管。

动脉主干堵塞后,肢体皮肤表现为蜡样苍白,大片状紫斑,远端肢体厥冷,浅静脉瘪陷。动脉搏动情况的检查是急性缺血体格检查的重要部分,可以提示血栓阻塞的位置,应注意"健侧"肢体的对比检查,如对侧肢体各部位动脉搏动良好说明动脉栓塞的可能性大,如对侧动脉搏动减弱或消失提示可能动脉硬化合并急性血栓形成可能大,如在腘窝内触及增宽的腘动脉提示过动脉瘤血栓脱落引起的栓塞。

### 四、辅助检查对肢体急性缺血的意义

急性下肢缺血发病急骤,病情进展快,一旦诊断应尽快重建下肢血运避免肢体坏死,因此主张不过多的完成检查,以免延误治疗时机。近年来随着血管影像学的发展和复合手术室的广泛应用,可以在短时间内或手术中获得肢体动脉的影响资料,术前不做影像学检查的观点逐渐发生转变。在对患者的诊断存在疑问、病情允许且具备条件的情况下,应及时行动脉的CTA 或 MRA 检查,一方面有利于排除夹层等少见的引起肢体缺血的情况,另一方面对病因判断、了解血管流出道和流入道情况进而制订手术计划十分重要。对于具备复合手术室条件的医疗单位,手术应安排在这样的手术间内进行,可以随时判断血栓的取出情况,残留的动脉狭窄性病变可同时得到处理。图 6-9 为一例急性动脉栓塞患者的 MRA 造影图像。

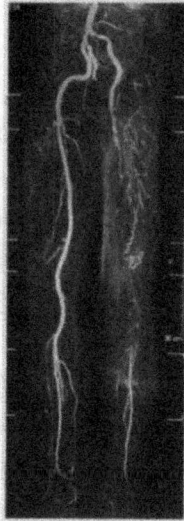

图 6-9　下肢动脉栓塞 MRA 造影

### 五、肢体活力状态的评价和判断

肢体的缺血程度和活力判断对选择治疗方法和判断预后十分重要,然而目前仍没有任何生化学或影像学指标可以准确地反映出肢体的生机状态。因此在发生急性缺血时,主要凭借医生的临床经验,通过对临床指标的观察来判断肌肉组织的活力和生机。美国血管外科协会和国际心血管外科协会在 1986 年提出了肢体缺血程度分级方法并在 1997 年进行了修订,它是依据肢体感觉、运动功能的缺失情况和多普勒检查结果对肢体活力作出判断,能够指导临床医生对缺血肌肉和组织的活力状况进行判断(表 6-11)。

表 6-11　急性肢体缺血活力状态分级

| 分级 | 活力状态 | 临床指标 | | 多普勒检查 | |
|---|---|---|---|---|---|
| | | 感觉缺失 | 运动缺失 | 动脉 | 静脉 |
| Ⅰ(可存活肢体) | 无即刻坏死风险 | 无 | 无 | ＋ | ＋ |
| Ⅱ(有坏死风险肢体) | | | | | |
| Ⅱa(边缘状态) | 即刻治疗可保肢 | 无或轻微 | 无 | － | ＋ |
| Ⅱb(即刻坏死风险) | 即刻开通血管可保肢 | 有/静息痛 | 轻中度 | － | － |
| Ⅲ(无活力肢体) | 神经和肌肉组织不可逆性坏死 | 重度感觉缺失 | 麻痹/肌肉僵硬 | － | － |

　　肢体急性缺血是一个连续变化的过程,有些病例难以明确的划分在哪一个缺血级别内,肢体缺血状态多依靠临床医生的经验进行判断。据调查,临床实践中多采用简化的判断方式,对于急性发病,感觉正常或减退,运动功能正常的病例,行抗凝治疗同时进行无创伤性影像学检查;对于存在感觉缺失伴有运动功能减退的病例急诊治疗开通闭塞血管;已经发生完全运动障碍、肌肉肿胀僵硬时肢体已经无存活希望,行截肢治疗。

## 六、疾病鉴别

　　急性肢体缺血应当同严重肢体缺血相鉴别,后者通常由慢性肢体缺血(chronic limb ischemia,CLI)演变而来,是 CLI 的最后阶段,通常病程超过 2 周或持续更长时间,有明确的间歇性跛行病史等。另外 ALI 应当同血栓闭塞性脉管炎、大动脉炎、结缔组织病引起的血管炎等相区别。其他可能引起类似症状的疾病还有血管痉挛、骨筋膜室综合征、股青肿、痛风和肢体神经病变引起的非缺血性肢体疼痛等。一般来讲根据临床表现和病史诊断并不困难,彩超和造影检查对可疑病例的确诊有重要帮助。

## 七、治疗

　　急性下肢缺血的治疗目的是在最短时间内恢复肢体血流,避免截肢和全身性并发症。

　　恢复肢体血运的方法有两种:开放性外科手术和以溶栓为主要手段的血管腔内治疗。两种方法选择的主要依据包括:①肢体的缺血程度和缺血持续时间;②血管阻塞的原因(动脉栓塞或动脉血栓形成);③血栓阻塞的部位;④患者的全身状态及合并疾病情况。单纯抗凝治疗仅适用于轻症下肢缺血,短时间内无肢体坏死风险、允许观察的病例。

　　1. 导管溶栓治疗(catheter-direct thrombolysis,CDT)　　导管溶栓治疗是通过经皮穿刺的方式将溶栓导管预置于血栓内,溶栓药物经溶栓导管注入从而达到接触性溶栓的目的。目前认可的适应证包括:轻中度的肢体急性缺血;合并严重的全身性疾病,不能耐受麻醉和开放性手术;曾多次行开放手术或血管腔内治疗的病例。动脉硬化基础上的急性动脉血栓形成、人工血管旁路术后的血栓性阻塞、支架内的急性血栓形成,此三种情况下的急性缺血 CDT 的治疗效果更好,而在急性动脉栓塞同样有效。通常情况下,溶栓治疗需要 24～72 小时,是一种缓和的开通血管的方法,降低了肢体缺血再灌注损伤程度,从而减少骨筋膜室切开的机会,但在观察和治疗期间可能发生更多组织变性和坏死,因此,对于严重的急性下肢缺血,不宜将 CDT 作为首选治疗方式。血栓完全溶解后可能发现动脉狭窄等基础性病变,需要采用球囊扩张等方法进一步治疗。

　　CDT 可在局麻下完成,通常选择无病变侧动脉作为穿刺入路,如上肢病变可选择股动脉作为入路,一侧下肢病变可选择对侧股动脉逆行穿刺作为入路,导管翻过主动脉分叉后置入血栓中,可以根据血栓的长度选择不同的溶栓导管,将导管尾端固定于体表,通过微量泵持续注入药物。选择对侧入路的优点是可以最小程度地干扰病变侧肢体,逆行穿刺有利于导管的固定,减少穿刺点出血。也可选择病变侧下肢股动脉顺行穿刺,上肢病变经腋动脉或肢动脉穿刺,但应注意血管痉挛、穿刺点出血等并发症。

尿激酶和重组组织型纤溶酶原激活物(rt-PA)是常用的溶栓药物。所使用的药物剂量、用药时间和给药方法没有统一标准。文献报道的给药方法有持续性注药、团注给药、脉冲式给药、阶梯式给药等。溶栓过程中需要观察患肢的血运状态和动脉搏动,一旦血流复通立即停止溶栓。具备造影条件时,定时返回造影室,进行动脉造影观察溶栓效果以便调整导管位置、用药剂量和方法。

出血是经导管溶栓治疗的主要并发症,文献报道的颅内出血发生率为0%～2%;需要输血或外科干预的大出血发生率骨筋膜室综合征1%～10%,远端动脉栓塞发生率1%～5%。并发症的出现与患者合并内科疾病情况,溶栓药物的剂量,给药方法,辅助用药等因素相关。

(1)溶栓治疗的禁忌证:肢体急性缺血患者在开始系统性抗凝和溶栓治疗前应该仔细评估可能的出血风险。肢体缺血溶栓治疗工作组(Working Party on Thrombolysis in the Management of Limb Ischemia)把溶栓治疗的禁忌证分类为绝对禁忌证,主要禁忌证和次要禁忌证,详见表6-12。对于存在非绝对禁忌证的患者应个体化的评估出血风险和肢体坏死风险从而作出判断。

表6-12 溶栓治疗禁忌证分类

| 绝对禁忌证 |
| --- |
| 1.近期发生的脑血管意外(2个月内) |
| 2.出血体质 |
| 3.近期发生的消化道出血(10天以内) |
| 4.近期神经外科手术史(3个月内的颅内或脊柱手术史) |
| 5.近期颅内创伤史(3个月内) |
| **主要禁忌证** |
| 1.近期内心肺复苏史(10天以内) |
| 2.近期严重创伤史或大手术史(10天以内) |
| 3.难以控制的高血压(收缩压＞180mmHg 或舒张压＞110mmHg) |
| 4.颅内肿瘤 |
| 5.近期的眼科手术 |
| 6.穿刺点无法压迫 |
| **次要禁忌证** |
| 1.肝功能衰竭,尤其合并凝血障碍。 |
| 2.细菌性心内膜炎 |
| 3.妊娠 |
| 4.糖尿病视网膜病变 |

(2)溶栓治疗与动脉取栓术的比较:肢体动脉取栓术在临床中的应用已经有数十年的历

史,其方法、作用、局限性和相关并发症等以被广大血管外科医生熟知,目前临床上仍广泛应用。然而也有相当多的资料支持经导管溶栓治疗作为首选治疗。在一项包含了 5 个随机对照试验的旨在比较 CDT 和取栓术治疗效果的荟萃分析中,得出了如下结论:两者保肢率接近,但溶栓治疗有更高的卒中发生概率和出血发生概率。Rochester 研究、STILE 研究(Surgery versus Thrombolysis for ischemia of the Lower extremity)和 TOPAS 研究(Thrombolysis or Peripheral Arterial Surgery)是 20 世纪 90 年代完成的三项多中心随机对照试验,目的是对比外科取栓手术和导管溶栓术在治疗急性下肢缺血中的作用。研究结论认为,在某些选择性病例中,可以把 CDT 作为一线治疗方式,这些临床病例包括:①肢体缺血症状小于 14 天;②无溶栓禁忌证;③预计血流再通时间内不会发生肢体坏死。溶栓治疗围手术期并发症发生率和死亡率与取栓术接近。

2. 经皮血栓消除设备的应用 近年来血管腔内技术在慢性肢体缺血性疾病的治疗中被广泛应用并快速发展,在急性肢体缺血的治疗中应用相对较少。目前有多种经皮血栓治疗仪器和设备应用于临床,主要原理为血栓抽吸、机械性血栓碎裂、超声辅助溶栓等,这些方法可能缩短治疗时间,更快的开通阻塞的血管,可以单独应用,也可联合 CDT 使用。这些方法可以有效地减少血栓负荷,碎解血栓,增加血栓和溶栓药物的接触面积,理论上可以缩短治疗时间,较多的国外文献也证实了这些方法的有效性。在国外的某些医疗中心,这种方法已经成为 ALI 的一线治疗方式。可惜的是,目前国内几乎还没有应用这些方法的医疗机构,我们多数资料还来源于国外的相关文献报道,我们还缺乏这方面的临床经验和资料。随着血管腔内技术的快速发展,这些方法在急性下肢缺血的治疗中会发挥越来越大的作用。

3. 开放手术治疗 包括动脉取栓术、动脉旁路搭桥术、截肢术、骨筋膜室切开减压术等术式。

动脉取栓术被认为是急性动脉栓塞的首选治疗方法。在 1963 年 Fogarty 导管发明前,动脉取栓主要采取广泛血管显露、器械取栓和血栓抽吸的方法,这些方法效率低而且对血管的损伤较大。Fogarty 导管的应用允许在远隔血管阻塞的部位进行操作,可以根据情况选择更为表浅、方便的部位进行血管显露(如股动脉、腘动脉等),从而大大简化了手术,提高了血栓取出的概率和效率。

动脉取栓术的适应证包括:①急性重度肢体缺血,尤其以动脉栓塞为病因的急性肢体缺血效果好;②肢体未发生水肿;③已经出现肌肉坏死,为降低截肢平面行动脉取栓术。患者全身状态差,难以耐受手术是主要的手术禁忌证。

以经股动脉取栓为例,肢体动脉取栓的主要过程:取患侧腹股沟中点纵行切口显露股动脉分叉部,术中注意避免损伤大隐静脉、股静脉和股神经,软组织应结扎切断,避免术后出现淋巴漏。股总动脉、股浅动脉、股深动脉显露后分别绕过橡皮条控制血流,全身肝素化后纵行或横行切开股总动脉前壁。根据血管口径选择不同型号的 Fogarty 导管。放松股动脉近端橡皮条,向近端插入导管使其进入腹主动脉,向导管内注入生理盐水 1~2ml 充盈球囊,然后缓慢持续用力向外拉出导管,将血栓经动脉切开部位取出。术中应注意调整球囊充盈的大小,避免损伤血管壁,助手注意配合取栓导管的行进,可减少出血,反复重复取栓操作直到无血栓取出,近端恢复搏动性喷血为止。然后向远心端取栓,以 Fogarty 导管向远端插入,尽量使导管能够到达肢体动脉远端,病变广泛时要反复多次取栓,直到恢复返血。双腔取栓导管是在造影指引下先将导丝通过血栓段,沿导丝引入取栓导管,在小腿等存在多支血管部位取栓时有较大优势。血栓取出后可经动脉切口注入尿激酶或 rt-PA 溶解残留血栓。对于合并动脉硬化的急性下肢缺血,有时需要同时应用内膜剥脱术或补片扩大成形术,解除股动脉分叉部位的狭窄病变。对于取栓手术不成功者,如果经动脉造影证实存在远端流出道。可急诊行动脉旁路术抢救患肢。

(吕守田)

# 第七章　泌尿及男性生殖系统疾病

## 第一节　肾先天性异常

### 一、肾不发育

双侧肾不发育罕见,约每 4000 例出生儿中有 1 例,多见于低体重(<2.5kg)男婴,胎儿多合并孕母羊水量过少,有 Potter 面容(钩状鼻、小下颌,双侧低位耳郭等),并可有肺发育不全,30%是死产,即使出生后尚存活的新生儿也于出生后不久死于呼吸功能障碍或肾衰竭,文献报道存活时间最长者为 39d。

单侧肾不发育,每 1000～1500 例出生儿中有 1 例,略多见于男性,肾缺如多在左侧。女性单肾患者中 25%～50%合并生殖系畸形,如单角或双角子宫、双子宫、双阴道、阴道分隔或近端闭锁等。男性单肾患者中仅 10%～15%合并生殖系畸形。单肾常呈代偿性肥大,患者生活不受影响,可终身不被发现。1990 年 Sheih 等做 280000 例小儿肾超声检查发现 235 例单肾。1988 年 Nakada 等在肾不发育患儿中 65%同侧没有肾上腺,肾不发育除合并生殖系畸形外,25%合并其他畸形,包括心血管系统、胃肠系统及骨骼系统。单肾的诊断常因尿路症状,有外生殖器畸形或其他系统的器官异常而被检出。

单侧肾不发育的发现较为困难,常由静脉肾盂造影见一侧肾不显影而引起注意,在儿童病例中,常由于一侧肾盂积水或在盆腔内扪及异位肾造成的肿块而做静脉尿路造影检查时,才发现对侧肾不发育;在成人则常由于并发肾结石,肾结核、肾挫伤、腰痛或其他泌尿系疾病做深入的泌尿系检查时才被发现。膀胱一般是正常的,但常见膀胱三角区不对称,患侧三角区有萎缩现象和输尿管开口缺如。有 80%的对侧肾有代偿性肥大,因此肾功能常是正常的。患此症的病例有 3%的所有孤立肾处于异常位置。

单肾的检查包括排泄性尿路造影、超声、核素、CT 及 MRI。

### 二、附加肾

很多人将附加肾与常见的重复肾相混淆,附加肾罕见,是单独存在的第 3 个肾,较正常肾小。典型附加肾位于正常肾的尾侧,它的输尿管常是正常肾盂的分支。与之相反,位于正常肾头侧的附加肾,常有完全性双输尿管伴输尿管口异位,50%病例并发结石及积水。可有尿路梗阻或感染,故常以发热、疼痛、腹部肿物就诊。如并发输尿管口异位,则有尿失禁。如因并发病变而有症状者可进行诊断及治疗。

### 三、肾发育不全

是指肾未充分发育,达不到正常肾大小,故也有称为小肾畸形。估计在 800 个出生婴儿中有 1 例肾发育不全。此症一般为单侧性,发生原因和胚胎期血液供应障碍与肾胚基发育不全有关。肾外形呈幼稚型,有胚胎性分叶,较正常肾小 1/2 以上,一般重 30～100g。肾细胞较少、肾盏短粗、肾盏数目减少、肾盂狭小、输尿管可通也可不通,肾分泌功能差。由于肾动脉的变异,患者常并有高血压症。对侧肾大多正常或有代偿性肥大。

肾发育不全无遗传,无性别差异。单侧肾发育不全者,如无其他并发症如感染、结石等,是难以被发现的。1/2患此症的儿童有患侧腰部疼痛和高血压而怀疑为肾源性而做静脉肾盂造影,才发现一侧肾显影缩小、轮廓不规则、肾盏数目减少、肾盂萎缩。发育不全的肾位置较正常者更近中线。一个位置正常的小肾一般多有狭窄或梗阻,输尿管亦常发育不良,泌尿功能不正常,血管特别是动脉,亦常细小硬化。

肾发育不全也可能是两侧的,但两侧肾的大小可有差异。这种患儿常有慢性肾炎的临床症状,有时可伴有侏儒症和佝偻病。

(一)诊断

B超、CT、静脉尿路造影和逆行肾盂造影可以确诊。过小的肾因分泌造影剂量过少而静脉尿路造影常不显影。B超对肾定位可能优于前者,但<1~2cm的小肾B超、CT也不易显示或不易与周围淋巴结区别,因而定位诊断较困难。

(二)治疗

对侧肾功能正常可做小肾切除术,但有时寻找小肾甚为困难。合并输尿管开口异位的,静脉尿路造影显示功能良好的可做输尿管膀胱再植术。无症状或无并发症(如高血压等)不需要治疗。

### 四、孤立肾

孤立肾也称独肾,即人体内仅有一个肾,因无明显临床症状,故患病率不确切,也常不被发现,每1000~1500名出生儿中有1例,略多见于男孩,男女之比为1.8:1。肾缺如多在左侧,10%病例同侧肾上腺缺如,有些男孩同侧精索及睾丸缺如,有些女孩则同侧输尿管及卵巢缺如,尚可合并肛门闭锁及脊柱畸形,对侧易有异位肾。

(一)诊断

肾旋转不良及肾盂输尿管连接部梗阻,对侧肾常呈代偿性肥大,可以负担正常生理需要,故患者生活不受影响,可终身不被发现,偶尔于体检或因感染外伤或对侧肾有问题进行B超检查时而被诊断,并经静脉尿路造影、背素扫描、CT检查证实,膀胱镜检查患侧三角区不发育。

(二)治疗

无并发症者,无须处理;如合并结石、结核及外伤等则应在保留肾、保护肾功能及维持生命的前提下决定处理方案,切勿误切除孤立肾;如孤立肾的肾功能已严重受损,宜行透析治疗或肾移植。

### 五、重复肾、重复输尿管

双输尿管常引流重复肾,偶见引流一附加肾者。本症可分为不完全型(叉形或Y形)和完全型双输尿管。完全重复时,第二个输尿管开口可进入膀胱、尿道或其他组织。输尿管畸形中以双输尿管最常见。因无临床症状,故很多病例被偶然发现。当有尿路感染进行检查时,双输尿管被检出的机会比想象的要多,可能因上尿路淤滞、梗阻或反流而合并感染。双输尿管常因上输尿管口异位或异位输尿管囊肿而有症状。

根据临床及尸解材料,报道的患病率差别很大。Nation(1944)报道230例中,121例是临床病例,另 109 例是尸检约 16000 例所发现,147 例中有 1 例或为 0.68%。Campbell 等报道 51880 例成年人、婴儿及儿童尸检中有 342 例,为每 152 例中有 1 例或 0.65%。综合上述材料,每 125 例中有 1 例或 0.8%。男女之比为 1∶1.6,单侧为双侧的 6 倍,左右侧无明显差异。

双输尿管可能是常染色体显性遗传有不完全外显率。家系调查父母或同胞有双输尿管者,其发生率从每 125 例中有 1 例上升到每 8~9 例中有 1 例。另有报道环境因素可能影响双输尿管的发生。

下肾部输尿管口更靠头侧及外侧,而上肾部者更靠尾侧及内侧,所谓 Weigert-Meyer 定律,最初由 Weigert(1877)描述,其后由 Meyer(1946)做了改进。罕见上输尿管口位于内上侧,Stephens 曾收集文献上有 4 例,加上他的 7 例,该上输尿管位于下输尿管之前,两者不交叉。如上输尿管口位于尾端内侧,则上输尿管环绕下输尿管从前侧至内侧并终止于下输尿管口的后侧。Stephens(1958)认为对上输尿管口位于头端内侧,不符合 Weigert-Meyer 定律的学说是上输尿管起源于相邻接的输尿管芽—即刻分为二,而不是第二个输尿管芽。

（一）诊断

肾实质的 1/3 由上部集合系统引流。1976 年,Priivett 等报道肾单一系统引流者平均有 9.4 个肾小盏,重肾有 11.3 个肾小盏,平均上肾部有 3.7 个肾小盏,下肾部有 7.6 个肾小盏。并注意到单一系统引流的肾经影像学检查 97% 正常,而有重复畸形者中 29% 有瘢痕和(或)扩张。若做排尿性膀胱尿道造影,有重复畸形者更常见反流占 42%,而无重复畸形者仅占 12%。下肾部常因合并反流而有积水,但也有下肾部合并肾盂输尿管连接部梗阻者,合并其他畸形的机会也多,在 Nation 组中,27 例(12%)有其他泌尿系畸形,包括肾发育不全、肾发育异常及各型输尿管异常,其中有 4 例上输尿管口异位(占完全型双输尿管的 3%)。Campbell 组 342 例双输尿管中有 129 例合并泌尿系畸形,62 例无泌尿系畸形。泌尿系畸形的病种也与 Nation 组相似,22 例有对侧肾畸形。本组作者所见双输尿管或因不同原因血尿做尿路造影而被偶然发现,或因输尿管口异位、输尿管囊肿及各种原因所致尿路感染做超声或静脉尿路造影时被检出。

（二）治疗

不完全型双输尿管(Y 形输尿管)在临床上常不重要,但尿液淤滞可引起肾盂肾炎。Y 形输尿管会合支的横断面积一般小于两分支面积的总和,故从两分支输尿管下流的尿液至此发生淤滞及出现尿液往来流动于两根输尿管之间,并多流向较宽的一根,当 Y 形连接处越靠远端,或连接处较宽则尿淤滞的后果就更明显。如同时有膀胱输尿管反流则加重上述两输尿管间的尿回流,可发生腰痛。此时如两输尿管间的接口近膀胱壁,则可切除该 Y 形连接部,分别做两侧输尿管与膀胱再吻合术。反之,如反流严重而 Y 接口较高,则做接口以下输尿管与膀胱再吻合。如无膀胱输尿管反流,两侧输尿管间尿液往返回流重,如有症状时可做输尿管肾盂吻合,或肾盂与肾盂吻合同时切除上输尿管,以消除输尿管间的尿液回流。

### 六、马蹄肾

两侧肾的上极或下极相互融合在一起,形成马蹄铁形异常(图 7-1),多发生在胎儿早期(第 4~7 周)。肾融合后阻碍其正常上升和旋转,因而它常位于盆腔内或稍高的位置,其输尿管较正常短,肾融合,而只有 10% 为上极融合。上极融合大多发生较迟,约在第 9 周时。两肾融合的部位称为峡部,其中 85% 的病例有肾实质而 15% 为纤维组织所替代。

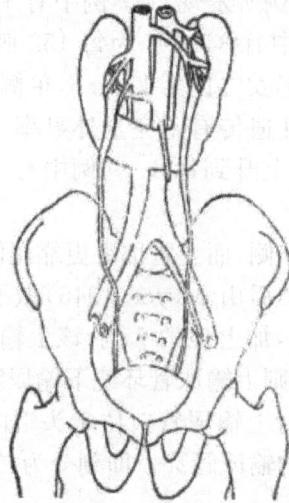

图7-1 两肾下极融合呈马蹄形

（一）诊断

此症的主要临床症状是腰部疼痛，尿频，脓尿和下腹部肿块。静脉尿路造影和逆行肾盂造影，可显示异常阴影和两侧肾盂阴影下垂、靠拢和自外上方向内下方倾斜。如一侧肾功能不佳而不显影，则对侧肾可被误诊为单纯性肾旋转不良。马蹄肾患者，肾炎的发生率可高达80%。其他并发症也较高，最常见的并发症是肾盂积水、肾感染和结石形成。此外，腹部B超、肾盂逆行造影、CT及核素扫描对诊断也有帮助。

（二）治疗

如马蹄肾无症状及并发症者，则无须治疗。如有肾盂积水、尿路梗阻或较严重腰胁疼痛，影响工作和生活者，则可考虑做输尿管松解、峡部切断分离以及两肾及输尿管整形与固定术。如并发有结石或严重肾盂积水者，则应将患肾做相应的处理，甚至在必要时将严重被损坏的肾予以切除或部分切除。

## 七、单侧融合肾

一则肾移位至对侧，并与对侧肾融合在一起，故又称为异位融合肾（图7-2）。发生率为7500人中有1例，男性较多见，男和女性的发生率为3∶2，右侧融合肾较左侧为多见，融合形式可以是端端、端侧或L形，融合肾所处位置较正常肾为低。有1/3～1/2的单侧融合肾病例有并发症，如肾盂积水、感染和结石。临床症状大多是由并发症所引起的，有时是因腰腹部扪及肿块而做进一步检查。静脉尿路造影可显示两肾位于同一侧，而对侧则不见有肾，有一根输尿管跨越过脊柱而正常地进入膀胱。如无并发症一般对患者无任何影响，但如有并发症则常需做手术矫治，但手术死亡率在融合肾较正常肾为高。

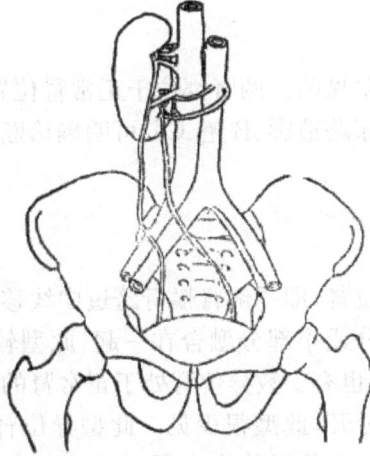

图 7-2 单侧融合肾示意

## 八、盆腔融合肾

这是一少见畸形，它不同于孤立性盆腔肾，盆腔融合肾有两个完全分开的肾盂和输尿管（图 7-3），而孤立性盆腔肾只有一个肾盂和一根输尿管，盆腔融合肾的后侧表面光滑，其前面呈分叶状，输尿管从前面引出。做腹部检查时可扪及肿块，静脉尿路造影或逆行肾盂造影可显示异常情况。无并发症也无症状者，一般无须治疗。

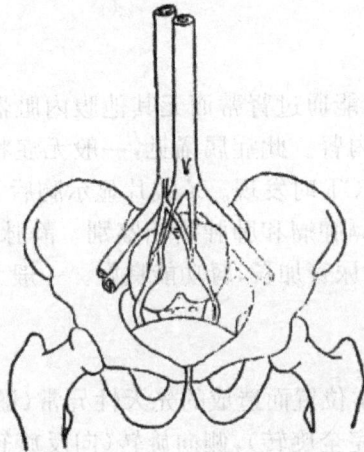

图 7-3 盆腔融合肾示意

## 九、单侧异位肾

单侧异位肾发生率为 500 人中有 1 例。异位肾可位于腰骶部、骶髂部或盆腔部，异位肾常并有一定程度的向前旋转。异位肾的功能常是正常的，但易于并发肾积水、感染和结石形成。其临床表现一般是由其并发症所引起，主要为疼痛、血尿、排尿障碍（多尿或排尿困难）、腹部肿块和胃肠道症状。下腹部疼痛可被误诊为阑尾炎。腹部肿块可与结肠肿瘤、肠系膜囊肿和卵巢肿瘤混淆。静脉和逆行尿路造影、B 超、CT 常可明确诊断。本病的手术治疗常较为困难，如对侧肾正常，则可采用患肾切除。

### 十、两侧异位肾

两侧异位肾而不融合者是罕见的。两肾都位于正常肾位置水平骶髂区域之间的位置,这种异常必须和肾下垂相鉴别。尿路造影、B超、CT可明确诊断,如无并发症,两侧异位肾无须治疗。

### 十一、交叉异位肾

交叉异位肾也称为横过异位肾,即一侧肾横行跨过中线移位至对侧。异位肾分型如下。

1. 融合型  即两肾的大部分或小部分融合在一起,此型较为多见,异位肾大多处于正常肾的下方而与之融合在一起,但也有少数异位肾处于正常肾的上方。

2. 非融合型  即两肾完全分开,此型很少见。此型异位肾可在正常肾之下,也可在正常肾之上或两个异位肾相互交叉。异位肾临床表现主要是由于其畸形本身和其并发症引起的各种症状和体征,主要为腹部或背部疼痛、扪及肿块、胃肠道紊乱和泌尿系症状,如血尿与脓尿,常见的并发症是尿路感染、肾盂积水和结石形成,约1/3的病例有并发症表现。

异位肾常无明显症状,故诊断常有困难,有35%的病例是在尸体解剖时发现的,25%的病例是在手术时发现的。静脉和逆行尿路造影以及膀胱镜检查对诊断有价值。异位肾需和先天性孤立肾、肾盂积水、肾下垂、肾肿瘤、腹膜后肿瘤、子宫肌瘤,卵巢囊肿、输卵管炎与腹主动脉瘤相鉴别。有必要时也可采用腹膜后空气造影与主动脉造影帮助诊断。异位肾如无症状又无并发症者,无须治疗。如有并发症者,则可按并发症的具体情况做相应的处理。

### 十二、胸腔内肾

除有肾血管异常外,小者只能通过肾蒂而无其他腹内脏器进入胸腔内。如无膈疝存在,则只能是膈下高位肾而非胸腔内肾。此症属稀见,一般无症状,少数病例有胸痛。太多的病例是在做胸部X线检查或胸部CT时发现。X线片显示胸后下部有一椭圆形密度增深阴影,位于膈肌之上。此阴影需与纵隔肿瘤和肺肿瘤相鉴别。静脉尿路造影可做出诊断。胸腔内肾一般大小正常但略有旋转,输尿管加长,肾功能良好。一般无须治疗。

### 十三、肾旋转异常

肾旋转异常是肾蒂不在正常位置而造成的先天性异常(图7-4)。肾旋转异常有腹侧旋转(旋转缺如),腹中向旋转(不完全旋转),侧向旋转(向反旋转)和背侧旋转(过度旋转)异常四种。尿路造影可明确诊断。在临床上肾旋转异常无重要意义,如无并发症存在则无须治疗。

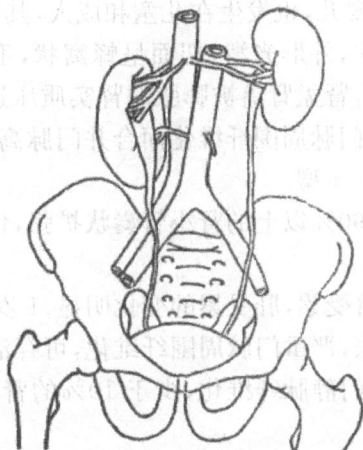

图 7—4　右肾旋转异常示意

## 十四、肾血管异常

原始的肾血管来自骶中动脉、髂动脉或低位腹主动脉。在正常发育下，肾逐渐上升，原有的血管逐渐萎缩而代之以肾动脉。如原始供应血管持续保留，则可成为肾血管异常原因之一，或成为肾或输尿管的副血管，从而可能导致肾盂输尿管连接处梗阻和肾盂积水。肾副血管常来自肾血管的主干、腹主动脉、下腔静脉或大血管的邻近支（如肾上腺动脉与髂动脉）。Grave 称供应肾下极的动脉各种变异如下。

1. 起源于靠近肾门的肾动脉主干多。

2. 起源于肾动脉与腹动脉连接处附近。

3. 直接起源于腹主动脉，与肾动脉主干完全分开。

4. 直接起源于腹主动脉，而睾丸或卵巢动脉则起源于此副血管。

5. 直接起源于腹主动脉并与肾动脉主干间隔相当距离。

6. 肾前、后的供应血管各自直接起源于腹主动脉。

迷走血管流经肾盂的前后方，因它们供应肾的上极或下极血管，故也称为肾极血管。肾血管多见于输尿管的前方或输尿管肾盂连接处附近，常可影响或阻碍正常尿液排泄，而供应肾上极的异常肾血管则不致造成尿路梗阻。在临床上肾血管异常除可产生输尿管梗阻外，无其他重要意义。对有慢性肾盂肾炎，久治不愈或并有腰部不适或疼痛的患者，也应考虑有异位血管造成尿路梗阻的可能。在尿路造影 X 线片上，可能显示在异位血管横过输尿管有一充盈缺损印迹和有不同程度的肾盂积水，严重者有肾实质破坏和肾衰竭导致肾显影不佳。在静脉尿路造影时应做延迟摄片或采用大剂量静脉滴注造影则更佳，在做逆行尿路造影时，应将输尿管导管插入至输尿管可能尿路梗阻处的下方而后做尿路造影，以便显示梗阻部位。有需要时肾动脉造影也有助于诊断。对有尿路梗阻症状的肾血管异常的患者，应尽早及时采用外科微创手术或开放性手术治疗，以尽可能保持患肾功能。如患侧肾已被严重破坏而致保留该肾无意义者，则只能将患肾切除。

## 十五、婴儿型多囊肾

婴儿型多囊肾属常染色体隐性遗传的肾多囊性疾病，大约 10000 个新生儿中有 1 例，男女比为 2：1。本病主要发生在婴儿，也发生在儿童和成人，其发病机制不明。

婴儿型多囊肾双肾明显增大，外形光滑，切面呈蜂窝状，手感似海绵，远端肾小管和集合管呈梭形囊状扩张，放射状排列，肾盂肾盏被膨胀的肾实质压迫而变形，变狭小。肝门脉区胆管数目增加伴结缔组织增生，致门脉周围纤维化而合并门脉高压。根据发病年龄肾小管病变的数量和肝损害的程度分为如下 4 型。

1. 围生期型　肾显著增大，90％以上的肾小管囊状扩张，伴轻度门脉周围纤维化，出生后 6～8 周死于肾衰竭。

2. 新生儿型　60％的肾小管受累，肝受累的变化明显，1 岁以内即死于肾衰竭。

3. 婴儿型　25％肾小管扩张，严重门脉周围纤维化，可存活到青春期。

4. 少年型　以肝病变为主，门静脉纤维化，少于 10％的肾小管扩张，约 5 岁时出现症状，有的可存活到 30 岁。

（一）临床表现

患严重类型的围生儿和新生儿常有死产，或出生后数日内因肺发育不良死于呼吸衰竭，这类患儿多有 Potter 面容和出生时羊水过少的历史。肾异常肿大，严重的腹部膨隆可导致难产。新生儿通常少尿，但很少死于肾衰竭，可在生后数日内出现贫血、脱水、失盐等肾功能减退的症状，随年龄增长，逐渐发生肾衰竭。

幼儿和少年可有高血压和充血性心力衰竭。儿童期因门脉高压可致食管静脉曲张出血、脾亢进。非特异性的症状包括恶心、呕吐、生长发育迟滞。实验室检查显示，血清尿素氮、肌酐升高，酸中毒，中度贫血，尿比重低和轻微蛋白尿等。

（二）诊断及鉴别诊断

一般根据发病年龄、临床表现和阳性家族史而诊断。超声检查和静脉尿路造影是主要检测方法。影像学表现是造影剂在皮质和髓质的囊肿中滞留，显示不规则斑纹或条状影像，滞留在集合管内产生放射状影像。婴儿因造影剂分泌减少，肾盂肾盏几乎不显示，年长儿造影剂迅速分泌，可显示轻微变形的肾盂肾盏影像。超声显示肾增大，整个肾实质回声增强。逆行肾盂造影示肾盂肾盏轻微受损和肾小管反流，核素扫描对诊断无帮助。

新生儿期要与其他引起肾肿大的疾病相鉴别，如双侧多囊肾发育异常、双侧肾积水、双侧肾肿瘤及双侧肾静脉栓塞等。儿童期鉴别诊断应包括进行性肾损害的其他病因，如儿童期发病的成人型多囊肾、家族性青少年肾结核症（FJN）等，肝病者应与肝先天性纤维化相鉴别。

（三）治疗

婴儿型多囊肾无治愈方法，主要是对症治疗。长期肾透析可延长寿命，有条件时可行肾移植。无论肾或肝损害预后均不良。

## 十六、成人型多囊肾

成人型多囊肾属常染色体显性遗传的肾多囊性疾病，是以肾囊肿的发生、发展和数目增加为特征。500～800 个尸检中有 1 例，人群发生率为 0.1％～0.5％。无性别差异，目前已知致病基因在第 16 对染色体。

成人型多囊肾的病变为双侧性，早期囊肿较小，肾大小正常，两肾病变发展不对称。后期肾显著增大，腹部膨隆可如足月妊娠，肾表面和切面布满大小不等的囊肿，只残留少量肾实质。囊内液体澄清或浑浊或呈血性。

(一)临床表现

发病缓慢，大多数在40岁后出现症状，患者可有持续或间歇性腰腹痛，有时剧痛；镜下或肉眼血尿，轻微蛋白尿，肾浓缩功能低下，可出现多尿、夜尿。体检时可扪及腹部肿块。60%患者有高血压，可合并尿路感染、结石形成，并有慢性肾功能不全，最终出现尿毒症。40%～60%患者合并肝囊肿，随年龄增长，囊肿的数目和大小也逐渐增加。此外，胰、肺、脾、卵巢、睾丸、附睾、子宫、膀胱也可有囊肿形成。10%患者有颅内小动脉瘤。

(二)诊断

超声、静脉尿路造影和CT为主要诊断方法。X线表现肾外形增大，轮廓不规则，肾盂肾盏受压变形，有似肾癌的影像，但为双侧病变。核素扫描示肾内放射性减少，单侧肿大要与肾肿瘤、肾积水、多房性单纯性肾囊肿鉴别，晚期诊断无困难。B超对诊断很有帮助，简单又可反复进行，目前应用广泛。

(三)治疗与预后

成人型多囊肾无治愈方法，目的仅在于防止并发症和保存肾功能。巨大囊肿可行去顶减压术，以缓解症状，尿毒症者需做肾透析和肾移植。成人型多囊肾发病年龄越轻，预后越差，平均死亡年龄为50岁，一般在多在症状出现后10年。主要死于肾衰竭、心力衰竭、急性感染或颅内出血。本病为遗传疾病，患者虽可结婚，但应劝其绝育。

(黄小军)

## 第二节　输尿管先天性异常

### 一、输尿管不发育

输尿管不发育是由于胚胎发育时输尿管芽缺如所造成。同侧的肾也不发育，同侧的膀胱三角区有缺如或发育不全，也无同侧尿管开口。两侧输尿管不发育或两侧肾不发育的患儿都不能存活，这些病例都是在尸体解剖中发现的。

### 二、输尿管发育不全

单侧或两侧输尿管发育不全是由于输尿管芽发育缺陷所致，并常伴有同侧或两侧相应的肾发育不全，如输尿管呈纤维条索状或呈残剩输尿管。输尿管开口细小或缺如和膀胱三角区发育不良。有时发育不良的输尿管形成瓛样病变和有腹部肿块症状，可引起误诊。静脉尿路造影在诊断上是必要的。按患侧肾病变情况可能不显影。一般无症状的病例不予处理。

两侧输尿管严重发育不全的患儿常无法生存，故无实际临床意义。

### 三、输尿管开口异位

在正常情况下，输尿管开口于膀胱内。由于胚胎发育异常，可发生输尿管开口异位。女性较男性多见，约4：1。70%～80%的输尿管开口异位是并发于重复肾和双输尿管病例，且多数输尿管开口异位来自重复肾的上肾段，此症很少发生于单根输尿管病例。开口异位在男性可发生于后尿道、射精管、精囊、输精管和直肠等处；女性则可开口于前尿道、前庭、阴道和子宫等处。由于解剖位置关系，在男性异位输尿管开口仍受外括约肌控制，故无滴沥性尿失禁症状;而女性患者因开口常在外括约肌控制之外,故常有滴沥性尿失禁症状。这也是临床上女性患者较男性为多见的原因之一。

(一)输尿管开口异位的类型

1.单侧重复肾,上肾段的输尿管口异位。

2.两侧外表正常肾,一侧输尿管开口异位。

3.两侧重复肾,一侧上肾段的输尿管开口异位。

4.两侧单根输尿管开口异位。

5.单侧重复肾,两根输尿管开口均异位。

6.两侧重复肾,两侧上肾段的输尿管开口均异位。

7.额外肾的输尿管开口异位。

8.一侧输尿管下端分叉,其中一支输尿管开口异位。

9.两侧重复肾,左侧为不完全性双输尿管,右侧上肾段的输尿管开口异位。

10.输尿管移向对侧并开口异位。

11.马蹄肾、双侧重复肾,其中一根输尿管开口异位。

12.单侧完全性三根输尿管,其中一根开口异位。

13.单侧完全性三根输尿管,其中两根开口异位。

上述各种类型中以单侧重复肾,其上肾段的输尿管开口异位最为多见。异位开口的输尿管常有全部或部分扩张(在开口的上方),一般也均以输尿管开口狭窄来解释,但也有输尿管开口并无狭窄而其输尿管呈扩大或扭曲,这是否是由于异位开口输尿管的神经肌肉发育不良引起尚未能肯定。在男性患者,单根输尿管开口异位较双输尿管中的一根输尿管开口异位为多。另外,异位输尿管末端在膀胱外常见有袋形扩张,致使膀胱颈部受压移位而引起部分性梗阻。双侧单输尿管开口异位的病例是罕见的,并有膀胱颈部发育不全和膀胱三角区缺如。从胚胎发育米看,膀胱颈部是泌尿生殖窦的一个部分,位于输尿管口和中肾管口之间,以后发育为膀胱颈部的肌肉组织。如两侧单根输尿管的开口均保持在中肾管部位,则泌尿生殖窦的这部分就不存在,相应的肌肉组织就不产生而造成膀胱颈部缺如或不发育。这种患者常并有肾严重异常或肾盂积水或肾不发育,输尿管扩大和小膀胱。尿路造影常见膀胱不显影,而膀胱尿道逆行造影常见尿道输尿管有反流。由于两侧异位开口常位于尿道的远端;在括约肌之外,故患者都有持续的滴沥性尿失禁,使膀胱处于排空状态。此外,一侧肾有三根输尿管异常并有一或两根输尿管开口异位者是非常罕见的病例,这种患者常并有其他严重异常。

(二)临床表现

异位开口患者的主要症状是滴沥性尿失禁和尿路感染。女性患者除有正常排尿外,平时还有尿漏。尿失禁在坐立位时较平卧时更甚。仔细检查患者的外阴部,尤其是尿道口周围很重要,如见有一输尿管开口于前庭,则可见有液体由此异位开口处滴出。可试将一输尿管导管插入异位开口做逆行造影。对疑有输尿管异位开口于阴道的患者可采用鼻窥镜做详细阴道探查,必要时可用小号气囊导尿管的气囊堵住阴道外口,而后将 $20\%\sim30\%$ 泛影葡胺 $30\sim40ml$ 缓慢地经气囊导尿管注入阴道,使造影剂经阴道内异位开口逆行进入输尿管。对疑有异位开口于尿道的患者,可经导尿管将亚甲蓝溶液注入膀胱内,然后拔掉导尿管,观察尿道滴出的尿液。如滴出液不含蓝色,则提示输尿管异位开口于尿道内。

在男性如输尿管异位开口于精囊,则患者常有骶部疼痛和反复发作附睾炎。由于附睾炎在小儿是较少见的,因而这种症状提示有输尿管异位开口于精囊的可能。肛门指检探查精囊有无肿胀和压痛对诊断有帮助。必要时可做输精管造影,有时可显示开口于精囊的输尿管。膀胱镜检查在诊断输尿管异位开口是必需的,特别是观察两侧输尿管开口和膀胱三角区的情况,如两侧输尿管口都位于三角区的同侧角,而对侧未见有任何输尿管口,又如三角区的一侧角未发育等。如在膀胱镜检查后做两侧输尿管插入导管和做逆行尿路造影,则更能显示两侧输尿管的变异情况。X 线静脉尿路造影在诊断上也很重要,常是初步诊断必需的。但需注意,异位开口输尿管的肾由于长期梗阻和感染而使其功能受到损坏,因而患者的滴沥性尿失禁症状可能随时间的消逝而逐渐减轻,感染严重的病例可使原清晰的滴沥漏尿转变为脓性尿液。另外,排尿时膀胱尿道造影也有一定帮助,特别是显示尿液经异位开口反流至输尿管内的情况。总之,要尽可能将两侧输尿管的形态、功能和异常情况都诊断清楚,然后才可制订出切合实际的有效治疗方案。

（三）治疗

输尿管开口异位手术方法的选择取决于患者肾功能情况,具体方法如下。

1. 重肾双输尿管异位输尿管口 其相应的上肾部发育不良或重度积水致功能很差者,应做上肾部切除术。如仅有轻度或中度肾积水,功能尚好者,可做抗反流性输尿管膀胱再吻合术,或上、下肾部的输尿管端侧吻合。

2. 单侧肾发育不良并输尿管开口异位 应做肾切除术,但术前一定要了解不显影的肾大小及部位,免得术中措手不及。因发育不良的肾一般较小,位置偏低,可小到蚕豆甚至玉米粒大小,往往位于盆腔,如无术前 B 型超声及 CT 检查帮助,难以找到。作者曾收治 66 例单一输尿管开口异位并肾发育不良病例,较典型的 1 例肾 0.5cm×1.2cm×1.8cm,位于髂总血管前面,切断输尿管向远端注入亚甲蓝由会阴部排出;另 1 例发育不良的肾位于膀胱后骶髂关节处,为 0.7cm×1.3cm×1.6cm,呈圆柱状,但积水的输尿管粗 4.6cm,术后经病理证实为肾组织。

一侧单一输尿管开口异位,相应的肾积水(轻、中度积水),尚有保留的价值者则做抗反流的输尿管膀胱再吻合术,如肾功能严重(重变肾积水)受损应做肾切除术。

3. 双侧单一异位输尿管口 该病比较少见,治疗复杂。男性输尿管异位开口多位于前列腺尿道部,女性多位于尿道远段。胚胎发生上,尿生殖窦在中肾管口与输尿管间的部分发育成膀胱颈肌肉。如双侧输尿管仍停留在中肾管口的位置,膀胱颈肌肉就不发育。因为未形成膀胱三角区及底盘,故膀胱颈宽大而无括约能力。双侧单一异位输尿管口合并膀胱及尿道不发育甚为罕见,婴儿常不能存活。

所引流的肾常有发育异常或不同程度积水,输尿管常扩张并有反流。膀胱容量小,膀胱颈无括约功能,故婴儿持续滴尿。男孩外括约肌有一定程度的控制能力故尿失禁不重,膀胱容量也较大。

膀胱镜检查,男孩输尿管口恰好位于膀胱颈远侧,清楚显示小膀胱容量及宽松膀胱颈。女孩则难以找见输尿管口,位于远端尿道偶尔位于生殖管道。异位输尿管口畸形与尿道上裂相类似,尿道短,膀胱颈无括约力。与尿道上裂不同的是该类畸形肾及输尿管异常的患病率高,膀胱容量小。

治疗主要是行输尿管再植及重建膀胱颈,如 Young－Dees－LeadbetterIL 术并加做悬吊膀胱尿道连接部。为了充分暴露手术野可采用经耻骨入路。手术成功率男多于女。假如能控制排尿则膀胱容量能扩大,有些病例须用肠管行膀胱扩大术(回肠或结肠均可)。

### 四、输尿管囊肿

输尿管囊肿是指膀胱内黏膜下输尿管末端的囊性扩张。囊肿外层为膀胱黏膜,中间为薄层肌肉胶原组织,内层为输尿管黏膜。多见于小儿,1 岁以下的占 30%,5 岁以下占 60%,发病率女性较高,女与男之比为 2~3∶1。在异位输尿管囊肿病例,女孩的发生率较男孩更高,如 Dorst 报道的 15 例中仅 2 例为男孩,Ericsson 报道的 26 例中男孩只有 2 例,William 报道的 59 例中只有 9 例为男孩。左右侧发生率无显著差异,两侧者占 10%~20%。输尿管囊肿大多和肾与输尿管重复异常并发,且常发生于上肾段所属的输尿管末端。临床上的患病率差别也大,有一组泌尿外科住院患儿 100 人中有 1 例,而另一组,5000~12000 名住院患儿中仅有 1 例。

输尿管囊肿有家族性,如发生于母女两代。在小儿组中异位输尿管囊肿较在膀胱内者更常见。本症成人病例较少见。

(一)分类

输尿管囊肿临床上可作如下分类。

1.原位输尿管囊肿或单纯性囊肿   成人男性较小儿多见,输尿管开口部位正常或近于正常的,囊肿完全位于膀胱中。小的囊肿可产生轻度输尿管梗阻,但不阻塞膀胱颈部,因而患侧肾常只受到轻度损害或根本无影响。大的囊肿可造成一侧或两侧输尿管梗阻,有时也可梗阻膀胱颈部而导致尿潴留,如合并结石常有血尿出现。文献统计 75% 的这种囊肿合并有双输尿管异常。

2.异位输尿管囊肿   小儿较成人多见,小儿输尿管囊肿的 75% 属此类型(图 7—5,图 7—6)。1974 年 Ericsson 认为输尿管囊肿都延伸至尿道内,并认为它们发生于同侧重复肾的上肾段的输尿管。1978 年 Brock 与 Kaplan 指出异位输尿管囊肿可发生于双输尿管异常,也可发生于非双输尿管异常,但其开口可在一个异位位置。这样的囊肿一般较大,它的开口可像正常者一样是圆形的,但也有呈裂隙状长达 1cm,并可累及膀胱颈部和后尿道。由于开口在外括约肌以上部位,故不引起尿漏。William 对异位输尿管囊肿从解剖学观点将其分为:①凸出在膀颈部的小囊肿,其基底部相对狭小,膀胱造影显示有半圆形缺损阴影,尿道镜检查可见到一肿块伸向后尿道凸出,引起轻度膀胱颈部阻塞,但不直接影响其余输尿管口;②基底很宽的囊肿,可占膀胱三角区的大部分并向后尿道延伸,嵴样的在后尿道中线隆起而管开口较大,可引起膀胱颈部和其余输尿管口的梗阻;膀胱镜检查见囊肿占据大部分膀胱,使内镜诊查困难;膀胱造影显示膀胱颈部上方有一巨大缺损阴影;③是由上述第二种类型发展而形成在后尿道后壁的囊肿。

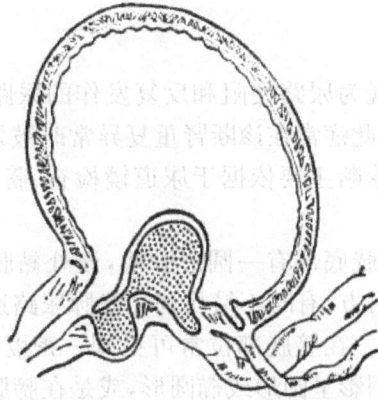

图7-5　异位输尿管囊肿示意
后尿道后壁有一小囊袋

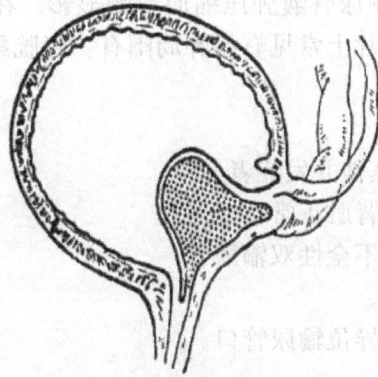

图7-6　异位输尿管囊肿基底部较宽
输尿管后方的膀胱壁薄弱

3.输尿管囊肿脱出　是一个异位输尿管囊肿经膀胱颈部和尿道而脱出于尿道口外,也可以说是异位输尿管囊肿的一并发症。此症多发于女孩,一般会自行复位,但有的也可发生嵌顿而成为一大而紫红色肿块凸出于尿道口外。这样的囊肿需与尿道黏膜脱垂相鉴别。尿道黏膜脱垂,在尿道口呈圆形翻出,其中央处有一孔可插入导尿管,而输尿管囊肿脱出尿道口在其侧旁而不在中央,且囊肿处有时可见到输尿管开口,并可经开口插入输尿管导管与造影。

4.输尿管盲端囊肿　这是由于输尿管末端开口缺如,造成在膀胱三角区内的隆起的输尿管囊肿。众所周知,胎儿3个月时肾已开始泌尿,因而此症患者的患侧肾在出生时已有严重损坏。

输尿管囊肿的病因和发病机制至今尚未能肯定。一般认为在胚胎15cm时,输尿管和尿生殖窦之间被一层膜分隔。在胚胎28cm时,肾开始泌尿,此膜破裂或吸收而成输尿管口。由于某些原因,此膜继续存在或吸收不全而形成输尿管口闭锁或狭窄,使排尿不畅或受阻和输尿管压力增高,导致输尿管末端扩张而成囊肿。也有人认为输尿管Waldeyer鞘先天性发育不良,导致膀胱内段输尿管松弛而易于扩张而形成囊肿。Tokunaka等(1981)用光镜及电镜检查输尿管囊肿,发现与近端输尿管相比,输尿管囊肿顶部缺乏肌束且肌细胞小,在囊肿的肌肉中没有厚肌原纤维。并认为,这些发现说明多数输尿管远端有节段胚胎停滞,这在输尿管囊肿形成中有一定作用。

(二)临床表现

输尿管囊肿的主要临床表现为尿路梗阻和反复发作的尿路感染症状,其他有排尿障碍、尿流中断、血尿和并发结石等。此症常在诊断肾重复异常时被发现。长时期的尿路感染或梗阻会导致慢性尿毒症。此症的诊断主要依据于尿道镜检查、膀胱镜检查、静脉和逆行尿路造影以及逆行膀胱尿道造影等。

膀胱镜检查时,可见到在膀胱底部有一圆形肿块,该处黏膜有不同程度的炎性病变。输尿管囊肿的开口位于囊肿的下后方,有时不易找到。静脉尿路造影应注意两肾形态和功能情况,及有无肾与输尿管重复异常。在膀胱部位常可见到一密度减退阴影,即在膀胱三角区有一空泡样偏向一侧造影剂较淡阴影呈圆形或椭圆形,或是在膀胱区内见有一蛇头样或圆形密度增深阴影,其周围有一圈透亮区。如患者排尿后再摄一张膀胱区 X 线片,则见膀胱内的造影剂已排空而潴留于膀胱内的造影剂显示有一囊肿阴影。在做膀胱造影时,造影剂用量不宜过大,如膀胱内压力过高,致使输尿管囊肿压缩而影响显影。在异位输尿管囊肿伴有膀胱后壁软弱的病侧,在排尿时造影摄片上常见有囊肿周围有一膀胱黏膜的环状沟突出于正常膀胱边缘之外。

(三)诊断

1.输尿管囊肿合并畸形或其他并发症者。

(1)患侧重肾双输尿管对侧肾脏正常。

(2)患侧重肾双输尿管对侧不全性双输尿管。

(3)双侧均为重肾双输尿管。

(4)患侧重肾双输尿管对侧异位输尿管口。

(5)患侧上肾部功能良好。

(6)患侧上肾部轻度积水。

(7)患侧上肾部功能严重受损。

(8)患侧上肾部发育异常伴巨大输尿管积水。

(9)患侧上肾部功能严重受损伴同侧下肾部及对侧肾积水。

(10)患侧上、下肾部功能均严重受损。

2.静脉尿路造影 是主要的诊断方法,由于输尿管囊肿 X 线影像多样化,应仔细进行分析。

(1)单一输尿管囊肿:因多为原位,如肾功能良好,膀胱内可见如蛇头样充盈缺损,有时也可见囊肿周围有透气阴影为输尿管囊肿壁,有时也可见有结石影。

(2)异位输尿管囊肿:通常来自重肾的上肾部,由于梗阻造成上肾部功能差或无功能,因此上肾部常显影不良或不显影,仅见显影的下肾部向外下呈低垂状的花朵样,膀胱内有一光滑的充盈缺损,阻塞尿道内口,部分病例囊肿进入尿道,囊肿小的直径仅 1~2cm,大的可占据膀胱大部。与膀胱肿瘤边缘不整齐的充盈缺损阴影较易鉴别。若静脉尿路造影膀胱内囊肿影像显示不清,可做膀胱造影,但造影剂不宜过浓,一般用 15%泛影葡胺即可,否则会掩盖囊肿阴影,尤其是已瘪缩的囊肿。

3.超声检查 可见输尿管末端呈囊性无回声,凸向膀胱腔内,随患者射尿而有大小改变,可检出膀胱内直径 1cm 以上的囊肿。

（四）治疗

输尿管囊肿除少数患肾已有严重或不可逆转的损坏不宜保留而需作截除者外,均宜采取非手术治疗。

对原位输尿管囊肿者,可采用经膀胱镜切开囊肿或经尿道行输尿管囊肿电切去顶术。此法适用于成人,但需注意止血。小儿宜采用耻骨上切开膀胱和暴露输尿管囊肿,而后从囊肿上的输尿管开口向下剪开 4~5mm 或行切开成形术。输尿管囊肿较大的病例,则应采用囊肿切除手术,囊肿切除后其周围壁层和膀胱黏膜用 4—0 肠线做间断缝合 1 圈。

对异位输尿管囊肿患者,仅做囊肿切开是不够的,主要是视患侧肾破坏程度、输尿管扩张程度、对侧肾功能,以及是否有双输尿管异常、感染和结石等并发症。一般是采用经耻骨上切开膀胱,将囊肿全部切除,包括延伸至尿道部分,以防手术后发生尿道梗阻。异位输尿管囊肿应根据囊肿大小,相应肾受损情况制订手术方案如下。

1.患侧为重肾双输尿管,相应上肾部功能正常或有轻度积水,可先试行经内镜在囊肿基底部做扩窗术,若囊肿瘪缩,症状消失,又无反流则为治疗成功,否则需进一步做囊肿切除及抗反流的双输尿管膀胱再吻合术。

2.患侧重肾双输尿管,相应的上肾部功能严重受损或发育异常,应做上肾部及输尿管切除术。若症状不能缓解再做囊肿及输尿管残端切除。

3.双侧重肾双输尿管并双侧上肾部输尿管囊肿,若双侧肾功能均严重受损,应行双侧上肾部切除术,但两侧应分期进行,两期相隔最少 2 周。

4.患侧上、下肾部功能均严重受损或呈囊性发育异常,应做患肾切除术。

一般手术后患者的症状和肾盂与输尿管扩张都可有改善。

### 五、输尿管瓣膜症

先天性输尿管瓣膜症是输尿管腔内有一横行黏膜皱褶,大多位于膀胱输尿管交接处的 3cm 内,可引起近端输尿管的梗阻和扩张。虽然早在 1937 年 Wolffer 在 100 例新生儿尸体解剖发现有 20％的输尿管有不同程度的皱褶存在,但这种黏膜皱褶在出生后会自行逐渐消失,不引起梗阻症状,故无临床意义,且近 50 年内对此症进行研究的报道不超过 30 例,故属罕见病症。

1.临床表现 此症无特异的临床表现,故而常很难在手术前作出诊断,大多是手术时方被认识。我国顾方六在 1961 年报道 1 例。手术前诊断为左输尿管下端乳头状瘤,而在手术时见为先天性输尿管瓣膜症,瓣膜呈圆锥尖状。

2.诊断 输尿管瓣膜诊断的依据如下。

（1）输尿管黏膜内含有平滑肌纤维束的横行皱褶。

（2）瓣膜以上的输尿管有扩张而其以下者属正常。

（3）无其他机械性或功能性梗阻。静脉尿路造影和逆行尿路造影对诊断有帮助。

3.治疗 此症可按具体情况选用下列治疗方法:①单纯瓣膜切除术;②将有瓣膜的输尿管段切除而后行输尿管—输尿管端端吻合术;③如患侧肾已损坏至肾功能丧失不宜保留者,则做患侧肾及输尿管切除术。

### 六、先天性输尿管盲端

临床上先天性输尿管盲端极为罕见。此症可分为高位型和低位型两种。高位型者,都并有同侧肾不发育或发育不全和盲端以下的输尿管呈纤维条索状；低位型输尿管盲端侧的输尿管开口可能是正常的但较小，盲端以下的输尿管腔也较小或有间断性狭窄，同侧肾常发育不全或不发育。输尿管盲端可能发生于双输尿管中的一根。有时输尿管盲端可形成一巨大囊肿，而常被误诊为腹部囊性肿瘤：这种先天性异常是在手术探查、静脉尿路造影或逆行尿路造影时被发现。如有疼痛、感染或肿块巨大等，则可手术切除。

### 七、先天性巨输尿管症

此症也被称为反流性巨输尿管和先天梗阻性巨输尿管症和非反流非梗阻性巨输尿管症。应和继发性梗阻性巨输尿管和反流性巨输尿管相鉴别。多数典型巨输尿管症的输尿管没有或仅有轻度纡曲，虽源于远端梗阻，却也不合并明显的解剖上的梗阻，故曾被称为失弛张型输尿管、原发性梗阻性巨输尿管、无蠕动远段输尿管及功能性梗阻性巨输尿管。对名称及形态观察的解释在文献上引起混淆。研究输尿管的结构及超微结构，才使人们对巨输尿管症的病理生理及临床表现有了正确理解。

多数的先天性巨输尿管是单侧性，左侧者较多见，有9％的病例伴对侧发育不良或有较严重的膀胱输尿管反流。20％的先天性巨输尿管为双侧者，女性较多见，男女性的比例为2：5。

（一）病因

病因目前尚未完全阐明。目前存在多种解释：①近膀胱 0.5～4cm 节段的输尿管缺乏蠕动而不能使尿液以正常速度排入膀胱；②末端输尿管壁内纵肌缺乏（环肌正常），因而造成功能性梗阻；③末段输尿管肌层和神经均是正常的，当肌层内存在异常的胶原纤维干扰了融合细胞层排列，阻碍了蠕动波传送而产生功能性梗阻。

（二）分类

1. 反流性巨输尿管　①原发性先天性反流性巨输尿管症；②继发性尿道瓣膜、神经源性膀胱等。

2. 梗阻性巨输尿管　①原发性：先天性输尿管远端狭窄，无功能段输尿管等。②继发性：肿瘤、尿道瓣膜、神经源性膀胱等。

3. 非反流非梗阻性巨输尿管　①原发性：原发性巨输尿管。②继发性：糖尿病、尿崩症、巨输尿管手术后残留的输尿管扩张。

以上分类虽尚有缺点，但目前多数专家认为还是比较合理和全面的。有时需根据治疗的情况进行明确分类。如诊断为后尿道瓣膜引起的继发性梗阻性巨输尿管，在经尿道电灼瓣膜后，输尿管扩张好转，可诊断为非梗阻非反流性巨输尿管。

（三）临床表现

尿路感染是最常见的症状。另外，也可见血尿、腹痛、结石、腰痛、腹部肿块、尿失禁、生长发育延迟而做静脉肾盂造影时被发现，晚期出现肾功能异常。部分患者可出现消化道症状，如恶心、呕吐、食欲缺乏等，患儿常发育迟缓。有时做腹部手术或腹部疾病检查时发现巨输尿管。继发性巨输尿管症往往是在原发病检查时被发现。

（四）诊断

根据症状、体征，怀疑有巨输尿管症者，应做如下检查。

1. 静脉尿路造影　该方法是最常用也是必做的一项检查。了解肾功能及上尿路形态，大部分巨输尿管可被发现，输尿管膨出、异位输尿管口也可被初步诊断。

2.排尿性膀胱尿道造影　可发现反流性巨输尿管症及继发性输尿管反流的原发病,如尿道瓣膜、神经源性膀胱,了解输尿管反流的程度及有无肾瘢痕。

3.超声检查　在B超检查中不易发现正常的输尿管,而扩张的输尿管在充盈的膀胱后方可被检出。利用B超代替经皮肾穿刺造影及排尿性膀胱尿道造影筛选有无巨输尿管可取得理想的效果。

4.经皮肾穿刺造影　常用于诊断梗阻性巨输尿管。经皮穿刺肾盂注入造影剂,15～30min后拍片,了解造影剂的排泄情况。正常情况下,注入造影剂15～30min内可排至膀胱,如排出延迟或未排出应考虑梗阻性巨输尿管,同时应注意梗阻部位。

5.膀胱镜检查及逆行插管造影　膀胱尿道镜直接观察有无尿道瓣膜、尿道狭窄,了解膀胱内有无肿块及膀胱黏膜的情况,观察输尿管口位置。逆行输尿管插管行逆行肾盂造影可帮助了解有无梗阻性巨输尿管及梗阻的具体部位。

通过上述几种方法基本可明确巨输尿管症的病因。当区分梗阻性与非梗阻非反流性巨输尿管困难或需确切诊断梗阻性输尿管时,可行利尿性肾图检查。

(五)治疗

原发性巨输尿管的治疗,目前存在较多分歧,特别是在小儿,近十多年来非手术治疗的趋势增加。

1.非手术治疗　对于症状不重,扩张较轻者,可采取非手术治疗,定期复查,严密观察病情变化。

2.输尿管膀胱移植术　将有梗阻作用的末段输尿管切除,做抗反流的输尿管膀胱移植术,对于过大的输尿管应做裁剪和折叠。若患者肾功能差,合并感染,全身状况差,可先行肾穿刺造瘘,待肾功能恢复、全身情况好转后可行输尿管再植。指征为:临床症状反复发作,有肾积水、肾功能不全或输尿管扩张逐渐加重者。术前常规尿培养检查,根据药敏选择用药。先天性巨输尿管症的患者只要肾功能没有丧失,无反复尿路感染,一般手术治疗效果良好。

## 八、反流性巨输尿管症

正常情况下,尿液只能自输尿管进入膀胱,不能由膀胱反流进入输尿管,如某些原因影响了膀胱输尿管连接部的生理功能,导致这种瓣膜作用受损,将产生膀胱输尿管反流。膀胱输尿管反流在正常儿童中发病率为$1\%～18.5\%$,而在有尿路感染的婴儿中反流的发生率高达$70\%$,膀胱输尿管反流常在出生前被诊断为肾积水。

反流性巨输尿管症包含原发性反流性巨输尿管症、继发性反流性巨输尿管症及输尿管反流合并狭窄,现分述如下。

(一)原发性反流性巨输尿管症

本症无明确的梗阻部位,其由于膀胱壁内输尿管太短、先天性输尿管旁憩室或其他输尿管膀胱连接部紊乱所致。

(二)继发性反流性巨输尿管症

是指继发于下尿路梗阻的输尿管反流。常见的原发病有尿道瓣膜、神经源性膀胱、外伤性尿道狭窄,其他如输尿管膨出、肿瘤,放射性膀胱炎等。这类巨输尿管的治疗应先处理原发病,如后尿道瓣膜患者$40\%～60\%$的输尿管反流,电灼瓣膜后反流症状有1/3可得到缓解,1/3可被药物控制,1/3须手术。通常因为输尿管口解剖异常(如输尿管口周围憩室)而行手术治疗。后尿道瓣膜电灼术后反流持续存在的同侧肾通常无功能,在做肾核素扫描后,可根据肾功能情况决定做肾切除或输尿管再植。但应注意的是,一侧输尿管反流由于缓解了膀胱内压反而对另一侧肾功能有保护作用,所以如有反流的无功能肾的对侧肾、输尿管也须手术时,可先做对侧手术,当其成功后再做无功能肾切除,有助于对侧手术后的恢复。

神经源性膀胱合并输尿管反流在控制原发病,如间歇导尿后大部分可停止进展,需手术的占少数。

（三）输尿管反流合并狭窄

少部分输尿管反流患者同时合并狭窄。该类病多可归类于原发狭窄继发反流。梗阻是由于输尿管壁肌肉被破坏、输尿管口憩室等造成,输尿管反流往往是轻度的,且随年龄增长可自愈,但输尿管狭窄仍存在,对肾功能有危害。

（四）反流的分级

在过去的 30 年曾提出了几套膀胱输尿管反流分级方案,但目前得到公众认可的为国际反流研究委员会提出的分类法,根据排尿期泌尿系造影下输尿管及肾盏的影像学形态改变将原发性膀胱输尿管反流分为 5 度。

Ⅰ度:存在反流,反流达输尿管。

Ⅱ度:反流至肾盂、肾盏,但无扩张。

Ⅲ度:输尿管有轻度扩张或弯曲,肾盂轻度扩张和穹隆轻度变钝。

Ⅳ度:输尿管有中度扩张或弯曲,肾盂肾盏中度扩张,但多数肾盏仍维持乳头状形态。

Ⅴ度:输尿管有严重扩张或纡曲,肾盂肾盏严重扩张,多数肾盏失去乳头形态。

（五）临床表现

1. 反复尿路感染　膀胱输尿管反流的患者常有尿路感染症状,表现为尿频、尿急、尿痛,可伴发热、脓臭尿等。

2. 腰腹部疼痛　肾盂肾炎常可导致腹部不确定性疼痛,部分患者在膀胱充盈或用力排尿时感觉腰肋部胀痛。

3. 其他症状　患者可有恶心、呕吐、厌食等消化系统症状,部分患者可有生长缓慢、嗜睡、高血压等症状,少数患者出现肾功能不全相关症状。

（六）诊断

患儿反复出现尿路感染,特别是合并高血压、肾功能受损时应考虑该病可能,诊断主要靠排尿期泌尿系造影。临床常用的辅助检查如下。

1. 实验室检查　感染时,尿常规检查常显示白细胞明显增多,对于尿路感染特别是伴发高热的患者应做中段尿细菌培养及药敏试验,肾功能受损时,血肌酐和尿素氮增高,酚磺酞试验示酚磺酞分泌总量显著下降。

2. 超声检查　可以提示肾的总体大小,有无瘢痕的存在,以及对侧肾、输尿管的异常。彩超下可以发现尿液通过膀胱输尿管连接处呈喷水样改变。可作为怀疑有膀胱输尿管反流时的首选检查。

3. 静脉尿路造影　可显示肾形态,可估计肾的功能和肾的生长情况,肾盏变钝和输尿管扩张可能是膀胱输尿管反流的表现。

4. 排尿期泌尿系造影　在荧光屏监视下的排尿期尿道、膀胱及输尿管造影,可确定诊断及反流分级。

5.膀胱镜检查 在诊断反流中的作用有限,主要用于了解输尿管口的形态、位置、膀胱黏膜下输尿管的长度、输尿管口旁憩室、输尿管口是否开口于膀胱憩室内或异位输尿管口等。

(七)治疗

1.非手术治疗 原发性反流的儿童有较大可能自愈而不需手术,对于尿路造影示上尿路正常和膀胱镜检查示膀胱输尿管交界基本正常,膀胱造影剂显示有暂时或仅在高压时反流的患者,可行非手术治疗。

非手术治疗宜根据尿培养结果选用抗菌谱广、尿内浓度高、肾毒性小,对体内正常菌群影响小的抗生素,感染控制后,使用最小剂量以预防感染。可多次及定时排尿,减少膀胱内尿量,可使反流至输尿管和肾盂的尿液减少,排尿时肾盂内压力减轻。对于女婴如有明显上尿路扩张可留置导尿管,目的是使扩张的输尿管、肾盂缩小,保护肾功能。

每个月一次尿常规检查后,3个月一次尿细菌培养检查,如保持阴性则是预后良好的指征,可每4~6个月行膀胱造影检查一次。

2.手术治疗 常用的为输尿管膀胱成形术,手术指征为:①反流程度达到Ⅳ度以上者;②Ⅲ度以上的反流经一段时间非手术治疗无效,程度加重者;③反流与输尿管膀胱连接处畸形有关,如输尿管呈洞穴状、输尿管旁囊性病变、输尿管开口于膀胱憩室药物治疗而感染不能控制者,或无法坚持非手术治疗者。抗膀胱反流手术可经膀胱内或膀胱外,术前应常规做尿培养及药物敏感试验,并使用有效抗生素1~2周。

其他手术:①单侧反流且同侧肾已严重损害,对侧肾正常时可行肾切除;②重复肾半肾已无功能者,可行半肾及输尿管切除;③单侧反流时可将反流的输尿管下端与正常侧输尿管吻合。

## 九、梗阻性巨输尿管症

1.原发性梗阻性巨输尿管症 包括输尿管膀胱连接部以上部位的梗阻,如输尿管狭窄、瓣膜、闭锁、异位输尿管开口及远端无蠕动功能输尿管等。

(1)先天性输尿管狭窄:狭窄可发生在输尿管的任何部位,狭窄段长短不一,最常见的部位是膀胱输尿管连接部。大体观察见输尿管解剖狭窄,镜下可见管壁肌肉大体正常,可有近端肌细胞肥大及数目相对增多,狭窄段有胶原组织增生。病因可能是胚胎11~12周输尿管发生过程中假性肌肉增生或血管压迫所致。

(2)输尿管瓣膜:输尿管瓣膜很少见,为含有平滑肌纤维的横向黏膜皱褶呈瓣膜样造成梗阻,多发生在上、下段输尿管。病因不明,可能是胚胎期输尿管腔内正常多发横向皱褶的残留。另有如心脏瓣膜、帆布样瓣膜发生在远端输尿管。

(3)远端无蠕动功能输尿管:所致梗阻位于输尿管远端,梗阻段长3~4cm。管腔无解剖狭窄,只是无蠕动功能,近端输尿管扩张。此病较多见于男性,左侧较右侧多,25%是双侧病变,1岁以内双侧病变更常见。10%有对侧肾发育不良。有人认为病因同先天性巨结肠,但无确切证据。病理组织学可见病变输尿管内胶原纤维增加、肌肉相对缺乏、环形肌肉增生等。电镜观察肌肉细胞之间的胶原纤维增生,干扰了细胞之间的紧密连接,阻止正常电传导及蠕动,未发现肌细胞超微结构异常。远端输尿管鞘增厚也是梗阻的原因。胚胎学认为远端输尿管发育异常,输尿管远端发育最晚,而环形肌肉发育早。因血管压迫,在男性可能是输精管压迫导致输尿管纵行肌肉发育差,而引起无动力性输尿管。近端输尿管扩张程度不等,也有合并肾盂肾盏扩张者。

治疗应根据梗阻的临床表现。对于仅远端输尿管扩张患者可随诊观察,如症状不缓解、肾积水加重、合并结石者等应行手术治疗,手术时应切除无功能段输尿管,然后做输尿管再植。

2.继发性梗阻性巨输尿管症　多见于尿道瓣膜、神经源性膀胱、肿瘤、输尿管膨出等下尿路梗阻引起的膀胱内压增高,膀胱壁或输尿管远端纤维化。后尿道瓣膜是最常见的原因。在电灼瓣膜后如输尿管扩张无好转应怀疑该病。发病机制可能是高张力逼尿肌、输尿管口或周围憩室纤维化,引起膀胱输尿管连接部梗阻。

输尿管膨出继发输尿管扩张的原因多为输尿管口狭窄,也有的膨出造成对侧输尿管扩张。有的巨输尿管症继发于腹膜后肿块或血管压迫。

医源性梗阻性巨输尿管症,最常见的是继发于输尿管再植术后输尿管狭窄,也有外伤致输尿管狭窄。有的输尿管再植术后狭窄为一过性,可以恢复,有的与输尿管蠕动功能有关,在输尿管皮肤造口或肾造口术后,经休息一段时期,输尿管功能可恢复。

治疗:如临床症状反复发作,肾积水、输尿管扩张症状持续加重、肾功能恶化、明确有输尿管梗阻者应行手术治疗。手术治疗的目的是抗输尿管反流,切除梗阻段输尿管。

手术方式:应用最多的是 Cohen 手术,横向膀胱黏膜下隧道输尿管膀胱再吻合术。如输尿管过度扩张,需先做裁剪。通常只裁剪远端输尿管。因上段输尿管纡曲扩张可随梗阻解除而缓解。只有当梗阻加重,肾功能恶化时,才裁剪上段输尿管。裁剪输尿管方法有两种:①切除过多的输尿管后缝合,保留适当的管腔。②做扩张的输尿管折叠,该方法优点是保留了输尿管血供,但有可能造成输尿管壁外膨出。如巨输尿管侧肾已无功能或无法控制的重度感染,则应行巨输尿管侧的肾、输尿管全切除术。

### 十、下腔静脉后输尿管畸形

下腔静脉后输尿管,又称环绕腔静脉输尿管,是一种少见的先天性异常。Harill 在 1940 年第一个报道在手术前作出诊断,在此之前所报道的 27 例都是在手术中或在尸体解剖中发现。该症可见于任何年龄,但多数发生在 30～40 岁,男性多于女性,约 3∶1。

本症是右侧输尿管绕过腔静脉之后,走向中线,再从内向外沿正常路径至膀胱。肾盂及上段输尿管伸长扩张,但不都发生梗阻。临床上可分两型。

Ⅰ型临床少见。Ⅰ型没有肾积水或仅有轻度积水,输尿管在更高位置走向腔静脉之后,肾盂及输尿管几乎呈水平位,无扭曲,如有梗阻是因位于腔静脉侧壁的输尿管受椎旁组织的压迫所致。Ⅰ型梗阻部位在髂腰肌缘,该点是输尿管先向上行再转向腔静脉后下行。

Ⅱ型较常见。有肾积水及典型梗阻征象,梗阻近端输尿管呈鱼钩样(图 7—7)。

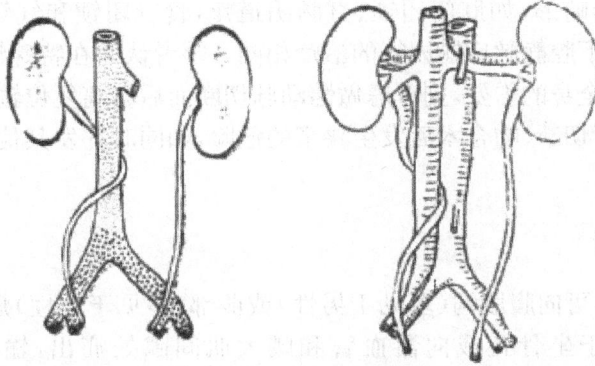

图7-7 腔静脉后输尿管畸形

**(一)临床表现**

下腔静脉后输尿管畸形的临床表现,主要是下腔静脉对输尿管的压迫症状所导致的上尿路梗阻症状,如腰部不适、胀痛、肾盂及输尿管扩张及伴发的尿路感染、结石和血尿等,严重者能导致患侧肾功能损害。

**(二)诊断**

主要是依据于静脉尿路造影和输尿管逆行造影,显示输尿管移位,向正中线越过第3、4节腰椎而形成镰刀状或"S"形异常,致使受压近侧段输尿管扩张和肾盂积水。在X线斜位片上,正常输尿管和腰椎之间有一定距离,而在下腔静脉后输尿管的斜位片上则是紧贴下面几节腰椎。如上项检查仍未能明确诊断,则可先做右输尿管插入导管,再从股部大隐静脉插入一X线不透光的导管至下腔静脉,然后摄片,可更好显示右输尿管和下腔静脉之间的关系。超声、CT及磁共振成像对诊断血管畸形有帮助,如有必要可选用CT以避免逆行插管肾盂造影。

**(三)治疗**

此症的治疗主要依据患侧肾功能受损害情况而异。有25%的病例无明显或有轻微症状而肾和输尿管也只有轻度积水者,则一般无须治疗。如患侧肾有严重肾盂积水,或有反复尿路感染或并发有结石或肾功能严重受损,而对侧肾功能良好者,则可做患侧肾和输尿管截除。如患侧肾情况和功能尚佳,则宜采取保存肾手术。可在肾盂输尿管连接处上方切断,而后游离输尿管和套过下腔静脉,使之复位,最后做两端吻合。也可采用切断输尿管下段而做游离复位输尿管和最后做输尿管输尿管端端吻合。后者方法易于产生吻合口狭窄或损伤其供应血管。如患侧输尿管由于感染和纤维性变而和下腔静脉长段(>6cm)紧密粘连,无法剥离,可先做腔静脉段输尿管保留,即在腔静脉两侧切断输尿管,充分游离肾使之下垂,然后行腔静脉前输尿管和输尿管的端端吻合。如上述方法吻合困难,患侧肾功能较差时,也可在对侧肾功能良好情况下将患肾切除。

## 十一、髂动脉后输尿管畸形

1960年Corbus报道第1例髂总动脉后输尿管,继之1969年Mehl报道第2例和1972年Hanna等报道1例8岁男孩患两侧髂总动脉后输尿管并有两侧肾盂和输尿管积水。此症属罕见,其临床表现主要为尿路梗阻,如腰部不适和疼痛症状,有时并发有尿路感染。静脉尿路造影见肾盂和输尿管有积水和输尿管有弯曲下降。文献报道的病例均未能在手术前作出诊断,并合并有其他脏器畸形,如肛门闭锁、直肠阴道瘘,食管闭锁和气管瘘、孤立肾和马蹄肾等。治疗原则基本与下腔静脉后输尿管的治疗相同。笔者认为在特殊情况下,如孤立肾或对侧肾功能不足以负担全身的需要,则考虑做髂动脉切断而后游离复位输尿管和做髂动脉再吻合,如此可避免输尿管切断、吻合术后发生狭窄的危险,如同时并发其他先天性异常则应做相应处理。

## 十二、输尿管疝

输尿管疝较罕见,可向腹股沟(多见于男性)或股部(多见于女性)疝出。大多见于成人,小儿少见,也可发生于坐骨孔或向髂血管和腰大肌间隙处疝出,输尿管疝一般无疝囊。Jewett 报道 1 例输尿管经腹股沟管疝入阴囊的患者。在所有腹股沟斜疝和阴囊中如有膀胱疝出者,常同时有输尿管疝出的可能,应加以注意。此症的临床表现为输尿管梗阻,如腰部疼痛或并发的尿路感染症状。静脉尿路造影可能显示部分输尿管在腹股沟或阴囊异位部位,对诊断有所帮助,否则难以做出诊断。如患侧肾功能良好,则采用切除疝出部分的输尿管和做输尿管输尿管端端吻合。如患侧肾已有严重损坏不宜保留者,则做肾、输尿管切除术。

## 十三、先天性输尿管憩室

真性先天性输尿管憩室罕见,但它需与有盲端的双叉输尿管(blind-ending bifid ureter)和后天性输尿管憩室相鉴别。真性先天性输尿管憩室是由于输尿管芽过早分裂,因而它有完整的输尿管壁层,包括肌层和黏膜层,大多为圆形或椭圆形,大小不一,憩室含有尿量多则达1600ml,而有盲端的双叉输尿管大多呈管状或梭形,其长度至少为宽度的 2 倍,并和另一根输尿管连接成一锐角。先天性输尿管憩室多数发生于输尿管膀胱连接处附近,但也可发生于输尿管的任何部位。Culp 自 1947—1973 年共报道 3 例,都发生于肾盂输尿管连接处。

后天获得性输尿管憩室,常是继发于输尿管某段的梗阻、结石或损伤,使其上方输尿管的某部分受压膨出而形成。先天性输尿管憩室一般无何特殊症状,但憩室内有尿液潴留,易于引起感染和结石形成,也可能压迫输尿管,大多数输尿管憩室患者并有肾盂积水。其主要症状是腰痛和尿路感染。尿路造影可明确诊断,一般逆行尿路造影较静脉造影为好。

多发性输尿管憩室更为少见,至 1991 年共报道过 27 例,大多是成人病例。这种多发性憩室呈小圆形囊袋状;散在分布于输尿管,可以是单侧性或双侧性的。大多病例的临床表现为顽固性尿路感染,也可伴有疼痛和血尿。膀胱是正常的,对肾影响不大,除非并发感染,输尿管直径无明显改变。膀胱镜检查和逆行尿路造影可明确诊断。由于一般患者症状较轻,常可用有效抗生素控制感染,而无须用手术治疗。

## 十四、先天性输尿管扭转

先天性输尿管扭转罕见,文献报道在 12080 个尸体解剖中仅见到 2 例。在胚胎发育期,当肾上升旋转时输尿管不随之旋转而产生输尿管扭转。如扭转足以引起输尿管阻塞,则造成肾盂积水。尿路造影是诊断本病的重要方法。

治疗:输尿管扭转未引起任何临床症状者不必处理。如输尿管扭转引致输尿管阻塞积水较重者可考虑手术治疗。

### 十五、输尿管折叠(输尿管纠缠)

输尿管折叠又称为输尿管纠缠,大多继发于输尿管梗阻处近侧的扩张输尿管,或由于肾活动度较大所造成,真性先天性输尿管折叠是极少见的。大多患者因诉有腰部疼痛或尿路感染而进行泌尿系检查才被发现。很多患者无明显症状。如折叠是继发的并有症状者则应设法消除原发病灶,如结石或输尿管狭窄等。如手术探查时见折叠处的输尿管发育不良,则应做病变段切除和输尿管输尿管端端吻合术。

### 十六、倒 Y 型输尿管畸形

倒 Y 型输尿管罕见,病因不明,1987 年 Shigeai,Smuki 等报道迄今只见有 27 例,临床上见有三种情况:①倒 Y 型输尿管两支都开口于膀胱;②两支中的一支输尿管开口异位多(图 7—8);③两支中的二支输尿管远端闭锁。两支输尿管可在任何部位汇合在一起,而引流一个正常肾的尿液。右侧倒 Y 型输尿管较左侧者多见。至今只见有 1 例报道为双侧者。除非倒 Y 型输尿管中的一支输尿管开口异位或并发结石,一般很少有症状出现,因而此症常是在手术或尸体解剖时才被发现。此外,在做膀胱镜检查,静脉尿路造影或逆行尿路造影时,偶然也可发现此症。除非结石而引起血尿和疼痛者外,一般无须治疗。

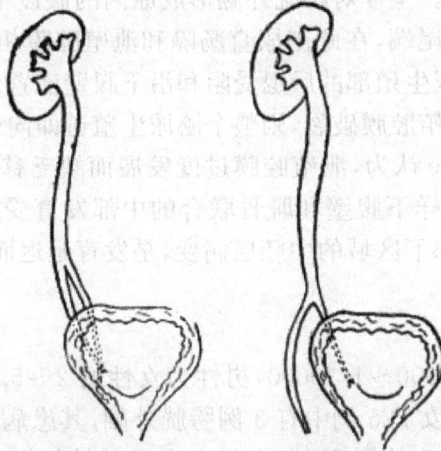

图 7—8　倒 Y 型输尿管
图左侧示:两根输尿管均开口于膀胱,图右侧示:其中一根开口于膀胱内

(王新会)

## 第三节　膀胱先天性异常

### 一、膀胱不发育

在下尿路发育异常中,膀胱不发育是罕见的,并因它常伴有肾不发育,故少有能生存者。自 1654 年第 1 次报道该症以来,文献上仅有 37 例记载,在 29 例活胎中仅 8 例存活,其中 7 例为女性。虽然认为泄殖腔腹侧部发育缺损可能是膀胱不发育的原因,但其确切病因至今仍不

清楚。由于在膀胱不发育病例中,脐血管常是存在的,因而尿囊缺如也非致病的原因。在幸存的病例中,肾可有扩张积水或肾盂肾炎,输尿管或相互分开或汇合成一根,有直接开口于正常的尿道,也有开口于阴道前壁者。在女性病例,其外生殖器基本正常,但细致检查外阴部,则可发现有两个尿道口或尿道缺乏。大多数患此症者并有其他器官的严重发育异常而无法生存。幸存者有尿失禁或反复尿路感染等症状。静脉尿路造影结合尿道或阴道镜检查对诊断有帮助。唯一治疗方法是尿流改道手术。

## 二、膀胱外翻

膀胱外翻是一种较少见而复杂难以治疗的先天性异常。Von Grafenberg(1597)首先描述本病临床所见,1780 年 Chaussier 始用膀胱外翻一词。Syme(1852)做了首例输尿管乙状结肠移植术,但 9 个月后患者死于肾盂肾炎。Nyman(1885)成功闭合 5 日龄新生儿膀胱外翻。Treridelenberg(1892)试用截骨术使耻骨靠近。Young(1942)和 Miehon(1948)分别报道首例女性及男性膀胱外翻关闭术后能控制排尿。Lepor 和 Jeffs(1983)报道 22 例经手术修复后有 19 例(86%)能控制排尿。

### (一)胚胎发生

膀胱外翻是胚胎发育的反常,而不是单纯发育过程停顿于某一阶段,因正常胚胎发育过程上并不经过膀胱外翻阶段。至今对膀胱外翻形成原因的假设不一。Patten 和 Barry 认为,成对的生殖结节原始基处于尾端,在此泌尿直肠隔和泄殖腔膜相遇,如它们不向腹侧移位而反过向尾端,则泄殖腔膜的尿生殖部的后退受阻和沿下腹壁前置。泄殖腔膜的位置异常妨碍中胚层进入这个区域。当泄殖腔膜破裂,则整个泌尿生殖道即向外开放而造成膀胱外翻和尿道上裂。Marshall 与 Muecke 认为,泄殖腔膜过度发展而缺乏移向尾端,因而它像栅门一样阻止了中胚层长入该区。这样下腹壁和耻骨联合的中部发育受阻而形成膀胱外翻。Johnston 和 Kogan 认为,由于脐部下区域的中胚层病变,是发育延迟而不是缺如,从而导致腹壁关闭不全,形成膀胱外翻。

### (二)发病率

膀胱外翻发病率为 1/50000～1/10000,男性为女性的 2～5.1 倍,Shapiro(1984)等报道膀胱外翻和尿道上裂患者子女 225 例中有 3 例膀胱外翻,其患病率为 1/70,是正常人群患病率的 500 倍。此症虽无明显遗传因素,但文献上有兄弟姊妹同患此症的报道,说明具有家族性。

### (三)临床表现

膀胱外翻包括骨骼肌肉、泌尿系统、男女生殖系统及直肠肛门异常。膀胱外翻见膀胱前壁缺如,后壁黏膜向前外突,色泽鲜艳,触之易出血、疼痛和敏感。完全性膀胱外翻都并有尿道上裂。在外翻的黏膜下方两侧,相当于膀胱三角区处可见有两侧输尿管开口,有时呈小乳头状隆起,有尿液间断地喷出,因其外露于体表而易于导致上行性感染,下腹部都并有腹肌和骨骼方面的发育障碍,如腹股沟疝或股疝、两侧隐睾、阴茎短小扁平和阴囊膜发育不良。在女性则有阴蒂分裂和阴道外露。骨盆发育异常,耻骨联合分离,有时颇为严重而致两侧股骨外旋,患者步态蹒跚。少数患者并发有脊柱裂、脊髓脊膜膨出、唇裂和腭裂等。上尿路一般正常,也可合并马蹄肾、肾发育异常、巨输尿管等。输尿管下端一般从膀胱下外侧垂直进入膀胱,背侧没有肌肉支持,功能性膀胱修复后几乎 100% 有膀胱输尿管反流。

（四）治疗

膀胱外翻的治疗是采用外科手术，目的是修复腹壁和外翻膀胱，使能控制排尿，保护肾功能及在男性重建外观接近正常并有性功能的阴茎。手术方法有功能性膀胱修复和膀胱全切尿流改道。其中功能性膀胱修复应为首选。

1.功能性膀胱修复 一般来说，在生后72h以内做膀胱内翻缝合，不需做截骨术。3～4岁时做抗反流输尿管移植、尿道延长、膀胱颈紧缩成形术。两期手术之间修复尿道上裂。尿道上裂修复术前可试用睾酮肌内注射（25mg/次）每月1次，共3次，促进阴茎发育，便于手术。也有学者主张在8～18月龄时做双侧髂骨截骨及膀胱内翻缝合。也可一期完成髂骨截骨、膀胱内翻缝合、抗反流输尿管移植、膀胱颈紧缩成形和尿道上裂修复术。

（1）髂骨截骨术：俯卧位，骶髂关节外侧纵切口，达髂骨翼。上起髂后上棘下至坐骨切迹，全层凿开髂骨翼骨质，保存前侧骨膜使耻骨联合能在中线对合或仅余1cm以内间隙。术后双下肢悬吊牵引加用宽带将骨盆向上悬吊，亦有学者用外固定架固定骨盆。髂骨截骨术可与膀胱内翻缝合同期或于数日前进行。Jeffs报道双侧髂骨截骨术的优点有三：①耻骨联合对合可减小闭合腹壁缺损的张力。②把尿道放入骨盆环内可减小输尿管膀胱角及重建膀胱颈后便于悬吊尿道。③使尿生殖膈及肛提肌靠拢，协助排尿控制。

（2）膀胱内翻缝合术：仰卧位，沿外翻膀胱边缘切口，头侧向上延长包绕脐部，在精阜远侧横断尿道板，后尿道和膀胱下缘两侧皮肤做矩形皮瓣。沿两侧脐动脉在腹膜外游离膀胱到骨盆底部膀胱颈水平。游离两侧皮瓣，在精阜远端完全切断尿道板，显露耻骨间束。局部注射1∶200000肾上腺素可减少出血。将尿道板近端、前列腺与海绵体分离使膀胱能复位到骨盆内。显露海绵体组织，从耻骨支上游离两侧海绵体并于中线缝合以延长阴茎及矫正上弯。两侧皮瓣用6－0 Dexon线或其他可吸收线做Y形缝合，用以修复尿道板缺损和加宽后尿道。可吸收线缝合膀胱，留置双侧输尿管支架管。缝合膀胱颈和后尿道，尿道内留置导尿管，必要时膀胱内置蕈状管造口。从两侧耻骨上分离耻骨间束。缝合耻骨间束包绕前列腺部尿道。缝合腹横筋膜，强力线（用Maxon线或粗丝线）褥式缝合耻骨联合防止缝线嵌伤尿道。逐层缝合腹壁各层，脐带置于切口上端或结扎切除。多数学者主张在生后72h内做膀胱内翻缝合。手术时需注意新生儿特点，保温，减少及补充失血量。生后72h内关闭膀胱优点为：①膀壁柔软易于复位。②尽早使膀胱黏膜不受外界刺激，避免一系列继发改变和失用性膀胱萎缩。③不必做髂骨截骨。④有助于排尿控制。生后72h以后手术需做髂骨截骨方能关闭骨盆环，术后牵引外固定3～4周使之有牢固的纤维性愈合。双侧输尿管支架管留置1～2周，尿道支架管留置2～3周。

（3）膀胱颈重建、抗反流输尿管膀胱吻合及悬吊膀胱颈：原下腹正中纵切口或下腹横纹切口，腹膜外显露膀胱前壁纵行切开。双侧输尿管口插入支架管作标记。Cohen法从膀胱内游离下段输尿管，在黏膜下横行隧道内向对侧推进2.5～5.0cm，做输尿管膀胱再吻合。或从膀胱外侧找到输尿管，在入膀胱处切断，远端结扎，近端引入膀胱经黏膜下隧道做吻合。其目的在于抗反流和便于裁剪膀胱三角区重建膀胱颈。裁剪三角区中部矩形宽1.8cm黏膜缝合成管长约3cm，并将两侧去黏膜形成2个三角形肌层瓣。新膀胱颈须能通过F10～12号支架管。重叠缝合三角区肌层瓣紧缩膀胱颈，即Young－Dees－Leadbetter术式。为使膀胱颈与尿道间形成一定角度，增加尿道阻力，用Marshall－Marchetti手术或带蒂腹直肌及筋膜鞘悬吊新膀胱颈。手术后留置双侧输尿管支架管1～2周，膀胱造瘘管2～3周。Mollard（1980）

报道剪裁三角区形成横向和纵向两侧肌层瓣,分别包绕尿道和膀胱颈,同样使膀胱与尿道间形成一定角度,术后60%患儿能控制排尿。膀胱外翻功能性修复术后功能控制训练十分重要,首先使患儿有尿意感方可能控制排尿。有部分患儿需一段时间清洁间歇导尿,不宜短期内评价手术效果或决定再次手术。术后需定期复查静脉尿路造影、彩超、排尿性膀胱尿道造影,了解上尿路情况及有无膀胱输尿管反流。如膀胱容量过小,可考虑用肠管扩大膀胱。膀胱功能性修复患者中10%因尿失禁而做尿流改道。Gearhart等认为尿道闭合压力高于44.1mmHg才能有效控制排尿,排尿控制与膀胱容量、顺应性,肌肉弹性等多因素有关。男性青春期前列腺发育,排尿控制可有显著改善。经膀胱功能性修复的女性患者妊娠后宜行剖宫产,以防产后尿失禁及子宫脱垂。已做尿流改道者,宜经阴道分娩,以免产生腹腔并发症。部分女性患者成年后性活动前可能需做阴道成形术。

2.尿流改道  膀胱功能性修复后仍不能控制排尿或仍有反复严重的尿路感染及肾输尿管积水可考虑尿流改道手术。目前,常用方法有回肠膀胱术、乙状结肠膀胱或回盲肠膀胱术。Cock(1982)报道可控性回肠膀胱,受到广泛重视。其手术要点是将旷置肠管对系膜缘剖开并重建,形成容量大、压力低的贮尿囊,选择回肠或阑尾做流出道,并做隧道或内翻乳头增加阻力,使流出道内压力峰值高于贮尿囊内的压力峰值,达到可控目的,1986年报道的Mainz袋手术和1990年Wenderoth等报道的回肠新膀胱术较Cock手术简单,效果也很好。尿流改道术后同样需要定期检查静脉尿路造影、B超、血生化检查,结肠膀胱患者还需定期做内镜检查,以期尽早发现可能发生的肿瘤。

### 三、膀胱多房分隔

膀胱多房分隔罕见(图7—9)。文献上只有少数报道。此症膀胱外形正常,但腔内有多数不规则隔膜将膀胱分隔成多数大小不一的小房,有些是密封的,有些彼此有交通,都并发有重复输尿管,每根输尿管进入一小房。治疗主要是解除排尿梗阻。

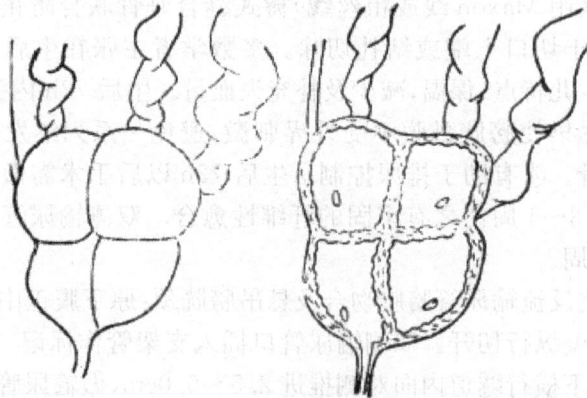

图7—9  膀胱多房分隔示意

### 四、膀胱完全性重复

两个膀胱完全分开,侧侧相贴,其间有腹膜反褶和疏松结缔组织间隔,各个膀胱各自引流同侧的输尿管及其肾,并各自由其尿道流出尿液(图7—10)。自Schatz1871年首次报道以后,至今仅有33例,阴茎常有完全性或不完全性重复异常,也可有一个阴茎具有两个尿道异常。阴囊常分裂成两个独立部分。如在女孩则常见有两个阴道入口、双阴道和单角子宫，50%以上的病例伴有低位消化道重复异常。合并先天性肛门直肠闭锁、直肠膀胱瘘、直肠尿道瘘和直肠阴道瘘者并不少见，也有并发低位腰骶重复的报道。

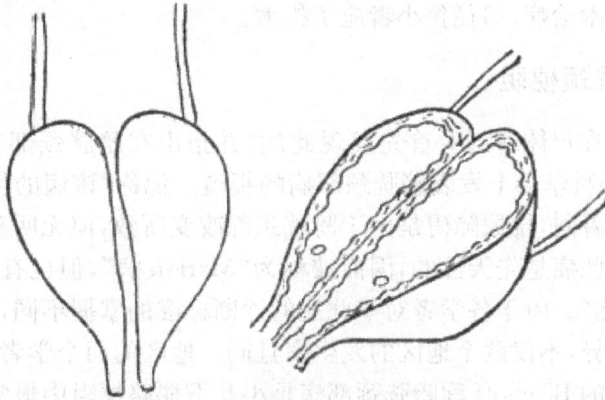

图7-10　膀胱完全性重复示意

临床上常是在发现患者有外阴部异常或因有反复尿路感染而进行泌尿生殖系统检查而被发现。对可疑患者做静脉尿路造影，排尿时膀胱尿道造影，钡剂灌肠，瘘管造影和膀胱尿道镜检查等，对此症的诊断很有帮助。治疗应根据膀胱病变情况和并发的其他器官先天性异常的具体情况而制订治疗方案，包括外生殖器的整形，保护膀胱功能和消化道异常的矫治等。

### 五、膀胱不完全性重复

膀胱被一纵隔或矢状隔分隔成两个房腔，但在其远端相互交通，并经同一尿道排泄尿液（图7-11）。

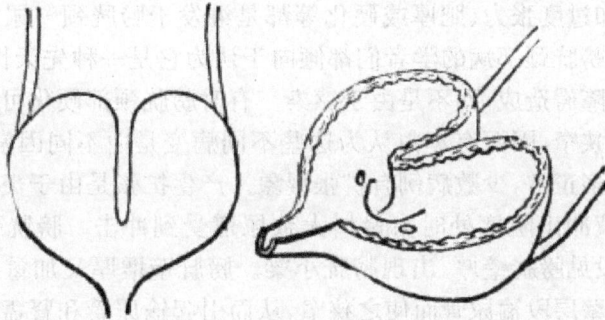

图7-11　膀胱不完全性重复

自Cattirri1670年报道第1例以来，现共计有16例，和完全性重复膀胱异常相对照，未见并发有生殖道、小肠或骨骼方面异常的报道。如无尿路梗阻，患者一般无症状也无须治疗。膀胱造影和膀胱镜检查可确定诊断。如有尿路梗阻者，则可采用将膀胱隔切除，最大限度地使两房腔沟通。

### 六、膀胱葫芦状分隔

本症罕见，文献上只有34例报道。患者膀胱中部有环状收缩致形成上下两个等大或不等大的房腔，两房腔间的通道大小依据于增厚的收缩环，输尿管开口大多位于下腔，但也有开口于上腔者,两侧输尿管开在同一水平。此症大多在成人期做出诊断,但其所有症状如尿频、夜尿,遗尿和排尿不全等均在儿童时即开始,反复的尿路感染是常见的症状。膀胱造影可显示膀胱呈葫芦状。此症需和膀胱脐尿憩室相鉴别。膀胱镜检查可确定葫芦状分隔口径的大小和确定是否需做手术治疗,口径狭小者应予扩大。

### 七、先天性膀胱颈梗阻

1834 年 Guthrie 在尸体解剖上首先发现此病,并指出在膀胱颈部有一纤维环。1933 年 Marion 在国际泌尿外科学会上发表膀胱颈部病的报道。他称"该病的特征是排尿障碍,与尿道周围腺瘤压迫所致者同,排尿障碍是由于膀胱颈部改变所致,但无明显病灶,也非由于脊髓病变所造成",并认为此症是先天性的,因而被称为"Marion 病",但也有称为"膀胱颈挛缩"或"原发性膀胱颈硬化症"。由于各学者对于此症的诊断标准的掌握不同,因而文献上对此症发生率的报道有很大差异,不仅两个地区的发生率且同一地区的两个学者对此症的发生率都有很大差别。例如德国的 Bischoff 称膀胱颈部病是小儿下尿路梗阻中最常见的疾病,他曾见到过 500 余例,而他的国内同道 Hoafellner,de Mayence 和 Mellin,d'Essen 共报道 16 例,加拿大和美国也有类似情况。

原发性膀胱颈硬化的基本性质迄今尚无定论。Marion 认为它像幽门肥厚性狭窄,是膀胱颈部的平滑肌发生肥厚。1951 年 Canpbell 认为此症是一单纯膀胱颈部肌肉张力过强或颈部括约肌收缩。Kerneis 做了此症的局部组织学研究,发现局部组织的神经-肌肉有增生现象和贲门痉挛相类同。1957 年 Bodian 认为此症的病变主要是后尿道周围纤维弹性组织的炎症。Gil-Vernet 对膀胱括约肌的解剖和生理做了大量研究后认为:括约肌不是导致膀胱颈部梗阻的原因,原发病灶事实是膀胱颈周黏膜炎症,并有绒毛膜增生和黏膜下层纤维硬化。这种炎症性硬化延伸至整个尿道周围黏膜鞘,从而损害膀胱颈部的弹性。他认为在膀胱括约肌处所见到的病变,如过度张力、肥厚或硬化等都是继发于膀胱颈-尿道黏膜和黏膜下层的病变。但是大多研究膀胱颈部病的学者们都倾向于认为它是一种先天性疾病,是由于泌尿生殖系在胚胎期的发育障碍造成,而不是由于感染。有时膀胱颈部硬化可并有先天性尿道口狭窄和膀胱壁内输尿管狭窄,因而有理由认为这些不同病变是由不同因素导致,膀胱颈部梗阻远端的后尿道直径大多正常,少数病例有扩张现象。产生扩张是由于炎症使后尿道的平滑肌张力减低,或由于尿液冲出阻塞处时力量增大致尿道受到冲击。膀胱颈部梗阻处的近端尿路,在初期或代偿阶段见膀胱壁厚,出现膀胱小梁。膀胱壁增厚又加重膀胱颈部梗阻。由于壁肌的增厚压迫膀胱壁层段输尿管而使之狭窄,从而引起输尿管和肾盂扩张积水。如不予纠整矫治,则进入后期或失代偿阶段,见膀胱小梁延伸发展,有小憩室形成,主要位于输尿管开口附近。壁层段输尿管逐渐被推向膀胱外,出现膀胱输尿管反流和尿路感染及肾功能损坏。

#### (一)临床表现

先天性膀胱颈梗阻多见于男性、患者 75% 是儿童或少年,只有 25% 见于婴幼儿时期。由于迄今对此症的认识还不足,故诊断较困难,尤其在婴幼儿,不易发现其排尿异常情况,年龄越小,症状不显著,诊断越困难。由于此症属先天性;因而它可存在于胎儿中。在此症初期的临床主要表现为排尿困难。儿童患者排尿时有哭吵和排尿用力,表示内括约肌开放作用有障碍,排尿后尿液有点滴流出,表示膀胱颈口收缩动作也有障碍。此时膀胱还无扩张,肥厚的逼尿肌尚能克服膀胱颈的梗阻。如疾病继续发展,排尿困难依然存在,甚至更剧,排尿次数增加,进入膀胱完全性尿潴留时期。这个时期久暂不一,随着时间的推延,疾病可发展到完全性尿潴留,后者有时可突然出现,但也可能缓慢地进展到充溢性尿失禁。尿路感染也是此症的主要症状之一,这是由于膀胱颈部梗阻产生残余尿,从而易于发生感染,严重者可有脓尿,并引起全身症状如发热、呕吐和生长发育延迟等。晚期患者常可有输尿管、肾盂和肾盏的严重积水以及肾功能有不可逆转的损坏。一般患此症者的年龄越小,颈部纤维性变发展越快,排尿困难越严重,发展至完全性尿潴留也越迅速。尿潴留在此症是一重要信号,应引起医生和家长的严重关注。

（二）诊断

膀胱颈部梗阻的诊断并不容易,因而对所有疑有此症的患者都应做全面的泌尿系检查。静脉尿路造影可大体上了解上尿路的情况。膀胱造影在此症可显示膀胱阴影增大,严重者呈宝塔形膀胱,边缘不规则表示有慢性感染或小憩室形成可能,在左右 X 线斜位片上,有时可显示有输尿管旁较大的憩室和造影剂反流入输尿管的阴影。采用排尿时尿道膀胱造影可鉴别后尿道瓣膜、先天性尿道狭窄和先天性尿道憩室等异常。在膀胱颈部梗阻患者,后尿道一般正常或有轻度扩张,也可观察有无膀胱输尿管反流存在。膀胱镜和尿道镜检查,对诊断膀胱颈部梗阻也很重要,当膀胱镜插入时感到膀胱颈处有阻力。在膀胱颈部可见其后唇呈典型水平面或凸出状态,膀胱后壁凹陷,后尿道也呈下陷状,因而后尿道和膀胱后壁之间似架起一"桥梁",因而在膀胱镜检查时须将膀胱镜抬高或将膀胱颈部下压才能窥到膀胱后壁。膀胱黏膜见有不同程度的炎症现象,可见有小梁和小房形成,输尿管口扩大,有时见有输尿管旁憩室。经尿道镜检查可证实有无后尿道瓣膜或精阜增生等异常存在。

（三）治疗

膀胱颈部梗阻的患者采用非手术方法,如探子扩张和抗感染等,效果不佳时,主要采用手术治疗,即经尿道通过气化电切或等离子电切切除膀胱颈部下唇,对有严重梗阻者,可做膀胱颈切除术。此外,对并发疾病,如膀胱输尿管反流、憩室和结石等,应同时或分期做相应的处理。手术后的预后主要按原疾病发展的程度而异。如手术时在初期阶段,膀胱还未明显扩张,也无膀胱输尿管反流,则手术治疗有获得痊愈的可能。有些无严重肾盂与肾盏扩张的膀胱输尿管反流的病例也可得以恢复,但那些并发有严重肾实质性病变和有感染的肾盂肾盏极度扩张的病例,则预后不甚理想。

## 八、脐尿管异常

在胚胎第 3 周,从卵黄囊顶部尾侧的内胚层生出一细胞索,它迅速演变为一中空的盲管,突入体蒂,形成尿囊,其根部参与膀胱的形成。从膀胱顶部至脐孔的一段变成为脐尿管。脐尿管最后完全闭塞成为一条索状带,即脐中韧带。在胚胎发育过程中脐尿管如发生变异,则可产生下列四种异常:①脐尿管不闭塞而保持开放状态,一端开口于脐孔而另一端和膀胱相通,形成脐尿管瘘;②脐尿管两端段闭塞,但其中段部分不仅未闭塞且呈囊样扩张,形成脐尿管囊肿;③靠近脐部残留一段未闭合的管道而形成脐尿管窦;④靠近膀胱顶部残留一段未闭合管道而形成膀胱脐尿管憩室。现分述如下。

（一）脐尿管瘘

其临床表现为脐孔处有间歇性尿液流出,尿液流出的多少则按瘘管口径大小而异。14%～28%的脐尿瘘管患者并有下尿路梗阻,但下尿路梗阻并非是脐尿管瘘发生的原因,因从胚胎发育过程来看,脐尿管闭塞发生在尿道形成之前,故下尿路梗阻对形成脐尿管的过程应无任何影响。只能说有下尿路梗阻的病例有较多尿液从脐孔漏出。

诊断此症可用下列各方法:①由脐孔瘘口处注入亚甲蓝后,观察染料在尿道排出;②由脐孔瘘口处注入造影剂并拍摄 X 线片,显示造影剂进入膀胱内;③由尿道插入导尿管至膀胱,并注入亚甲蓝溶液或造影剂,可得到和①与②相反方向的结果;④静脉注射靛胭脂或酚磺酞,可见蓝色或红色尿液从脐部瘘口处流出;⑤用排尿时膀胱尿道造影来观察下尿路有无梗阻存在;⑥如有需要则做膀胱镜检查,以窥视膀胱脐尿管的开口位置和其大小。

脐尿管瘘与卵黄管未闭相鉴别。卵黄管和肠道相通,排出物和尿液不同,多黄色粪水,有粪臭,由瘘口注入碘化油后做腹部正侧位 X 线片,可见有造影剂进入小肠腔内,即可明确诊断。

外科手术切除是此症唯一有效治疗。如合并感染,则需待感染控制后再行处理。

(二)脐尿管囊肿

脐尿管囊肿较脐尿管瘘多见。出于液体(可能是浆液性、黏液性或纤维蛋白性的液体)的潴留,使此症造成囊状扩张的肿块。囊壁内层的上皮细胞和膀胱黏膜的上皮细胞相同,都是变形上皮。囊肿大多位于脐尿管的下 1/3 段,而很少发生于上 1/3 段。一般体积不大,且无明显症状,因而只有 1/3 的病例见于婴儿时期。在对此症患儿做体格检查时偶然在下腹部中线处扪及肿块,如若囊肿较大,则可见在下腹部中线处有一圆形肿块凸起,呈囊性感觉,从而引起注意和进一步检查。随着囊肿的增大,可引起下腹部疼痛。囊肿继发感染者多见于成人患者,而偶见于小儿。局部出现红、肿、痛和热等炎性症状。脓肿形成后可穿向脐部或膀胱,也可能穿破腹膜而进入腹腔内,从而产生各种相应的症状,如脐炎、尿路感染、腹膜炎等。无感染的脐尿管囊肿应与膀胱憩室、卵黄管囊肿、脐疝和卵巢囊肿相鉴别;而感染的脐尿管囊肿应与腹壁脓肿相鉴别,有时也可与急性阑尾炎、膀胱炎和梅克尔憩室等相混淆。膀胱造影侧位片对诊断此症有帮助,可显示囊肿位于腹膜外,并使膀胱顶部移位。超声检查也有助于诊断。对此症的治疗,不论有无感染均应将囊肿彻底切除。如因感染严重无法将囊肿切除者,则可将囊肿切开,排出脓液和尽可能刮除囊壁上皮使囊肿呈袋形,然后用纱布填塞引流,常可随炎症消除而自行愈合。

(三)脐尿管窦

是继发于脐尿管囊肿,感染后向脐部穿破所造成。临床表现为脐周围炎、流脓、皮肤发红、疼痛和间歇性发热等。有的也有脐部肉芽形成。有时窦道底部有一细小管道通向膀胱顶部而引起尿路感染。窦道造影可明确诊断。脐尿管窦鲜有自行愈合者,故均应在控制感染情况下,经腹膜外途径将脐尿管窦全部切除。

(四)膀胱脐尿管憩室

此症是靠近膀胱顶部的一段脐尿管未完全闭塞而形成。憩室体积的大小依未闭塞的脐尿管长度和口径而异。下尿路梗阻可和膀胱脐尿管憩室同时存在,但前者并非是后者的病因。一般此症无临床表现,而常是由于反复发作的尿路感染或结石形成而引起注意,从而进行泌尿系统检查才被发现。对无症状的憩室,无须处理。否则,此症治疗方法是外科手术切除憩室,切除憩室后应牢固缝合膀胱,并经尿道留置导尿管 7~10d。如同时合并下尿路梗阻者,则应同时做处理。有时也有可能在下尿路梗阻解除后,症状消失而无须再做憩室切除。

(黄小军)

## 第四节 尿道先天性畸形

### 一、先天性尿道外口狭窄

先天性尿道外口狭窄不多见，多发于男孩，常并发于尿道下裂患者。1972 年 Allen 等对 100 例出生后 2d 的男性足月新生儿做尿道外口测量，其中 89 例已做包皮环切，见尿道外口可通过 F8～F9 探子者占 75％，6％可通过大于 F8 的探子，9％可通过 F4 探子和 1％可通过 F6。他们称尿道外口只能通过 F4～F6 者，应列为狭窄；只通过 F6 者，为可疑有狭窄。因均未做尿道造影，因而仅能通过 F4～F6 的新生儿是否同时有尿路梗阻病变或与尿道外口狭窄之关系如何，无法做结论。先天性尿道外口狭窄患者常并有包茎，故在做包皮环切时应注意尿道外口的情况。先天性尿道外口狭窄是在胚胎发育时期由于尿道膜贯通不全造成。尿道外口狭窄可引起排尿困难、尿频、尿线急而细、尿道外口溃疡、出血和近端尿道扩张。患儿可出现呕吐、嗜睡、水肿等症状。静脉尿路造影可显示尿路梗阻具体情况。严重狭窄病例，可有膀胱膨胀，输尿管扩张和肾盂积水等情况。此症的治疗主要是采用尿道外口切开术。手术后应严加观察和护理，每日做尿道外口扩张以保证疗效和避免复发。

### 二、先天性尿道狭窄

尿道狭窄在男性中并不像想象者少见，但除外感染、创伤和医源性尿道狭窄外，属于先天性的狭窄显然是很少见的。此症可发生于尿道的任何部位，但多见于尿道球－膜部交界处。1968 年 Cobb 等报道 26 例尿道球部近侧段的先天性尿道狭窄。其临床症状有遗尿，发育不良、反复发作尿路感染，下腹部疼痛和血尿等。诊断主要依据于逆行尿道造影、金属尿道探条测量尿道内径和膀胱尿道镜检查等。1/2 以上的患者合并有前列腺段尿道扩张和膀胱内小梁形成，少数病例继发有输尿管扩张和肾盂积水。有时患者合并有其他器官异常，如脑瘫、并指、多指、脊髓脊膜膨出症，法洛四联症、唇裂和尿道下裂等。此症的发生原因为泄腔膜穿破不全。此症的治疗可采用在麻醉下做尿道扩张术。大多病例可获得治愈。如扩张无效，则可做尿道内切开术。对有严重狭窄者，则需采用整形术。先天性尿道狭窄也可发生于尿道舟状窝的近端处，患儿常有阴茎远端疼痛，裤裆上可有少量血迹和排尿困难等症状。有的病例可由于尿道内尿潴留而产生继发感染和尿道球部炎。采用尿道扩张术常可获良好效果。

### 三、先天性尿道憩室

先天性尿道憩室有两种：①袋形憩室：憩室通至尿道的入口很宽大；无真的颈部，②球形憩室：憩室通至尿道的入口狭小而有颈部，几乎所有的尿道憩室发生于尿道的腹侧，位于尿道的球部、悬垂部和阴茎阴囊连接处。球形憩室并非由于尿道远端梗阻所引起，但它本身却可阻碍尿流。袋形憩室的远端边缘状如唇样而起瓣膜样作用，使尿液流入男性尿道憩室。

先天性尿道憩室的发病原因的意见不一。有的学者认为是正常尿道或副尿道腺的囊性扩张所造成，也有人认为是由于尿道海绵体的某处局部发育缺陷所致。组织学研究见尿道憩室壁层缺乏尿道海绵体的支持物质，只有一层上皮细胞和薄的纤维包膜。作者认为后者见解比较合理。作者也见到过 4 例，均为男孩，其中 1 例为球形憩室，1 例有 2 个憩室。

此症的临床表现主要是排尿困难,阴茎和小腹痛及滴尿。排尿时,尿液常先充盈憩室,使之膨胀,从而压迫尿道而引起梗阻。此时如用手轻按尿道悬垂部或阴茎阴囊连接处,则可扪及一小圆形或椭圆形囊性肿块,有紧张感,按之不痛。此时患儿由于排尿受阻而有疼痛,并需费很大气力才能排出尿液。尿后有滴沥现象,有尿不尽感。由于尿液在憩室内滞留,可导致感染和结石形成。此外,在患有大的袋形尿道憩室的新生儿,则可见在阴茎腹侧有一隆起肿块。排尿时的尿道造影可显示憩室阴影而明确诊断。对病史较长的尿道憩室患者应做静脉尿路造影,了解上尿路的情况。手术切除憩室是该病唯一治疗方法。可做一期尿道修补并做膀胱造瘘。手术后7~10d可拔除膀胱造瘘管。尿道内不宜留置导尿管或支撑管。球形憩室由于颈部细小,手术后一般无须做尿道扩张术,但在袋形憩室,其开口甚宽因而尿道修补缝合段较长,易导致狭窄,故手术后宜做定时的尿道扩张术。手术后应常规应用抗生素预防感染。

### 附:女性先天性尿道憩室

先天性尿道憩室极少发生于女孩,这可能主要是由于此症不导致明显症状之故。据Anderson统计1957至1987年,只见有1例新生女孩有先天性尿道憩室的报道。有些女性患儿至成年后才被发现。此症的病因不清楚。有学者认为憩室是和异位输尿管开口残余、感染、尿道旁腺或Gartner管有关。此症的主要症状为尿频(75%的病例),排尿困难和烧灼感(50%)和血尿(25%)。阴道指检(在女孩,用肛门指检)向前按压时常见到尿道口有脓性液被挤出。尿道造影可显示病变情况。

治疗原则,主张做憩室切除术。

### 四、后尿道瓣膜

后尿道瓣膜症是男性儿童先天性下尿路梗阻中最常见的疾病。它是后尿道内有一黏膜皱褶,形如棚门,阻碍正常排尿。此症可对泌尿系统造成很大危害,临床医生应高度重视,及时诊断处理。该病多见于男孩,女孩罕见。北京儿童医院1984—1994年共收治后尿道瓣膜症97例,占同期先天性下尿路梗阻病总数的42.5%。Young(1919)首先详细描述了本症,并做了合理分型。国内施锡恩等(1937)曾报道后尿道瓣膜5例,黄澄如等(1987)报道了国内例数最多的后尿道瓣膜症。由于该病多见于婴儿、新生儿,症状表现为呼吸困难、尿路感染、生长发育迟滞、营养不良等,经常被误诊为内科系统疾病,所以必须与内科医生密切合作,做出正确的诊断及治疗。

(一)病理及胚胎学

1913年Young报道4例,并在1919年提出将后尿道瓣膜分为三型:第一型是精阜下瓣膜,两侧黏膜皱褶开始于精阜下端而延伸至精阜下的尿道侧壁,并在尿道前壁汇合相连,中间留一小裂隙,在临床上此型最为多见;第二型是精阜上瓣膜,两侧黏膜皱褶开始于精阜下端而延伸至精阜上之尿道侧壁,附着于贴近膀胱颈部处;第三型是隔膜型瓣膜,在后尿道的任何水平有一隔膜,中间有一小孔,大多位于精阜下,瓣膜完全和精阜不相连接。根据近年来对后尿道瓣膜的研究,很多学者认为并不存在有第二型,因此型只是膀胱颈部和尿道前列腺段近端的正常弹力纤维肥厚,它并不引起梗阻,故有人提出取消此型。此外,对位于精阜上的第三型,即隔膜型,也表示有怀疑。先天性后尿道瓣膜的病因不清楚,各学者有各种不同看法和假设,1870年Totmatschew称此症是正常尿道皱襞的增大和肥厚所造成。1903年Bazy认为它是泌尿生殖膜的残余；1914 年 Lowsley 认为它是午非管和苗勒管发育异常所致；1918 年 Vas-ton 称它是精阜和后尿道前壁上皮不正常融合所致。1963 年 Stephens 报道，后尿道瓣膜的出现是和午非管的发育异常有关，如午非管进入后尿道壁缺乏完整性，午非管原始孔进入泄殖腔位置异常或午非管尾端演进不正常。作者认为 Stephens 的看法可能解释 Young 的第一型，而 Bazy 的看法可能解释第二型的发生。此症在病理上见后尿道有增生和扩大，主要在尿道的前壁，有时可形成假性憩室。尿道延长使膀胱颈向上移位和膀胱被推向前方，使排尿角关闭，这可在排尿性尿道膀胱造影片上显示。由于后尿道梗阻，膀胱颈部逐渐增厚，加上炎症性硬化而使成为继发性"膀胱颈部"病。由于尿路梗阻、膀胱内压升高而膀胱壁逐渐扩张，如梗阻长时期持续存在，则膀胱壁可出现代偿性消失和松弛状态，小梁伸长和憩室形成，在初期阶段膀胱输尿管连接处被肥厚的膀胱壁所包裹而引起机械性狭窄。以后膀胱壁变薄和松弛，膀胱壁段输尿管逐渐被挤向膀胱外，并在输尿管开口附近形成膀胱憩室。有 1/3 的病例有膀胱输尿管反流。肾盂积水是后尿道长期梗阻的后果，有 50％的病例有肾皮质囊肿性病变，肾包膜下见有多发性小囊肿。有些患者并有肾发育不全。

（二）临床表现

后尿道瓣膜症大多发生于 10 岁以下男孩，临床表现主要按瓣膜裂孔大小和上尿路损坏程度而异。在新生儿期可有排尿费力、尿滴沥，甚至发现急性尿潴留。可触及胀大的膀胱及积水的肾、输尿管。有时即使尿排空也能触及增厚的膀胱壁。也可有因肺发育不良引起的呼吸困难、发绀、气胸或纵隔气肿，腹部肿块或尿性腹水压迫横膈也可引起呼吸困难。胎儿或新生儿腹水可有不同原因，但 40％属尿路梗阻的尿性腹水，其中后尿道瓣膜症更是常见的梗阻原因。北京儿童医院所见 9 例尿性腹水，其中 8 例为后尿道瓣膜，尿性腹水为尿液通过薄而有渗透性的腹膜渗入腹腔。尿液渗出可见于多种部位，但最常见的是肾实质和（或）肾窦，因膀胱穿破而致的腹水罕见。虽然尿性腹水可引起水和电解质失衡，甚至危及生命，但由于尿液分流至腹腔，减少了肾的压力，腹膜又可吸收腹水，所以对患儿的预后有较好的影响。患重度后尿道瓣膜的新生儿可有严重的泌尿系感染、尿毒症、脱水及电解质紊乱。

如在新生儿期未被诊断，至婴儿期可有生长发育迟滞或尿路败血症。很多婴儿因表现其他症状而被延误诊断。如因呕吐、营养不良被怀疑消化疾病；因革兰阴性杆菌败血症盲目查找感染源；因高血压、多尿而怀疑内分泌疾病等。

学龄期儿童多因排尿异常就诊。表现为尿线细、排尿费力，也有表现尿失禁、遗尿。有的儿童可患所谓非梗阻性瓣膜，排尿症状不典型，影像学检查只见有尿道环周的充盈缺损，但无典型尿道及继发的膀胱病变，亦不一定有残余尿。尿流动力学检查可显示排尿压增高及尿流率降低，电灼瓣膜后排尿压及尿流率恢复正常，尿道形态也趋正常。

（三）诊断

1. 产前诊断及处理　产前超声检查可于胎儿期检出先天性尿路畸形。后尿道瓣膜症被检出率位于肾盂输尿管连接部梗阻、巨大梗阻性输尿管之后，居第三位。在产前检出的后尿路畸形中，后尿道瓣膜症占 10％。其超声有以下特点：①常为双侧肾输尿管积水。②膀胱壁增厚。③前列腺尿道长而扩张。④羊水量少。由于常不典型，易与梅干腹综合征及双侧重度膀胱输尿管反流混淆。故需在出生后进一步做超声检查确诊。当产前诊断怀疑有后尿道瓣膜症后，为防止肾功能进一步恶化，减轻肺发育不良，不少人认为应在产前行宫内手术，做膀胱的尿液引流。目前，虽然有些医院开展了这方面的手术，但产前治疗的适应证尚不明确，还没有足够的资料说明产前或产后治疗的优越性，有待进一步研究。

2.产后诊断　除临床表现外，排尿性膀胱尿道造影、尿道镜检查是最直接、可靠的检查方法。排尿性膀胱尿道造影可见前列腺尿道伸长、扩张，梗阻远端尿道极细；膀胱颈肥厚，通道比后尿道细小；膀胱边缘不光滑，有小梁及憩室形成。40%～60%病例有不同程度的膀胱输尿管反流，也可反流入生殖道。有的可见瓣膜影像。北京儿童医院用该方法门诊检查从1984—1989年发现后尿道瓣膜45例，膀胱输尿管反流率42.3%。膀胱尿道镜检查往往安排在术前与手术同期进行。于后尿道可清晰看见从精阜两侧发出的瓣膜走向远端，膜部尿道呈声门样关闭。尿道镜进入膀胱顺利，但退出经过瓣膜时有过门槛样梗阻感，同时可见到膀胱内有小梁及憩室形成。

对能合作的患儿可做尿流动力学检查。术前术后测定尿流率有重要的临床意义。静脉尿路造影可发现肾浓缩功能差及肾输尿管积水，有时可清晰观察膀胱形态及扩张的后尿道。肾核素扫描能了解肾功能，B型超声可观察整个尿路形态。

（四）治疗

后尿道瓣膜症患儿的治疗因年龄、症状及肾功能不同而异。主要原则是纠正水电解质失衡，控制感染，引流及解除下尿路梗阻。有的患儿经尿道插入导尿管即可控制感染。若患儿营养状况差，感染不易控制，需做膀胱造口引流尿液。膀胱造口的优点是减少了膀胱刺激症状及继发感染的机会。极少数患儿用以上引流方法无效，需考虑做输尿管皮肤造口或肾造瘘引流。

一般情况好转后的婴幼儿及肾功能较好的儿童可用尿道内镜电灼瓣膜。具体方法：采用8F或10F尿道镜（大患儿可用更大口径）经尿道逆行插入膀胱，后退镜体至膜部尿道，冲水时可清晰地看到瓣膜张开。主要电灼12点部位，再补充电灼5点及7点部位。因瓣膜薄有张力，电灼后很快破溃、分离。注意保护尿道腹侧的精阜。对不能经尿道放入内镜的患儿可经膀胱造口放入，顺行电灼瓣膜。此法的优点是在扩张的尿道中能清楚观察瓣膜，对尿道创伤小。如后尿道过分伸长，内镜不能抵达瓣膜部位，可选用可曲性膀胱尿道镜。采用钩状电刀最满意，环形电刀因其破坏面大，应当慎用。文献中曾有输尿管导管内插金属丝做电灼的方法，效果理想。

对特殊患儿应对症处理。如并发有肺发育不良的新生儿、婴儿应注意呼吸道管理，甚至需要气管插管，机械通气。对有尿性腹水的新生儿应做适当的膀胱减压以防止反流及腹水积聚。如腹部过度膨胀引起呼吸困难，则需腹腔穿刺减压。

电灼瓣膜后应定期随访，观察膀胱是否排空，有无反复泌尿系感染及肾功能恢复情况。术后2～3个月复查膀胱尿道造影及静脉尿路造影，小儿一般状况改善较快，但膀胱恢复要慢得多，而扩张输尿管的恢复更慢。对原有膀胱输尿管反流的患儿要观察反流是否改善或消失。后尿道瓣膜其他并发症亦应处理，如膀胱输尿管反流和膀胱输尿管连接部梗阻等。

膀胱输尿管反流的处理。后尿道瓣膜症继发的膀胱输尿管反流在电灼瓣膜后有1/3自行消失；1/3在给予预防量抗生素的治疗下可控制感染；另有1/3反流无改善，反复尿路感染，需要做抗反流手术。应用方法最多的是Cohen膀胱输尿管再吻合术。手术时机应在电灼瓣膜后6个月以上，待膀胱及输尿管条件改善后再行手术。对不能控制的感染病例可做输尿管皮肤造口引流尿液。对于单侧严重膀胱输尿管反流，可能因肾发育异常，肾已无功能，考虑做肾切除。

膀胱输尿管连接部梗阻处理。本病是后尿道瓣膜症另一较常见的并发症,当瓣膜已切除,下尿路引流通畅后仍有严重的泌尿系感染,静脉尿路造影显示肾输尿管积水,无膀胱输尿管反流,应疑有膀胱输尿管连接部梗阻的可能。可行肾穿刺造影证实,如造影剂滞留在肾输尿管内,排泄延迟,输尿管远端显影似鸟嘴状,即可确诊。另外也可用利尿性肾核素扫描。在北京儿童医院 97 例后尿道瓣膜中因泌尿系感染不易控制发现膀胱输尿管连接部梗阻患儿 5 例(7 根输尿管)。如膀胱条件不良,患儿一般情况差,应先做肾造口或输尿管皮肤造口,待患儿状况好转再做膀胱输尿管再吻合术。无论反流还是梗阻,在做输尿管再植术前,必须明确下尿路梗阻已经解除,膀胱功能正常,否则,手术效果不佳。

此外,尚有少部分(占电灼治疗的 2.3%)患儿经电灼瓣膜后仍持续有排尿困难或尿失禁,应考虑为膀胱功能异常,需行尿流动力学检查。可能有膀胱肌肉收缩不良、膀胱颈肥厚或膀胱容量小,可相应地使用抗胆碱类药物治疗、清洁间歇导尿或膀胱扩大术以改善症状。

由于对后尿道瓣膜症的深入认识及产前诊断、治疗技术的提高,后尿道瓣膜症患儿的病死率已由原来的 50%降至 5%,其中新生儿病死率为 2%～3%。对后尿道瓣膜症应长期随诊,因有的患儿是在青春期或成年早期发生肾衰竭。后尿道瓣膜合并的肾发育异常造成的肾功能不良很难恢复。血肌酐是观察治疗后的一个重要指标。1 岁患儿,其血肌酐在 88mmol/L 以下或血肌酐在术后 2 年内恢复正常的预后好。患儿的病情恶化表现为蛋白尿、高血压及持续血肌酐升高,这类患儿最终处理方法是血液透析或肾移植。

### 五、先天性重复尿道及副尿道

男性尿道重复异常少见,女性则更为罕见。病理上可分为完全性和不完全性两种。重复尿道的近端都起之于膀胱,膀胱颈部或重复膀胱,其远端则开口于阴茎头部至阴茎背侧的任何部位(图 7-12)。在女性此症大多属完全性,其开口常处于正常尿道外口的旁侧或上、下间隙处。重复尿道的管径一般较正常者为细。它常与膀胱、阴道、胃肠道和脊椎等重复异常并发。

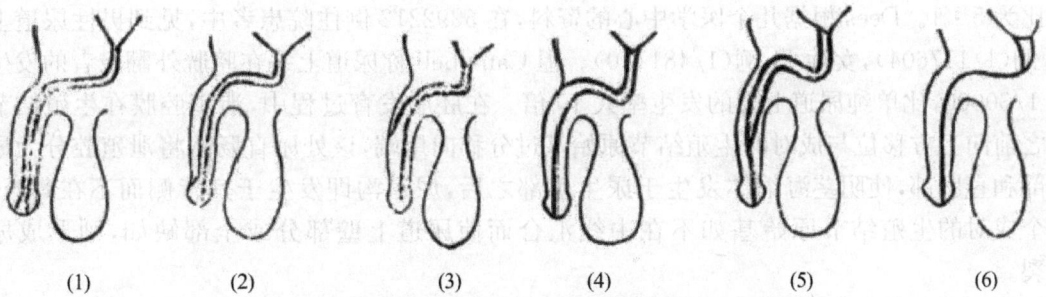

图 7-12 重复尿道的各种形态示意
图 1~4 为完全性重复尿道,5~6 为不完全性重复尿道

副尿道也是不常见的先天性异常,多处于原位尿道的腹侧,它们常像一不完全的窗孔或管道。在 70%的病例副尿道和原位尿道相通,其余 30%的病例副尿道呈盲端型,犹如在阴茎腹侧有一先天性窦道。副尿道很少有症状(图 7-13)。重复尿道和副尿道异常的病因至今还不清楚。Johnson 认为是由于生殖嵴融合缺陷所产生,而 Lowsley 则认为是由于当生殖嵴折叠时,尿生殖板依旧存在之故,尿生殖板伸展于阴茎的全长,尿道在它的下面和阴茎在它的上面,如若尿生殖板吸收有障碍或破裂,则形成双尿道。

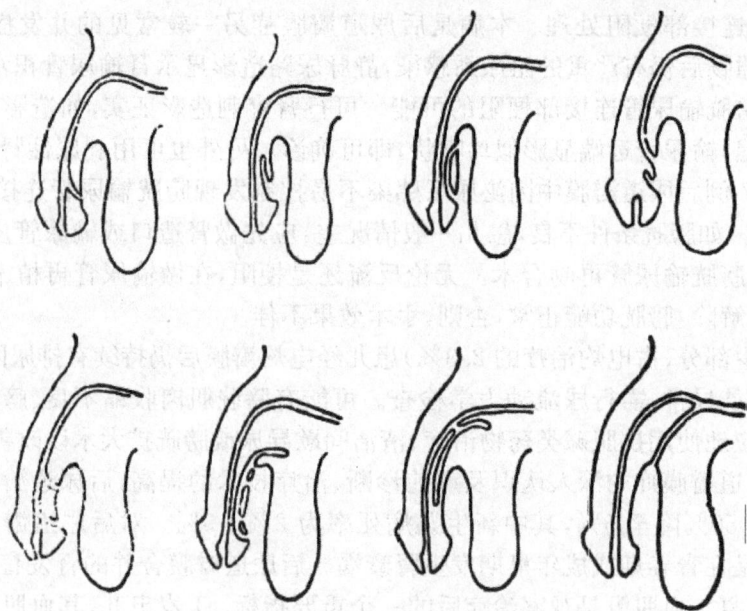

图7—13 副尿道的各种形态

临床上重复尿道常有尿失禁症状,它可能是持续性漏尿或排尿时另有一细尿线或排尿后有滴尿等。偶尔也可见到前列腺或精囊液体由异位尿道中流出。血尿或尿路感染很少见于报道病例。盲端型副尿道一般无症状也无须治疗。排泄性尿道造影和逆行尿道造影可明确诊断。治疗原则是手术切除重复尿道。小管道可采用切除术、搔刮术、激光或5%鱼肝油酸钠溶液注射于管道内使之闭塞。

## 六、先天性尿道上裂

尿道上裂是一少见的先天性发育异常,多见于男性,按Gross与Gresson的统计男与女之比为5∶1。Dees根据几个医学中心的资料,在5292212例住院患者中,见到男性尿道上裂45例(1/117604),女性11例(1/481110)。但Campbell称尿道上裂在膀胱外翻患者的发生率为1/30000,比单纯尿道上裂的发生率大10倍。在胚胎发育过程中,泄殖腔膜在生殖结节形成之前向上方移位与成对的生殖结节原始基过分移向尾端,该处尿直肠隔将泄殖腔分为尿生殖部和直肠部,使阴茎海绵体发生于尿生殖部之后,尿道沟即发生于其背侧而不在其腹侧。这个成对的生殖结节原始基如不在中线汇合而使尿道上壁部分或全部缺如,则形成尿道上裂。

(一)分型及临床表现

1.男性尿道上裂有下列各型

(1)阴茎龟头型:最为少见,阴茎短小,龟头扁平,尿道口位于冠状沟的背侧,无尿失禁,耻骨联合正常。

(2)阴茎型:阴茎扁平、短小、向上弯曲,尿道口位于阴茎背侧,耻骨可分离,但排尿功能大多控制良好。

(3)阴茎耻骨型:尿道上壁全部缺如,咳嗽或用力时部分膀胱黏膜可从松弛的尿道口疝出,尿道口位于耻骨联合处,状如漏斗,耻骨分离,有尿失禁(图7—14)。

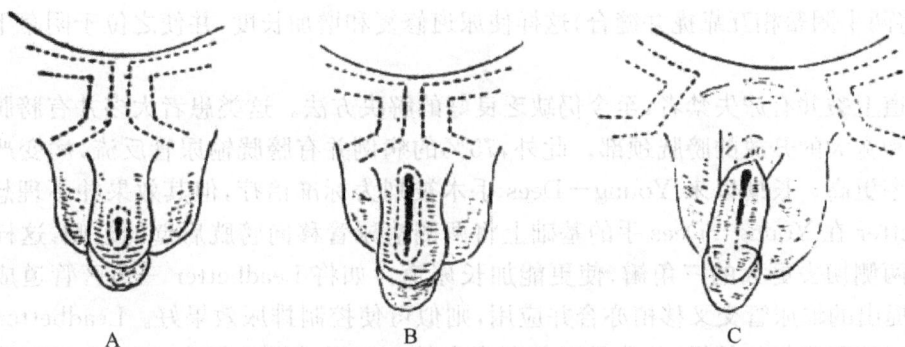

图 7-14 尿道上裂病理类型图示
A. 阴茎头型；B. 阴茎型；C. 阴茎耻骨型

**2. 女性尿道上裂有下列各型**

(1)阴蒂型。

(2)耻骨联合下型。

(3)全部上裂型，此型有尿失禁。

前两型症状不明显，只见尿道较短，阴蒂分裂，除部分患者有不同程度的压抑性尿失禁外，一般能控制排尿。

**(二)手术治疗**

手术目的是重建尿道，控制排尿，男性成形的阴茎外观和功能接近正常。在男性患者应修复其控制排尿功能和运输精液能力。在严重病例，经外科手术矫正后一般可能达到控制排尿和正常性交与生育功能。手术宜在学龄前完成，必要时可适当地推迟手术，因年龄较大儿童，组织发育较好，手术也相对地较易进行。

男性的阴茎龟头型和阴茎型，大多无尿失禁，整形手术较为简单，一般采用 Young 手术可获得满意效果。手术主要是将上裂尿道成形后和将新尿道移至阴茎海绵体的腹侧。对合并有尿失禁的阴茎耻骨型尿道上裂患者，手术很困难，不但需重建尿道，还需延长过短的阴茎，纠正阴茎背屈和控制排尿功能。近十年来在治疗尿道上裂方面，尤其对合并有膀胱外翻和纠正阴茎背屈已倍加注意，因只做尿道重建而忽视阴茎过短和背屈，则在成年时会引起性生活困难。1958 年 Hinman 在并有膀胱外翻患者做阴茎延长手术，他将阴茎背侧的纤维组织切除，并断离两侧的阴茎悬韧带。而后利用阴茎腹侧多余包皮覆盖阴茎远端的黏膜缺损处，然后再做第二期尿道重建手术。William 采用 V-Y 整形方法来增加阴茎长度。也有人采用剥离阴茎耻骨的附着部分来延长阴茎长度。Johnston 提出在阴茎白膜上切去一个或几个横的椭圆形薄片，而后将其边缘缝合起来纠正阴茎背屈。

阴茎腹侧包皮岛状皮瓣类似于尿道下裂的 Duckett 手术，横裁包皮成形尿道，可在一定程度上矫正阴茎上弯，伸长阴茎。可用于单纯阴茎型尿道上裂，也适用于尿道板未离断，前列腺未游离，阴茎脚仍附着于耻骨的膀胱内翻缝术后患者。先做包皮环切，游离浅筋膜到阴茎根，同时矫正阴茎上弯。横裁阴茎腹侧包皮宽 1~1.2cm，保留浅筋膜内的血管蒂，缝合成管转移到阴茎背侧，近端与原尿道口吻合，远端穿过阴茎头隧道在阴茎头顶部做正位尿道口，阴茎腹侧包皮转移到背侧"Z"形缝合切口。

在女性患者，沿远端尿道的顶部和侧壁切除皮肤及其皮下组织，使分离的阴蒂内侧缘裸露,然后将两半阴蒂相互靠拢并缝合,这样使尿道修复和增加长度,并使之位于阴蒂下方正常位置。

对尿道上裂并有尿失禁者,至今仍缺乏良好的解决方法。这类患者大多并有膀胱三角区发育不良和宽大的开放的膀胱颈部。此外,75％的病例并有膀胱输尿管反流,病变严重者反流的发生率更高。长期以来 Young－Dees 手术被列为标准治疗,但其效果并不理想。1964年 Leadbetter 在 Young－Dees 手的基础上将两侧输尿管移向膀胱后壁的近侧,这样可在膀胱三角区两侧切去更大的三角瓣,使更能加长尿道。如将 Leadbetter 三角区管道成形术和 Cohen 所提出的输尿管交叉移植亦合并应用,则似可使控制排尿效果好。Leadbetter 认为他的手术所以能取得较好效果,并非是以前所意会的由于尿道增长所致,而是由于膀胱三角区的收缩作用加强之故。1969 年 Tanagho 等采用膀胱前壁管道成形术治疗 1 例尿道上裂并有尿失禁男孩,获得良好效果。1972 年 Harrol 等应用此法治疗 1 例女性患者也获得成功。

### 七、先天性尿道下裂

尿道下裂是一种因前尿道发育不全而致尿道开口达不到正常位置的阴茎畸形,即开口可出现在正常尿道口近侧至会阴部的途径上,且部分合并阴茎下弯。可发生于男、女两性,但女性极为少见。

（一）发病率及基因遗传

尿道下裂是小儿泌尿系中常见的先天性畸形。国外报道,在出生男婴中患病率为0.32％,或每 309 例男孩中有 1 例(Sweet,1974),我国黄婉芬等在新生儿健康筛查中发现,在2257 个男婴中有 7 例(0.3％)。北京儿童医院 1973—1993 年 20 年共收治尿道下裂患儿1000 余例,占小儿泌尿外科收治患儿的 1/3。此症似有遗传性和家族性,文献中有父子同病和兄弟同病的报道,Swenson 认为尿道下裂由隐性遗传因子传播,并称一对夫妇生有一个尿道下裂子女,则其他子女有 10％的机会也有这种异常发生。尿道下裂的发生率和种族关系不大。

（二）发病原因

1.胚胎学　尿道下裂由胚胎期外生殖器发育异常引起。正常的外生殖器在胚胎的第 12周发育完成。人胚第 6 周时,尿生殖窦的腹侧出现一个突起,称为生殖结节。不久在生殖结节的两侧各发生一个生殖突。在生殖结节的尾侧正中线上有一条浅沟,称为尿道沟。尿道沟两侧隆起部分为尿生殖褶。尿道沟的底部即为尿生殖窦膜,此时仍为未分化期的外生殖器。到第 7～8 周以后开始向男性或女性分化,第 10 周时胚胎的外生殖器的性别可分辨。男性外生殖器的发育是在双氢睾酮的作用下,生殖结节增长形成阴茎,尿生殖窦的下段伸入阴茎并开口于尿道沟。以后尿道沟两侧的尿生殖褶由近端逐渐向远端融合,表面留有融合线称为阴茎缝,所以尿道是由近端向远端形成,尿道口移到阴茎头冠状沟部。在阴茎头顶部,外胚层向内生长出一个细胞索,以后细胞索中央与尿道沟相通,使尿道外口移到阴茎头顶端。第 12 周时,阴茎头处形成皮肤反折,称为包皮。生殖结节内的间质分化为阴茎海绵体及尿道海绵体,在胚胎期由于内分泌的异常或其他原因导致尿道沟融合不全时,即形成尿道下裂。由于尿道远端的形成处于最后阶段,所以尿道口位于阴茎体远的尿道下裂占比例最大。胚胎期的尿道沟平面称为尿道板。由于尿道形成异常,尿道板亦演变异常。

2.激素影响　从胎睾中产生的激素影响男性外生殖器的形成。由绒促性素刺激睾丸间质细胞在孕期第 8 周开始产生睾酮,在第 12 周到达顶峰。中肾管的发育依赖睾酮的局部影响,而外生殖器的发育则受双氢睾酮的调节。双氢睾酮是睾酮经还原酶的作用转化而成。任何睾酮产生不足、过迟,或者睾酮转化成双氢睾酮的过程出现异常均可导致生殖器畸形。由于生殖器的异常有可能继发于母亲孕前激素的摄入,对尿道下裂患儿的产前病史要详细询问。已明确胎儿有尿道下裂可能时,要注意随访。

（三）临床表现

典型的尿道下裂有 3 个特点:①异位尿道口。尿道口可异位开口于从正常尿道口近端至会阴部尿道的任何部位。部分尿道口有轻度狭窄,其远端有一黏膜样浅沟。海绵体缺如的病例可见菲薄的尿道襞。若尿道口不易看到,可一只手垂直拉起阴茎头背侧包皮,另一只手向前提起阴囊中隔处皮肤,可清楚观察尿道口。尿线一般向后,故患儿常取蹲位排尿,尿道口位于阴茎体近端时更明显。②阴茎下弯(阴茎向腹侧弯曲)。有人认为,尿道下裂合并明显阴茎下弯的只占 35％,而且往往是轻度下弯。阴茎下弯可能是胎儿的正常现象。Kaplan 等在对妊娠 6 个月流产胎儿的调查中发现,44％的胎儿有阴茎向腹侧弯曲。随着胎儿生长,大部分阴茎下弯可自然矫正。按阴茎头与阴茎体纵轴的夹角,可将阴茎下弯分为轻度<15°;中度 15°～35°;重度大于 35°。后两者在成年后有性交困难。导致阴茎下弯的原因主要是尿道口远端尿道板纤维组织增生,还有阴茎体尿道腹侧皮下各层组织缺乏,及阴茎海绵体背、腹两侧不对称。③包皮的异常分布。阴茎头腹侧包皮因未能在中线融合,故呈 V 形缺损,包皮系带缺如,全部包皮转至阴茎头背侧呈帽状堆积。

根据尿道口位置尿道下裂分为 4 型:Ⅰ型为阴茎头、冠状沟型,Ⅱ型为阴茎体型,Ⅲ型为阴茎阴囊型,Ⅳ型为会阴型(图 7-15)。

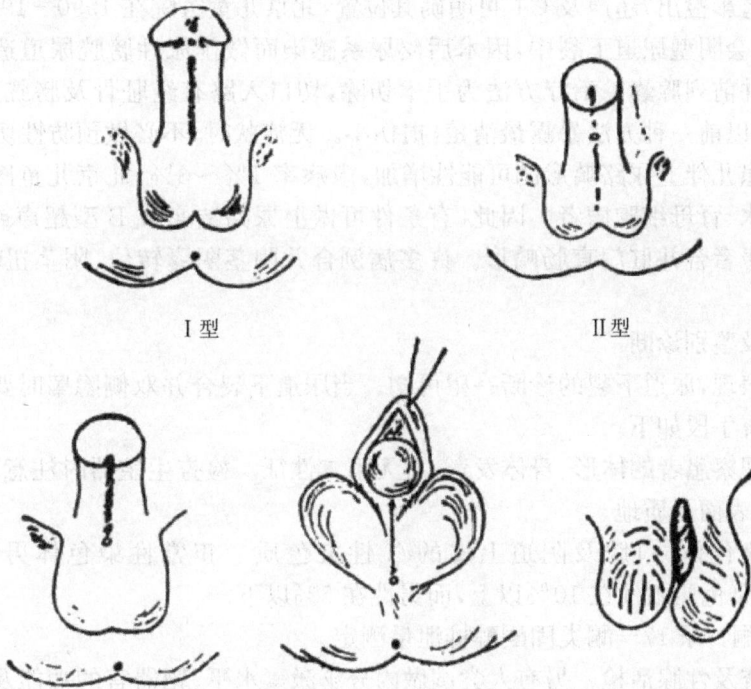

Ⅰ型　　　　　　　　　　Ⅱ型

图 7-15　尿道下裂类型

Ⅰ型,阴茎头、冠状沟型;Ⅱ型,阴茎体型;Ⅲ型,阴茎阴囊型;Ⅳ型,会阴型(右:将包皮提起;左:正面)

1. 阴茎头、冠状沟型 尿道外口位于阴茎冠状沟腹侧的中央,即包皮系带部,系带常缺如,阴茎头扁平并稍向腹侧弯曲,其腹侧有一浅槽。患者能站立位排尿,阴茎能挺直,不影响性交功能。有些患者并有尿道口狭窄,尿线变细,影响排尿,而需做尿道口扩张或切开扩大。此类患者一般无须手术治疗,因而在作者的 266 例手术治疗尿道下裂中只占 8.7%。

2. 阴茎体型 尿道外口位于阴茎腹侧冠状沟至阴茎与阴囊交界处之间,常并有尿道外口狭窄,阴茎弯曲较明显,尿道口越远离阴茎头部,阴茎弯曲越严重。如尿道口靠近冠状沟,则尿道的基本功能和阴茎龟头型同,排尿时只需将阴茎提高患者可站立位排尿。但大多这类患儿不能站立排尿,且成年后对性交功能有影响,故需做手术矫治。

3. 阴茎阴囊型 尿道外口处于阴茎和阴囊交界处,阴茎异常严重、短小扁平、弯曲显著,这是由于尿道海绵体发育不全和纤维性变之故,使阴茎下弯严重,患儿需蹲下排尿如女孩。成年后无法进行性交。患儿有时可有阴茎发育不良,造成阴茎不能勃起。

4. 会阴型 尿道外口处于会阴部,外生殖器严重异常、阴茎短小、高度弯曲、发育不良、阴囊萎瘪对裂、内常无睾丸。外生殖器处外形似女性,故常被误认为女孩。

(四)伴发畸形

尿道下裂最常见的伴发畸形为腹股沟斜疝及睾丸下降不全,各占 9%(Khuri,1981)。尿道下裂越严重,伴发畸形率也越高。本组 266 例尿道下裂中发现睾丸下降不全 29 例(10.90%),腹股沟斜疝 14 例(5.26%)。

前列腺囊是发生在重度尿道下裂中的一种并发症,有报道在会阴型及阴茎阴囊型尿道下裂中的发生率可高达 10%~15%。前列腺囊可能是副中肾管退化不全或尿生殖窦男性化不全的遗迹,开口于前列腺部尿道的后方,有可能造成感染及结石,也可影响插导尿管,可经排尿性膀胱尿道造影检出,超声及 CT 可明确其位置,北京儿童医院在 1990—1993 年收治的 74 例阴茎阴囊型、会阴型尿道下裂中,因术后泌尿系感染而做排尿性膀胱尿道造影检查的病例中发现 2 例合并前列腺囊。治疗方法为手术切除,切口入路有经耻骨及膀胱三角区、会阴及直肠后矢状位,以前一种方法暴露最清楚,损伤小。无症状时,不必做预防性切除。

尿道下裂患儿伴上尿路畸形的可能性增加,患病率 1%~3%,北京儿童医院尿道下裂病例中有伴肾积水、肾母细胞瘤者。因此,有条件可做上尿路造影或 B 型超声或 CT 检查。少数的尿道下裂患者合并肛门直肠畸形。许多病例合并阴茎阴囊转位、阴茎扭转及小阴茎、重复尿道等。

(五)诊断及鉴别诊断

根据临床表现,尿道下裂的诊断一望可知。当尿道下裂合并双侧隐睾时要注意鉴别有无性别异常。检查手段如下。

1. 体检 观察患者的体形、身体发育、有无第二性征。检查生殖器时注意有无阴道,触摸双侧睾丸大小、表面及质地。

2. 检查常染色体、口腔及阴道上皮的 X 性染色质 正常性染色体男性 46XY,女性 46XX。女性性染色质阳性在 10% 以上,而男性在 5% 以下。

3. 尿 17-酮 尿 17-酮类固酮醇排泄量测定。

4. 剖腹探查及性腺活检 另有人尝试做内分泌激素水平、靶器官的功能及性激素转化过程的检查以辅助诊断,但尚在探索中,无明确结论。

5. 肾上腺性征异常(女性假两性畸形) 该病几乎都是由肾上腺皮质增生引起。外阴检查可见阴蒂增大,如尿道下裂的阴茎。尿生殖窦存在,其开口前方与尿道相通,后方与子宫相通。性染色体46XX,性染色质阳性,尿17—酮排泄增加。

6.真两性畸形　外观酷似尿道下裂合并隐睾。尿17—酮正常。性染色体50%以上为46XX,少数为46XX/46XY嵌合体或46XY。剖腹探查可见见体内兼有睾丸、卵巢两种成分的性腺(卵睾)。

7.男性假两性畸形　染色体为46XY,性染色质阴性,但内外生殖器发育不正常,外生殖器外观可全似男性或女性。本病很少见。

(六)手术治疗

尿道下裂的手术治疗由于术后并发症多,尤其尿瘘发生率高,已发表的手术方法多达200余种,至今尚无一种满意的被所有医生接受的术式。但目前较常用的有:Denis Browne 尿道成形术、Thiersch 尿道成形术、阴囊纵隔皮瓣尿道成形术、Cecil 尿道成形术、横行包皮岛状皮瓣尿道成形术、Hodgson 一期尿道成形术、尿道口基底带蒂皮瓣尿道成形术及 Onlay 尿道成形术等。作者单位常用的手术式是阴囊纵隔皮瓣尿道成型术,配合多侧孔支架管治疗350例,治愈率高达91.7%。

无论何种方法均应达到目前公认的治愈标准:①阴茎下弯完全矫正。②尿道口位于阴茎头正位。③阴茎外观满意,接近正常,能站立排尿,成年后能进行正常性生活。尿道下裂的治疗分为阴茎下弯矫正、尿道成形两个步骤。早年主要应用分期手术,当前国内外基本应用一期成形术,无论进行什么术式,最根本的问题是做好正确有效的围术期处理,如术前心理护理、会阴部的皮肤准备(术前3天予1:5000高锰酸钾溶液坐浴,2/d,同时清洗包皮垢)、术中用抗生素盐水冲洗创口、术后及时清洗支架管周围分泌物和抽吸支架管内分泌物、及时更换敷料等。也有部分医生采用术后在创口进行红外线热辐射效应,预防术后切口感染亦取得了理想疗效。以下重点介绍阴囊纵隔皮瓣尿道成形术及 Hodgson 一期尿道成形术。

1.阴囊纵隔皮瓣尿道成形术　近年来,我国较多应用阴囊纵隔皮瓣行尿道下裂修复术。在阴囊前1/5~2/5为阴部外动脉的阴囊前动脉分布,后3/5~4/5为阴部内动脉的阴囊后动脉分布。由于阴囊皮源丰富,血供良好,带蒂皮瓣容易成活,皮瓣长度足以行正位尿道口术,手术也较简单,阴茎伸直与尿道成形可以一期完成,所以应用广泛。

正位尿道口术是近年来尿道下裂修复术进展之一,现结合阴囊纵隔皮瓣尿道成形术一并介绍。

很早就有医生使用阴囊纵隔皮肤修复尿道下裂。国内应用的方法是李式瀛等(1984)根据阴囊纵隔有固定血供设计的阴囊中线皮肤岛状皮瓣尿道成形术。手术方法如下。

(1)距冠状沟0.5~1.0cm环行切开包皮,矫正阴茎下弯。

(2)根据尿道缺损距离,于尿道口近端阴囊纵隔皮肤上做皮瓣标志,宽1.2~1.5cm,按标志做切口(图7—16)。切口应深达睾丸鞘膜外,充分松解阴囊皮下组织,保护纵隔的血管,做成岛状皮瓣。使皮瓣无张力、无扭曲地翻转贴于阴茎海绵体,缝合皮瓣成皮管。

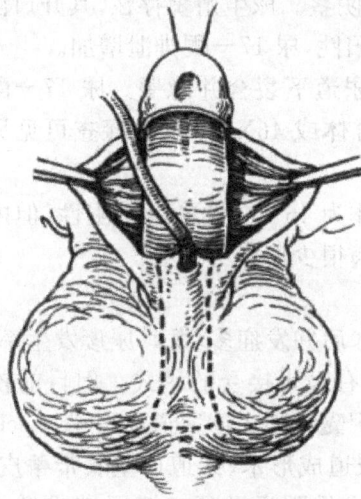

图 7-16　阴囊纵隔尿道成形术图示

（3）翻转皮管，使缝合面贴于海绵体上（图 7-17）。

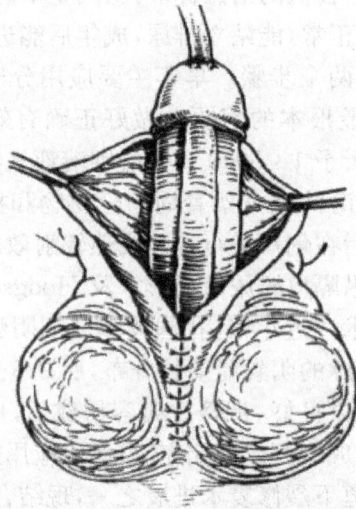

图 7-17　将皮管固定于阴茎海绵体白膜上

（4）皮管远端经阴茎头下隧道或与切开的阴茎头翼吻合，使尿道口位于阴茎头正位。可将皮管的皮下组织与海绵体固定几针。

（5）裁剪缝合阴茎、阴囊皮肤。

该手术利用阴囊纵隔的血管解剖特点，设计合理，减少于尿道近端吻合，皮管的缝合面贴于海绵体，术后尿瘘发生率很低。解放军 159 中心医院应用该方法治疗尿道下裂 350 例，治愈率为 91.7%，在各种方法中此方法成功率最高。国内也有很多学者报道使用本方法效果满意。阴囊纵隔的岛状皮瓣尿道成形术最适于阴囊纵隔发育良好的阴茎阴囊型尿道下裂。目前对本手术争议的主要问题是阴囊皮肤长有毛发，远期可能合并结石。若技术不熟练，术后阴茎外观不满意。

2. Hodgson 一期尿道成形术　Hodgson 一期尿道成形术适应于尿道口位于阴茎中段，且背侧包皮丰富者。步骤如下。

（1）手术中用 4 号丝线贯穿阴茎头作牵引。沿冠状沟做环形切口，并向阴茎腹侧尿道口延伸，尿道口周围应保留一圈皮肤（图 7—18）。

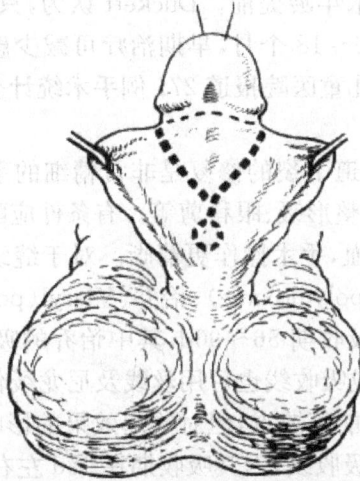

图 7—18　尿道口周围保留一圈皮肤

（2）矫正阴茎畸形：在阴茎筋膜与阴茎海绵体白膜之间游离并切除尿道沟的纤维索，并将阴茎皮肤向阴茎根部游离，充分伸直阴茎，采用人工阴茎检验阴茎伸直效果。

（3）转移包皮，利用小拉钩在包皮内外层交界处的两角进行牵引，在包皮背侧适当部位做一切口将阴茎头由此切口穿过，使皮转移至阴茎腹侧。在做弓纽扣状切口时，可用光照法看清包皮内外层血管走行方向，尽量避免损伤血管。

（4）尿道成形：在纽扣状切口的远端包皮内层上做两条平行切口，使形成一皮瓣，切口不要过深，只需切透真皮。其宽度以包绕容纳 F10～12 导尿管即可。在皮瓣的两侧稍与皮下组织分离，用 5—0 可吸收线连续缝合皮瓣使成管状。自皮管腔放一 F12～14 多侧孔支架管，用 5—0 可吸收线的远端与尿道外口行斜吻合，结扎在腔内，缝线吸收后，线结随尿流排出。新尿道口位于冠状沟腹侧。包皮与冠状沟边缘缝合，剪除多余包皮（图 7—19），5—0 可吸收线连续缝合皮下及皮肤（术后不用拆线）。阴茎用网眼纱布、碘仿纱布及无菌纱布包扎固定。

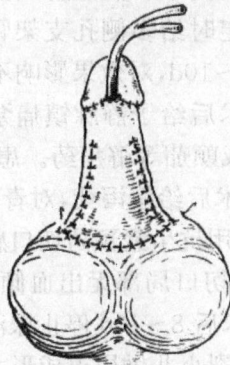

图 7—19　新尿道于冠状沟腹侧与包皮缝合

该术式虽能行一期成形，减少患者分期手术的痛苦及费用，优势不少，但术后切口皮肤及皮管受瘢痕牵缩的影响，易牵拉阴茎向腹侧弯曲。

3. 与手术有关的因素

(1)手术年龄:过去使用分期手术时的手术年龄在 2～5 岁,在青春期前完成治疗。随着手术器械的改进,技术提高,手术年龄提前。Duckett 认为,只要满 3 个月,麻醉保证安全,即可手术。而易被接受的年龄在 6～18 个月,早期治疗可减少患儿的心理负担,而且小儿 3 岁之内阴茎增长幅度很小。北京儿童医院报道 271 例手术统计分析,发现尿道成形的手术效果与年龄无关。

(2)手术器械、缝线:由于尿道下裂的修复是非常精细的手术,所以最好用整形外科的器械。必备的有整形持针器、有齿整形镊、眼科剪等。有条件应配有针样电凝器及可放大 1.5～2.5 倍的手术显微镜,可减少出血,手术操作更清晰。对于缝线,国外最常用的是合成可吸收线,如聚羟乙酸(Dexon),PDS(polydioxane)、怡乔、Vieryl(polyglactine 910)可吸收缝线,此类线具有组织反应小,可吸收(吸收期 56～90d,其中怡乔的吸收期为 56～75d),抗感染及容易操作等优点。若不易得到合成吸收线也可用丝线及尼龙线代替。虽然丝线的组织反应大、易感染,尼龙线有形成结石的可能等缺点,但对治疗效果的影响不大。缝线型号以 5-0、6-0、7-0 较佳。缝合皮肤可用可吸收线,因其吸收期在 15d 左右,不必拆线。

(3)切口敷料:使用敷料的目的是固定阴茎、减少水肿、防止出血、保护切口。敷料并不能防止皮肤坏死及尿瘘发生,因而不直接影响手术效果。敷料种类主要有吸水纱布、尼龙纱布、化学合成胶布、各种生物膜、可塑形硅胶泡沫等。选择时以操作方便、患儿感觉舒适为标准,目前以硅胶泡沫最佳,也可用吸水纱布代替。

(4)尿液引流方法及支架管放置方法选择:凡实施尿道成形的病例均应引流尿液。不做尿道成形,如尿道口前移、阴茎头成形术、单纯阴茎下弯矫正等手术可不置管引流,也有人做 Mathieu 等手术也不放引流管。引流方法:①耻骨上膀胱造口。②会阴部尿道造口。③尿道内置导尿管引流。第二种方法已很少使用。耻骨上膀胱造口引流通畅安全,国内应用很多,因多了一个手术操作,许多人主张只用尿道内置导尿管引流。使用导尿管的缺点是管腔细,易堵塞,有时易脱出。引流管可接无菌瓶,如有条件,导尿管直接开放于尿布上,成形尿道内应留置支架管,其位置可在膀胱或尿道,各有利弊。支架管插进膀胱可引流尿液,冲洗尿道内分泌物,缺点是引起膀胱刺激症状。支架管位于尿道减少了膀胱刺激与感染的机会,但尿道内分泌物的引流差。目前,用带侧孔的支架管插至膀胱的方法应用较多,只要坚持每日应用皮肤消毒剂清除引流管周围分泌物、定时给多侧孔支架管内滴注经稀释后的敏感抗生素,则疗效确切。多侧孔引流支架管保留 8～10d,对效果影响不大。

(5)术后用药:为减轻疼痛,可于术后给予静脉镇痛泵,并给予镇痛药。为减轻膀胱刺激症状,应给予溴丙胺太林(普鲁本辛)或颠茄等解痉药。患儿术后卧床可引起便秘而导致阴茎切口出血,故术前用 2‰肥皂水灌肠,术后给缓泻药,对青春期的患儿,为防止阴茎勃起引起的渗血、疼痛,应给予雌激素。术后常规用抗生素预防切口感染。

(6)切口与排尿时间:术后 3～4d 切口局部无出血倾向,可打开切口敷料。暴露切口,表面涂抗生素药液,以利其干燥愈合。术后 8～10d 停止尿液引流,观察排尿情况。

(7)术后须注意小儿活动:尿道下裂小儿做尿道成形术时,年龄多为 3～10 岁。术后须注意小儿活动,防止其抓掉敷料及引流支架管。

(8)应用绒促性素的时机:如小儿须用绒促性素,宜于术前应用,如用于术后,最好在术后 1 年以后再用。绒促性素可引起阴茎勃起,促成尿瘘发生。国内曾有切口已愈合,于术后 8 个月时应用绒促性素发生尿瘘的报道。

### 八、真两性畸形

真两性畸形虽是两性畸形中最少见的一种类型,但迄今也有近 600 余例的报道。真两性畸形是一种睾丸组织和卵巢组织同时存在于一个人体的性发育异常,其病因学及发病机制尚不完全清楚。这类患者可以有多种临床表现,如原发性闭经、外生殖器模糊不清等,容易与多种性发育异常相混淆;在治疗上一般采用手术方法进行内外生殖器整形。

真两性畸形体内性腺可能有 3 种形式存在:①双侧型:双侧均为卵睾;②片侧型:一侧为睾丸,对侧为卵巢;③单侧型:一侧卵睾,另一侧为睾丸或卵巢。其中卵睾为最常见,直视下分界清楚的卵睾的特点是:睾丸质软,粉红色,卵巢质地偏硬,黄偏白色。每一侧的生殖管道与同侧性腺相一致,即卵巢有输卵管,睾丸有输精管。B 超、CT 等影像学和性染色体检查、肾上腺皮质激素和性激素测定是重要诊断方式,必要时手术探查及双侧性腺活检。

真两性畸形的鉴别诊断包括先天性肾上腺皮质增生及孕早期外源性雄激素过多。在临床上,先天性肾上腺皮质增生以 21-羟化酶缺乏最为常见,患者有女性内生殖器,可有雄激素过多的相关临床表现,如外生殖器不同程度的男性化、异性性早熟、骨骺过早闭合、阴蒂增大、原发闭经等;严重的类型还可能有低钠、低钾血症及脱水等危及生命的表现。但染色体核型为 46XX 的先天性肾上腺皮质增生患者体内无睾丸成分。

治疗:两性畸形患者早期诊治及其重要,2 岁后再改变性别会造成严重心理创伤。除女性假两性畸形外,几乎都达不到生育能力,治疗目的是尽可能达到性生活能力,染色体核型性别并非是患者应达到最终指标。真两性畸形治疗原则根据性腺、染色体、生殖道、外生殖器等结合社会性别、心理要求、性功能等选择性别,手术切除与选定性别不符的性腺及内生殖道,进行内、外生殖器整形术。青春期给予相应性激素治疗。

46XY/46XX 或 46XY 核型真两性畸形患者,如阴茎发育接近正常,一侧阴囊内有功能的睾丸,对侧为卵巢或卵睾,可保留睾丸作为男性抚养。李刚等认为,46XX 核型的真两性畸形患者若取向男性,应行体内全部性腺切除,青春期给予雄激素替代。对于保留睾丸者要长期随访防止恶变。资料表明 1.9% 的真两性畸形患者可能发生性腺的恶性肿瘤,多见于 46XY 核型和具有 Y 染色体嵌合体的患者(10.3%),而 46XX 者可能性为 2.7%。如果真两性畸形患者就诊于青春期前,特别是学龄前期,卵巢子宫发育尚好,因为阴道成形较阴茎、尿道成形容易成功,无论社会性别如何,尽可能考虑女性变形术。

### 九、男性假两性畸形

男性假两性畸形指性腺为睾丸但有苗勒管衍化的生殖管或外阴男女难分,也是两性畸形中病原和类型最复杂的一种。性别的认定包括形态标准(核型、性腺、生殖管道、外阴部及第二性征)与心理标准(抚养性别、社会性别)。形态标准与心理标准之间出现矛盾,即为性心理不正常,包括易性癖和易装癖等。形态标准之间出现矛盾,即为性分化异常或两性畸形,具体可分为性染色体畸变、男性假两性畸形、女性假两性畸形和真两性畸形。其中,男性假两性畸形是指染色体为 46XY,性腺为睾丸,但是生殖管道和(或)外生殖器男性化不全,它属于性分化异常中病因和类型最复杂的一种(表 7-1)。

表7-1　男性假两性畸形病因分类（301医院李纲，何学酉教授收治47例病因分类）

| 诊断 | 例数 | 模型 | 外阴表型 | 年龄（岁） | 骨龄 | 青春期变声、喉结、阴腋毛 | 青春期乳房发育 | 苗勒管结构 | 内分泌检查 | 家族发病情况及其他 |
|---|---|---|---|---|---|---|---|---|---|---|
| 低促性腺激素或性腺功能减退 | 2 | 46XY | 男性表型，阴茎、睾丸小 | 15～24，平均19.5 | 较正常同龄小6～9岁 | 无 | 无 | 无 | LH、FSH、$T_1$、GnRH兴奋试验，hCG兴奋T试验减弱 | |
| 46XY型性腺发育不全 | 4 | 46XY | 女性表型，阴蒂小，未见睾丸，2例盲端阴道 | 17～28，平均22.8 | 较正常同龄小1～6岁 | 无 | 无 | 无 | LH、FSH↑，T↓$E_2$↓，hCG兴奋T试验无 | 2"姐妹"患者1组，已婚1例 |
| 17α—羟化酶缺陷 | 3 | 46XY | 女性幼稚型，阴蒂略大，2例盲端阴道，1例可扪及腹股沟睾丸 | 16～17，平均16.3 | 较正常同龄小3～6岁 | 无 | 无 | 无 | LH，FSH↑，T↓，$E_2$；正常或↓ | |
| 完全性雄激素不敏感综合征（CAIS） | 1 | 46XY | 女性表型，有或无腹股沟睾丸 | 22 | | 无 | 无 | 无 | LH、FSH、T正常范围，$E_2$↑ | |
| 部分性雄激素不敏感综合征（PAIS） | 7 | 46XY | 女性幼稚型至两性畸形伴尿道下裂，大阴唇或腹股沟可扪及睾丸 | 5～23，平均14.7 | 较正常同龄小1～3岁 | 有不同程度变化 | 2例有，2例无 | 无 | LH、FSH、T、$E_2$正常或↑ | |
| 5α—还原酶缺乏症 | 14 | 46XY | 两性畸形，会阴型成阴囊性尿道下裂大阴唇或腹股沟可扪及睾丸 | 8～24，平均14.6 | 较正常同龄大4岁到小4岁 | 有不同程度变化 | 无 | 无 | T正常或↑，T/DHT↑大于30倍以上 | 父母姑表亲结婚1例，2"姐妹"，3"姐妹"患者各1组 |

男性假两性畸形的早期诊断，应该着重注意以下几方面。

1.病史和家族史，家族发病史对早期诊断有提示作用。

2.体格检查尤其是检查外阴表型和第二性征。不同患者两性畸形的严重程度差异较大，因此对可疑的患者，要着重检查尿道开口的位置、阴囊或大阴唇或腹股沟有无可疑的性腺等，青春期后的第二性征(喉结、声音、毛发分布、乳房等)、肛门指检前列腺也可作为诊断参考依据。

3. 核型鉴定是诊断的关键,在此基础上才能够进一步进行病因学诊断。

4. 影像学检查超声、CT 甚至 MRI,为无创的检查手段,对于探查性腺的有无、部位、大小、形态结构,及子宫、输卵管、前列腺、精囊腺、输精管等生殖管道是否存在、发育状况等有很高的敏感性,因此,对于确定诊断、术前检查、术后动态观察,都有重要的价值。

5. 内镜检查。包括尿生殖窦内镜、腹腔镜在内的微创手段,创伤小,观察直观,还可以取活检,从而获病理诊断的"金指标"。

6. 内分泌和激素检查。查血包括 FSH、LH、T、DHT、$E_2$、T/DHT、GnRH 兴奋试验、hCG 兴奋 T 试验、ACTH 兴奋试验等,查尿包括 17-酮类固醇、17-羟皮质类固醇、孕三醇等,它们是实现病因诊断的重要依据。

7. 阴道刮片检查。因为阴道上皮对外源性和内源性的各种激素都很敏感,因此可以通过该检查反映机体的激素分泌情况。早期确诊,有利于尽早安排手术、治疗方案及确立术后性别,防止发育不全的性腺恶变以及患者心理变态。

确诊男性假两性畸形后,应结合实验室、病理学等检查进一步明确病因学诊断。由于胚胎的生殖管和外阴有自发地向女性分化的能力,所以男性表型的分化,完全是睾丸的作用。据此,在结合相关文献的基础上,将男性假两性畸形分为 3 大类:①睾酮的产生障碍;②睾酮的作用障碍;③其他。

由于各医院实验条件不同,有的患者可能难以进一步得出确切的病因学诊断。譬如,如果实验室不能够查血 DHT 或 5α-还原酶活性,就不能够通过 T/DHT>35 或 5α-还原酶活性低下来诊断 5α-还原酶缺乏症。作者认为,虽然病因学诊断很重要,但它对于确定治疗方案不是决定因素;确诊男性假两性畸形后,在遵循男性假两性畸形治疗原则的前提下,可以开展治疗。

治疗原则应当根据抚育性别与外阴部条件,对术后性别选择进行综合考虑,包括外生殖器优势、性腺的优势情况、性染色体核型、内分泌情况、患者及家属的意愿、社会性别及其以后对社会融入等问题加以综合考虑。

对于术式的选择,应当采取具体问题具体对待的方式。对于性腺位于腹腔内者,采取腹腔镜探查并切除性腺不失为最好方式,其手术创伤小,患者恢复快,也易接受,对于性腺位于腹股沟内者,术中快速病检确定性腺是否具有生精功能再决定保留与否,对于合并尿道下裂者,手术难度较大,一期难以达到满意效果,可分期进行。

### 十、女性假两性畸形

女性假两性畸形是两性畸形中较重要的一种,这不但因为比较常见,而且因为早期诊断和治疗可使患者恢复正常的女性生活。女性假两性畸形的病原中以肾上腺皮质增生为最常见;其次为非肾上腺性,如患者的母亲在妊娠早期为了先兆流产以某些人工合成类固醇制剂如:17-羟黄体酮、炔睾丸酮等做治疗,这些患者的生殖管是输卵管、子宫,性腺为正常卵巢,外阴部男性化症状比肾上腺皮质增生轻,尿内 17-酮类固醇正常。极少数女性假两性畸形不能找到其病原。

肾上腺皮质增生引起的女性假两性畸形是一种遗传疾病,其遗传方式被认为是常染色体隐性遗传。这种遗传病变是一系列酶系统的缺陷,在合成皮质类固醇过程中需各种酶参与合成,目前所知不完全型 $C_{21}$ 羟化酶的缺陷是皮质增生最常见的病因。此外,$C_3\beta$ 脱氢酶、$C_{11}$ 羟化酶的缺陷也可引起本病。这三种酶系统缺陷都可导致皮质醇合成障碍,使具有男性激素作用的中间合成产物积聚,引起不同程度的外阴部男性化现象,完全型 $C_{21}$ 羟化酶缺陷及 $C_3\beta$ 脱氢酶缺陷使新生儿出现呕吐、高钾、脱水、失盐症状,必须特别注意。$C_{11}$ 羟化酶缺陷使 11 去氧皮质酮积聚,患者伴有高血压。

皮质增生引起的女性假两性畸形患者的外阴部男性化症状有很大差别,可自仅有阴蒂肥大至外阴几乎完全和男性一样,失盐型患者的男性化体征比非失盐型严重。

诊断根据是 X 染色质试验阳性,性染色体为 XX,尿内 17-酮类固醇和孕三醇增高。

女性假两性畸形常需内外科联合治疗,即外生殖器重建和适当的激素替代治疗,以使患者向女性方向发展。手术方式主要为外生殖器成形术,包括阴蒂成形术和阴道成形术。尽管许多研究已证实了手术可取得很好的治疗效果,但仍有研究提出阴蒂成形术可能会使患者性敏感度减低。因患者患有难言之隐疾病,在治疗过程中,要充分注意到患者的心理因素,医生要从爱护患者的观点出发,严格为患者保密。

(王新会)

# 第五节 肾损伤

## 一、肾脏损伤的分类与发生机制

### (一)病因与分类

1.闭合性损伤 造成肾脏闭合性损伤的外力因素可以是直接外力,也可以是间接外力。直接外力引起的闭合性损伤往往是钝性外力直接撞击腹部、腰部或背部造成的肾实质损伤。由交通事故、体育活动撞击或暴力冲突等产生的外力挤压肾脏,并导致肾脏与脊柱、肋骨相撞引起肾实质损伤或裂伤。

间接外力引起的闭合性损伤主要是指身体剧烈运动或体位变化导致的肾实质损伤。机动车突然减速、高处坠落等可以诱发瞬间的肾脏过度活动,进而导致肾实质裂伤、肾血管内膜撕脱或肾盂输尿管连接部断裂等。由于轻微外力引起肾损伤的患者往往提示其肾脏可能存在某种先天性或病理性改变如肾盂输尿管连接部狭窄导致的肾积水、肾肿瘤等。

2.开放性损伤 开放性肾脏损伤主要以刀刺伤、枪击伤多见。刀刺伤引起的肾损伤往往为肾脏贯通伤,严重时可以同时穿透肾实质、集合系统及肾血管。此外,肾损伤的程度与刀具或匕首的长短、粗细、刺入部位和深度密切相关。枪击伤引起的肾脏贯通伤通常伴有延迟性出血、尿外渗、感染及脓肿形成等表现。这是由于子弹穿过肾脏可产生放射性或爆炸性能量,其气流冲击作用使软组织呈洞状损坏,其组织破坏程度与发射子弹的速度相关,并易出现延迟性组织坏死。

3.医源性损伤 医源性损伤是指在疾病诊断或治疗过程中发生的肾损伤。如体外冲击波碎石、肾盂输尿管镜、经皮肾镜以及腹腔镜检查或治疗时造成的损伤。常见的医源性肾损伤是肾血管损伤引起的大量出血、肾实质损伤引起的肾周血肿、肾裂伤以及肾脏集合系统损伤引起的尿外渗等。

4. 自发性肾破裂　自发性肾破裂是指在无明显外伤情况下突然发生的肾实质、集合系统或肾血管的损伤,临床较罕见。自发性肾破裂的发生往往由肾脏本身病变所致,如巨大肾错构瘤或肾癌、肾动脉瘤、肾积水以及肾囊肿等疾患引起。

　(二)发病机制

肾损伤的发生机制和肾损伤的分类密切相关。

对于闭合性肾损伤的患者来讲,直接外力和间接外力引起损伤的机制也有所不同。直接外力引起的闭合性肾损伤是由于肾脏局部承受的压力突然增加导致肾脏移位并撞击邻近骨骼,或肾被膜破裂而产生。间接外力引起的闭合性肾损伤主要是由于肾脏随呼吸正常活动的范围突然加大导致肾脏过度活动而产生。

显而易见,开放性肾损伤的发生就是肾脏直接受到外界创伤的结果。一般认为贯通性肾损伤约80%同时合并多处脏器的损伤。肾损伤的发生机制也与是否发生泌尿系以外的脏器损伤相关,腹部贯通伤涉及肾脏的占6%～17%。文献报道贯通性肾损伤合并胸腔或腹腔脏器损伤的比例高达85%～95%。而贯通性肾损伤的发生与体表受伤的部位相关。当刀刺进入部位在腋前线或腋后线时,肾损伤同时合并其他脏器损伤的仅占12%。

肾蒂血管损伤的发生主要见于开放性肾损伤的患者,但是也有20%左右闭合性肾损伤的患者可以表现为肾血管损伤。国内外的文献报道显示在肾蒂血管损伤的患者中,肾动脉、肾静脉均损伤者占47%,肾静脉损伤者占34%,而肾动脉损伤者仅占19%。

## 二、肾脏损伤的诊断与分级

(一)诊断

在肾损伤的诊断中最主要的一项内容就是创伤或外伤史的了解,同时配合全面的体格检查和各种辅助检查对患者进行全面的评估,获得明确的诊断。

1. 创伤史　创伤史的了解应该首先考虑患者的受伤程度和病情的危急状况,尽可能在较短的时间内了解外伤或创伤现场的情况,有无体表创伤的发生,体表创伤的部位,深度和利器的种类。无论损伤是来自钝器直接暴力或刀刺贯通伤,根据体表解剖特点,如果受伤部位是从后背、侧腰部、上腹部或下胸部,均可能导致肾损伤。贯通伤的利器或子弹类型等也是询问并记录的重要内容,这不仅可评估损伤程度,也有助于考虑对失去血供组织清创术的范围。如因机动车交通事故所致,需了解机动车车速、伤者是司机、乘客或是行人。高处坠落伤应了解坠落高度及坠落现场地面情况。无论是机动车或高处坠落突然减速致伤,虽然未出现血尿也不能忽略有肾损伤的可能,必须进一步检查以明确有无肾损伤和是否需要外科治疗。

2. 临床表现　患者受到各种创伤后的临床表现非常复杂,同时临床表现会随时发生变化,因此在了解创伤史的同时应该掌握其临床表现的特征,做到不延误治疗时机的目的。

(1)休克:患者受到各种创伤后发生的休克分为创伤性休克和失血性休克。创伤性休克是由于创伤后腹腔神经丛受到创伤引起的强烈刺激,导致血管张力下降和心排出量下降出现暂时性血压下降所致,一般情况下经输液治疗后可以获得恢复。而失血性休克是因为肾损伤伴随的大量出血和血容量的减少导致血压下降,需要及时输血补充患者的血容量,并同时采用各种方法止血,迅速达到救治目的。

(2)血尿:尽管血尿被认为是肾损伤最常见,也是最重要的临床表现,但是我们不能忽略的是有5%～10%肾损伤的患者可以暂时没有血尿的表现。出现肉眼血尿通常预示患者有较严重的肾损伤,但是血尿的严重程度并不完全和损伤机制及肾损伤的程度相关。某些重度肾损伤如肾血管断裂、肾盂输尿管连接部破裂、输尿管断裂或血块阻塞输尿管,可能表现为镜下血尿,甚至无血尿。而在受到创伤前明确有肾脏疾病的患者如肾肿瘤、肾血管畸形、肾囊肿等,有时较轻的创伤也会出现不同程度的血尿。

(3)疼痛:疼痛往往是患者受到外伤之后的第一个症状。一般情况下,疼痛部位和程度与受创伤的部位和程度是一致的。疼痛症状可以由肾被膜下出血导致的张力增加引起,表现为腹部或伤侧腰部的剧烈胀痛等疼痛症状。输尿管血块梗阻引起的疼痛常表现为钝痛。血块在输尿管内移动可导致痉挛,出现肾绞痛症状。肾损伤后出现的肾周血肿和尿外渗通常伴随明显的进行性的局部胀痛,在部分患者可以触及腰部或侧腹部肿块。

如果肾损伤引起的出血仅局限于腹膜后,疼痛症状以腰肌紧张、僵直以及较剧烈的疼痛为主。如果腹膜后血肿或尿液刺激腹膜或后腹膜破裂,血肿进入腹膜腔就会出现明显的腹痛和腹膜刺激征。同时合并腹腔脏器损伤的患者也会表现为明显的腹膜刺激征,但是应该注意的是出现腹膜刺激征并非一定有腹腔脏器损伤。在我国一项 250 例肾损伤中有腰痛症状者占 96%,有腹膜刺激者占 30%,而合并有腹腔脏器损伤者仅占 8.8%。

(4)多脏器损伤:肾损伤合并其他脏器损伤的发生率和创伤部位与创伤程度有关。与肾损伤同时出现的合并伤主要涉及与肾相邻的脏器如肝、脾、胰腺、胸腔、腔静脉、主动脉、胃肠道、骨骼及神经系统等。有合并伤的肾损伤患者其临床表现更为复杂。合并腹腔内脏器损伤者主要表现为急腹症及腹胀等症状。合并胸腔脏器损伤者多表现为呼吸循环系统症状。合并大血管损伤的患者可以表现为失血性休克,合并不同部位骨折及神经系统损伤的患者也会出现相应的临床表现。国内近期多篇报道肾损伤合并其他脏器损伤占 14%~41%,而国外报道明显高于国内,闭合性损伤合并其他脏器损伤者 44%~100%。贯通性肾损伤合并腹腔胸腔脏器损伤者 80%~95%,其中枪伤全部合并其他脏器损伤。

3.体格检查 对所有创伤患者首先应该积极监测各项生命体征的变化。定时监测患者的血压、脉搏、呼吸及意识等。如果患者的收缩压<12.0kPa(90mmHg)应该考虑有发生休克的可能。在进行全面体格检查时,注意观察创伤的部位和创伤程度。如果受伤部位在下胸部、上腹部、腰部并伴随有血尿等症状时,应考虑有肾损伤的可能。腰部或腹部触及肿块表明有严重肾损伤和腹膜后出血的可能。对于体表或体内有利器残留的患者,应该观察利器扎入体内的深度,是否伴随有出血或尿液样体液的流出,以及利器是否随呼吸移动等特征。因肾损伤同时合并腹部脏器损伤发生率高达 80%,临床检查时要除外是否合并腹部脏器损伤。对于已经明确有腹部脏器损伤的患者,应该注意有无同时发生肾损伤的可能。

4.尿液检查与分析 对于疑有肾损伤的患者应尽早获取尿液标本进行检测,判断有无血尿的发生。血尿的判断分为肉眼血尿和镜下血尿两种,出现肉眼血尿的患者同时还应该通过血尿的状况,如有无血块等初步判断出血量的多少以及是否需要留置尿管进行膀胱冲洗等。尿液标本收取过程中应该特别注意收集伤后第一次尿液进行检测,因为有些伤者在受伤后第一次排尿为血尿,而之后的几次排尿由于输尿管血块堵塞的原因出现暂时性血尿消失的现象。

5.影像学检查 影像学检查包括腹部平片、静脉尿路造影、计算机断层扫描(CT)、肾动脉造影、超声检查、磁共振成像(MRI)及逆行造影等各种类型检查手段。

(1)B超:由于B超检查的普及以及快捷方便的特点,对于怀疑有肾损伤,尤其是闭合性损伤的患者应该尽早进行 B 超检查。必要时可以反复进行 B 超检查进行动态对比,目的就是对肾损伤获得早期诊断。由于方便可靠的特点,在肾损伤的影像学检查中 B 超检查被认为是首选检查手段。

B 超检查可以判断肾脏体积或大小的变化,有无严重肾实质损伤的存在,肾血管的血流是否正常等,同时也能够对肾脏有无积水,肿瘤占位等病变做出判断。对造影剂过敏、不能接受 X 线检查的患者(如妊娠妇女)及有群体伤员时可以作为一种筛查性手段。

(2)腹部平片与静脉尿路造影:腹部平片应包括双肾区、双侧输尿管及膀胱区。在获得腹部平片后应该首先观察骨骼系统有无异常、伤侧膈肌是否增高等泌尿系之外的变化,及时判断有无多脏器损伤的可能。对于开放性肾损伤的患者,通过腹部平片还可以了解体内有无金属利器,断裂刀具以及子弹或碎弹片的残留。

静脉尿路造影通常采用大剂量造影剂快速静脉推入后连续观察的手段。当静脉尿路造影显示患肾不显影表明功能严重受损,可能为肾损伤严重或肾动脉栓塞,而肾动脉栓塞的可能性约占 50%。

(3)CT:CT 对肾周血肿及尿外渗范围的判断能力均优于静脉尿路造影。采用增强扫描可观察肾实质缺损部位、程度,辨别有无肾动脉或分支的损伤和栓塞。采用螺旋 CT 可更清晰地显示复杂肾损伤的生理解剖学图像。CT 应包括全腹及盆腔,必要时口服对比剂或灌肠以排除胃肠道的破裂,达到了解腹膜内脏器有无合并伤的目的,为重度肾损伤患者是否能采用非手术治疗提供更多信息,避免过多开放手术导致肾切除的风险,尤其是孤立肾及双肾损伤患者。

CT 平扫对创伤部位、深度、肾血管损伤,有无尿外渗及肾功能的判断效果差,常需增强扫描补充。临床经验认为无论是闭合性还是贯通性损伤常常以 CT 作为首选,减少过多地搬动患者,并能为医生对病情判断提供更快更有价值的信息。

(二)分级

肾损伤的分级在肾损伤的诊断与治疗中意义重大,对肾损伤严重程度的正确评估是制订合理的进一步检查和处理措施的基础。而根据肾损伤的分级判断患者能否进行进一步检查,选择何种治疗手段,最大限度地达到救治患者及保护患肾的目的。

最初肾损伤按其损伤机制进行分类,即分为闭合性损伤及贯通性损伤,其中包括医源性损伤及自发性肾破裂等。肾创伤有多种分类,而其中被广泛接受和使用的分类(表 7-2)是美国创伤外科协会提出的。

表 7-2　美国创伤外科协会肾创伤分级

| 级别 | 分型 | 临床表现 |
|---|---|---|
| I | 挫伤 | 肉眼或镜下血尿,其他泌尿系统检查正常 |
| | 血肿 | 无肾实质裂伤的包膜下血肿 |
| II | 血肿 | 腹膜后肾周血肿 |
| | 撕裂伤 | <1cm 的肾皮质裂伤,无尿外渗 |
| III | 撕裂伤 | >1cm 的肾皮质裂伤,无尿外渗及集合系统裂伤 |
| IV | 撕裂伤 | 肾皮质、髓质及集合系统全层裂伤 |
| | 血管 | 肾动脉或静脉主干损伤,伴出血 |
| V | 撕裂伤 | 肾碎裂 |
| | 血管 | 肾蒂撕脱伤,肾无血供 |

为了临床诊治的方便,有学者提出肾损伤只分轻度和重度。轻度损伤为肾挫伤、被膜下少量血肿、肾浅表裂伤。重度损伤为肾深层实质裂伤、裂伤深达髓质及集合系统、肾血管肾蒂损伤、肾破碎、肾周大量血肿。并认为轻度损伤占 70%,破碎肾和肾蒂损伤占 10%～15%。也有学者将肾损伤分为轻度、中度、重度。轻度为肾挫伤和小裂伤占 70%,中度为较大裂伤,约占 20%,重度为破碎伤及肾蒂损伤,约占 10%。

然而,这些分级及分类方法只是根据肾脏本身的损伤程度限定的,并不完全反映伤者的整体状况。创伤患者的特点和整体状况密切相关,如肾损伤常常同时合并多脏器的损伤。然而,目前关注更多的问题是对肾损伤的评估应该建立在对患者全身状况正确评估的基础上,尤其是合并多脏器损伤的患者,在进一步的临床检查和治疗过程中常常需要多个科室医师的密切配合。因此,不论何种肾损伤的分级方法都不能替代对患者全身状况的评估。

### 三、肾脏损伤的治疗

在肾损伤的临床治疗中,如何选择手术时机和手术方法一直都是泌尿外科医师关注的问题。在决定治疗方式之前,更重要的一点就是需要判断患者是否具有手术适应证。而手术适应证的判断主要是根据患者的创伤史、损伤的种类与程度、送入急诊室后的临床表现及全面检查的结果决定。

（一）急诊救治

实际上,对送入急诊室的创伤患者来讲,临床治疗和检查是同步进行的。通过对血压、脉搏、呼吸及体温等生命体征的监测,需要立即决定患者是否需要输血、输液或复苏处理。在询问创伤史的同时,完成各项常规检查。根据创伤的分类即闭合性或开放性损伤,初步判断患者是单纯肾损伤还是多脏器损伤。对于仅怀疑为单纯肾损伤的患者,应该根据患者有无血尿以及血尿常规检查和 B 超等辅助检查的结果决定患者进一步的治疗计划。如果是多脏器损伤需要与相关科室的医师取得联系,共同决定下一步临床检查的内容和救治方案。

（二）保守治疗

肾脏闭合性损伤的患者 90% 以上可以通过保守治疗获得治疗效果。近年来随着影像技术的进展与普及,尤其是 CT 检查,对闭合性肾损伤患者肾脏损伤的程度能够获得明确的判断,手术探查发生率明显下降。手术探查往往会出现难以控制的出血而导致患肾切除,因此,需要严格把握手术探查的适应证。一般认为接受保守治疗的患者应该具备以下条件:①各项生命体征平稳。②闭合性损伤。③影像学检查结果显示肾损伤分期为Ⅰ、Ⅱ期的轻度损伤。④无多脏器损伤的发生。

在保守治疗期间应密切观察各项生命体征是否平稳,采取输液,必要时输血补充血容量和维持水电解质平衡等支持疗法,并给以抗生素预防感染。注意血尿的轻重腹部肿块扩展及血红蛋白、红细胞压积的改变。患者尿量减少,要注意患者有无休克或伤后休克期过长发生急性肾衰可能。患者有先天性畸形或伤前有病理性肾病如先天性孤立肾,对侧肾有病理性肾功能丧失而发生肾血管栓塞,尿路血块梗阻等均可导致尿量减少或无尿。必要时进行影像学检查或复查,随时对肾损伤是否出现进展或并发症进行临床判断和救治。在观察期间病情有恶化趋势时应及时处理或手术探查。

接受保守治疗的患者需要绝对卧床 2 周以上,直到尿液变清,并限制活动至镜下血尿消失。因伤后损伤组织脆弱,或局部血肿,尿外渗易发生感染,因此往往在伤后 1～3 周内因活动不当常可导致继发出血。

（三）介入治疗

随着血管外科介入治疗的发展,越来越多的肾损伤患者可以通过介入治疗获得明确的效果。当肾损伤合并出血但血流动力学平稳,由于其他损伤不适宜开腹探查或延迟性再出血,术后肾动静脉瘘及肾动脉分支损伤,均可采用选择性动脉插管技术,在动脉造影的同时栓塞出血的肾动脉。由于介入治疗失败后还存在外科治疗的可能,因此对暂时不具备外科治疗适应证,同时存在出血风险的患者可以考虑进行血管造影及介入治疗。目前介入治疗可以达到超选择性血管栓塞的效果,对止血以及保护肾功能都具有临床意义。介入治疗尤其适用于对侧肾缺如,或对侧肾功能不全的肾损伤患者。肾损伤患者介入治疗后需要卧床休养和观察,在此期间一旦病情发生变化需要外科治疗时应该积极准备下一步外科治疗的实施。

（四）外科治疗

对于肾损伤患者,在决定外科治疗时应该考虑的几个问题是该患者是否需要手术治疗,手术治疗的目的是外科探查还是目标明确的肾修补术。在外科治疗之前一定要明确对侧肾脏的状况,同时要告知患者及其家属伤侧肾脏有切除的可能。因为不论是手术探查还是肾修补术,手术前都很难判断伤侧肾脏的具体情况,必要时术者需要术中和向患者家属交代病情,决定手术方式。

1. 外科探查 外科探查主要见于下列几种状况。

（1）难以控制的出血:由于肾外伤导致大量的持续性显性出血或全身支持疗法不能矫正休克状态的患者,应立即手术止血挽救生命。可以在手术中进行静脉尿路造影了解双肾功能。

（2）腹部多脏器损伤:腹部脏器损伤是手术适应证。肾损伤往往伴有腹部多脏器损伤。腹部多脏器损伤采用CT、超声波等综合诊断后可以进行手术,同时探查肾脏损伤状况。

（3）大量尿外渗:尿外渗是由于肾损伤导致肾脏集合系统包括肾盂、输尿管连接部损伤断裂所致。少量的尿外渗大部分可以自然愈合,大量的尿外渗可形成尿性囊肿,若继发感染后导致脓肿及肾出血。肾损伤后出现大量尿外渗的患者,应该积极进行手术探查尽早修补集合系统的损伤。

2. 外科探查原则

（1）外科探查前或打开腹膜后血肿前未作影像学检查者应手术中行大剂量静脉尿路造影,了解肾损伤严重程度及对侧肾功能。对侧肾脏有病理性改变及先天阙如者应尽力保留伤肾。对侧肾功能正常者原则上也需尽力保留,不能轻易切除伤肾。

（2）在打开后腹膜清除肾周血肿暴露肾脏前必须控制肾脏的血液循环,以避免出现难以控制的出血而导致生命危险及患肾切除。

（3）探查时肾血管控制温缺血时间不应超过 60min,如超时需用无菌冰降温并给予肌苷以保护肾功能的恢复。

（4）暴露整个肾脏并仔细检查肾实质、肾盂、输尿管及肾血管,并评估损伤程度,注意有无失去活力组织及尿外渗。

（5）需彻底清创,尤其是因枪伤所致的肾损伤。清除因子弹爆炸效应出现的组织缺血坏死,可减少术后感染、出血及高血压等并发症。

（6）腹膜后留置导管引流。因肾损伤常累及集合系统,术后尿外渗及渗血可经引流管导出,避免术后尿性囊肿及感染等并发症。

3.外科探查手术入路

(1)急性肾创伤的手术探查最好采取经腹途径,以便探查腹腔脏器和肠管。通常取剑突下至耻骨的腹正中切口,此入路能在打开肾周筋膜清理血肿前较易游离并控制双肾的动脉及静脉。

(2)迅速进入腹腔,在出血不严重时探查腹腔脏器并可修补。在探查肾脏之前,如有必要,应先对大血管、肝脏、脾脏、胰腺和肠管创伤进行探查及处理。当出血证实主要来自肾脏应尽快暴露肾血管及肾脏控制出血。

(3)由于腹膜后有大量血肿使正常解剖关系破坏变形,需仔细辨别标志。可提起小肠暴露后腹膜,在肠系膜下动脉、主动脉前壁向下剪开后腹膜。血肿过大难以辨认主动脉时可以肠系膜静脉作为标志,祛除血肿找到主动脉前壁向下剪开后腹膜。

(4)从左肾静脉与下腔静脉连接处提起左肾静脉较易暴露双侧肾动脉和腹主动脉。游离双肾的动脉静脉,注意约25%患者双侧有多个肾动脉而15%患者有多个肾静脉,多个肾静脉者约80%发生在右侧肾脏。

(5)将游离的肾脏血管分别用橡皮带提起或用无损伤血管钳夹住。确保肾血管已得到控制后,提起伤肾侧结肠,剪开侧腹膜并打开肾周筋膜清理肾周血肿并完全暴露肾脏,观察肾脏损伤程度及范围。也可分别从升结肠或降结肠外侧腹膜处剪开上至肝区或脾区,将结肠推向中线,暴露肾脏血管。

4.肾修补缝合术和肾部分切除术　当肾裂伤比较局限时可行肾脏修补缝合术控制出血。在肾上极或下极有严重裂伤也可采用肾部分切除术。在控制肾血管及暴露肾脏之后,剥离肾包膜并尽可能保留肾包膜,锐性清除破碎及无活力组织。肾创伤断面有撕裂肾盏或肾盂及较大血管可用蚊式钳夹住并以4-0可吸收铬制线间断缝扎关闭破碎集合系统及止血。再以2-0铬制缝线通过肾包膜贯穿褥式缝合裂开肾实质,以游离的包膜遮盖肾裂伤处,避免术后出血。结扎缝线时应松紧适度,于裂伤及缝线处置垫备好的脂肪或可吸收的明胶海绵,避免结扎缝线用力过度,撕裂肾实质。包膜短缺也可用带蒂网膜或邻近裂伤处腹膜遮盖创面并缝合止血。网膜中间切开勿损伤主要血管。将其网膜片由外侧裹向前方,可用1-0可吸收肠线绑扎数道避免大网膜滑脱。开放肾循环观察无出血后,冲洗伤口并腹膜后留置引流管一根,缝合伤口。大网膜包裹伤肾,取材方便,能增加伤肾血供,可促进其恢复。

肾脏损伤后的修复技术可影响损伤的愈合。过多的缝合肾实质可能导致局部压迫性坏死,破坏肾实质的结构。因此尽可能缝合肾包膜而少缝肾实质。包膜不够时可用腹膜或大网膜移植皮片或特殊结构网套(聚乙醇酸网)包绕肾脏。应用该网套60d可完全吸收。肾被膜重建完整而用肠线缝合3个月仍有肠线残留且伴炎性反应。因此采用合成缝线较铬制肠线更佳。

5.肾切除术　术中发生难以控制的出血,肾蒂损伤,集合系统断裂无法修复与吻合,或肾栓塞时间过长,功能难以恢复时,在对侧肾功能良好的情况下可考虑肾切除术。以肾蒂钳双重钳夹肾蒂,剪断肾蒂血管,用10号丝线双重结扎及缝扎肾蒂血管,钳夹及剪断上段输尿管,以7号丝线结扎输尿管远端。切除伤肾后清除血肿并冲洗肾窝,如止血充分可不置引流管。如放置引流可于术后1～3d去除。

6.肾切除术的适应证　肾创伤修补术受很多因素影响。体温低、凝血功能差的病情不稳定患者,如果对侧肾脏功能良好则不应冒险进行肾修补术。如前所述,24h内有计划的紧急处理(包扎伤口、控制出血和纠正代谢和凝血异常)为治疗提供了选择机会。对于广泛肾创伤,如行肾修补术危及患者生命时,应立即采取完整肾切除术。Nash和同伴回顾由于肾创伤行肾切除术的病例时发现,77%的肾切除是因为肾实质、血管创伤和严重的复合伤,其余的23%是在肾修补术中因血流动力学不稳定而被迫施行肾切除术。

7.肾损伤外科治疗术后观察要点

(1)注意观察生命体征,包括血压、脉搏、体温、尿量、尿颜色、伤口出血、血红蛋白、血细胞比容等变化,必要时可用止血药物。

(2)保持卧床2周以上,直到尿液变清。

(3)引流管无血性液体或尿外渗等分泌物排出可于术后5～10d祛除。

(4)采用抗感染治疗一个月。

(5)定期检测肾功能及影像学检查。

(6)观察可能发生的并发症如延迟性出血,局部血肿,尿性囊肿,脓肿形成及高血压等,必要时应用超声及CT检查。根据不同情况选用穿刺引流,选择性肾动脉栓塞或再次手术肾切除等方法治疗。

(五)医源性损伤的救治

在医源性损伤的救治过程中,及时明确诊断非常重要。由于医源性损伤主要是由于各种腔镜操作不当引起,因此规范化的腔镜操作是预防医源性损伤的唯一途径。一旦发生医源性损伤,应该及时进行治疗,以免延误最佳治疗时机。

1.肾血管损伤引起的大量出血　腔镜操作引起肾血管或腔静脉损伤并继发的大量出血往往来势迅猛,突然之间腔镜的视野全部被出血掩盖。这时就需要迅速判断可能的出血部位。经过迅速的腔内处理仍然达不到止血效果时应该及时改开放手术,在清晰的视野下完成损伤血管的修复手术。腹腔镜操作引起肾静脉或腔静脉损伤的另一个特点是由于气腹的高压状态,即使发生了损伤也有可能无明显的出血。当解除或降低气腹压力后,才能表现出明显的出血。对于这类状况最好的处理也是及时发现出血,可以在降低气腹压力后再次观察,或及时观察引流管的引流液,一旦确认有活动性出血应该积极处理。

2.肾周血肿、肾裂伤或尿外渗　腔镜操作引起的肾周血肿、肾裂伤或尿外渗一般通过手术中的缝合处理都能够达到救治的目的,但是需要引起重视的是手术后应该按照肾外伤的处理原则观察引流液的状况、必要的卧床休息和追加的抗感染治疗。

## 四、肾脏损伤的并发症

(一)尿外渗和尿性囊肿

国外报道闭合性肾损伤尿外渗发生率为2%～18%,而贯通伤为11%～26%。未处理的尿外渗一般伤后2～5d可在腹膜后脂肪组织蓄积,随着尿液蓄积增多,周围组织纤维化反应,形成纤维包膜或囊壁而成尿性囊肿。尿性囊肿可在伤后数周内形成,也可在数年后形成,尿外渗或尿性囊肿的出现表明肾的集合系统损伤,也可能因血块、输尿管壁及周围血肿压迫导致尿液引流不畅而外渗。持久的尿外渗可以导致尿囊肿、肾周感染和肾功能受损。这些患者应早期给予全身抗生素治疗,同时严密观察病情。在多数情况下,尿外渗会自然消退。如果尿外渗持续存在,那么置入输尿管支架常常可以解决问题。尿性囊肿可采用在超声或CT引导下的穿刺引流,将 22 号穿刺针,经腰部皮肤进入囊腔,抽取液体标本做常规检查、培养,用扩张器逐个扩张通道至使 F12～F16 导管等进入囊内,排空渗出的尿液。长期引流尿液不能减少或消失,应考虑损伤严重或远端输尿管有狭窄或梗阻因素。尿性囊肿长期刺激和梗阻可使肾周组织纤维化,影响肾脏功能,当肾已失去功能,破坏严重,在对侧肾功能良好情况下可考虑肾切除术。

(二)延迟性出血

迟发的肾脏出血在创伤后数周内都有可能发生,但通常不会超过 3 周。最基本的处理方法为绝对卧床和补液。迟发性出血的处理应该根据患者全身状况,出血严重程度及影像学检查结果而定,大量出血危及生命应急诊手术。如果表现为持续性的出血,可以进行血管造影确定出血部位后栓塞相应的血管。

(三)肾周脓肿

肾创伤后肾周脓肿极少发生,但持续性的尿外渗和尿囊肿是其典型的前兆。肾周脓肿可有急性及慢性表现两种。急性表现可在伤后 5～7d 出现高热、腰背疼痛、叩击痛,甚至腹胀、肠梗阻症状。慢性特点仅表现为低烧、盗汗、食欲下降、体重下降,出现感染迹象时应特别注意有可能发生继发性出血。其诊断主要根据超声与 CT 检查。

早期可以经皮穿刺引流,必要时切开引流。应注意肾周脓肿往往是多房性,当引流不畅时,应手术将其间隔破坏,保证引流通畅,或切除已破坏的肾脏。根据感染细菌类型及敏感性选用相应抗生素控制感染。

(四)肾性高血压

创伤后早期发生高血压很少有报道,多数患者出现肾损伤后高血压一般在伤后 1 年内。然而临床发现有早在伤后 1d 内就有高血压表现,也有在 20 年后才出现高血压。创伤后发生肾性高血压的机制为:①肾血管外伤直接导致血管狭窄或阻塞。②尿外渗迫肾实质。③创伤后发生的肾动静脉瘘。在以上因素的作用下,肾素血管紧张素系统由于部分肾缺血而受到刺激,进而引起高血压。

(王新会)

# 第六节　输尿管损伤

## 一、病因

输尿管是位于腹膜后间隙的细长管状器官,位置较深,有一定的活动范围,一般不易受外力损伤。输尿管损伤多为医源性。

(一)外伤损伤

1.开放性损伤　外界暴力所致输尿管损伤率约为 4%,主要是由刀伤、枪伤、刃器刺割伤引起。损伤不仅可以直接造成输尿管的穿孔、割裂或切断,而且继发感染,导致输尿管狭窄或漏尿。

2.闭合性损伤　多发生于车祸、高处坠落及极度减速事件中,损伤常造成胸腰椎错位、腰部骨折等。损伤机制有两方面:一方面由于腰椎的过度侧弯或伸展直接造成输尿管的撕脱或断裂;另一方面由于肾脏有一定的活动余地,可以向上移位,而相对固定的输尿管则被强制牵拉,造成输尿管的断裂,最常见的就是肾盂输尿管连接处断裂。

（二）手术损伤

医源性损伤是输尿管损伤最常见的原因,常见于外科、妇产科的腹膜后手术或盆腔手术,如子宫切除术、卵巢切除术、剖宫产、髂血管手术、结肠或直肠的肿瘤切除术等。临床上尤以子宫切除术和直肠癌根治术损伤输尿管最为常见。

（三）器械损伤

随着腔内泌尿外科的发展及输尿管镜技术的不断进步,输尿管镜引起输尿管损伤率也由7%下降至1%～5%。

1. 输尿管插管损伤　在逆行肾盂造影、PCNL 术前准备、留置肾盂尿标本等检查或操作时需行输尿管插管,若输尿管导管选择不当、操作不熟练会引起输尿管损伤,尤其是在狭窄段和交界段。轻者黏膜充血水肿,重者撕裂穿孔。

2. 输尿管镜检查损伤　输尿管扭曲成角或连接、交界处处于弯曲时,行硬性输尿管镜检查,如果操作不当或输尿管镜型号选择不当,就会损伤输尿管,形成假道或穿孔,甚至输尿管完全断裂。

3. 输尿管碎石损伤　无论是选择取石钳、套石篮还是输尿管镜下钬激光碎石,较大的结石长期嵌顿刺激,结石周围黏膜水肿,甚至形成息肉,对于这种情况如果强制通过输尿管镜或导丝可能损伤输尿管。

4. 其他碎石损伤　腔镜下使用激光或体外冲击波碎石治疗输尿管结石,可能会发生不同程度的管壁损伤。

（四）放疗损伤

宫颈癌、前列腺癌等放疗后,输尿管管壁易水肿、出血、坏死,进而形成纤维瘢痕或尿瘘。

## 二、临床表现

输尿管损伤的临床表现复杂多样,有可能出现较晚,也有可能不典型或者被其他脏器损伤所掩盖。常见的临床表现如下。

1. 尿外渗　开放性手术所致输尿管穿孔、断裂,或其他原因引起输尿管全层坏死、断离者,都会有尿液从伤口中流出。尿液流入腹腔会引起腹膜炎,出现腹膜刺激征;流入后腹膜,则引起腹部、腰部或直肠周围肿胀、疼痛,甚至形成积液或尿性囊肿。

2. 血尿　血尿在部分输尿管损伤中会出现,可表现为镜下或肉眼血尿,具体情况要视输尿管损伤类型而定。输尿管完全离断时,可以表现为无血尿。

3. 尿瘘　溢尿的瘘口一周左右就会形成瘘管。瘘管形成后常难以完全愈合,尿液不断流出,常见的尿瘘有输尿管皮肤瘘、输尿管腹膜瘘和输尿管阴道瘘等。

4. 感染症状　输尿管损伤后,自身炎症反应、尿外渗及尿液聚集等很快引起机体炎症反应,轻者局部疼痛、发热、脓肿形成,重者发生败血症或休克。

5. 无尿　如果双侧输尿管完全断裂或被误扎,伤后或术后就会导致无尿,但也要与严重外伤后所致休克、急性肾衰竭引起的无尿相鉴别。

6. 梗阻症状　放射性或腔内器械操作等所致输尿管损伤,由于长期炎症、水肿、粘连等,晚期会出现受损段输尿管狭窄甚至完全闭合,进而引起患侧上尿路梗阻,表现为输尿管扩张、肾积水、腰痛、肾衰竭等。

7.合并伤表现　表现为受损器官的相应症状,严重外伤者会有休克表现。

## 三、诊断

### (一)病史

外伤、腹盆腔手术及腔内泌尿外科器械操作后,如果出现伤口内流出尿液或一侧持续性腹痛、腹胀等症状时,均应警惕输尿管损伤的可能性。

### (二)辅助检查

1.静脉尿路造影　部分输尿管损伤可以通过静脉尿路造影显示。

(1)输尿管误扎:误扎的输尿管可能完全梗阻或者通过率极低,因而造影剂排泄障碍,出现输尿管不显影或造影剂排泄受阻。

(2)输尿管扭曲:输尿管可以表现为单纯弯曲,也可以表现为弯曲处合并狭窄引起完全或不完全梗阻。前者造影剂可以显示扭曲部位,后者表现为病变上方输尿管扩张,造影剂排泄受阻。

(3)输尿管穿孔、撕脱、完全断裂:表现为造影剂外渗。

2.逆行肾盂造影　表现为在受损段输尿管插管比较困难,通过受阻。造影剂无法显示,自破裂处流入周围组织。该检查可以明确损伤部位,了解有无尿外渗及外渗范围,需要时可以直接留置导管引流尿液。

3.膀胱镜检查　膀胱镜不仅可以直视下了解输尿管开口损伤情况,观察有无水肿、黏膜充血,而且可以观察输尿管口有无喷尿或喷血尿,判断中上段输尿管损伤、梗阻的情况。

4.CT　可以良好显示输尿管的梗阻、尿外渗范围、尿瘘及肾积水等,尤其配合增强影像可以进一步提高诊断准确率。

5.B超　B超简易方便,可以初步了解患侧肾脏、输尿管梗阻情况,同时发现尿外渗。

6.放射性核素肾图　对了解患侧肾功能及病变段以上尿路梗阻情况有帮助。

### (三)术中辨别

手术中,如果高度怀疑输尿管损伤时,可以应用亚甲蓝注射来定位诊断。方法是将1～2mL亚甲蓝从肾盂注入,仔细观察输尿管外是否有蓝色液体出现。注射时不宜太多太快,因为过多亚甲蓝可以直接溢出或污染周围组织,影响判断。

## 四、治疗

输尿管损伤的处理既要考虑输尿管损伤的部位、程度、时间及肾脏膀胱情况,又要考虑患者的全身情况,了解有无严重合并伤及休克。

### (一)急诊处理

1.首先抗休克治疗,积极处理引起输尿管损伤的病因。

2.术中发现的新鲜无感染输尿管伤口,应一期修复。

3.如果输尿管损伤24h以上,组织发生水肿或伤口有污染,一期修复困难时,可以先行肾脏造瘘术,引流外渗尿液,避免继发感染,待情况好转后再修复输尿管。

### (二)手术治疗

1.输尿管支架置放术　对于输尿管小穿孔、部分断裂或误扎松解者,可放置双J管或输尿管导管,保留2周以上,一般能愈合。

2.肾造瘘术　对于输尿管损伤所致完全梗阻不能解除时,可以肾脏造瘘引流尿液,待情况好转后再修复输尿管。

3.输尿管成形术　对于完全断裂、坏死、缺损的输尿管损伤者,或保守治疗失败者,应尽早手术修复损伤的输尿管,恢复尿液引流通畅,保护肾功能。同时,彻底引流外渗尿液,防止感染或形成尿液囊肿。手术中可以通过向肾盂注时亚甲蓝,观察术野蓝色液体流出,来寻找断裂的输尿管口。输尿管吻合时需要仔细分离输尿管并尽可能多保留其外膜,以保证营养与存活。

(1)输尿管－肾盂吻合术:上段近肾盂处输尿管或肾盂输尿管连接处撕脱断裂者可以行输尿管肾盂吻合术,但要保证无张力。若吻合处狭窄明显时,可以留置双J管做支架,2周后取出。近年来,腹腔镜下输尿管－肾盂吻合术取得了成功,将是一个新的治疗方式。

(2)输尿管－输尿管吻合术:若输尿管损伤范围在 2cm 以内,则可以行输尿管端端吻合术。输尿管一定要游离充分,保证无张力的吻合。双J管留置2周。

(3)输尿管膀胱吻合术:输尿管下段的损伤,如果损伤长度在 3cm 之内,尽量选择输尿管－膀胱吻合术。该手术并发症少,但要保证无张力及抗反流。双J管留置时间依具体情况而定。

(4)交叉输尿管输尿管端侧吻合术:如果一侧输尿管中端或下端损伤超过 1/2,端端吻合张力过大或长度不足时,可以将损伤侧输尿管游离,跨越脊柱后与对侧输尿管行端侧吻合术。尽管该手术成功率高,但也有学者认为不适合泌尿系肿瘤和结石的患者,以免累及对侧正常输尿管,提倡输尿管替代术或自体肾脏移植术。

(5)输尿管替代术:如果输尿管损伤较长,一侧或双侧病变较重,无法或不适宜行上述各种术式时,可以选择输尿管替代术。常见的替代物为回肠,也有报道应用阑尾替代输尿管取得手术成功者。近年来,组织工程学材料的不断研制与使用,极大地方便并降低了该手术的难度。

4.放疗性输尿管损伤　长期放疗往往会使输尿管形成狭窄性瘢痕,输尿管周围也会纤维化或硬化,且范围较大,一般手术修补输尿管困难,且患者身体情况较差时,宜尽早行尿流改道术。

5.自体肾脏移植术　当输尿管广泛损伤,长度明显不足以完成以上手术时,可以将肾脏移植到髂窝中,以缩短距离。手术要将肾脏缝在腰肌上,注意保护输尿管营养血管及外膜。不过需要注意的是,有 8% 的自体移植肾者术后出现移植肾无功能。

6.肾脏切除术　损伤侧输尿管所致肾脏严重积水或感染,肾功能严重受损或肾脏萎缩者,如对侧肾脏正常则可施行肾脏切除术。另外,内脏严重损伤且累及肾脏无法修复者,或长期输尿管瘘存在无法重建者,也可以行肾脏切除术。

(王新会)

## 第七节　膀胱损伤

### 一、病因

膀胱位于盆腔深部,耻骨联合后方,周围有骨盆保护,通常很少发生损伤。究其受伤原因大体分为以下三种。

（一）外伤性

最常见的原因为各种因素引起的骨盆骨折，如车祸、高处坠落等；其次为膀胱在充盈状态下突然遭到外来打击，如下腹部遭受撞击、摔倒等；少见原因尚有火器、利刃所致串通伤等。

（二）医源性

最常见于妇产科、下腹部手术，以及某些泌尿外科手术，如 TURBT、TURP 及输尿管镜检查等均可导致膀胱损伤。尤其是近年来随着腹腔镜手术的日益开展，医源性损伤更加不容忽视。

（三）自身疾病

比较少见，可由意识障碍引起，如醉酒或精神疾病；病理性膀胱如肿瘤、结核等可致自发性破裂。

## 二、临床表现

无论何种原因，膀胱损伤病理上大体分为挫伤及破裂两类。前者伤及膀胱黏膜或肌层，后者根据破裂部位分为腹膜外形、腹膜内型及两者兼有的混合型，从而有不同的临床表现。轻微损伤仅出现血尿、耻骨上或下腹部疼痛等；损伤重者可出现血尿、无尿、排尿困难、腹膜炎等。

1. 血尿　可表现为肉眼或镜下血尿，其中肉眼血尿最具有提示意义。有时伴有血凝块，大量血尿者少见。

2. 疼痛　多为下腹部或耻骨后的疼痛，伴有骨盆骨折时，疼痛较剧。腹膜外破裂者，疼痛主要位于盆腔及下腹部，可有放射痛，如放射至会阴部、下肢等。膀胱破裂至腹腔者，表现为腹膜炎的症状及体征：全腹疼痛、压痛及反跳痛、腹肌紧张、肠鸣音减弱或消失等。

3. 无尿或排尿困难　膀胱发生破裂，尿液外渗，表现为无尿或尿量减少，部分患者表现为排尿困难，与疼痛、恐惧或卧床排尿不习惯等有关。

4. 休克　常见于严重损伤者。由创伤及大出血所致，如腹膜炎或骨盆骨折。

## 三、诊断

膀胱损伤的病理类型关系到治疗效果，因而应尽量做出准确诊断。和其他疾病一样，需结合病史（如外伤、手术史等）及症状、体征，以及辅助检查，综合分析，做出诊断。膀胱损伤常被腹部、骨盆外伤引起的症状干扰或被其所掩盖。当患者诉耻骨上或下腹部疼痛，排尿困难，结合外伤、手术史，耻骨上区触疼，腹肌紧张，以及肠鸣音减弱等，应考虑膀胱损伤的可能。

（一）导尿检查

一旦怀疑膀胱损伤，即应马上给予导尿，如尿液清亮，可初步排除膀胱损伤；如尿液很少或无尿，应行注水试验：向膀胱内注入 200～300mL 生理盐水，稍待片刻后抽出，如出入量相差很大，提示膀胱破裂。该方法尽管简便，但准确性差，易受干扰。

（二）膀胱造影

膀胱造影是诊断膀胱破裂最有价值的方法，尤其是对于骨盆骨折合并肉眼血尿的患者。导尿成功后，经尿管注入稀释后的造影剂（如 15％～30％的复方泛影葡胺），分别行前后位及左右斜位摄片，将造影前后 X 线片比较，观察有无造影剂外溢及其部位。腹膜内破裂者，造影剂溢出至肠系膜间相对较低的位置或到达膈肌下方;腹膜外破裂者可见造影剂积聚在膀胱颈周围。亦有人采用膀胱注气造影法,向膀胱内注气,观察气腹症,以帮助诊断。需要指出的是,由于10％~29％的患者常同时出现膀胱和尿道损伤,故在发现血尿或导尿困难时,尚应行逆行尿道造影,以排除尿道损伤。

### (三)CT 及 MRI

临床应用价值低于膀胱造影,不推荐使用。但患者合并其他伤需行 CT 或 MRI 检查,有时可发现膀胱破口或难以解释的腹部积液,应想到膀胱破裂的可能。

### (四)静脉尿路造影

在考虑合并有肾脏或输尿管损伤时,行 IVU 检查,同时观察膀胱区有无造影剂外溢,可辅助诊断。

## 四、治疗

除积极处理原发病及危及生命的并发症外,对于膀胱损伤,应根据不同的病理损伤类型,采用不同的治疗方法。

### (一)膀胱挫伤

一般仅需保守治疗,卧床休息,多饮水,视病情持续导尿数天,预防性应用抗生素。

### (二)腹膜外膀胱破裂

钝性暴力所致下腹部闭合性损伤,如患者情况较好,不伴有并发症,可仅予以尿管引流。主张采用大口径尿管(22Fr),以确保充分引流。2 周后拔除尿管,但拔除尿管前推荐行膀胱造影。同时应用抗生素持续至尿管拔除后 3d。

以下情况应考虑行膀胱修补术:①钝性暴力所致腹膜外破裂,有发生膀胱瘘、伤口不愈合、菌血症的潜在可能性时。②因其他脏器损伤行手术探查时,如怀疑膀胱损伤,应同时探查膀胱,发现破裂,予以修补。③骨盆骨折在行内固定时,应对破裂的膀胱同时修补,防止尿外渗,从而减少内固定器械发生感染的机会。而对于膀胱周围血肿,除非手术必需,否则不予处理。

### (三)腹膜内膀胱破裂

腹膜内膀胱破裂其裂口往往比膀胱造影所见要大得多,往往难于自行愈合,因而一旦怀疑腹膜内破裂,即应马上手术探查,同时检查有无其他脏器损伤。术中发现破裂,应用可吸收线分层修补,并在膀胱周围放置引流管。根据情况决定是单纯行留置导尿,还是加行耻骨上膀胱高位造瘘,但最近观点认为后者并不优于单独留置导尿。术后应用抗生素。有时,膀胱造影提示膀胱裂口很小,或患者病情不允许,可暂时行尿管引流,根据病情决定下一步是否行手术探查或修补。

以下两点需注意:①术中在修补膀胱裂口前,应检查输尿管有无损伤,通过观察输尿管口喷尿情况,静脉注射亚甲蓝或试行逆行插管来判定。输尿管壁内段或邻近管口的损伤,放置双 J 管或行膀胱输尿管再植术。②术中如发现直肠或阴道损伤,应将损伤的肠壁或阴道壁游离,重叠缝合加以修补,同时在膀胱与损伤部位之间填塞有活力的邻近组织,或者在修补的膀胱壁处注入生物胶,尽量减少膀胱直肠(阴道)瘘的发生但结肠或直肠损伤时,如粪便污染较重,应改行结肠造瘘,二期修补。

### (四)膀胱串通伤

应马上手术探查,目的有二:①观察有无腹内脏器损伤。②观察有无泌尿系损伤。发现膀胱破裂,分层修补;同时观察有无三角区、膀胱颈部或输尿管损伤,视损伤情况做对应处理。当并发直肠或阴道损伤时,处理同上。

对于膀胱周围的血肿,应予以清除。留置的引流管需在腹壁另外戳洞引出。术后应用抗生素。

(黄小军)

# 第八节　尿道损伤

尿道损伤多见于 15～25 岁青壮年,90％以上是骨盆骨折或骑跨伤等闭合性损伤引起,开放性贯通伤罕见,偶可遇到开放性枪伤损伤尿道。骨盆骨折引起的尿道损伤常伴有膀胱、脾、肝或肠道等器官的损伤,合并伤时死亡率可高达 30％。尿道损伤的初步处理取决于尿道损伤的程度、部位、患者的血流动力学是否稳定和相关的损伤情况。近年经尿道手术,特别是根治性前列腺切除的增加,使医源性尿道损伤有增加趋势。

## 一、后尿道损伤

### (一)病因

1. 尿道外暴力闭合性损伤　此类损伤最多见,主要是骨盆骨折。约 4％～14％骨盆骨折伴有后尿道损伤,80％～90％后尿道损伤伴有骨盆骨折。后尿道损伤中 65％是完全断裂,另外 10％～17％后尿道损伤患者同时有膀胱损伤。骨盆骨折的常见原因是交通事故、高处坠落和挤压伤,损伤部位在后尿道,常伴其他脏器的严重创伤。不稳定骨盆骨折比稳定骨盆骨折损伤后尿道多,坐骨耻骨支的蝶形骨折伴骶髂关节骨折或分离时后尿道损伤的机会最大,其次为坐骨耻骨支的蝶形骨折、Malgaigne's 骨折、同侧坐骨耻骨支骨折和单支坐骨或耻骨支骨折。后尿道有两处较为固定,一是膜部尿道通过尿生殖膈固定于坐骨耻骨支,另一是前列腺部尿道通过耻骨前列腺韧带固定于耻骨联合。骨盆骨折时,骨盆变形,前列腺移位,前列腺从尿生殖膈处被撕离时,膜部尿道被牵拉伸长,耻骨前列腺韧带撕裂时更甚,最终使尿道前列腺部和膜部交界处部分或全部撕断,全部撕断后前列腺向上方移位,尿道外括约肌机制可能受损,尿生殖膈也撕裂时可伤及球部尿道,前列腺背侧静脉丛撕裂时引起严重的盆腔内血肿使前列腺向上和背侧推移,活动度较大的膀胱和前列腺之间的牵拉可引起膀胱颈损伤,骨盆骨折碎片刺破尿道很少见。另一种观点认为尿道球部和膜部交界处较为薄弱,损伤往往发生于此处,尿道的前列腺部、膜部和外括约肌为一个解剖单位,骨盆骨折时此解剖单位移位,牵拉膜部尿道,而球部尿道相对固定于会阴筋膜上,使尿道的膜部和球部交界处撕裂,严重时损伤延伸到球部尿道。另外高达 85％的尿道损伤患者行尿道成形手术后尿道外括约肌保存完好也支持后一种观点。

膀胱颈部、前列腺部尿道损伤通常仅发生于儿童,而且儿童发生坐骨耻骨支蝶形骨折、Malgaigne's 骨折和坐骨耻骨支的蝶形骨折伴骶髂关节骨折比成人多见。骨折儿童骨盆骨折时损伤尿道机制有两种可能:一种是活动的膀胱和相对固定的前列腺之间的牵拉而损伤膀胱颈部和尿道;另一种是儿童前列腺未发育,前列腺部尿道短,与成人一样的机制撕裂损伤膜部尿道时蔓延到前列腺部尿道和膀胱颈部。尿道损伤离膀胱颈部越近,发生创伤性尿道狭窄、勃起功能障碍和尿失禁的机会越大。

骨盆骨折损伤女性尿道极少见,约占骨盆骨折的 1% 以下。女性尿道短,活动度大,无耻骨韧带的固定,不易受伤。女性尿道损伤大部分是尿道前壁的部分纵行裂伤,完全裂伤常位于近膀胱颈部的近端尿道,常伴阴道和(或)直肠撕裂伤,所以女性尿道损伤患者应常规作阴道与直肠检查。女性尿道损伤机制通常由骨盆骨折碎片刺伤引起,而非男性那样的牵拉撕裂伤。

2.尿道内暴力损伤　多为医源性损伤,由于经尿道手术或操作的增多,近年此类损伤有增加趋势。大部分是尿道内的器械操作损伤,保留导尿时导尿管气囊段未插到膀胱就充盈气囊或气囊未抽尽就强行拔出气囊导尿管,或经尿道前列腺或膀胱肿瘤切除等操作和输尿管镜检查通过尿道时和尿道内时,或尖锐湿疣电灼时,均有可能发生尿道损伤,有的尿道损伤当时未发现,过一段时间后直接表现为尿道狭窄,尿道内异物也会引起尿道黏膜损伤。

3.尿道外暴力开放性损伤　枪伤和刺伤等穿透性损伤引起,但少见,偶可见于牲畜咬伤、牛角刺伤,往往伤情重,合并伤多,治疗较为困难。妇科或会阴手术有损伤尿道的可能,近年有报道经阴道无张力尿道中段悬吊术患者在术中或术后损伤尿道。长时难产尿道和膀胱颈部也有可能受压引起缺血性尿道和膀胱颈部损伤。

4.非暴力性尿道损伤　较为少见,常见原因有化学药物烧伤、热灼伤、放射线损伤等。体外循环的心脏手术患者有出现尿道缺血和发生尿道狭窄的可能,胰腺或胰肾联合移植胰液从尿液引流者由于胰酶的作用有出现尿道黏膜损伤甚至尿道断裂的报道。

(二)病理分类

1.按损伤部位　包括膜部尿道损伤和前列腺部尿道损伤。可分为四型。

Ⅰ型:后尿道受盆腔内血肿压迫与牵拉伸长,但黏膜完整。

Ⅱ型:后尿道损伤指泌尿生殖膈上方前列腺和(或)膜部尿道撕裂伤。

Ⅲ型:后尿道完全裂伤伴有尿生殖膈的损伤。

Ⅳ型:膀胱颈损伤累及后尿道。

2.按损伤程度

(1)尿道挫伤:仅为尿道黏膜损伤,局部肿胀和淤血。

(2)尿道破裂:尿道部分全层裂伤,尚有部分尿道连续性未完全破坏。

(3)尿道断裂:尿道伤处完全断离,连续性丧失,其发病率约为全部尿道损伤的 40%～70%。

3.病理分期

(1)损伤期:伤后 72h 之内的闭合性尿道损伤为损伤期。此期的病理生理改变是出血和创伤性休克,尿道组织破坏和缺损,尿道失去完整性和连续性,引起排尿困难和尿潴留,血液和尿液经损伤处外渗到尿道周围组织,此期行尿道修补术或恢复尿道连续性的手术效果较为满意。限制血尿外渗部位和蔓延的筋膜有:①阴茎筋膜(Buck 筋膜)。②会阴浅筋膜(Colles筋膜)。③腹壁浅筋膜深层(Scarpa 筋膜)。④尿生殖膈(三角韧带)。⑤膀胱直肠筋膜(Denonvilliers 筋膜)。会阴浅筋膜向前与腹壁浅筋膜的深层会合。会阴浅筋膜与尿生殖膈之间的间隙称会阴浅袋。阴茎部尿道破裂或断裂若阴茎筋膜完整,血尿外渗仅局限在阴茎部,出现阴茎肿胀出现紫褐色,若阴茎筋膜破裂则血尿外渗范围与球部尿道破裂时相同。球部尿道损伤伴阴茎筋膜破裂后血尿外渗先到会阴浅袋内并可向腹壁浅筋膜的深层之下发展,形成下腹部肿胀。后尿道损伤若位于前列腺尖部或前列腺部尿道而尿生殖膈完整时,血尿外渗于前列腺和膀胱周围疏松结缔组织内,向前上可发展到下腹部腹膜外组织,向后上可达腹膜后组织,膜部尿道损伤时若尿生殖膈上下筋膜完整,血尿外渗位于尿道膜部及周围,若尿生殖膈完整仅有尿生殖膈上筋膜破裂,血尿外渗至前列腺膀胱周围,若尿生殖膈及其上下筋膜都破裂,血尿外渗还可渗到会阴浅袋。

(2)炎症期:闭合性尿道损伤后72h到3周,开放性尿道损伤有时虽未达72h,有明显感染迹象者也称炎症期。创伤性炎症反应达到高峰,可伴细菌感染,全身病理生理变化以中毒和感染为主,可出现高热和血白细胞升高。损伤局部血管扩张,渗透性增加,组织水肿,白细胞浸润,尿外渗未引流可能出现化学性蜂窝织炎,创伤性组织液化坏死等。临床上以控制感染为主,尿外渗引流和膀胱造瘘使尿液改道,不宜进行尿道有关的手术或尿道内操作。

(3)狭窄期:尿道损伤3周后损伤部位炎症逐渐消退,纤维组织增生,瘢痕形成,导致尿道狭窄,称创伤性尿道狭窄。尿道破裂或断裂未经适当早期处理,均出现不同程度的尿道狭窄,引起尿道梗阻,时间久者出现上尿路积水、尿路感染和结石形成,一般在3个月后局部炎症反应基本消退,可进行恢复尿道连续性的尿道修复成形手术。

(三)临床表现

1.休克　骨盆骨折后尿道损伤常合并其他内脏损伤发生休克。休克主要原因为严重出血及广泛损伤。骨盆骨折、后尿道损伤、前列腺静脉丛撕裂及盆腔内血管损伤等,均可导致大量出血。内出血可在膀胱周围及后腹膜形成巨大血肿。凡外伤患者都应密切注意生命体征,包括神志、皮肤黏膜指甲色泽等外周血管充盈情况,观察患者血压、脉搏、呼吸和尿量等,密切注意有无休克发生。

2.尿道滴血及血尿　为后尿道损伤最常见症状。尿道滴血及血尿程度与后尿道损伤严重程度不相一致,有时尿道部分断裂时血尿比完全断裂还要严重。后尿道损伤多表现为尿初及终末血尿,或尿终末滴血,尿道滴血或血尿常在导尿失败或因排尿困难而用力排尿而加重,后尿道断裂伤可因排尿困难和外括约肌痉挛而不表现为尿道滴血或血尿。

3.疼痛　后尿道损伤疼痛可放射至肛门周围、耻骨区及下腹部,直肠指检有明显压痛,骨盆骨折者有骨盆叩压痛及牵引痛,站立或抬举下肢时疼痛加重,耻骨联合骨折者耻骨联合处变软,有明显压痛、肿胀。

4.排尿困难及尿潴留　轻度挫伤可无排尿困难,严重挫伤或尿道破裂者,因局部水肿或外括约肌痉挛而发生排尿困难,有时在数次排尿后出现完全尿潴留,尿道断裂伤因尿道已完全失去连续性而完全不能排尿,膀胱充盈,有强烈尿意,下腹部膨隆。

5.血肿及淤斑　伤处皮下见淤斑。后尿道损伤血肿一般位于耻骨后膀胱及前列腺周围,严重者引起下腹部腹膜外血肿而隆起,有尿生殖膈破裂者血肿可蔓延至坐骨直肠窝甚至会阴部。

6.尿外渗　尿外渗的程度取决于尿道损伤的程度及伤后是否频繁排尿。伤前膀胱充盈者尿道破裂或断裂且伤后频繁排尿者尿外渗出现较早且较广泛。一般伤后尿道外括约肌痉挛,数小时内不发生尿外渗,多在12h后仍未解除尿潴留者才出现尿外渗。盆腔内尿外渗可出现直肠刺激症状和下腹部腹膜刺激症状。尿外渗未及时处理或继发感染,导致局部组织坏死、化脓,出现全身中毒症状甚至全身感染,局部坏死后可能出现尿瘘。

(四)诊断

后尿道损伤的诊断应根据外伤史、受伤时的体位、暴力性质、临床表现、尿外渗及血肿部位、直肠指检、导尿检查、尿道造影或其他 X 线检查等明确诊断,确定尿道损伤的部位、程度和其他合并伤等。

1.外伤史和临床表现 尿道内操作或检查后出现尿道出血、排尿困难,骨盆骨折后有排尿困难、尿潴留、尿道外口滴血者首先要想到尿道损伤。伤后时间较长者耻骨上能触到膨胀的膀胱。骨盆骨折患者都应怀疑有后尿道损伤,有下列情况者要高度怀疑有后尿道损伤:尿道外口滴血,排尿困难或不能排尿,膀胱区充盈,血尿外渗常在耻骨膀胱周围,体表青紫肿胀可不明显,有时见会阴部典型的蝶形肿胀。

2.直肠指诊 直肠指诊在尿道损伤的诊断中具有重要意义,可以判断前列腺的移位、盆腔血肿等。后尿道损伤时前列腺位置升高,但在盆腔血肿时可难以判定,骨折导致耻骨或坐骨支移位,有时在直肠指诊时可触及,尿外渗和血肿引起的肿胀可能掩盖前列腺的正常位置,因此直肠指诊的更主要意义是作为一种筛查有无直肠损伤的手段,指套有血迹提示有直肠损伤。

3.尿道造影 怀疑后尿道损伤时逆行尿道造影是首选的诊断方法。逆行尿道造影可以清晰和确切地显示后尿道损伤部位、程度和各种可能的并发症,是一种最为可靠的诊断方法。摄片时应首先摄取骨盆平片,了解是否有骨盆骨折及是否为稳定骨折,有无骨折碎片和异物残留,12~14 号 Foley 尿管气囊置于舟状窝并注水 1~3mL,然后患者置 25°~35°斜位,应用水溶性造影剂,在荧光透视下用 60% 碘剂 20~30mL 注入尿道,在尿道充盈状态下行连续动态摄片,无法进行实时动态摄片时应进行分次摄片,每次注入 60% 碘剂 10mL,在急症抢救室也能进行。同时行耻骨上膀胱造影和逆行尿道造影可精确了解尿道损伤的位置、严重性和长度,若进行延迟修补术,应在伤后 1 周内进行,若进行晚期修复手术应在伤后 3 个月以上进行。

4.导尿检查 尿道挫伤或较小的破裂患者有可能置入导尿管,但要有经验的泌尿外科专科医师进行,仔细轻柔地试放导尿管,如果置入尿管较为困难,应该马上终止,在确定已放入膀胱前不能充盈气囊,一旦置入不可轻易拔出,导尿管至少留置 7~14d,拔除导尿管后常规做一次膀胱尿道造影。能顺利置入导尿管者,拔管后仍有出现尿道狭窄的可能,要密切随访,轻度的狭窄可以通过定期尿道扩张达到治疗目的。另有许多学者认为诊断性导尿有可能使部分尿道裂伤成为完全裂伤,加重出血并诱发感染,还有可能使导尿管从断裂处穿出,而误认为放入膀胱并充盈气囊导致进一步加重损伤,因此在诊断不明时不宜采用。

5.超声检查 超声在尿道损伤的急症诊治工作中不是常规检查方法,仅用于评价盆腔内血肿范围、膀胱的位置高低和膀胱是否充盈等情况。特别在进行耻骨上膀胱穿刺造瘘前,了解膀胱充盈度和位置有较大价值。近年报道超声在了解尿道周围和尿道海绵体纤维化方面有潜在优势。

6.膀胱尿道镜检查 膀胱尿道镜检查是诊断后尿道损伤最为直观的方法,单纯的急症诊断性膀胱尿道镜检查尽量不做,应由经验丰富的泌尿外科医师进行,同时做好窥镜下尿道会师术的准备,用比膀胱镜细的输尿管镜检查尿道更有优势。女性尿道短不适合尿道造影检查,尿道镜检查是诊断女性尿道损伤的有效方法。后期进行后尿道修复性成形手术前,怀疑有膀胱颈部功能异常时,可通过膀胱造瘘口检查膀胱颈部和后尿道,有很大价值,通过膀胱造瘘口仔细观察膀胱颈部的完整性和功能,但有时膀胱颈部的外形完整性与功能不一定完全一致。

7. CT 和 MRI 检查 在诊断尿道损伤本身的意义不大,但可详细了解骨盆骨折、阴茎海绵体、膀胱、肾脏及其他腹内脏器的损伤。

(五)治疗

后尿道损伤的治疗应根据患者的全身情况,受伤时间,尿道损伤的部位、严重程度以及合并伤的情况等,综合考虑制订治疗方案,对威胁生命的严重出血和脏器损伤应先于尿道损伤予以处理。

1.全身治疗

(1)防治休克。及时建立输液通道、纠正低血容量,补充全血和其他血液代用品,受伤早期休克主要是严重创伤出血或其他内脏损伤。

(2)防治感染。全身应用抗菌药物,时间长者根据尿及分泌物培养结果选用最有效的抗菌药物。

(3)预防创伤后并发症。预防肺部感染、肺不张,保持大便通畅,避免腹压升高引起继发性出血,对于骨盆骨折或其他肢体骨折卧床较久的患者,注意改变体位,避免发生压疮和泌尿系结石。

2.损伤尿道的局部治疗 原则是恢复尿道的连续性,引流膀胱尿液,引流尿外渗。在损伤期内的患者应设法积极恢复尿道连续性。后尿道破裂或断裂应根据伤情及医疗条件,有可能时争取解剖复位。炎症期(闭合性尿道损伤 72h 后和开放性尿道损伤 48h 后)的患者仅行耻骨上膀胱造瘘和尿外渗切开引流,待炎症消退后再行尿道手术。

(1)尿道灼伤的治疗:当腐蚀性或强烈刺激性化学物质进入尿道时,有剧烈疼痛应立即停止注入,嘱患者排尿以排出残留在尿道内的化学物质,并用等渗盐水低压灌注尿道进行冲洗。给予强效止痛剂,避免留置导尿,排尿困难者行耻骨上膀胱造瘘引流尿液。如无继发感染,2周后开始定期尿道扩张,防治尿道狭窄,狭窄严重尿道扩张治疗失败者行手术治疗。

(2)尿道挫伤的治疗:轻微挫伤,出血不多排尿通畅者密切观察。出血较多者,局部加压与冷敷,排尿困难或尿潴留者保留导尿 3～7d。

(3)后尿道破裂的治疗:试插导尿管成功者留置 2～4 周,不能插入导尿管者行耻骨上膀胱造瘘,2～3 周后试排尿和行排泄性膀胱尿道造影,若排尿通畅无尿外渗可拔除膀胱造瘘管,尿道会师术也可以用于治疗后尿道破裂,尿道会师法置一 18～20 号气囊导尿管,气囊充水 25～30mL,稍加牵引,使前列腺向尿生殖膈靠拢,一般牵引 5～7d。导尿管留置 3～4 周。以后根据排尿情况进行尿道扩张。

(4)后尿道断裂的治疗:这类患者多系骨盆骨折引起,一般伤情重,休克发病率高,且尿道完全断离,有分离和移位,使其处理比其他尿道损伤复杂得多。目前对后尿道断裂伤的局部治疗有三种观点。①耻骨上膀胱穿刺或开放造瘘术,3～6 个月后行后尿道修复成形术。②尿道会师术。③急症后尿道吻合术。

所有尿道外伤的最初处理是患者的复苏,先处理可能危及患者生命的其他损伤,后尿道损伤更是如此,因为后尿道损伤往往伴有骨盆骨折、腹内脏器损伤和肢体骨折等。尿道损伤急症处理的第二步是分流膀胱内尿液。从尿道破裂口外渗的血液和尿液可能引起炎症反应,有发展成脓肿的可能,外伤受损的筋膜层次决定了可能发生感染的范围,感染可能发生于腹腔、胸部、会阴部和股内侧等,这些感染可能导致尿瘘、尿道周围憩室,甚至少见的坏死性筋膜炎,早期诊断尿道损伤、及时的尿液改道引流和适当应用抗生素降低了这些并发症发生的可能性。及时的分流膀胱内尿液可防止更多的尿液外渗到尿道周围组织中,并可准确记录尿液排出量。耻骨上膀胱穿刺造瘘是尿液改道引流的简单方法,大部分泌尿外科医师和专业外科医师都熟悉其操作技术,若耻骨上膀胱是否充盈不能扪清,膀胱穿刺造瘘术可在 B 超引导下进行,开放性耻骨上膀胱造瘘术只在膀胱空虚、合并有膀胱破裂或膀胱颈部损伤时进行,开放手术时应避免进入耻骨后膀胱前间隙,从膀胱顶部切开膀胱,在膀胱腔内探查有无膀胱或膀胱颈部裂伤,若有也应从膀胱内部用可吸收线加以修补,4 周后先行排尿性膀胱尿道顺行造影,若尿道通畅可试夹管,排尿正常可安全拔除造瘘管。否则 3 个月后行后尿道瘢痕切除成形术。

伤后 3～6 个月的后尿道瘢痕切除再吻合手术采用经会阴的倒"人"字形切口,损伤部位确定后切除瘢痕和血供不良组织,游离远近端尿道,在骨盆骨折后尿道断裂断端完全分离情况下,前列腺远侧血肿肌化瘢痕远端的球部尿道游离到阴茎根部可获得 4～5cm 的尿道长度,足够有 2～2.5cm 长瘢痕的尿道行瘢痕切除,两断端劈开或作斜面的无张力吻合。后尿道断裂前列腺移位位置高造成前列腺远端断端与球部尿道断端距离大于 2～3cm 者,或由于外伤或以前手术造成粘连球部尿道不能游离延长进行无张力断端吻合时,可考虑球部尿道改道,从一侧阴茎脚上方或切除耻骨支,通常耻骨联合下方耻骨部分切除足以使后尿道两断端无张力吻合,极少数情况下可用耻骨联合全切除,极少见的耻骨骨髓炎是耻骨部分切除的反指征。90％以上的后尿道断裂,特别是膀胱颈部功能正常者经会阴径路足以完成手术,不必联合经腹径路。经会阴后尿道瘢痕切除两断端再吻合的后尿道成形修复手术效果良好,术后 10 年发生再狭窄的概率约 12％。

后尿道修复成形手术的原则是:①瘢痕切除彻底。②黏膜对黏膜缝合。③吻合口血供良好。④缝合处组织健康不被缝线切割。⑤熟练的手术技巧。

处理可能伴有外括约肌机制受损的后尿道断裂缺损要保护膀胱颈部功能,对伤后 3 个月以上的后尿道损伤经会阴一期后尿道成形修复术是推荐的首选方法,此时尿道损伤外其他器官的合并损伤,包括皮肤、软组织损伤和血肿已愈合和吸收,至于受伤到后尿道决定性成形修复手术要间隔多长时间目前还有争议。绝大多数前列腺远端后尿道断裂导致的尿道断离瘢痕较短,可以通过经会阴切口一期瘢痕切除再吻合术,若有广泛的血肿纤维化和膀胱颈部的结构和功能受损就不适合行经会阴瘢痕切除再吻合术。

尿道会师术可以早期恢复尿道连续性,可通过牵引固定前列腺位置缩短尿道分离长度。主要有两种牵引方法,一是气囊尿管与躯体纵轴 45°,300～750g 重量牵引 5～7d;另一是前列腺被膜或前列腺尖部缝线牵引固定于会阴部。但该手术术后尿道狭窄和阳痿发生率高,国外较少采用。

内镜窥视下尿道内会师术运用导丝引导置入导尿管治疗后尿道断裂成为一种新的手术方式,后尿道断裂甚至前尿道断裂都可试用,内镜下会师可能减少缺损的距离,一般用输尿管镜可以直接在断裂处找到近端,先放入导丝或输尿管导管,然后沿导丝或输尿管导管置入 F18～F20 号三腔导尿管,如在断裂处找不到尿道近端,行耻骨上膀胱穿刺造瘘置入软性膀胱镜或输尿管镜,从后尿道插入导丝或输尿管导管引导尿道内置入的膀胱镜或输尿管镜进入膀胱,或直接拉出导丝或输尿管导管引导置入导尿管。内镜窥视下尿道内会师术须经验丰富的泌尿外科专科医师进行,否则有潜在的并发症,远期通畅率比急症膀胱造瘘 3 个月以后再行后尿道成形修复手术低,尿道会师术后总的术后勃起功能障碍、再狭窄和尿失禁发病率分别约 35％、60％和 5％。耻骨上膀胱造瘘待 3 个月后再行后尿道修复成形术仍是大部分泌尿外科医师治疗后尿道断裂的首选方法。

后尿道损伤的急症开放性吻合手术,术后狭窄、再缩窄、尿失禁和勃起功能障碍发病率高,损伤时尿道周围组织血肿和水肿,组织结构层次不清,判别困难,尿道断端游离困难影响两断端的正确对位。Web－ster 总结 15 组病例共 301 例行急症手术,术后尿道狭窄发病率69％,勃起功能障碍 44％,尿失禁 20％。

目前认为,急症后尿道吻合术仅在下列情况下进行:①有开放性伤口。②合并有骨盆内血管损伤需开放手术。③合并的骨折或骨折引起的出血等情况需手术处理者。④合并有膀胱破裂。⑤合并直肠损伤。

## 二、前尿道损伤

(一)病因

1. 尿道外暴力闭合性损伤　此类损伤最多见,主要原因是会阴部骑跨伤,损伤前尿道的尿道球部。典型的会阴部骑跨伤多发生于高处跌落或摔倒时,会阴部骑跨于硬物上,或会阴部踢伤、会阴部直接钝性打击伤,球部尿道被挤压在硬物与耻骨下缘之间,造成球部尿道损伤,少数伤及球膜部尿道。阴茎折断伤者有 10％～20％合并有尿道损伤,阴茎折断伤发生在勃起状态时,在性生活时突发阴茎海绵体破裂,可能同时有前尿道损伤。

2. 尿道内暴力损伤　多为医源性损伤,由于经尿道手术或操作的增多,近年此类损伤有增加趋势。前后尿道均有可能被损伤,大部分是尿道内的器械操作损伤,保留导尿时导尿管的压迫、感染和化学刺激,导尿管气囊段未插到膀胱而充盈气囊或气囊未抽尽强行拔出气囊导尿管、经尿道前列腺或膀胱肿瘤切除等操作和输尿管镜检查通过尿道时和尿道内尖锐湿疣电灼有时会发生前尿道损伤,有的前尿道损伤当时未发现,过一段时间后直接表现为前尿道狭窄,尿道外口附近的尖锐湿疣电灼易引起尿道外口狭窄。尿道内异物摩擦也会引起尿道黏膜损伤。

3. 尿道外暴力开放性损伤　枪伤和刺伤等穿透性损伤引起,但少见,偶可见于牲畜咬伤、牛角刺伤,往往伤情重,合并伤多,治疗较为困难。儿童包皮环切术后有少数出现尿瘘和尿道外口损伤。阴茎部没有感觉的截瘫患者使用阴茎夹时间过长可能引起阴茎和尿道的缺血坏死性损伤。

4. 非暴力性尿道损伤　较为少见,常见原因有化学药物烧伤、热灼伤等。体外循环的心脏手术患者有出现尿道缺血,此后可能出现长段尿道狭窄。胰腺或胰肾联合移植胰液从尿液引流者由于胰酶的作用有出现尿道黏膜损伤甚至前尿道断裂的报道。

(二)病理

1. 按损伤部位　包括球部尿道损伤、阴茎部尿道损伤和尿道外口损伤。球部尿道起于尿生殖膈,止于阴茎悬韧带,位于会阴部比较固定,是前尿道易损伤的部位,常由骑跨伤引起损伤。阴茎部尿道是全尿道最为活动的部分,较不易发生损伤,尿道外口损伤常由于尿道外口附近的手术引起。

2. 按损伤程度

(1)尿道挫伤:仅为尿道黏膜或尿道深入海绵体部分损伤,局部肿胀和淤血。

(2)尿道破裂:尿道部分全层裂伤,尚有部分尿道连续性未完全破坏。

（3）尿道断裂：尿道伤处完全断离，连续性丧失，其发病率约为全部尿道损伤的 40%～70%。

3. 病理分期 分为损伤期、炎症期和狭窄期，详见后尿道损伤。

（三）临床表现

阴茎或会阴部的损伤都要怀疑有前尿道损伤的可能，如果阴茎或会阴部没有淤斑或青肿，尿道外口也无滴血，插入导尿管保留导尿作为进一步排除前尿道损伤的方法，常是诊治急症患者的重要措施。

1. 尿道滴血及血尿 为前尿道损伤最常见症状，75%以上的前尿道损伤有尿道外口滴血。前尿道损伤患者在不排尿时即有血液从尿道口滴出或溢出，或出现尿初血尿，特别是伤后第一次排尿见初血尿强烈提示有前尿道损伤的可能。尿道黏膜的挫裂伤可出现较大量的血尿，尿道完全断裂有时反而可仅见到少量血尿。

2. 疼痛 前尿道损伤者，局部有疼痛及压痛，排尿时疼痛加重向阴茎头及会阴部放射。

3. 排尿困难及尿潴留 轻度挫伤可无排尿困难，严重挫伤或尿道破裂者，因局部水肿或外括约肌痉挛而发生排尿困难和尿痛，有时在数次排尿后出现完全尿潴留，尿道断裂伤因尿道已完全失去连续性而完全不能排尿，膀胱充盈，有强烈尿意，下腹部膨隆。

4. 血肿及淤斑 伤处皮下见淤斑。会阴部骑跨伤患者血肿可积聚于会阴及阴囊部，会阴阴囊肿胀及青紫。阴茎折断伤引起的前尿道损伤患者出现袖套状阴茎肿胀说明 Buck 筋膜完整，若出现会阴部蝶形肿胀说明 Buck 筋膜已破裂，血肿被 Colles 筋膜所局限。

5. 尿外渗 尿外渗的程度取决于尿道损伤的程度及伤后是否频繁排尿。伤前膀胱充盈者尿道破裂或断裂且伤后频繁排尿者尿外渗出现较早且较广泛。一般伤后尿道外括约肌痉挛，数小时内不发生尿外渗，多在 12h 后仍未解除尿潴留者才出现尿外渗。尿外渗未及时处理或继发感染，导致局部组织坏死、化脓，出现全身中毒症状甚至全身感染，局部坏死后可能出现尿瘘。

6. 休克 前尿道损伤一般不出现休克，合并有其他内脏损伤或尿道口滴血和血尿重而时间长者也应观察患者血压、脉搏、呼吸和尿量等，密切注意有无休克发生。

（四）诊断

前尿道损伤的诊断应根据外伤史、受伤时的体位、暴力性质等病史；尿道外口滴血、血尿、局部疼痛和排尿困难等临床症状；阴茎和会阴尿外渗及血肿等体征，结合尿道造影或其他 X 线检查等明确诊断。

1. 外伤史和临床表现 会阴部骑跨伤、尿道内操作或检查后出现尿道出血、排尿困难者首先要想到尿道损伤。伤后时间较长者耻骨上能触到膨胀的膀胱。会阴部骑跨伤者绝大部分为尿道球部，一般临床症状较轻，伤员都可持重及步行，很少发生休克，可表现为尿道外口滴血，不能排尿，尿外渗和血肿引起的阴茎或会阴肿胀，Buck 筋膜完整时仅表现为阴茎肿胀，Buck 筋膜破裂后 Colles 筋膜作为尿外渗或血肿的限制组织，形成会阴阴囊血肿，有时见会阴部典型的蝶形肿胀。女性尿道损伤罕见，但骨盆骨折患者出现小阴唇青肿者应注意有尿道损伤的可能。

2. 尿道造影 怀疑前尿道损伤时逆行尿道造影是首选的诊断方法。逆行尿道造影可以清晰和确切地显示尿道损伤部位、程度、长度和各种可能的并发症，是一种最为可靠的诊断方法。摄片时首先摄取骨盆平片后，45°斜位，应用水溶性造影剂，在尿道充盈状态下行连续动态摄片,无法进行实时动态摄片时应进行分次摄片,每次注入 60％碘剂 10～20mL,在急症抢救室也能进行。临床上诊断有前尿道损伤的患者若逆行尿道造影正常可诊断为前尿道挫伤,有尿外渗同时有造影剂进入膀胱者为前尿道部分裂伤,有尿外渗但造影剂不能进入膀胱者可诊断为前尿道完全断裂。

3.导尿检查　尿道挫伤或较小的破裂患者有可能置入导尿管,但要有经验的泌尿外科专科医师进行,仔细轻柔地试放导尿管,如果置入尿管较为困难,应该马上终止,在确定已放入膀胱前不能充盈气囊,一旦置入不可轻易拔出,导尿管至少留置 7～14d,拔除导尿管后常规做一次膀胱尿道造影。拔管后仍有出现尿道狭窄的可能,要密切随访,轻度的狭窄可以通过定期尿道扩张达到治疗目的。另有许多学者认为诊断性导尿有可能使部分尿道裂伤成为完全裂伤,加重出血并诱发感染,还有可能使导尿管从断裂处穿出,而误认为放入膀胱并充盈气囊导致进一步加重损伤,因此在诊断不明时不要进行导尿检查,若有尿潴留应采用耻骨上膀胱穿刺造瘘。

4.超声检查　超声可评价会阴及阴囊血肿范围、是否伴有阴囊内容物的损伤、膀胱的位置高低和膀胱是否充盈等情况。特别在进行耻骨上膀胱穿刺造瘘前,了解膀胱充盈度和位置有较大价值。近年报道超声在了解尿道周围和尿道海绵体纤维化方面有潜在优势。

5.膀胱尿道镜检查　膀胱尿道镜检查是诊断尿道损伤最为直观的方法,单纯急症诊断性膀胱尿道镜检查尽量不做,应由经验丰富的泌尿外科医师进行,同时做好窥镜下尿道会师术的准备,用比膀胱镜细的输尿管镜检查尿道更有优势。女性尿道短不适合尿道造影检查,尿道镜检查是诊断女性尿道损伤的有效方法。

(五)治疗

前尿道损伤的治疗目标是提供恰当的尿液引流,恢复尿道的连续性,有可能时争取解剖复位,把形成尿道狭窄、感染和尿瘘的可能性降到最小。

1.前尿道灼伤　当腐蚀性或强烈刺激性化学物质进入尿道时,有剧烈疼痛应立即停止注入,嘱患者排尿以排出残留在尿道内的化学物质,并用等渗盐水低压灌注尿道进行冲洗。给予强效止痛剂,避免留置导尿,排尿困难者行耻骨上膀胱造瘘引流尿液。无继发感染者 2 周后开始定期尿道扩张,防治尿道狭窄,狭窄严重尿道扩张治疗失败者行手术治疗。

2.前尿道挫伤　轻微挫伤,出血不多排尿通畅者密切观察。出血较多者,局部加压与冷敷,排尿困难或尿潴留者保留导尿 7～14d。

3.前尿道破裂与断裂　轻度破裂无明显尿外渗和血肿且能插入导尿管者,保留导尿 1～2 周后拔除,以后间断尿道扩张。若导尿失败、有明显血肿或尿外渗者均应行急症尿道修补或端端吻合术。尿道修补或端端吻合术是治疗前尿道破裂或断裂的最好方法,愈合后很少需要进行尿道扩张治疗。血流动力学稳定的无泌尿生殖器官以外脏器损伤的开放性前尿道损伤也必须行前尿道修补或吻合术,缝合时要用细的缝合材料,缝合足够的尿道海绵体,利用周围血供丰富的组织覆盖避免尿瘘形成,较重的部分裂伤和完全断裂可作修剪再吻合术,需要作移植或皮瓣的长段尿道缺损不宜在急症手术进行,因为污染和不良血供将影响此类手术的效果,若术中探查发现尿道缺损范围大不能作一期吻合或损伤已过 72h 者仅行耻骨上膀胱造瘘术及尿外渗引流术,2～3 个月后再视情况决定行择期性尿道修复手术。

### 三、尿道损伤的远期并发症

尿道损伤的远期并发症主要有外伤性尿道狭窄、勃起功能障碍和尿失禁。

1. 外伤性尿道狭窄。

2. 勃起功能障碍　前尿道损伤一般不会出现勃起功能障碍,但阴茎折断伤同时有阴茎海绵体和前尿道损伤的患者可能会出现勃起功能障碍。后尿道损伤后发生勃起功能障碍的概率是 $20\%\sim60\%$,后尿道损伤后勃起功能障碍的原因主要是由骨盆骨折等原发损伤损害勃起神经引起,双侧耻骨支骨折最易引起勃起功能障碍。随着尿道损伤和尿道断裂后前列腺位置上移,勃起功能障碍发生率也随之增高,骨盆骨折后勃起功能障碍患者行阴茎海绵体内罂粟碱注射研究显示,骨盆骨折后勃起功能障碍患者的 $89\%$ 由神经因素引起,血管性因素引起的只占少数,仅 $5\%$ 由尿道损伤后相关手术操作引起,前列腺远侧膜部尿道侧后方与勃起神经紧贴,并与会阴中心腱有些粘连,后尿道断裂后前列腺上浮移位总会不同程度损伤勃起神经机制,部分会出现临床上的勃起功能障碍。因此在前列腺尖部后方的血肿或纤维化区域的任何部位进行即刻或延迟性手术操作,都有一定危险加重或扩大损伤当时引起的局部勃起神经的原发损害特别是需要解剖或分离前列腺尖部后方的组织平面时,所以这些部位的尿道损伤有关的手术操作尽量避免前列腺尖部后方的操作。

3. 尿失禁　前尿道损伤不会发生尿失禁,后尿道损伤后发生尿失禁的概率是 $5\%$,膜部后尿道断裂时,尿道的外括约机制可能受损,只要膀胱颈部的尿道内括约机制功能完整,一般不会出现尿失禁,只有当膜部尿道的外括约机制和膀胱颈部的内括约机制两处的功能同时受损时才会出现尿失禁。后尿道损伤时骨盆骨折可能直接损伤膀胱颈部,这时可以通过手术修补膀胱颈部,少数情况下骨盆底的广泛血肿纤维化压迫或血肿吸收后形成的牵拉作用都可能损害膀胱颈部功能出现尿失禁,这种情况可通过仔细游离,去除致密的血肿纤维化组织将膀胱颈前方与侧方从耻骨后方游离开来,前列腺周围间隙充填以大网膜组织预防继发性纤维粘连,保护膀胱颈部自由括约机制的功能灵活性。

尿道损伤的预后与损伤性质和尿道损伤治疗方法效果都有关,并受到手术操作技术和外科修复的时机选择的影响。治疗的目标是恢复无症状的储尿和排尿功能。评价治疗效果的方法包括症状、尿流率、尿道造影和尿道镜检查,后两者敏感性最高。

（王新会）

## 第九节　睾丸损伤

睾丸由于其活动度较大及其坚韧的白膜存在,因而发生损伤的机会较少。睾丸损伤多发生于青少年,直接暴力损伤是常见原因,往往伴有附睾、精索及鞘膜组织损伤。

睾丸损伤可由于劳动意外、交通事故、外伤等引起,而且损伤程度亦轻重不等。轻度挫伤仅有睾丸内毛细血管小出血灶、曲细精管破裂等;重者有睾丸破裂、睾丸严重挫裂伤,甚至发生睾丸脱位。

### 一、睾丸挫伤

（一）诊断

患者感到局部剧痛,疼痛可放射到下腹、腰部或上腹部,可发生痛性休克。偶尔疼痛并不严重,而以局部肿胀或阴囊胀痛为主,伴有恶心或剧烈呕吐。

查体多有阴囊肿大,阴囊皮肤有淤斑。睾丸肿胀明显,触之有剧烈疼痛,疼痛向下腹部和腹部放射。因睾丸白膜的限制,触诊时睾丸质硬。

彩色多普勒超声检查:睾丸外伤后,由于受伤血管痉挛,组织水肿,特别是坚韧白膜的压迫等因素,睾丸血供减少是本病的特征表现。

CT检查:①白膜下血肿:睾丸白膜完整,其下方与睾丸实质间见弧形高密度影。②单纯睾丸实质血肿:表现为睾丸内类圆形高密度影,不伴有鞘膜积血和白膜破裂,睾丸仍保持为正常的卵圆形。③睾丸挫伤:睾丸实质因受到打击或挤压而挫伤,CT上显示睾丸增大,密度增高,睾丸实质内血肿表现为低密度。

(二)治疗

睾丸损伤如为轻度挫伤可卧床休息、阴囊抬高及局部冷敷。严重损伤伴有休克者,应先抗休克治疗。开放性损伤应行清创缝合术。当有较大的阴囊血肿或鞘膜积血时,应尽早手术探查。

## 二、睾丸破裂

(一)诊断

受伤后睾丸疼痛剧烈,疼痛向同侧下腹部放射,可伴有恶心、呕吐。阴囊逐渐肿大,皮下出现淤血。查体见阴囊局部肿胀,压痛明显,睾丸界限不清。睾丸破裂应与睾丸扭转、睾丸挫伤和阴囊血肿相鉴别。

1.彩色超声检查　受损睾丸无固定形态,内部回声不均,睾丸白膜线连续性中断,其裂口深入睾丸实质深部,部分睾丸完全断离。残存睾丸实质内部彩色血流分布稀少,走行紊乱,阻力指数明显高于健侧。

2.放射性核素睾丸扫描　睾丸破裂时可见睾丸图像有缺损,诊断准确率达100%。

3.CT检查　睾丸失去正常的卵圆形结构,白膜连续性中断,睾丸组织突出或睾丸断片分离,睾丸实质中散在分布不规则的低密度影。如为睾丸广泛裂伤,形成多发断片,则漂浮于大量阴囊血肿中。

(二)治疗

睾丸破裂诊断明确后应立即手术治疗。手术应尽早进行,时间拖得愈长,手术后感染机会就愈大,睾丸功能的恢复就愈差。在睾丸破裂诊断可疑时,亦应尽早进行手术探查;即使术中未发现睾丸破裂,也可同时进行血肿清除及时引流,预防感染。术后托起阴囊,应用抗生素治疗。

手术时可取阴囊切口,清除血肿,对破裂的睾丸用可吸收缝线间断缝合睾丸白膜。对突出白膜外的睾丸组织应切除后再缝合。在睾丸肿胀严重时,可在睾丸其他部位切开减张后缝合裂口。缝合张力过大时可引起睾丸缺血而致睾丸萎缩。睾丸鞘膜内放置引流皮片。

## 三、外伤性睾丸脱位

当睾丸受暴力打击,脱离阴囊而至附近皮下时,称为睾丸脱位。睾丸脱位临床上较少见,脱位类型依暴力方向而定。浅部脱位时,睾丸被推至腹股沟、耻骨前、阴茎、会阴或大腿内侧皮下;深部脱位时,睾丸则被推向腹股沟管、腹部或股管。

（一）诊断

睾丸脱位多数发生在青年人。症状是会阴部外伤后剧痛、呕吐、检查发现阴囊空虚,脱位睾丸触痛,可扪及睾丸。此时应与隐睾鉴别,后者往往有明确病史。偶尔伤处血肿误认为是睾丸脱位,但阴囊内有睾丸存在。

彩色超声检查:患侧阴囊内空虚,于腹股沟管外环口外上方软组织内探及脱位睾丸回声。其轮廓清晰完整,但内部回声不均匀,血流分布稀少。

（二）治疗

睾丸脱位应尽早行睾丸复位,恢复睾丸的血液循环。对浅部脱位者可采取闭合手法复位;对深部脱位者,则手术复位,复位时应注意精索的位置,并作睾丸固定。对受伤当时未做出睾丸脱位诊断的晚期就诊者,外环达阴囊的通道已闭合消失,则需游离精索,使精索达到足够长度,重新建立到达阴囊底部的通道,并作睾丸固定。术后应定期随访,了解患者的睾丸情况。

睾丸脱位的同时可发生睾丸扭转或睾丸破裂,伤后常致睾丸萎缩,甚至有恶变的报道,必须引起重视。

临床上创伤性睾丸脱位常漏诊、误诊,主要有以下原因:①本病少见,临床医师对其认识不足,尤其非泌尿外科医师只注意了其他严重复合伤,往往不会仔细检查阴囊、睾丸情况。②伤后阴囊血肿致睾丸触诊不清。因此,对于有会阴部损伤或骨盆骨折者,尤其伴有会阴部剧烈疼痛、恶心、阴囊淤血肿胀而无尿道损伤时,应考虑创伤性睾丸脱位的可能,仔细检查阴囊。不能明确诊断者,可借助 B 超检查确诊,必要时 CT、放射性核素扫描检查。

（王新会）

# 第十节　阴茎损伤

阴茎损伤较少见。在受外力打击、骑跨等情况下,可以发生阴茎损伤。单纯的阴茎损伤较少见,阴茎损伤常伴有尿道损伤,而且表现类型复杂,各种类型处理的方法也不同。

## 一、阴茎损伤病因与分类

（一）病因

1.直接暴力　阴茎勃起时,受到直接暴力(如打击、骑跨、被踢、挤压等)时,阴茎被挤于体外硬物或耻骨弓之间,易损伤,严重者可发生阴茎折断。

2.锐器切割　阴茎被各种锐器切割而致。

（二）分类

按有无皮肤损伤,可分为闭合性损伤和开放性损伤两种类型。

1.闭合性损伤

（1）阴茎挫伤:各种暴力均可造成阴茎挫伤,引起皮下组织或海绵体损伤,皮下组织淤血,皮肤水肿,严重时出现纺锤形血肿,多不伴有尿道损伤。

（2）阴茎折断:又称阴茎海绵体破裂,是严重的阴茎闭合性损伤。阴茎勃起时,受到直接外力作用,造成阴茎海绵体周围白膜及阴茎海绵体破裂,可伴发尿道损伤。多见于 20～40 岁的青壮年,在手淫、粗暴性交(以女性上位性交时多见)等情况易发生。

阴茎折断一般为单侧阴茎海绵体白膜横行破裂,左右侧发生率相近,一般不超过海绵体周径的 1/2,最常见的损伤部位是阴茎远端 1/3。10％～20％同时伴有尿道破裂,20％～30％可波及两侧甚至尿道海绵体。尿道海绵体破裂往往与阴茎海绵体损伤部位在同一水平。

(3)阴茎绞窄伤:常因好奇、性欲异常、精神失常或恶作剧等,将金属环、大号螺丝帽、线圈、橡皮筋等环状物套扎在阴茎上没有及时取下,或阴茎包皮上翻后没有及时复位,引起阴茎缩窄部末梢血液循环障碍,致组织水肿、缺血,严重时发生阴茎远端组织坏死。

(4)阴茎脱位伤:是指男性会阴部遭到挤压、阴茎在勃起时扭曲或在疲软时遭钝性暴力打击、过度牵拉或骑跨伤等时,或外力继续不停,可造成阴茎、尿道海绵体在冠状沟外与包皮发生环形撕裂,引起阴茎、耻骨韧带以及周围组织撕裂,阴茎脱离其皮肤,脱位到腹股沟、耻骨下部、大腿根部或阴囊会阴部的皮下,与存留原位的包皮分离,空虚无物。

2.开放性损伤　开放性阴茎损伤多数发生于刀割伤、刺伤、枪弹伤、卷入机器、牲畜咬伤及其他意外损伤;精神病患者的自伤或他伤亦偶有发生。有时因粗暴的性行为发生包皮及其系带撕裂伤,造成包皮裂口和出血。

(1)阴茎离断伤:临床少见,1929 年有学者首次报道。较常见的原因是受到性伴侣的报复,或牲畜咬伤,致使阴茎远端往往缺损。按其损伤程度,阴茎离断伤可分成阴茎部分离断伤或阴茎完全离断伤。

(2)阴茎皮肤损伤:阴茎皮肤损伤类型有阴茎干全部皮肤撕脱伤、阴茎部分皮肤撕脱伤、阴茎皮肤刺伤、切割裂伤、烧灼伤等。

阴茎头表面皮肤菲薄,无移动性,很少发生撕脱伤。而阴茎体皮肤薄而松弛,有疏松的皮下组织,其移动性很大,较易发生撕脱伤。阴茎皮肤撕脱伤发生于机器损伤时,阴茎皮肤可同衣裤一起被转动的机器拉扯,从 Buck 筋膜外分离撕裂甚至撕脱,常发生于阴茎根部,止于冠状沟,又称之筒状撕脱伤。常伴有阴囊皮肤撕脱,由于阴茎深筋膜的保护,阴茎海绵体及尿道多不易受伤。

利器切割或弹片可造成阴茎皮肤切割伤或阴茎贯穿伤。

包皮系带撕裂的主要原因是阴茎皮肤受力超负荷,如手淫时动作过于剧烈;其次在新婚之夜,在性交时过于急躁而又凶猛,或因处女膜坚韧,或因阴道痉挛,在阴茎强行插入时,由于阻力的关系造成包皮牵拉包皮系带而引起包皮系带撕裂、包皮裂口和出血。包皮系带断裂多见于包皮系带过短或包皮过长者。

## 二、阴茎损伤的临床表现

阴茎损伤随外力作用方向、作用力大小和损伤类型而各有特点,主要的临床表现包括疼痛、肿胀、局部出血、尿血、排尿障碍等,甚至有休克表现。

(一)阴茎挫伤

患者感觉阴茎疼痛且触痛明显,能自行排尿。轻者皮下组织淤血形成青紫色淤斑、阴茎肿胀,重者海绵体白膜破裂,形成皮下、海绵体或龟头肿胀,皮下出血及大小不等的血肿,使阴茎肿大呈纺锤形,疼痛难忍。若合并尿道损伤,则可见尿道流血或排尿障碍。

(二)阴茎折断

多发生于阴茎根部,可为一侧或双侧海绵体破裂。患者自己可感到局部组织破裂,在受伤的瞬间可听到阴茎部发出的响声,勃起的阴茎随即松软,血液由海绵体喷出至阴茎皮下,形成局部血肿,剧痛于活动时加重。局部肿胀,阴茎血肿,皮肤呈青紫色,若为一侧海绵体破裂,阴茎弯曲变形偏向健侧或扭曲,状如紫茄子。若出血形成较大的血肿压迫尿道时,可发生排尿困难。由于受阴茎筋膜限制,肿胀只限于阴茎部,若阴茎筋膜破裂,则血肿可扩至阴囊、会阴及下腹部。若并发尿道损伤,可有排尿困难,排尿疼痛,尿道口可见有血液流出,或发生肉眼性血尿。

（三）阴茎绞窄伤

可见阴茎上有套扎物,轻症者仅出现套扎物远端阴茎水肿、胀痛;如不解除病因,远端阴茎肿胀加重,继而发生缺血、坏死改变,如远端阴茎表面皮肤色泽变化、厥冷、疼痛加剧,感觉迟钝。当感觉神经坏死后,痛觉减弱。嵌顿处皮肤糜烂,同时伴有排尿障碍。

（四）阴茎脱位伤

一般表现为阴茎疼痛,周围软组织肿胀。局部特异体征有阴茎、尿道海绵体在冠状沟外与包皮发生环形撕裂,阴茎、耻骨韧带以及周围组织撕裂,阴茎脱离其皮肤,于腹股沟、耻骨下部、大腿根部或阴囊会阴部的皮下可发现或触及脱位的阴茎,存留原位的包皮分离,空虚无物,伤后可出现尿失禁。阴茎脱位伤多伴有尿道外伤及尿外渗,有时即使无尿道撕裂或断裂,因尿道挫伤较重,亦可有尿外渗及会阴部血肿。

（五）阴茎离断伤

阴茎离断后,因失血较多,患者面色苍白、四肢冰凉、血压下降,出现休克现象。离断阴茎残端出血明显,且不易止血。离断远端如为外伤或动物咬伤则创面不整齐,挫伤明显。如为刀剪切割伤,则创面整齐,切割伤患者皮肤及皮下组织受伤不会出现大出血,仅局限血肿;若深达海绵体组织可导致严重出血甚至休克。

（六）阴茎皮肤损伤

阴茎皮肤损伤若发生于衣裤连同阴茎皮肤一起被卷入各种类型机器,由转动的机器绞缠而撕脱皮肤时,则表现为撕脱伤呈脱手套式,常会累及会阴部皮肤。受累皮肤表现有部分撕脱或阴茎干全周皮肤撕脱。部分撕脱的皮片特点多以会阴部皮肤为顶点,阴茎根部或耻骨联合为基边的三角形,深达会阴浅筋膜与白膜之间,一般不累及较深的阴茎海绵体等;完全撕脱则导致阴茎体裸露。

阴茎皮肤切割伤患者表现为局部皮肤、皮下组织或海绵体裂开或断裂,切口呈多种形态,伤口整齐,如仅累及阴茎皮肤及皮下组织时一般不会发生大出血,仅有局限血肿。

包皮系带撕裂伤最常见的部位在靠近龟头前端处,这是由于系带前端固定在龟头,后端连于阴茎皮肤,可移动。包皮系带撕裂伤可导致痛性勃起、性快感下降等严重后果,同时出现包皮裂口。

### 三、阴茎损伤的诊断

对阴茎损伤的诊断,一般根据外伤史及阴茎局部损伤情况,如皮肤淤斑、裂口、出血、皮肤撕脱、阴茎肿胀、弯曲变形等表现,做出诊断一般不难。

（一）病史

有明确直接暴力史或锐器切割伤史,可出现阴茎局部疼痛、出血、肿胀畸形、缺损,严重者可出现休克。阴茎受到暴力打击以及骑跨伤时,阴茎被挤压于硬物和耻骨之间,常引起不同程度的阴茎损伤,特别是在阴茎勃起时受暴力打击或粗暴性交,闻及明显响声,为白膜破裂所致,且有剧痛感,阴茎随之软缩,继而出现肿胀,此即发生阴茎折断。阴茎折断常合并排尿困难,尿道海绵体损伤时可于排尿时发现尿瘘。阴茎脱位伤时根据受伤情况及阴茎形状,即可判断。阴茎绞窄伤应根据阴茎上的环状物及皮肤缺血、肿胀、坏死,即可判断。开放性阴茎损伤时,阴茎可见创面。

（二）辅助检查

B超可确定阴茎白膜缺损处及阴茎折断者的破裂位置。阴茎海绵体造影可见海绵体白膜破损处有造影剂外溢。但是,该检查属有创性,且由于造影剂外渗,可引起严重的海绵体纤维化,及一定假阴性率和假阳性率,目前已较少应用。

对于有明确病史和体征,即使B超不能明确诊断,也不可轻易行海绵体造影,而应手术探查。

当患者出现尿道滴血或排尿困难时,应想到尿道损伤的可能,应行逆行尿道造影检查,造影剂外溢可明确诊断。

### 四、阴茎损伤的治疗

阴茎损伤的治疗,应尽量保存有活力的组织,特别是海绵体,以利再植或再造,考虑性功能的恢复和排尿功能。术后应加强抗炎治疗,给予适量的雌激素,防止术后阴茎勃起。

（一）阴茎挫伤

无尿道损伤的轻度阴茎挫伤仅需适当休息、止痛、阴茎局部抬高如用丁字带兜起阴囊和阴茎、预防感染、辅以理疗。

急性期仍有渗血时,可冷敷,出血停止后,用热敷促进血肿吸收。给予抗生素,以防止感染。

较严重的挫伤,如皮下继续出血,血肿增大,应穿刺或切开引流,放出积血,必要时结扎出血点,并轻轻挤压阴茎海绵体,以防止血肿机化。如就诊较晚,血肿液化或合并感染形成脓肿或气肿时,可切开引流或穿刺放脓。

（二）阴茎折断

治疗原则是恢复阴茎海绵体的连续性,彻底清创,控制出血,防止海绵体内小梁间血栓形成。治疗上目前主张早期手术,以免血肿扩大,继发感染,形成纤维瘢痕,导致疼痛和阴茎成角畸形而影响性生活。治疗方法包括手术和保守治疗。

1. 保守治疗　20世纪70年代前多采用非手术治疗,包括镇静止痛、留置导尿管、阴茎加压包扎。局部先冷敷,24h后改热敷,并给予口服雌激素,静脉输注或口服抗感染药治疗;为防止纤维化,有些医师还给患者链激酶或胰蛋白酶,口服羟基保泰松等。然而,这些治疗方法的效果却难以评价,而且阴茎肿胀消退缓慢,患者住院时间长,并发症高达29%～53%,主要包括血肿扩大、继发感染形成脓肿、阴茎成角畸形、阴茎纤维化、局部遗留有瘢痕硬结及阴茎勃起不坚、阴茎勃起疼痛、性交困难、ED等。因非手术治疗所导致勃起功能障碍等并发症发生率较高,目前多主张手术治疗。对于阴茎弯曲不明显、血肿轻微的患者或只有尿道海绵体损伤的患者,可以采取保守治疗。

2. 手术治疗　不仅可以降低损伤后并发症的发生率,而且可以使患者阴茎功能早日恢复,一般术后10d内阴茎肿胀消退,术后性功能恢复良好。手术有传统的修复术式和改良的修复术式。传统的修复术式采用距冠状沟1cm处阴茎皮肤环形一周切口,并使其翻转至阴茎根部,清除血肿,术中可充分探查3条海绵体情况,显露损伤部位,有效清除血肿,结扎出血点,以免血肿机化形成纤维瘢痕导致阴茎勃起功能障碍、阴茎成角畸形而影响性生活。白膜破裂处用丝线或可吸收线间断缝合修补。该手术方法具有暴露充分、利于寻找白膜破口、同时修补双侧阴茎海绵体及尿道等优点,故对不能确诊的、合并尿道损伤的患者采用此种方法较好。

改良的阴茎折断修复术式即在阴茎根部结扎橡皮筋阻断血流后,在折断部位行半环形切开阴茎皮肤,挤出积血,清除血肿,找到白膜及海绵体破裂处,应用3-0可吸收线间断缝合修补。手术的关键是确定海绵体破裂的具体部位,方法包括:阴茎血肿最明显处;阴茎弯曲变形的凸出处;触诊阴茎有明确、孤立包块或硬结处;术前彩超检查结果。术后往往会形成阴茎向折断缝合处背侧的弯曲。手术处理时间越晚,越难恢复阴茎原状,甚至导致阴茎勃起功能障碍。本术式克服了传统的环形冠状沟切口术式手术创伤大、时间长的缺点,值得推广应用。

(三)阴茎绞窄伤

治疗原则是尽快去除绞窄物而不附加损伤,改善局部循环。处理的关键是尽快去除绞窄物。

对软性绞窄物如丝线、橡皮筋、塑料环等可剪断去除,如被皮肤包埋,可在局麻下从正常皮肤开始到水肿区做一纵向切口,即可切断之。对绞窄物为钢圈、螺丝帽等硬性环圈可采取台钳夹碎或钢丝剪锯裂等措施,对于阴茎包皮嵌顿环可采用手术松解。绞窄时间长,皮肤极度水肿出血坏死者,可将坏死皮肤切除,创面用带蒂阴囊皮瓣移植或游离中厚皮片移植。对已造成阴茎坏疽者,则考虑择期行阴茎再造术。

金属环阴茎绞窄伤是常见的一种,根据金属材料和形状特征以及嵌顿的严重程度,所选方法有所不同。

1.断环取出法 对薄而较软的金属环,可以采用专门剪刀将环切断两处。但是,金属越硬越不易切断。常有的工具有线锯、牙科砂轮等。操作时,由于金属切割金属要产生高温,故必须同时给予生理盐水降温,避免局部烧伤。

2.减压取环法 消毒阴茎包皮,用一次性针头多处刺入包皮,再用纱布包好阴茎握在手中轻轻按摩,使包皮内积液经小孔渗出,包皮萎缩。然后,用粗针头直刺阴茎海绵体内,抽吸出阴茎海绵体内的积血约50~80mL,阴茎体积明显缩小。最后,涂上液状石蜡,一手固定金属环,一手在环上方,牵拉阴茎包皮向上移,即可取下完整的金属环。

3.带子缠绷取环法 适用于阴茎水肿不严重者。首先在水肿处切许多小切口,使组织中液体排出;然后取长而窄的布条,紧贴环之远端向龟头方向缠绕2~3cm,将布条近端从环和阴茎皮肤间送至环的近侧。此时,在缠好的布带表面涂润滑剂,术者边向远端缠绕,边向远端滑动金属环,并边松开近端之布条,直至环由远端脱下为止。

4.手术法 如已有嵌顿远端阴茎皮肤坏死者,或金属环既不能摘除也不能切断,则应将金属环至冠状沟之间Buck筋膜表面的阴茎皮肤和皮下组织切除,这样金属环即可滑出。去除环状物后,必须估计阴茎体的坏死程度。行耻骨上造瘘引流尿液,局部彻底清洁,再涂抹磺胺米隆醋酸酯和磺胺嘧啶,每日2次。这种处理持续到坏死区分界线清楚为止。必要时,可行阴茎部分切除术。

全身使用抗生素抗感染。局部可注射透明质酸酶、肝素等,以防血栓形成。

(四)阴茎脱位伤

应及早清创、止血,去除血肿,将阴茎复位,并固定于正常位置。有尿道损伤者按尿道损伤处理,必要时行耻骨上造瘘。如阴茎复位困难或支持组织撕裂严重时,可进行手术复位,缝合支持韧带。

预后取决于早期发现和及时处理。因为这类患者常在严重挤压伤后发生,由于体检的疏忽,常未能及时发现,得不到及时处理。如能及时发现并明确诊断,将阴茎、尿道海绵体复位到袖筒式的包皮内,并行修复包皮,则预后良好。

(五)阴茎皮肤损伤

治疗方法根据阴茎皮肤损伤的范围、损伤程度和邻近皮肤状况而定。原则上伤后应立即修补,因延期修补会导致瘢痕形成、挛缩和生殖器畸形。处理前需仔细检查损伤范围、深度、阴茎海绵体、尿道海绵体是否完整,阴囊及阴囊内容物是否受累等。

首先应彻底清创,剪除无活力的组织。对阴茎皮肤缺损近侧有活力的组织要尽量保留,但远侧皮肤及包皮则须切除,即使有活力也要剪除至距阴茎头2～3cm处,以防术后淋巴水肿。

1.刺伤及切割伤 因其伤口不大,彻底清创后一期缝合,多可愈合。对于较少阴茎皮肤缺损者,清创后创缘皮肤稍作游离行无张力缝合。因阴茎皮肤血循环丰富,有利于伤口的愈合,故凡有活力的组织应尽可能保留。

2.阴茎皮肤撕脱伤 对于阴茎皮肤部分撕脱伤者,先彻底清洗创面,尽可能清除污染坏死组织,保留有生机的皮肤及组织。若撕脱皮肤与正常组织相连,且色泽无明显变化者,可在清创时尽量保留,并将皮肤与皮下组织缝合。术后包扎要求恰到好处,不宜过紧,数天后撕脱皮肤便可以复活。因此对于阴茎皮肤缺损<2/3、撕脱皮肤血液循环良好者,特别是年轻人,最好采用直接缝合。

如果创面已经发生感染,应将丧失生机的感染组织清除,每日更换两次湿敷料。待感染被控制,创面长出健康肉芽组织之后,于5～7d之内行成形手术。

阴茎皮肤缺损时,无论皮片移植还是将近侧皮肤延长覆盖创面,阴茎远端残留之皮肤必须切除直达冠状沟3～5mm处,否则将来会形成象皮肿,影响外形及功能。

皮肤缝于阴茎背侧还是腹侧,尚无统一意见。缝于腹侧者外形近似于正常,唯恐日后瘢痕收缩产生腹曲;缝于背侧时,虽然外观差些,但却无上述之虑。术后阴茎保持背侧位,第5d换敷料,检查伤口。若阴囊完好,也可用阴囊皮肤做隧道状阴茎包埋,露出龟头,过3～4周后再与阴囊分离成形。也可采取带血管蒂阴囊皮瓣修复阴茎皮肤缺损,使其一期愈合。尿道内需留置导尿管引流尿液,防止尿液浸湿敷料而发生感染。

阴茎皮肤完全撕脱者,多伴有阴囊皮肤损伤或撕脱,则应切除后采用其他部位皮肤植皮。可采取大腿内侧、腹股沟区或下腹部带蒂皮瓣植皮,亦可采取中厚皮片游离植皮。其中,以下腹部皮瓣较好。该处皮瓣具有移动性好、抗感染力强、成活率高,且术后半年即可恢复感觉。皮肤移植者皮肤对接处不宜对合成直角,以利于愈后的性生活,如皮片移植处位于海绵体缝合处,则应放置引流物,同时合理的使用抗生素控制感染,提高移植皮肤的存活率。

皮肤撕脱伤的患者如伴有尿道损伤,应尽可能吻合尿道并保持阴茎形态,必要时施行耻骨上膀胱穿刺造瘘。

如同时伴有阴囊皮肤缺损者,因组织顺应性强,弹性大,即使缝合时有张力,也应将所剩皮肤缝于一起,包裹其内容。数月之后,阴囊即可恢复正常大小。阴囊皮肤全部丧失时,可暂时把两侧睾丸置于股内侧皮下浅袋内。据观察该处温度低于腹腔和腹股沟部位的温度,不会影响精子生成。尽管如此,对年轻患者仍应尽量行阴囊成形术为宜。

3.阴茎皮肤烧灼伤　原则上先采取保守治疗,在组织活力未能明确判断之前,积极预防或控制感染,待丧失生机组织分界明显后,可切除坏死组织,并立即植皮,必要时可行带蒂皮瓣植皮。

4.阴茎切割伤　切伤浅且未伤及海绵体白膜者按一般软组织切割伤处理;切割深累及海绵体时,对因严重出血而致休克者,应及时采取防治措施,动脉出血者应立即缝合止血,海绵体渗血者,可连同白膜一起缝合压迫止血,并积极纠正休克。

5.包皮系带撕裂伤　如包皮裂口不大、系带撕裂不严重、出血不多者,经局部清洗,包扎即可愈合。如裂口较大、系带撕裂严重、出血不止者应急诊手术缝合止血,术后一部分人伤口愈合良好;一部分人可能愈合不佳,使系带处形成瘢痕或系带过短,可能造成以后阴茎勃起时弯曲或疼痛。

### (六)阴茎离断伤

阴茎离断伤的治疗包括阴茎的修复、恢复排尿功能及性功能等。其治疗效果因受伤部位、程度、缺血时间和治疗方法而异,迄今尚无统一的治疗方案,但均强调吻合血管的再植术。

对于出血性休克者,需立即给予输血补足血容量,纠正休克后再行手术处理。

牲畜咬伤所致阴茎损伤,远端往往缺失,而不能行再植术,对于此类患者由于阴茎血运丰富,愈合能力较强,应尽量保留残端尚有生机的组织,尤其是保存海绵体,以备做阴茎再造术。妥善处理尿道,可行耻骨上膀胱穿刺造瘘。对牲畜咬伤者还应注意对破伤风及狂犬病的防治。

1.阴茎再植术　对所有阴茎离断伤,都应考虑行阴茎再植术。进行清创处理后,若阴茎离断时间短,边缘整齐,切下的阴茎未遭到进一步的破坏时,可及时施行阴茎再植手术。

应用显微外科技术吻合阴茎动脉及阴茎浅、深静脉、白膜和尿道,效果确切。阴茎离断后距再植的时间以6h为"临界点",但国内已有许多超过6h再植成功的报道,故目前认为对阴茎离断伤,只要不是外伤严重或远端丢失,都应争取再植,不应随意放弃。如有尿道海绵体、部分皮肤或阴茎海绵体相连,则再植的成功机会明显增加。

手术时对离体部分阴茎应妥善处理,最好能在入院途中将离体部分保存于抗生素冰盐水中。患者入院后,应争取尽早手术,远端用盐水或林格液加抗生素肝素冲洗液灌洗,不健康皮肤尽量清除,尽量用近侧皮肤或皮瓣行皮肤修复。仔细清创,尽量避免盲目结扎血管,行耻骨上造瘘,通过离断远端尿道插入一根Foley导尿管,再通过断离近端进入膀胱,使阴茎结构形成一直线。以尿管为支架,首先用3-0肠线间断吻合尿道海绵体4~6针,勿穿透尿道黏膜,以促进肠线吸收,防止感染及尿漏,吻合后拔除尿管。其次缝合阴茎海绵体,为下一步吻合血管提供必要的稳定性。再应用显微外科技术用10-0尼龙线显微吻合海绵体动脉,再吻合白膜,继而吻合阴茎背动脉、静脉及神经、浅筋膜、皮肤。可不必结扎或吻合阴茎深动脉,手术成功的关键是要保证一支海绵体动脉及阴茎背静脉吻合成功。常规行耻骨上膀胱造瘘,术后阴茎背伸位宽松包扎,有利于静脉和淋巴回流,必须把吻合好的阴茎固定在身体的适当位置,避免受压和痛性勃起,术中及术后需广谱抗生素和抗凝血治疗。口服雌激素防止阴茎勃起。

如伤口血管遭到进一步的破坏,无法进行动静脉吻合,单纯行清创缝合阴茎海绵体和尿道海绵体、Buck筋膜和皮肤。虽然可以借助于远近两端海绵体来沟通血运使3个海绵体可能存活,但龟头和阴茎远端皮肤可能坏死。如阴茎远端皮肤缺损较多,而海绵体能得到再植,可于吻合后将阴茎包埋在阴囊皮下或行中厚皮片植皮。如阴茎缺失,创口应清创,一期缝合创面或用断层皮肤封闭创面。在伤后 1～3 个月再行带蒂管形皮瓣阴茎再建手术。可使患者站立排尿,如安装软骨或假体,还可性交。行阴茎再植术后可能发生一些并发症,其发生率由高到低依次为皮肤坏死、尿道狭窄、阴茎远端感觉不良、尿瘘、尿道坏死、阳痿。对于手术失败者,只能进行阴茎再造术。

由于阴茎的血液供应特点,未经吻合血管的再植阴茎是可以成活的。不完全离断的病例,即使仅有少数皮肤相连,其术后皮肤坏死发生率偏低;而完全离断的病例,较易发生皮肤坏死。手术吻合血管可以使皮下血液循环很快恢复,因此可以减少皮肤坏死;而不吻合血管者,其远端阴茎皮肤血供主要靠血流透过海绵体及皮下组织来提供,增加了皮肤缺血时间,导致皮肤坏死。另外,行血管吻合的病例其并发症发生率明显低于吻合海绵体和尿道的病例。所以,在阴茎再植术中应采用显微外科技术行血管吻合,减少皮肤坏死等情况。

对于婴幼儿阴茎离断伤,是否行血管神经吻合,尚无一致意见。由于婴幼儿血管神经纤细,吻合特别困难,一定程度增加了显微技术的难度。有报道未行血管神经吻合的婴幼儿阴茎再植术,术后阴茎勃起,皮肤感觉无异常,无排尿困难,效果较好,但缺乏远期随访报道。

2. 清创缝合术　对于阴茎损伤严重,损伤时间太长,就诊医院的医疗技术力量确实不能实施阴茎再植术,则应先行清创缝合术,待以后择期行阴茎再造术。

3. 阴茎再造术　阴茎再造术可分为传统阴茎再造术和现代阴茎再造术两类。

传统阴茎再造术包括利用腹部皮管阴茎再造、腹中部皮瓣阴茎再造、大腿内侧皮管阴茎再造等。传统阴茎再造术是一种技术复杂,需要分期完成的手术,其中某一次手术的失败都可能前功尽弃,因此这类手术需要由有经验的整形外科医生来完成。目前可应用显微外科进行的阴茎再造,体表许多游离皮瓣的供区都可游离移植进行阴茎再造。可以进行游离移植或岛状移植阴茎再造的皮瓣很多,如前臂游离移植阴茎再造、下腹部岛状皮瓣移植阴茎再造、脐旁岛状皮瓣移植阴茎再造及髂腹股沟皮瓣移植阴茎再造等。

腹部双皮管阴茎再造术属于传统阴茎再造术,一般需历经皮管成形、皮管转移、尿道及阴茎体成形、支撑物植入等几个阶段,历时较长。但对于不适合用皮瓣法移植的病例,仍不失为是一种可供选择的方法。该术式分四期完成。

第一期皮管成形术:第一期皮管成形术于两侧腹壁各设计一皮管。左侧腹壁制备一条较大的斜行皮管,切口长约 17～20cm,宽约 8.5cm;右侧腹壁制备一条较小的皮管,长约 12～15cm,宽约 4.5cm。两条皮管的下端靠近耻骨联合部位,以便后期转移。

第二期皮管转移术:第二期皮管转移术在第一期手术后 3～4 周,切断大皮管上端,缝合腹壁创面。在距尿道外口 0.5cm 处做一与皮管横断面相应大小的创面,将大皮管扭转一定角度并与尿道外口上方所做创面缝合。注意缝合后应使皮管缝合处位于侧方。

第三期阴茎体和尿道成形术:第三期阴茎体和尿道成形术于第二期手术后 5～8 周,经皮管夹压训练,确定有充分的血供建立后进行。切断大小皮管的下端,将两皮管靠拢,在两皮管的对合面上,从尿道口开始各做两条平行切口,直达皮管的游离端,大皮管平行切口宽约 1.5cm,小皮条宽约 1.1cm,做成尿道,使缝合后能包绕 16～18 号导尿管。将切口边缘两侧皮下略作分离并剪除多余的皮下组织,将相对的切口内侧缘以 3-0 线做真皮层的缝合,形成新尿道。再将大小皮管的外侧缘各做相对缝合,形成阴茎。

第四期阴茎头成形及支撑物植入术:第四期阴茎头成形及支撑物植入术于第三期手术后3个月进行。在修复再造阴茎末端做阴茎头时,可在阴茎背部及两侧,距末端约 4cm 处做 3/4

环状切口,并削除宽约 0.5cm 的表层皮肤,游离远端创缘,重叠于切除表皮部的创面上进行缝合。也可在阴茎体远端两侧各切除 1～1.5cm V 形皮肤,缝合后呈圆锥形酷似龟头。于再造阴茎根部一侧做一切口,在再造阴茎和尿道皮管之间分离一隧道,将阴茎海绵体残端劈开,以自体肋骨和硅胶作为支撑物,插入劈开的海绵体残端纵隔内并缝合固定。

对于阴茎损伤的预防,应尽可能避免暴力和锐器损伤阴茎。若系精神患者应积极治疗好精神病,这是唯一的预防措施。

（王新会）

# 第十一节　附睾及输精管损伤

附睾及输精管位于腹股沟管和阴囊内,位置隐蔽且位于皮下环至睾丸后缘。附睾损伤常合并睾丸损伤,而输精管活动度大,极少发生闭合性损伤,临床上常见为医源性输精管损伤。究其原因:①疝囊与精索的解剖关系密切,疝修补时易造成输精管的损伤。②腹股沟区手术操作时术者往往只注重防止精索动、静脉损伤以免出血和术后睾丸萎缩而忽视了对输精管的保护。③小儿患者输精管纤细,不易辨认,易与疝囊一并切除。④特别是复发性斜疝再次修补术,解剖结构不清,更易损伤输精管。

输精管损伤约占斜疝修补术的 1%～5%,隐睾固定术的 0.8%。同时损伤双侧输精管者,会引起不育。

## 一、诊断

单纯附睾损伤临床少见,主要见于合并睾丸损伤者,所以睾丸损伤患者应注意检查附睾的情况。对睾丸发育正常,儿时施行过腹股沟或盆腔手术,成年后无精子症或少精子症者,应考虑有输精管损伤的可能。

体格检查时发现,伤侧睾丸正常,附睾增大、肥厚,近睾丸端输精管增粗,部分患者可在外环附近扪及输精管残端或结节。

经皮的输精管造影可清楚地显示造影剂中断,远端输精管不显影。彩色多普勒近年来应用于医源性输精管损伤的诊断,发现伤侧附睾增大,近端输精管增粗,管腔充盈,睾丸输出小管扩张,提示为精道梗阻声像。

## 二、治疗

医源性输精管损伤一旦确诊,应行再通术。若输精管丢失段不长,可将睾丸上提精索缩短,行同侧或交叉的输精管或输精管附睾管吻合术。由于输精管损伤多发生在幼年,远端输精管发育滞后并有回缩倾向,因而断端通常在内环处。从外环到内环输精管走向固定、无伸缩性,采用常规吻合法较困难,可通过改变输精管行程予以修复,使输精管不经内环直接从外环引出,截弯取直,节省了长段输精管,从而达到吻合目的。有学者通过尸体测量计算采用该通路可缩短输精管 5～9cm。

关于医源性输精管损伤再通术的预后,文献报道再通率为 65%～88.9%,妊娠率为 33.3%～39%。对于不能手术复通的患者可采用人工辅助生育技术。

（王新会）

# 第十二节　肾结石

肾结石发病男性多于女性。青壮年多见,根据国内统计 20～50 岁患者占 83.2%。左右两侧发病率相似,双侧肾结石占 10%。结石大多数位于肾盂内,其次是肾下盏。

## 一、临床表现

肾结石的临床表现与结石的大小、数目、部位、活动度以及有无引起尿路梗阻和继发感染有关。疼痛及血尿是肾结石最常见的症状。根据病史、全面体格检查,影像学检查,对肾结石诊断应该不困难,当然,肾结石的诊断不应局限于了解结石的位置、大小、数目、形态,还应全面了解引起结石的原发病变、有无尿路畸形、感染、异物等。

1. 疼痛　疼痛是肾结石的主要症状,主要由于尿流梗阻使肾内压升高所致,其疼痛性质分腰部钝痛和绞痛。钝痛常固定于患侧脊肋角及肾区部分,少数患者可有对侧腰痛。当结石引起梗阻时常可出现肾绞痛,绞痛常突然发生,呈刀割样,一般起始于一侧脊肋角或上腹部,常放射至下腹,腹股沟及股内侧,男性可放射至阴囊和睾丸,女性则放射至阴唇。当绞痛发作时,患者面色苍白,精神萎靡,全身冷汗,脉搏细速,甚至出现血压下降,并常伴有恶心、呕吐等胃肠道症状,绞痛持续时间长短不一,短者数分钟,长者达数小时以上。肾绞痛经对症解痉治疗后可缓解,亦可自行停止,疼痛多在体力活动多时,尤其在剧烈活动后发生。疼痛缓解后常伴有多尿现象。

2. 血尿　血尿是肾结石的另一主要症状。血尿是结石损伤尿路黏膜所致,多在绞痛发作后出现。一般较轻,多为镜下血尿,有时是肉眼血尿,活动后血尿可加重。有 20%～25%结石患者可不出现血尿。

3. 脓尿　结石合并感染时可出现脓尿,感染严重时常出现寒战、发热、腰痛等全身症状,并有尿频、尿急、尿痛。感染可加重肾结石引起的疼痛、血尿等其他症状。

4. 尿路梗阻　少数病例可因结石梗阻引起患侧肾积水,患者就诊时可见到上腹部或腰部有肿块。结石引起急性梗阻时可出现尿闭,这是临床上少见但较为严重的并发症,由于双侧肾结石同时引起急性梗阻或孤立肾被梗阻时可引起尿闭。一侧上尿路急性梗阻时可引起患肾暂时丧失功能。有资料表明约有约 2%结石患者出现尿闭。

5. 排石史　部分肾结石患者可自行排出砂粒或小结石,多在肾绞痛和血尿发作时出现,表现为尿内混有砂粒或小结石。若结石较大通过尿道时可有排尿堵塞感及血尿,结石排出后排尿立即恢复通畅。

6. 慢性肾功能衰竭　在某些经济不发达地区,肾结石往往是引起慢性肾衰的主要原因之一。单肾结石长期阻塞,尤其在合并感染时,可引起一侧肾积水和患肾功能减退。若孤立肾或双侧肾结石引起梗阻,最终可造成慢性肾功能衰竭。

少数肾结石患者,尤其是肾盏内结石,可长期无症状,只是在偶然的情况下做 B 超、腹部平片或 CT 检查时发现。肾结石患者应详细询问病史,包括职业、工作环境、饮食习惯、饮水习惯及平时喜欢何种饮料等,平时多饮葡萄汁的人患肾结石的危险性较大。儿童患者应了解生长发育、母乳喂养情况,若母乳喂养缺乏,先天营养欠佳则容易发生膀胱结石。应了解是否有代谢性或泌尿系疾病,一半以上的甲旁亢患者合并有尿路结石,其他如肾小管酸中毒、髓质海绵肾等疾病常发生尿路结石,泌尿系本身疾病如前列腺增生是老年性尿路结石的重要原因。某些药物易引起肾结石,如大量服用维生素 C、碱性药物、磺胺药等,需注意询问;结石与遗传因素有关,应注意了解家族成员有无肾结石病史,本人过去有无肾绞痛、排石史等。详细了解病史对诊断很有帮助。

肾绞痛未发作时,体检可能完全正常,但大多数患者有患侧脊肋角叩痛;肾绞痛发作时,患侧可有肌肉痉挛及局部保护性肌紧张,肾区有明显压痛及叩击痛;并发肾盂积水时肾区可能触及肿大的肾脏,并发感染时,患者可有畏寒、发热及肾区叩击痛。

### 二、实验室检查

肾结石的实验室检查对病因诊断极为重要,主要包括尿液检查、血液检查、结石成分分析及某些特殊代谢检查。

（一）尿液检查

1.尿常规　镜检时大多数患者可见有红细胞,合并感染时可见有脓细胞;新鲜尿液中可见有特殊类型的结晶,常见的有草酸钙、磷酸钙及尿酸等,发现尿结晶则高度提示有相应类型的结石存在。

2.细菌培养及药物敏感试验　合并感染时作细菌培养及药敏试验可了解感染类型并指导治疗。

3.尿 pH 值　尿 pH 值高低可提示某种类型的结石,如感染性结石尿 pH 值常高于 7.0,而尿酸结石时尿 pH 值常在 5.5 以下。

4.24h 尿定量检查　24h 尿中尿钙,尿磷、草酸、胱氨酸排泄量增加,或镁、枸橼酸钠降低,均提示有结石形成的可能。

（二）血液检查

可了解肾功能并对结石病因诊断有帮助。甲旁亢时有血清钙增高而血磷降低,尿酸结石患者常有高尿酸血症。合并尿毒症时,血肌酐、尿素氮升高,肾功能障碍伴有肾性酸中毒时可出现低钾、二氧化碳结合力降低。

（三）特殊代谢检查

结石合并某些代谢性疾病如甲旁亢、肾小管酸中毒时,需做一些特殊检查。

（四）结石成分分析

可明确结石类型,据此制定相应的预防措施以防止结石复发。结石分析方法较多,包括化学定性分析方法、红外线光谱分析、偏光显微镜、差热分析、电子显微镜扫描。目前在我国各医院主要采用简单的化学定性分析法。

1.常见结石成分及肉眼形态

（1）含钙结石:为最常见结石类型,主要为草酸钙结石,还有草酸钙和磷酸钙混合结石,罕见有单纯的磷酸钙结石。结石一般为褐色或灰白色,呈圆形或卵圆形,桑葚样,表面较为粗糙、有突起、坚硬、不透 X 线。

（2）尿酸结石:结石表面一般较光滑,呈圆形或卵圆形,浅黄色或棕色,质硬,能透 X 线。

（3）胱氨酸结石:少见,结石呈淡黄色,蜡样,表面光滑,质地较柔软,不透 X 线。

（4）磷酸镁铵结石:多为感染性结石,一般为灰白色,表面较粗糙,质脆。

2.结石化学成分分析　详见表 7—3。

表 7-3　尿路结石化学成分分析

| 化学成分 | 分析方法 | 阳性结果 |
|---|---|---|
| 尿酸 | 微量结石粉加 20％碳酸氢钠及尿酸试剂各 1～2 滴 | 蓝色 |
| 磷酸盐 | 微量结石粉加 2～3 滴钼酸蚀剂 | 黄色沉淀 |
| 铵 | 微量结石粉加奈氏试剂 2 滴、20％氢氧化钠 1 滴 | 橘黄色沉淀 |
| 胱氨酸 | 微量结石粉加 20％氢氧化钠 1 滴,5min 后再加入新配亚硝酰氰化钠 2～3 滴 | 紫红色 |
| 碳酸盐 | 大量结石粉加 3N 盐酸 1mL(保留供草酸盐,钙使用) | 气泡产生 |
| 草酸盐 | 5 管溶液加少量二氧化锰 | |
| 钙 | 5～10mg 结石粉加 3N 盐酸 1mL,加热溶解冷却后加等量 20％氢氧化钠 | 白色沉淀产生 |
| 镁 | 取 7 管熔液加镁试剂 2 滴 | 蓝色环形成并逐渐沉淀 |

## 三、诊断分析

根据病史、全面体格检查,B 超、X 线检查及化验检查,大多数肾结石诊断应该不困难,当然,肾结石的诊断不应局限于了解结石的位置、大小、数目、形态,还应全面了解引起结石的原发病变、肾功能状态,有无尿路梗阻、畸形、感染、异物以及结石的成分等。

（一）腹部平片

可以诊断出 90％以上的肾结石。腹部平片(KUB)必须包括全泌尿系统,KUB 检查前需行肠道准备。含钙结石均能在平片上显影,而纯尿酸结石密度低,能透过 X 线,常不能在平片上显影。各种常见类型结石的密度从高到低依次是:草酸钙、磷酸钙、磷酸镁铵、胱氨酸和尿酸。若患者有典型肾结石的临床表现,但腹部平片未见结石,其原因可能有:

1. 阴性结石,不能透 X 线,主要是尿酸结石。

2. 肠道准备久佳,肠气多,影响观察。

3. 肥胖。

4. 微小结石。

另外,判断结石阴影应与腹腔内其他钙化斑相鉴别。

①肾内钙化斑:肾内某些病变如钙化肾乳头、肿瘤、肉芽肿、结核干酪病灶等均可在平片上显示阴影。根据各自临床表现及钙化特点,就不难鉴别。

②腹腔钙化淋巴结:常为多发、散在,阴影密度不均匀。由于肠系膜淋巴结活动度较大;不同时期腹部平片钙化影常有明显移位,侧位 X 线可见钙化斑位于腰椎前方。

（二）静脉肾盂造影

静脉肾盂造影可清楚地显示肾脏轮廓,肾盂、肾盏形态、有无肾积水及积水的程度以及分析肾功能情况,并明确结石确切位置及对尿路影响。对于腹部平片未能显示的阴性结石,在造影片上可显现充盈缺损。静脉肾盂造影还有助于判断可能有无诱发结石的泌尿系疾病的存在,如肾先天性异常、肾盂输尿管连接处狭窄、多囊肾、马蹄肾、海绵肾、异位肾等。有尿路梗阻时延迟摄片,以较好地显示扩张的肾盂、输尿管。肾功能欠佳时,可采用大剂量静脉尿路造影法。

（三）逆行肾盂造影

检查前需放入膀胱镜,通过膀胱镜插入输尿管导管,患者有一定痛苦,可带来逆行感染及加重梗阻。一般不作为常规检查。其适应证为:

1.静脉尿路造影显影不满意。

2.对碘造影剂过敏者可改用12.5%溴化钠。

3.静脉尿路造影不能鉴别阴性结石及肾盂肿瘤,若无输尿管肾镜,则可插入带毛刷的导管至肾盂,刷取尿石结晶或肿瘤细胞来鉴别,肾盂阴性结石可采用较稀释造影剂或采用气体造影,注入气体时应采取头高脚位。

(四)CT及磁共振

诊断准确性高,因其费用昂贵,仅作为常规检查的一个补充,可明显提高微小结石(<3mm)的检出率;其适应证:

1.有典型尿石症临床表现而B超、普通X线检查未见异常。

2.结石过小,常规检查怀疑有结石者。

3.不能排除肿瘤者。

(五)B超检查

B超检查是一种简便、再现性好的无创性检查方法,目前已广泛用于尿路结石的诊断。B超不仅可了解结石的位置、数目、大小,尤其是无症状而较大的鹿角形结行或X线不显影的阴性结石,还可用于估计肾积水程度及肾皮髓质厚度等。无论是X线阳性或阴性尿路结石,B超均具有同样的声像图。典型的肾结石声像图表现为强回声光团,常伴有典型的声影。

(六)放射性核素扫描及肾图

肾扫描可帮助了解有无肾结石的存在并显示其位置,表明尿路梗阻情况及肾功能损害程度。肾图能证实有否尿路梗阻,主要用于:

1.患者对碘造影剂过敏。

2.阴性结石。

3.静脉造影显影不满意,有明显尿路梗阻致逆行肾盂造影失败。

## 四、鉴别诊断

肾结石需与能引起急性腹痛的胆囊炎、胆石症、急性阑尾炎、消化道溃疡、急性胰腺炎相鉴别。女性有时应与宫外孕、卵巢囊肿蒂扭转鉴别。上述病变疼痛有各自的特点,如急性阑尾炎有转移性腹痛,消化道溃疡有典型的空腹或餐后痛,且尿中常无红细胞,结合影像学及实验室检查应不难鉴别;女性应询问停经期、怀疑有宫外孕、卵巢囊肿蒂扭转时可查妊娠试验,行盆腔穿刺了解有无盆腔出血,一般可明确诊断。X线显示阴影应与胆管结石、腹腔淋巴结钙化、肾内钙化斑相鉴别,其鉴别要点已在本章X线检查处前详述。

## 五、治疗要领

肾结石治疗原则是解除疼痛,排出结石,保护肾脏功能,明确病因,防止复发。目前临床上主要采取非手术治疗肾结石,手术病例在10%以下。

(一)一般治疗

大量饮水,使每日尿量尽可能维持在2～3L,并养成睡前饮水的习惯以保持夜间尿量。大多数患者因肾绞痛发作而就诊,应先给予解痉止痛治疗,常用药物有阿托品、普鲁苯辛,疼痛剧烈时可用杜冷丁、吗啡等药物,若无好转4h重复给予1次;也可采用消炎痛栓剂肛门给药或针灸强刺激肾俞、京门、三阴交或阿是穴。若剧烈疼痛上述方法均无效,则可采用

0.25％普鲁卡因行肾周封闭。肾结石合并感染时,应做尿细菌培养和药物敏感试验,给予细菌敏感的抗生素。肾绞痛发作时常伴恶心、呕吐,症状严重应静脉补充液体及电解质。

（二）排石治疗

小于 4mm 的结石,若无泌尿系畸形、梗阻,一般多可自行排出。小结石短期内未排出,肾功能良好者,可采用中西医结合治疗,通过饮磁化水,口服排石饮液、肌注黄体酮或 654－2,适当活动如跳绳等联合治疗,结石多能自行排出。

（三）体外冲击波碎石

体外冲击波碎石是利用体外冲击波聚集后击碎体内的结石。自 1980 年用于临床以来,从根本上取代了传统的开放式尿路取石手术,使尿石症的治疗发生了质的飞跃,迄今已成为治疗上尿路结石的首选标准方法,90％以上的肾结石患者可用此法治疗。目前常用的冲击波震源有液电、压电晶体、电磁波、聚能激光及微型炸弹。定位仪主要有 X 线定位、B 超定位或 X 线、B 超双定位。X 线定位较清晰,B 超定位为断层图像,不能窥见结石全貌,但阴性阳性结石均能观察到。冲击波传播方式主要有水槽式（Dornier HM3 多数国产机）、半水槽式（Wolf 及 Sonolith3000）、水囊式（干式,包括 Dornier HM2 西门子、EDAP 碎石机等）。过去需在麻醉下碎石,随着碎石机的改进,现一般不用麻醉。治疗肾结石时采用仰卧位,输尿管中上段结石可稍向患侧倾斜,输尿管下段结石及膀胱结石均采用俯卧位。

目前认为几乎所有的肾、输尿管、膀胱结石均可行体外冲击波碎石,其主要禁忌证：①全身性出血性疾病。②严重的心、脑血管疾病。③装有起搏器而震波源为水下电极。④结石以下有器质性梗阻,估计碎石后结石不易排出。⑤肾脏本身病变引起的结石,碎石可加重肾脏损伤。⑥过度肥胖。⑦妊娠。⑧结石合并尿路感染,应先用抗生素控制感染,待全身症状控制 3～4d 后方可碎石。

体外冲击波碎石的主要并发症有：①血尿。②疼痛。③感染。④尿路梗阻。

前二者并发症一般无需特殊处理,并发感染时可给予抗生素治疗,有梗阻时应及时排除梗阻。大的肾结石碎石后容易形成石街,若石街未引起梗阻且尚在排石,则可在严密观察下不予处理;若梗阻引起高热、疼痛则应马上行经皮肾穿刺造瘘或行输尿管镜取石。现在认为除了较大的孤立肾结石,对于一般肾结石碎石前均不采用输尿管内置管。

（四）腔内治疗

大的鹿角状结石（＞2.5cm）体外冲击波碎石失败,开放性手术损伤较大,可采用经皮肾镜取石术（PCN）;对某些胱氨酸结石,单纯 ESWL 治疗效果不佳,可采用经皮肾镜化学冲洗液溶石（冲洗液可为 THAME）或结合超声波、液电碎石联合治疗;蹄铁肾肾结石,体外冲击波碎石后不易排出,可采用 PCN 联合超声波碎石治疗;肾结石伴肾积水,不能排除有先天性肾盂输尿管连接处狭窄的,可采用经皮肾镜取石术。

（五）手术治疗

虽然大部分患者经体外冲击波碎石、腔内泌尿外科技术治疗均可取得满意效果,但在基层医院,ESWL 及腔内设备不齐全,技术不熟练,传统的手术取石亦能取得满意的效果。

1. 手术指征

（1）结石大（＞3cm）,嵌顿时间长。

（2）双侧鹿角形结石。

（3）复杂性多发性结石,估计碎石后不易排出且易引起尿路梗阻。

（4）结石引起尿路梗阻，合并感染，不能排除结石嵌顿下方有梗阻性病变时，即使结石较小，亦因考虑手术治疗。

（5）结石梗阻引起梗阻性少尿或无尿，需行急诊手术。

2. 常用的手术方法

（1）肾盂肾窦内肾盂切开取石术，多用于肾盂结石、鹿角形结石，其优点是手术简单，出血少，但对于肾小盏内结石则不易取出。

（2）肾实质切开取石术，多用于不能通过肾窦切开取出的多发性或鹿角形结石。

（3）肾部分切除术，多用于结石局限于一极。由于其损伤大，出血多，目前已很少采用。

（4）肾切除术，患侧肾功能基本丧失，对侧肾功能正常，可考虑行患侧肾切除术。

对于泌尿系梗阻引起的结石，需在取出结石后，同时解除梗阻。如有先天性肾盂输尿管连接处狭窄时，需在结石取出后做肾盂成形术。近年来，由于复杂性多发性结石术后容易残余结石，有人提倡行体外肾切开取石术，但此操作复杂，合并感染时，血管吻合处易发生感染，可引起术后血管堵塞，肾功能丧失，此方法不易推广。

手术治疗主要目的是解除梗阻，因此，对于一侧肾结石对侧输尿管结石，应先处理易致严重梗阻的输尿管结石；对于双侧肾结石，若总肾功能正常时，应先处理梗阻严重的一侧，若总肾功能欠佳，宜选择肾功能较好的一侧。

## 六、病因诊断及防治

单纯排石或手术取石后，若不针对肾结石病因采取相应措施，则在 10 年之内结石一般会复发，明确肾结石病因是预防结石复发的基础。由于结石的形成与饮食习惯有密切关系，因此调节饮食对结石的治疗及预防有一定的重要意义。下面重点介绍含钙结石、尿酸结石、胱氨酸结石及感染性结石的病因诊断，并探讨各自的防治措施。

### （一）含钙结石

含钙结石是泌尿系最常见的结石，约占全部结石的 80% 左右，大部分含钙肾结石病因不明确，仅有 20% 左右病例与甲旁亢、肾小管酸中毒、髓质海绵肾、结节病、肾先天发育异常等病变有关。

1. 多发性高尿钙

（1）分型及诊断：正常人 24h 尿钙应低于 6.25mmol，给予低耗（5mmol/d）、低磷（2.26mmol/d）饮食 3d 后，尿钙低于 5mmol 为正常，超过此值则为原发性高尿钙，因肠钙吸收过度增加，使血钙升高致尿钙增加，其确切的原因尚不清楚，部分患者可能与维生素 $D_3$ 有关。吸收性高尿钙分为三型：Ⅰ型，患者在限钙及高钙饮食时均出现高尿钙；Ⅱ型患者仅在高钙饮食时出现高尿钙；而Ⅲ型则同时伴有高尿磷，即使低钙饮食后仍有尿钙增加。临床上最常见的是吸收性高尿钙。

高尿钙患者可通过低钙饮食和钙负荷试验进行分型。方法如下：低钙饮食 1 周后，实验前 1d 晚 9 时起禁食，实验日饮水 600mL，然后收集 7~9h 尿液测尿钙、肌酐及 CAMP，9 时测空腹血钙，然后口服 1g 钙（以葡萄糖酸钙为主），收集 9 时至下午 1 时尿液测尿钙、肌酐及 CAMP。根据实验结果，吸收性高尿钙患者在低钙饮食后尿钙恢复正常，钙负荷试验后尿钙明显升高，尿 CAMP 减少，而肾性高尿钙，在低钙饮食及钙负荷试验后尿钙均增加，尿 CAMP 正常。

(2)治疗：应根据肾性或吸收性型高尿钙不同类型，采用相应的药物治疗以促进排石，减少复发。

多饮水：保证尿量在 2500mL 以上，调整饮食，摄入低钙、低嘌呤、低磷及低草酸盐饮食，减少奶制品、动物蛋白摄入，增加富含植物纤维的食物。

噻嗪类利尿剂：主要用于治疗肾性高尿钙，对于吸收性高尿钙疗效欠佳，其主要作用机制是增加肾小管重吸收钙，降低草酸盐含量，但同时必须限制钠盐。主要药物为双氢克尿噻，25mg，2/d，以后可逐渐增加至 50mg，2/d。

磷酸盐纤维素钠：为非吸收性离子交换树脂，口服后在肠道内与钙结合而抑制钙吸收，主要用于治疗吸收性高尿钙 I 型或对噻嗪类利尿剂不敏感的患者。

正磷酸盐：可抑制 $1,25(OH_2)D_3$ 合成，从而减少肠道钙的吸收；主要用于治疗 III 型低血磷性高尿钙。正磷酸盐还可降低尿草酸钙的饱和度，但可增加二水磷酸钙的饱和度。另外，它还能促进尿磷酸盐和枸橼酸盐的排泄，促尿结石抑制物活性增加，从而防止结石的形成。

枸橼酸盐：能防止含钙结石的生长复发，其中要机制：枸橼酸盐与钙结合形成稳定而溶于水的枸橼酸钙从尿中排出；尿枸橼酸本身即为单酸钙和磷酸钙结石形成的抑制物；碱化尿液，促尿其他抑制物如焦磷酸盐活性增加。

此外，如米糠可用于治疗吸收性高尿钙，米糠中植酸在肠腔与钙结合形成植酸钙排出体外。

2.原发性甲状旁腺功能亢进　55% 以上的甲状旁腺功能亢进者同时有肾结石。在临床上，如果血钙超过 2.5mol/L（10mg/dL）患者应注意甲旁亢，需进一步检查甲状旁腺功能。

24h 尿钙、尿磷：正常人给予低耗（20mg/d）、低磷（700mg/d）3d 后共 24h 尿钙为 150±50mg/L，尿磷为 500mg/L，而甲旁亢时，过多分泌的甲状旁腺激素抑制肾近曲小管重吸收磷，尿磷排泄增加，当钙的肾滤过负荷增加超过甲状旁腺激素引起重吸收钙量时，尿钙升高。

血清钙：正常为 2.25～2.6mmol/L 甲旁亢时血钙升高。由于甲状旁腺激素主要调节血清中游离钙，在测定血钙时应同时测定血浆蛋 C，以便计算游离钙晕，甲旁亢患者游离钙可超过 1.65mmol/L，血清钙超过 2.6mmol/L。

血清磷：正常值是 0.87～1.45mmol/L，甲旁亢时血清磷降低。

肾小管磷重吸收率（TRP）：具有诊断意义。具体方法如下：试验日晨 7 时饮水 400mL，8 时排尿后再饮水 150mL，9 时测血肌酐及血磷，收集 8～10 时尿液记录尿量，并测定尿磷及尿肌酐。

肾小管重吸收率（TRP）＝（肾小管滤过率－尿磷）/肾小管滤过率×100%

临床上用以下换算公式计算 TRP：

TRP＝（1－尿磷×血肌酐/尿肌酐×血磷）×100%

正常人高磷饮食（磷 2300mg、钙 800mg）3d 后，TRP 为 78%～84%，甲旁亢时，低于 78% 即有诊断意义。

甲状旁腺激素（PTH）：血浆 PTH 放射免疫测定可了解血中该激素的含量，对甲旁亢诊断有一定价值。北京医科大学泌尿外科研究所采用生物－亲和酶联免疫方法测定人血清 PTH。正常值为小于 771ng/L。

尿 CAMP：24h 尿 CAMP 正常值为 10～11.5mmol/L，甲旁亢时，超过此值。CAMP30% 来自肾小管细胞，其余来自血浆，尿 CAMP 可间接反映甲状旁腺激素水平。

其他还有尿羟脯氨酸,甲旁亢时含量常升高;血清碱性磷酸酶,甲旁亢合并骨病时其值常升高。如果上述检查怀疑有甲旁亢,可结合颈部 B 超、红外线温度描记、CT 检查来判断甲状旁腺病变性质及部位。

治疗原则:甲旁亢合并肾结石时,应先治疗甲状旁腺,再处理尿路结石,否则,术后结石极容易复发,甚至术后可能出现高血钙危象,血钙可高达 4.2mmol/L,出现嗜睡、脉速、恶心、呕吐,腹胀不适,严重者出现呼吸困难,肾衰直至心搏骤停。

肾结石患者尤其是多次复发的肾结石患者,应常规测定血钙、血磷、尿钙、尿磷,有条件的单位可查甲状旁腺激素的水平、肾小管重吸收率、尿 CAMP,可发现更多的早期甲旁亢患者。一旦确诊为甲旁亢,则应行手术探查甲状旁腺,如有甲状腺瘤或腺癌,则行腺瘤或腺癌切除;如为甲状旁腺增生,则应切除 3.5 个旁腺。当然,若甲旁亢引起结石病情较轻,排石后不易复发且患者不愿手术者,可采用药物治疗,一般使用正磷酸盐或纤维素磷酸盐来降低血钙。

3. 肾小管酸中毒　正常人禁食 12h 后尿 pH 多低于 5.5,而本病患者不低于 5.5。可通过氯化铵负荷试验来确诊,其方法为,口服氯化铵 100mg/kg,随即排尿,以后每小时排尿 1 次并收集尿液,每次排尿前均饮水 150mL,连续 5 次,同时测血 $CO_2$ 结合力。正常人尿 pH 应低于 5.5,血 $CO_2$ 结合力小于 20mmol/L,肾小管酸中毒时尿 pH 值与血 $CO_2$ 结合力均升高,有酸中毒症状者应禁止做此试验。

肾小管酸中毒合并肾结石时,可口服小苏打或碱性合剂以纠正酸中毒。碱化尿液后如患者仍有结石复发,可口服磷酸盐合剂或噻嗪类利尿剂如双氢克尿噻治疗,以减少尿钙。

4. 原发性高草酸尿　本病是一种常染色体隐性遗传病,大多数患者在 5 岁以前出现症状,主要表现为难治性、复发性草酸钙结石,80% 左右患者在 20 岁以前死于肾功能衰竭。正常人 24h 尿草酸在 30~50mg,而本病患儿多在 100mg 以上,甚至高达 500mg 以上。主要分两种类型:Ⅰ型是高草酸尿伴乙醇酸、乙醛酸排泄增加,Ⅱ型是高草酸尿伴 L—甘油酸排泄增加。

本病治疗较困难,均为姑息性治疗,疗效均不甚满意。目前较为特效的药物是维生素 $B_6$。虽然本病患者未发现有维生素 $B_6$ 缺乏,但有文献报道,大量服用维生素 $B_6$ 在某些病例可出现尿草酸排泄量降低,其原因尚不明了。剂量为每日 400ng 以上,一般服用 3d 后可出现尿草酸降低。有资料认为可试用磷酸盐或氧化镁制剂,可提高尿中草酸盐的溶解度。另外,在回肠短路、回肠切除后,由于胆酸不能像正常一样在回肠末端被吸收而随胆汁排出,胆酸即与肠钙结合形成钙皂,导致尿草酸增加,形成肠源性高草酸尿,其治疗可采用低草酸盐低脂肪饮食,同时口服消胆胺。消胆胺是一种活性树脂,能与食物中草酸盐结合从而减少肠道对草酸的吸收。本药不能长期服用,其他如镁制剂亦可减少草酸吸收,可选用葡萄糖酸镁,剂量为 0.5~1.0g,3 次/d。

(二)尿酸结石

尿酸结石发病率各国报道均不一致,在美国尿酸结石占所有肾结石的 5%~10%。在中国许多地区超过此数,有些地区高达 40%。尿酸结石发病缓慢,病程长,发病年龄大,多在 40~60 岁之间。一半左右患者有家族性高尿酸病史,1/4 病例有痛风史。长期摄入高嘌呤食物,如动物内脏、海产品、豆角等,或服用大量维生素 C 的人易患尿酸结石。其他如高温作业人员,小肠炎、结肠炎等患者丢失水分较多导致尿量减少,引起持久性酸性尿及高尿酸均能使尿酸沉淀。

1. 诊断与鉴别诊断　详细询问病史，包括家族史，有无痛风病史，饮食，职业等。尿酸结石患者一般有典型的肾绞痛及血尿病史，平时常有鱼卵样砂粒尿排出，实验室检查发现尿 pH<6.0，绝大部分<5.5，尿沉渣检查可发现有尿酸结晶，一半左右患者血尿酸增高，24h 尿中尿酸常超过 750mg。对排出结石进行化学成分分析可确诊。尿酸结石能透过 X 线，常规腹部平片不能发现结石，静脉尿路造影发现有典型的充盈缺损，密度均匀，边缘光滑，结石梗阻近侧有不同程度的扩张。若肾功能欠佳静脉尿路造影显影不满意可行逆行肾盂造影。CT 及 B 超检查有重要的诊断意义。

肾盂尿酸结石需与肾盂肿瘤相鉴别。尿酸结石 X 线不显影，静脉尿路造影可见有圆形或鹿角形充盈缺，易误诊为肾盂肿瘤＝尿脱落细胞、B 超及 CT 检查有重要鉴别价值，输尿管镜活检可确诊。

2. 治疗　尿酸结石的治疗原则是增加液体摄入，限制嘌呤饮食，碱化尿液及抑制尿酸合成。

（1）增加液体摄入：使尿量维持在每日 2～3L。尿量增加可降低尿中尿酸饱和度。

（2）控制血、尿中尿酸含量：低嘌呤饮食，严格控制鲜肉、鱼、禽类及动物内脏摄入，白菜、胡桃也需控制，饮料如可乐、啤酒亦应控制。严重的高尿酸尿或高尿酸血症患者还可口服黄嘌呤酶抑制剂别嘌醇，进一步抑制尿酸合成。别嘌醇起始剂量为 100mg，3/d，其后根据尿酸含量调整别嘌醇的用量。

（3）碱化尿液：碱化尿液是溶石的关键，尿液碱化时尿酸可转变为易溶解的尿酸阴离子。目前碱化尿液溶石法主要有 3 种：①口服溶石法：最简单易行，可在门诊实施，患者可自己测定尿 pH 值并根据 pH 值调整碱性药物用量。pH 维持在 6.5～6.8 最佳。常用口服药物有枸橼酸钾，3～6g/d 或枸橼酸合剂，40～120mg/d，亦可用小苏打，2～8g/d。②静脉滴注溶石法：疗程短，但患者需住院治疗，一般采用连续数天静脉滴注法，常用药物 1/6M 乳酸溶液，以 40～120mL/h 的速度输入，3～4h 内尿 pH 即可维持在 7.0～7.5。平均疗程 7d。该法因在短期内输入大量碱性溶液，必须密切监测血电解质、尿 pH、血压及心脏功能。③局部灌注溶石法：较少应用，主要用于术后残余结石，有严重尿路梗阻、多发性结石且结石较大并分散在多个部位。溶石药物有 1.0％～1.8％碳酸氢钠或 THAM 溶液。

（三）胱氨酸结石

胱氨酸结石较少见，占肾结石的 1％～3％，是一种先天遗传性肾小管功能缺陷疾病，患者肾近曲小管对胱氨酸、赖氨酸、精氨酸的重吸收及转运不良，以致尿中上述氨基酸增多，其中唯有胱氨酸溶解度最低，易形成结石。

胱氨酸结石以儿童患者多见，多有尿中反复排石史，排出结石表面光滑呈蜡样。胱氨酸结石多为双肾多发性鹿角状结石，尿沉渣检查可发现典型的胱氨酸晶体，表现为六角形苯环，半透明，乳白色，X 线上胱氨酸结石阴影较含钙结石密度均匀。结石成分化学定性分析可确诊。

胱氨酸结石单纯 ESWL 治疗效果差，可采用碱化尿液溶石治疗。其主要治疗方案有：

1. 限制蛋氨酸饮食，对儿童患者因影响其生长发育故不宜采用。

2. 多饮水，每日饮水在 4～7L 以保持足够的尿量。

3. 碱化尿液，尿 pH 值维持在 7.5～8.0 之间，常用碱性药物有小苏打，枸橼酸钾及枸橼酸合剂，其剂量可根据尿 pH 值调整。

4. 采用转化胱氨酸药物,将胱氨酸转化成水溶性的三硫化物衍生物,主要药物有青霉胺,可将胱氨酸转化成青霉胺,后者溶解度较胱氨酸高 50 倍,起始剂量为 150mg,3/d,3d 后增加至 150mg,3/d,疗程为 6～12 个月。2－巯丙酰甘氨酸,乙酰半胱氨酸,维生素 C 均可用于治疗胱氨酸结石。

5. 局部溶石疗法,主要适用于不宜手术者、多发性结石、ESWL 治疗失败后残余结石等。溶石冲洗液可采用碳酸氢钠或 THAM－E 液。

（四）感染性结石

感染性结石是指由分解尿素病原体所形成的磷酸镁铵和碳酸磷灰石结石。引起感染性结石的主要病原体有变形杆菌、绿脓杆菌、枯草杆菌等。感染性结石占尿石症的 10％～20％,女性多于男性,结石生长快,常为大的鹿角状结石。结石成分主要是磷酸镁铵、碳酸磷灰石、尿酸铵、羟磷灰石及方解石。

1. 临床特点及诊断　感染性结石患者多有反复发作的尿频、尿急、尿痛,用抗生素治疗后尿路刺激症状可暂时控制,停药后易复发。早期仅有少数患者有腰部隐痛,当结石增大可发生肾绞痛,尿路梗阻时可出现肾积脓,患者出现畏寒、发热及肾区持续性疼痛,可有脓尿,晚期可出现肾功能丧失。

根据病史、临床症状及 B 超、X 线检查结果,感染性结石诊断不困难。诊断时应注意,临床上发现顽固性尿路感染,用抗生素治疗不易控制,甚至出现肾功能不全、高血压者,应注意有无感染性结石存在。最简单的方法是摄腹部平片及 B 超检查。感染性结石患者诊断不应局限于了解结石大小、位置、数目、有无梗阻及肾功能损害,还应了解有无尿路解剖异常,血尿生化测定了解有无生理或代谢异常。排出或手术取出的结石做化学成分分析以明确诊断。患者应行尿细菌培养及药物敏感试验,以指导抗感染治疗。静脉尿路造影可了解有无尿路解剖异常及肾功能损害情况。

2. 治疗

（1）取石治疗:开放性手术损伤大,术后结石复发率在 30％以上,近年来主要采用 ESWL 配合 PCN 治疗。下列情况仍需行开放手术治疗:巨大鹿角状结石同时伴有尿路畸形需手术矫正;PCN 及 ESWL 多次治疗失败;患者肾已无功能而对侧肾功能正常,需行肾切除术。

（2）酸化尿液:口服氯化铵,使尿 PH<6.2。

（3）尿素酶抑制剂:乙酰异羟酸（AHA）分子结构与尿素相似,具有阻断尿素酶的作用,可降低尿氨并酸化尿液,常用剂量为 0.75g/d,分 3 次口服。肾功能不良,血肌酐超过 265mmol/L 时禁用。

（4）抗感染治疗:可根据药物敏感试验选择抗生素。

（5）溶石治疗:效果欠佳,主要用于辅助治疗,溶解开放手术或腔内手术、ESWL 治疗后的残余结石。冲洗液一般采用枸橼酸盐的缓冲液。

（黄小军）

# 第十三节　输尿管结石

输尿管结石 90％以上是在肾内形成而降入输尿管的,原发性输尿管结石很罕见。输尿管结石病因及成分与肾结石基本一致,其形状一般为枣核状。输尿管结石好发位置与其解剖结构有关。正常输尿管有 5 个狭窄部位：①肾盂输尿管移行处。②输尿管跨髂血管处。③输尿管与输精管或女性阔韧带交叉处。④输尿管膀胱壁段起始处。⑤输尿管膀胱壁段。由于输尿管的蠕动和管内尿液流动速度较快，直径小于 0.4cm 的结石容易自动降入膀胱随尿排出。输尿管结石男性多于女性，好发年龄为 20～40 岁，由于病史与肾结石相同，输尿管结石特点与肾结石基本相似。

## 一、临床表现

1.疼痛　输尿管结石引起上中段堵塞可出现典型的患侧腰痛，多为绞痛性质，可放射至患侧下腹部、腹内侧、睾丸及阴唇，疼痛发作时常伴有恶心、呕吐、腹胀等胃肠道症状。

2.血尿　与肾结石一样，输尿管结石引起的血尿多为镜下血尿，疼痛发作后可加重。但有时绞痛发作后第一次排出尿液未见红细胞，而在第二次排尿后可找到，这是由于输尿管痉挛使上尿路尿液未进入膀胱所致。无血尿病例约占 20%。

3.尿路刺激症状　输尿管结石位于膀胱壁段常出现尿频、尿急。这可能与输尿管下端肌肉与膀胱三角区相连并直接附着于后尿道有关。膀胱结石也有尿路刺激症状，但膀胱结石常伴有排尿困难及尿线中断。

4.肾功能不全　输尿管管腔较小，较肾结石更易造成尿路梗阻，尤其是圆形结石。一侧输尿管结石引起的梗阻可造成患侧肾积水和感染，而双侧输尿管结石梗阻则可造成肾功能不全，并最终可能造成尿毒症。

体格检查，肾绞痛发作时有患侧可有肌痉挛和肌紧张，肾区有叩痛，引起肾积水时，右肾区可能触及包块，其大小与积水程度有关；并发感染时有肾区叩痛。有时沿输尿管径路有压痛。腹部体检一般触及不到输尿管结石，但结石位于输尿管下端近膀胱时，男性经直肠指检，女性经阴道可能触及结石。由于与肾结石的同源性，输尿管结石的实验室检查与肾结石相同。

## 二、诊断分析

患者有典型肾绞痛，伴或不伴有肉眼或镜下血尿者，应考虑有无肾或输尿管结石，进一步需进行影像学等检查。

（一）腹部平片

与肾结石一样，90% 以上的输尿管结石可在腹部平片上显影。当然，输尿管结石钙化影有时需与腹腔淋巴结钙化、盆腔静脉石、髂血管钙化、骨岛相鉴别，腹腔淋巴结钙化鉴别要点已在肾结石节叙述。

1.盆腔静脉石　易与下段结石相混淆，静脉石常位于坐骨棘联线下方之盆腔侧位，多个排列成行，直径约 2～3cm，呈圆形，边缘光滑。

2.髂血管钙化　可位于骶髂关节下方，一般呈新月形。不易鉴别时可插入输尿管导管，观察导管与钙化影位置可予区别。

3.骨岛　位于输尿管走行区的髂骨骨岛与输尿管结石不易区别，但 X 线上骨岛可见骨纹理而结石没有。不易鉴别时可插入输尿管导管，观察导管与钙化影位置以区别。

（二）静脉尿路造影

静脉尿路造影不仅能显示结石的正确位置，尤其是腹部平片不能显示的阴性结石，在静脉肾盂造影片上可表现出充盈缺损；还能了解结石对尿路造成的危害，推断结石形成的可能原因，了解双侧肾功能情况。目前认为静脉尿路造影是输尿管结石诊断必不可少的方法。对肾功能不良的病例，应用常规剂量造影剂显影不良时，可采用大剂量造影剂或延缓造影，往往能取得较好的效果。

（三）逆行肾盂造影及膀胱镜检查

通过腹部平片、静脉肾盂造影及 B 超检查等无创检查，一般都能诊断出输尿管结石，逆行肾盂造影及膀胱镜检查有一定的痛苦，一般不做常规检查，仅在下列情况下可采用：

1. 梗阻严重引起肾功能不良，静脉尿路造影显影不良时，需行膀胱镜检查及逆行插管，明确结石诊断并了解上尿路梗阻情况；

2. 怀疑输尿管结石已降入膀胱；

3. 若观察到输尿管口狭窄或有囊肿，结石不易排出，可切开输尿管口或切除输尿管口囊肿以利于结石排出。逆行肾盂造影一般采用 12.5％泛影葡胺作为造影剂。对输尿管可疑阴性结石可采用气体对比或稀释造影剂造影。另外，通过膀胱镜插入输尿管镜可直接观察到结石，同时可排除肿瘤，息肉等其他输尿管病变。

（四）B 超检查

随着检查技术的进步，B 超诊断输尿管结石已越来越重要。B 超检查简单方便，对输尿管结石检出率在 90％以上，尤其对 X 线阴性结石，其诊断意义更大。B 超检查可了解输尿管结石的位置、大小、数目，结石引起肾积水及输尿管扩张程度等。对碘过敏者可替代静脉尿路造影及逆行肾盂造影。B 超检查前给予清洁灌肠，检查时膀胱充盈良好，可使输尿管结石检出率在 95％以上。

（五）其他

同位素肾图可了解双肾功能情况及输尿管结石引起尿路梗阻程度；利尿肾图可区别真假性梗阻。CT 可检查出小于 3mm 的微小结石。磁共振及动脉造影对输尿管结石诊断意义不大。

输尿管结石引起不典型的腹部绞痛又无肉眼血尿时，诊断较困难，需与胆囊炎、胆石症、急性阑尾炎、活动性消化道溃疡、胰腺炎相鉴别。通过实验室、B 超、X 线等检查应不难区别，其鉴别诊断要点与肾结石相同。

### 三、治疗要领

（一）一般治疗

对结石较小（＜5mm），无感染及不伴梗阻的输尿管结石，可予多饮水，适当活动，并服中药排石治疗。保守治疗期间一旦出现结石嵌顿，引起梗阻、感染时，必须采取积极治疗如体外冲击波碎石、腔内治疗等方法，以避免肾功能受到较大损害。

（二）体外冲击波碎石与腔内泌尿外科治疗

近年来，由于体外冲击波碎石与腔内泌尿外科技术的发展，输尿管结石开放性手术已降至 2％，有些单位甚至是 0％。目前认为，对于输尿管上段结石首选 ESWL，其成功率在 9％左右。若 ESWL 不成功则可逆行插导管将结石推至肾盂，再按肾盂结石行 ESWL 亦可通过输尿管镜、经皮肾镜行超声碎石、气压弹道碎石或将结石直接取出；对于输尿管中下段结石首选输尿管镜直接取石。随着腔内泌尿外科技术熟练和器械的改进，必将进一步提高疗效，发挥更大的作用。

（三）手术治疗

以上述方法治疗无效时，可采用外放性手术治疗，其适应证为：

1. 结石直径超过 1cm 或表面粗糙呈多角形。

2. 结石嵌顿过久，引起上尿路梗阻及感染。

3. 输尿管憩室内结石。

4. 输尿管镜取石并发症，穿透输尿管。

5. 结石伴有严重尿路畸形需行手术纠正。可根据结石不同位置采取经腰、背、耻骨上切开取石。术前最好摄 X 线片以肯定结石位置有否变动。

当然，与肾结石一样，输尿管结石无论采用何种方法治疗均有复发可能，同样必须行病因检查，并针对病因采取相应措施以预防结石复发。输尿管结石的病因诊断、治疗与肾结石相同。

（黄小军）

# 第十四节　膀胱结石

19 世纪以前膀胱结石在世界各地流行。我国在解放前及解放初期膀胱结石发病率较高，近 10 年来随着生活水平的提高，膀胱结石发病率已呈逐年下降趋势，以往常见的小儿膀胱结石目前仅在少数边远不发达山区较常见，而在经济发达地区，随着人口老龄化，由于前列腺增生引起的老年膀胱结石有所增加。

## 一、病因

膀胱结石形成机制与肾结石基本相同，肾、输尿管结石排入膀胱结石时，部分可从尿排出，另有部分则可留在膀胱并逐渐长大，形成膀胱结石。当然，大部分膀胱结石是在膀胱中原发的，它的形成有自己的特点，其主要病因有：

1. 下尿路梗阻　梗阻的原因主要是前列腺增生，尿道狭窄、膀胱颈部梗阻，神经源性膀胱等。梗阻引起长期尿潴留，使尿液中成石晶体析出沉淀而形成结石，这是膀胱结石形成最常见的原因。由于女性尿道短，一般不易形成梗阻，因此女性膀胱结石罕见发生。

2. 感染　任何原因引起的尿路感染，尤其是尿素分解细菌引起的感染可促进磷酸镁铵、钙盐结石的形成。

3. 膀胱异物　膀胱内异物可作为结石"核心"，使尿盐在其周围沉淀形成结石。常见的异物主要有导管、缝线以及患者放入尿道的电线、温度计、铁丝、发夹、别针、塑料绳等。

另外，与上尿路结石一样，某些代谢性疾病与营养不良亦能形成膀胱结石。

## 二、临床表现

膀胱结石好发于男性老年及小儿，女性少见。其主要症状是疼痛、排尿困难、尿线中断、血尿及感染等。

1. 疼痛　可以是耻骨上或会阴部钝痛或剧烈疼痛，常在站立或活动时加剧，这是由于结石在膀胱内活动刺激膀胱底部所致，患者平卧时疼痛常可缓解。

2.排尿困难　排尿困难为常见症状之一,多数是由于膀胱结石的原发病如前列腺增生,尿道狭窄引起。膀胱结石引起的排尿困难的典型症状是排尿时尿线突然中断,患者必须改变体位或摇晃身体方能继续排尿,此时患者十分痛苦,小儿患者使劲牵拉阴茎以缓解痛苦,并哭闹不止,大汗淋漓,这是由于结石突然嵌顿于尿道内,引起膀胱或尿道括约肌痉挛所致。

3.血尿　疼痛发作时可出现血尿,一般是镜下血尿,在排尿终末最为明显,站立中或活动可加重。血尿是由于结石在膀胱内刺激黏膜,使黏膜损伤甚至出现溃疡所致。若结石在膀胱内长期刺激可诱发膀胱肿瘤,主要是鳞状上皮细胞癌。因此患者有血尿时,不应仅满足于结石的诊断,而应注意有无合并肿瘤。

4.感染　膀胱结石几乎都引起感染,严重者出现脓尿。并发感染时患者有尿频、尿急、尿痛,以排尿终末痛明显。

体格检查一般很难在耻骨上触及小结石,较大的膀胱结石,男性可通过经直肠和下腹部,已婚女性可通过经阴道和下腹双合诊触及。

### 三、诊断分析

膀胱结石的诊断主要依靠病史,体格检查、B超及X线检查。临床上有排尿困难,尿痛,尿线中断等典型症状时,应联想到膀胱结石的可能,但同时我们应认识到上述症状决非膀胱结石所特有,膀胱异物、肿瘤、前列腺增生合并感染等病变均可能产生上述症状。因此,怀疑膀胱结石时应进一步行X线、B超检查,必要时行膀胱镜检查,可明确诊断。

(一)X线检查

X线检查是膀胱结石的重要诊断方法。X线检查应包括整个泌尿系统,它不仅能了解膀胱区有无结石、结石的大小、数目、形状,同时还能了解上尿路结石情况,但X线膀胱区钙化影有时需进一步检查与输尿管下段结石、输尿管囊肿内结石、盆腔静脉结石,膀胱憩室内结石,女性子宫肿瘤等相鉴别。同样,膀胱尿酸结石在X线平片上不能显影,行气体造影剂膀胱造影有助于诊断。

(二)B超检查

B超检查是诊断膀胱结石的重要方法。B超检查时膀胱应充盈良好,尿液与结石的声阻抗大,超声探测到结石有强回声团并伴有明显的声影,当体位变动时可见结石在膀胱内滚动,而膀胱憩室内结石即使在改变体位时亦不能移动。B超还能鉴别输尿管囊肿内结石及输尿管下段结石。

(三)膀胱镜检查

膀胱镜检查是诊断膀胱结石最准确、最可靠的方法,不仅能直接观察到膀胱内有无结石及结石的大小、数目、形状,同时还能与其他病变如膀胱肿瘤、前列腺增生、膀胱憩室内结石、膀胱炎症相鉴别。

(四)金属尿道探子探查

成年人可用金属尿道探子经尿道插入膀胱,有膀胱结石时,可探出金属撞击结石的特殊感觉和声音。此方法对小儿不适用,阴性亦不能完全排除结石的诊断。

### 四、治疗要领

治疗原则是取出结石,并去除形成结石的可能原因。膀胱结石的治疗原则仍以手术为主。目前随着医疗技术的发展，成人膀胱结石越来越多采用经尿道膀胱结石机械碎石术、液电碎石、超声及激光碎石，开放性手术采用耻骨上经膀胱切开取石术。主要适用于小儿患者：或结石较大（＞4cm）；或合并肿瘤、异物、需行手术同时去除肿瘤或异物片；前列腺增生、输尿管反流症需行手术进行矫正以及膀胱憩室内结石碎石亦难以排出者，亦需行手术治疗。

（黄小军）

# 第八章　泌尿系统疾病护理

## 第一节　泌尿系统损伤的护理

泌尿系统包括上尿路及下尿路。上尿路包括肾及输尿管,下尿路包括膀胱及尿道。由于泌尿系统各器官受到周围组织和脏器的良好保护,通常不易受到损伤。泌尿系统损伤大多是胸、腹、腰部或骨盆严重损伤时的合并伤。泌尿系统损伤以男性尿道损伤最多见。泌尿系统损伤的主要病理表现为出血及尿外渗。

### 一、肾损伤的护理

肾损伤(injury of kidney)常合并有胸腹多脏器的复合伤。

（一）病因和分类

1. 开放性损伤　因弹片、枪弹、刀刃等锐器所致损伤,常伴有胸部、腹部等其他脏器的复合性损伤,文献报道占93%～97.2%,病情复杂而严重。

2. 闭合性损伤　直接暴力,如腰腹部受撞击、跌打、挤压使肾发生损伤或肋骨、椎骨横突骨折片刺伤肾。间接暴力,如高处跌下时发生的对冲伤、突然暴力扭转所致的肾或肾蒂损伤。

（二）病理生理

1. 损伤类型　根据肾损伤的程度,可出现不同的病理生理变化,产生不同的损伤类型(图8-1)。

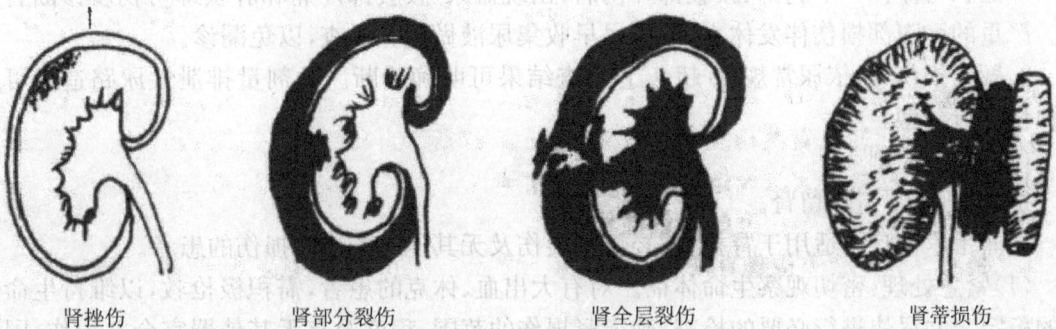

肾挫伤　　　　肾部分裂伤　　　　肾全层裂伤　　　　肾蒂损伤

图8-1　肾损伤类型

（1）肾挫伤:损伤局部限于部分肾实质,形成肾淤斑和(或)包膜下血肿,肾包膜及肾盂黏膜均完整。

（2）肾部分裂伤:肾实质部分裂伤伴有肾包膜破裂,可伴有肾周血肿。

（3）肾全层裂伤:肾实质深度裂伤,外及肾包膜,内达肾盂肾盏黏膜,常引起广泛的肾周血肿、严重的血尿和尿外渗。肾横断或破裂时,可导致远端肾组织缺血坏死。

（4）肾蒂损伤:肾蒂血管损伤比较少见。肾动静脉直接起源于腹主动脉及下腔静脉,若肾蒂血管部分或全部撕裂时可引起大出血、休克,多来不及诊治而死亡。

2. 病理改变　继发性的病理改变包括:血肿及尿外渗致继发感染;持续的尿外渗形成假

性尿囊肿;血肿及尿外渗引起周围组织纤维化,压迫肾盂及输尿管导致肾积水;损伤致部分肾实质缺血或肾蒂周围组织纤维化压迫肾动脉致其狭窄,继发肾血管性高血压;肾损伤有发生动、静脉瘘或假性肾动脉瘤的可能。

（三）临床表现

1.休克 严重肾裂伤、粉碎伤或合并其他脏器损伤时,因严重失血常发生休克而危及生命。严重的肾蒂撕裂伤致大出血时常无抢救的时间。

2.血尿 肾损伤患者大多有血尿,但有无血尿取决于集合系统是否有损伤及是否仍可延续,因此,血尿与损伤程度并不一致。肾挫伤或轻微肾裂伤可引起明显肉眼血尿,而严重的肾裂伤可能只有轻微血尿或无血尿。

3.疼痛 肾包膜张力增高、肾周围软组织损伤、出血或尿外渗等可引起患侧腰、腹部疼痛。血液、尿液进入腹腔或合并腹腔内器官损伤时,可出现腹膜刺激症状、腹痛等。血块通过输尿管时可引起同侧肾绞痛。

4.腰腹部包块 出血及尿外渗可使局部形成包块,腰腹部可有明显触痛和肌紧张。

5.发热 血肿及尿外渗吸收可致发热,但多为低热。若继发感染,可形成肾周围脓肿或化脓性腹膜炎,出现高热、寒战,并伴有全身中毒症状;严重者可并发感染性休克。

（四）辅助检查

1.实验室检查 尿常规可见多量红细胞;有活动性出血时,血红蛋白与血细胞比容持续降低;周围血白细胞增多则提示患者被感染。

2.影像学检查 B超、CT可了解肾损害程度及对侧肾的情况。排泄性尿路造影可评价肾损伤的范围、程度和对侧肾功能。

（五）诊断要点

1.症状与体征 下胸部、腰腹部外伤后,出现血尿、腰腹部疼痛和肿块即可初步诊断肾损伤。严重的胸腹部损伤伴发休克时,应尽早收集尿液做化验检查,以免漏诊。

2.疑肾损伤者,依尿常规、B超、CT检查结果可明确诊断。大剂量排泄性尿路造影可对肾损伤进行分型。

（六）处理原则

抢救生命,尽量保留肾。

1.非手术治疗 适用于肾挫伤、轻型肾裂伤及无其他脏器合并损伤的患者。

（1）紧急处理:密切观察生命体征。对有大出血、休克的患者,需积极抢救,以维持生命体征的稳定。并尽快进行必要的检查,确定肾损伤的范围、程度及有无其他器官合并损伤,同时做好急诊手术探查的准备。

（2）卧床休息:绝对卧床休息2～4周,待病情稳定、血尿消失后患者可离床活动。通常损伤后4～6周肾挫裂伤才趋于愈合,过早、过多下床活动,有可能再度出血。

（3）药物治疗:①止血:根据病情选择合适的止血药,如酚磺乙胺等。②补充血容量:给予输液、输血等支持治疗,可选用代血浆扩容,必要时输血,以补充有效循环血量。③抗感染:应用广谱抗生素预防和治疗感染。

2.手术治疗 开放性肾损伤、检查证实为肾粉碎伤或肾盂破裂、肾动脉造影示肾蒂损伤及合并腹腔脏器损伤等,应尽早行手术治疗。

尽早施行手术探查。治疗原则为尽量保留肾组织,依具体情况行肾修补术或肾部分切除术。若患肾修复困难,在检查明确对侧肾功能正常情况下可切除患肾。

(七)护理评估

1.术前评估

(1)健康史和相关因素:包括患者的一般情况、受伤史、既往史等。

1)一般情况:患者的年龄、性别、婚姻、职业及运动爱好等。

2)受伤史:了解受伤的原因、时间、地点、部位、姿势、暴力性质、强度和作用部位。

(2)身体状况

1)局部:伤部有无皮肤裂伤,腰、腹部有无包块,有无合并腹膜炎体征。

2)全身:患者的血压、脉搏、呼吸、尿量及尿色变化情况,有无休克症状和体征。

3)辅助检查:血、尿常规变化情况,B超检查有无异常发现。

4)心理和社会支持状况:患者对伤情和并发症产生的恐惧、焦虑程度,家属对伤情的认知程度和患者所需治疗费用的承受能力。

2.术后评估

(1)康复状况:伤口愈合情况,引流管是否通畅,是否合并感染。

(2)肾功能恢复情况是否满意。

(3)心理和认知状况:患者及家属的心理状况,对治疗的配合及有关康复等知识的掌握程度。

(八)护理诊断/合作性问题

(1)恐惧与焦虑:与外伤打击、害怕手术和担心预后不良有关。

(2)组织灌流量改变:与创伤、肾裂伤引起的大出血、尿外渗或腹膜炎有关。

(3)潜在并发症:感染。

(九)护理措施

1.减轻焦虑与恐惧 主动关心、帮助患者和家属了解治愈疾病的方法,解释手术治疗的必要性和重要性,解除其思想顾虑。

2.维持体液平衡,保证组织有效灌流量

(1)密切观察病情:准确、定时测量血压、脉搏、心率及尿量并正确记录,随时注意患者病情和腹部包块的变化情况。患者出现少尿及无尿时及时通知医生进行处理。

(2)维持水、电解质及血容量的平衡:建立静脉通道,遵医嘱及时输液,必要时输血,以维持有效循环血量。根据实验室检查结果,合理安排输液种类和及时输入液体和电解质,以维持水、电解质及酸碱平衡。

3.感染的预防和护理

(1)伤口及引流管的护理:保持手术切口清洁干燥,切口及引流管处敷料渗湿时应及时更换;观察引流物的量、色、性状及气味。各引流管要反复挤压保持通畅,根据引流物的量及性状决定拔管时间。

(2)加强观察:定时测量体温;若患者体温升高、切口处疼痛并伴有血白细胞计数和中性粒细胞比例升高、尿常规提示白细胞及引流管液或切口渗出物为脓性时,多提示感染,应及时通知医生处理,遵医嘱应用抗菌类药物。

(十)健康教育

1.卧床 肾损伤的非手术治疗患者出院后,应保证伤后绝对卧床休息2~4周,防止损伤部位再次继发损伤,患者应适时变换体位,预防压疮的发生。

2.康复指导　非手术治疗、病情稳定后的患者,出院后 3 个月内不宜从事体力劳动或竞技运动;损伤肾切除后的患者须注意保护健肾,防止外伤,不使用对肾功能有损害的药物,如氨基糖苷类药物等。

## 二、膀胱损伤的护理

膀胱损伤(injury of bladder)是指膀胱壁在受到外力作用时发生膀胱浆膜层、肌层、黏膜层的破裂,引起膀胱腔完整性破坏、血尿外渗。

(一)病因和分类

1.根据膀胱损伤是否与体表相通分类

(1)开放性损伤:膀胱损伤处与体表相通。多见于战伤,由弹片、子弹或锐器贯通所致,常合并其他脏器损伤,如阴道、直肠等,可形成腹壁尿瘘、膀胱直肠瘘或膀胱阴道瘘等。

(2)闭合性损伤:膀胱损伤处不与体表相通,常由上述直接及间接暴力所致。产妇产程过长,膀胱壁被压在胎头耻骨联合之间引起缺血性坏死,可导致膀胱阴道瘘。医源性损伤多为闭合性损伤。

2.根据膀胱损伤的程度分类

(1)挫伤:仅伤及膀胱黏膜或肌层,膀胱壁未穿破,局部有出血或形成血肿,无尿外渗,可出现血尿。

(2)膀胱破裂:分为腹膜内型与腹膜外型两类(图 8-2)。

①腹膜内型:膀胱壁与覆盖的腹膜一并破裂,尿液流入腹腔,引起腹膜炎,多见于膀胱顶部和后壁损伤。有病变的膀胱过度膨胀,可发生自发性破裂。

②腹膜外型:膀胱壁破裂,但腹膜完整。尿液外渗到膀胱周围组织,引起腹膜外盆腔炎或脓肿。

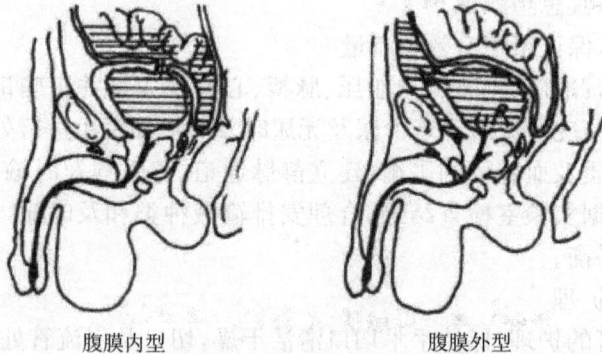

腹膜内型　　　　　　　　　　腹膜外型

图 8-2　膀胱损伤类型及尿外渗范围

(二)临床表现

1.休克　多为合并损伤,如骨盆骨折等引起的大出血可致休克。患者表现为脸色苍白、皮肤湿冷和血压下降等。

2.腹痛　腹膜内型膀胱破裂时,尿液流入腹腔而引起急性腹膜炎症状,并有移动性浊音。腹膜外型膀胱破裂时,尿外渗及血液进入盆腔及腹膜后间隙引起下腹部疼痛,可有压痛及腹肌紧张,直肠指检有触痛及饱满感。

3. 血尿和排尿困难 膀胱破裂后，尿液流入腹腔或膀胱周围，有尿意，但不能排尿或仅排出少量血尿。

4. 尿瘘 开放性损伤时，因体表伤口与膀胱相通而有漏尿，若与直肠、阴道相通则经肛门、阴道漏尿。闭合性损伤，在尿外渗时可继发感染，然后可破溃而形成尿瘘。

（三）辅助检查

1. 实验室检查 尿常规可见肉眼血尿，镜下满视野都是红细胞。

2. 影像学检查 膀胱造影可见造影剂漏至膀胱外。

3. 特殊检查（导尿试验） 经导尿管注入液体 200mL 至膀胱，5min 后吸出，引流出的液体的量明显少于或多于注入量，提示膀胱破裂。

（四）诊断要点

1. 症状与体征 下腹部或骨盆外伤后出现腹痛、血尿及排尿困难，查体时有耻骨上区压痛及直肠前壁饱满感，提示腹膜外膀胱破裂。有全腹剧痛、移动性浊音，则提示腹膜内膀胱破裂。

2. 导尿试验和膀胱造影可确诊膀胱破裂。

（五）处理原则

尿流改道，充分引流尿外渗及尽早闭合膀胱壁的缺损。

1. 紧急处理 对严重损伤、出血导致休克者，积极抗休克治疗，如输血、输液、镇静止痛。膀胱破裂应尽早应用抗生素预防感染。

2. 非手术疗法 膀胱挫伤或早期较小的膀胱破裂，膀胱造影时仅有少量尿外渗，留置导尿管持续通畅引流尿液 7～10 天，破口可自愈。

3. 手术疗法 较重的膀胱破裂，须尽早手术清除外渗尿液，修补膀胱裂口，在腹膜外做耻骨上膀胱造瘘，充分引流膀胱周围尿液。

（六）护理评估

1. 术前评估

（1）健康史和相关因素：包括患者的一般情况、受伤史和既往史等。

1）一般情况：患者的年龄、性别、婚姻、职业及运动爱好等。

2）受伤史：患者受伤的原因、时间、部位、暴力性质、强度和作用部位。

3）既往史：有无膀胱损伤和手术史等。

（2）身体状况

1）局部：受伤处皮肤有无破裂、出血、淤斑及其范围；局部有无肿胀及尿液渗漏。

2）全身：患者的血压、脉搏变化情况，有无休克的临床表现。

3）辅助检查：评估患者实验室、影像学等检查结果，以判断患者除膀胱损伤外，有无其他合并损伤。

（3）心理和社会支持状况：患者对自身伤情的了解程度，患者对并发症的恐惧、焦虑程度；患者和家属对所需治疗费用的承受能力。

2. 术后评估 有无继发出血及感染的发生。

（七）常见护理诊断/问题

1. 恐惧与焦虑 与外伤打击、害怕手术和担心预后不良有关。

2. 组织灌流量改变 与膀胱破裂、骨盆骨折损伤血管出血，尿外渗或腹膜炎有关。

3.潜在并发症　感染。

4.排尿异常　与膀胱破裂不能储尿有关。

（八）护理措施

1.减轻焦虑和恐惧

（1）心理护理：主动关心、帮助患者了解伤情，解释目前采用的治疗方法的可行性，消除患者及家属的顾虑，以取得配合。

（2）加强入院宣教和沟通：通过认真细致的工作态度、娴熟的技术取得患者及家属的信任，与患者及时沟通，尽量满足患者的合理需求，使患者的恐惧心理减轻甚至消失。

2.维持体液平衡和有效循环血量

（1）密切观察患者生命体征：定时测量呼吸、脉搏、血压，准确记录尿量，了解患者的病情变化。

（2）输液护理：根据患者内环境变化情况给予合理输液，必要时输血，维持有效循环血量，同时注意保持水、电解质及酸碱平衡。

3.并发症的预防与护理　观察患者体温变化；及时了解血、尿常规检查结果；保持伤口清洁、干燥，注意观察引流物的量、色、性状及气味；保持各引流管引流通畅。若发现患者体温升高、伤口疼痛、引流管内容物及伤口渗出物为脓性、血白细胞计数和中性粒细胞比例上升，常提示继发感染，这时应及时通知医生并遵医嘱应用抗菌类药物。

4.排尿异常的护理　患者因膀胱破裂行手术修补后1周内不能自行排尿。需留置导尿管或膀胱造瘘管，应加强导尿或膀胱造瘘的护理。

（1）留置导尿管：定时观察，保持引流管通畅，防止逆行感染；定时清洁、消毒尿道外口；鼓励患者多饮水；每周行尿常规化验及尿培养一次。遵医嘱8～10天后拔除导尿管。

（2）膀胱造瘘管：定时观察。保持引流通畅；造口周围定期换药；每周行尿常规及尿培养检验一次。拔管时间一般为10天左右，但拔管前需先夹闭此管，观察患者排尿情况良好后再拔除膀胱造瘘管，拔管后造口适当堵塞纱布并覆盖。

（九）健康教育

1.膀胱造瘘或留置导尿管在拔除之前要夹闭导尿管，以使膀胱扩张到一定的容量，达到训练膀胱功能的目的后再拔除导管。

2.膀胱破裂合并骨盆骨折者有部分患者发生勃起功能障碍，患者在伤愈后须加强训练心理性勃起及采取辅助性治疗。

### 三、尿道损伤的护理

尿道损伤（urethral trauma）多见于男性。男性尿道以尿生殖膈为界，分为前、后两段。前尿道包括球部和阴茎体部，后尿道包括前列腺部和膜部。前尿道损伤多发生在球部，而后尿道损伤多发生在膜部，早期处理不当，常产生尿道狭窄、尿瘘等并发症。

（一）病因和分类

1.按尿道损伤是否与体表相通分类

（1）开放性损伤：因弹片、锐器伤所致，常伴有阴茎、阴囊、会阴部贯通伤。

（2）闭合性损伤：常因外来暴力所致，多为挫伤或撕裂伤。会阴部骑跨伤时将尿道挤向耻骨联合下方，引起尿道球部损伤。骨盆骨折引起尿生殖膈移位，产生剪力，使膜部尿道撕裂或撕断。经尿道器械操作不当可引起球膜部交界处尿道损伤。

2.按尿道损伤程度分类

(1)尿道挫伤:尿道内层损伤,阴茎筋膜完整,仅有水肿和出血,可以自愈。

(2)尿道裂伤:尿道壁部分全层断裂,引起尿道周围血肿和尿外渗,愈合后可引起瘢痕性尿道狭窄。

(3)尿道断裂:尿道完全离断,断端退缩、分离,血肿和尿外渗明显,可发生尿潴留。

(二)病理生理

1.尿道球部损伤　血液及尿液渗入会阴浅筋膜包绕的会阴袋,使会阴、阴茎、阴囊和下腹壁肿胀、淤血。处理不当或不及时,可发生广泛的皮肤、皮下组织坏死、感染和脓毒症。

2.骨盆骨折致尿道膜部断裂　骨折端及盆腔血管丛的损伤可引起大出血,尿液沿前列腺尖处外渗至耻骨后间隙和膀胱周围,若同时有耻骨前列腺韧带撕裂,则前列腺向后上方移位(图8-3)。

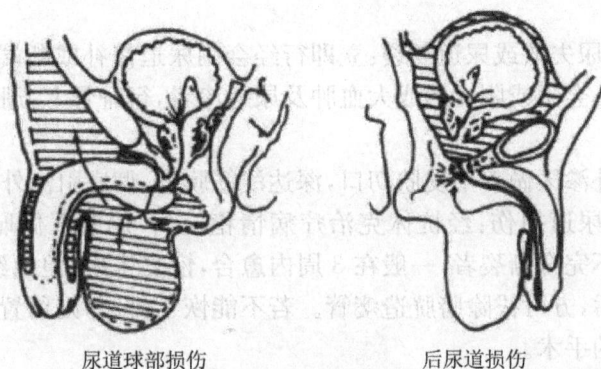

尿道球部损伤　　　　后尿道损伤

图8-3　尿道损伤尿外渗范围

(三)临床表现

1.休克　骨盆骨折所致后尿道损伤可引起损伤后失血性休克。

2.疼痛　尿道球部损伤时会阴部肿胀、疼痛,排尿时加重。后尿道损伤表现为下腹部疼痛,局部肌紧张、压痛。伴骨盆骨折者,移动时疼痛加剧。

3.尿道出血　前尿道破裂时可见尿道外口流血,后尿道破裂时可无尿道口流血或仅少量血液流出。

4.排尿困难　尿道挫裂伤后因局部水肿或疼痛性括约肌痉挛,可发生排尿困难。尿道断裂时,则可发生尿潴留。

5.血肿及尿外渗　尿道骑跨伤或后尿道损伤引起的尿生殖膈撕裂时,会阴、阴囊部可出现血肿及尿外渗。

(四)辅助检查

1.导尿试验　严格无菌下轻缓插入导尿管,若顺利进入膀胱,说明尿道连续而完整。若一次插入困难,不应勉强反复试插,以免加重局部损伤和导致感染。后尿道损伤伴骨盆骨折时一般不易导尿。

2.X线检查　骨盆前后位片显示骨盆骨折。必要时从尿道口注入造影剂10~20mL可确定损伤部位及造影剂有无外渗。

（五）诊断要点

1.症状与体征　会阴部骑跨伤或骨盆骨折患者出现尿道出血、排尿困难、尿潴留、局部血肿、淤斑及尿外渗，应考虑尿道损伤。后尿道损伤时，直肠指检可触及直肠前壁膨满，前列腺尖端可浮动，若指套染有血液，常提示合并直肠损伤。

2.导尿及 X 线检查　可判断尿道损伤的部位及程度。

（六）处理原则

1.紧急处理　损伤严重伴出血休克者，需采取输血、输液等抗休克措施。骨盆骨折患者须平卧，勿随意搬动，以免加重损伤。尿潴留不宜导尿或未能立即手术者，可行耻骨上膀胱穿刺吸出膀胱内尿液。

2.非手术治疗　应用抗菌药物预防感染。尿道挫伤及轻度裂伤，症状较轻、尿道连续性存在而排尿不困难者，无需特殊治疗。尿道损伤排尿困难或不能排尿、插入导尿管成功者，留置导尿管引流 1～2 周。

3.手术治疗

（1）前尿道裂伤导尿失败或尿道断裂：立即行经会阴尿道修补或断端吻合术，并留置导尿管 2～3 周。病情严重、会阴或阴囊形成大血肿及尿外渗者，行耻骨上方膀胱穿刺造瘘术，3 个月后再修补尿道。

（2）尿外渗：在尿外渗区做多个皮肤切口，深达浅筋膜下，彻底引流外渗尿液。

（3）骨盆骨折致后尿道损伤：经抗休克治疗病情稳定后，局麻下做耻骨上高位膀胱造瘘（或穿刺造瘘）。尿道不完全撕裂者，一般在 3 周内愈合，恢复排尿；但须经膀胱尿道造影明确尿道无狭窄及尿外渗后，方可拔除膀胱造瘘管。若不能恢复排尿，则留置导尿造瘘 3 个月，二期施行解除尿道狭窄的手术。

为早期恢复尿道的连续性，避免尿道断端远离形成瘢痕性假道，对部分病情不严重、骨盆环稳定的患者，可施行尿道会师复位术，并留置导尿管 3～4 周；若患者排尿通畅，则可避免二期尿道吻合术。

（4）并发症处理：预防尿道狭窄，待患者拔除导尿管后，需定期做尿道扩张术。对晚期发生的尿道狭窄，可用腔内技术经尿道切开或切除狭窄部的瘢痕组织，或于受伤 3 个月后手术切除尿道瘢痕组织，做尿道端吻合术。后尿道合并直肠损伤时应立即修补，并做暂时性结肠造瘘。若并发尿道直肠瘘，应等待 3～6 个月后再施行修补手术。

（七）护理诊断/合作性问题

1.恐惧　与焦虑与外伤打击、害怕手术和担心预后不良有关。

2.组织灌流量改变　与创伤、骨盆骨折损伤血管出血、尿外渗或腹膜炎有关。

3.排尿异常　与尿路感染、尿道损伤、尿瘘及尿道狭窄有关。

4.潜在并发症　感染。

（八）护理措施

1.有效缓解患者的恐惧与焦虑

（1）心理护理：对患者进行正确的引导，热情接待、做好入院宣教。和蔼亲切的态度、周到礼貌的语言可使患者感受到关心和尊重，产生信任，减轻负性情绪的影响，可有效缓解焦虑和恐惧。

（2）形象示范：介绍病区环境及管床医生、护士；以认真细致的工作态度和精湛的医术、护理取得患者的信任,尽量满足患者的合理需求,从而化解患者的恐惧心理。

2.维护体液平衡

(1)观察生命体征:准确测量血压、脉搏、呼吸,记录尿量,掌握内环境变化状况。

(2)输液护理:根据患者内环境变化情况和医嘱给予合理输液,必要时输血,以维持体液、电解质及酸碱平衡。

3.排尿异常的护理　尿道断裂经修复后并发尿道狭窄可导致排尿困难,属临床常见病,应告知患者无须过于担心,遵医嘱定期进行尿道扩张,并根据排尿困难的程度制定尿道扩张的间隔时间。由于尿道扩张有较重的疼痛,患者会产生恐惧心理,此时除向患者解释这种治疗的必要性外,还应在进行尿道扩张时根据医嘱采取镇痛措施,如应用镇静、镇痛药,尿道内给予表面麻醉药物等,以减轻患者的痛苦。

4.并发症的预防及护理　观察患者的体温及伤处的变化情况,尿道断裂后血、尿外渗容易导致感染,表现为伤处肿胀、搏动性疼痛,体温升高,如发现异常表现应立即通知医生处理,协助引流伤部。

(九)健康教育

1.前后尿道损伤经手术修复后患者尿道狭窄的发生率较高,患者需要定期进行尿道扩张以避免尿道狭窄,导致排尿障碍。

2.继发性功能障碍者应训练心理勃起加辅助性治疗。

(孙敏)

# 第二节　尿石症的护理

尿路结石(urolithiasis)又称尿石症,是泌尿外科最常见疾病之一。尿石症包括肾结石、输尿管结石、膀胱结石及尿道结石。按尿路结石所在的部位分为上尿路结石和下尿路结石。上尿路结石是指肾和输尿管结石(rena and ureteral calculi);下尿路结石包括膀胱结石(vesical calculi)和尿道结石(urethral calculi)。临床上以上尿路结石多见。

## 一、病因

上尿路结石与下尿路结石的形成机制、病因、结石成分和流行病学有显著差异。大多数结石的形成原因不清,但许多因素影响尿路结石的形成。尿中形成结石高体的盐类呈超饱和状态,尿中抑制晶体形成物质不足和核基质的存在,是形成结石的主要因素。结石成分有草酸钙、磷酸钙和磷酸镁铵、尿酸、胱氨酸等。上尿路结石以草酸钙结石多见,膀胱结石及尿道结石以磷酸镁铵结石多见。

1.流行病学因素　包括年轻、性别、职业、饮食成分和结构、水分摄入量、气候、代谢和遗传等,多种因素影响尿路结石的形成。

2.尿液因素

(1)形成结石的物质排出过多:尿液中钙、草酸或尿酸排出量增加。长期卧床骨质脱钙,代谢紊乱如甲状旁腺功能亢进、特发性高尿钙症及肾小管酸中毒等,均使尿钙排出增多。痛风、慢性腹泻及噻嗪类利尿剂,可使尿酸排出增多。内源性合成草酸增加或肠道吸收草酸增多,可引起高草酸尿症。

（2）尿 pH 值改变：磷酸钙及磷酸镁铵结石易在碱性尿中形成，尿酸结石和胱氨酸结石在酸性尿中形成。

（3）尿液浓缩：尿量减少至尿液浓缩时，尿中盐类和有机物质的浓度相对增高。

（4）抑制晶体形成物质不足：尿液中焦磷酸盐、酸性黏多糖、肾钙素、某些微量元素等可抑制晶体形成和聚集，这些物质含量减少则促使结石形成。

3. 局部因素

（1）尿液淤滞：由于机械性因素导致的尿路梗阻、尿动力学改变、肾下垂等原因均可以引起尿液的淤滞，促使结石形成。

（2）尿路感染：泌尿系统感染时，细菌、坏死组织、脓块等均可成为结石的核心，尤其与磷酸镁铵和硫酸钙结石的形成有关。

（3）尿路异物：长期留置导尿管、小线头等可成为结石的核心而逐渐形成结石。

## 二、病理生理

泌尿系统结石引起的病理损害及病理生理改变主要有以下几种。

1. 机械性损伤　尿石可引起结石，可引起尿路黏膜上皮细胞的脱落、出血、溃疡形成、炎性和慢性刺激，有时甚至可引起尿路上皮癌变。

2. 梗阻　上尿路结石常造成尿流梗阻，导致肾积水及输尿管扩张，损害肾组织及其功能。膀胱和尿道结石可引起排尿困难或尿潴留，久之也可引起双侧输尿管扩张、肾脏积水，损害肾功能。

输尿管结石易停留在输尿管的三个生理狭窄处，即肾盂输尿管连接处、输尿管跨越髂血管处及输尿管膀胱连接处。

3. 感染　尿石对尿路上皮的直接损害多伴有感染，特别是引起尿路梗阻时，感染则更易发生，感染严重者可导致肾盂肾炎、肾积脓及肾周围炎。

结石引起损伤、梗阻、感染。梗阻与感染也可使结石增大，三者互为因果，加重泌尿系损害。

4. 诱发息肉和肿瘤　结石长期局部的慢性刺激使输尿管产生炎性增生，在结石的远端形成息肉，息肉使得梗阻更加严重。尿路的移行上皮受到结石的长期刺激，有可能发生增生性改变、鳞状上皮化生，最终诱发癌变。

## 三、临床表现

1. 上尿路结石　多见于男性青壮年，好发于21～50 岁。以单侧多见，双侧占10%。主要表现为与活动有关的肾区疼痛和血尿。其程度与结石的部位、大小、活动与否及有无损伤、感染、梗阻等有关。极少数患者可长期无自觉症状，直至出现泌尿系感染或积水时才发现。

（1）疼痛：结石大、移动小的肾盂、肾盏结石可引起上腹和腰部钝痛。结石活动时或结石引起输尿管完全梗阻时，可出现肾绞痛。典型的绞痛位于腰部或上腹部，沿输尿管走向向下腹和会阴部放射，可至大腿内侧。疼痛性质为刀割样阵发性绞痛，程度剧烈，患者辗转不安、面色苍白、冷汗，甚至休克；伴随症状为恶心、呕吐。疼痛时间持续几分钟至数小时不等。可伴明显肾区叩击痛。结石位于输尿管膀胱壁段和输尿管口处或结石伴感染时可有尿频、尿急、尿痛症状，男性患者有尿道和阴茎头部放射痛。

（2）血尿：患者活动或绞痛后出现肉眼或镜下血尿，以后者常见。有些患者以活动后出现镜下血尿为其唯一的临床表现。

(3)其他症状:结石引起严重肾积水时,可触到增大的肾脏;继发急性肾盂肾炎(acute pyelonephritis)或肾积脓(pyonephrosis)时,可出现发热、畏寒、脓尿、肾区压痛。双侧上尿路完全性梗阻时可导致无尿。

2.膀胱结石　主要是膀胱刺激症状,如尿频、尿急和排尿终末疼痛。典型症状为排尿突然中断并感疼痛,疼痛放射至阴茎头部和远端尿道,小儿常搓拉阴茎;变换体位又能继续排尿。常有终末血尿,合并感染时可出现脓尿。

3.尿道结石　表现为排尿困难、点滴状排尿及尿痛,甚至造成急性尿潴留。

### 四、辅助检查

1.实验室检查

(1)尿液检查:尿常规检查可有镜下血尿,有时可见较多的白细胞或结晶。必要时测定小时尿钙、尿磷、尿酸、肌酐、草酸等。尿细菌培养可协助选择抗菌药物。

(2)血液检查:测定肾功能、血钙、磷、肌酐、碱性磷酸酶、尿酸和蛋白等。

2.影像学检查

(1)X线检查

1)X线平片:泌尿系平片可显示结石部位及数量等,但结石过小、钙化程度不高或相对纯的尿酸结石常不显示。疑有甲状旁腺功能亢进时,应做手、肋骨、脊柱、骨盆和股骨头X摄片(图8-4)。

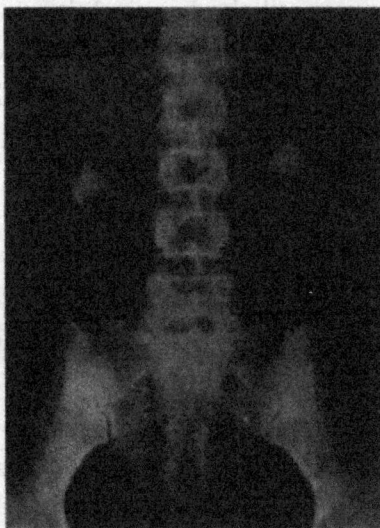

图8-4　肾结石的X线表现

2)排泄性尿路造影:可显示结石所致的尿路形态、引起结石的局部因素和肾功能改变。透X线结石可显示充盈缺损。

3)逆行肾盂造影:通常用于其他方法不能确诊时,可显示结石所在肾的结构和功能,可发现X线不显影的结石,明确结石位置及双肾功能情况。

(2)B超检查:能发现平片不能显示的小结石和透X线结石。还能显示肾结构改变和肾积水等。

（3）肾图：可判断泌尿系梗阻程度及双侧肾功能。

3.输尿管肾镜、膀胱镜检查　可直接观察到结石。适用于其他方法不能确诊或同时进行治疗时。

4.直肠指诊　可触及较大膀胱结石或后尿道结石。

## 五、处理原则

去除病因。根据结石的大小、数目、部位、肾功能和全身情况及有无并发症制定治疗方案。

1.非手术治疗　适用于结石直径小于 0.6cm、表面光滑、无尿路梗阻、无感染，纯尿酸或胱氨酸结石的患者。90％的表面光滑、直径小于 0.4cm 的结石，可自行排出。

（1）解痉止痛：主要治疗肾绞痛。常用药物有阿托品、哌替啶。此外，局部热敷、针刺、应用钙离子阻滞剂、吲哚美辛、黄体酮等也可缓解肾绞痛。

（2）大量饮水：保持每天尿量 3000mL 以上，进行跳跃性运动，以利于结石排出。

（3）抗感染：根据尿细菌培养及药物敏感试验选用合适的抗菌药控制感染。

（4）调节尿 pH 值：口服枸橼酸钾、碳酸氢钠等碱化尿液可治疗与尿酸和胱氨酸相关的结石。口服氯化铵可使尿液酸化，以利于防止磷酸钙及磷酸镁铵结石的生长。

（5）调整饮食：根据结石成分、生活习惯及条件适当调整饮食，起到延缓结石增长速度及术后减少复发的作用。

（6）调节代谢的药物：别嘌醇可降低血和尿的尿酸含量，D 青霉胺、α 巯丙酰甘氨酸、乙酰半胱氨酸有降低尿胱氨酸及溶石作用。

（7）体外冲击波碎石（extracorporeal shock wave lithotripsy，ESWL）：在 X 线、B 超定位下，将冲击波聚焦后作用于结石使之粉碎，然后随尿流排出。大多数上尿路结石适用此法，最适宜于直径小于 2.5cm 的结石、结石以下输尿管通畅、肾功能良好、未发生感染的上尿路结石患者。必要时可重复治疗，但再次治疗间隔时间不少于 7 天。伴有结石远端梗阻、严重心脑血管病、急性尿路感染、出血性疾病、妊娠者不宜使用此法。

2.手术治疗

（1）非开放手术

1）输尿管镜取石或碎石术（ureteroscopic lithotomy or lithotripsy）：适用于因肥胖、结石梗阻、停留时间长而不能用体外冲击波碎石的中、下段输尿管结石者。

2）经皮肾镜取石或碎石术（percutaneous nephrostolithotomy，PCNL）：适用于直径大于 2.5cm 的肾盂结石及下肾盏结石，此法可与体外冲击波碎石联合应用治疗复杂性肾结石。

3）腹腔镜输尿管取石（laparoscopic ureterolithotomy）：适用于直径大于 2cm 的输尿管结石，原采用开放手术，或经体外冲击波碎石、输尿管镜手术失败者。

（2）开放手术：适用于结石远端存在梗阻、部分泌尿系畸形、结石嵌顿紧密、既往非手术治疗失败、肾积水感染严重或病肾无功能等尿路结石患者。手术方式有输尿管切开取石术、肾盂切开或肾窦内肾盂切开取石术、肾部分切除术、肾切除术、耻骨上膀胱切开取石等。

## 六、护理评估

1.术前评估

（1）健康史及相关因素：了解患者的年龄、职业、生活环境、饮食饮水习惯及特殊爱好。了解疼痛性质,有无血尿、排尿困难、膀胱刺激症状和尿路感染的表现。了解患者的既往史和家族史;有无泌尿系梗阻、感染和异物史,有无甲状旁腺功能亢进、痛风、肾小管酸中毒、长期卧床病史。了解止痛药物、钙剂等药物的应用情况。

(2)身体状况

1)局部:叩痛部位。

2)全身:肾功能状态和营养状况,有无其他合并疾病的体征。

3)辅助检查:包括实验室、影像学和有关手术耐受性方面的检查,了解结石情况及对尿路的影响,判断总肾功能和分肾功能。

(3)心理和社会支持状况:结石复发率较高;肾、输尿管结石梗阻可引起肾功能进行性衰退,特别是双肾结石,最终可发展为尿毒症。此类患者对疾病的预后有很多心理问题,希望能经非手术办法使结石排出。体外冲击波碎石技术在临床上的应用,拓宽了治疗范围,但治疗周期较长,有时疗效不明显,患者可能产生焦躁心理,故应了解患者及家属对相关知识的掌握程度和对治疗的期望。

2.术后评估

(1)康复状况:结石排出、尿液引流和切口愈合情况,有无尿路感染。

(2)肾功能状态:尿路梗阻解除程度,肾积水和肾功能恢复情况,残余结石对泌尿系统功能的影响。

## 七、护理诊断/合作性问题

1.疼痛 与结石刺激引起的炎症、损伤及平滑肌痉挛有关。

2.排尿形态异常 与结石或血块引起尿路梗阻有关。

3.潜在并发症 血尿、感染。

## 八、护理措施

1.缓解疼痛

(1)观察:密切观察患者疼痛的部位、性质、程度、伴随症状有无变化及与生命体征的关系。

(2)休息:发作期患者应卧床休息。

(3)镇痛:指导患者采用分散注意力、深呼吸等非药物性方法缓解疼痛,不能缓解时,遵医嘱应用镇痛药物。

2.保持尿路通畅和促进正常排尿

(1)多饮水、多活动:鼓励非手术治疗的患者大量饮水,在病情允许的情况下,适当做一些跳跃或其他体育运动,以促进结石排出,体外碎石后以及手术治疗后患者均可出现血尿,嘱患者多饮水,以免形成血块堵塞尿路。

(2)体位:若患者无全身反应及明显疼痛者,可适当活动,经常变换体位,可增加输尿管蠕动,促进碎石排出。结石位于中肾盏、肾盂、输尿管上段者,碎石后取头高脚低位,上半身抬高;结石位于肾下盏者碎石后取头低位。巨大肾结石碎石后可因短时间内大量碎石突然填充输尿管而发生堵塞,引起"石街"和继发感染,严重者引起肾功能改变;因此,碎石后应采取患侧在下的侧卧位,以利结石随尿液逐渐排出。

(3)观察排石效果:观察尿液内是否有结石排出,每次排尿于玻璃瓶或金属盆内,可看到或听到结石的排出。用纱布过滤尿液,收集结石碎渣做成分分析;定期摄腹部平片观察结石排出情况。

3.并发症观察、预防和护理

(1)血尿:观察血尿变化情况。遵医嘱应用止血药物,肾实质切开者,应卧床 2 周,减少出血机会。

(2)感染

1)加强观察:注意患者生命体征、尿液颜色和性状及尿液检查结果。

2)饮水:鼓励患者多饮水,可起到内冲刷作用,也有利于感染的控制。

3)做好伤口及引流管护理。

4)有感染者:遵医嘱应用抗菌药控制感染。

### 九、健康教育

根据结石成分、代谢状态及流行病学因素,坚持长期预防,对减少或延迟结石复发十分重要。

1.大量饮水　以增加尿量,稀释尿液,可减少尿中晶体沉积。成人保持每天尿量在 2000mL 以上,尤其是睡前及半夜饮水,效果更好。

2.活动与休息　有结石的患者在饮水后多活动,以利于结石排出。

3.解除局部因素　尽早解除尿路梗阻、感染、异物等因素,可减少结石形成。

4.饮食指导　根据所患结石成分调节饮食。含钙结石者宜食用含纤维丰富的食物,限制含钙、草酸成分多的食物:牛奶、奶制品、豆制品、巧克力、坚果等含钙高;浓茶、菠菜、番茄、土豆、芦笋等含草酸量高。避免大量摄入动物蛋白、精制糖和动物脂肪。尿酸结石者不宜食用含嘌呤高的食物,如动物内脏、豆制品、啤酒。

5.药物预防　根据结石成分,血、尿钙、尿磷、尿酸、胱氨酸和尿 pH 值,应用药物降低有害成分、碱化或酸化尿液,预防结石复发。维生素 $B_6$ 有助于减少尿中草酸含量,氧化镁可增加尿中草酸溶解度。枸橼酸钾、碳酸氢钠等可使尿 pH 值保持在 6.5～7 以上,对尿酸和胱氨酸结石有预防意义。口服别嘌醇可减少尿酸形成,对含钙结石有抑制作用。口服氧化氨使尿液酸化,有利于防止磷酸钙及磷酸镁铵结石的生长。

6.预防骨脱钙　伴甲状旁腺功能亢进者,必须手术摘除腺瘤或增生组织。鼓励长期卧床者进行功能锻炼,防止骨脱钙,减少尿钙含量。

7.复诊　定期行尿液、X 线或 B 超检查,观察有无复发及残余结石情况。若出现剧烈肾绞痛、恶心、呕吐、寒战、高热、血尿等症状,及时就诊。

(孙敏)

## 第三节　肾结核的护理

肾结核(renal tuberculosis)多发生在 20～40 岁的青壮年,约占 70%,男性多于女性,比率 2:1。近年来,平均发病年龄有上升的趋势,老龄患者增多。由于肺结核经血行播散引起肾结核需要 3～10 年以上的时间,因此 10 岁以下的小儿很少发生。

## 一、病因

肾结核主要由肺结核,消化系统或骨关节结核病灶中的结核菌经血行播散至肾脏所致。

## 二、病理生理

当人体初次感染结核菌时,结核菌经血液循环播散到肾,主要在靠近肾小球的血管中形成微小病灶。由于细菌数量少以及机体免疫力的原因,绝大多数病灶都能愈合,不会形成大的病灶,故临床上不出现症状而难以被发现,称病理型肾结核,但此时感染者已被致敏。

当机体免疫力低下时,原发感染时留下的病灶可重新复发,形成所谓的内源型再感染,或者,由于机体其他部位的感染灶发展,有较大量的结核菌逸入血液循环到达肾,此时由于机体已经受感染致敏,具有细胞免疫功能,故可限制感染的播散,形成结核结节。病变的进一步发展,有赖于感染的结核菌的数量、毒力和机体的免疫状况。如果结核菌停止增殖,结核结节将为纤维组织所替代而愈合。如果细菌量大、毒力强,或机体抵抗力低下,结核菌就可进入肾髓质。结核菌在髓质继续增殖,形成新的结核结节,且相互融合,增殖中心形成干酪样坏死并可继续向肾盏肾盂发展,引起临床症状,称为临床型肾结核。一般所称的肾结核即为临床型肾结核,多为单侧。

## 三、临床表现

肾结核的典型症状不表现在肾而在膀胱。

1.局部症状

(1)膀胱刺激症状:患者多表现为逐渐加重的膀胱刺激症状,此系含有结核菌及脓液的酸性尿液刺激膀胱引起。如果膀胱病变严重,黏膜可有广泛溃疡,最后形成膀胱壁的瘢痕挛缩;膀胱容量小到 50mL 以下者可出现严重的尿频,排尿间隔不到 30min,甚至尿失禁。

(2)血尿、脓尿:血尿常在膀胱刺激征发生后出现,多为终末血尿。一般均有不同程度的脓尿,显微镜下尿内可见大量脓细胞,严重者呈洗米水样改变。

(3)肾区疼痛、肿块:肾结核一般不出现疼痛。当肾已严重破坏,成为巨大脓肾、肾结核继发感染或病变蔓延至周围组织时可出现疼痛,并可触及肿块,脓块阻塞输尿管时可出现绞痛。

2.全身症状　不明显。只有当全身其他器官有活动性结核病灶,或肾结核破坏严重形成脓肾时,患者才可出现全身结核病征象,如消瘦、乏力、午后发热、盗汗等症状。双肾结核或一侧肾结核对侧肾积水时可以出现慢性肾功能不全的表现,如浮肿、恶心、呕吐、贫血、少尿甚至无尿。

## 四、辅助检查

1.实验室检查

(1)尿液检查:对泌尿系统结核的诊断有决定性意义。尿液多呈酸性,常规检查可见尿蛋白、白细胞和红细胞。将尿沉渣涂片做抗酸染色,24h 尿沉渣找抗酸杆菌。尿中找到抗酸杆菌对诊断肾结核有重要意义,尿结核菌培养的阳性率可高达 90%,但费时较长,需将近 6 周时间。

(2)血常规和生化检查:有助于了解全身和其他脏器情况。

2.影像学检查  可明确病变部位及范围。

(1)腹部 X 线平片:了解有无钙化灶及其部位。

(2)泌尿系造影:肾结核的 X 线诊断主要依靠静脉尿路造影。早期表现为肾盏边缘不光滑,如虫蛀状,继而肾盏形成空洞,肾盏、肾盂变形。如全肾广泛破坏时,由于肾功能低下或完全丧失,患侧不能显影。

(3)CT 及 MRI 检查:对诊断肾结核有帮助,但因显像缺少特征性变化而不常规使用。磁共振水成像对了解上尿路积水情况有特殊意义,有可能取代逆行造影和穿刺造影。

(4)B 超检查:可作为筛查手段,有助于发现肾积水和肾实质的钙化灶。

3.膀胱镜检查  早期可见黏膜充血水肿,结核结节,以膀胱三角区及患侧输尿管口为重。后期有结核性溃疡,患侧输尿管口可以呈"洞状",边缘不光滑,喷尿浑浊或不喷尿。

## 五、处理原则

临床型肾结核是进行性疾病,不会自愈,治疗泌尿系统结核前应了解身体其他部位器官有无结核病、肾结核是否只伴有男性生殖系统其他部位结核、病变以下部位有无尿路梗阻及对侧肾脏的情况。

1.非手术治疗

(1)支持疗法:应加强营养,注意休息,保持生活规律,不过于劳累。保持居室环境清洁、空气流通,常到户外呼吸新鲜空气,保持身心愉快。

(2)药物治疗:治疗原则:要坚持早期、联用、适量、规律和全程的用药原则。目前最常用的一线抗结核药物有异烟肼、利福平、吡嗪酰胺、乙胺丁醇和链霉素。一般至少治疗半年以上,服药期间须注意药物的肝毒性。

2.手术治疗  根据肾结核的病变范围选择手术类型。

(1)病灶清除术:清除坏死干酪样组织以减少结核菌的破坏。

(2)部分肾切除术:将病变肾组织连同所在的部分正常肾组织一同切除,可达到治疗效果。

(3)肾切除术:将已破坏的无功能肾完全切除,达到彻底清除病灶的目的。

## 六、护理评估

1.术前评估

(1)健康史及相关因素

1)一般情况:包括患者的年龄、生活习惯、居住环境等。

2)相关因素:有无诱发肾结核的因素,如营养不良、情绪变化、抵抗力下降等;有无与结核病患者密切接触史。

3)发病情况:患者有无低热、乏力、盗汗、消瘦等,有无尿频、尿急和尿痛,尿液的性状有无异常。患者自出现症状至就医的时间,是否接受过抗结核治疗,其效果如何。

4)既往史及家族史:患者在患肾结核前有无其他部位结核史,如肺结核、骨关节结核及消化系统结核;患者家庭中有无患结核病的人员。

(2)身体状况

1)局部:有无触及肿大的肾,有无触痛,其活动程度如何。

2)全身：患者的营养状况和精神状态；患者有无结核中毒的全身表现，有无肾外结核。

3)辅助检查：了解尿结核杆菌、影像学和与手术耐受性相关的检查结果。

(3)心理和社会支持状况：患者和家属对泌尿系结核的治疗方法、预后的认知程度，对晚期病变多次手术治疗的心理和经济承受能力。

2.术后评估　有无术后残留病灶、继发出血及结核瘘管形成等并发症。

## 七、护理诊断/合作性问题

1.恐惧与焦虑　与病程长、病肾切除、晚期并发症有关。

2.排尿形态异常　与结核性膀胱炎、膀胱挛缩有关。

3.潜在并发症　继发细菌感染。

## 八、护理措施

1.减轻焦虑和恐惧　临床肾结核为进行性疾病，不经治疗不能自愈。让患者明白，全身治疗可增强抵抗力，合理的药物治疗及必要的手术治疗可消除病灶、缩短病程。消除患者的焦虑情绪，保持愉快心情和良好的心理素质对结核病的康复有重要意义。

2.促进排尿功能的恢复和护理

(1)对诊断明确的患者，可遵医嘱给予抗结核药物治疗的同时应用碱性药物调节 pH 值，应用解痉药物以缓解泌尿系刺激症状。

(2)对已形成挛缩小膀胱的患者，解释相关原因及挛缩膀胱带来的不良后果；劝其接受膀胱扩大手术治疗，并应积极争取患者配合治疗和做好手术后的护理。

(3)有效抗结核治疗。

(4)观察健侧肾功能一侧肾切除，另一侧肾能否完成代谢需要是肾手术后护理观察最关键的一点。因此要连续 3 天准确记录 24h 尿量，且观察第一次排尿的时间、尿量、颜色。若手术后 6h 仍无排尿或 24h 尿量较少，说明健肾功能可能有障碍，应通知医生处理。

3.预防和处理继发性细菌感染

(1)遵医嘱合理正确使用抗菌药物。

(2)患者术后和引流管护理：取合适体位；加强观察，注意体温变化、伤口有无渗出，渗出物的量和性状；保持术后各引流管通畅，并观察引流物的量、色和质。

## 九、健康教育

1.康复指导　加强营养，注意休息，适当活动，避免劳累.以增强肌体抵抗力，促进康复。有造瘘者注意自身护理和观察。防止继发感染。

2.用药指导

(1)术后继续抗结核治疗 6 个月以上，以防结核复发。

(2)用药要保持联合、规律、全程，不可随意间断或减量、减药，不规则用药可产生耐药性而影响治疗效果。

(3)用药期间须注意药物的不良反应，定期复查肝、肾功能，测听力、视力等。若出现恶心、呕吐、耳鸣、听力下降等症状，应及时就诊。

(4)勿用和慎用对肾脏有毒性的药物，如氨基糖苷类，磺胺类药物等，尤其是双肾结核、孤立肾结核、肾结核双肾积水的患者。

3.定期复查　单纯药物治疗者必须重视尿液检查和泌尿系造影的变化。术后应每月检查尿常规和尿结核杆菌,连续半年尿中无结核杆菌称为稳定转阴。5 年不复发者可视为治愈。

(孙敏)

# 第四节　泌尿系统肿瘤的护理

## 一、肾癌的护理

肾癌(renal carcinoma)通常指肾细胞癌,也称肾腺癌。占原发肾肿瘤的 85%,占成人恶性肿瘤的 3%。肾细胞癌在泌尿系统肿瘤中的发病率在膀胱癌、前列腺癌之后,居第三位。高发年龄为 50~60 岁,男女之比为 2∶1。

(一)病因

肾细胞癌的病因不清。目前认为与环境接触、职业暴露、染色体畸形、抑癌基因缺失等有密切关系。

(二)病理和分型

肾癌发生于肾小管上皮细胞,外有假包膜。肾癌穿透假包膜后可经血液和淋巴途径转移。

1.组织学类型　肾癌有三种基本细胞类型,即透明细胞、颗粒细胞和梭形细胞,均来源于肾小管上皮细胞。单个癌内可有多种细胞,临床上以透明细胞癌最为多见;梭形细胞较多的肾癌恶性程度高、预后差。

2.病理分级(按细胞分化程度)　Ⅰ级:细胞分化程度尚可,属低度恶性。Ⅱ级:细胞分化程度已有明显异形性,属中等程度恶性。Ⅲ级:细胞分化程度极差,属高度恶性。

3.转移途径　以直接侵犯肾周围脂肪组织的途径较常见,也可以通过肾静脉扩散至邻近脏器或经淋巴道转移。最常见的转移部位是肺,其他部位为肝、骨骼、肾上腺、对侧肾及同侧邻近淋巴结。

(三)临床表现

1.血尿、腰痛、包块　被称为肾细胞癌的三联症。由于诊断技术的进步,以此三联症就诊的病例已极少见。具有此三联症的肾细胞癌患者事实上已为晚期。以血尿原因就诊的病例约占 60%。

2.肾外症候群　肾细胞癌有很多肾外临床表现,如红细胞增多、高钙血症、高血压、非转移性肝功能异常。红细胞增多是由于肿瘤产生的红细胞生成素增加,或组织缺氧所致的红细胞生成素增加所致。高血压的发生率为 40%,主要由于肿瘤组织产生肾素等血管收缩物质。非转移性肝功能异常被认为是肿瘤产生的肝毒性物质引起,通常在肿瘤切除后肝功能可以自然恢复。

(四)辅助检查

1.实验室检查　血、尿常规检查可提示贫血、血尿、血沉增快。

2.影像学检查

(1)B超检查:能够准确地区分肿瘤和囊性,对于直径小于 0.5cm 的病灶也能够较清楚地显示。目前已经作为一种普查肾肿瘤的方法。

(2)CT 检查:优于超声波检查。可明确肿瘤部位、肾门情况、肾周围组织与肿瘤的关系、局部淋巴结等,有助于肿瘤的分期和手术方式的确定。

(3)静脉尿路造影:能显示肾盂、肾盏受压的情况,并能了解双侧肾功能,是患者能否接受手术的重要参考指标之一。

(4)肾动脉造影:可显示肿瘤新生血管,也可同时进行肾动脉栓塞,能降低手术难度和减少术中出血。但是,由于 CT 的普及以及 CT 血管重建术(CTA)的应用,肾动脉造影检查的应用率大大降低。

(5)MRI 检查:作用与 CT 相近,但对于血管如下腔静脉,其作用明显优于 CT 检查。

(五)处理原则

早期根治性肾切除是主要的治疗方法,术前、术后配合放射及化学治疗,激素治疗、生物治疗等,可显著提高手术存活率。

(六)护理评估

1.术前评估

(1)健康史及相关因素:包括家族中有无肾系列癌发病者,初步判定肾癌的发生时间,有无对生活质量的影响,发病特点怎样。

①一般情况:患者的年龄、性别、婚姻和职业等。

②发病特点:患者有无血尿、血尿程度,有无排尿型态改变和经常性腰部疼痛。本次发病是体检时无意中发现还是出现血尿、腰痛或自己扪及包块而就医。不适是否影响患者的生活质量。

③相关因素:家族中有无肾系列癌发病者,男性患者是否吸烟,女性患者是否有饮咖啡的习惯等。

(2)身体状况

①局部:肿块位置、大小及数量,肿块有无触痛、活动度情况。

②全身:重要脏器功能状况,有无转移灶的表现及恶病质。

③辅助检查:包括特殊检查及有关手术耐受性检查的结果。

2.术后评估　患者是否有肾窝积液和积脓、尿瘘、腹腔内脏器损伤,继发出血,切口感染等并发症。

(七)护理诊断/合作性问题

1.营养失调:低于机体需要量　与长期血尿、癌肿消耗、手术创伤有关。

2.恐惧　与焦虑与对癌症和手术的恐惧有关。

3.潜在并发症　出血、感染。

(八)护理措施

1.改善患者的营养状况

(1)饮食:指导胃肠道功能健全的患者选择营养丰富的食物,改善就餐环境和提供色香味较佳的饮食,以促进患者食欲。

(2)营养支持:对胃肠功能障碍者,应在手术前后通过静脉途径给予营养,贫血者可予少量多次输血以提高血红蛋白水平及患者抵抗力,保证术后顺利康复。

2.减轻患者焦虑和恐惧

(1)护理人员要主动关心患者,倾听患者诉说,适当解释病情,告知手术治疗的必要性和可行性,以稳定患者情绪,争取患者的积极配合。

(2)对担心术后并发症及手术后影响生活质量的患者,应加强术前各项护理措施的落实,让患者体会到手术前的充分准备。亦可通过已手术患者的现身说法,告知患者手术治疗的良好疗效,消除患者的恐惧心理。

3.并发症的预防和护理

(1)预防术后出血

1)密切观察病情:定时测量血压、脉搏、呼吸和体温的变化。

2)观察引流管引流物状况:若患者术后引流量较多、色鲜红且很快凝固,同时伴血压下降、脉搏增快,常提示出血,应立即通知医生处理。

3)止血和输血:①根据医嘱,应用止血药物;②对出血量大、血容量不足的患者给予输液和输血;对经处理出血未能停止者,应积极做好手术止血的准备。

(2)预防感染

1)观察体温变化情况。

2)观察伤口及引流管内引流物的量及性状,保持各引流管引流通畅;加强术后护理,保持伤口干燥。

3)遵医嘱应用抗菌类药物,防止感染的发生。

(九)健康教育

1.康复指导　保证充分的休息,适度身体锻炼及娱乐活动,加强营养,增强体质。

2.用药指导　由于肾癌对放疗、化疗均不敏感,生物素治疗可能是此类患者康复期的主要方法。在用药期间,患者可能有低热,乏力等不良反应,若出现应及时就医,在医生指导下用药。

3.定期复查　本病的近、远期复发率均较高,患者需定期复查 B 超、CT 和血尿常规,以利于及时发现复发或转移。

## 二、膀胱癌的护理

膀胱癌(carcinoma of bladder)发病率在我国泌尿生殖系肿瘤中占第一位。膀胱癌的平均发病年龄为 65 岁,男女之比为 2.7∶1。大多数患者的肿瘤仅局限于膀胱,只有不足 15％的病例出现远处转移。

(一)病因

导致膀胱癌的因素很多。

1.吸烟是导致膀胱癌的重要因素之一。

2.长期与苯胺类化学物质如染料、皮革、橡胶、油漆工等接触,可出现较高的膀胱肿瘤发生率。

3.膀胱黏膜局部长期遭受刺激,如长期慢性的感染、寄生在膀胱的血吸虫病、膀胱结石的慢性刺激等均可诱发膀胱肿瘤。

4.滥用镇痛药物,以及尿中色胺酸和烟酸代谢异常的人群,发生膀胱肿瘤危险性增加。

(二)病理和分型

1.病理类型

(1)生长方式:可分为原位癌、乳头状癌及浸润性癌。

(2)组织学类型:上皮细胞恶性肿瘤占绝大多数,占95%以上,而其中90%以上为移行细胞癌,鳞状细胞癌和腺癌较少见,但恶性程度远比移行细胞癌高。

2.肿瘤分级

(1)Ⅰ级:细胞分化良好,属低度恶性。

(2)Ⅱ级:细胞分化程度已有明显异形性,属中等程度恶性。

(3)Ⅲ级:细胞分化程度极差,属高度恶性。

3.转移途径

(1)局部浸润:主要向深部浸润,直至膀胱外组织。

(2)淋巴结转移:较常见。

(3)血行转移:多在晚期,主要转移至肺、肝、肾及皮肤等处。

4.临床分期 国际抗癌联盟(UICO1980年对膀胱癌的分期如下(图8—5)。

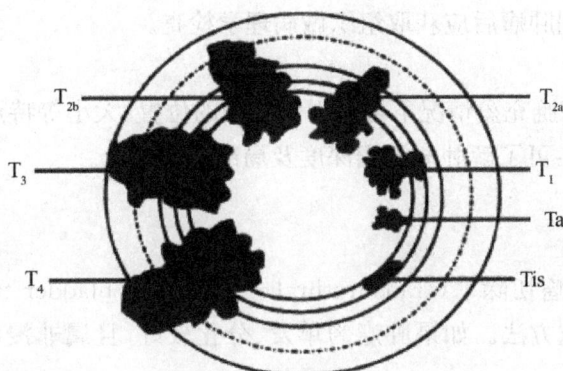

图8—5 膀胱癌的分期

$T_{is}$:原位癌:浸及黏膜表层。

$T_a$:无浸润乳头状瘤:浸及黏膜表层。

$T_1$:肿瘤细胞浸及黏膜固有层。

$T_2$:肿瘤浸及浅肌层。

$T_3$:肿瘤浸及膀胱壁全层。

$T_4$:肿瘤浸及膀胱壁全层以外组织。

$N_0$:无淋巴结转移。

$N_1$:同侧区域淋巴结转移。

$N_2$:多发区域淋巴结转移。

$N_3$:区域淋巴结转移并固定。

$N_4$:区域外淋巴结转移。

$M_0$:无转移。

$M_1$:局部组织浸润或有远处组织和器官转移。

(三)临床表现

1.症状

(1)血尿:患者常以间歇、无痛性肉眼血尿而就医,多为全程血尿,终末加重。出血量多少不等,严重时有血块,但与肿瘤大小、数目、恶性程度并不一致。出血可自行停止,容易造成"自愈"或"好转"的错觉。

(2)膀胱刺激症状:尤其是原位癌患者。

(3)转移:骨转移患者有骨痛,腹膜后转移患者、肾积水患者可出现腰痛。

2.体征　多数患者无明显体征。当肿瘤增大到一定程度时,可能触到肿块。发生肝或淋巴结转移时,可扪及肿大的肝或锁骨上淋巴结。

(四)辅助检查

1.实验室检查　尿常规检查可见血尿或脓尿。大量血尿或肿瘤侵犯骨髓可致贫血,血常规见血红蛋白测定值和白细胞比容下降。

2.尿脱落细胞学检查　可找到肿瘤细胞,但分化良好者不易检出。

3.膀胱镜检查　这是诊断膀胱癌最直接、重要的方法,可以显示肿瘤的数目、大小、外观、位置等。膀胱镜观察到肿瘤后应获取组织做病理学检查。

4.影像学检查

(1)B超检查:在膀胱充盈情况下可以看到肿瘤的位置、大小等特点。

(2)CT、MRI检查:可了解肿瘤浸润深度及局部转移病灶。

(五)处理原则

1.手术治疗

(1)经尿道膀胱肿瘤切除术(transurethral resection of bladder tumor,TURBt):这是所有膀胱肿瘤治疗的首选方法。如果肿瘤为单发、分化较好,且属非浸润型,单纯采用 TURBt 治疗即可。

(2)膀胱部分切除:适用于肿瘤比较局限、呈浸润性生长,病灶位于膀胱侧后壁、顶部等,离膀胱三角区有一定的距离。另有一些位于膀胱憩室内的肿瘤也是膀胱部分切除的适应证。

(3)根治性膀胱全切术:切除盆腔的前半部器官。在男性,包括膀胱周围的脂肪、韧带、前列腺、精囊;在女性,有子宫、宫颈、阴道前穹、尿道、卵巢等器官。男性尿道复发的概率为 $6.1\% \sim 10.6\%$。故对肿瘤累及前列腺或膀胱颈部的患者,应当同时切除尿道。尿流改道、肠代膀胱等手术方式的问世,既提高了治疗效果,也提高了患者的生活质量。

2.放射治疗　在膀胱癌的治疗中毋庸置疑,但其治疗方案和效果尚难定论。

3.化学治疗　化疗分全身化疗和局部化疗两种,局部化疗又有经髂内动脉内灌注和经膀胱内灌注等方法。膀胱灌注化疗:因绝大多数膀胱肿瘤会复发,对保留膀胱的患者,术后应当经导尿管给予膀胱化疗药物灌注,以消灭残余的肿瘤细胞和降低术后复发的可能性。

(六)护理评估

1.术前评估

(1)健康史及相关因素:包括有无诱发肿瘤的原因,发病时间的初步判断,有无恶病质及影响生存质量的症状等。

1)一般情况:患者的年龄、性别、婚姻和职业,患者是否长期吸烟。职业是否为长期接触联苯胺及 β 萘胺的橡胶行业,此两种物质可致膀胱癌。

2)发病特点:出现肉眼血尿的时间、排尿时是否疼痛,为间歇性还是持续性血尿,有无血块,血块形状;排尿形态有无改变,有无尿路刺激症状。

3)既往史:以往是否有过血尿史,有无腰、腹部和膀胱手术创伤史。

4)家族史:患者家族中有无发生泌尿系统肿瘤。

(2)身体状况

1)患者有无消瘦、贫血等营养不良的表现,重要脏器功能状况,有无转移的表现及恶病质。

2)辅助检查:膀胱镜所见肿瘤位置、大小、数量,组织病理学检查结果。

(3)心理和社会支持状况:患者及家属对病情、拟采取的手术方式、手术并发症、排尿形态改变的认知程度,心理和家庭经济承受能力。

2.术后评估 有无盆腔脓肿、尿瘘、直肠损伤、肠瘘、肠梗阻、术后感染等并发症。

(七)护理诊断/合作性问题

1.恐惧与焦虑 与对癌症的恐惧、害怕手术、如厕自理缺陷有关。

2.自我形象紊乱 与膀胱全切除尿流改道、造口或引流装置的存在、不能主动排尿有关。

3.潜在并发症 出血、感染。

(八)护理措施

1.减轻恐惧与焦虑 护理人员要主动向其解释病情,以消除其恐惧心理。膀胱癌属中等恶性,一般出现血尿立即就诊大多数属早期,及时手术治疗效果肯定,5年生存率非常高。

2.帮助患者接受自我形象改变的认识和护理

(1)解释尿流改道的必要性:告知患者尿流改道有利于彻底治愈膀胱癌,通过护理和训练,能逐步适应术后改变。

(2)输尿管皮肤造口和回肠膀胱腹壁造口的护理:保证造瘘处清洁,敷料渗湿后及时更换,保证内支撑引流管固定牢靠且引流通畅。在回肠内留置导尿管者,需经常冲洗,防止黏液堵塞。

(3)原位排尿新膀胱的护理:术后3周内保证各支撑管、引流管引流通畅,定期冲洗留置导尿管,防止黏液堵塞;拔除导尿管前训练新膀胱,待容量达300mL以上便可以拔管。告知患者一年内有不同程度的尿失禁存在,锻炼肛门括约肌功能,有利于早日恢复排尿功能。

(4)集尿袋护理:造口处伤口愈合后选择合适的集尿袋外接造瘘管、引流尿液,指导患者自行定期更换集尿袋。

3.并发症的预防与护理

(1)出血:膀胱全切手术创伤大,术后可发生出血。需密切观察血压、脉搏、引流物性状,若血压下降、脉搏加快、引流管内引出鲜血,每小时超过100mL以上且易凝固,提示出血,应及时通知医生处理。

(2)预防感染:观察体温变化情况;加强基础护理,保持切口清洁,敷料渗湿时及时更换;保持引流管引流通畅及固定牢靠。应用广谱抗生素预防感染。如有体温升高,引流物为脓性并有切口疼痛,多提示感染,应尽快通知医生处理。

(九)健康教育

1.康复指导 适当锻炼,加强营养,增强体质。禁止吸烟,避免接触联苯胺类致癌物质。

2. 术后治疗　术后坚持膀胱灌注化疗药物，膀胱保留术后能憋尿者，即行膀胱灌注免疫抑制剂 BCG（卡介苗）或抗癌药物，可预防或推迟肿瘤复发。每周灌注 1 次，共 6 次，以后每个月 1 次，持续两年。灌注时插导尿管排空膀胱尿，以蒸馏水或等渗盐水稀释的药液灌入膀胱后平、俯、左、右侧卧位，每 15min 轮换体位 1 次，共 2h。

3. 定期复查　主要是全身系统检查，以便及时发现转移及复发征象。

4. 自我护理　尿流改道术后腹部佩带接尿器者，应学会自我护理，避免接尿器的边缘压迫造口。保持清洁，定期更换尿袋。可控膀胱术后，开始每 2～3h 导尿一次，逐渐延长间隔时间至 3～4h 一次，导尿时要注意保持清洁，定期用生理盐水及开水冲洗集尿袋，清除黏液及沉淀物。

（孙敏）

# 第九章　骨外科疾病

## 第一节　上肢骨与关节损伤

### 一、锁骨骨折

1. 解剖概要　锁骨是上肢与躯干的连接和支撑装置，呈 S 形，远端 1/3 为扁平状凸向背侧，利于肌肉和韧带的附着、牵拉，其最远端与肩峰形成肩锁关节，并有喙锁韧带固定锁骨；而近端 1/3 为菱形凸向腹侧，通过坚强的韧带组织与胸骨柄形成胸锁关节，并有胸锁乳突肌附着。

2. 病因与分类　锁骨骨折多发生在儿童及青壮年，主要为间接暴力引起。儿童锁骨骨折多为青枝骨折，而成人多为斜形、粉碎性骨折。1967 年，Allman 等将锁骨骨折分为三型：Ⅰ型为中 1/3 骨折，约占所有锁骨骨折中的 62.0%；Ⅱ型为外 1/3 骨折，约占 34.9%；Ⅲ型为内 1/3 骨折，仅占 3.1%，治疗时需了解胸锁关节有无损伤。

3. 临床表现和诊断　锁骨位于皮下，位置表浅，一旦发生骨折，即出现局部肿胀、瘀斑，肩关节活动使疼痛加剧。患者常用健手托住肘部，减少肩部活动引起的骨折端移动而导致的疼痛，头部向患侧偏斜，以减轻因胸锁乳突肌牵拉骨折近端活动而导致疼痛。检查时，可扪及骨折端，有局限性压痛，有骨擦感。根据物理检查和症状，可对锁骨骨折作出正确诊断。在无移位或儿童的青枝骨折时，单靠物理检查有时难以作出正确诊断，上胸部的正位 X 线平片是不可缺少的检查方法。

4. 治疗

(1)儿童的青枝骨折及成人的无移位骨折可不作特殊治疗。仅用三角巾悬吊患肢 3～6 周即可开始活动。

(2)对有移位的锁骨中段骨折，手法复位满意的，可采用横形"8"字绷带固定。治疗后应严密观察双侧上肢血液循环及感觉运动功能，若出现肢体肿胀、麻木，表示固定过紧，应及时放松。术后 1 周左右，由于骨折区肿胀消失，或因绷带张力降低，常使绷带松弛而导致再移位，因此复位后 2 周内应经常检查固定是否可靠，及时调整绷带的松紧度。

(3)在以下情况时，可考虑行切开复位内固定①患者不能忍受"8"字绷带固定的痛苦。②复位后再移位，影响外观。③合并神经、血管损伤。④开放性骨折。⑤陈旧骨折不愈合。⑥锁骨外端骨折，合并喙锁韧带断裂。切开复位时，应根据骨折部位、骨折类型及移位情况选择钢板、弹性钉、克氏针等固定。钢板固定时，应根据锁骨形状进行预弯处理，并将钢板放在锁骨上方，尽量不放在前方。

### 二、肩锁关节脱位

1. 解剖概要　肩锁关节由肩峰的锁骨关节面与锁骨外端的肩峰关节面构成关节，部分关节内存在纤维软骨盘。关节面多呈垂直方向，关节囊薄弱，由周围的韧带维持其稳定性。维系肩锁关节的主要韧带是肩锁韧带和喙锁韧带。

2.病因与分类　肩锁关节脱位十分常见,多见于青年。暴力是引起肩锁关节脱位的主要原因,以直接暴力多见。根据损伤程度,可将肩锁关节脱位分为三型。

3.临床表现和诊断

Ⅰ型:肩部有打击或跌倒受伤史,肩锁关节处疼痛、肿胀、肩活动时疼痛加重,局部压痛明显。肩锁关节X线瓶片未发现明显移位。

Ⅱ型:除有Ⅰ型的临床表现外,用手指按压锁骨外端有弹性感。X线平片可见锁骨外端向上撬起,为半脱位。

Ⅲ型:除有Ⅰ型的临床表现外,肩外上方肿胀严重,与对侧比较有时可发现患侧明显高起,按压时弹性感更加明显,肩活动受限。X线片可见锁骨外端完全离开肩峰的相对关节面,为完全性脱位。

4.治疗　对于Ⅰ型损伤,用三角巾悬吊患肢2~3周后开始肩关节活动,可获得较好功能。Ⅱ型损伤有学者主张手法复位、加垫外固定,但固定常不可靠,易并发压疮,或演变为陈旧性脱位。对有症状的陈旧性半脱位及Ⅲ型患者,尤其是肩锁关节移位超过2cm者,可选择手术治疗。手术方法可选择切开复位钩状钢板或张力带钢丝固定。在切开复位的同时,可修复断裂的韧带。对喙锁韧带无法修复者,可行韧带重建术。

### 三、肩关节脱位

1.解剖概要　参与肩关节运动的关节包括肱盂关节、肩锁关节、胸锁关节及肩胸(肩胛骨与胸壁形成)关节,但以肱盂关节的活动最为重要。习惯上将肱盂关节脱位称为肩关节脱位。

2.病因与分类　创伤是肩关节脱位的主要原因,多为间接暴力所致。

根据肱骨头脱位的方向可分为前脱位、后脱位、上脱位及下脱位四型,以前脱位最多见。由于暴力的大小、力作用的方向及肌肉的牵拉,前脱位时,肱骨头可能位于锁骨下、喙突下、肩前方及关节盂下。

3.临床表现和诊断　有上肢外展外旋或后伸着地受伤史,肩部疼痛、肿胀、肩关节活动障碍,患者有以健手托住患侧前臂、头向患侧倾斜的特殊姿势,即应考虑有肩关节脱位的可能。检查可发现患肩呈方肩畸形,肩胛盂处有空虚感,上肢有弹性固定;Dugas征阳性:即将患侧肘部紧贴胸壁时,手掌搭不到健侧肩部,或手掌搭在健侧肩部时,肘部无法贴近胸壁;X线正位、侧位片及穿胸位片可确定肩关节脱位的类型、移位方向及有无撕脱骨折。

4.治疗

(1)手法复位:一般采用局部浸润麻醉,用Hippocrates法复位。

(2)固定方法:单纯性肩关节脱位复位后可用三角巾悬吊上肢,肘关节屈曲90°,腋窝处垫棉垫固定3周,合并大结节骨折者应延长1~2周。

(3)康复治疗。

### 四、肱骨折端骨折

1.解剖概要　肱骨折端包括肱骨大结节、小结节和肱骨外科颈3个重要的解剖部位。肱骨外科颈为肱骨大结节、小结节移行为肱骨干的交界部位,该部位是松质骨和密质骨的交接处,易发生骨折。在解剖颈下2~3cm,有臂丛神经、腋血管通过,有发生骨折合并血管神经损伤的可能。

2.病因与分类　肱骨折端骨折以中、老年人为多,其发生率占全身骨折的 2.34%。骨折多因间接暴力引起。肱骨折端骨折分型为 Neer 分型。

一部分骨折:骨折为无移位或轻微移位骨折。

两部分骨折:当肱骨近端 4 个解剖部位中,仅 1 个部位发生骨折或移位者。

三部分骨折:当肱骨近端 4 个部位中,有 2 个部位骨折并且移位时。

四部分骨折:当肱骨近端 4 个部位都发生骨折移位时,形成 4 个分离的骨块。

3.诊断　根据骨折多因间接暴力所致的病史、X 线和 CT 检查(包括 CT 三维重建),可作出明确诊断。X 线检查除了正位(或后前位)外,应进行腋间位 X 线拍片。

4.治疗　肱骨折端骨折可根据骨折类型,移位程度等采用非手术治疗和切开复位固定等手术治疗。

(1)非手术治疗对于 Neer 一型肢骨折端骨折,包括大结节骨折,肱骨外科颈骨折,可用上肢三角巾悬吊 3~4 周,复查 X 线平片后,可逐步行肩部功能锻炼。

对于有轻度移位的二型骨折,患者功能要求不高者也可使用三角巾悬吊 3~4 周,复查 X 线片后,可逐步行肩部功能锻炼。

(2)手术治疗:多数移位的肱骨折端骨折的特点是两部分以上的骨折,应及时行切开复位钢板内固定,大部分患者可获得良好的功能恢复。对于 Neer 三部分、四部分骨折,也可行切开复位钢板内固定术,但对于特别复杂的老年人四部分骨折也可选择人工肱骨头置换术。

### 五、肱骨干骨折

1.解剖概要　肱骨外科颈下 1~2cm 至肱骨髁上 2cm 段内的骨折称为肢骨干骨折。在肱骨干中下 1/3 段后外侧有桡神经沟,有由臂丛神经后束发出的桡神经经内后方紧贴骨面斜向外前方进入前臂,此处骨折容易发生桡神经损伤。

2.病因与分类　肱骨干骨折可由直接暴力或间接暴力引起。其发生率占全身骨折的2.11%。直接暴力常由外侧打击肱骨干中份,致横形或粉碎性骨折。间接暴力常由于手部着地或肘部着地,力向上传导,加上身体倾倒所产生的剪式应力,导致中下 1/3 骨折。有时因投掷运动或"掰腕",也可导致中下 1/3 骨折,多为斜形或螺旋形骨折。

3.临床表现和诊断　受伤后,上臂出现疼痛、肿胀、畸形、皮下瘀斑和上肢活动障碍。检查可发现假关节活动,骨擦感,骨传导音减弱或消失。X 线拍片可确定骨折的类型、移位方向。若合并桡神经损伤,可出现垂腕,各手指掌指关节不能背伸,拇指不能伸,前臂旋后障碍,手背桡侧皮肤感觉减退或消失。

4.治疗　肱骨干横形或短斜形骨折可采用非手术和手术方法治疗。

### 六、肱骨髁上骨折

肱骨髁上骨折多发生于 10 岁以下儿童,根据暴力的不同和骨折移位的方向,可分为屈曲型和伸直型;其中伸直型骨折占 85.4%。

1.伸直型肱骨髁上骨折

(1)病因:多为间接暴力引起。通常是近折端向前下移位,远折端向上移位。

(2)临床表现和诊断:儿童有手着地受伤史,肘部出现疼痛、肿胀、皮下瘀斑,肘部向后突出并处于半屈位,应想到肱骨髁上骨折的可能。检查局部明显压痛,有骨擦音及假关节活动,肘前方可打到骨折断端,肘后三角关系正常。在诊断中,应特别注意观察前臂肿胀程度,腕部有无桡动脉搏动、手的感觉及运动功能等。必须拍肘部正、侧位 X 线片。

(3)治疗

1)手法复位:外固定受伤时间短,局部肿胀轻,没有血液循环障碍者,可进行手法复位外固定。

2)手术治疗:在以下情况可选择手术治疗。①手法复位失败。②小的开放伤口,污染不重。③有神经、血管损伤。

3)康复治疗。

2.屈曲型肱骨髁上骨折

(1)病因:多为间接暴力引起。

(2)临床表现和诊断:受伤后,局部肿胀、疼痛,肘后凸起,皮下瘀斑。检查可发现肘上方压痛,后方可打到骨折端。X 线拍片可发现骨折的存在及典型的骨折移位,即近折端向后下移位,远折端向前移位,骨折线呈由前上斜向后下的斜形骨折。

(3)治疗:治疗的基本原则与伸直型肱骨髁上骨折相同。

### 七、肘关节脱位

1.解剖概要　肘关节由肱骨下端、尺骨鹰嘴窝、桡骨头及关节囊、内外侧副韧带构成。主要完成屈伸活动及很小的尺偏、桡偏活动。在肩、肘、髋、膝四大关节中发生脱位的几率列第2位。

2.病因及分类　外伤是导致肘关节脱位的主要原因,肘关节后脱位常见。

3.临床表现和诊断　上肢外伤后,肘部疼痛、肿胀、活动障碍;检查发现肘后突畸形;前臂处于半屈位,并有弹性固定;肘后出现空虚感,可打到凹陷;肘后三角关系发生改变;应考虑肘关节后脱位的存在。肘部正、侧位 X 线摄片可发现肘关节脱位的移位情况、有无合并骨折。侧方脱位可合并神经损伤,应检查手部感觉、运动功能。

4.治疗

(1)非手术治疗:①手法复位:复位成功的标志为肘关节恢复正常活动,肘后三点关系恢复正常。②固定:用长臂石膏托或支具固定肘关节于屈曲90°,再用三角巾悬吊胸前 2～3 周。逐步行肘关节功能锻炼,以防止肘关节僵硬。

(2)手术治疗:肘关节在功能锻炼时,如屈曲位超过30°、有明显肘关节不稳或脱位趋势时,应手术重建肘关节韧带。

### 八、桡骨头半脱位

1.解剖概要　桡骨头呈椭圆形,最近端为浅凹状关节面,与肱骨小头凸面形成关节,与肱尺关节一起完成屈伸活动。桡骨头的尺侧与尺骨鹰嘴半月切迹形成上尺桡关节,有环状带包绕,与下尺桡关节一同完成前臂旋转活动。

2.病因与分类　桡骨头半脱位多发生在 5 岁以下的儿童,由于桡骨头发育尚不完全,环状韧带薄弱,当腕、手被向上提拉、旋转时,肘关节囊内负压增加,使薄弱的环状韧带或部分关节囊嵌入肱骨小头与桡骨头之间,取消牵拉力以后,桡骨头不能回到正常解剖位置,而是向桡侧移位,形成桡骨头半脱位。

3.临床表现和诊断　儿童的腕、手有被向上牵位的受伤史,患儿感肘部疼痛,活动受限,前臂处于半屈位及旋前位。检查肘部外侧有压痛,即应诊断为桡骨头半脱位。X线摄片常不能发现桡骨头有脱位改变。

4.治疗　不用麻醉即可进行手法复位。术者一手握住小儿腕部,另一手托住肘部,以拇指压在桡骨头部位,肘关节屈曲至 90°,作轻柔的前臂旋后、旋前活动,反复数次,并用拇指轻轻推压桡骨头即可复位。复位成功的标志是可有轻微的弹响声,肘关节旋转、屈伸活动正常。复位后不必固定,但须告诫家长不可再暴力牵拉,以免复发。

## 九、前臂双骨折

1.解剖概要　前臂骨由尺骨及桡骨组成。尺骨折端的鹰嘴窝与肱骨滑车构成肱尺关节。桡骨头与肱骨小头构成肱桡关节。尺桡骨折端相互构成尺桡上关节。尺骨下端为尺骨小头,借助三角软骨与腕骨折侧列形成关节。桡骨远端膨大,与尺骨小头一起,与近侧端腕骨形成桡腕关节。桡尺骨下端又相互构成下尺桡关节。尺桡骨之间由坚韧的骨间膜相连。前臂处于中立位时,骨间膜最紧张,处于旋转位时较松弛。

2.病因与分类

(1)直接暴力:多由于重物打击、机器或车轮的直接压榨,或刀砍伤,导致同一平面的横形或粉碎性骨折,由于暴力的直接作用,多伴有不同程度的软组织损伤,包括肌、肌腱断裂,神经血管损伤等。

(2)间接暴力。

(3)扭转暴力跌倒时手掌着地,同时前臂发生旋转,导致不同平面的尺桡骨螺旋形骨折或斜形骨折。多为高位尺骨骨折和低位桡骨骨折。

3.临床表现和诊断　受伤后,前臂出现疼痛、肿胀、畸形及功能障碍。检查可发现骨擦音及假关节活动。骨传导音减弱或消失。X线拍片检查应包括肘关节或腕关节,可发现骨折的准确部位、骨折类型及移位方向,以及是否合并有桡骨头脱位或尺骨小头脱位。尺骨上 1/3 骨干骨折可合并桡骨头脱位,称为孟氏(Monteggia)骨折。桡骨干下 1/3 骨折合并尺骨小头脱位,称为盖氏(Caleazzi)骨折。

4.治疗

(1)手法复位:若治疗不当可发生尺、桡骨交叉愈合,影响旋转功能。因此治疗的目标除了良好的对位、对线以外,特别注意防止畸形和旋转。

(2)切开复位内固定。

(3)康复治疗:①无论手法复位外固定,或切开复位内固定,术后均应抬高患肢,严密观察肢体肿胀程度、感觉、运动功能及血液循环情况,警惕骨筋膜室综合征的发生。②术后 2 周即开始练习手指屈伸活动和腕关节活动。4 周以后开始练习肘、肩关节活动。8～10 周后拍片证实骨折已愈合,才可进行前臂旋转活动。

## 十、桡骨远端骨折

桡骨远端骨折是指距桡骨远端关节面 3cm 以内的骨折。桡骨远端关节面呈由背侧向掌侧、由桡侧向尺侧的凹面,分别形成掌倾角(10°～15°)和尺倾角(20°～25°)。多为间接暴力引起。

1.伸直型骨折　伸直型骨折(Colles骨折)多为腕关节处于背伸位、手掌着地、前臂旋前时受伤。

(1)临床表现和诊断：伤后局部疼痛、肿胀，可出现典型畸形姿势，即侧面看呈"银叉"畸形，正面看呈"枪刺样"畸形。检查局部压痛明显，腕关节活动障碍。X线拍片可见骨折远端向桡、背侧移位，近端向掌侧移位。可同时伴有下尺桡关节脱位及尺骨茎突骨折。

(2)治疗：以手法复位外固定治疗为主，部分需要手术治疗。

2.屈曲型骨折　屈曲型骨折(Smith骨折)常较伸直型骨折少见。

(1)临床表现及诊断：受伤后，腕部下垂，局部肿胀，腕背侧皮下瘀斑，腕部活动受限。检查局部有明显压痛。X线拍片可发现典型移位，近折端向背侧移位，远折端向掌侧、桡侧移位。可合并下尺桡关节损伤、尺骨茎突骨折和三角纤维软骨损伤。与伸直型骨折移位方向相反，称为反Colles骨折或Smith骨折。

(2)治疗：主要采用手法复位，夹板或石膏固定。

3.桡骨远端关节面骨折伴腕关节脱位　桡骨远端关节面骨折伴腕关节脱位(Barton骨折)是桡骨远端骨折的一种特殊类型。临床上表现为与Colles骨折相似的"银叉"畸形及相应的体征。X线拍片可发现典型的移位。这类骨折较少见，临床上常漏诊或错误诊断为腕关节脱位。只要仔细阅读X线片，诊断并不困难。无论是掌侧或背侧桡骨远端关节面骨折，均首先采用手法复位、夹板或石膏外固定方法治疗。复位后很不稳定者，可切开复位、钢针内固定。

(牟卿)

## 第二节　下肢骨、关节损伤

### 一、髋关节脱位

构成髋关节的髋臼与股骨头两者在形态上紧密配合，是一种典型的杵臼关节，周围又有坚强的韧带与强壮的肌群，因此只有强大的暴力才会引起髋关节脱位。在车祸中，暴力往往是高速和高能量的，为此多发性创伤并不少见。

髋关节脱位按股骨头脱位后的方向可分为前、后和中心脱位，以后脱位最为常见。

1.髋关节后脱位　髋关节后脱位比前脱位多见，据统计，全部髋关节脱位中后脱位占85%～90%。

(1)脱位机制：大部分髋关节后脱位发生于交通事故。发生事故时，患者的体为处于屈膝及髋关节屈曲内收，股骨则有轻度的内旋，当膝部受到暴力时，股骨头即从髋关节囊的后下部薄弱区脱出。

(2)分类：临床上多采用Epstein分类法，共分为五型。

Ⅰ型：单纯脱位或只有髋臼后壁小骨折块。

Ⅱ型：股骨头脱位，合并髋臼后壁一大块骨折。

Ⅲ型：股骨头脱位，合并髋臼后壁粉碎骨折，有或无1个主要骨折块。

Ⅳ型：股骨头脱位，合并髋臼后壁和髋臼底部骨折。

Ⅴ型：股骨头脱位，合并股骨头骨折。

(3)临床表现与诊断

1)明显外伤史,通常暴力很大。例如车祸或高处坠落。

2)有明显的疼痛,髋关节不能主动活动。

3)患肢缩短,髋关节呈屈曲、内收、内旋畸形。

4)可以在臀部摸到脱出的股骨头,大转子上移明显。

5)髋关节后脱位可合并坐骨神经损伤,其发生率约为10%。经2～3个月仍无恢复迹象者,再考虑手术探查。

6)影像学检查:X线检查可了解脱位情况及有无骨折,必要时行CT检查了解骨折移位情况。

(4)治疗

1)Ⅰ型的治疗:①复位:髋关节脱位复位时需肌松弛,必须在全身麻醉或椎管内麻醉下行手法复位。复位宜早,最初24～48小时是复位的黄金时期,应尽可能在24小时内复位完毕,48～72小时后再行复位十分困难,并发症增多,关节功能亦明显减退。常用的复位方法是Allis法,即提拉法。患者仰卧于地上,一助手蹲下用双手按住髂嵴以固定骨盆。术者面对患者站立,先使髋关节及膝关节各屈曲至90°,然后以双手握住患者的腘窝作持续的牵引,也可以前臂的上段套住腘窝作牵引,待肌松弛后,略作外旋,便可以使股骨头还纳至髋臼内。可以感到明显的弹跳与响声,提示复位成功。②固定、功能锻炼:复位后用绷带将双踝暂时捆在一起,于髋关节伸直位下将患者搬运至床上,患肢作皮肤牵引或穿丁字鞋2～3周,不必作石膏固定。卧床期间作股四头肌收缩运动2～3周后开始活动关节。4周后扶双拐下地活动。3个月后可完全承重。

2)Ⅱ～Ⅴ型的治疗对这些复杂性后脱位病例,目前在治疗方面还有争论,但考虑到合并有关节内骨折,日后产生创伤性骨关节炎的机会明显增多,因此主张早期切开复位与内固定。

2.髋关节前脱位

(1)脱位机制:髋关节前脱位少见,髋关节处于外展位,膝关节屈曲,并顶于前排椅背上,急刹车时膝部受力,股骨头即从髋关节囊前方内下部分薄弱区穿破脱出。

(2)分类:前脱位可分成闭孔下、髂骨下与耻骨下脱位。

(3)临床表现与诊断:有强大暴力所致外伤史。患肢呈外展、外旋和屈曲畸形,根据外形表现,不难区分前脱位和后脱位。腹股沟处肿胀,可以摸到股骨头。X线了解脱位方向。

(4)治疗:①复位:在全身麻醉或椎管内麻醉下手法复位。患者仰卧于手术台上,术者握住踝部,使髋轻度屈曲与外展,并沿着股骨的纵轴作持续牵引;一助手立在对侧以双手按1/3的内侧面与腹股沟处施加压力。术者在牵引下作内收及内旋动作,可以完成复位。不成功还可以再试1次,2次未成功必须考虑切开复位。手法复位不成功往往是关节囊有缺损或有卡压,用暴力复位会引起股骨头骨折。②固定和功能锻炼均同髋关节后脱位。

3.髋关节中心脱位

(1)脱位机制:来自侧方的暴力,直接撞击在股骨粗隆区,可以使股骨头水平向内移动,穿过髋臼内侧壁而进入骨盆腔。如果受伤时下肢处于轻度内收位,则股骨头向后方移动,产生髋臼后部骨折。如下肢处于轻度外展与外旋位,则股骨头向上方移动,产生髋臼爆破型粉碎性骨折,此时髋臼的各个区域都有损伤。髋关节中心脱位往往伴有髋臼骨折。

(2)分类:髋关节中心脱位可分成下列各型。

Ⅰ型:单纯性髋臼内侧壁骨折(耻骨部分),股骨头脱出于骨盆腔内。

Ⅱ型:后壁有骨折(坐骨部分),股骨头可向后方脱出。

Ⅲ型:髋臼顶部有骨折(髂骨部分)。

Ⅳ型:爆破型骨折,髋臼全部受累。

(3)临床表现与诊断:①有暴力外伤史。一般为交通事故,或自高空坠下。②后腹膜间隙内出血往往很多,可以出现出血性休克。③髋部肿胀、疼痛、活动障碍;大腿上段外侧方往往有大血肿;肢体缩短情况取决于股骨头内陷的程度。④合并有腹部内脏损伤的并不少见。⑤X线检查可以了解伤情,CT检查可以对髋臼骨折有三维的了解。

(4)治疗:髋关节中心脱位可以有低血容量性休克及合并有腹部内脏损伤,必须及时处理。Ⅰ型中股骨头轻度内移者,可不必复位,仅作短期皮肤牵引。股骨头内移较明显的,需用股骨髁上骨牵引,但常难奏效,最好作大转子侧方牵引。床旁摄片核实复位情况,一般牵引4～6周,3个月后方能负重。髋臼骨折复位不良者,股骨头不能复位者;同侧有股骨骨折者都需要切开复位,用螺丝钉或解剖钢板作内固定。Ⅱ～Ⅲ型脱位,髋臼损伤明显,治疗比较困难。一般主张作切开复位内固定。Ⅳ型病例,髋臼损毁严重往往会发生创伤性骨关节炎,必要时可施行关节融合术或全髋关节置换术。

### 二、股骨近端骨折

1. 股骨颈骨折

(1)解剖概要:股骨颈的长轴线与股骨干纵轴线之间形成颈干角,为$110°\sim140°$,平均$127°$,在重力传导时,力线并不沿股骨颈中心线传导,而是沿股骨小转子、股骨颈内缘传导,因此形成骨皮质增厚部分,又称为"股骨矩"。从矢状面观察,股骨颈的长轴线与股骨干的纵轴线也不在同一平面上,股骨颈有向前的角,称为前倾角,在股骨颈骨折复位及人工关节置换时应注意此角的存在。

成人股骨头的血液供应有多种来源:①股骨头圆韧带内的小凹动脉,提供股骨头凹部的血液循环。②股骨干滋养动脉升支,沿股骨颈进入股骨头。③旋股内、外侧动脉的分支,是股骨头、颈的重要营养动脉。旋股内侧动脉损伤是导致股骨头缺血坏死的主要原因。

(2)病因与分类:股骨颈骨折多数发生在中、老年人,与骨质疏松导致的骨质量下降有关,当遭受轻微扭转暴力则可发生骨折。多数情况下是在走路滑倒时,身体发生扭转倒地,间接暴力传导致股骨颈发生骨折。在青少年,发生股骨颈骨折较少,常需较大暴力才会引起,且不稳定型更多见。

1)按骨折线部位分类:①股骨头下骨折。②经股骨颈骨折。③股骨颈基底骨折。

2)按骨折线方向分类:①内收骨折:远端骨折线与两侧髂嵴连线的夹角(Pauwels角)大于$50°$,为内收骨折。由于骨折面接触较少,容易再移位,故属于不稳定性骨折。Pauwels越大,骨折端所遭受的剪切力越大,骨折越不稳定。②外展骨折:远端骨折线与两侧髂嵴连线的夹角小于$30°$,为外展骨折。由于骨折面接触多,不容易再移位,故属于稳定性骨折。

3)按移位程度分类:Garden分型:Ⅰ型:不完全骨折,骨完整性部分中断。Ⅱ型:完全骨折但不移位。Ⅲ型:完全骨折,部分移位且股骨头与股骨颈有接触。Ⅳ型:完全移位的骨折,占股骨颈骨折的1.7%。

(3)临床表现与诊断:中、老年人有摔倒受伤史,伤后感髋部疼痛,下肢活动受限,不能站立和行走,应怀疑患者有股骨颈骨折。有时伤后并不立即出现活动障碍,仍能行走,但数日后,髋部疼痛加重,逐渐出现活动后疼痛更加重,甚至完全不能行走,这说明受伤时可能为稳定骨折,以后发展为不稳定骨折而出现功能障碍。检查时可发现患肢出现外旋畸形,一般在45°～60°之间。若外旋畸形达到90°,应怀疑有转子间骨折。伤后少有出现髋部肿胀及瘀斑,可出现局部压痛及轴向叩击痛。X线平片检查可明确骨折的部位、类型、移位情况,是选择治疗方法的重要依据。髋部的正位摄片不能发现骨折的前后移位,需加拍侧位片,才能准确判断移位情况。

(4)治疗

1)非手术疗法:年龄过大,全身情况差,合并有严重心、肺、肾、肝等功能障碍不能耐受手术者,可选择非手术方法治疗。穿防旋鞋,下肢骨牵引或皮肤牵引6～8周,同时进行股四头肌等长收缩训练和踝、足趾的屈伸活动,避免静脉回流障碍或静脉血栓形成。期间不可侧卧,不可使患肢内收,不能盘腿而坐,避免发生骨折移位。3个月后,可逐渐扶双拐下地,患肢不负重行走。6个月后,根据骨折愈合情况决定拄拐或改为借助助行器练习行走。

2)手术治疗

手术指征:①有移位的股骨颈骨折,应采用闭合复位内固定手术治疗。对无移位骨折,也应尽早采用内固定治疗,以防转变为移位骨折,而增加治疗难度。

②65岁以上老年人的股骨颈头下型骨折,由于股骨头的血液循环已严重破坏,股骨头坏死发生率很高,多采用人工关节置换术治疗。

③由于误诊、漏诊,或治疗方法不当,导致股骨颈陈旧骨折不愈合,影响功能的畸形愈合,股骨头缺血坏死,关节面塌陷导致髋关节骨关节炎疼痛跛行的,应采用手术方法治疗。

手术方法:①闭合复位内固定。②切开复位内固定。③人工关节置换术。

3)术后处理:空芯拉力螺纹钉内固定手术后,骨折端增强了稳定性,经过2～3日卧床休息后,即可在床上坐起,活动膝、踝关节。6周后扶双拐下地部分负重行走。骨愈合后可弃拐负重行走。对于人工股骨头置换术或全髋关节置换术患者可在术后1周开始借助助行器下地活动。

2.股骨转子间骨折

(1)解剖概要:股骨上端上外侧为大转子,下内侧为小转子。转子间处于股骨干与股骨颈的交界处,是承受剪切应力最大的部位。

(2)病因与分类:好发于中老年骨质疏松患者,转子间骨折多为间接暴力引起。

参照 Tronzo—Evans 的分类方法,可将转子间骨折分为五型。

Ⅰ型:顺转子间骨折,骨折无移位。

Ⅱ型:小转子骨折轻度移位,可获得稳定的复位。

Ⅲ型:小转子粉碎性骨折,不能获得稳定的复位。

Ⅳ型:不稳定型骨折,为Ⅲ型骨折加大转子骨折。

Ⅴ型:逆转子间骨折,由于内收肌的牵引存在移位的倾向,为不稳定型骨折。

(3)临床表现和诊断:受伤后,转子区出现疼痛、肿胀、瘀斑和下肢不能活动。检查发现转子间压痛,下肢外旋畸形明显,可达90°,有轴向叩击痛。测量可发现下肢短缩。X线摄片可明确骨折的类型及移位情况。

(4)治疗:①非手术治疗:对稳定型骨折,采用胫骨结节或股骨髁上外展位骨牵引,10～12

周后逐渐扶拐下地活动。转子间骨折多发生于老年,与骨质疏松有关。非手术疗法卧床时间较长,并发症多,死亡率高,近几年多主张早期手术治疗。②手术治疗:对于不稳定型骨折采用闭合或切开复位内固定。

### 三、股骨干骨折

1.解剖概要　股骨干骨折是指转子下、股骨髁上这一段骨干的骨折。股骨干是人体最粗、最长、承受应力最大的管状骨。股骨干有轻度向前外的弧度,股骨干后面有股骨嵴,为股后部肌附着处。切开复位时,常以股骨嵴作为复位的标志。股部肌肉是膝关节屈伸活动的重要结构。导致股骨干骨折的暴力同时也使周围肌、筋膜损伤,再加上出血后血肿机化、粘连、骨折的固定等,使肌功能发生障碍,从而导致膝关节活动受限。

2.病因与分类　股骨干骨折可分为上 1/3、中 1/3 和下 1/3 骨折。

3.临床表现与诊断　根据受伤后出现的骨折特有表现,即可作出临床诊断。X 线正、侧位拍片,可明确骨折的准确部位、类型和移位情况。在下 1/3 段骨折,由于远折端向后移位,有可能损伤腘动脉、腘静脉和胫神经、腓总神经,应同时仔细检查远端肢体的血液循环及感觉、运动功能。单一股骨干骨折因失血量较多,可能出现休克前期临床表现,若合并多处骨折,或双侧股骨干骨折,发生休克的可能性很大,应对患者的全身情况作出正确判断。

4.治疗

(1)非手术治疗:对比较稳定的股骨干骨折,可采用非手术疗法。在麻醉下,在胫骨结节或股骨髁上进行骨骼牵引。纠正短缩畸形后,用手法复位,减轻牵引重量,叩击肢体远端,使骨折端嵌插紧密。X 线证实对位对线良好,大腿部用四块夹板固定。同时继续用维持重量牵引。牵引方法很多。在成人,可采用 Braun 架固定持续牵引或 Thomas 架平衡持续牵引。3岁以下儿童则采用垂直悬吊皮肤牵引。在牵引过程中,要定时测量肢体长度和进行床旁 X 线平片,了解牵引力是否足够。

成人的股骨干骨折近年来多采用手术内固定治疗。对于不愿意接受手术或存在手术禁忌证的,可行持续牵引 8~10 周。卧床期间,需加强肌肉收缩训练,预防肌肉萎缩、关节粘连和深静脉血栓形成。床旁 X 线平片证实骨折愈合后,可逐渐下地活动。

(2)手术治疗:手术多采用钢板、带锁髓内钉、弹性钉内固定或外固定架外固定。

### 四、股骨远端骨折

1.解剖概述　股骨远端包括股骨髁和股骨髁上,股骨内外髁构成远端关节面。股骨远端的后面有腓肠肌内外侧头的起点。股骨的两髁与相应的胫骨平台形成关节。在外髁的外侧面有外侧副韧带的起点。内髁比外髁大,在远端有内侧副韧带的起点。位于内髁最上方的部分是内收肌结节,是内收肌的止点。

2.分型和损伤机制　股骨髁上骨折是指发生于股骨髁至股骨干干骺端,也即密质骨和松质骨的移行部位的骨折,大多数病例为高速损伤及由高处坠落所致。远骨折块由于腘绳肌和腓肠肌的牵拉而向后移位,有可能损伤血管和神经。股骨髁骨折可损伤关节面或改变下肢负重力线,多需手术切开复位内固定。股骨髁间骨折常称为 T 形或 Y 形骨折。

3.临床表现与诊断　膝关节和股骨远端部位有肿胀、畸形和压痛。骨折端有异常活动和骨擦感。若大腿张力较高,应监测筋膜室压力,以警惕筋膜室综合征的发生。当小腿血运差,足背动脉搏动弱,怀疑有血管损伤时,应采用 Doppler 超声检查,明确有无动脉损伤,必要时进行血管造影。常规摄股骨远端正、侧位 X 线平片。

4.治疗

(1)非手术治疗:现已较少采用。

(2)手术治疗:绝大多数股骨远端骨折都应采用手术治疗。常用内固定有如下几种:①松质骨螺钉及支持钢板。②95°角状钢板。③动力髁螺钉(DCS)。④股骨髁解剖钢板。⑤股骨远端逆行带锁髓内钉。

### 五、髌骨骨折

1.解剖概要 髌骨是人体最大的籽骨。前方有股四头肌腱膜覆盖,并向下延伸形成髌韧带,止于胫骨结节。两侧为髌旁腱膜。后面为关节软骨面,与股骨髁髌面形成髌股关节。髌骨与其周围的韧带、腱膜共同形成伸膝装置,是下肢活动中十分重要的结构。髌骨在膝关节活动中有重要的生物力学功能。

2.病因与分类 直接暴力常致髌骨粉碎骨折;肌肉牵拉暴力常致髌骨横形骨折。

3.临床表现与诊断 伤后膝前肿胀,有时可扪及骨折分离出现的凹陷。膝关节的正、侧位 X 线平片可明确骨折的部位、类型及移位程度,是选择治疗方法的重要依据。

4.治疗 无移位的髌骨骨折采用非手术方法治疗。保持膝关节伸直位,用石膏托或下肢支具固定 4~6 周,即可开始股四头肌等长收缩训练。6 周后开始作膝关节主动屈伸活动训练。有移位的横形骨折,如果移位在 0.3cm 以内,可采用非手术方法。超过 0.3cm 的分离应手术治疗,采用切开复位,克氏针钢丝张力带固定或钢丝捆扎固定,术后可早期膝关节活动。若为髌骨的上极或下极骨折,骨折块较大,仍可采用上述法治疗。若骨折块太小,可予以切除,用钢丝缝合重建髌韧带,术后伸直位固定 4~6 周。髌骨的粉碎骨折如果关节软骨面不平整,均应行手术治疗,恢复关节面的平滑,复位后用钢丝环绕捆扎固定。术后膝关节伸直位固定 4 周,开始功能训练。对严重粉碎骨折,无法恢复髌骨软骨面完整性时,可摘除髌骨,修补韧带,术后 3~4 周开始进行功能锻炼。

### 六、膝关节韧带损伤

1.解剖概要 膝关节的关节囊松弛薄弱,关节的稳定性主要依靠韧带和肌肉。以内侧副韧带最为重要,它位于股骨内上髁与胫骨内髁之间,有深、浅两层纤维。外侧副韧带起于股骨外上髁,它的远端呈腱性结构,与股二头肌肌腱汇合成联合肌腱结构,一起附着于腓骨小头上。

前交叉韧带起自股骨髁间窝的外侧面的后部,向前内下方止于胫骨髁间嵴的前方。当膝关节完全屈曲和内旋胫骨时,此韧带牵拉最紧,防止胫骨向前移动。后交叉韧带起自股骨髁间窝的内侧面,向后下方止于胫骨髁间嵴的后方。膝关节屈曲时可防止胫骨向后移动。

2.损伤机制及病理变化

(1)内侧副韧带损伤:为膝外翻暴力所致。当膝关节外侧受到直接暴力,使膝关节猛烈外翻,便会损伤内侧副韧带。当膝关节半屈曲时,小腿突然外展外旋也会使内侧副韧带损伤。内侧副韧带损伤多见于运动创伤,如足球、滑雪、摔跤等竞技项目。

(2)外侧副韧带损伤:主要为膝内翻暴力所致。因外侧髂胫束比较强大,单独外侧副韧带损伤少见。如果暴力强大,髂胫束和腓总神经都难免受损伤。

(3)前交叉韧带损伤:膝关节伸直位内翻损伤和膝关节屈曲位外翻损伤都可以使前交叉韧带断裂。一般前交叉韧带很少会单独损伤,往往合并有内、外侧副韧带与半月板损伤,但在膝关节过伸时,有可能会单独损伤前交叉韧带。另外,暴力来自膝关节后方,胫骨上端受到向前冲击的力量,也可使前交叉韧带断裂。前交叉韧带损伤亦多见于竞技运动。

(4)后交叉韧带损伤:无论膝关节处于屈曲位或伸直位,来自前方的使胫骨上端后移的暴力都可以使后交叉韧带断裂。后交叉韧带损伤相对少见,通常与前交叉韧带同时损伤。

3.临床表现与诊断　都有外伤病史。以青少年多见,男性多于女性;以运动员最为多见。受伤时有时可听到韧带断裂的响声,很快便因剧烈疼痛而不能再继续运动或工作。膝关节处出现肿胀、压痛与积血,膝部肌痉挛,患者不敢活动膝部,膝关节处于强迫体位,或伸直,或屈曲。膝关节侧副韧带的断裂处有明显的压痛点,有时还会摸到蜷缩的韧带断端。

(1)侧方应力试验。

(2)抽屉试验:急性期也建议在麻醉下进行操作。膝关节屈曲 90°,检查者固定患者足部,用双手握住胫骨上段做拉前和推后动作,并注意胫骨结节前后移动的幅度。前移增加表示前交叉韧带断裂,后移增加表示后交叉韧带断裂。

(3)Lachman 试验患者屈膝 20°~30°,检查者一手握住股骨远端,另一手握住胫骨近端,对胫骨近端施加向前的应力,可感觉到胫骨的前向移动,并评定终点的软硬度,与对侧膝关节进行比较。Lachman 试验比抽屉试验阳性率高。

(4)轴移试验。

4.影像学检查与关节镜检查

(1)普通 X 线平片检查只能显示撕脱的骨折块。为显示有无内、外侧副韧带损伤,可摄应力位平片。

(2)MRI 检查可以清晰地显示出前、后交叉韧带的情况,还可以发现意料不到的韧带结构损伤与隐匿的骨折线。

(3)关节镜检查对诊断交叉韧带损伤十分重要。75％急性创伤性关节血肿可发现为前交叉韧带损伤,其中 2/3 病例同时伴有内侧半月板撕裂,1/5 病例有关节软骨面缺损。

5.治疗

(1)内侧副韧带损伤:内侧副韧带扭伤或部分性断裂(深层)可以非手术治疗,用长腿管型石膏固定 4~6 周。完全断裂者应及早修补。如同时有半月板损伤与前交叉韧带损伤者也应在手术时同时进行处理。

(2)外侧副韧带损伤:外侧副韧带断裂者应立即手术修补。

(3)前交叉韧带损伤:前交叉韧带完全断裂者目前主张在关节镜下作韧带重建手术,可选用自体骨－髌韧带－骨、自体半腱肌股薄肌肌腱、异体肌腱或人工韧带作为移植材料。如伴有髁间嵴骨折,骨折片抬高移位＞2mm,应行螺钉固定。

(4)后交叉韧带损伤:对断裂的后交叉韧带是否要重建以往有争论,目前的意见偏向于在关节镜下早期修复重建。

## 七、膝关节半月板损伤

1.解剖概要　半月板是一种月牙状纤维软骨,充填在股骨与胫骨关节间隙内,每个膝关节有 2 个半月板:内侧半月板与外侧半月板。内侧半月板比较大,近似 C 形,有前后两角,前角狭窄后角宽大肥厚。外侧半月板较小,形状似 O 形。

2.损伤机制与病理 研磨力量是产生半月板破裂的主要原因。因此产生半月板损伤必须有 4 个因素:膝半屈、内收或外展、重力挤压和旋转力量。

半月板撕裂的类型(按 O'Connor 分类法):①纵行撕裂。②水平撕裂。③斜行撕裂。④横行撕裂,亦即放射状撕裂。⑤变异性撕裂,包括瓣状撕裂、复合撕裂和退变半月板的撕裂。

纵行撕裂的走向平行于半月板边缘,穿过半月板全层的纵行撕裂会产生可移动的内侧撕裂瓣片,如果内侧撕裂瓣片移位进入髁间窝,常称为"桶柄状撕裂"。

3.临床表现

(1)只有部分急性损伤病例有外伤病史,慢性损伤病例无明确外伤病史。

(2)多见于运动员与体力劳动者,男性多于女性。

(3)受伤后膝关节剧痛,不能伸直,并迅速出现肿胀,有时有关节内积血。

(4)急性期过后转入慢性阶段。此时肿胀已不明显,关节功能亦已恢复,但总感到关节疼痛,活动时有弹响。有时在活动时突然听到"咔嗒"一声,关节便不能伸直,忍痛挥动几下小腿,再听到"咔嗒"声,关节又可伸直,此种现象称为关节交锁。交锁可以偶尔发生,也可以频繁发生。频繁地发作交锁影响日常生活与运动。

(5)慢性阶段的体征有关节间隙压痛、弹跳、膝关节屈曲挛缩与股内侧肌的萎缩。沿着关节间隙扪摸,可以检查出压痛点,根据压痛点部位,可以大致判断出是前角、体部或后角撕裂。前角的水平撕裂在屈伸膝关节时可以看到"膝眼"处在弹跳。膝关节屈曲挛缩则提示撕裂的半月板嵌于股骨髁下长期难以解锁。股内侧肌的萎缩为失用性,该体征提示膝关节内部结构紊乱。

(6)几种特殊试验①过伸试验:膝关节完全伸直并轻度过伸时,半月板破裂处受牵拉或挤压而产生剧痛。②过屈试验:将膝关节极度屈曲,破裂的后角被卡住而产生剧痛。③半月板旋转挤压试验(McMurmy 试验)。④研磨试验(Apley 试验)。⑤蹲走试验。

4.影像学检查与关节镜检查

(1)X 线平片检查不能显示半月板形态,主要是用来除外膝关节其他病变与损伤。

(2)MRI 检查可以清晰地显示出半月板有无变性、撕裂,还可察觉有无关节积液与韧带的损伤。

(3)关节镜检查是一项新技术。它不仅可以发现影像学检查难以察觉的半月板损伤,还可以同时发现有无交叉韧带、关节软骨和滑膜病变。

5.治疗 急性半月板损伤时可用长腿石膏托固定 4 周。有积血者可于局麻下抽尽积血后加压包扎。急性期过去后疼痛减轻,可以开始作股四头肌锻炼,以免发生肌萎缩。症状不能消除者考虑手术治疗。

目前主张在关节镜下进行手术,边缘分离的半月板可以缝合,容易交锁的撕裂的半月板瓣片可以局部切除,有条件缝合的亦可以予以修复。

## 八、胫骨平台骨折

1.解剖概要 胫骨上端与股骨下端形成膝关节。与股骨下端接触的面为胫骨平台,有 2 个微凹的凹面,并有内侧或外侧半月板增强凹面,与股骨髁的相对面吻合,增加膝关节的稳定性。胫骨平台是膝的重要负荷结构,一旦发生骨折,使内、外平台受力不均,将产生骨关节炎改变。胫骨平台内外侧分别有内、外侧副韧带附着,当胫骨平台骨折时,常发生韧带及半月板的损伤。

2.病因及分类　胫骨平台骨折可由间接暴力或直接暴力引起,胫骨平台骨折受伤机制和临床表现复杂,分型较多。Schatzker 分型是当前应用最广泛的分型,将胫骨平台骨折分为六型。

Ⅰ型:外侧平台劈裂骨折,无关节面塌陷。

Ⅱ型:外侧平台劈裂,关节面压缩骨折。

Ⅲ型:外侧平台单纯压缩骨折。

Ⅳ型:胫骨内侧平台骨折。

Ⅴ型:双侧平台骨折,高能量暴力损伤所致,易合并血管神经损伤。

Ⅵ型:双侧平台骨折加胫骨干与干骺端分离,高能量暴力损伤所致,在 X 线片上显示为粉碎爆裂骨折,常合并膝部软组织严重损伤、筋膜室综合征和严重神经血管损伤。

3.临床表现　胫骨平台骨折时,患者出现疼痛,膝关节肿胀和下肢不能负重等症状。膝关节主动、被动活动受限,胫骨近端和膝关节局部触痛。检查时应注意骨折部位软组织覆盖情况和神经、血管情况。尽早发现腘动脉的合并损伤极为重要。对于高能量所致的胫骨平台骨折,应仔细检查患肢有否出现静息痛、被动牵拉相关肌肉诱发剧痛、小腿骨筋膜室紧张及足部感觉减弱等体征,预防或及时发现骨筋膜室综合征。

4.影像学检查　正、侧位平片足以诊断骨折。牵引下拍片可以得到骨折形态的清晰图像,并可同时检查膝关节韧带完整与否和骨折复位情况。CT 可以了解骨折块移位和关节面塌陷的形态。MRI 可清楚地显示损伤的半月板、韧带、关节软骨及关节周围软组织等改变,还能显示骨挫伤,并能判断病变的严重程度。高能量暴力造成的胫骨平台骨折(Schatzker Ⅳ、Ⅴ、Ⅵ型骨折)和(或)膝关节脱位可导致血管损伤,故对怀疑血管损伤或存在不能解释的骨筋膜室综合征的患者,应行血管造影检查。

5.治疗　胫骨平台骨折的治疗以恢复关节面的平整,韧带的完整性及膝关节活动范围为目的。移位的胫骨平台骨折为不稳定的关节内骨折,必须坚持解剖复位、坚强固定,有骨缺损时,应植骨填充,早锻炼晚负重的原则。6~8 周后逐渐开始活动,至骨折愈合后才可完全负重。

## 九、胫腓骨干骨折

1.解剖概要　胫骨和股骨一样,是承重的重要骨骼。位于皮下,前方的胫骨嵴是进行骨折后手法复位的重要标志。胫骨上端与下端关节面是相互平行的。若骨折对位对线不良,使关节面失去平行,改变了关节的受力面,易发生创伤性关节炎。腓骨的上、下端与胫骨构成上胫腓联合和下胫腓联合,为微动关节,腓骨不产生单独运动,但可承受 1/6 的负重。此处血管固定,胫骨上 1/3 骨折,可致胫后动脉损伤,引起下肢严重血液循环障碍,甚至缺血坏死。小腿的肌筋膜与胫骨、腓骨和胫腓骨间膜一起构成 4 个筋膜室。由于骨折后骨髓腔出血,或肌肉损伤出血,或因血管损伤出血,均可引起骨筋膜室综合征,导致肌缺血坏死,后期成纤维化,将严重影响下肢功能。胫骨的营养血管从胫骨干上、中 1/3 交界处进入骨内,在中、下 1/3 的骨折使营养动脉损伤,供应下 1/3 段胫骨的血液循环显著减少;同时下 1/3 段胫骨几乎无肌附着,由胫骨远端获得的血液循环很少,因此下1/3段骨折愈合较慢,容易发生延迟愈合或不愈合。腓骨颈有移位的骨折可引起腓总神经损伤。

2.病因与分类 由于胫腓骨表浅,又是负重的主要骨,易遭受直接暴力损伤。

胫腓骨骨干骨折可分为3种类型:①胫腓骨骨干双骨折。②单纯胫骨骨干骨折。③单纯腓骨骨折。临床上以胫腓骨骨干双骨折为最多见,表明所遭受的暴力大,骨和软组织损伤重,并发症多,治疗有一定困难。

3.治疗 胫腓骨骨干骨折的治疗目的是矫正成角、旋转畸形,恢复胫骨上、下关节面的平行关系,恢复肢体长度。无移位的胫腓骨骨干骨折采用小夹板或石膏固定。有移位的胫腓骨骨干双骨折可采用跟骨结节牵引,小夹板固定。6周后,取消牵引,改用小腿功能支架固定,或行石膏固定,10~12周后可扶双拐下地部分负重行走。不稳定的胫腓骨骨干双骨折,保守治疗无效,采用切开复位内固定。

## 十、踝部骨折

1.解剖概要 踝关节由胫骨远端、腓骨远端和距骨体构成。胫骨远端内侧突出部分为内踝,后缘呈唇状突起为后踝,腓骨远端突出部分为外踝。由内踝、外踝和胫骨下端关节面构成踝穴,包容距骨体。与踝穴共同构成关节的距骨滑车其关节面约有2/3与胫骨下端关节面接触,是人体负重的主要关节之一。在负重中期,关节面承受的压力应约为体重的2倍;在负重后期则可达5倍,这也是踝关节容易受伤、发生退变性关节炎的原因之一。

2.病因与分类 踝部骨折多由间接暴力引起,大多数是在踝跖屈时扭伤所致。踝部骨折的分类方法很多,但从临床应用的角度,将Danis-Weber和Lange-Hanson分类法结合的分类方法更为实用。

(1)Ⅰ型内翻内收型。

(2)Ⅱ型分为2个亚型:①外翻外展型。②内翻外旋型;Ⅱ型骨折均为三踝骨折。下胫腓韧带完整,不发生踝关节脱位是此型骨折的特征。

(3)Ⅲ型外翻外旋。

(4)垂直压缩型(Pilon骨折)。

3.临床表现和诊断 踝部肿胀明显、瘀斑,内翻或外翻畸形,活动障碍。检查可在骨折处扪到局限性压痛。踝关节正位、侧位X线平片可明确骨折的部位、类型、移位方向。对Ⅲ型骨折,需检查腓骨全长,若腓骨近端有压痛,应补充摄X线平片,以明确腓骨近端有无骨折。

4.治疗 踝关节结构复杂,暴力作用的机制及骨折类型也较多样,按一般的原则,先手法复位外固定,失败后则采用切开复位内固定的方式治疗。

Ⅰ型骨折为双踝骨折,为恢复韧带的张力,一般均应行切开复位,松质骨螺钉、钢板内固定。

Ⅱ型骨折为三踝骨折,内踝骨折采用松质骨螺钉内固定,外踝骨折常需采用钢板固定。影响胫骨1/4~1/3关节面的后踝骨折也需用松质骨螺钉或支撑钢板内固定。

Ⅲ型骨折除需对内踝行切开复位内固定外,外踝或腓骨骨折也应行钢板螺钉内固定,固定腓骨是保证胫腓下端稳定性的重要方法。

以上三型骨折,有韧带、关节囊断裂的应同时修补。

垂直压缩性骨折多需切开复位内固定或外固定架固定,并应将压缩塌陷部位复位后遗留的骨缺损用自体松质骨或人工骨充填。

## 十一、踝部扭伤

1.解剖概要　踝关节关节囊纤维层增厚形成韧带,主要有3组:①内侧副韧带,是踝关节最坚强的韧带。主要功能是防止踝关节外翻。②外侧副韧带。③下胫腓韧带,若内侧副韧带损伤,将出现踝关节侧方不稳定;若外侧副韧带损伤,将出现踝关节各方向不稳定。

2.病因　在下台阶时,或在高低不平的路上行走,踝关节处于跖屈位,遭受内翻或外翻暴力时,使踝部韧带过度牵拉,导致韧带部分损伤或完全断裂也可导致韧带被拉长、撕脱骨折、踝关节或下胫腓联合半脱位、全脱位。若急性韧带损伤修复不好,韧带松弛,易致复发性损伤,导致踝关节慢性不稳定。

3.临床表现与诊断　踝部扭伤后出现疼痛、肿胀、皮下瘀斑,活动踝关节疼痛加重。检查可以发现伤处有局限性压痛点,踝关节跖屈位加压,使足内翻或外翻时疼痛加重,即应诊断为踝部韧带损伤。踝关节正、侧位摄片可发现撕脱骨折。

4.治疗　急性损伤应立即冷敷,以减少局部出血及肿胀程度。48小时后可局部理疗,促进组织愈合。韧带部分损伤或松弛者,在踝关节背屈90°位,极度内翻位(内侧副韧带损伤时)或外翻位(外侧副韧带损伤时)石膏固定2～3周。韧带完全断裂合并踝关节不稳定者,或有小的撕脱骨折片,也可采用石膏固定4～6周。对反复损伤韧带松弛、踝关节不稳定者,宜采用自体肌腱转移或异体肌腱移植修复重建踝稳定性,以保护踝关节。

## 十二、足部骨折

每只足有26块骨(不包括籽骨),由韧带、关节连结成为一个整体。在足底,由骨和关节形成了内侧纵弓、外侧纵弓和前面的横弓,这是维持身体平衡的重要结构。足弓还具有弹性,吸收震荡、负重,完成行走、跑跳等动作。足部骨折若破坏了这一结构,将带来严重功能障碍。因此足部骨折的治疗目的是尽可能恢复正常的解剖关系和生理功能。

1.跟骨骨折

(1)解剖概要:跟骨是足骨中最大的骨,以松质骨为主,呈长而略有弓形。跟骨后端为足弓的着力点之一。跟骨与距骨形成距跟关节。跟骨的载距突与距骨颈接触,支持距骨头并承担体重。跟骨上关节面与距骨远端形成距骨下关节,跟骨与骰骨形成跟骰关节。由跟骨结节与跟骨后关节突的连线与跟骨前结节最高点,后关节突连线形成的夹角称为跟骨结节关节角(Bohler角),正常时约为25°～40°。跟骨结节与第1跖骨头和第5跖骨头形成足的三点负重,并形成足弓。若跟骨骨折、塌陷,使足底三点负重关系发生改变,足弓塌陷将引起步态的改变和足的弹性、减震功能降低。

(2)病因与分类:高处坠落,足跟着地是跟骨发生骨折的主要原因。

1)不波及距下关节的关节外骨折:这类骨折包括:①跟骨前端骨折,仅波及跟骰关节。②跟骨结节垂直骨折。③载距突骨折。④跟骨结节的鸟嘴状骨折。

2)波及距下关节的关节内骨折:这类骨折包括:①垂直压缩骨折。②单纯剪切暴力骨折。③剪切和挤压暴力骨折,此型骨折临床上最为多见。④粉碎骨折。

(3)临床表现与诊断:在坠落伤后出现跟部疼痛、肿胀,皮下瘀斑,足底扁平及局部畸形,不能行走。检查跟部有局限性压痛,跟骨横径较健侧增宽,应怀疑有跟骨骨折。踝类节正位、侧位和跟骨轴位拍片,可明确骨折的类型、移位程度。

(4)治疗:跟骨骨折的治疗原则是恢复距下关节的对位关系和跟骨结节关节角,纠正跟骨变宽,维持正常的足弓高度和负重关系。

1)非手术治疗:适用于无移位的或无明显移位的跟骨关节内骨折,以及明显移位但高龄或合并严重内科疾病的患者,给予石膏或支具固定4～6周。

2)闭合撬拨复位治疗:C形臂 X 线机透视下在跟腱止点处平行插入 2 枚粗克氏针,针端达后关节面下方后屈膝、踝跖屈位将塌陷的后关节面撬起。有跟骨变宽的需做双侧挤压。侧位及轴位透视,位置满意后,克氏针及石膏固定。6 周后去除克氏针和石膏,练习踝关节活动。

3)切开复位内固定术:手术治疗的指征是后关节面移位明显的骨折、鸟嘴样骨折(跟骨结节撕脱骨折)。虽然关节面骨折块无明显移位,但跟骨体骨折移位较大,为减少晚期并发症,也应切开复位内固定。

4)关节融合术。

2.跖骨骨折　在大多数情况下,跖骨骨折为直接暴力引起,如重物打压等。在足的 5 个跖骨中,第 1 跖骨最粗大,发生骨折的机会较少;第 2～4 跖骨发生骨折机会最多。第 5 跖骨基底由于是松质骨,常因腓骨短肌猛烈收缩而发生骨折。单纯的第 5 跖骨基底骨折在足外翻位用支具或石膏固定4～6 周即可进行功能锻炼。

跖骨基底骨折,远折端常向下、后移位,也可压迫或损伤足底动脉弓,若足背动脉也有损伤或代偿不完全时,可发生前足坏死,应紧急手法复位,石膏外固定。若手法复位失败,经跖骨头下方打入髓内针,通过骨折端直到跗骨作内固定。

跖骨干骨折因暴力作用的大小、方向不同,可出现横形,斜形、粉碎性骨折。第 2～4 跖骨的单一跖骨干骨折常无明显移位,不需特殊治疗,休息 3～4 周即可下地活动。有移位的多个跖骨干骨折先试行手法复位,若不成功则行切开复位,经跖骨头下方打入髓内针固定 4 周。

跖骨颈骨折后,骨折远端常向下、后移位,使跖骨头下垂,影响足的正常负重,会出现疼痛,应先试行手法复位。若复位失败,作切开复位,交叉克氏针内固定,4～6 周后拔出克氏针。骨愈合牢固后负重行走。

3.趾骨骨折

(1)病因:多为直接暴力损伤,如重物高处落下直接打击足趾,或走路时踢及硬物等。

(2)治疗:趾骨表浅,伤后诊断不困难。无移位的趾骨骨折不需特别治疗,休息 2～3 周即可行走。有移位的单个趾骨骨折,行手法复位,将邻趾与伤趾用胶布一起固定,可早期行走。多数趾骨骨折在复位后,用超过足趾远端的石膏托固定 2～3 周即可进行功能训练。在趾骨和跖骨骨折的治疗中,特别注意纠正旋转畸形及跖侧成角畸形,避免足趾因轴线改变而出现功能障碍。

(牟卿)

# 第三节　脊柱、脊髓损伤

## 一、脊柱骨折

脊柱骨折可以并发脊髓或马尾神经损伤,胸腰段脊柱($T_{10}$～$L_2$)骨折十分常见。

1.分类

(1)颈椎骨折分类:分为 4 种类型。

1)屈曲型损伤:①压缩型骨折。②骨折—脱位。

2)垂直压缩型损伤:①Jefferson 骨折。②爆裂型骨折。

3)过伸损伤:①无骨折—脱位的过伸损伤。②枢椎椎弓骨折。

4)齿状突骨折。

(2)胸腰椎骨折的分类

1)Denis 依据骨折的稳定性将其分为:①稳定型骨折。②不稳定型骨折。

2)依据骨折形态分类:①压缩骨折。②爆裂骨折。③Chance 骨折。④骨折—脱位。

2.临床表现

(1)病史:①外伤史。②临床症状:局部疼痛;站立及翻身困难;腹痛、腹胀;四肢及双下肢感觉、运动障碍。③并发症:应注意是否有其他脏器损伤。

(2)体征(物理检查):体格检查时,要注意保暖。

(3)实验室检查:系围术期准备。

3.影像学检查

(1)X 线。

(2)CT。

(3)MRI。

(4)其他:如超声检查、电生理检查等。

4.诊断　根据外伤史、体格检查和影像学检查一般均能作出诊断。

5.急救搬运　正确的方法是采用担架、木板或门板运送。

6.治疗

(1)颈椎损伤

1)上颈椎损伤:①寰椎前后弓骨折:Halo 架固定 12 周或行颅骨牵引治疗。②寰枢椎脱位:此型损伤可压迫颈髓。③齿状突骨折:对Ⅰ型、Ⅲ型和没有移位的Ⅱ型齿状突骨折,一般采用非手术治疗。Ⅱ型骨折一般主张手术治疗。④枢椎椎弓骨折:无移位的枢椎椎弓根骨折行牵引或 Halo 架固定 12 周。

2)下颈椎($C_3 \sim C_7$)损伤:①压缩性骨折:Ⅰ度的压缩骨折可行颈部支具固定 8~12 周,Ⅱ度或Ⅲ度的不稳定型骨折应行骨折椎体次全切除,内固定植骨融合。②爆裂骨折:此类病例应前路手术,骨折椎体次全切除,内固定植骨融合。③骨折—脱位:无椎间盘突出可行颅骨牵引复位及前路椎间融合,也可行后路切开复位固定术。④颈椎过伸性损伤:常行后路椎管扩大成形术。

(2)胸腰椎损伤:①压缩骨折:非手术治疗适于脊柱前柱压缩<Ⅰ°。若脊柱前柱压缩近Ⅱ°或以上需手术治疗复位固定及脊柱融合。②爆裂骨折:患者椎管受累超过 30%,或有神经症状,则需行脊柱前路或后路复位、减压、内固定和植骨融合术。③Chance 骨折:手术治疗适用于有明显的脊柱韧带结构断裂及椎间盘损伤的脊柱不稳定型骨折。④骨折—脱位:应行后路切开复位内固定,对合并神经损伤的患者还需行椎管减压手术。⑤附件骨折:卧床制动。

## 二、脊髓损伤

腰胸段脊髓损伤使下肢的感觉和运动产生障碍,称为截瘫;颈段脊髓损伤后;双上肢也有神经功能障碍,为四肢瘫。

1.病理生理

(1)脊髓震荡:脊髓神经细胞结构正常。

(2)不完全性脊髓损伤:轻者仅有中心小坏死灶,保留大部分神经纤维;重者脊髓中心可出现坏死软化灶,只保留小部分神经纤维。

(3)完全性脊髓损伤:从中心出血至全脊髓出血水肿,从中心坏死到大范围脊髓坏死。晚期脊髓为胶质组织代替。

2.临床表现

(1)脊髓震荡:临床上不留任何神经系统后遗症。

(2)不完全性脊髓损伤:①前脊髓综合征:出现四肢瘫痪,下肢瘫痪重于上肢瘫痪。②后脊髓综合征:受损平面以下运动功能和痛温觉、触觉存在,深感觉全部或部分消失。③脊髓中央管周围综合征:损伤平面以下的四肢瘫,上肢重于下肢。④脊髓半切综合征:损伤平面以下同侧肢体运动及深感觉消失,对侧痛觉和温觉消失。

(3)完全性脊髓损伤:胸段脊髓损伤表现为截瘫,颈段脊髓损伤则表现为四肢瘫。

(4)脊髓圆锥损伤:会阴部皮肤感觉缺失,大小便不能控制和性功能障碍,双下肢的感觉和运动仍保留正常。

(5)马尾神经损伤:损伤平面以下弛缓性瘫痪。

3.脊髓损伤程度评估　常用的是 Frankel 分级。

4.影像学检查　X线平片、CT、MRI 检查。

5.电生理检查。

6.并发症

(1)呼吸衰竭与呼吸道感染。

(2)泌尿生殖道的感染和结石。

(3)压疮。

(4)体温失调。

7.治疗原则

(1)非手术治疗:①药物治疗:甲泼尼龙冲击疗法。②高压氧治疗。③其他:自由基清除剂、改善微循环药物、兴奋性氨基酸受体阻滞剂等。

(2)手术治疗:手术只能解除对脊髓的压迫和恢复脊柱的稳定性,目前还无法使损伤的脊髓恢复功能。

(牟卿)

## 第四节　骨盆、髋臼骨折

### 一、骨盆骨折

骨盆是由两侧的髂骨、耻骨、坐骨经 Y 形软骨融合而成的 2 块髋骨和 1 块骶尾骨,经前方耻骨联合和后方的骶髂关节构成的坚固骨环。

1.分类

(1)按骨折部位分类:①骨盆边缘撕脱性骨折。②髂骨翼骨折。③骶尾骨骨折:骶骨骨折分成3个区:①Ⅰ区,在骶骨翼部。②Ⅱ区,在骶孔处。③Ⅲ区,为正中骶管区。④骨盆环骨折。

(2)按骨盆环的稳定性分类:Tile分型分为三型。

(3)按暴力的方向分类:①侧方挤压损伤(LC骨折)。②前方挤压损伤(APC骨折)。③垂直剪力损伤(VS骨折)。④混合暴力损伤(CM骨折)。

2.临床表现　可发现下列征。

(1)骨盆分离试验与挤压试验阳性。

(2)肢体长度不对称。

(3)会阴部的瘀斑。

3.影像学检查　X线、CT检查。

4.并发症　常见的有:①腹膜后血肿。②腹腔内脏器损伤。③神经损伤。④脂肪栓塞与静脉栓塞。

5.骨盆骨折急救处理　①测血压和脉搏。②快速建立输血补液通道。③及早完成X线和CT检查。④观察患者排尿情况。⑤诊断性腹腔穿刺次。⑥超声检查。

6.治疗措施

(1)根据全身情况决定治疗步骤,应与相关科室协同处理。

(2)重度骨盆骨折送入外科监护室治疗。

(3)骨盆骨折本身的处理:①骨盆边缘性骨折:不必特殊处理。②骶尾骨骨折:卧床休息为主。③单纯性耻骨联合分离且较轻者,用骨盆兜悬吊固定。④骨盆环双处骨折伴骨盆环断裂:主张手术复位及内固定,必要时辅以外固定支架。

## 二、髋臼骨折

髋臼骨折是由强大暴力造成。

1.骨折分型　目前采用的是Letoumel—Judet分型。

(1)单一骨折:累及髋臼的1个柱或壁。

(2)复合骨折:近至少由2个单一骨折组合。

2.治疗

(1)非手术治疗:主要是卧床和牵引。

(2)手术治疗:①手术指征:髋关节不稳定及移位>3mm者。②手术时机:最佳手术时机多认为在伤后4~7日。③术前准备:主要是肠道准备和患肢准备。④手术入路和方法选择:手术入路包括后方入路;髂腹股沟入路;髂股入路及前后联合入路。手术方法包括切开复位重建钢板或髋臼W形安全角度接骨板内固定、空心钉固定及全髋关节置换术。

(牟卿)

# 第十章 耳鼻喉外科疾病

## 第一节 耳的先天性疾病

### 一、先天性耳前瘘管

先天性耳前瘘管(congenital preauricular fistula)为第一、二鳃弓的耳郭原基在发育过程中融合不全的遗迹,是一种临床上很常见的先天性外耳疾病,单侧与双侧发病比例为4:1,女性略多于男性。平时多无症状,不以为疾,及至感染,才引起注意并接受诊治。

（一）临床表现

一般无自觉症状,偶尔局部发痒,检查时仅见外口为皮肤上一个小凹,多位于耳轮脚前,少数可在耳郭之三角窝或耳甲腔部,挤压可有少量白色皮脂样物,有微臭。感染时,局部红肿、疼痛、溢脓液,重者可出现周围组织肿胀,皮肤溃破成多个漏孔。排脓后,炎症消退,可暂时愈合,但常反复发作,形成瘢痕,多见于耳屏前上方发际附近。

（二）诊断及鉴别诊断

根据病史与局部检查,容易作出诊断,按其瘘口位置与瘘管走向,要与第一鳃裂瘘相鉴别。急性感染及溃疡不愈时要与一般疖肿或一般淋巴结炎和淋巴结核溃疡相鉴别。

（三）治疗

无症状者可不作处理。局部瘙痒、有分泌物溢出者,宜行手术切除。有感染者行局部抗炎症治疗,脓肿形成应切开引流,应在炎症消退后行瘘管切除术。

手术可在1%利多卡因局部浸润麻醉下进行,小儿可在基础麻醉加局部麻醉下进行。术中可用探针引导,或在术前用钝头针向瘘管内注入亚甲蓝或甲紫液作为标志,采用此法时,注药不宜过多,注射后,稍加揉压,将多余染料擦净,以免污染术野。手术时可围绕瘘口作梭形切口,顺耳轮脚方向延长,沿瘘管走行方向分离,直至显露各分支的末端。若有炎症肉芽组织可一并切除,术野应以碘酒涂布。皮肤缺损过大,可在刮除肉芽之后植皮或每天换药处理,创面二期愈合。

### 二、先天性小耳畸形

先天性耳郭畸形是由第一、二鳃弓发育异常所致。小耳畸形为耳郭发育不全且较正常者为小,多单侧发生。畸形程度可分三级:第一级,耳郭形体较小,但各部尚可分辨,位置正常,耳道正常或窄小,亦有完全闭锁者;第二级,耳郭正常形态消失,仅呈条状隆起,可触及软骨块,但无结构特征,附着于颞颌关节后方或位置略偏下,无耳道,且常伴中耳畸形;第三级,在原耳郭部位,只有零星不规则突起,部分可触及小块软骨,位置多前移及下移,无耳道,常伴有小颌畸形,中耳及面神经畸形,少数可伴 Branchio－to－Renal(BOR)腭弓发育畸形综合征,此为早期发育障碍所致,发病率较低,约为外耳畸形的 2%。

（一）诊断

应询问患者家庭中有无类似病例及母亲妊娠时有无染病或服药史,耳郭病变根据视、触

所见即可确诊。应作全面检查,明确是否伴有外耳道、中耳及内耳畸形,并排除其他系统伴发畸形。按需要安排如下检查:

1. 听功能检查

(1)音叉试验

Weber 试验:内耳正常偏患侧,内耳不正常可偏健侧。

Rinne 试验:内耳正常为阴性,内耳不正常可为阳性。

(2)电测听:纯音气骨导测试,内耳功能正常者呈传导性聋曲线,内耳功能不正常者呈感音神经性聋曲线。

2. 影像检查　耳部 X 线片和 CT 检查,可以确定骨性外耳道、乳突气房、鼓室、听骨链及内耳结构是否存在,大小及形态是否正常。

(二)治疗

因耳郭形态奇异,影响外观要求治疗者,可根据病情于 9 岁以后(最佳为 15 岁以后)安排行整形手术矫治之,但双耳重度畸形伴耳道闭锁者,为改善听力,可在学龄前行耳道及鼓室成形术治疗。

### 三、先天性内耳畸形

先天性内耳畸形是胚胎发育早期(胚胎第 3～23 周)受遗传因素、病毒感染或药物及其他不良理化因素影响,致听泡发育障碍所致,是造成先天性聋的重要原因,约占 51.5%,其中又以遗传性聋为多。先天性内耳畸形可以单独发生,亦可伴随外耳、中耳畸形,部分病例伴有颜面器官(眼、口)、齿畸形及(或)伴有肢体与内脏畸形,耳部畸形仅为综合征中的部分表征。

(一)诊断

1. 病史及家族史,注意询问　①母体妊娠早期有无病毒感染,服用致畸药物,频繁接触放射线及电磁波等物理因素;②围产期胎位及分娩经过是否顺利;③发现患者失聪的时间、其他疾病史及接受过何种治疗。

2. 进行全身体格检查及听功能检查。

3. 耳部 CT 检查,可以帮助确定内耳畸形的程度及类型。

4. 对有家族史者,可行染色体及基因检查,以确定其遗传特征。

(二)治疗

根据耳聋的性质和程度,可分别采用下列方法:

1. 传导性聋者,如 van der Hoeve 综合征(先天性成骨不全症)致聋原因为镫骨底板固定,可以通过镫骨手术或内耳开窗术治疗,获得接近正常的听力。

2. 中、重度感音神经性聋,多为高频听力损失严重,低频听力有不同程度残存,可选配合适的助听器,以补偿听力损失。

3. 重度及极重度感音神经性聋,听阈达 85～90dB 或以上,用助听器无法补偿者,可进行鼓岬电极检查,了解螺旋神经功能状况,部分病例可建议行人工耳蜗植入治疗。

### 四、先天性耳聋

先天性耳聋(congenitaldeafness)是出生时或出生后不久就已存在的听力障碍,在新生儿的发生率为 1/(1000～2000)。

按病因分为两类：①遗传性聋，是由双亲共同的隐性致聋基因传给子代引起的耳聋，其发生率在先天性耳聋中高于75％。②非遗传性聋，约占先天性耳聋的20％。母亲在妊娠早期患风疹、腮腺炎、流感等病毒感染性疾患或梅毒、糖尿病、肾炎、败血症、克汀病等全身疾病，或大量应用耳毒性药物（如链霉素、庆大霉素等）可使胎儿耳聋，分娩时难产、产伤可致胎儿缺氧窒息，也可致聋。

（一）诊断

1. 患者多在出生时或出生后不久存在耳聋。

2. 患者亲代或家族中有先天性耳聋患者，或患儿母亲在孕期有感染史或使用耳毒性药物史，在生产时有早产或难产史或有窒息缺氧史。

3. 听功能检查示感音神经性聋，听力损失依病变部位可为高频、低频或两者均损失。

4. 耳部CT扫描示内耳发育畸形 耳蜗顶周及中周缺如或底周发育不全；或蜗管、球囊发育不全。

5. 伴有其他系统异常 如Usher综合征表现为耳聋与眼部异常并存，多为重度耳聋，眼底检查示视网膜色素变性，90％患儿在10岁以前出现夜盲。耳聋伴有甲状腺异常称为Pendred综合征，患儿甲状腺弥漫性肿大，于8岁左右表现明显。耳聋伴有色素异常称为Waardenburg综合征，患者表现为耳聋、额部白发、局部皮肤白斑。耳聋伴有各种结缔组织异常称Hurter综合征，患者呈侏儒型。耳聋伴骨骼发育异常、成骨不全称van der Hoever综合征，为双耳进行性传导性聋，青春期发病，巩膜呈蓝色，易发生无痛性骨折。

6. 染色体及基因检查异常 如连接蛋白26基因突变。

（二）治疗

先天性耳聋早期应以耳声发射（DPOAE、TEOAE）、听觉脑干反应测听（ABR）及声阻抗对婴幼儿行听力筛选。如有残余听力，可尽早选配大功率助听器，使患儿及时得到听力及语言训练。对于深度和极重度聋的患儿或患者，若助听器配戴效果不好，可及时行电子耳蜗移植。

（孟昭进）

# 第二节 耳部创伤

## 一、耳郭外伤

耳郭外伤是外耳创伤中的常见病，原因有机械性挫伤、锐器或钝器所致撕裂伤、冻伤等。前两种多见，可伴发邻近组织的创伤。

（一）临床表现

早期多为血肿、出血、耳郭断裂。大出血常见于耳郭前面的颞浅动脉和耳郭后面的耳后动脉受损。血肿常见于皮下或软骨膜下，呈紫红色半圆形隆起，面积大小不同，处理不及时可形成机化致耳郭增厚，破损之处或大面积血肿易发生感染、软骨坏死，后期多为耳郭缺损或畸形。

（二）治疗

治疗原则：及时清创止血，预防和控制感染，尽可能保留组织以免形成畸形。当耳郭形成血肿时,应早期行抽吸治疗,大面积血肿应尽早手术切开清除积血,清除凝血块后,局部加压包扎一周。缝合时应准确对位,缝合时不应贯穿软骨,缝线采用无损伤性缝线更佳。局部已感染者,伤口处可用生理盐水稀释后的青霉素液、1％双氧水清洗后再对位缝合。伴软骨暴露者,要植皮或以就近带蒂皮瓣缝合软骨膜和皮肤。耳郭已完全离断者,可将断耳以消毒生理盐水洗净后,用抗生素溶液浸泡15分钟,并用肝素将其动脉冲洗后对位缝合行断耳再植,但断耳离体时间一般不要超过24小时。

## 二、鼓膜外伤

鼓膜外伤(injury of tympanic membrane)常指外伤性鼓膜穿孔,可因直接或间接的外力作用所致,分为器械伤(如用火柴杆、毛线针等挖耳刺伤鼓膜,或矿渣火花等戳伤或烧伤)及气压伤(如用力擤鼻和屏气、掌击耳部、爆破、炮震、燃放鞭炮、高台跳水等)。颞骨骨折累及鼓膜、外耳道异物等也可引起鼓膜外伤。

(一)临床表现

1.鼓膜破裂时,突然出现不同程度的耳痛、耳出血、听力减退、耳鸣和耳闭塞感。患者擤鼻时可感觉耳内有气体溢出。可伴有眩晕、恶心或混合性聋。

2.耳镜检查可见鼓膜呈裂隙状穿孔,穿孔边缘有少量血迹,外耳道有时可见血迹或血痂。直接外伤一般引起鼓膜后下方穿孔,间接外伤引起者多位于鼓膜前下方。若有清水样液体流出,示有脑脊液耳漏。

3.听力学检查示耳聋属传导性,如伴有迷路损伤,则为混合性,程度轻重不一。

(二)诊断及鉴别诊断

根据病史、上述症状及体征,诊断不难。若疑有颞骨骨折、脑脊液耳漏时,应做颞骨CT检查以明确。

(三)治疗

1.外伤性鼓膜穿孔的早期处理原则为干耳疗法,预防感染。用75％乙醇液消毒外耳道皮肤,取出外耳道内耵聍或异物,附着于鼓膜上的未感染血块可不取出。以乙醇再次消毒外耳道后,外耳道口轻塞消毒棉球。禁做外耳道冲洗或耳内滴药,嘱伤者勿用力擤鼻,必要时将鼻涕吸至咽部吐出。并避免感冒。全身应用抗生素预防感染,酌情使用破伤风抗毒素。小的穿孔多于3～4周内自行愈合。

2.如外伤后3～4周鼓膜穿孔仍未愈合,可贴补棉片促进愈合。方法为以小镰刀搔刮穿孔边缘形成新鲜创面,以复方尿素棉片贴补于鼓膜表面,每周一次,至愈合为止。

3.经贴补穿孔仍未愈合或穿孔较大者,可行鼓膜修补术。

## 三、颞骨骨折

颞骨骨折(fracture of temporal bone)常并发于严重的颅脑外伤,多由于坠落、车祸、战伤或颞枕部击伤等意外所致。以岩部骨折最多见。由于岩部与鳞部连接处骨板较薄弱,以致骨折累及中耳的机会较多。

(一)临床表现

通常根据骨折线与岩部长轴的关系,将颞骨骨折分为三种类型。

1.纵行骨折 最多见,占70％～80％。骨折线起自颞骨鳞部,通过外耳道后上壁、中耳顶部,沿颈动脉至颅中窝的棘孔或破裂孔附近。累及中耳和外耳道,极少伤及内耳。

2.横行骨折 较为少见,约占 20%。多由头颅挤压性损伤引起。骨折线常起自颅后窝枕骨大孔,横向岩锥或颈静脉孔、内耳道至颅中窝的破裂孔和棘孔附近。常累及内耳迷路和面神经。

3.混合型骨折 多见于头颅多发性骨折,同时有颞骨横行和纵行的骨折线,使外耳、中耳和内耳同时受损,故兼有上述两型骨折的表现。

(二)诊断

1.全身症状 全身症状明显,如头痛、昏迷、休克等,常首诊于神经内科或外科。如因听力下降、耳闷来就诊,应注意患者有无全身症状。

2.外耳道出血 亦可通过咽鼓管自口腔及鼻腔流出。多见于纵行骨折。横行骨折除非同时存在外耳道裂伤,一般无外耳道出血。检查外耳道可见皮肤裂伤,外耳道骨壁塌陷。

3.脑脊液漏 脑脊液可经鼓室、鼓膜损伤处流出,形成耳漏、鼻漏。表现为从外耳道或鼻腔流出含糖的清水样液体,初期还可混有血液。三型骨折均可引起脑脊液漏。

4.听力减退 纵行骨折或混合性骨折的骨折线经过中耳者,常呈传导性聋;横位骨折可损伤迷路,故有感音神经性聋;同时伤及中耳和内耳可出现混合性聋。

5.眩晕 横行骨折可伤及迷路前庭,常发生严重的眩晕。

6.面瘫 横行骨折发生面瘫者约占 50%,且不易恢复。纵行骨折面瘫发生率约为 20%,多可逐渐恢复。

7.颞骨 CT 扫描 可确诊并明确骨折线的走行。

(三)治疗

1.急性期以急诊抢救及神经外科处理为主,如保持呼吸道通畅、注意循环系统功能、控制出血、纠正休克、监测颅内压变化等。

2.全身应用抗生素,预防颅内及耳部感染。

3.在严格无菌操作下消除外耳道积血或污物。一般禁止外耳道内填塞,若出血严重,可用碘仿纱条填塞止血。

4.有脑脊液漏者,严格按颅脑外伤处理。待病情稳定后可行手术探查。

5.眩晕患者行相应对症治疗。

6.全身情况稳定或好转后,行全面耳科检查或手术探查。对传音性耳聋者可行鼓室探查及听力重建手术。面瘫经 2～6 周保守治疗无恢复迹象者,可行面神经探查减压或修复术。

(孟昭进)

# 第三节 鼻的先天性疾病

## 一、鼻部脑膜脑膨出

鼻部脑膜脑膨出(nasal encephalomeningocele)是脑膜和(或)部分脑组织由发育不完善或钙化不全的骨缝或骨质缺损经颅底疝入鼻腔所致的先天性畸形。多发于新生儿及儿童。按疝内容分脑膜膨出、脑膜脑膨出、脑室脑膨出。

(一)病因

病因未明确。可能是胚胎发育期颅面的膜样骨和内软骨样骨连接处的骨化不一致,骨缝未融合,使脑膜脑组织由该处膨出。

(二)诊断

1.鼻外型者,新生儿在鼻根部正中或略偏一侧有一质软肿块,表面光滑,皮肤松薄,可有皱纹或色素沉着,随着年龄增长而增大,哭闹时增大,触之柔软,可随脉搏或呼吸搏动;如发生在内眦部位,可出现眼睑肿胀,眼球可移位。

2.鼻内或鼻咽型者,有鼻塞、呼吸困难,可影响进食和睡眠。

3.可有脑脊液鼻漏或其他畸形。

4.鼻颏位 X 线片、CT 和 MRI 检查可见颅前窝底骨质缺损或筛骨鸡冠消失。

5.前鼻镜检查可见鼻腔顶部表面光滑的粉红色柔软新生物。较大患儿可行鼻内镜检查。

6.避免向包块内试行诊断性穿刺,以免引起感染,导致脑膜炎。

临床应与鼻部神经胶质细胞瘤、额筛窦黏液囊肿相鉴别。前者为实质性,质较硬,无波动,多见于鼻梁;后者成人多见,逐渐长大,X 线片可见骨质破坏。

(三)治疗

治疗原则为切除膨出物或使膨出组织复位,缝合硬脑膜,封闭颅骨缺损。除膨出部皮肤有破裂倾向者应急行手术外,一般以 2～3 岁时手术为宜。有颅内法和颅外法两种手术进路。主要手术并发症包括硬脑膜下血肿和脑脊液鼻漏,术中应注意仔细止血,选择恰当的颅底骨缺损修补材料。随着鼻内镜技术日臻完善,经鼻内镜切除膨出组织,并根据颅底缺损的不同情况选择使用自体肌肉、筋膜、软骨、骨、脑膜修补材料等行一期修补,相比开颅手术具有安全、简单、微创以及并发症少等优点。

## 二、先天性后鼻孔闭锁

先天性后鼻孔闭锁(congenital atresia of the posterior nares)是严重鼻部畸形,双侧闭锁者可危及生命。属家族遗传性疾病。约 43%的患者合并其他畸形。

(一)病因

胚胎发育时鼻颊膜或颊咽膜未能自行消失而遗留;或后鼻孔被上皮栓块堵塞,逐渐变为膜性或骨性组织而形成闭锁。

(二)诊断

1.新生儿双侧后鼻孔闭锁者,常出现阵发性发绀和窒息,在闭口或吮奶时发生呼吸困难,甚至发绀、窒息;在张口啼哭时症状消失或缓解。再次闭口吮奶时又发生呼吸困难乃至发绀、窒息。患儿常因无鼻呼吸功能患肺炎而死亡。儿童及成人期患者主要症状为鼻阻塞,睡眠时有鼾症和呼吸暂停综合征,可有困倦嗜睡、闭塞性鼻音、咽部干燥、胸廓发育不良等。

2.单侧后鼻孔闭锁者,症状较轻,不影响生命。患侧鼻腔不能通气,积有黏液性分泌物。

3.用探针或导尿管探测闭锁的位置及性质;或用甲紫滴入鼻腔,观察咽部有无着色。

4.对较大儿童或成人可行前鼻镜、后鼻镜、电子鼻咽镜及鼻内镜检查,直接窥视闭锁情况,不仅利于诊断,还有助于与先天性鼻内型脑膜脑膨出、鼻息肉、腺样体肥大、异物、瘢痕性狭窄及鼻中隔偏曲等造成鼻阻塞的疾病相鉴别。

(三)治疗

1.对行将窒息的婴儿应紧急处理,保持呼吸通畅,防止窒息。可将剪去顶端的橡皮奶头放入患儿口内,用系带固定于头部,待患儿已习惯经口呼吸时方可取出口中奶头,以训练用口呼吸的能力。

2.手术可经鼻内镜鼻腔途径或腭途径切除闭锁部，严重者术后需扩张 3～6 个月。部分患者术后可出现闭锁复发。手术年龄以两岁后为宜。也有人认为，为防止新生儿窒息，一旦确诊立即进行手术，可降低此病的病死率。

（孟昭进）

## 第四节　鼻外伤及相关疾病

### 一、鼻骨骨折

鼻骨骨折（fracture of nasal bone）在鼻外伤中最常见，多累及鼻骨下部。

（一）病因

多由直接暴力引起，暴力的大小和方向决定骨折的类型。鼻骨骨折可单独发生，亦可伴有鼻中隔骨折、软骨脱位、黏膜撕裂，甚至发生眶壁骨折、脑脊液鼻漏、面部畸形等。

（二）诊断

1.有外伤史。

2.鼻梁变形，鼻梁塌陷或偏斜，鼻出血，局部疼痛，皮下淤血；非错位性骨折，鼻梁可无明显变形。

3.鼻部软组织肿胀，可波及眼眶，触之有捻发音或骨擦音，变形可被肿胀掩盖，触痛明显。

4.鼻中隔软骨可偏离中线，前缘突向一侧鼻腔，可在黏膜下出现血肿。

5.X 线鼻骨拍片可以显示骨折的位置、骨片移位的方向，有助于确诊。CT 扫描对鼻骨侧缘的骨折，尤其是对合并周围组织损伤如鼻窦内积液、眶壁骨折、软组织血肿、颅底骨折、眶内积血以及评估远期出血可能等均有较大的诊断价值。

（三）治疗

1.鼻外伤伤口处理同一般外科处理，鼻出血应先行止血。

2.骨折复位应尽早进行，尽量在肿胀发生前整复或肿胀消退后复位，时间最好在伤后两周内。如有鼻中隔软骨脱位，应同步复位。

3.鼻骨复位前可用 2% 丁卡因液、1% 麻黄碱液（或丁卡因肾上腺素）纱条做鼻黏膜表面麻醉或全身麻醉，用鼻骨整复器复位或经鼻内镜导引将剥离子置于鼻腔内鼻骨骨折片下方向上抬起复位。复位后鼻腔内需用凡士林纱条填塞，24～48 小时取出。

4.如有鼻中隔血肿或脓肿，应切开引流，术后行鼻腔填塞。

5.预防感染，视情况注射破伤风抗毒素，服用止痛药。

6.皮下气肿多能自行吸收。

### 二、鼻窦骨折

鼻窦骨折以额窦及上颌窦最常见。蝶窦或筛窦骨折常在颅外伤时发生，手术不当也常造成筛窦损伤。鼻窦骨折在不同部位有不同表现，通常都有出血、受伤处压痛、淤血、肿胀、鼻通气受阻及头痛等，由于眶壁的 2/3 是由鼻窦所构成，鼻窦骨折可伴眶骨骨折而出现复视、眼球移位、眼内积血、视力下降等。鼻窦外伤可影响到颅脑，轻者脑震荡，重者颅底骨折、脑脊液鼻漏,表现为持续性或间歇性鼻内清水样分泌物,随低头、咳嗽、打喷嚏等动作而加重,有时继发颅内感染。

（一）额窦骨折

额窦骨折(fracture of frontal sinus)较为复杂,可分为前壁骨折、后壁骨折、鼻额管骨折,其中每一种骨折又可分为线型骨折、凹陷型骨折、粉碎型骨折。

1.病因　多由外伤造成,常因交通事故或意外创伤所致。

2.诊断

（1）鼻出血,额部肿胀或凹陷,结膜下出血,眼球向下移位,眶上缘后移,乃至泪液外溢,视力障碍。

（2）脑脊液鼻漏,由硬脑膜撕裂所致,但有时虽有硬脑膜撕裂,由于被额窦内黏膜盖住而不出现脑脊液鼻漏。

（3）重症者可有脑震荡、硬脑膜外出血等颅脑症状,伴有颅内血肿、颅内压增高时忌行腰椎穿刺。

（4）触诊可发现额窦前壁骨折,皮肤破裂者不宜用探针向深部探查,以免损伤脑膜。

（5）X线摄片可显示骨折部位。必要时可做 CT 扫描,可详细显示毗邻结构,如眶内、筛窦和视神经管病变情况。

3.治疗

（1）对额窦前壁单纯线型骨折,外形、窦腔无变形,且无开放性创伤者,无需特殊处理。

（2）额窦前壁凹陷型或粉碎型骨折,局部无开放性创伤者,于局部麻醉下在眉内做一切口,直达骨壁,从额窦底部插入骨膜起子将凹陷复位,窦内不填塞,缝合切口,保持鼻额管通畅,控制感染。

（3）额窦前壁凹陷型或粉碎型骨折,如有开放性外伤,须清洗创口,清除异物及不具活力的游离骨片;若窦内黏膜有炎症,应予刮除,扩大鼻额管,放置引流,或在窦内填满自体脂肪块,预防感染。

（4）额窦后壁骨折,必须手术探查,若有硬脑膜外血肿,需尽快吸出,若脑膜撕裂,出现脑脊液鼻漏,应及时用筋膜或肌肉修补,给予足量抗生素,必要时请脑外科医师协助处理。

（二）筛窦骨折

筛窦骨折(fracture of ethmoidal sinus),常伴有鼻根、额窦、眼眶等处的损伤,即所谓鼻额筛眶复合体骨折。有时伴有颅底骨折和视神经管骨折。

1.病因　多因鼻部及头面部外伤所致。

2.诊断

（1）眼部或鼻根部肿胀、疼痛,鼻腔上部出血,眼结膜充血,眼睑淤血、血肿或水肿,内眦间距增宽或凹陷畸形,眼球压痛,泪囊窝压痛,患侧瞳孔散大,对光反射消失。

（2）脑脊液鼻漏,多为筛窦损伤严重,引起硬脑膜撕裂或骨片刺破脑膜所致。其发生时间可在伤后早期或数日、数周后出现,中期可并发化脓性脑膜炎。

（3）后组筛窦损伤,可出现头痛、嗅觉减退,累及视神经管可影响视力。

（4）X线片可见筛骨骨折,有必要做 CT 扫描以明确颅底,眶壁受累情况。

3.治疗

（1）填塞法止鼻出血严重者堵塞无效时,可在局部麻醉下沿眶内缘做切口,行筛前动脉结扎。

（2）抗休克治疗、给氧、输液或输血。

（3）保持呼吸道通畅，必要时行气管插管或气管切开。

（4）如无颅脑损伤，应争取早期手术修复；对视力障碍者，应及早行视神经管减压术。

（5）如有严重的颅脑损伤、颅内出血，应请脑外科医师协助处理。密切观察呼吸、血压及脉搏的变化。

（6）对有脑脊液鼻漏者，鼻腔内填塞不可太紧，待1～2周仍不愈合者，应行修补术，同时给予足量抗生素控制感染。

### 三、击出性和击入性骨折

（一）击出性骨折

1.病因　击出性骨折（blow out fracture）是眼部被钝器击伤时，眶内压力陡增，使眶下壁或眶内发生爆裂性骨折，致使眶内容物及骨折片陷入上颌窦或筛窦，常有血肿发生。

2.诊断

（1）眼睑皮下淤血，可有气肿、眶下神经分布区麻木、眼球运动受限、视力减退甚至失明。

（2）待眼部肿胀消退后，眶内软组织纤维变性，使眼球塌陷，假性眼睑下垂或睑裂横径缩短。

（3）X线片或CT扫描，可显示眶下壁及内壁骨折移位，眼内容物坠入上颌窦或筛窦。

3.治疗　应及时手术，若眶内出血肿胀，宜在伤后7～10日进行。手术进路可经下睑下、上颌窦或鼻外打开筛窦，使上颌窦或筛窦的眶内容物复位，眶壁骨折复位固定。

（二）击入性骨折

1.病因　击入性骨折（blow in fractur）是外界暴力从眶壁击中眶部上覩方，导致额颧缝、眶下壁骨折，使一部分眶底向上旋转进入眶内。

2.诊断

（1）颧部肿胀、压痛，眼球外突，外眦向外下方移位，眼球运动正常。

（2）触诊眶下壁有阶梯感，上颌窦穿刺冲洗有血液或血块。

（3）X线片显示上颌窦阴影模糊，其外侧壁不整齐，眶下壁突起，额颧缝变宽。

3.治疗　应于全身麻醉下行眉外侧切口和下睑缘切口，分离肌层，用骨膜起子插入颧弓下方，使凹陷的上颌骨复位，穿入钢丝固定，缝合皮肤，控制感染。

### 四、颅面骨折

（一）颧骨及颧弓骨折

颧骨及颧弓骨折多在颧额、颧上颌及颧颞三个骨缝处，常伤及邻近骨部。一般分为颧骨骨折、颧弓骨折、颧骨颧弓联合骨折和颧－上颌骨复杂骨折。

1.病因　多因头面部外伤所致。

2.诊断

（1）根据病史及面部畸形：触诊可感知眶下缘、眶外缘或颧弓处有断裂。伤侧软组织肿胀，皮下淤血。若肿胀不明显或消退，可出现颧面部畸形。颧骨骨折向时下移位，使突起的颧骨变得平坦。颧弓骨折可在其中部出现凹陷。骨折的颧弓压迫下颌骨喙突，可出现张口困难。

(2)颧骨骨折后眶外侧壁和眶下缘外侧部分及附着眶壁上的眼球悬韧带向下移位,使两侧瞳孔不在同一水平而出现复视。如为颧—上颌骨复杂骨折伴有眶底骨折,眶内容下陷也可出现复视并有鼻出血。

(3)X线摄片能显示骨折部位和移位情况。鼻额位对颧骨显示良好,并可观察上颌窦情况。颅底顶颏位对颧弓显示良好。必要时可做 CT 扫描。

3.治疗 应及早复位,以免错位愈合日后留有显著面部畸形。可选用以下几种方法:

(1)颞部手术巾钳复位法:适用于单纯颧弓骨折。在局部麻醉下分别将手术巾钳的两锐叶,自颧弓骨折部位上下方刺入皮肤,达骨折段深面,向外牵拉骨折片使其复位。应注意避免损伤面神经的颧支。

(2)经上颌窦复位法:适用于颧—上颌窦骨折。经柯—陆手术进入上颌窦,以骨膜剥离器将骨片复位,然后窦内以碘仿纱条填塞,两周后经下鼻道窗口取出。

(3)外部切开复位法:在骨折侧颞部或骨折处附近切开,将骨膜剥离器插入颧骨根部,复位颧骨颧弓,再用钢丝固定。

(二)面中部骨折

面中部骨折是以上颌骨骨折为主的面部中段颅面骨骨折,骨折范围可波及多处颅面骨,多为开放性骨折。伤势复杂,病情严重,有时须与神经外科、颌面外科、眼科共同处理。

1.病因 以交通事故发生者为多。

2.诊断 详细了解暴力作用方向和部位,仔细检查体征,并结合 X 线和 CT 检查,即可对本病做出明确诊断。但不能忽视严重的颅脑损伤、视神经损伤等严重并发症的存在。

3.治疗 应视为急症及时抢救处理。治疗原则:及时止血,保持呼吸道通畅,必要时行气管切开术;待生命体征稳定后,及时对骨折复位和固定,并应与相关科室合作诊治。

## 五、脑脊液鼻漏

脑脊液经破裂或缺损的蛛网膜、硬脑膜和颅底骨板流入鼻腔或鼻窦,再经前鼻孔或鼻咽流出,称为脑脊液鼻漏(cerebraspinal rhinorrhea)。

(一)病因

上组鼻窦严重骨折并有硬脑膜破裂时(包括鼻内手术操作不当),可引起外伤性脑脊液鼻漏。中耳乳突天盖或咽鼓管骨部骨折导致脑脊液经咽鼓管流到鼻腔,称为脑脊液耳鼻漏。还有脑肿瘤、脑积水等引起的脑膜及骨质的破坏等。脑脊液鼻漏发生率最高者为筛骨筛板骨折者。

(二)诊断

1.外伤时自鼻孔流出血性液体,干后痕迹中心呈红色而周边清澈,或鼻孔流出无色液体,干后不结痂,提示脑脊液鼻漏的可能。

2.脑脊液鼻漏可为间歇性或持续性,量多少不定,当低头用力、打喷嚏或压迫颈静脉时漏出增加。

3.实验室做葡萄糖定量检查,若漏出液的葡萄糖含量在 17mmol/L(30mg%)以上即为脑脊液。必须指出,定性分析并不可靠。

4.X线片偶可显示骨折部位。CT 薄层扫描对显示颅底骨折缝有较高阳性率。放射性核素 ECT 检查对瘘孔定位发现率较高。

5.经鼻内镜检查发现脑脊液鼻漏来源部位对诊断和治疗有明确的指导意义。

(三)治疗

1.保守疗法,可使大部分脑脊液鼻漏者治愈。患者取头高卧位,静卧两周,预防颅内压增高,限制饮水量和食盐摄入量,控制感染,避免用力咳嗽和擤鼻。

2.瘘孔位于筛骨筛板前部者,于黏膜表面麻醉下,用 20%硝酸银液涂于瘘孔周围的黏膜上,造成创面,促进愈合。

3.手术治疗适用于经过两周保守治疗仍漏者。手术方法有颅外法和颅内法,颅外法可经鼻内镜,根据瘘口部位及颅底缺损范围选择自体肌肉、筋膜、软骨、骨、脑膜修补材料等进行修补。颅内法需请脑外科医师协助开颅修补。

(孟昭进)

# 第五节 喉外伤

## 一、单纯性喉外伤或闭合性喉外伤

单纯性喉外伤(simple injuries of larynx)系指颈前皮肤软组织无伤口的喉外伤,包括挫伤、挤压伤和扼伤等,所以又常称为"喉挫伤"。常由直接外来暴力作用于颈部而引起,如运动场上相互撞击、工伤、交通事故、枪伤等。出现强烈张口与剧烈咳嗽,偶尔可发生环甲关节、环杓关节移位。

(一)症状

根据挫伤情况不同,可有下述症状:

1.喉痛咀嚼及吞咽时加重,唾液增多,疼痛可向耳部放射。

2.声嘶声带、室带黏膜出血、水肿可引起,声带运动障碍亦可引起。

3.咯血黏膜破裂可引起较小出血,软骨断裂伤及血管时可有较严重的出血。

4.呼吸困难外伤导致的喉水肿、血肿、气肿、软骨骨折等均可引起,呈吸入性呼吸困难。

5.喉及颈部肿胀皮下血肿、皮上气肿可导致颈部肿胀,有时不易从外部查出。

(二)体征

1.颈前皮肤有肿胀和瘀斑。

2.有皮下气肿者可触及皮下捻发音。

3.喉镜及电子喉镜检查

(1)喉黏膜充血、水肿,有时可见黏膜破损。

(2)声带活动受限,声门狭窄变形。

(3)如有喉返神经损伤,可见声带固定不能活动。

(三)治疗

根据伤情,可采取如下措施:

1.首先判断有无呼吸困难。如果没有呼吸困难则按一般外科挫伤治疗给予消炎、止血、止痛及止咳药。喉外伤患者还应观察呼吸及皮下气肿等情况。

2.出现呼吸困难则即应做气管切开术,一般不采用经喉气管插管术,以免加重喉损伤。

3.喉软骨复位术,可在直接喉镜下实施,有时需行喉裂开术,术腔留置扩张管。

4.术后应用激素及抗生素治疗,对避免发生喉狭窄有帮助。

5.术后1周内应给予鼻饲。

## 二、开放性喉外伤

开放性喉外伤(open injuries of larynx)包括喉切伤、喉刺伤、喉裂伤及刎颈等,通称喉切伤。受伤创面常经皮肤、皮下肌肉等软组织累及喉软骨、软骨间筋膜以至穿通喉内。锐器切伤可伤及颈动脉、颈内静脉而发生致命性大出血。枪、炮、弹片、爆炸中的碎片由前向后可伤及颈椎。常见致伤原因有战伤、工伤、交通事故及精神失常的自伤等。

(一)症状

1.如果是他伤(被人切伤)常以眼示意,如系自伤多闭目不语。

2.出血多来自喉动脉、面动脉、甲状腺动脉及甲状腺。

3.皮下气肿多因咳嗽引起,可扩展至面颊、胸及腹部。

4.呼吸困难

(1)可由软骨骨折、黏膜出血、肿胀、喉腔缩小所致。

(2)可因血液流入下呼吸道,气管、支气管内血液潴留,有效气体交换面积缩小造成。

(3)可因气胸、纵隔气肿引起。

5.声嘶由于声带或喉返神经损伤而有声音嘶哑,重者可致失音。

6.吞咽困难常因咽喉疼痛导致。

7.咽瘘伤口穿通咽部、梨状隐窝或食管上端者,可有唾液、食物自伤口流出。

(二)体征

1.颈前伤口的大小、形态、数目不同,与致伤器物、致伤原因有关。

(1)利刃切伤:皮肤裂口较大,边缘整齐,常为单一切口。

(2)剪刀、匕首或其他尖锐利器的刺伤:皮肤伤口小,为多发切口,常有严重皮下气肿,可扪及皮下捻发音。

(3)枪弹、炸伤、爆炸事故:多为不整齐伤口,常于软组织内遗留碎片。

2.穿通喉腔者,呼吸时自颈前伤口漏气,出现血性泡沫。

3.血液流入气管可有咯血及程度不等的呼吸困难体征。

4.因大出血、疼痛等引起的休克。

(三)治疗

1.急救 首先应处理出血、呼吸困难、休克三大危急情况。

(1)休克处理:即时和反复测量脉搏和血压,尽快从静脉输入高渗葡萄糖、高分子右旋糖酐或全血,必要时给予镇痛药。

(2)伤口处理

1)检查伤口,寻找出血点,用止血钳止血。如出血点位置很深不易发现,可暂用纱布在喉气管两侧填塞止血。

2)喉气管有穿透伤者,可用吸引器经伤口吸出其中的血液、血凝块,以保证呼吸通畅,必要时可暂时经切开的伤口插入气管套管,吸净血液,给氧。

3)已穿透的喉腔伤口,切忌用敷料掩盖外加绷带包扎,这样会引起窒息死亡。可轻盖一单层湿纱布。

（3）其他处理：给予抗生素及止血药物治疗，注射吸附精制破伤风类毒素1500～3000U。

2. 手术治疗

（1）手术准备：患者取仰卧位。

1）对伤后时间短、污染轻、切口整齐的患者，用生理盐水洗净皮上血迹后，即可用碘酒、乙醇消毒后铺消毒巾，进行手术。

2）伤后24小时以上，污染严重的伤口，须先用肥皂水洗涤其周围皮肤，然后用3%过氧化氢液、生理盐水反复冲洗。遇有出血，立即用止血钳夹住，再消毒铺巾。

（2）气管切开术

1）凡穿透喉腔的切伤，应行气管切开术，吸净腔内血液等分泌物。

2）一般在喉外伤伤口修复前行低位气管切开术。

（3）止血要求细致、彻底、牢靠

1）详细检查伤口动脉残端，注意不忽略切断后缩入肌纤维内的血管。

2）出血点用丝线结扎或缝扎牢固。

3）如颈动脉、颈内静脉破裂者，要严密缝合修补。

（4）修复伤口应尽量保留破碎软骨和软组织，尽力恢复喉原形，分层缝合。应尽最大努力保留喉的正常功能，减少术后并发症。

（5）关闭喉腔伤口前，在直视下置入鼻饲管。

（6）对伤后24小时就诊或污染严重的伤口，可剪除1mm左右的边缘，并用抗生素溶液冲洗伤口。在缝合皮肤之前，于伤口内置引流条，次日抽出一半，48小时后全部取出。

### 三、喉插管损伤

喉插管损伤（injuries of laryngeal intubatton）为喉气管插管术引起的喉腔内损伤，轻者能自愈，重者可有失音、呼吸困难。

（一）病因

1. 气管插管术者技术不熟练，操作粗暴。

2. 插管器械选用不当，如选用导管太粗、管芯太长、套囊充气过多或导管质量差。

3. 麻醉太浅，术中反射性咳嗽，致使导管与喉气管壁摩擦造成损伤。

（二）症状及体征

临床上将喉内部伤分为三类。

1. 溃疡及假膜形成常为黏膜损伤并感染所致。

（1）病变多位于杓状软骨的声突处。

（2）可见局部黏膜溃疡，表面有假膜。

（3）患者有声嘶、喉痛、咳嗽和痰中带血。假膜面积大不能咳出，阻塞声门者可有呼吸不畅。

2. 肉芽肿出现喉黏膜溃疡和假膜后，如继续发声，患处不断受摩擦或振动，发生炎性细胞及浆细胞浸润，大量成纤维细胞及血管内皮细胞增生，经过一段时间后形成肉芽肿。

（1）患者自觉喉内不适，发声嘶哑，咳痰带血，经久不愈。

（2）喉镜检查：见声门后段呈灰白色或淡红色，表面光滑，软如息肉的新生物，也称为息肉样肉芽肿。

(3)肉芽肿较大影响声门闭合者,则出现失音,甚至有程度不等的呼吸困难。

3.环杓关节脱位与声带瘫痪

(1)患者拔除插管后即出现声嘶,严重时有发声易疲劳、呼吸不畅感。

(2)环杓关节脱位者:两侧杓状软骨、杓会厌襞不对称,患侧杓状软骨部红肿,突于声门之上,掩盖声门后部。

(3)若杓状软骨无红肿移位,而声带固定不动者,应考虑声带瘫痪。

(4)动态喉镜检查:环杓关节脱位者,声带黏膜振波存在;声带瘫痪者,声带黏膜振波消失。

(三)治疗

1.在插管术后次日发现声嘶者,要做喉镜检查,发现喉内损伤者,应嘱患者少说话,禁烟酒,不做屏气用力动作。清洁口腔,应用抗生素、激素及维生素 $B_2$ 等药。

2.有溃疡与假膜形成者,除上述方法外,假膜不易脱落有碍呼吸时,应在直接喉镜下细心去除,注意不要造成新的黏膜损伤。

3.有肉芽形成趋势者应禁声,经常观察喉部,经月余之后,待其根蒂形成,在直接喉镜下切除。

4.环杓关节脱位者,应及早进行复位,以免关节瘢痕形成及纤维化不利于复位成功。

5.喉麻痹者,可应用维生素 $B_1$、维生素 $B_{12}$ 及激素,喉部理疗,以使喉返神经功能有所恢复。

## 四、喉烫伤及烧灼伤

喉烫伤及烧灼伤(scald and burn of larynx)是指喉黏膜接触化学物或热力刺激后引起的充血、水肿以致组织坏死等。

(一)病因

1.热液、热蒸气喷入或吸入咽、喉内。

2.误吞或吸入强酸、强碱、酚类等化学腐蚀剂。

3.火灾时,在密闭场所内吸入咽尘和氧化不全的刺激物等。

4.遭受战用芥子气、氯气等毒剂。

(二)症状及体征

临床上可分为三型:

1.轻型

(1)有声音嘶哑、喉痛咽干、唾液增多、咳嗽多痰。如吸入烟尘致病,常见痰中有碳粒或带血迹。

(2)检查见伴有头面部皮肤烧伤,鼻毛烧焦,口、鼻、咽喉部黏膜充血、肿胀、起小疱、发白、有溃疡及假膜等。

(3)吞食腐蚀剂或灼烧液者,可见口周皮肤烫伤、起疱,亦可出现食管、胃部烫伤及全身中毒表现。

2.较重型除上述症状外,根据烧伤的严重程度可有以下症状:

(1)在伤后 20 分钟至 2 日内,出现喉水肿,导致吸气性呼吸困难,以致出现窒息、发绀、昏迷、死亡。

(2)常伴有呼吸道烧伤,可后遗喉、气管瘢痕狭窄,预后不良。

3.严重型除有较重型喉烧伤症状外,还可出现以下症状:

(1)患者呼吸较急促,咳嗽剧烈。

(2)听诊心音较远,肺呼吸音减弱。

(3)两日后部分肺叶可闻干音、哮鸣音。

(4)伤后3～4日可咳脓、血痰及坏死脱落的气管黏膜。

(5)吞腐蚀剂者,可致气管食管瘘。

(6)烧伤面积广泛者,伤后24小时内常可发生严重呼吸困难及肺水肿,有血性泡沫痰。伤后6日左右,支气管黏膜坏死脱落,常持续3～4日,可致严重、广泛的阻塞性肺不张、支气管肺炎,引起进行性昏迷死亡。

(三)治疗

轻型喉烧伤一般在伤后24小时后黏膜水肿开始消退,2～3周内康复。

1.创面早期处理及中和疗法　喉、呼吸道烧伤一般采用雾化法,将药吸入黏膜面。

(1)强酸烧伤,除用水冲洗口腔、咽喉部外,可用氧化镁乳剂、2%～5%碳酸氢钠溶液或牛奶、豆浆、鸡蛋清涂创面或吞服中和,碳酸氢钠溶液可做雾化吸入。

(2)强碱烧伤,除用水冲洗外,可用醋、1%盐酸、醋酸、枸橼酸或5%氯化铵溶液等涂创面、吞服或雾化吸入。

(3)酚类烧伤,宜先用稀乙醇,然后用水冲洗创面。

(4)化学毒气烧伤,应戴上防毒面具,离开毒污染区,用2%碳酸氢钠溶液、0.1%～0.05%高锰酸钾溶液或0.2%～0.5%氯胺溶液或清水冲洗口、鼻、咽腔。

(5)热液烫伤,早期口含冰块或冷开水漱口,颈部冷敷。

(6)经上处理后,可用1%麻黄碱生理盐水溶液喷入喉、咽部以减轻黏膜充血、水肿。

(7)注意口腔、喉咽部卫生,定期做口腔清洁护理,用硼砂溶液、3%过氧化氢液或1%呋喃西林溶液漱口,每日用抗生素溶液加激素喷雾吸入咽喉部。

2.防治喉阻塞须严密观察呼吸情况,喉部及全身应用抗生素及激素类药物,一旦出现喉阻塞或下呼吸道阻塞均应行气管切开术。

3.保持呼吸道通畅

(1)经常吸出口腔、喉腔、气管内的分泌物。

(2)痰液黏稠时可酌情选用化痰药物:①复方安息香酊蒸气吸入。②气化吸入糜蛋白酶溶液,每毫升溶液含0.5mg糜蛋白酶。③1%碘化钾溶液滴入气管套管内。④有支气管痉挛者,可静脉注射氨茶碱0.25g和异丙嗪25～50mg,每隔4～6小时交替使用,好转后逐渐减量至停用。也可酌情应用泼尼松等激素静脉滴注。

4.全身治疗

(1)防治感染:应用吸附精制破伤风类毒素及大剂量抗生素,特别要注意肺部感染、肺水肿的防治。

(2)有休克、严重脱水、吞咽困难或中毒症状者,均需经静脉补足液体,并给大量维生素B及维生素C,进行解毒及对症治疗。

(3)要仔细检查身体其他部位有无烧伤,并做相应处理。

### 五、喉部放射线损伤

喉部放射线损伤(radiodamnification of the larynx)系喉与甲状腺恶性肿瘤或颈淋巴结转移性恶性肿瘤患者用 X 线、镭或其他射线治疗所发生的喉部创伤。也可由其他情况,喉部受放射线直接辐射造成,如原子弹爆炸等的辐射损伤。这种损伤亦称为放射性喉炎。

（一）症状

喉部黏膜对放射线的反应有早期反应和主要反应两种。在照射 1～2 日内出现的为早期反应,主要反应发生在 3 周以后。后遗症为干性咽喉炎,表现为黏膜萎缩、毛细血管扩张和黏膜硬化。晚期的损害为放射性坏死,但以早期或晚期的软骨膜炎较严重,因为喉软骨部肿胀可导致窒息和剧烈疼痛。

1.黏膜反应　主要黏膜反应出现于放射治疗后 2～3 周局部肿胀、充血,以后有黄色假膜覆盖,患者有不同程度的疼痛。经 6～8 周后,随肿瘤消失而消退。也有经数月以至数年以后黏膜仍略较正常者厚,并有毛细血管扩张,喉黏膜干燥易生痂皮,对刺激性气体较为敏感,对炎症的抵抗力也降低。

2.喉水肿　在喉肿瘤治疗中,喉水肿几乎是难免的,常在放射剂量超过 45Gy(4500rad)以后发生。多需做气管切开术以解除呼吸困难。

3.软骨坏死　最危险的后果为喉软骨坏死,多因放射治疗不恰当所致。软骨未受癌肿侵犯、无炎症或外伤等损害,均能耐受放射线治疗,不致发生坏死。凡软骨已受感染,或为肿瘤细胞所侵害,则很容易发生坏死。

喉软骨放射性坏死可发生于放射治疗的过程中,也可能在放射治疗结束后 6 个月至 3 年内发生。

（二）治疗

1.在咽喉颈部的放射治疗过程中,要加强口腔卫生,进食后应漱口,以减少感染的机会。

2.每次放射量不可过高,宜自小剂量开始。

3.照射区域应根据癌肿的大小进行调整,使用正确的小照射野治疗。

4.避免外来刺激,严禁烟酒,也不宜多说话。

5.经常做间接喉镜检查,早期发现喉水肿等情况,并及时处理。发现喉水肿时,可用激素或肾上腺素喷雾剂（气溶剂）（1∶1000）,以求迅速消除。严重而有呼吸困难者,应及时做气管切开术。

6.给予抗菌药物及中草药抗菌消炎治疗,特别是对有软骨膜炎者,须用足量。除癌肿位于会厌与舌骨以上、侵犯局限于会厌上部者外,喉软骨受癌肿侵犯者不宜做放射治疗,应用手术切除喉部等。

7.对放射治疗后复发的喉癌,宜用手术治疗。

关于原子防护,应按正规操作实施。

### 六、喉异物

喉异物多发于儿童,常在进食时或意外情况下突然发生。喉腔是上呼吸道最狭窄的部位,若较大的异物堵塞是很危险的。尤其是幼儿或儿童在进食或是哭闹时进食易将各种花生米、豆类或是小玩具等吸入喉部。成年人最常见喉部异物是各种鱼骨及肉骨,尤其是鱼刺。

（一）临床表现

较小的异物或尖细的异物可因喉痉挛而停留在喉部，引起声嘶、疼痛及呼吸和吞咽困难。较大的异物堵塞会突然发生剧烈咳嗽、呼吸困难及发绀，可发生窒息甚至死亡。

（二）治疗

间接和电子喉镜检查能看到声门上的异物。成年人在检查配合的情况下，利用电子喉镜基本可以找到喉部异物，检查者在电子喉镜下尤其重点注意腭扁桃体下极、舌根淋巴滤泡间会厌谷和梨状窝区域，这些地方是喉异物易于存留之处。成年人可在间接喉镜下取出，细小鱼刺可以在电子喉镜下通过喉镜活检钳取出。小儿或成人较困难的异物可在直接喉镜下取出。已发生呼吸困难，估计难以在直接喉镜下取出时，应先行气管切开术，待呼吸缓解后再于喉镜下取出。

（孟昭进）

# 第十一章 烧伤整形外科疾病

## 第一节 烧伤整形外科概述

近半个世纪以来,由于工业的迅猛发展,特别是冶炼工业和化学工业,以及一些化工产品,如塑料、人造纤维、涂料等的广泛应用。它们易燃,且常导致大的火灾,以致烧伤,尤其是大面积烧伤日益增多。烧伤已成为平时常见的损伤,发生率高,死亡率也高。据统计,烧伤已成为平时主要死亡原因之一。我国治疗大面积Ⅲ度烧伤的方法已被国际烧伤学术界称为"中国式的治疗法",在我国治愈了许多Ⅲ度烧伤面积超过80%的患者。

### 一、现代烧伤的特点

烧伤系指热力(火焰、热液、蒸气等)所引起的组织损伤,临床上由于电流、化学或放射物质所致组织损伤与热力引起的病理变化和临床过程相近,故将它们也归于烧伤一类。但在诊断上应加以区分,如电烧伤、化学烧伤、放射烧伤等。如此就增加了烧伤的现代含义与特点。

1.发生率高　这与工业的迅速发展和交通事故增多有关。如汽车、飞机失事罹难的乘客常因烧伤所致。一般来说,越发达的国家,烧伤发生率越高。

2.成批伤员　战时和自然灾害,如森林大火,自不待言,平时一次较大的工矿、交通事故,伤员常常是数十名甚至上百名。成批烧伤的救治,由于人力、物力的一时不济,特别是早期,给休克、复苏、抗感染及转运等,均带来了许多困难,使治疗护理的难度加大。

3.伤情重而复杂,复合伤多　由于交通及工厂设备条件多属密闭环境,事故发生后吸入性损伤增多。此外,还易合并各类外伤,常见为颅脑外伤和四肢骨折。电力在城市的广泛应用,电烧伤日趋多见,其主要特点是体表烧伤面积一般不大而深度烧伤范围广。

4.烧伤后并发症　烧伤后主要并发有休克、败血症和内脏并发症。烧伤越严重,并发症发生率越高。近年来多脏器功能衰竭(MOF)已成为烧伤后并发症的突出问题。

5.致残率高,病死率高　有1/3～1/4的住院烧伤患者可能致残。尽管近年来烧伤的治愈率不断提高,但由于工矿、交通事故的增多,严重大面积烧伤患者病死率在增多,需手术整形和修复的患者也较多。

### 二、烧伤面积的估计

对烧伤面积的估计,我国常用的方法有如下几种。

(一)九分法

中国九分法是目前我国应用较多的一种方法。以人全身体表面积为100%,将身体各自然部位的面积所占的百分比近似值,划分为若干个9%。即头颈部占体表面积9%(1×9%),每一上肢占9%(双上肢为2×9%),躯干(含会阴1%)占27%(3×9%),双下肢(含臀部)占46%(5×9%+1%),共为11×9%+1%=100%(表11−1)。

表 11—1　中国九分法（成人）

| 部位 | | 所占全身体表面积(%) | 计算法(%) |
|---|---|---|---|
| 头颈部 | 头部 | 6 | 9(1 个 9) |
| | 颈部 | 3 | |
| 双上肢 | 上臂 | 2×3.5 | 18(2 个 9) |
| | 前臂 | 2×3 | |
| | 手部 | 2×2.5 | |
| 躯干 | 躯干前面 | 13 | 27(3 个 9) |
| | 躯干后面 | 13 | |
| | 会阴 | 1 | |
| 双下肢(包括臀部) | 臀部 | 2×2.5(女性 2×3) | 46(5 个 9+1) |
| | 大腿 | 2×10.5 | |
| | 小腿 | 2×6.5 | |
| | 足部 | 2×3.5(女性 2×3) | |
| 全身合计 | | 100 | 100(11 个 9+1) |

男性臀部占 5%，双足占 7%，女性臀部与双足各占 6%，须注意。

（二）手掌法

不论年龄或性别，将手的五指并拢，一掌面积大约为本人身体体表面积的 1%。这种方法对小面积烧伤的估计，较为方便；在估计大面积烧伤时，可与九分法结合应用。例如，全身大部分均被烧伤，只有大约 2 掌面积未烧伤，则烧伤总面积为 100%－2%＝98%，但应以患者本人手的大小为标准。

（三）小儿烧伤面积估计法

小儿身体各部所占面积的百分比，随着年龄的增长而有所变动。其特点是头大，下肢短。小儿烧伤面积的估计公式为：

头颈部面积＝[9＋(12－年龄)]%

双下肢体表面积＝[46－(12－年龄)]%

双上肢体表面积＝2×9%

躯干体表面积＝3×9%(含会阴 1%)

臀部体表面积＝5%

该公式与成人的九分法极为相似，同时便于记忆。手掌法同样适用于小儿，应用时可先用纸片剪成小儿手掌大小，再据此实测。

## 三、烧伤深度的估计

估计烧伤深度的目的，是了解被损伤的皮肤深浅，以制定治疗计划。目前较普遍采用的是三度四分法：即Ⅰ度、Ⅱ度（又分为浅Ⅱ度和深Ⅱ度）和Ⅲ度。烧伤深度临床鉴别要点详见表 11—2。

表 11-2　临床对各度烧伤的鉴别方法

| 深度 | 损伤深度 | | 外观特点及临床体征 | 感觉 | 拔毛试验 | 温度 | 创面愈合过程 |
|---|---|---|---|---|---|---|---|
| Ⅰ度（红斑型） | 伤及角质层、透明层、颗粒层、棘状层等，生发层健在 | | 局部似红斑，轻度红、肿、热、痛，无水疱，干燥.不感染 | 微过敏，常为烧灼感 | 痛 | 微增 | 2～3d 内症状消退，3～5d 痊愈，脱屑，无瘢痕 |
| Ⅱ度（水泡型） | 浅Ⅱ度 | 伤及生发层，甚至真皮乳头层 | 水疱较大，去表皮后创面湿润，创底艳红、水肿 | 剧痛感觉过敏 | 痛 | 增高 | 如无感染，1～2 周痊愈，不留瘢痕 |
| | 深Ⅱ度 | 伤及真皮深层 | 表皮下积薄液或水疱较小，去表皮后创面微湿，发白，有时可见许多红色小点或细小血管支，水肿明显 | 疼痛感觉迟钝 | 微痛 | 局部温度略低 | 如无感染，一般 3～4 周后痊愈，多遗留瘢痕 |
| Ⅲ度（焦痂型） | 伤及全皮层，甚至皮下脂肪、肌肉、骨骼 | | 创面苍白或焦黄炭化，干燥，皮革样，皮肤较薄部位可见粗大栓塞静脉支 | 疼痛消失，感觉迟钝 | 不痛且易拔除 | 局部发凉 | 3～4 周后焦痂脱落，多需植皮后愈合，遗留瘢痕.畸形 |

拔毛试验：即将烧伤部位的毛发拔除 1～2 根，一般用于鉴别深Ⅱ度与Ⅲ度烧伤。

## 四、烧伤的分类

根据烧伤严重程度分类的目的主要是便于组织治疗，特别是成批收容时，将更多地涉及急救、组织等问题，故分类应简便实用易记，现根据烧伤面积和深度分类。

（一）烧伤严重程度分类

就成人烧伤面积和深度两项指标，将烧伤分为轻、中、重、特重 4 类。

轻度烧伤：烧伤总面积在 10% 以下的Ⅱ度烧伤。

中度烧伤：烧伤总面积在 11%～30%，或Ⅲ度烧伤面积在 10% 以下。

重度烧伤：烧伤总面积在 31%～50%，或Ⅲ度烧伤面积 11%～20%，或烧伤总面积不足 31%，但有下列情况之一者：①全身情况严重或有休克者；②有复合伤或中毒者；③中、重度吸入性损伤者。

特重烧伤：烧伤总面积在 50% 以上，或Ⅲ度烧伤面积在 20% 以上。

（二）小儿烧伤严重程度分类

由于小儿的生理解剖特点，小儿烧伤后，休克、败血症的发生率均较成人高，因此小儿烧伤严重程度的划分也与成人不同，见表 11-3。凡伴有特殊部位烧伤者，均为严重烧伤，如面颈烧伤、手烧伤、会阴部烧伤或吸入性损伤等，此外有并发症或合并伤者，均为严重烧伤。

表 11-3　小儿烧伤严重程度分类

| 严重程度 | 总面积（%） | Ⅲ度面积（%） |
|---|---|---|
| 轻度 | 5 以下 | 0 |
| 中度 | 6～15 | 5 以下 |
| 重度 | 16～25 | 6～10 |
| 特重 | 26～ | 11～ |

## 五、烧伤外科手术特点

1.烧伤治疗的创面覆盖物有同种异体皮、异种皮、人造皮、自体皮、生物敷料如羊膜、腹膜等。

2.行烧伤清创、切痂手术时,巡回护士应准备足够的消毒剂,温生理盐水及敷料等。

3.行大型切痂手术时,常规备高频电刀、氩气刀。

4.建立良好的静脉通路。要求巡回护士熟悉全身体表可供穿刺的表浅静脉,有较好的静脉穿刺技术。

## 六、整形外科手术特点

1.多处部位同时手术,如手部手术需腹部供皮,一般再造或修复手术常需要在两个部位同时进行,一处是缺损部位,另一处是提供修复或再造材料的部位,有时甚至多达三或四处同时手术,巡回护士应预备好灯光,布类及敷料等要备足。

2.整形手术患者常因幼小年龄的患者多,疑难插管者多,手术时间长,多处部位同时手术,手术区与麻醉管理区常在一个部位而致麻醉操作困难等,这些特点构成了整形外科麻醉的特殊性,手术室护士应对此有所认识。

供皮区局部浸润麻醉药配制 $30\sim60$ml 注射用生理盐水+$2\%$利多卡因 $10\sim20$ml,酌情加 $0.1\%$肾上腺素 $0.2\sim0.4$ml。如系切取保留真皮下血管网皮片,则局麻药中不加肾上腺素。

3.手术操作的无创原则,缝合时备细针细线,整形镊子等,以避免或减少一切不必要的创伤,使术后有良好的功能恢复和形态矫正。

4.多数整形疾病需要分期手术才能完成治疗的全过程,因此,整形外科非常重视手术的计划性。

## 七、烧伤整形外科常用手术器械

(一)手术刀

主要用于切开皮肤或脏器。常用手术刀为刀柄和刀片组合式,也有刀柄和刀片相连的。根据手术的部位与性质,可以选用大小、形状不同的手术刀片。常用的持刀方法有 4 种。

1.执弓式　这是一种常用的持刀方法,动作范围广而灵活,用于腹部、颈部或股部的皮肤切口。

2.执笔式　此法用力轻柔而操作精巧,用于切割短小而精确的切口,如解剖神经、血管,做腹部小切口等。

3.握持式　常用于切割范围较广、用力较大的切口,如切开较长的皮肤、截肢等。

4.反挑式　此法多使用刀口向弯曲面的手术刀片,常用于向上挑开组织,以免损伤深部组织。

(二)持针器与缝合针

持针器是专门咬合缝合针的一种器械,其基本构件、分类和使用方法与止血钳相同。在功能学实验中,只用于咬合各类缝针,一般不作其他的用途。缝合针包括圆针和角针 2 种,有大、中、小号的区别。圆针的边缘呈现圆钝样构型,用于缝合组织结构;角针边缘锋利,除具有穿刺功能外,还具有切割的作用,因此仅用于缝合皮肤组织。缝合针须配合持针器一起使用,切不可用手拿住缝合针进行各种缝合操作。

(三)镊子

主要用于夹持或牵拉切口处的皮肤或肌肉组织。眼科镊用于夹持细软组织。手术镊有圆头、尖头两种，又有直头和弯头、有齿和无齿之别，而且长短不一、大小不等，可根据手术需要选用。通常，有齿镊主要用于夹持较坚韧或较厚的组织，如皮肤、筋膜、肌腱等；无齿镊主要用于夹持较细软的组织，如血管、黏膜等。正确的执镊姿势类似于执笔式，较为灵活方便。

（四）皮肤拉钩

皮肤拉钩能够无创伤的牵拉组织，其有不同的长度。尖端的弯曲度和锐利程度也不同。它们可以是单钩、双钩或多钩。多钩的皮肤拉钩有时又指"耙子"。皮肤拉钩在处理皮瓣和皮下分离牵拉伤口边缘时很有用。使得止血的视野清楚，并容易深部缝合。单钩的拉钩、锋利的尖端的皮肤拉钩在皮肤外科中最常用。常用皮肤拉钩包括 Frazier、Tyrrell、Guthrie 和 Joseph。

（五）止血钳

止血钳的主要作用是分离组织和止血，不同类型的止血钳又有不同的用途。常用止血钳有以下 3 种。

1. 直止血钳　分长短两种类型，又有有齿和无齿之别。无齿止血钳主要用以夹住浅层出血点，以便止血，也可用于浅部的组织分离。有齿止血钳主要用于强韧组织的止血，提起皮肤等。

2. 弯止血钳　与直型的大同小异，也分长短两种，主要用于深部组织或内脏出血点的止血。

（六）剪刀

主要用于剪皮肤或肌肉等松软组织。此外，也可用来分离组织，即利用剪刀的尖端，插入组织间隙，分离无大血管的结缔组织等。手术剪分尖头剪和钝头剪。其尖端还有直、弯之别。生理学实验中常习惯于用弯型手术剪剪毛。另外，还有一种小型手术剪，称眼科剪，主要用于剪血管或神经等柔软组织。眼科剪也有直头与弯头之分。正确的执剪姿势如图所示，即用拇指与环指（即无名指）持剪，食指（即食指）置于手术剪的上方。

金冠剪尖端粗短，易于着力，可用于剪开皮肤、内脏、肌肉、骨骼及绳线等。持剪姿势同一般手术剪。

（七）刮匙

刮匙是一种皮肤科医生最常用的器械，但是其他做皮肤外科治疗的医生并不常用。刮匙对治疗良性和恶性皮损很有效，对于彻底的外科手术切除之前确定基底细胞癌和鳞状细胞癌的边界，刮匙也较常用。

刮匙的柄可以是宽厚的也可以是细长的。头部常是圆的或椭圆形的，大小一般为 1～7mm，常以 1mm 分级。Fox 刮匙有一个细长的柄和圆形切割刃，3mm 和 4mm 是最常用的。

Piffard 刮匙有一个椭圆形切割头和一个较重的柄。它有小、中、大号。较小的刮匙头的大小为 0.5～3mm，用于刮除小型肿瘤或刮除小囊肿的壁。常用的小刮匙有 Skeele、Heath 和 Meyhoefer。像剪刀一样，刮匙容易钝，一定要经常打磨。不合理的打磨刮匙和剪刀很容易毁坏这些器械。最好是让可靠的厂家来做这种工作，或用可抛弃式、一次使用的刮匙。

（八）其他外科器械

1. 环钻　皮肤环钻用于皮肤外科已经有很多年了。由 Keyes 发展而来，原来的环钻有一个很重的柄、倾斜的边缘和一个带斜面的切割刃。新近的环钻是为毛发移植而发展的，有非常锋利的刃和直的内壁。这些环钻在灭菌后可以再使用，但很容易变钝，有些使用不便。抛弃式环钻已经很普遍了,因为很方便和有非常锋利的切割刃,所以切割准确且一致。可供选择的尺寸为 1.5～6mm。虽然不能再使用,但抛弃式环钻被证明在单次活组织检查操作中是经济的。环钻主要用途是皮肤活组织检查,也可用于完整切除小皮损。

2.睑板腺囊肿夹　睑板腺囊肿夹起初设计是为了去除眼周围的睑板腺囊肿,也用于对口腔和舌的切除和活组织检查。睑板腺囊肿夹的柄形状像一把镊子,但其远端头部一边有一个坚固的、椭圆形板,另一边有一个同样直径的环。在杆上有一个翼形螺钉,当拧紧时则把两片靠在一起,这样就孤立了要去除的皮损。它提供了一个坚实的不移动的操作表面,并能够很好地止血。Desmarres 睑板腺囊肿夹有 3 种尺寸:小号(20mm)、中号(26mm)和大号(31mm)。

3.巾钳　手术盘中常规包括巾钳。当给手术的患者铺消毒巾时,巾钳能使铺巾固定在原位。巾钳也能用来固定电凝器的手柄。

(九)器械的保养

当投资了一定量的金钱在合格的手术器械后,最重要的就是用合适的方式去护理它们,能保证他们寿命长久和功能完好。不合理的护理将显著的缩短手术器械的使用寿命。正确的清洁、消毒和收藏能够保持其安全和功效,而常规的润滑和打磨能够保持其精确。不锈钢器械如果不合理的护理将会生锈腐蚀。对手术器械绝不能用漂白剂和家庭用清洁剂。

手术后立即清洗所有器械。应当用冷水冲洗以去除血迹和残渣。器械可以浸泡在蒸馏水中和 pH 中性的洗涤剂中。浸泡液需要每天更换。器械应当用鬃毛刷子和灭菌剂手工用力清洗。开始可以用温水清洗,但第二次清洗最好用蒸馏水。这种二步冲洗将去除残留的手术残渣,也能够消除普通自来水中的污染物。

另外,器械也可以放在超声清洗机中清洁和冲洗。超声清洗机通过"气穴现象"过程,由此超声波能够去除和清洁残渣。如果器械浸泡在灭菌剂中,在进行超声清洁前要冲洗干净。超声清洗机带有清洗和干燥室。一般一个循环需要 12min。清洁液要每天更换。在器械完全干燥后,要包裹好后再去灭菌。器械一般放置在纸和布的包裹材料中。明智的办法是根据不同的手术操作来包裹器械,如活组织检查、拆线、削片切除和全切。

灭菌有各种方法,包括干热、蒸汽、化学熏蒸和气体。气体灭菌在大多数的医院里实行。在诊所里最常用的方法是蒸汽灭菌。蒸汽在高压下通过凝固蛋白而杀死微生物。蒸汽灭菌一般指高压灭菌。蒸汽高压灭菌用蒸馏水最好。化学熏蒸灭菌是在蒸汽灭菌的过程中用化学物质取代蒸馏水。常用的高压灭菌系统是 Harvey 和 Ritter 蒸汽高压灭菌。

润滑器械对保持功能很重要。硅油混合物和蒸汽高压灭菌一起使用。油和乳剂(器械乳)在消毒前有效的包裹器械。这些溶液也可以有助于防止器械被腐蚀。

(十)手术室

手术室一定要配备辅助人员和所有必须的设备,包括(但不限于)电动手术床、头顶灯、可移动的外科器械设备车、水槽、患者更衣区、凳子、电外科设备、吸引设备、废物桶、宽大的柜台和储物空间;设备要足够大使得能够很容易的围绕手术台移动,屋顶要足够高能够安装头顶灯。

患者一般都会对手术感到紧张,因此手术室应当让人有种温暖和舒适的感觉。容易清洁的壁纸有助于减少白墙壁的无菌感觉。艺术品可以让患者在手术中有东西可以盯着;地板应该是坚实和无缝隙的以便于清洁。窗外的光线能够增加房内的温暖,而重要的是要有针对各人的温度控制。音乐应当是平和的。耳机的使用可以有助于减少患者对奇怪的手术声音的觉察。每间手术室一定要有一个水槽,最好是46～60cm(18～24英寸)深,脚踏板对洗手是非常方便的。就像一个卧室永远不会有足够的壁柜空间一样,手术室也永远不会有足够的橱柜和柜台空间。你应当很容易地拿到器械和材料,并有足够的地方贮存它们,如果你有几间手术室,最好每一房间的摆设要一样,以减少弄混器械和设备。橱柜的质量要根据你能负担的程度购置。木质橱柜增加一些温暖性,但花费较贵;金属薄板的橱柜容易清洁;开放性橱柜和玻璃橱柜让人很容易地看到里面的储藏。工作台面应当是无孔的、耐用的和容易清洁的。

(隋爽)

# 第二节　烧伤整形外科常用手术操作

烧伤创面的处理,是贯穿烧伤治疗始终的主要措施。烧伤创面的变化与病情密切相关,创面处理的首要环节便是清创。清创的原则是清除致伤因素与污物,清洁创面,减少污染机会,保护创面,促进创面愈合。

## 一、清创术

**(一)适应证**

各种烧伤在伤后24h以内。

**(二)麻醉方式**

一般不需麻醉。

**(三)手术体位**

根据烧伤部位而定。

**(四)手术用物**

①器械:乳腺区段包或植皮包。②布类:眼科包。③敷料:烧伤敷料包。④其他:肥皂水、清水、温生理盐水、10%磺胺嘧啶银胶浆、碘附、过氧化氢、防水布、一次性垫巾等。

**(五)手术步骤及配合**

见表11—4。

表11—4　手术步骤及配合

| 手术步骤 | 手术配合 |
| --- | --- |
| 1.剃除毛发,剪除指(趾)甲 | 剃除创面及附近的毛发(头发、胡须、腋毛、阴毛等),剪除指(趾)甲 |
| 2.清除污物 | 备肥皂水及清水将创面周围皮肤洗净。污染较重时,肥皂水中可加入适量过氧化氢以利去污。若油污较重,备洗涤灵或汽油擦洗,清水或生理盐水冲净 |
| 3.冲洗创面,铺无菌布单 | 备大量温生理盐水冲洗创面,并以纱布轻轻蘸拭,去除浮于创面上的污物、泥沙、异物等,然后用碘附擦洗。铺消毒的防水布及无菌布单 |
| 4.水疱处理 | 递剪刀剪除破碎的水疱皮片 |
| 5.创面处理 | 清创后根据伤情采用暴露、半暴露或包扎疗法,详见下一节 |

**(六)注意事项**

1.对于特殊原因烧伤如化学烧伤、电烧伤、热压伤的清创,应分别作相应处理。

2.在创面深度不能确定前,最好不要在创面上涂抹有色药物如甲紫等,以免对深度的辨认造成困难。

3.对于陷入创面的沙屑、煤渣等,不易清除时,勿勉强为之。

## 二、清创后处理

(一)包扎疗法

1.适应证　四肢Ⅱ度烧伤及门诊患者,但不适应于头部及会阴烧伤患者。

2.麻醉方式　一般不需麻醉,少数患者可选用镇静剂,小儿及不合作者可选用全麻。

3.手术体位　根据烧伤部位而定。

4.手术用物　①器械:乳腺区段切除器械包或植皮器械包。②布类:眼科布类包。③敷料:烧伤敷料包。④其他:肥皂水、清水,温生理盐水、10%磺胺嘧啶银胶浆、碘附、过氧化氢、防水布、一次性垫巾等。

5.手术步骤及配合

(1)创面敷一层凡士林纱布或抗菌药物纱布或辐照猪皮:清创后,紧贴创面敷一层凡士林纱布或浸有抗菌药物的纱布或打洞的辐照猪皮(如10%磺胺嘧啶银胶浆、中草药等),也可贴一层生物的或非生物的薄膜。

(2)厚层敷料包裹:外层用纱布或吸水棉垫包裹,厚度达3~5cm,超过创周5cm以上。

(3)绷带加压包扎:绷带由肢体远端向近端适当加压包扎。

6.注意事项

(1)如可能,应露出肢端,以便观察肢体循环情况。

(2)包扎时应注意功能位。颈部包扎时,后仰;手部、拇指外展对掌位,其他四指微张,掌指关节微屈,指关节及腕关节伸直,其他关节同一般功能位。

(3)抬高肢体。

(二)暴露疗法

1.适应证　头面部、躯干、臀或会阴部烧伤;大面积深度烧伤。

2.麻醉方式　一般不需麻醉。

3.手术体位　依烧伤部位而定。

4.手术用物

(1)器械:乳腺区段切除器械包。

(2)布类:眼科布类包。

(3)其他:肥皂水、清水、温生理盐水、10%磺胺嘧啶银胶浆、碘附、一次性垫巾。

5.手术步骤及配合

(1)创面直接暴露于空气中:清创后将患者睡在清洁或消毒床单上,床单上垫以消毒吸水棉垫或纱布垫,创面直接暴露于空气中。

(2)创面涂药:Ⅱ度创面可涂成膜剂,Ⅲ度创面涂2.5%碘酊等。

(三)半暴露疗法

1.适应证　浅Ⅱ度烧伤创面,包扎48~72h以后;渗液不多或感染不重的深Ⅱ度创面。

2.麻醉方式　一般不需麻醉。

3.手术体位　依烧伤部位而定。

4.手术用物

(1)器械:乳腺区段切除器械包。

(2)布类:眼科布类包。

(3)其他:肥皂水、清水、温生理盐水、10％磺胺嘧啶银胶浆、碘附,一次性垫巾。

5.手术步骤及配合

(1)创面覆盖一层抗菌纱布:清创后创面覆盖一层抗菌纱布,凡士林纱布或薄膜。

(2)行暴露疗法。

## 三、焦痂切开减张术

创面手术患者由于强热力、化学物质等致深度烧伤,伤时常引起一系列全身变化,如休克、感染、败血症,抢救不及时对患者生命构成严重危险。

(一)适应证

1.肢体环形Ⅲ度烧伤和指(趾)环形Ⅲ度烧伤。

2.胸腹部、颈部烧伤影响其功能。

(二)麻醉方式

一般无需麻醉。

(三)手术切口

上肢于屈、伸侧,下肢于内、外侧正中切开,胸部经腋前向下达肋弓切口。

(四)手术体位

仰卧位。

(五)手术用物

1.器械　乳腺区段切除器械包。

2.布类　眼科布类包(大面积焦痂切开减张则备肢体包)。

3.其他　碘仿纱条或异体皮,黏膜消毒剂,大量生理盐水,温盐水,1＃、7＃丝线。

(六)手术步骤及配合

1.手术部位冲洗消毒、铺单　备大量黏膜消毒剂和等渗盐水冲洗创面,再递皮肤消毒剂纱布消毒焦痂,铺无菌单。

2.切开焦痂　递手术刀,组织剪于肢体两侧切开焦痂,胸腹部、颈部也于相应部位切开,切口线贯穿焦痂的全长,深度一般达深筋膜平面。

3.止血　递1＃丝线结扎止血或盐水垫压迫止血,切口以碘仿纱条填塞,也可用异体皮覆盖。

4.缝合切口　递7×17三角针、7＃丝线间断或连续缝合切口两侧。

5.包扎创面　递纱布、棉垫、绷带包扎固定。

## 四、切削痂术

(一)适应证

1.大面积Ⅲ度烧伤。

2.关节和功能部位的Ⅲ度及深Ⅱ度烧伤。

3.病灶明确的创面脓毒症,以及某些致毒物质的烧伤。

（二）麻醉方式

酌情选用全麻、臂丛或连续硬膜外麻醉。

（三）手术切口

四肢于上、下二端作环形切口，前侧作纵形切口，连接上下作环形切口，躯干以正中切口为好。

（四）手术体位

根据烧伤部位而定，如仰卧，则上肢两旁备置床旁桌，便于术者操作。如侧卧，应在患者两大腿之间放置软枕一个，使患者舒适。

（五）手术用物

1. 器械　瘢痕切除器械包。

2. 布类　肢体布类包、敷料包。

3. 其他　高频电刀、空气止血带、生理盐水、黏膜消毒剂、过氧化氢。

（六）手术步骤及配合

以肢体切痂为例。

1. 手术部位冲洗消毒、铺单　常规去除肢体上包扎敷料和猪皮后，依次用生理盐水、过氧化氢、生理盐水冲洗。

2. 铺单　消毒剂冲洗创面，再用黏膜消毒剂消毒。先抬高肢体，递一无菌单包于肢体根部，再递 3 块无菌单盖于焦痂四周，递中单、大被单覆盖于切口周围。

3. 上止血带　将肢体抬高几分钟，使静脉回流，再给予充气，上肢充气压力 300mmHg，下肢为 600mmHg，止血带与皮肤之间垫以衬垫，外周用绷带包紧。

4. 切除焦痂　递手术刀在肢体近端和远端分别环形切开，高频电刀或氩气刀切至深筋膜平面，然后在两环形切口之间作纵向切开。

5. 止血　大血管递止血钳带 1# 丝线结扎止血。小血管递双极电凝止血。热盐水纱布敷创面，绷带加压包扎，放松止血带，解开绷带，彻底止血。

6. 冲洗创面，覆盖异体皮或自体皮　黏膜消毒剂冲洗，大量生理盐水将血块冲净。术者更换手套及无菌单，异体皮或自体皮覆盖肢体。

7. 包扎创面　递纱布、敷料、绷带包扎。

（七）注意事项

1. 创面明显感染时不宜用驱血带。上止血带需记录时间，每小时放松一次，如需继续应用，每 20～30min 后再充气。

2. 大面积切痂手术为保证患者血容量，一般需 2 条以上静脉输液通路，可选用内踝或股静脉切开，颈静脉或锁骨下静脉穿刺。

3. 严格执行无菌操作，冲洗消毒而浸湿和污染的布类、器械应及时更换。

4. 切痂术因创面大、范围广，器械除一般所用器械包外，还应配给大量血管钳，以便缩短手术时间。

## 五、残余小创面清创、刃厚皮片移植术

（一）适应证

深度烧伤植皮成活不良，或者深Ⅱ度创面愈合后上皮薄弱形成水疱，破溃后残留小创面。

麻醉方式：局部麻醉，儿童宜用全麻，取皮区一般用局麻。

（二）手术体位

充分暴露创面而采取相应体位。

（三）手术用物

1. 器械　植皮器械包、滚轴刀柄包。

2. 布类　眼科布类包。

3. 其他　生理盐水、黏膜消毒剂、凡士林纱布、10ml注射器及9号长针头。

（四）手术步骤及配合

1. 清洗创面、铺单　递生理盐水、黏膜消毒剂依次冲洗消毒并铺无菌单。

2. 清创、止血　递血管钳、剪刀清除坏死组织，如有肉芽，递手术刀刮除直达纤维板层，遇出血点递纱布压迫止血。

3. 刃厚皮片切取　递滚轴取皮刀切取皮片，取皮层止血后，备凡士林纱布覆盖，外加厚敷料（约20层纱布）加压包扎。

4. 小皮片移植　将刃厚皮铺于一层凡士林纱布上，剪成普通邮票大小（2cm×2cm）移植在小创面上。

5. 包扎固定　递盐水网眼纱布于皮片上，外加纱布数层、棉垫，绷带加压包扎。

（五）注意事项

1. 滚轴取皮刀片应锋利、切取皮片才均匀。

2. 采皮部位禁用碘酊消毒。

（隋爽）

# 第三节　皮肤瘢痕

瘢痕是人体创伤修复过程中的必然产物。各种皮肤创伤的创面都需依靠新生的瘢痕组织充填和连接，同时创缘上皮细胞增生、覆盖创面，最后完成愈合。愈合后的创口均有或多或少的瘢痕。瘢痕的大小，受多种因素的影响。如瘢痕增生超过一定限度，就会发生皮肤外形的改变及功能障碍等。这就是需要治疗的皮肤瘢痕，也称病理性斑痕。它是整形外科的常见病和多发病。

皮肤瘢痕根据临床或病理表现，有多种分类方法，目前尚无统一分类。临床上较常见的瘢痕类型为：①表浅瘢痕；②增生性瘢痕；③瘢痕疙瘩；④挛缩性瘢痕；⑤萎缩性瘢痕等。下面分别介绍。

## 一、表浅性瘢痕

（一）定义

表浅性瘢痕指皮肤浅表的瘢痕，除表面粗糙，色素改变外，无功能障碍。随着时间的推移瘢痕将逐渐不明显。

（二）临床表现和诊断

一种皮肤浅表的瘢痕，由皮肤的轻度擦伤，或浅二度烧伤，或皮肤受表浅的感染后形成。其表面轻度粗糙，有色素改变，无功能障碍。随着时间的推移，瘢痕将逐渐不明显。

（三）治疗

一般不需治疗。但在面部，为美容的目的，可慎重考虑手术切除。面积小的按皮纹方向切除缝合；面积大的，可分次切除。两次手术的间隔时间为6个月。瘢痕与皮纹成直角交错时，应用"Z"字成形术修复。大面积表浅瘢痕的处理较为困难，可采用微晶磨瘢痕，一般7～10d一次，需治疗7～10次。或瘢痕磨削手术，即用细砂轮或砂纸将瘢痕磨成浅二度的皮肤损伤，预后可改善瘢痕外观。游离植皮的结果在色泽上很难令人满意。

## 二、增生性瘢痕

（一）定义

皮肤损伤愈合后，瘢痕仍继续增殖，高于皮肤表面为增生性瘢痕。

（二）临床表现和诊断

增生瘢痕突出皮面，形状不规则，高低不平，潮红充血，质地实韧。有灼痛及瘙痒感，并遇环境温度增高、情绪激动或食辛辣刺激性食物时加重。增生过程往往延续数月或几年后，渐渐变软和消退。表现为高度减低，颜色转暗，充血消退，质地变软，有些最终可以平复，痛、痒症状也大为减轻或消失。

（三）治疗

因增生性瘢痕在一年内有自行蜕变软化的可能，故应先试行非手术治疗，待一年后瘢痕成熟，软化且停止生长后再决定是否需要手术治疗。手术治疗只用于有功能障碍或形态改变者。

1. 非手术治疗

（1）压迫疗法：创面初愈，如见有瘢痕增生趋向时，即用弹性绷带或弹性织物持续包扎压迫，坚持昼夜使用数月，对预防和治疗瘢痕增生，疗效确切。增生瘢痕经压迫治疗后，颜色变淡、软化，甚至变平。压迫疗法为目前最简单有效的治疗方法。缺点是较麻烦，需持之以恒方见效。

（2）浅层放射疗法：对早期病变和增生瘢痕术后预防复发的疗效较好。缺点是由于放射线对全身的危害，和对局部发育的不良影响，因此，不宜用于幼儿或大面积瘢痕的照射。

（3）瘢痕内药物注射疗法：瘢痕内注射类固醇药物，以促进瘢痕软化，适用于小面积的增生性瘢痕，但对广泛多发病变不适用。糖皮质激素是目前国内外广泛应用的最有效的治疗增生性瘢痕和瘢痕疙瘩的药物。如曲安西龙，成人每次用量10～40mg，可用等量2％利多卡因溶液稀释，进行瘢痕内垂直多点注射。每周1次，4～8次为1疗程。治疗期间，均可收到良好的疗效。但疗程结束以后，临床上常有复发的病例。同时该类药物有一定的副作用。主要有：①月经紊乱，但停药后可恢复正常。②阳痿。③皮下组织萎缩，色素减退，系药物注入瘢痕下正常组织或药量过大所致。

（4）硅凝胶外用：可促进瘢痕的软化。使用方法是，直接贴在瘢痕上，每天保持12～24h，每日温水清洗瘢痕表面。硅凝胶表面污垢也可清洗，并可反复使用，直至不能帖服为止。总疗程应在6个月以上。疗效也是确切的。但个别人对硅凝胶过敏，表现为瘢痕发红、瘙痒等。遇此，则停止使用。

（5）其他：中药治疗、物理治疗、激光治疗等，均对轻度的增生瘢痕有一定的疗效。其中，外用中药有一定的止痒和减轻瘢痕增生作用，而激光对面部早期增生性瘢痕有效。

2. 手术治疗

（1）手术治疗：应在非手术治疗和积极功能锻炼的基础上，待瘢痕成熟，增生停止后实施。一般用于有显著功能障碍或形态损害的增生瘢痕。

（2）在某些特殊部位的病变，如眶周、口周、鼻孔等部位的增生性瘢痕，为保护视力，解除进食困难和恢复呼吸通畅，可考虑早期手术治疗。

（3）手术原则切除瘢痕，充分松解挛缩，矫正畸形，以皮片或皮瓣修复创面。

（4）对于瘢痕面积广阔、皮源缺乏的病例，可只切开瘢痕，使挛缩松解，以皮片移植修复缺损。术后所留下的增生瘢痕，由于张力消失，病变可逐渐软化，好转。

### 三、瘢痕疙瘩

（一）定义

瘢痕疙瘩是以具有持续性强大增生能力为特点的瘢痕。实质上是皮肤的一种纤维组织肿瘤。常向四周健全皮肤浸润性生长，呈蟹足样，故又名蟹足肿。

（二）临床表现和诊断

瘢痕疙瘩多见于30岁以下的青壮年。好发于胸骨柄、肩三角肌部、耳郭、下颌、上背部等部位。病变隆出皮面，高低不平，形状不规则，质地硬韧。多感奇痒难忍。临床可分为两型：①肿瘤型，瘢痕凸起显著，顶部较基底膨大而形如覃状；表面有皱纹皱褶，或呈结节状。②浸润型，瘢痕较为扁平，呈匍匐状向四周邻近皮肤扩展浸润，边缘不规则。

（三）治疗

瘢痕疙瘩治疗有药物注射、放射治疗和手术等几种方法，均非特效。但综合治疗有可能取得较好效果。

1. 药物疗法　用于小面积病变。用类固醇类药物［如曲安奈德溶液］做瘢痕内多点注射。注意不可注入外围正常皮肤内，以免引起组织萎缩和色素减退。曲安奈德霜剂外用也可作为对症治疗。

2. 放射疗法　浅层放射线照射多用于手术后的辅助治疗以预防术后复发。只用于小面积尤其是浸润型病变。儿童慎用，以免引起局部发育障碍。

3. 手术疗法

（1）一般用于伴有挛缩畸形或妨碍功能的病变。

（2）手术结合其他疗法的综合治疗效果较好。如辅以术后皮肤浅层放射治疗，或缝合前在创缘内注入适量的曲安奈德溶液等。

（3）手术过程应遵循无菌、无创、无张力的操作技术；创缘方向需与局部皮纹一致；还可在瘢痕内做切口，切除大部分瘢痕，原瘢痕缘无张力缝合，以避免瘢痕复发时扩大。还采用可拆的连续皮内缝合法，拆线后不留线结，减轻异物反应等，所用缝线宜较细，拆线可适当提早，以尽量减轻异物刺激。创面张力大时，可行皮片移植术修复。

（4）供皮区也须采取相应措施，防止瘢痕疙瘩形成。

（5）术后放射治疗，应在拆线后立即开始。

### 四、挛缩瘢痕

（一）概述

1. 定义　挛缩瘢痕常发生在关节部位，多为皮肤缺损面积较大的创面，经肉芽组织增生、创缘的向心性收缩而愈合后形成的瘢痕。此类瘢痕牵拉周围组织造成挛缩,影响关节功能,引起功能障碍和形态改变,称为瘢痕挛缩畸形。

2.临床表现与诊断　瘢痕组织及周围皮肤组织呈挛缩或条索状,可引起瘢痕区域相应的形态改变和功能障碍,如病变周围的关节屈曲等。

3.治疗　治疗原则是选择适宜的手术时机切除瘢痕、松解挛缩的软组织、修复创面和术后加强功能锻炼等。

(1)手术时机

1)待瘢痕稳定,基底松动后进行。过早手术,解剖层次不清晰,易发生误伤,而且出血多。一般在伤愈后一年。在等待手术时机期间,应积极进行功能锻炼,并辅以按摩、理疗、体疗等,以阻止挛缩的进展,促进瘢痕的软化松动、防止关节的僵化。

2)对于眼睑或口周等部位的挛缩瘢痕,为了保护视力或解决进食困难,应尽早手术。

3)烧伤后发生于功能部位的瘢痕挛缩,为避免出现继发畸形,可早期施行手术,尤其是儿童时期。

(2)切除瘢痕、松解挛缩:这是手术治疗的关键步骤。操作要点如下。

1)四肢部位宜在充气止血带下进行,可减少出血,使手术野清晰,加快手术进度。

2)切开与挛缩纵轴相垂直的切口,在瘢痕和正常组织间进行逐段,钝性分离松解,保持挛缩的紧张状态,以利手术操作,直至挛缩完全解除。有时还需行肌腱延长、关节囊切开、关节韧带切除等辅助性手术,才能达到彻底的松解。松解中可顺势施加适当外力,但切忌用暴力牵拉,强求关节复位,以免发生神经、血管等软组织的撕裂伤。

3)复位、固定:复位后的关节如不稳定,小关节可穿入克氏针做2~3周的短期制动;较大关节,则需术后用石膏绷带制动。确实无法复位者,可行术后牵引,或关节成形或融合术。

4)瘢痕应以彻底松解为原则,如面积过大或供皮区受限时,可在充分松解挛缩的前提下部分切除瘢痕组织。对于瘢痕皮肤,如为美容目的和面积不大时可全部切除,否则,可部分或全部予以保留,以免增加供区瘢痕,得不偿失。瘢痕张力消失后,瘢痕皮肤质地可改善。

5)位于关节两侧的创缘,如不在侧中线上,需切成曲线或锯齿状切口。

(3)修复创面

1)蹼状挛缩瘢痕者,可利用"Z"字成形术或多个"Z"字成形术、五瓣成形术等充分利用瘢痕两侧的相对松弛的皮肤,松解挛缩,修复创面。

2)多数情况下创面均需补充皮肤。一般用中厚皮片移植术,如所用皮片面积甚大而皮源严重不足时,可选用较浅表的萎缩瘢痕为供皮区。

3)如瘢痕切除后的创面缺损有肌腱、骨或关节外露。或后期尚需行有关肌腱、神经或关节等较为复杂的手术者,需采用皮瓣或皮管修复。

(4)术后处理

1)术后初期应制动10d,以保证缝合的创口或移植的皮肤顺利愈合和存活,保持软组织或骨关节复位后的稳定。

2)创口愈合后,应采取对抗移植皮肤,特别是皮片远期收缩的措施,以及进一步改善关节功能等的治疗,包括夹板、支具或某些特制的辅助功能恢复的器械等。

3)向患者说明功能锻炼的重要性,以摒弃过度依赖手术,忽视主动进行功能锻炼的片面错误认识。

(5)挛缩瘢痕的预防

1)凡有较大面积皮肤缺损的创面,都应及时行皮肤移植术修复,以阻止创缘的向心性收缩,促进创面的愈合,减少瘢痕组织的形成。

2)遵循整形外科手术的操作原则,选择符合整形外科原则的手术切口,以"Z"字成形术即时改变跨功能区域的垂直方向切口,避免长的直线创口等。

3)严格的无菌无创技术操作。分层缝合,张力留在皮下,小针细线减少组织损伤。同时注意无菌操作,防止感染。尽量使瘢痕形成的最小。

(二)颈部瘢痕挛缩

1.临床表现和诊断　颈部瘢痕挛缩多发生于颈前,常由深度烧伤引起。按挛缩的程度可分为三度。

轻度:瘢痕面积小,仅局限于颈部,以纵行的单一或多发蹼状瘢痕最常见。对面部器官的形态和功能无明显影响。

中度:介于轻、重度之间,常由仅限于颈部增生瘢痕所致,可部分波及颏部和胸部。仰头时出现轻度下唇外翻,以及瘢痕对面部器官的轻度牵拉,但低头时均基本恢复常态。头部后仰和旋转时,功能可部分受限。

重度:典型的颈部重度瘢痕挛缩,称为颏胸粘连,表现为下颌和胸壁间瘢痕黏结,颈部外形完全消失,呈强迫低头姿态。下唇外翻,黏膜肥厚,牙龈外露,龈唇沟消失,致口涎持续外溢。患者饮水、进食、言语甚至呼吸均感困难,颈部活动极度受限。儿童患者如治疗延迟,可继发颈椎和胸椎后突或半脱位畸形,并可影响面部五官的发育。

2.治疗　手术要点是:①保证手术过程中呼吸道通畅。②彻底松解挛缩瘢痕。③妥善修复创面。④较轻的颈部瘢痕可用局部皮瓣和或加植皮的方法治疗。

操作方法如下。

(1)麻醉用经鼻清醒气管内插管麻醉。如瘢痕牵拉限制头部后仰,影响气管插管,可先在局部浸润麻醉下在颈部挛缩最紧张的部位做一条或多条横行切口,松解瘢痕,使头部能后仰,以利插管。

(2)仰卧位,术时将两肩和头部垫高,随着术中挛缩瘢痕的松解,逐步去除头下充垫物使头部充分后仰。

(3)松解瘢痕:①在头部后仰、颈部瘢痕紧张状态下,横行切开或切除瘢痕、充分松解挛缩的组织,包括皮肤、挛缩的颈阔肌等,显露出正常深度的颏颈角。②颈部侧方的创缘切成锯齿状,以避免术后的直线挛缩影响整形效果。

(4)修复创面,可据创面大小、邻近及全身供皮条件等选择皮片、皮瓣或皮管进行覆盖。①中厚或全厚皮片最常用,如为累及颌面和胸脘部的重度挛缩,则常是唯一的选择。术时应将所植皮片围绕甲状软骨四周固定皮片和创面基底缝合,避免因吞咽活动妨碍皮片存活。②蹼状瘢痕挛缩,可采用单个或多个"Z"字成形术进行修复。对轻、中度挛缩,应将颈部残留的正常皮肤,形成局部皮瓣,旋转或推进移植后,用于修复全部或部分创面,重点是甲状软骨前方的创面,不足部分以皮片补充移植。③如局部无可用的局部皮瓣,也可采用远位的皮管转移修复创面。

(5)不论采用何种修复创面的方法,术后均应用较厚的敷料包扎,将头部制动于后仰位,其外再用石膏或夹板加强固定。

（6）术后进流食或鼻饲数日，以减少咀嚼或吞咽活动，以利皮片愈合。

（7）创面愈合后，须即坚持昼夜佩戴颈围 3～6 个月，以对抗皮片挛缩。

（三）腋窝瘢痕挛缩

1.临床表现和诊断　腋部瘢痕挛缩常发生于深度烧伤之后，偶见于腋淋巴结清扫术后，可造成不同程度运动障碍。轻度瘢痕多呈蹼状；重度挛缩可造成上臂与胸侧壁粘连，使肩关节和上肢功能丧失。

腋窝解剖特点使得腋窝顶部挛缩瘢痕组织中常包埋残留的正常皮肤，这部分皮肤或为瘢痕所封闭，或以狭细曲折的缝隙或管道通向外界。因局部无法清洗，易诱发皮肤感染，反复发作，致使腋部瘢痕挛缩不断加重。

2.治疗

（1）麻醉：选取臂丛神经麻醉、高位硬膜外麻醉或全身麻醉。

（2）轻度蹼状瘢痕可行"Z"形皮瓣或五瓣法等松解，矫正。如挛缩松解后的创面无法完全封闭，需取中厚皮片移植。重度挛缩，需行瘢痕切除、挛缩松解、中厚皮片移植术治疗。

（3）在切除瘢痕过程中，如见腋窝顶部有残留的正常皮肤，无论面积大小，均应保留，借以分隔移植的皮片，减少后期挛缩。

（4）腋前后创缘均应切成锯齿状。如腋窝顶部已无正常皮肤残留，但有胸、背部可供利用的正常皮肤时，应设计局部旋转皮瓣，移转闭合腋窝顶部的创面，再移植中厚皮片补其不足，以有利于取得稳定的疗效。因行腋淋巴结清扫术并曾行放射治疗所致的严重瘢痕挛缩，需行皮瓣或肌皮瓣手术修复。

（5）用于固定移植皮片的打包必须稳妥、坚实，必要时可用石膏或夹板做外固定。

（四）肘部瘢痕挛缩

1.临床表现和诊断

肘部瘢痕挛缩多见于深度烧伤，屈侧居多。屈侧瘢痕轻者为蹼状瘢痕，重者常与腋、腕、手等部位的瘢痕相连；伸侧瘢痕常为片状，可限制肘关节的屈曲活动，影响手部功能，故所致的功能损害重于屈侧挛缩。长期处于屈曲状态会使肘部的神经、血管、肌腱及关节囊等发生继发性挛缩。

2.治疗

（1）麻醉：选取臂丛神经麻醉、高位硬膜外麻醉或全身麻醉。

（2）肘屈侧条索状、蹼状瘢痕可行单个或多个"Z"字成形术矫正，剩余的创面另取中厚皮片移植。肘屈侧较大面积的或与腋、腕部相连的挛缩瘢痕，需行瘢痕完全或部分切除，肘窝处横行切口需延伸至侧正中线或稍过之，或将创面侧缘修整成锯齿状，然后行中厚皮片移植。

（3）肘伸侧瘢痕，可在肘后鹰嘴部上、下各做一横切口，直至深筋膜层，分别向上、下方做广泛剥离、松解，必要时可切开深筋膜，或将肱三头肌腱膜切开，以助肘关节屈曲复位。鹰嘴上、下的创面以中厚皮片修复。如肘伸侧挛缩需行肘关节内的手术时，则应以皮瓣修复，如胸侧壁皮瓣，或用预制的皮管修复。

（4）用于固定移植皮片的打包必须稳妥、坚实，术后石膏或夹板做外固定。

（五）会阴瘢痕挛缩

1.临床表现和诊断　会阴部瘢痕多由烧伤引起，常见于儿童，分为会阴外阴型、会阴肛门型和混合型。

会阴外阴型:瘢痕偏于会阴前区,包括下腹、外阴、腹股沟、股内侧等部,可造成身体前屈,不能直立;妨碍大腿外展。瘢痕为蹼状或大片状,严重者瘢痕包埋男性尿道、阴道外口,使阴茎无法勃起,尿液及月经不能正常排出。

会阴肛门型:瘢痕偏于会阴后区,主要为臀及其周围。造成大腿外展受限,下蹲困难;严重者肛门外口为瘢痕遮蔽,粪便经瘢痕中的假道排出,造成排便困难。假道内碘油或钡剂造影有助于确诊假性肛门狭窄。

混合型:畸形和功能障碍更为严重,髋关节活动受限,坐立行走均感艰难。局部粪便尿液浸渍,难以清洗,四周皮肤污秽,易于糜烂继发感染。

2.治疗

(1)蹼状瘢痕,可行"Z"字成形术或五瓣法等松解和修复。

(2)多部位或大片状瘢痕,切除范围以能充分松解和使被遮蔽的阴茎、阴囊、阴道前庭、肛门等完全显露为度,以减少切取皮片的面积。创面用中厚皮片修复。

(3)假性肛门闭锁者,切除遮盖瘢痕,露出正常肛门,将围绕肛门外口的创缘由环状改为锯齿状。

(4)有需采用皮瓣修复的创面,应首选局部皮瓣。如局部无适当条件,或合并阴茎、阴囊缺损,则可行游离皮瓣或预制皮管综合修复。

(六)下肢瘢痕挛缩

下肢瘢痕挛缩为下肢的瘢痕挛缩状畸形,多由大面积深度烧伤,少数由于皮肤缺损的创伤,早期处置不当,创面瘢痕愈合后所致。下肢的主要功能为负重和行走,发生挛缩后,因肢体长度的缩短,关节活动受限,影响站立和步行。如发生在幼儿时期,未得到及时治疗,则妨碍生长发育,畸形程度和功能损失都较严重。

1.腹股沟瘢痕挛缩

(1)临床表现和诊断:腹股沟瘢痕挛缩可使髋关节处于屈曲位,外生殖器常因瘢痕牵拉发生移位,影响正常行走和排尿、性行为。

(2)治疗

1)彻底切开或切除瘢痕,松解挛缩,使移位的组织器官复位,创面常以皮片移植修复。

2)如术中髋关节挛缩的复位,因肌力强大不能达到满意程度时,不可勉强使用暴力牵拉,应在术后行皮肤或骨牵引治疗。

2.膝部瘢痕挛缩

(1)临床表现和诊断:膝部瘢痕挛缩多见于腘窝,挛缩使膝部呈屈曲畸形,影响正常的站立和行走。膝前部瘢痕挛缩较少见。

(2)治疗

1)彻底切开或切除瘢痕,松解挛缩,使移位的组织器官复位,创面一般以皮片移植修复;如局部有形成皮瓣的条件时,则以皮瓣转移修复腘窝的中央部位,其上、下方的所余创面,以皮片修复。这样较全部行皮片移植术的效果为佳。

2)术中如因大腿后侧腘绳肌群短缩,严重妨碍关节伸展复位时,可将股二头肌腱延长,将半膜肌和半腱肌在不同水平面切断,并缝合延长。

3)肌腱延长吻合部位,需用附近的软组织覆盖后,再行皮片移植术封闭创面或直接用局部皮瓣转移覆盖。

4)膝前部瘢痕挛缩一般均可用皮片移植修复挛缩松解后的创面,手术效果多较好。

3.踝部瘢痕挛缩

(1)临床表现和诊断:踝部瘢痕挛缩见于踝前者,多还伴有足背的瘢痕挛缩,引起踝关节和跖趾关节的过度背伸畸形,妨碍穿着鞋袜,行走不便;瘢痕见于踝后者,呈马蹄足畸形,常伴有跟腱短缩,功能损害严重。

(2)治疗

1)彻底切开或切除瘢痕,松解挛缩,使移位的组织器官复位。

2)踝前瘢痕挛缩者,松解挛缩时,常因趾伸肌腱的过度短缩阻碍跖趾关节的复位,可行肌腱延长术,并以附近的软组织掩覆肌腱延长的吻合部位。再用克氏针从足趾向跖骨穿入,制动2～3周,以保持复位后的稳定。

3)创面一般用皮片移植修复。

4)踝后瘢痕挛缩者,如需行跟腱延长术方能复位,则需应用皮瓣如交腿皮瓣或游离皮瓣修复创面。或将短缩的跟腱连同其外层的皮肤瘢痕一起行"Z"形切开延长的方法。延长后,跟腱上、下方出现的创面用皮片修复,一期完成手术。

5)踝部瘢痕挛缩,发生于幼儿时期,由于治疗延误,踝关节已变形无法复位时,需行关节固定术,创面也需用皮瓣修复。

4.足底瘢痕挛缩

(1)临床表现和诊断:足底瘢痕挛缩致足趾呈屈曲畸形。负重区的瘢痕,尤其位于足跟部的瘢痕,因不能耐受压迫、摩擦,常易发生溃疡,站立和步行均甚痛苦。

(2)治疗:足底挛缩的治疗,需视瘢痕部位、范围和深度等而定。

1)如为局限于负重区的较浅瘢痕,切除后仍有软组织垫护者,创面不大时,最好自足弓,内侧非负重区切取全厚皮片;创面较大时,则可自其他部位切取全厚皮片移植修复。

2)如为局限于足跟的较深瘢痕,切除后已无软组织垫护的创面,需以皮瓣修复时,可选用以足底非负重区的局部轴型皮瓣,或足背岛状皮瓣。

3)如为遍及全部足底的瘢痕,且切除后已无软组织垫护的创面,须进行远位皮瓣修复,如两腿交叉皮瓣、皮管、游离皮瓣或肌皮瓣等。

4)植皮术后,特别是皮瓣移植后,感觉恢复缓慢,且不完全,须长期妥善保护,如穿软垫矫形鞋,以减轻磨压,冬季注意保暖,严防冻伤。如能行包含神经的有感觉的皮瓣修复,疗效更稳妥、可靠。

## 五、萎缩性瘢痕

### (一)定义

萎缩性瘢痕是因较大面积的深度烧伤或慢性溃疡创面愈合后形成的一种不稳定性瘢痕组织,又称不稳定瘢痕。瘢痕组织很薄,表面平坦,外层仅覆盖一层萎缩的上皮细胞,易破,局部血循环差。

### (二)临床表现与诊断

萎缩性瘢痕常发生于面积较大的三度烧伤创面,未经植皮,仅靠创周上皮细胞生长愈合者,或慢性溃疡经久而愈合者。临床可见瘢痕组织薄而平坦,外层仅覆一层萎缩的上皮细胞。扪之坚硬,局部血液循环差。瘢痕不耐磨,易破,时愈时溃。瘢痕底层含有大量的胶原纤维,与深部组织粘连紧密,往往与肌肉、肌腱、神经或血管粘连。

（三）治疗

如面积较小,可考虑切除缝合,或行瘢痕切除局部皮瓣转移修复。经久不愈的慢性溃疡,应将溃疡连同基部瘢痕一起切除,创面用皮瓣修复或游离植皮。

凡面积较大的皮肤缺损均必须及早植皮,勿任其自愈。慢性溃疡,特别是小腿、足跟部的慢性溃疡必须及早彻底治疗,以防再度复发或癌变。

### 六、瘢痕的预防

瘢痕的预防主要是去除各种引起瘢痕增生的因素,减少瘢痕的生长,防止瘢痕造成的畸形和功能障碍。减少瘢痕产生的措施如下。

1. 严格无菌技术　各种操作严格无菌,在无菌状态下愈合的创口,瘢痕往往最小。

2. 无创技术　应用精细的器械和材料。动作轻柔,减少对组织的损伤。

3. 无张力缝合　避免与皮肤张力线垂直做切口及跨过关节或功能部位的直线切口。避免张力性缝合。

4. 避免异物存留　术中尽可能避免手套上的滑石粉、纱布中的棉絮落入伤口,以减少异物刺激伤口。彻底止血,防止血肿形成。

5. 其他　妥善处理创面,防治创面感染。肉芽创面尽早植皮。

此外,增生性瘢痕的出现还与患者自身因素有关。如有色人种比白种人更易发生瘢痕增生,皮肤色黑的人也较易出现瘢痕等。手术治疗时应予注意。

（隋爽）

## 第四节　面部除皱

### 一、概述

皱纹是面颈部皮肤老化的明显标志,其机制未完全明了。皮肤衰老在组织学上表现为:表皮基底层变薄,真皮的胶原纤维和弹力纤维在数量上减少,质量上弹力减弱,皮脂腺和汗腺分泌减少,毛囊功能衰退,筋膜变薄,肌肉松弛,皮下脂肪和深部脂肪总量减少。皱纹出现早晚及程度与人的年龄及其所处环境、工作性质、个人的心理情绪、营养状况等因素密切相关。皮肤老化一般从 30 岁开始,先在外眼角出现鱼尾纹,40 岁左右皱纹开始明显,50～60 岁以后,两侧面颈颊部开始凹陷,皮肤松弛,面颈部皱纹加深呈松垂状。

### 二、应用解剖

1. 面颈部表浅肌肉腱膜系统　面颈部浅表肌肉腱膜系统（SMAS）是面颈部由头至颈部的一个解剖层次,其组织结构包含有筋膜组织和肌肉纤维,将皮下脂肪层分为浅深两层,即 SMAS 浅层和深层。SMAS 向上越过颧弓和颞浅筋膜延续,向前上接眼轮匝肌、额肌,向下移行为颈阔肌。面颈部 SMAS 可分为腮腺区和颊区,在腮腺表面颈 SMAS 有较厚的纤维与腮腺嚼肌筋膜紧连,从腮腺的前缘向前变得较为薄弱,与笑肌相连,自腮腺下部向下与颈阔肌相连。SMAS 本身好似这些肌肉的腱膜,如形成 SMAS 瓣向上后方牵拉悬吊,则可将表情肌拉紧,从而展平面颈部皱纹,并减少皮肤缝合张力,使除皱效果更持久。

2.面颈部皮肤支持韧带 面颈部皮肤支持韧带是皮肤深部组织的固定结构,主要有颧弓韧带、颈阔肌耳韧带、颈阔肌前韧带和下颌骨韧带。

(1)颧弓韧带:位于耳屏前约 4cm,起于颧弓下前缘,是颧小肌起始部后方的腱纤维,呈扇形进入真皮。在其深面颈有面颈神经颧支和颊脂肪垫,并含有小动脉,当牵拉皮肤时该处皮肤出现酒窝样改变。下面颈部除皱手术中,切断该韧带可提高皮肤 SMAS 提紧效果。

(2)颈阔肌耳韧带:位于颈阔肌后缘耳下方,固定颈阔肌耳下皮肤区位于腮腺上面颈,耳大神经皮支常与其交织在一起。彻底切断此韧带,并将其固定到乳突骨膜上,可有效地拉紧颊和颈部的皮肤。

(3)颈阔肌前韧带:位于颈阔肌前面颈,为结缔组织带,从颈阔肌连向真皮。颈阔肌与SMAS 互为延续,如果韧带不剪断,在形成 SMAS 瓣后牵拉时,相应皮肤区会出现酒窝样改变。

(4)下颌骨韧带:位于下颌骨前 1/3 段,除皱手术进入肌肉层。骨膜下分离术从眶骨、上颌骨、颧骨内侧、鼻骨上的骨膜下分离全部软组织,使前额、颊、鼻唇沟、外眦部、眉的软组织整体被上提拉紧,重建面颈年轻时的平衡关系,因而可提高除皱术效果和持久性。

## 三、入院评估

(一)病史询问

1.详细询问患者对面颈部皮肤皱纹的要求。

2.年龄及其所处环境、工作性质、个人的心理情绪、营养状况等。

3.了解有无精神疾病及糖尿病、心脏病等较严重的身体疾患。

4.对要求用肉毒杆菌毒素治疗者,应排除其是否为妊娠、哺乳期妇女,是否患有重症肌无力、上睑下垂、多发性硬化等,是否服用氨基糖苷类抗生素,是否过敏体质或对白蛋白或对肉毒杆菌毒素过敏,是否患有严重心、肝、肾、肺疾病和患有结缔组织病等。

(二)体格检查

除常规体格检查外,应仔细检查皱纹出现的部位、范围及皱纹的深浅,皱纹深浅与表情肌收缩的关系,牵拉时皱纹能否消失。检测皮肤的厚度、弹性及松弛程度。检查局部皮肤有无不适合除皱术的情况。

(三)实验室检查

对要求手术除皱者,进行必要血液生化检测及特殊检查并对分析检测结果,以了解各重要脏器的功能,有无糖尿病、心脏病、营养不良等,是否能耐受手术。

## 四、病情分析

根据相关病史及体格检查,在面颈部有明显皱纹即可明确诊断:根据皱纹的部位及深浅、皱纹是否与表情肌收缩有关、皮肤弹性等鉴别面颈部皱纹的类型及老年化病损的程度。如额部皱纹、皱眉纹、眼睑皱纹、眼角皱纹、鼻唇沟皱纹、颊部皱纹、唇部皱纹等均为动力性皱纹,颈部皱纹为体位性皱纹一般来说,皱纹越深、皮肤弹性越差则皮肤老年化病损越严重。根据面颈部皱纹特点分为体位性皱纹、动力性皱纹、重力性皱纹。

1.体位性皱纹 如颈部的皱纹,为了颈部能自由活动,此处的皮肤会较为充裕、自然形成一些皱纹,甚至刚出生就有。早期的体位性皱纹不表示老化,只有逐渐加深、加重的皱纹才是皮肤老化的象征。

2.动力性皱纹　面颈部表情肌与皮肤相附着,表情肌收缩,皮肤在与表情肌垂直的方向上就会形成皱纹,即动力性皱纹。早期只有表情肌收缩,皱纹才出现,以后,表情肌不收缩,动力性皱纹亦不消失,如额部横纹、皱眉纹等。

3.重力性皱纹　40岁以后,由于皮肤、肌肉的松弛,在重力作用下,会逐渐下垂、局部折叠,形成重力性皱纹。常见的如眼袋、老年性上睑皮肤松垂、双下颌等。

除皱术,俗称拉皮术,又称上提术,是指由于面颈部皮肤松弛下垂,通过药物、物理等方法无效时,采取的使面颈部皮肤提紧、皱纹减轻或消除的面颈部年轻化手术。早在20世纪初,就有医生开始尝试做面颈部除皱术。但那时的除皱术是为贵族妇女或演员名角服务的。早期的除皱术只是将面颈部皮肤做梭形切除,效果不甚理想。到了1973年,Skoog医生通过解剖,提出了面颈部浅表肌肉腱膜系统(简称SMAS)的概念,认为只有将皮肤及SMAS一起提紧才能有效去除皱纹,开创了第二代除皱术。1988年,美国医生Psilla又提出随着年龄增大,颅骨的体积在缩小,面颈部的软组织也在整体松弛下移,故光拉紧皮肤筋膜还不足以彻底去除皱纹,还应将下垂的面颈部表情肌止点上移,据此提出了骨膜下除皱的概念,人称第三代除皱术:近20年来,随着医学人员对面颈部解剖结构的不断深入研究,除皱术式不断得到改进、发展,高新技术(激光、内窥镜等)也不断应用于除皱领域,使得除皱术越来越有针对性,选择的余地也越来越大。

面颈部除皱可采用的方法有:①外用护肤防皱霜;②化学剥皮术;③胶原注射除皱法;④磨削术;⑤肉毒杆菌毒素注射除皱法;⑥手术除皱法。其中手术除皱是目前治疗皮肤衰老非常明显时最好的方法。

## 五、治疗计划

除皱方式的选择应结合皱纹的深浅、美容求助者的年龄及工作性质、全身情况及局部条件等综合考虑。皮肤无下垂的早期较浅细的皱纹可采用外用护肤及防皱霜、化学剥皮术、胶原注射除皱、磨削术、肉毒杆菌毒素注射除皱等方法。有皮肤下垂的深大皱纹则应选择手术除皱法。

(一)非手术治疗

1.外用护肤、防皱霜　对于较浅细的皱纹可以利用各种嫩肤、除皱霜、蜜或凝胶。如抗氧化剂、防晒剂、保湿剂、营养剂、生物工程或高科技下的各种细胞因子等,但他们的疗效比较缓慢,也不太明显。

2.化学剥皮术　化学剥皮术是用高浓度酸性化学药物把表皮腐蚀、破坏,达到剥脱的效果,从而去除皱纹。化学剥皮术的配方可分为两类:一次性猛烈的化学剥皮术和多次性温和的化学剥皮术。猛烈性、一次性剥掉表面颈皮肤,患者需要住院、需要麻醉,痛苦较大,要有一段相当长的修复期。如果操作不当药物渗透过深,愈后会发生疤痕,会有色素沉着,而且应用不当药物经皮吸收会发生全身中毒。多次温和的化学剥皮术是采用甘醇酸水溶液将一次猛烈的化学剥皮分成4次来完成。高浓度甘醇酸嫩肤、除皱有一定疗效,安全性好,但需要有经过培训的专业人员来操作,此种方法化学剥皮术应用的患者例尚少,用的时间还短,究竟疗效如何还需要进一步观察。

3.胶原注射除皱法　美国 1982 年开始应用胶原注射除皱,这一方法属于软组织充填术,即把牛胶原注射到皱纹中,把皱纹充填起来,确实有"立竿见影"的效果。但由于牛胶原易被吸收,需要经常反复注射,而且它有诱发整形外科结缔组织病的可能。现在已开始应用人胶原来注射。

4.磨削术　磨削术有两种:一种是传统的皮肤磨削术。它是利用口腔科的牙钻对皮肤进行磨削,把皮肤皱纹磨掉,令其再长出新嫩的皮肤。这种治疗方法确实能除皱、嫩肤。但如果操作不当磨得太深会发生瘢痕。另一种方法是 20 世纪 90 年代以来广泛采用激光磨削术,亦称激光返老还童术,激光能非常精确地把皮肤磨削掉,它特别适用于皮肤磨削术、化学剥皮术达不到、不好操作部位的皱纹,激光磨削术对非黄种人有极佳的除皱疗效。但亚洲东方黄色皮肤人种磨削术后均会发生色素沉着,治疗上非常困难。

5.肉毒杆菌毒素注射除皱法　Carruthers 等率先把肉毒杆菌毒素引进到美容医学的治疗上,肉毒杆菌毒素是一种神经毒素,注射局部后能阻断乙酰胆碱的释放,从而阻断了神经对肌肉的传导,使肌肉发生麻痹,这叫神经肌肉功能去神经。本方法主要用于早期皱纹的治疗,适用于 30～35 岁以下的女性,特别适用于面颈上半部的额头纹(抬头纹)、眉间纹和眼眶周围的鱼尾纹,也可用于面颈部以下的下颏和前颈部的皱纹。而对于下述人群应禁忌使用。①肉毒杆菌毒素虽无致畸性,但妊妇、哺乳期妇女最好不用;②患有神经肌肉系统疾病如重症肌无力、多发性硬化等不用;③患有上睑下垂的患者不能用;④服用氨基糖苷类抗生素的患者不能用;⑤非常瘦弱的患者不能用,因肌肉太薄注射后容易弥散到周围肌肉,容易发生副作用;⑥对白蛋白或对肉毒杆菌毒素过敏的患者和过敏体质的患者不用;⑦患有严重心、肝、肾、肺疾病和患有结缔组织病的患者不用。

通常注射肉毒杆菌毒素后 3～14d,平均 10d 后皱纹会慢慢地舒展、消失、皮肤变平坦。除皱的效果平均维持 3～6 个月,平均为 4 个月,一般一年内要注射 3～4 次。鱼尾纹的效果最好,抬头纹的效果稍差。在进行肉毒杆菌毒素注射时一般用 1ml 结核菌素注射器,30 号针头,严格设计好注射点,用甲紫标记出来,并严格掌握每一个注射点的剂量;在治疗时应注意:①患者在注射前 14 天停用阿司匹林和阿司匹林类药物;②注射当日要停止使用化妆品;③注射后不要按摩局部,以免疫苗毒素扩散。

肉毒杆菌毒素的注射是非常安全的,它对人的半致死量为 40U/kg,而用于美容除皱的剂量只为 5～50U,而且不需住院、麻醉和开刀。但注射肉毒杆菌毒素应注意下述并发症与副作用。①注射局部有疼痛感,少数女患者有头痛;②注射抬头纹不当时会发生睑下垂;③注射鱼尾纹处不当时会发生复视;④因注射剂量不准确,一侧多、一侧少会发生不对称的结果;⑤进针刺破血管偶尔发生出血或血肿;⑥肉毒杆菌毒素是一种免疫源性蛋白,它可以导致体内产生抗体,大剂量、反复注射可能会引起免疫反应性疾病;⑦肌肉麻痹的结果,不能做各种表情,有假面颈具样的感觉;⑧极少数患者可发生过敏性休克。

肉毒杆菌毒素注射除皱法既安全、疗效确切,而且快速、方便简捷,患者痛苦小,是目前所有除皱方法中较好的选择。但是,美国食品与药品管理局(FDA)并未批准用于除皱的适应证,还要经过大量病例的观察,按 GCP 标准进行Ⅲ期临床。确实明确疗效与安全性后才能增加这一适应证。

(二)手术除皱法

目前流行的各种除皱方法中仍以手术方法最常施行且效果最好。手术除皱最适合于面颈部皮肤折叠下垂而没有细小的皱纹,皮肤有弹性者,对皮肤萎缩干燥,鼻唇沟过深皱纹多而细小者,效果差些。一般主张眼睑皮肤松弛矫正与面颈部除皱的手术应分期分次进行。手术除皱后外貌可给人以年轻 10～20 岁的感觉,效果可维持 10 年左右,由于经济生活和文化素质的提高,除皱手术的年龄趋向年轻,且常有要求第 2 次、第 3 次的除皱手术。若除皱手术年龄过早,多次施行除皱手术会使皮肤变薄,表情呆板,一般认为 40 岁以上中年人可进行手术除皱,以后每 10～20 年可再作第 2 次、第 3 次手术。依据除皱部位不同,可选用不同的手术方法,目前采用的术式有下述几种:额部除皱术、颞部除皱术、颌颈部除皱术、面颈部除皱术、复合除皱术、骨膜下除皱术等。下面主要叙述额部除皱术相关内容。

额部除皱术是为改善前额部横纹、眉间直纹、鼻横纹,眉、上睑及鼻部皮肤松弛下垂而设计。当上述皱纹同时存在时,宜选此手术。上睑和下睑成形可分期在其后进行。改善前额、鼻横纹和眉间垂直纹的关键在于切断或切除部分额肌、降眉肌和皱眉肌。

该方法可采用局部麻醉或全身麻醉,根据患者的具体情况来决定。根据患者的具体情况和要求选择在发际内或发际缘作切口,额部较窄,发际较低者,额部切口可设计在发际内 5～6cm,相当于连接两侧耳轮脚冠状线部位;发际高者,额部切口应在发际处。无论发际高低,颞部切口均需设计在发际内,延伸至两侧耳轮前脚。沿切口线自头顶部切开头皮直达帽状筋膜下层,分别向两侧耳轮前脚延伸,在颞区分离深度为颞浅筋膜浅层,沿骨膜浅层及颞浅筋膜浅层向前分离,前额至眶上缘,鼻根部两侧分离到眉梢上外 2cm,前额部分离至眶上缘时也可在眶上缘上 1cm 切开骨膜,在骨膜下向眶上缘和鼻根部分离,以保护眶上神经血管束和前额血管,继续向前剥离至眉间区,在眉间骨膜浅层或深层解剖达鼻背上 1/2,切除部分眉间和鼻根部筋膜,显露皱眉肌和降眉肌,切断内侧两束肌肉或各自切除两块肌肉的部分肌肉,使其丧失收缩能力,展平眉间和鼻根的皱纹。再在前额眶上缘以上部分做 3 条平行切口,切断帽状腱膜和额肌,切除的额肌纤维分别在两个神经血管束中间和两个眶上神经血管束的外侧,共 3 处,切口间距约 1cm,使额部除皱效果更佳。在切除额肌和帽状腱膜时需均匀,不致术后前额凹凸不平,切除额肌的范围取决于横纹的深浅和多少。游离充分后牵拉头皮瓣至合适位置后,先用丝线固定几针,再将多余的头皮切除,然后依次缝合皮下和皮肤组织;术后放置油纱条以及纱布和棉垫,用绷带给予加压包扎。术中为减少出血,切口应分段进行。术中应用电凝器或结扎法仔细止血,以避免术后发生出血及血凝块,影响手术效果。

(隋爽)

# 参考文献

[1]张忠涛.实用普通外科查房医嘱手册[M].北京:北京大学医学出版社,2013.

[2]胡俊,黄强,林先盛,刘臣海,谢放,杨骥.肝切除治疗肝胆管结石153例分析[J].肝胆外科杂志,2014(04):269－271.

[3]张永生,涂艳阳,冯秀亮.外科手术学基础[M].西安:第四军医大学出版社,2013.

[4]林锋,王文凭,马林,廖虎,沈诚,杨梅,刘伦旭.复杂性胸外伤成功救治一例[J].中国胸心血管外科临床杂志,2015(02):109.

[5]林擎天,黄建平.消化外科临床解剖与常用手术技巧[M].上海:上海交通大学出版社,2013.

[6]何帆,肖锡俊,李永波,唐红.胸部钝挫伤所致三尖瓣重度反流一例[J].中国胸心血管外科临床杂志,2014(05):648.

[7]戴尅戎,王忠.外科诊断与鉴别诊断学[M].北京:科学技术文献出版社,2014.

[8]李向毅.胰管结石的诊断与治疗:附25例报告[J].肝胆外科杂志,2014(06):440－442.

[9]尹文.新编创伤外科急救学[M].北京:军事医学科学出版社,2014.

[10]黄强,刘臣海.胆管损伤治疗的时机与术式选择[J].肝胆外科杂志,2014(06):403－405.

[11]DonaldB. Doty.心脏外科手术技巧 原书第2版[M].上海:上海科学技术出版社,2014.

[12]刘学礼,程平,刘安成,吴卫国,胡涛,张俊生.腹腔镜胆囊切除术中转开腹手术105例临床分析[J].肝胆外科杂志,2015(01):32－33.

[13]张新华.实用肝胆胰恶性肿瘤学[M].武汉:武汉大学出版社,2012.

[14]苗毅,李强.急性胰腺炎的综合治疗[J].中国普外基础与临床杂志,2015(01):1－4.

[15]陈孝平,易继林.普通外科疾病诊疗指南[M].北京:科学出版社,2014.

[16]颜晨,江勇,吴宝强,黄洪军,孙冬林.闭合性胰腺合并十二指肠损伤的急诊胰十二指肠切除术4例[J].肝胆胰外科杂志,2015(01):56－57.

[17]徐启武.颅底外科手术学[M].北京:科学出版社,2014.

[18]秦懿,费健,王建承,陈胜,吴卫泽,朱坚,许志伟,张俊,彭承宏.胰腺囊腺瘤和囊腺癌165例临床诊治分析[J].肝胆胰外科杂志,2015(01):9－11.

[19]叶章群.泌尿外科疾病诊疗指南[M].北京:科学出版社,2013.

[20]李留峥,彭联芳,向春明,徐雷升,俸家伟,王志萍,习源娇,于杰.胰头肿块型慢性胰腺炎手术治疗体会[J].肝胆胰外科杂志,2015(01):47－49.

[21]寇桂香,张瑜.外科护理技术操作指南[M].兰州:甘肃人民出版社,2013.

[22]王保起.左肝外叶切除联合胆道镜治疗左肝内胆管结石的疗效观察[J].肝胆胰外科杂志,2015(02):135－137.

[23]曹立瀛.肝胆外科急症与重症诊疗学[M].北京:科学技术文献出版社,2014.

[24]杨耀成,黄耿文,李宜雄,孙维佳.经皮穿刺置管引流治疗急性胰腺炎合并坏死感染的预后分析[J].肝胆胰外科杂志,2015(02):94－96＋99.